现代重症医学与麻醉技术

（上）

韩国哲等◎编著

吉林科学技术出版社

图书在版编目（CIP）数据

现代重症医学与麻醉技术 / 韩国哲等编著. -- 长春：吉林科学技术出版社，2016.3
ISBN 978-7-5578-0348-3

Ⅰ．①现… Ⅱ．①韩… Ⅲ．①险症－诊疗②麻醉学
Ⅳ．①R459.7 ②R614

中国版本图书馆CIP数据核字 (2016) 第068473号

现代重症医学与麻醉技术
XIANDAI ZHONGZHENG YIXUE YU MAZUI JISHU

编　　著　韩国哲等
出 版 人　李　梁
责任编辑　隋云平　端金香
封面设计　长春创意广告图文制作有限责任公司
制　　版　长春创意广告图文制作有限责任公司
开　　本　889mm×1194mm　1/16
字　　数　1250千字
印　　张　40
版　　次　2016年4月第1版
印　　次　2017年6月第1版第2次印刷

出　　版　吉林科学技术出版社
发　　行　吉林科学技术出版社
地　　址　长春市人民大街4646号
邮　　编　130021
发行部电话/传真　0431-85635177　85651759　85651628
　　　　　　　　　　85652585　85635176
储运部电话　0431-86059116
编辑部电话　0431-86037565
网　　址　www.jlstp.net
印　　刷　虎彩印艺股份有限公司

书　　号　ISBN 978-7-5578-0348-3
定　　价　160.00元

编 委 会

主　编

韩国哲　山东省立医院(集团)莱钢医院

姜卫荣　山东省医科院附属医院

吴　艺　河南省中医院

郭　华　郑州大学第五附属医院

王换新　郑州市第二人民医院

刘明见　平顶山市第二人民医院

副主编

亢健仿　灵宝第一人民医院

梁文胜　吉林市中心医院

陈　震　中国人民解放军第四零一医院

郭　芳　河南省安阳地区医院

杨晓红　河南省安阳地区医院

何素红　焦作市中医院

编　委（按姓氏拼音字母排序）

曹清香　陈加峰　陈震　郭芳

郭　华　韩国哲　何素红　姜卫荣

亢健仿　李伟锋　李艳丽　梁文胜

刘明见　罗志军　马辉　马利锋

马　龙　宋成凤　王换新　吴艺

杨晓红　赵荣忠

前　　言

　　危重病医学是 20 世纪中后期逐渐发展起来的一门新学科，它是指各种危及病人生命或重要器官功能的疾病。该类疾病多起病急骤、进展迅速、病情严重，如不采取紧急救治措施，可使病人严重致残或死亡。因此，临床医护人员了解危重病知识，掌握常见危重病的诊断与急救，对挽救病人生命、保障病人身体健康极其重要。

　　麻醉学是一门研究临床麻醉，生命机能调控，重症监测治疗和疼痛诊疗的科学，通常用于手术或急救过程中。麻醉学的出现及应用，极大程度上减轻了病人的痛苦，提高了病人的生活水平。

　　重症医学与麻醉医学既有相对的独立性，又有全面的综合性，其水平的高低，直接反映医护人员的综合素质与救治水平。这本《现代重症医学与麻醉技术》由多位从事急救、危重症、麻醉以及其他各临床专业医护人员编写，全书将重症医学与麻醉医学分开论述，结构清晰明了，编者们在编写过程中参考了大量国内外相关文献，充分保证了本书内容的科学性与新颖性。总体而言，本书结构严谨，篇幅合理，专业度高，是一本极具参考价值的专科书籍。

　　由于本书参与编写人员众多，编写风格各异，加之编者水平所限，书中难免存在内容衔接不连贯、文笔叙述不一致等不尽人意之处，还望广大读者提出宝贵修改意见或建议，以期再版时修订完善。

目　　录

重症医学篇

麻醉医学篇

重症医学篇

第一章　绪论

第一节　概述

ICU 指医院内以先进医学理论和理念为基础,采用最新的监测和诊断技术手段,集中管理和有效治疗危重患者的现代化专业科室。随着医学科学的发展,ICU 的理论和实践都应该不断更新和改进,利用最新的医学成果更有效救治危重患者是 ICU 的任务和职责。ICU 内实践的医学称为危重病医学或加强监护治疗学。

一、危重病医学发展简史和模式

(一)简史

危重病医学是现代化程度高的医学专业。第 1 个 ICU 于 20 世纪 50 年代首先在欧洲成立,接着在北美迅速发展。直到 1986 年美国才开始 ICU 的正式培训,到 90 年代,美国已经有约 5000 个 ICU。我国 ICU 的发展是在 80 年代由协和医院陈德昌教授首创,目前已经初具规模。

(二)模式

1.开放性 ICU　专科医师为主,具有 ICU 知识和技能的专家通过会诊加强治疗。实践证明,这种方式不但提高了治疗效果,有效地降低了患者的病死率,也降低了医疗费用。

2.闭合性 ICU　具有 ICU 知识和技能的专家全权照顾和治疗危重患者,专科医师组成会诊团队协助治疗。这种方式比开放性 ICU 的效果更好,费用更低。这说明危重病医学作为一个独特的专科已经成熟,逐渐成为医院成本控制、医疗质量保障的主要部门。

二、ICU 特点

ICU 与医院内其他专科相比,具有以下特点:①护/患比例比普通病房高得多;②能够进行有效的有创监测;③以生命支持治疗为主要治疗手段(机械通气、血管调节药物、持续性血液滤过等)。通过 ICU 治疗可以获益的患者包括:

1.需要密切监护捕捉时机及时有效治疗的患者,如冠心病患者。

2.手术后需要进一步复苏的患者(维持液体平衡、控制疼痛和心率)。

3.需要强化护理的患者,如烧伤患者。

4.需要保持正常生理状态,以防止器官损伤的患者,如神经外科的危重患者。

5.生理储备降低的患者,出现了可逆性的损伤,需要过渡性生命支持的患者,如慢性阻塞性肺疾病患者并发感染。

6.生理功能遭受巨大破坏,导致过度的应激反应或代偿失调的患者,如严重创伤、胰腺炎或脓毒症患者。

危重病患者间的差异十分常见,损伤完全相同的患者,转归过程可能完全不同:有些出现典型的应激反应过程,急性代偿、高代谢及分解代谢,4~7d后通过水分的动员和合成代谢恢复;有些患者会很快出现多器官损伤,需要长期在ICU治疗或很快死亡。这种差异的确切原因还不清楚。有些证据表明,遗传因素有一定的作用。ICU内的看法:典型的应激反应是机体对严重创伤等疾患的自救方式,创伤越大,应激反应越强烈。如果应激反应过于强烈,就会导致死亡,因此需要生命支持和调节。理解这种差异才能正确理解和评价ICU的工作。

三、ICU 的组织和管理

要想真正发挥ICU的作用,需要完善的管理结构。

1.工作人员的素质

(1)富于人道和人情,坚持医者"父母心"原则。

(2)能与患者、家属、同事等充分交流。

(3)体谅患者、家属和同事,以避免冲突。

(4)尽力减轻患者的痛苦。

(5)足够细心,不要给患者造成不必要的损伤。

(6)能够保持治疗的连续性。

(7)保持治疗的完整性,即使治疗无效,也要以人道主义精神负责到底,包括如何终止治疗,如何处理遗体等。

ICU内充满潜在危险,如复杂多变的病情、医嘱变化频繁、巨额花费、紧张的节奏、常人难以理解的治疗手段,还有医师、护士及其他工作人员相互之间在特殊环境下的复杂关系,家属的忧伤、大量的文字工作、复杂的收费项目、需要大量时间更新知识等,都导致了ICU的复杂性。没有有效的管理就难以建立一个高效的ICU。

2.组建ICU需要考虑的因素

(1)适宜的环境:包括给患者、工作人员、探视人员提供的适宜环境。

(2)人员组成要来自多学科,能团结合作。

(3)新的治疗手段必须遵从循证医学的原则,保证确切有效和花费合理。

(4)坚持培训和学习的制度化。

(5)合理透明的收费制度。

(6)强化ICU内药物管理和感染控制的手段。

3.理想ICU一般要求

(1)有效的管理:提供安全有序的工作氛围,能保证及时有效的治疗,能与患者家属及ICU工作人员共同决策,能组建技术精良、协作良好的梯队,能保证ICU持续的改进。

(2)值得信赖的团队:以患者为中心,安全舒适而富于人道和人情,领导有方,交流充分,随时改进,人人尽责。

(3)完善的 ICU 操作规程:包括 ICU 的转入转出标准、各种安全操作规范,包括中心静脉相关感染、中心静脉的运用、深静脉栓塞的预防、胃肠营养、ARDS 及小潮气量通气等操作规程。

四、ICU 自身评估

要提供安全有效的 ICU 服务,需要不断进行自身检查和改进:

1.评估医院能够提供什么样的 ICU 及服务水平。

2.评估医院内对治疗危重患者有益的资源。

3.评估经过努力后能达到的监测治疗效果。

(陈加峰)

第二节　危重病的生理储备

一、生理储备的基本概念与特点

(一)基本概念

危重病是各种原因导致的多个系统的急性生理功能破坏,使得机体不能利用体内生理储备进行代偿,或生理储备已经耗竭,无法代偿,没有外界干预,就不能维持生命的疾病。

生理储备是指机体提供维持正常生理状态以外的额外功能的能力。年轻人和老年人的区别就在于机体的器官可以提供的生理储备的多少。年龄会导致生理储备功能逐渐降低。

(二)特点

生理储备持续减低规律:危重病时间越长,生理储备越低,直至耗竭。

生理储备随年龄的增加而降低,慢性病存在也会加速生理储备的降低。肝硬化、动脉粥样硬化、心功能衰竭、慢性阻塞性肺疾患、肾衰等会显著减少机体的生理储备。因此,老年、营养不良、嗜酒、多病等患者更容易死于危重病。

理解危重病与生理储备的关系对危重病的理解和治疗都非常关键。例如,正常情况下,机体可以通过自体输血、增加心率和心排血量代偿病理性的血管扩张,但严重全身感染时,由于大量细胞因子和一氧化氮释放,心肌抑制因子存在,破坏了机体的代偿机制,就会出现低血压和组织灌注不足。因此,理论上,我们要通过输液和血管收缩药进行支持,直到感染源控制、炎症消退和正常生理储备恢复。另一个例子是急性严重哮喘患者,正常情况下,哮喘患者的呼气流速可以达到 $450\sim500L/min$,安静状态下,$200L/min$ 就可以正常呼吸,低于 $100L/min$ 呼吸就会非常困难。$450\sim500L/min$ 就是患者的生理储备,保证在各种常规活动(如跑步、上楼梯等)情况下,舒适地呼吸,严重支气管痉挛导致这种生理储备消失。但是,如果治疗适当,这种消失是可逆的。COPD 患者静息生理储备非常低,间歇性发作的肺炎会导致生理储备消失,需要机械通气才能维持生命。疾病持续延长、蛋白分解代谢及肺纤维化能够降低生理储备,导致不能脱机。

危重病的最坏结果就是生理功能耗竭。由于不能将分解代谢扭转为合成代谢,因此 ICU 治疗的目的就是逆转异常的生理过程,减慢分解代谢,促使患者恢复健康。ICU 的治疗类似猫捉老鼠,要在新的损伤出现前处理好原来的问题。患者可能由于大手术收入 ICU,但可能并发全身感染,急性肺损伤、肾衰和院内感染等。每个继发的损伤都会导致下一个损伤更加容易发生,生理储备会进一步耗竭。

由于 ICU 的技术,患者在 ICU 内可以停留很长时间,但时间越长,花费越高,患者所受的痛苦也越多。如果患者不能脱离生命支持恢复相对正常的生活,延长 ICU 的治疗就没有好处。最终,很多患者死于停止生命支持。死于多器官功能不全、生理储备耗竭、神经内分泌耗竭等。

二、生理储备的定量

没有单一指标显示机体的生理储备功能。某些临床和实验室指标可以显示某些器官的生理储备。

1.心血管系统　心血管系统的功能是给组织运送氧气和营养物质,运走代谢废物。其生理储备是在不引起心肌缺血的基础上,维持血压和心排血量。定量:冠心病患者心率加快会发生缺血,活动时心率增加,出现心绞痛,可以测定心率达到多少,就可以出现缺血。出现缺血时的心率与静息时心率的差别就是其生理储备。在危重病治疗中,病理性血管扩张时维持血压就需要这种储备。

2.呼吸系统　储备功能也能定量。在肺炎、哮喘和急性肺损伤患者,呼吸功增加的代偿机制是呼吸频率和每分通气量的增加,血液中 $PaCO_2$ 可以作为功能储备的一个指标。脱机时,我们需要做一些试验来判断脱机后患者能否维持呼吸功能,这些试验检测患者吸气时抵抗阻力的能力(NIF)、潮气量和呼吸频率。只有吸气负压 $>25cmH_2O$,患者才能扩张不张的肺和咳出气管内的分泌物。

3.泌尿系统　生理储备功能巨大,正常年轻人肾小球滤过率可达 120ml/min,但直到降低为 20ml/min 时才需要血液透析,最有效的方法是测定 24h 肌酐清除率(糖尿病等患者,可能出现肾脏储备功能降低时使用)。在 ICU,由于血肌酐不能很好判定肾脏功能,很多药物都有肾毒性,因此常常需要间断测定肌酐清除率。

4.血液系统　正常血红蛋白 120~140g/L,60~70g/L 时机体也可正常活动,说明在死亡之前可以丢失一定量的血。正常血小板(100~300)$\times 10^9$/L,但低于 50×10^9/L 才会出现毛细血管出血。由于静脉抽血,常常出现贫血,因此,血红蛋白不是估计预后的良好指标,但血小板不同,血小板持续下降一般意味着过度的损伤或消耗,或者生产减少,是预后不良的征兆。同样,不能动员白细胞对感染的反应,也说明机体的储备已经大大减少。

5.其他

(1)定量其他系统的生理储备比较困难。肠道有生理储备空间,但在 ICU 的主要问题是营养不足、肠梗阻、感染引起的吸收功能下降。

(2)肝脏有巨大的储备功能,ICU 内明显的肝衰竭非常少见,胆红素升高是功能损害的标志,但即使大量肝细胞损伤(转氨酶明显升高),代谢功能仍然能够维持。

(3)营养评估在 ICU 内非常困难,危重病患者主要丧失的是肌肉,而不是体重。如果考虑多发性肌病,可以通过测量氮平衡评估肌肉功能或者进行肌电图检查。

(4)神经内分泌系统容易被忽略。我们知道,在疾病的晚期,神经内分泌耗竭,下丘脑和垂体功能不复存在。但遗憾的是,很难评估危重患者的神经内分泌的生理储备水平,因为危重患者入 ICU 时,应激反应已经达到最大限度。我们可以测定血管升压素、生长素、胰岛素样生长因子、甲状腺激素、皮质醇等。但解释这些结果非常困难。相当一部分 ICU 患者出现肾上腺功能相对不全(血浆皮质醇水平正常,但应激时的反应不足)。这种相对功能不全可以用促肾上腺皮质(ACTH)刺激试验定量。但补充其他激素目前还有争论。

三、MODS 的生理储备

多器官功能不全综合征(MODS)就是描述危重病引起的从生理储备降低到器官逐渐受到损伤再到器官衰竭的一个病理生理过程。

在 ICU 出现之前,MODS 不存在,危重患者没有生命支持就已经死亡。ICU 内的病理过程相当稳定:开始有原发性损伤、接着出现一系列其他器官损伤或引起炎症细胞因子的大量释放,导致间接损伤。结果出现广泛的微血管损伤、MODS、器官衰竭。这一共同通路的原因是全身感染,引起毛细血管内皮完整性丧失,血管扩张性休克、激活凝血系统。这种出现恶性炎症反应的倾向似乎是基因程序决定的。

很多系统与全身炎症反应的放大有关,通气相关的肺损伤增加病死率,可能就是由于损伤的组织释放细胞因子。肠黏膜完整性丧失可能导致细菌和毒素移位到门静脉系统和肝脏(肠源性理论)。不能控制的感染源(没有引流的脓肿、感染的静脉导管)可以作为细胞因子库,引起远端器官的损伤。

生理储备耗尽后器官功能不全出现,器官功能不良,但并不一定衰竭。单个器官衰竭(如主动脉动脉夹使用引起的急性肾衰)预后一般较好,如果多个器官同时出现功能不良,生存率就呈几何级数下降。因此,ICU 处理的目的是预防 MODS,而不是治疗。

高质量的 ICU 通过小心防止医源性损伤、快速控制病原、治疗策略程序化、及时发现和处理医院内感染、通气策略、营养策略能够改善预后。活化蛋白 C 预示炎症调节治疗已经开始出现。血管升压素已经作为生理性血管收缩药。生理性替代已经不合时宜,保守性治疗开始占据优势。腹腔内的脓肿已经不采取开腹探查,而是采取介入引流的方法。肺动脉导管逐渐退出舞台,胃肠外营养只用于肠道功能完全丧失的患者。循证医学证实很多教科书上治疗方法要么无效,要么对患者有害:颅脑损伤患者的过度通气,COPD患者用低流量的氧气,肾剂量的多巴胺可以保护肾,大潮气量通气等就是例子。有证据证实:围手术期使用 β 阻滞药可以降低大血管手术患者的病死率。说明提前排空有害物质的策略已经在影响预后。

四、预后判断

预后判断模型和疾病严重程度评分已经使用年龄和慢性病信息作为生理储备的指标。也用器官功能不全的指标来定量患者的疾病严重程度。预后判断绝对不会是 100% 准确。ICU 患者的预后判断非常费力,为了帮助医师判断预后和疾病严重程度,已经建立了很多评分系统(Apache I ,II & III,SAPS,MPM,MOF 评分及 SOFA 等)。尽管没有一个系统是完全准确的,但患者的年龄、慢性健康状况、急性生理紊乱程度、序贯性器官衰竭和死亡之间有很强的联系。这些评分系统,如著名的 Apache 模型,将慢性疾病信息和年龄作为生理性储备的指标。慢性疾病信息指肝脏、心脏、呼吸道、肾脏等曾经发生慢性疾病的证据。在家里使用氧气的 COPD 患者稍微活动就出现心衰引起的呼吸困难,生理储备的基础水平就很低,高龄也是器官功能恶化的指标。当然,这个系统还要结合急性生理紊乱情况:如呼吸功能不全、休克、肾衰、电解质紊乱等。所有这些指标结合起来估计患者的预后。

多器官功能不全评分(Marshall 1995)也用来评估 ICU 患者的预后。器官功能不全评分与病死率几乎呈直线关系。因此,维持器官功能是 ICU 治疗的基本目标。

为了给患者提供更多好处,在选择 ICU 患者时,需要思考以下问题:我们能为患者做什么? 需要什么治疗? 患者生存的可能性有多大? 重要的是不要在 ICU 内收治与其他病房治疗效果相当的患者。另外,也不能耽误收治,延误抢救时机。

(李伟锋)

第三节 ICU内氧气监测和治疗

吸氧是医院内使用最多、了解最少的治疗手段。组织器官缺氧是危重病病情持续或加重的主要因素，所有ICU危重患者的首要治疗都是氧气治疗；因此，作为ICU医师有必要深入了解氧气的治疗作用，掌握氧气治疗和监测的方法。

一、氧级联

氧级联是指氧分压从大气到线粒体逐步降低的过程。各部位氧分压的大致正常值为：干燥大气：21kPa，潮湿的气管内气体：19.8kPa，肺泡内的气体：14kPa，动脉血：13.3kPa，毛细血管内：6～7kPa，静脉血内：5.3kPa，线粒体内：1～5kPa。

海平面大气压为760mmHg，氧气浓度占21%（精确计算为20.94%），氧分压为$760 \times 0.21 = 159mmHg(21kPa)$。氧气在体内转运中，氧分压逐渐降低，在细胞内可能只有3～4mmHg。

氧气在体内转运中遇到的第一道障碍是水蒸气。气体进入人体首先要湿化，氧气也就同时被稀释，稀释的程度由饱和水蒸气压（47mmHg）决定。

吸入气氧分压$(PIO_2) = (760-47) \times 0.2094 = 149mmHg$

空气主要由氧气和氮气组成，但气体进入肺泡后，和肺泡内的二氧化碳混合，肺泡内二氧化碳的分压与动脉血内的二氧化碳的分压基本相等，肺泡内氧分压$PAO_2 = PIO_2 - PaCO_2/R$（R为呼吸商，代表使用一定量的氧气所产生的二氧化碳的量）。假定R为0.8，$PAO_2 = 149 - (40/0.8) = 100mmHg$

从肺泡到动脉，一般下降5～10mmHg，这种下降主要由于通气/血流比例失调、扩散梯度和生理性分流（支气管动脉）引起的。

通过毛细血管网，氧气逐渐被摄取，混合静脉血的氧分压只有约47mmHg。

在氧级联的任何一个部位受阻，下游就会受到严重损伤。如随海拔高度提高，氧浓度虽然不变，但氧分压会逐渐降低。在珠穆朗玛峰的登山营附近，海拔高度为19000英尺（约5859.6米），PIO_2只有70mmHg，也就是海平面的一半。相反，在高压氧舱，PIO_2就会明显增高。影响氧气从肺泡到毛细血管的因素：通气/血流比例失调、右到左分流、弥散障碍、心排血量。

氧气在血流中的含量是由氧的运输能力、血红蛋白的浓度、血红蛋白的氧饱和度、心排血量及溶解的氧量决定的。

静脉氧分压(PvO_2)由机体需氧能力、组织摄取氧的能力决定。脓毒病患者，组织氧摄取能力下降。

血液中的氧含量使用以下公式计算：氧含量$= [1.3 \times Hb \times SaO_2] + 0.003 \times PO_2$

氧在血液中以以下2种形式存在：溶解的氧和与血红蛋白结合的氧。溶解的氧遵从Henry's法则：溶解的氧量与氧分压成正比。每1mmHg PO_2可以溶解$0.003mlO_2/dl$（即100ml血液中可以溶解0.003ml O_2）。如果溶解的氧是唯一的氧源，正常心排血量5L/min，只能提供氧气15ml/min。组织在静息时氧的需要量为250ml/min，因此在正常大气压下，单靠溶解的氧是不够的。

血红蛋白是氧的主要载体。每克血红蛋白可以携氧1.34ml，150g/L的血红蛋白，氧含量为20ml/100ml。正常心排血量5L/min，给组织的输氧量为1000ml/min，有巨大的生理储备。

血红蛋白分子有4个结合氧的部位，如果所有结合部位都结合了氧气，血红蛋白就被饱和。正常条件下,血红蛋白一般 $97\%\sim98\%$ 被饱和,血液中的氧含量与血红蛋白的氧饱和度有关。所以血液中的氧含量为 $[1.34\times Hb\times SaO_2]+0.003\times PO_2$,如果氧分压为 $100mmHg$,血红蛋白的浓度为 $150g/dl$ 计算),氧含量为: $[1.34\times Hb\times SaO_2)]+0.003\times PO_2=20.8ml$,这个数字主要随血红蛋白的浓度变化。

心脏每分钟向组织供氧: $DO_2=[1.39\times Hb\times SaO_2+(0.003\times PaO_2)]\times CO$

心排血量(CO)由前负荷、后负荷及心肌的收缩性决定。

血红蛋白的浓度由产生、破坏和丢失共同决定。

SaO_2 指动脉血内的氧饱和度(不是由脉氧仪测定的饱和度 SpO_2)由氧离曲线决定。

组织的氧摄取量为动脉血氧含量减混合静脉血氧含量计算。

Fick 方程用来计算氧耗量,VO_2 为每分钟的氧耗量,CaO_2、CvO_2 分别为动脉血的氧含量和静脉血的氧含量。Fick 方程就是: $VO_2=CO\times(CaO_2-CvO_2)$

动脉血的氧含量和静脉血的氧含量的主要差别是血红蛋白的氧饱和度,动脉内约为 100%,静脉内约为 75%。如果血红蛋白为 $150g/L$,心排血量 $5L/min$,每分钟的氧耗量为 $250ml$。

二、氧离曲线

氧离曲线描述血红蛋白氧饱和度与血液中氧分压的之间的关系,这种特殊的 S 形曲线,反映了血红蛋白分子特殊的性质。氧饱和度在 90% 以上时,曲线扁平,低于 90%,曲线陡直,氧饱和度下降明显。75% 时为 $47mmHg$(混合静脉血),50% 时为 $26.6mmHg$,在 25% 时,氧分压只有 $15mmHg$。

氧离曲线的位置可以左移或右移。有些环境因素可以导致氧气更容易提供给组织,而有些环境更容易导致氧气与血红蛋白结合。活动的肌肉需要更多的氧气,所以体温增高、运动、酸中毒、CO_2、2,3-DPG 增高等都引起曲线右移,有利于释放氧气。活动减少时,如寒冷、休息、碱中毒、低碳酸血症、2,3-DPG 减少等都引起氧离曲线左移,不利于氧释放。CO 中毒时,氧离曲线也左移。

氧离曲线对于理解危重病医学非常重要。ICU 内的治疗就是通过向组织提供最佳的血液供应,促进伤口愈合和稳态。血液中的氧含量比我们通常测定的氧分压更重要。血红蛋白对氧含量的影响很大,从 $150g/L$ 降到 $100g/L$ 与氧分压从 $100mmHg$ 降到 $40mmHg$ 对氧含量的影响基本相同。但目前还不能确定最佳的血红蛋白到底是多少。ICU 输血要求表明,输血使血红蛋白超过 $7.0g$ 就可能有害,这可能与储存和输注血液的实际过程有关,而不是正常血红蛋白的效果。红细胞生成素治疗可以促进红细胞的生成,从而不用外源性输血而提高血红蛋白。

在氧供和氧耗之间,生理储备很大,心排血量可能发挥了重要作用。因为心脏可以对血红蛋白氧饱和度减少和氧分压下降立即作出反应。一定程度的缺氧引起心排血量增加,周围血管阻力减低。机体对心排血量的代偿就慢而弱,这是由于氧离曲线是扁平的,血红蛋白增加也需要很长时间。但在临床上,增加吸入氧浓度和血红蛋白比增加心排血量要容易得多。

三、肺部血液分流特点及对氧离曲线的影响

(一)血液分流特点

血液通过肺没有与空气接触称为右到左分流。这些没有氧合的血液在经过肺后与氧合血液混合,降低了血红蛋白氧饱和度。正常人少量的生理分流,主要存在于支气管循环,对血氧含量影响较小。但如果分流过大,就会产生显著的影响,这可以从氧离曲线看出。

（二）对氧离曲线的影响

在动脉血中掺入混合静脉血，就从氧离曲线的平部降到陡部，会产生严重的缺氧。给予100％氧气，能增加混合静脉血的氧饱和度，混合静脉血氧饱和度越高，分流的损害就越小。$PaCO_2$一般正常，因为CO_2增加会激活化学感受器，通过增加每分通气量，呼吸出多余的CO_2。

分流量可以通过分流方程计算：$Qs/Qt＝CcO_2－CaO_2/CcO_2－CvO_2$，$CaO_2$，$CvO_2$，$CcO_2$分别代表动脉血、静脉血和典型毛细血管血中的氧含量。可以通过$1.34×Hb×SnO_2＋0.003×PnO_2$计算，n分别代表a，c或v，分流越大，肺泡与动脉的氧分压差越大。

例如，17岁男性，胸部被刺，胸片显示右肺塌陷，但SPO_2显示94％，为什么？

主要原因是缺氧性肺血管收缩（HPV）。

缺氧性肺血管收缩是机体保护右到左分流带来的损害的生理性代偿机制。

一侧肺塌陷，似乎应该是分流达50％，但实际上并不是如此。缺氧性肺血管收缩减少了分流。很多机体组织可以调节自身的血流，心脏、肺、大脑、小肠等都能自身调节其血流，HPV是通过类似的机制减少肺内右到左分流。这一过程在子宫内最明显，胎儿由于肺动脉压高，血液从动脉导管分流。肺内血管平滑肌对氧分压的改变十分明显，但血管收缩的机制还不明确。HPV可能是多种因素引起的，并由很多内皮源性因素调节（NO、内皮素、依前列醇等）。

有些药物和疾病可以影响HPV：异氟烷等挥发性全身麻醉药、全身性血管舒张药（硝普盐、依前列醇）。逆转HPV可以引起通气/血流比例失衡。急性肺损伤，特别是肺挫伤具有相同的作用，结果引起通气/血流比例失衡及还原性血红蛋白从右向左的分流。应用PEEP重新撑开塌陷的肺泡，或者患侧抬高可以起到治疗作用。

四、弥散障碍和通气/血流比例失调

弥散障碍和通气/血流比例失调引起低氧血症，给氧和正压通气可以治疗。

氧气从肺泡到毛细血管由于存在氧分压梯度弥散，吸入氧浓度越高，气体弥散越快。多数在吸气早期出现弥散平衡，动脉血完全氧合，氧的摄取率由毛细血管血流量决定。

弥散能力还决定于肺泡的厚度，厚度增加，如肺纤维化（慢性疾患）、肺水肿（急性疾患）弥散能力降低。

另外，随着心率增快，用于达到弥散平衡的时间可能缩短，患者可能出现缺氧。可以通过增加外源性氧从而增加氧分压梯度治疗。如果患者出现肺水肿，通过应用PEEP增加接触面积或增加跨肺压（将肺泡内的液体边缘化）治疗。

通气/血流比例失衡程度不同：只有通气没有血流称为纯死腔通气，只有血流没有通气称为纯分流。由于重力对通气和血流的优先作用，最佳通气/血流比例出现在肺的依赖区（下部）。非依赖区一般通气比灌流好（肺泡死腔）。严重的通气/血流比例失衡出现在有损伤的肺：肺实变（肺泡内充满渗出物）、围手术期肺不张或急性肺损伤出现肺水肿和毛细血管微血栓等。补充氧气常常能纠正通气/灌流失衡引起的缺氧。由于气体吸收或黏液堵塞引起广泛的肺不张，主要治疗为：给氧、支气管清洗及PEEP复张塌陷的气道。肺僵硬（顺应性降低）使得呼吸做功明显增加，为了减少呼吸负荷和改善通气/血流比例，常常需要额外的呼吸支持。

五、吸收性肺不张

吸收性肺不张指气道近端堵塞后引起肺泡塌陷，肺泡内气体被吸收的病理变化。如果肺泡内氮减少，这一过程将加速。

氧气与氮等其他气体共同占有肺泡腔,氮不容易溶解在血浆中,因此在肺泡腔中浓度较高。如果近端被黏液等堵塞,肺泡内的气体沿着浓度梯度弥散到血液中,气体不能被继续补充,肺泡因此塌陷,这一过程称为吸收性肺不张。由于氮气不弥散而吸收性肺不张过程减慢。如果通过吸入高浓度的氧气或麻醉时用更容易溶解的 NO 与氧气混合吸入,肺泡内氮气明显减少,肺泡塌陷就会明显加快。肺泡依赖区,通气/血流比低,肺泡更容易塌陷。

六、氧供、氧耗与氧摄取率

一般人从完全安静到剧烈运动也不至于引起缺氧,主要是由于存在生理储备。正常条件下,如果机体对氧的需求增加,氧供也增加(通过增加每分通气量和心排血量),如果患者呼吸或心脏功能下降,氧供开始下降。正常情况下,可以动用氧的生理性储备,血流重新分布,增加氧摄取率。生理储备耗竭后,就没有足够的氧气供应,机体会开始动用无氧性糖酵解。这一过程称为生理性氧供依赖性,可以通过测定动脉血乳酸浓度界定。

混合静脉氧饱和度(SvO_2)用于测量氧耗,需要用肺动脉导管从肺动脉内抽血。由于氧摄取率增加或血流重新分布,正常情况下存在氧耗(VO_2)平台,这一过程的调节因素很多,其中最重要的是自主神经系统和 NO。临界氧摄取率就是无氧糖酵解开始时的氧摄取率(O_2ER)。健康人氧供(DO_2)的临界值为 $7\sim10ml/(kg \cdot min)$。

在病理情况下,如全身感染时,这种全身保护体系崩溃。影响微循环系统的疾病使氧摄取能力降低。有学者相信,这类疾病时氧供应保持在比健康时更高的水平。因为组织摄取氧的能力没有正常高。DO_2 的临界值可以达到 $12ml/(kg \cdot min)$,并存在病理性氧耗对氧供的依赖性。有学者假设,通过增加全身感染患者的心排血量和携氧能力,增加氧供,氧摄取率将会增加。但随机临床试验结果令人失望。目前我们相信,组织不能从血液中摄取氧,主要是因为微循环的异常,而不是总体氧供的异常。

七、一般氧气治疗

氧气治疗的目的是给予足够的氧气恢复 PaO_2 正常。

给氧是治疗手段,可以通过血气检查治疗效果。给过多的氧气不会有过多的好处,但不给氧气危害就非常巨大。开始吸入氧浓度决定于临床状况,如果患者只是轻度缺氧,饱和度在接近 90% 左右,可以通过鼻导管给少量氧气就能解决问题。但是,如果患者病情危重,开始就要给 100% 的氧气,并逐渐降低。

给 COPD 患者氧气治疗应该小心。全球有一个共同的错误认识,如果给 COPD 患者过多的氧气,患者就会停止呼吸,因此医学生和护士在学校就被教给一个规则:给 COPD 患者氧气治疗,不能超过 28%,因为由于长期 CO_2 滞留,呼吸动力是氧依赖性的。如果给予过多的氧气,就会失去对呼吸的刺激。医师一般用给氧时 CO_2 逐渐增高作为证据。

这个理论的基本缺陷是混淆了吸入氧浓度和血氧含量的区别。缺氧多数是由于氧气不能进入血液。血氧含量对患者而言才是重要的,而不是吸入氧浓度。患者常常需要吸入足够的氧气将 PaO_2 恢复到相对正常。氧气治疗常常是以高浓度开始,并逐渐根据血气结果下调。

机体对 CO_2 升高耐受良好,但对缺氧却不能耐受。为了避免血 CO_2 升高停止氧气治疗是绝对错误的。很多研究证实,给氧后 $PaCO_2$ 增加主要是由于死腔与潮气量的比例增加((Vd/Vt),而这可能是 HPV 突然逆转的结果。另外,氧合血红蛋白的增加,通过何尔登效应导致 CO_2 释放增加。

氧气可通过氧浓度恒定或氧浓度不恒定给氧设备供给。氧浓度恒定给氧设备氧气流速等于或超过峰值流速。氧浓度不恒定给氧设备使用鼻咽腔或面罩形成的死腔作为氧库,不能提供高的吸入氧浓度。

氧浓度不恒定供氧设备与恒定供氧设备的主要区别在于氧供浓度与实际吸入氧浓度的差别,效果依赖于设备提供的氧气流速与进入患者体内的吸气流速是否匹配。做 1 次深呼吸,在 1s 内大约吸入 1L 的空气,吸气流速 60L/min。每次吸气的吸入深度和量是不同的。但如果出现呼吸衰竭,就需要超过深呼吸的流速。为了保证吸入氧浓度适合流量需求,必须用氧浓度恒定供氧设备,流速设置在 60L/min。氧浓度恒定给氧设备,气体流速必须超过患者的吸气峰值流速。这种类型的供氧设备昂贵,一般只放在 ICU。

氧浓度不恒定供养设备分为两类,鼻导管和面罩。使用鼻导管的原理是可以将鼻咽腔形成的死腔作为氧库。患者吸气时,吸入的气体与库存的气体混合,使吸入气体的氧浓度增加。很明显,吸入氧浓度取决于氧流量、每分通气量和峰值流速。对多数患者而言,每增加 1L/min 氧气的流量,吸入氧浓度增加 4%。所以氧流量 1L/min 时,吸入氧浓度 24%,2L/min 时为 28%,6L/min 时为 44%。由于管道或气管内存在湍流,几乎不可能进一步增加吸入氧浓度。

使用鼻导管,存在很多问题。如果位置不在鼻孔,就没有用。很多患者常常因失去理智容易拔除鼻导管。呼吸模式也影响吸氧的效率:经鼻与经口呼吸似乎没有差别,但患者经口呼气比经鼻呼气,氧库保存较好,似乎更优越。使用鼻导管的最大优越性是患者舒服,吸氧的同时可以吃饭和说话。

标准的给氧面罩可以提供氧的储库,但吸入氧浓度难以计算。除非面罩连接经过校正的文丘里装置。安装文丘里装置的供氧设备,根据流量的高低,有小大不同的裂隙。供氧的速率根据文丘里装置的大小和混合物的多少校正。例如,60% 的氧需要 15L/min。标准的面罩一般设法提供 >60% 的氧气。

八、高压氧治疗

高压氧治疗通过增加吸入氧气压力增加溶解在血浆中的氧。

正常大气压下,溶解在血液中的氧低,有时甚至可以忽略。但是,如果在高压氧舱内增加压力,就会增加溶解在血液中的氧气。在 3 个大气压下使用 100% 氧气,吸入氧分压 >2000mmHg,溶解在血液中的氧气增加 6ml/100ml,正常动静脉氧分压差为 5ml/100ml。但组织氧分压的增加由于局部灌注和代谢的差别,就会有很大差别。高压也增加了其他气体的溶解性,特别是氮,这种气体在潜水员潜水后快速上升的过程中从血液中释出,栓塞组织,形成气体栓塞。高压氧还能减少气泡的大小,改善组织的氧供。厌氧性细菌感染时,灌注差的组织对组织氧分压增加敏感,适合于高压氧治疗。因此,高压氧适合治疗梭状芽胞杆菌等厌氧菌引起的疾病。

高压氧治疗的指征:①动脉气体栓塞;②减压病;③严重的 CO 中毒;④放射性骨坏死;⑤梭状芽胞杆菌引起的肌坏死。

CO 与血红蛋白结合引起组织缺氧。治疗需要 100% 氧气,有时需要高压氧。CO 与血红蛋白的亲和力比氧气高约 200 倍,氧气的转运或利用能力下降(氧离曲线左移)。常用的脉搏氧饱和度仪高估了血红蛋白饱和度,CO 还通过与细胞蛋白结合,减少了对组织的氧供,引起组织缺氧。

CO 中毒引起细胞和组织的缺血,有时是致命的。已经证实吸入 100% 的氧气大大减少 COHB 结合的半衰期,如果氧气在高压的环境中给予,半衰期可以进一步减少。高压氧能够减少中至重度 CO 中毒晚期神经系统的并发症。尽管目前还缺少足够的证据支持。一般认为,如果 COHB 超过 25%、患者有神经系统损害的病史,患者有心脏异常的证据(缺血、心律失常)等,医院有高压氧设备,就应该考虑使用高压氧治疗。

高浓度氧的毒性主要由于形成氧自由基,引起吸收性肺不张,引起通气/血流比例失调等。

自从氧气治疗引起呼吸窘迫综合征的早产儿失明(晶状体纤维化)后,氧的毒性引起关注(约 100 年前)。目前已经明确高浓度氧能够引起 ALI(很可能是产生了自由基,过氧化物、羟自由基、H_2O_2、或单氧分子),这些自由基损害膜磷脂、酶、核酸等生物分子。损伤的程度决定于:①吸入氧浓度;②吸氧的时间;③吸氧的压力。引起氧中毒的临界吸入氧浓度为 50%,高于 50%,就应该考虑应用 PEEP。

高浓度氧可以引起吸收性肺不张。另外,吸入氧浓度高可以引起充血性心衰患者周围血管阻力增加,进一步减少心排血量。

目前还不能决定氧浓度多少安全。更重要的是不能因为考虑氧毒性,停止可以救命的氧气治疗。尽管如此,治疗危重患者时,血气正常的情况下,尽量减少吸入氧浓度:氧分压高于 100mmHg,好处就已经不多。对氧的需求增加一般可以通过适当的体位、增加平均气道压,改善通气/血流比例代偿。

九、脉搏氧饱和度仪

脉搏氧饱和度仪,又称脉氧仪,可测量搏动血液中的红或红外光谱测定氧饱和度,价格合理、方便携带、可以持续测量。饱和度低于 90% 后精确性下降。

氧合血红蛋白的光吸收主要在 660nm(红光),脱氧血红蛋白的光吸收主要在 940nm(红外),脉搏氧饱和度由 2 种光发射二极管组成,可以测量从组织发射的红光或红外光发射量,测量脱氧血红蛋白和氧合血红蛋白的相对光吸收,然后计算出氧饱和度。这种设备主要检测搏动的动脉血,忽略来自组织的杂音信号,因此可以持续监测患者的氧合血红蛋白状态。这种设备还可以监测脉率和心排血量,但结果还远远不能满足需要。

使用脉氧仪受很多因素限制:该仪器主要测定脱氧血红蛋白和氧合血红蛋白,但不能计算变性血红蛋白和血红蛋白碎片带来的误差,如存在 COHb 和高铁血红蛋白时,与氧合血红蛋白同样吸收红光,因此测定的血红蛋白氧饱和度比实际高。在这些情况下,动脉血气分析仪和联合脉氧仪就非常重要。联合脉氧仪测量各种血红蛋白的量。异常活动(应激的患者)能够干扰 SpO_2 测量,低血流量、低血压、血管收缩及低温减弱了毛细血管的波动性,脉氧仪测定的结果就会偏低或者根本测不出。三尖瓣反流引起静脉搏动增加,脉氧仪可将静脉搏动误认为动脉搏动,读数也会偏低。一般认为,在氧离曲线的陡部,测定的氧饱和度不准确,与动脉血氧饱和度测定的趋势相同,但二者没有相关性。因此,SpO_2 低于 90% 应该被认为是病情严重的表现。

尽管存在缺陷,脉氧仪目前已经成为手术室、转运途中及 ICU 内的常用监护设备。

(亢健仿)

第二章　呼吸系统疾病

第一节　危重型哮喘

支气管哮喘急性发作是内科临床常见的急症。多数轻、中度哮喘发作的处理并不困难,但重度哮喘发作的诊治却是一个临床难题。重症哮喘发作引起的呼吸功能障碍患者需要周密的监护和积极治疗,否则预后不良,极易造成死亡。

(一)病因和发病机制

1.变应原或其他致喘因素持续存在　接触变应原和职业性致敏物质、饮食、烟草烟雾等是导致哮喘恶化和症状持续的主要因素。另外还有一些导致支气管收缩的药物,如阿司匹林、β_2 受体阻滞药、可卡因、造影剂、双嘧达莫(潘生丁)、二醋吗啡(海洛因)、酒石酸氢化可的松、白细胞介素-2、雾化治疗药物(二丙酸倍氯米松、抛射剂)、呋喃妥因、非甾体类抗炎药、普洛帕酮、鱼精蛋白、长春碱、丝裂霉素等。

2.呼吸道感染未能控制　呼吸道病毒、真菌、细菌、支原体或衣原体等感染,使支气管黏膜充血、水肿、分泌物增多黏稠,加重了支气管哮喘的气道阻塞症状,并可使哮喘患者对于 β_2 受体激动药和茶碱等支气管解痉药的治疗反应降低。

3.因脱水使痰液黏稠、气道阻塞　哮喘急性发作时,患者出汗多、张口呼吸使经呼吸道丢失的水分增多,强心利尿药的应用使体内的水分排出增加,加之患者摄入的水量明显减少,重度哮喘发作的患者几乎处于脱水状态。脱水使患者的痰液黏稠,难以咯出,当黏稠痰栓广泛阻塞气道时,患者呼吸困难加重,所有的平喘药物均无法奏效。

4.β_2 受体激动药"失敏"　近年来的研究结果证实,长期或大量应用 β_2 受体激动药,可使哮喘患者细胞膜上的 β_2 受体内陷至细胞浆,在细胞膜上的数量减少,出现向下调节。在临床上则表现为患者对 β_2 受体激动药失敏、耐药,气道反应性增高,患者喘憋加重。另外,长期、规则、单一应用 β_2 受体激动剂的哮喘患者突然停止用药,可因气道反应性地进一步增高而诱发重症哮喘发作。

5.患者的情绪过度紧张　支气管哮喘是较为常见的心因性疾病,患者的心理障碍总评分显著地高于健康对照组,主要表现为抑郁、焦虑和恐惧。中至重度哮喘患者的心理障碍比轻度哮喘患者明显。发作期患者对于自身哮喘病情的担忧和恐惧,一方面经过大脑皮质和自主神经反射性地加重支气管痉挛,另一方面因焦虑、纳差和睡眠差,使患者体力不支,易于发生全身衰竭。

6.突然停用皮质激素　长期大量应用糖皮质激素的哮喘患者中,有一部分是激素依赖型哮喘,在高浓度的外源性糖皮质激素的抑制作用下,这些患者的肾上腺皮质明显萎缩、分泌功能受抑制,如果突然停用激素或激素减量速度过快,可出现哮喘症状的反跳,极易发生重度哮喘发作。

7.酸中毒　急性支气管哮喘发作时气道狭窄,通气功能不全,可造成缺氧和二氧化碳潴留,严重的缺氧使组织细胞的三羧酸循环受到抑制,无氧酵解增加,引起代谢性酸中毒。二氧化碳潴留可导致呼吸性酸中毒。在酸中毒的情况下,气道平滑肌对于多种平喘药的反应性均降低,可使支气管哮喘的症状进一步加重,演变为重症哮喘。

8.严重的并发症　急性哮喘发作患者如产生张力性气胸、纵隔气肿或心功能不全等并发症时,可使其症状进一步加重、恶化。

(二)病理生理改变

危重型哮喘发作时造成的气道阻塞,一方面因呼吸做功阻力增大,耗氧增加,二氧化碳产生增多,直接引起低氧血症和二氧化碳潴留;另一方面因肺脏的通气/血流比例失调而引起低氧血症。这两种结果导致肺动脉高压、呼吸衰竭和致命性心律失常。组织病理学检查显示为,哮喘致死者气道被黏液栓和渗出物及细胞所阻塞,气道表面上皮损伤脱落,有时可见鳞状上皮化生;上皮基底膜增厚,网状层增厚尤为明显,可有透明性变,小血管扩张、充血和水肿;支气管壁细胞浸润,以嗜酸细胞和淋巴细胞为主;支气管平滑肌肥大,肌纤维增厚、黏液腺和黏液分泌细胞体积增大,杯状细胞增多,支气管壁增厚等。

(三)临床表现

1.症状　卧位休息时仍有严重的喘息、呼吸困难,患者大多呈前弓位端坐呼吸、大汗淋漓、只能说出单个字,随着病情加重则完全不能讲话。精神焦躁不安,甚至是嗜睡或意识模糊。

2.体征　患者呼吸急促;呼吸频率>30 次/min,口唇、甲床发绀,有明显的三凹征或胸腹矛盾呼吸;双肺广泛的哮鸣音,但哮鸣音并非是估计气道阻塞严重程度的可靠体征,如"静胸"型哮喘,实际上是一种病情极严重的哮喘,患者疲惫不堪,小气道被黏液严重栓塞,听诊不仅听不到哮鸣音,而且呼吸音很低;心率>120 次/min,或伴严重的心律失常;常有肺性奇脉,即吸气与呼气期肱动脉收缩压差大于 25mmHg。

3.辅助检查

(1)动脉血气分析:哮喘发作时,由于气道阻塞和通气/血流比例失调,导致 PaO_2 降低,又因通气量增加,$PaCO_2$ 下降,但随着病情的加重,通气功能进一步下降,CO_2 潴留加重,$PaCO_2$ 增加,$PaCO_2$>45mmHg,pH<7.30。

(2)肺功能:呼吸峰值流速(PEF)是一项很有诊断价值的指标。重症哮喘患者常规应用支气管舒张药后喘息症状不缓解,PEF 小于预计值的 50%;PEF 昼夜变异率>30%时,提示气道反应性增高,有发生致命性重度哮喘发作的危险性;PEF<100L/min 为重度哮喘发作;PEF<60L/min 时,提示气道阻塞的严重程度已足以引起窒息。

(四)支气管哮喘发作期的监护

1.重度哮喘发作的临床特点

(1)卧床休息时仍有严重的喘息、呼吸困难,患者大多呈前弓位端坐呼吸、大汗淋漓、焦虑不安、只能说出单个字。

(2)呼吸频率>30 次/min,心率>120 次/min,有明显的三凹征,两肺哮鸣音响亮。

(3)常有肺性奇脉。

(4)常规应用 $β_2$ 受体激动剂和茶碱等支气管舒张剂后喘息症状不缓解,PEF 小于预计值的 50%。

(5)吸空气时动脉血压分析结果:PaO_2<8.0kPa(60mmHg),$PaCO_2$>6.0kPa(45mmHg),SaO_2<90%。当上述情况持续 12~24h 以上时,可称作哮喘持续状态。

2.主要监护指标

(1)神志:重度哮喘发作的患者大多数处于焦虑、烦躁甚至恐惧状态,但随着缺氧和二氧化碳潴留的加重,患者往往由兴奋转为抑制,表现为意识模糊、嗜睡,甚至昏迷。

（2）语言：重度哮喘发作的患者一般尚能发出单个字的声音，但随着病情的加重则完全不能讲话。

（3）胸腹矛盾活动：一旦出现，提示病情已十分严重。

（4）喘鸣音的响度：一般而言，哮喘患者气道阻塞的严重程度与喘鸣音的响度之间是呈正比的。但是，当重度哮喘发作患者并发张力性气胸、呼吸肌衰竭或黏液痰栓广泛阻塞气道时，虽然气急、紫绀进一步加重，喘鸣音却明显减低或消失。如不给予积极的处理，患者可在短时间内死亡。

（5）心率：通常随着哮喘病情的加重而加快。但是，重度哮喘发作患者的心率由 120 次/分以上突然变慢，甚至低于正常时，多为病情加重，即将出现心搏停止的先兆。

（6）奇脉：严重气道阻塞时，可出现奇脉即所谓肺性奇脉。然而，病情十分危重的哮喘发作患者可无奇脉。

（7）发绀：与慢性阻塞性肺病（COPD）不同，哮喘患者的发绀出现较迟，较不明显。因此，发绀并不是判断哮喘病情的敏感指标。但是，当哮喘患者出现发绀时，多提示病情已相当严重。

（8）动脉血气分析：是判断哮喘发作严重程度的重要指标。Cochrane 等指出，哮喘发作时，由于气道阻塞和通气/血流比例失调，PaO_2 降低，又因通气量增加，$PaCO_2$ 下降。PaO_2 与 $PaCO_2$ 之间的变化与正常人登高（即吸入低张空气）时的效应相似。若 $PaCO_2 \leqslant 0.23PaO_2$ 实测值± 2.2kPa（16,6mmHg），说明患者的呼吸调节功能尚正常；若 $PaCO_2 > 0.23PaO_2$ 实测值± 2.2kPa（16,6mmHg），即使动脉血 pH 仍正常，也可认为该患者呼吸调节功能已失代偿，随时有生命危险，宜及时给予机械辅助通气或其他抢救措施。Nowak 等人通过一项前瞻性的研究，比较了 86 例哮喘患者治疗前后动脉血气分析和肺功能试验对于预测病情严重性特异性的资料后指出，单凭动脉血气分析结果不能精确地反映哮喘病情严重程度的肺功能变化。凡 $FEV_1 > 1.0$L 或 PEFR>200L/min 的患者不需要作血气分析；$FEV_1 < 1.01$ 或 PEFR<200L/min 者则提示病情严重，需做动脉血气分析。

（9）肺功能：PEF 是一项有价值的指标。PEF 昼夜变异率$>30\%$时，提示气道反应性增高，有发生致命性重度哮喘发作的危险性；PEF<100L/min 为重度哮喘发作，PEF<60L/min 时提示气道阻塞的严重程度已足以引起窒息。

（五）支气管哮喘发作期的常规治疗

1.氧疗　急性哮喘发作患者均应给予氧疗。因为除了因哮喘发作可起引起气道阻塞、通气功能障碍外，β_2 受体激动剂等平喘药的应用可加重肺内通气/血流比例失调，也可降低哮喘患者动脉血氧浓度。为了能尽快地改善患者缺氧状态，主张立即经鼻导管或鼻塞吸入较高浓度的氧气（4～6L/min）。必要时也可经面罩供氧。当然，对于病情重笃，已出现二氧化碳潴留的哮喘患者则应按照 II 型呼吸衰竭的氧疗原则给予持续低流量吸氧（1～2L/min）。哮喘患者均存在气道高反应性，因此，吸入的氧气应温暖、湿润，以免加重气道痉挛。对于经上述方法氧疗无效或发生二氧化碳潴留的病例，应及时建立人工气道（插管或气管切开），行机械辅助呼吸治疗。

2.迅速建立静脉通道，纠正脱水　重度哮喘发作的患者，需要迅速补液、及时纠正脱水、电解质失衡和酸碱失衡，并需经静脉给予各种解痉平喘药物和其他各种抢救药物，因此迅速建立 1～2 条静脉通道是十分重要的。静脉补液时应遵循"先快后慢，先盐后糖，见尿补钾"的原则，第 1～2 天每天的补液总量为 2500～3000ml。补液过程中应注意患者的心、肾功能，补液速度不可过快，必要时可应用小剂量的强心剂（如毛花苷 C 0.2mg 或毒毛花苷 K 0.125mg）稀释后缓慢静脉注射。

3.β_2 受体激动剂

（1）作用机制：①选择性地作用于细胞膜上的 β_2 受体，激活腺苷酸环化酶（AA），使细胞内 cAMP 增加，引起蛋白激酶的脱磷酸作用，并抑制肌球蛋白的磷酸化，使其轻链的活性下降，从而降低细胞内 Ca^{2+} 浓度,而使支气管平滑肌松弛;②位于胆碱能神经突触前膜上的 β_2 受体兴奋,可减少胆碱能神经递质乙酰胆碱的释放;③稳定肥大细胞膜,减少其介的释放。本品松弛气道平滑肌的作用强而迅速。

(2)给药方法:重度哮喘发作时由于患者气道阻塞严重、呼吸急促,常规应用的定量手控气雾剂(MDI)已不适合。此时,可采用以下的给药方法:①以压缩空气或氧气为动力的雾化溶液吸入,如沙丁胺醇(商品名万托林)、特布他林(商品名博利康尼)溶液每次 0.5~2ml,或非诺特罗(酚丙喘宁,商品名备劳特)溶液每次 0.1~0.4ml 前释后雾化吸入,每 2 小时 1 次。近年来该方法颇受国内外专家的推崇。②皮下或静脉用药,如特布他林或沙丁胺醇(喘乐宁)注射剂皮下注射或稀释后静脉滴注。应注意滴速,防止心律失常和心肌缺血的发生。③经呼吸机的进气管道的侧管雾化吸入,适用于正在进行机械辅助通气的患者。

(3)注意事项:①严重的高血压、心律失常、近期内有心绞痛的患者禁用;②就诊前过量使用 β_2 受体激动剂,心率>120 次/min 者不宜使用;③静脉注射 β_2 受体激动剂可能引起严重的低钾,应及时补充钾盐;④最好作心电监护。

4.氨茶碱

(1)给药方法:24h 内未用过氨茶碱的患者,应先给予负荷剂量,即将氨茶碱 4~6mg/kg 稀释至 20~40ml 液体中缓慢静脉注射,以后以每小时 0.5~0.8mg/kg 的速率静脉滴注维持。因氨茶碱的治疗窗窄、药物代谢个体差异大、影响因素多,有条件者应作血药浓度检测,使其维持在 8~16mg/L 范围内。

(2)注意事项:①对于老人、幼儿、心、肝功能障碍及甲状腺功能亢进症患者慎用;②应警惕西咪替丁、大环内酯类和氟喹诺酮类药物等对其清除率的影响;③氨茶碱与糖皮质激素合用有协同作用,但氨茶碱与 β_2 受体激动剂联用时可增加心律失常和对心肌的损害。

5.抗胆碱药

(1)作用机制:通过抑制迷走神经而缓解支气管平滑肌的痉挛。主要作用于大、中气道内气道平滑肌表面的 M_3 受体。该类药物极少从黏膜吸收,其全身不良反应较少。与 β_2 受体激动剂联合应用,有协同舒张支气管作用。

(2)给药方法:异丙托溴铵(商品名爱全乐)雾化吸入液成人及 14 岁以上儿童每次 0.4~2.0ml,用生理盐水稀释后持续雾化吸入,每日 3~4 次。如与 β_2 受体激动剂非诺特罗(酚丙喘宁,商品名备劳特)或舒喘宁雾化溶液联合吸入,疗效更好。目前即将上市的是对 M_1 和 M_3 受体选择性更好、疗效更长的溴化泰乌托品吸入剂。

(3)注意事项:有闭角型青光眼或因前列腺肥大而尿潴留的患者慎用;对本品过敏者禁用。

6.糖皮质激素　糖皮质激素是治疗重度哮喘发作的最重要的药物。

(1)作用机制:①多环节抗炎;②减少微血管渗漏,减轻黏膜水肿;③增强 β_2 受体激动剂对气道平滑肌的松弛作用;④稳定溶酶体膜;⑤抗过敏等。

(2)使用原则及方法:①早期:由于糖皮质激素的受体位于细胞浆内,药物与受体的结合物只有进入细胞核,作用于相关的基因,继而通过 mRNA 合成脂皮素,才能发挥其药物作用;一般来说经静脉给药也需要 4~6h 才能充分起效,而重度哮喘发作患者的病情可在短时间内迅速恶化,甚至致死;因此,应及时静脉给予糖皮质激素。②足量:糖皮质激素治疗哮喘的疗效与剂量有关,为了迅速控制病情、缓解呼吸困难症状,有必要给予大剂量激素;但是,究竟应用多大激素剂量为宜,仍有不同的看法;通常认为,第 1 天静脉给予氢化可的松 400~1500mg 或地塞米松 20~60mg 为宜;可先静脉推注氢化可的松 200mg,以后 3~5mg/(kg·h)的速度静脉滴注维持;虽然文献中也有 1 天内应用 2000mg 以上氢化可的松抢救重度哮喘发作获得成功的病例报告,但多数学者认为,应用超大剂量(>1500mg/d)的糖皮质激素治疗哮喘的价值不大。③静脉给药或溶液雾化吸入;此时,不宜经聚甲基对苯异氰酸酯(pMDI)或干粉装置吸入或口服方式给药,以免延误治疗。④短程:为了减少大剂量糖皮质激素的不良反应,对于原先未用糖皮质激素的哮喘患者,等到症状基本控制后即可在3～5d内完全停用激素,不必逐渐减量。但是对于原先经常应用糖皮质激素或激素依赖性哮喘患者,不仅需要逐渐减少激素的用量,还应长期应用吸入或口服维持量的激素。

(3)制剂选择:①琥珀酰氢化可的松:常用,因为氢化可的松的作用比地塞米松直接、迅速,琥珀酰氢化可的松不含乙醇,对于对乙醇过敏或肝功能有损害的患者更为适宜。②地塞米松注射剂:有的病例用此药静脉推(滴)注后疗效较好。③甲基泼尼松龙注射剂:作用迅速、钠水潴留轻微,近年来受到临床医师的重视;用法:立即静脉注射40～80mg,以后每6～8小时静脉注射40～80mg,奏效后改为肌内注射。④布地奈德(普米克令舒)溶液:每次2ml雾化吸入,近年来,推荐应用于急性哮喘发作的治疗。

(4)注意事项:①原先有溃疡病、高血压、肺结核、糖尿病的患者激素量不可过大;②对于以前较长时间应用糖皮质激素或正在应用糖皮质激素者或同时接受利福平、苯巴比妥或苯妥英钠等药物(可加速糖皮质激素的代谢,降低其血药浓度)治疗者所需激素剂量较大。

7.纠正酸碱失衡　主要是纠正代谢性酸中毒。因为酸中毒的存在,会降低平喘药的疗效。通常先给予5%碳酸氢钠150～200ml静脉滴注,以后根据动脉血气分析结果酌情补充。有人报告该药尚有改善支气管微循环的作用。但是,不可矫枉过正,因为碱血症会导致氧离曲线左移,加重组织细胞的缺氧。

8.控制感染

(1)重度哮喘发作是易于并发感染的原因:①气道炎性反应、支气管痉挛和黏液痰栓使痰液引流不畅;②糖皮质激素的大量应用,抑制了机体的免疫力;③氨茶碱可降低中性粒细胞的趋化力,使其吞噬作用减弱。

(2)抗生素的选择原则:①静脉给药;②先根据经验选用广谱抗生素,以后参考痰细菌培养药敏试验和所用药物的临床疗效调整方案;③注意药物对肝肾功能的影响、药物间相互作用等。

9.并发症的治疗

(1)气胸和纵隔气肿:由于哮喘患者气道狭窄的"活瓣样"作用,肺泡气体积聚、压力增高,使肺泡破裂,形成张力性气胸,从而加重呼吸困难、妨碍血液循环。张力性纵隔气肿易引起"空气填塞综合征",导致患者呼吸、循环衰竭而死亡。

诊断要点:①重度哮喘发作虽经积极治疗临床症状无改善,出现胸骨后疼痛、呼吸困难、紫绀加重,甚至出现休克征象;②头颈部出现皮下气肿;③坐位或左侧卧位胸骨左缘第3～6肋间闻及"爆裂音"(Hamman征);④胸部检查有气胸征象;⑤X线胸片证实。

治疗:①自发性气胸:应立即作闭式引流排气,双侧气胸应在双侧置管引流。②纵隔气肿:可用多个粗针头刺至皮下排气,颈部皮下气肿明显、呼吸困难者,应切开胸骨上窝,并沿气管筋膜向纵深钝性分离2cm,以使气体排出。也可置皮瓣引流,滚动式挤压气体至切口处,加速气体的排出。③迅速解除支气管痉挛,减轻细支气管的"活瓣样"效应。

(2)黏液痰栓阻塞气道:黏液痰栓阻塞是重度哮喘发作的常见并发症,是引起肺不张、阻塞性肺部感染和窒息的重要原因。

黏液痰形成机制:①气道慢性炎性反应:哮喘时迷走神经功能亢进,杯状细胞增多,气道内分泌增多;②哮喘反复发作,纤毛-黏液毯转输功能受损,痰液难以咯出;③哮喘重度发作时,脱水使痰液黏稠;④气道阻塞,易继发细菌感染,后者使痰液更为浓稠,更易形成痰栓阻塞。

诊断要点:重度发作的哮喘患者,脱水明显、痰液黏稠,虽经积极治疗但气急、发绀逐渐加重,两肺哮鸣音、呼吸音逐渐减低甚至消失者应疑及本症。

治疗：①纠正脱水，稀释痰液；②拍打背部，自下而上以中等力量叩拍，每次 5～10min，每日 2～4 次；③尽早应用足量糖皮质激素，以减少气道黏痰分泌量；④静脉应用有效的抗生素控制气道感染；已建立人工气道的患者应做好气道的湿化；⑤行支气管肺泡灌洗（BAL）术。方法：取 250～500ml，37℃无菌生理盐水，加入乙酰半胱氨酸（痰易净）0.5g 和地塞米松 10mg，经纤维支气管镜（尖端分别插入不同的肺叶）每次注入 50ml，数秒钟后以负压吸出灌洗液。Millman 等于 1983 年首先报告用此法成功抢救了 3 例经各种方法治疗无效的重度哮喘发作患者。

注意事项：①此时经纤维支气管镜做 BAL 术有很大的风险，应事先取得患者和家属的理解与配合；②应做好充分的术前准备，在吸氧条件下，由技术熟练的医师操作，做好术中监护和急救器材的准备。

（3）胃肠道出血：发生率为 0～19％，胃肠道出血可能与应激性反应、大剂量肾上腺皮质激素的应用、胃管的机械性损伤等有关。治疗上可应用 H_2 受体阻断药、制酸药、冰盐水加去甲肾上腺素注入胃内或注射立止血等。

（4）乳酸酸中毒：已有不少文献报道了与严重哮喘相关的乳酸酸中毒。哮喘引起乳酸酸中毒的原因认为是缺氧、无氧性肌肉活动和应用 β_2 受体激动药，但据 Tuxen 等研究发现，乳酸酸中毒发生于大剂量应用 β_2 受体激动剂之后，与低血压和缺氧无关。因此，乳酸产物被认为是 β_2 受体激动剂直接刺激糖酵解途径，代谢反应主要在肌肉内没有无氧代谢。在严重哮喘时应密切监测血清碳酸盐水平，尤其是在注射各种 β 肾上腺素能活性药物以后。如果血清碳酸氢盐水平≤22mmol/L 或降低≥2mmol/L，则应测定血清乳酸水平。停止用药 4～6h 后可恢复正常。

（5）急性呼吸衰竭：常见原因，①治疗不及时；②糖皮质激素应用不足；③气道感染未控制；④脱水和黏液痰栓阻塞气道；⑤呼吸中枢受抑制（缺氧，二氧化碳潴留，使用镇静剂、麻醉剂、硫酸镁和抗过敏药等因素）；⑥未给予氧疗或吸氧浓度过高；⑦并发张力性气胸、急性肺水肿、广泛肺不张或呼吸肌衰竭等。除了针对上述病因采取措施和氧疗外，及时、有效地机械通气是最重要的治疗方法。

（六）机械通气治疗

机械通气治疗是抢救危重型哮喘发作和猝死的重要措施，其目的是减少患者的呼吸做功、防止呼吸肌疲劳加剧，减轻氧耗；增加通气，改善 CO_2 排出和氧的吸入，恢复血气正常；清除分泌物。

1.无创通气治疗　适用于对哮喘药物治疗反应不佳，出现 CO_2 蓄积，但尚不需要立即插管机械通气者。但有神志障碍及分泌物潴留者则不适用。

2.有创机械通气治疗　危重型哮喘经过积极恰当的药物治疗，只有少数患者需要有创机械通气。如果患者出现有创机械通气的绝对适应证，则需要立即紧急气管插管。如果患者表现的是相对适应证，则应做气流阻塞的相关肺功能测定和动脉血气分析，再决定是否需要气管插管。

（陈加峰）

第二节　大咯血

咯血是指喉及喉以下呼吸道或肺组织出血经口咯出的一种临床症状。临床上常根据患者咯血量的多少，将其分为少量咯血、中量咯血和大量咯血。但三者之间国内外尚无统一的界定标准；通常认为 24h 内咯血量少于 100ml 者为少量咯血；100～500ml 者为中量咯血；大于 500ml 或一次咯血量大于 100ml 者为大量咯血。

一、病因及发病机制

1.病因   引起咯血的病因较多,临床常见的有呼吸系统疾病如急、慢性支气管炎、支气管扩张、支气管内膜结核、支气管结石、良性或恶性气管肿瘤、支气管腺瘤、原发性或转移性肺癌、肺炎、肺结核、肺脓肿、肺部真菌感染、肺寄生虫病、肺隔离症、肺囊肿、尘肺、肺挫伤、肺动脉高压、肺栓塞、肺动静脉瘘;循环系统疾病如肺淤血(二尖瓣狭窄、急性左心衰)、高血压、先天性心脏病;全身性疾病如血液系统疾病(白血病、血小板减少性紫癜、血友病、再生障碍性贫血、弥散性血管内凝血)、某些传染病(肺出血型钩端螺旋体病、流行性出血热)及其他疾病(如结缔组织疾病、白塞病、肺出血-肾炎综合征、韦格纳肉芽肿、抗凝剂治疗、子宫内膜异位症)等。

2.发病机制   引起咯血的主要发病机制可归纳为血管通透性增高(如肺部感染、中毒或血管栓塞等);血管壁侵蚀和破裂(如肺部感染、肿瘤、结核等);血管瘤破裂(如支气管扩张、肺结核空洞等);肺淤血(如二尖瓣狭窄、肺动脉高压、高血压心脏病等);凝血因子缺陷或凝血过程障碍(如白血病、血小板减少性紫癜、血友病等);其他如肺挫伤、子宫内膜异位症等。

二、诊断与鉴别诊断

1.咯血特点   仔细观察咯血的量、颜色及性状等。大量咯血见于支气管扩张、空洞型肺结核、肺脓肿、动脉瘤破裂等;持续痰中带血应警惕肺癌的发生;慢性支气管炎咳嗽剧烈时可有血性痰。支气管扩张、肺结核、肺脓肿、支气管内膜结核、出血性疾病咯血颜色鲜红;肺炎球菌肺炎咳铁锈色痰;肺炎克雷伯杆菌肺炎咳砖红色胶冻状痰;烂桃样血痰为肺卫氏并殖吸虫病最典型的特征;肺阿米巴病可见棕褐色脓血样痰;急性左心衰竭肺水肿时咳浆液性粉红色泡沫样痰;二尖瓣狭窄肺淤血、肺栓塞一般咳暗红色血痰。

2.病史

(1)性别年龄发生于年幼者多见于先天性心脏病;少年儿童慢性咳嗽伴少量咯血和低色素性贫血须注意特发性肺含铁血黄素沉着症;肺结核、支气管扩张、风湿性心脏病二尖瓣狭窄以青壮年多见;成年女性反复咯血须除外支气管内膜结核和支气管腺瘤;于月经期呈周期性咯血,须考虑呼吸道子宫内膜异位症;成年男性有长期吸烟史应警惕支气管肺癌。

(2)既往病史需询问咯血为初次抑或多次,多次者与以往有无不同。反复咯血伴有慢性咳嗽、脓痰,且痰量较多,X线胸片上有环状或条纹状阴影或有囊肿形成者多考虑支气管扩张;幼年曾患有麻疹、百日咳,亦可能为支气管扩张;既往有结核病史,近期在咯血的同时伴有低热、咳嗽、乏力、盗汗、消瘦等症状,多提示空洞型肺结核可能;咯血伴发热、咳恶臭痰提示有肺脓肿可能;咯血同时伴有皮肤、黏膜、牙龈出血常提示有凝血机制障碍;如有心脏病史,也可能成为咯血原因;有近期胸部外伤史应考虑肺挫伤可能。

(3)个人生活史:流行季节到过疫区,要考虑流行性出血热或钩端螺旋体病;生活居住在西北或内蒙古牧区者,有肺棘球蚴病可能;有进食蝲蛄、石蟹史,应考虑肺吸虫病。

(4)职业病史:从事有害粉尘作业者,患尘肺的可能性较大。

3.咯血的其他伴随症状和体征   许多疾病都可有咯血,但各种疾病又各有其他不同的伴随症状和体征,对此做分析有助于咯血的鉴别诊断:①发热:见于肺结核、肺炎、肺脓肿、流行性出血热等。②胸痛:见于肺炎、肺癌、肺栓塞等。③呛咳:见于肺癌、支气管异物等。④脓痰:见于肺脓肿、支气管扩张、空洞型肺结核继发感染等。⑤消瘦:见于肺结核、肺癌等。⑥皮肤黏膜出血:见于血液病、流行性出血热、肺出血型钩端螺旋体病、风湿性疾病等。⑦黄疸：见于中毒性肺炎、肺出血型钩端螺旋体病、肺栓塞等。⑧发绀：见于急慢性心肺疾病、先天性心脏病缘。⑨颈部及其他部位浅表淋巴结肿大：见于淋巴结结核、转移性肿瘤、淋巴瘤等。⑩肺部啰音：湿性啰音见于肺炎、肺结核、陵气管扩张、继发阻塞性肺炎等肺部炎性病变、气道血液存积、急性左心衰竭等；局限性哮鸣音见于肿瘤、支气管异物引起的支气管狭窄或不完全阻塞。⑪胸膜摩擦音：见于累及胸膜的病变如肺炎、肺脓肿、肺栓塞等。⑫心脏体征：如二尖瓣面容、心律失常、心脏或血管杂音等见于循环系统疾病。⑬杵状指（趾）：见于支气管扩张、慢性肺脓肿、肺癌、先天性心脏病等。

三、监护

大咯血为危重症，其救治成功与否，不仅取决于积极迅速的治疗，而且还与密切观察和监护病情变化相关。为此应将患者及时收入重症监护病房（ICU）予以监护。监护的目的是估计出血量多少，及时发现并发症，为诊断和鉴别诊断提供依据，以及为治疗决策提供参考。大咯血的监护主要包括以下内容。

1.临床监护

（1）一般情况：大咯血易引起严重甚至致命的并发症，应观察患者面色、意识、体温、脉搏、心率、血压、皮肤色泽、皮肤黏膜出血点和液体出入量变化等。

（2）呼吸

1）呼吸运动：观察呼吸频率、胸式或腹式呼吸程度和两侧是否对称等。

2）呼吸音：两侧呼吸音是否对称，有无啰音或肺实变、肺不张以及肺部继发感染等体征，以提供诊断依据。

3）呼吸困难：肺不张、广泛肺实变或继发感染等均可引起呼吸困难。如咯血突然中止而出现发绀、烦躁、呼吸微弱或停止，严重者甚至意识丧失，心跳骤停，则警示发生窒息，需及时投入抢救。

2.实验室检测

（1）血常规：如红细胞、血红蛋白下降，提示出血量多引起失血性贫血。白细胞或中性粒细胞增高提示存在感染。

（2）肝肾功能：大咯血可累及肝肾功能损害，同时肝肾功能指标对鉴别咯血病因、了解并发症及指导合理用药有一定意义。

（3）尿常规：对咯血病因的鉴别，有无并发症以及指导用药有一定帮助。

（4）血电解质：大咯血患者常因进食过少或禁食、病情影响以及治疗等因素，引起电解质紊乱。如酸中毒、输库血和肾功能不全等会使血钾升高；由禁食、输注葡萄糖等因素使血钾降低；输盐过多、严重脱水等易产生高钠血症；大量利尿或肾功能不全等会引起低钠低氯血症等。

（5）病原体检测：某些大咯血由于肺部感染引起，而大咯血也可引起下呼吸道继发感染，检测病原体，有利于指导抗感染治疗。痰液病原体检测简便，纤维支气管镜防污染毛刷采样更可靠。

（6）止凝血指标监测：有助于追踪止凝血功能变化，以协助诊断和指导治疗。

（7）动脉血气分析：由大咯血所致气道阻塞、肺不张、肺实变、肺部感染、通气血流比例失调等因素，往往会引起动脉血气的变化。如低氧血症、高碳酸血症、低氧伴高碳酸血症，甚至会出现Ⅰ型或Ⅱ型呼吸衰竭。因此随访动脉血气变化对观察病情演变、判断病情轻重和指导治疗十分重要。为减少患者痛苦，现临床上应用无创血气监护，以代替有创血气分析检测。如脉搏血氧饱和度测定，经皮氧分压检测，经皮二氧化碳分压监测，呼气末二氧化碳浓度监测等。

3.血液动力学监测　大咯血会引起血容量和血液动力学的变化，从而导致心血管系统功能的改变。如动脉压、中心静脉压、肺动脉压、血压、心率、心律和心输出量等。甚或会出现失血性休克,因此需密切进行生命体征观察和血液动力学的监护。尤对于生命体征不平稳者更为必要。有学者提出用休克指数[即脉率/收缩压(mmHg)]来简易衡量失血性休克情况。如休克指数等于0.5,提示血容量正常;休克指数等于1.0,提示血容量丢失20%~30%;休克指数大于1.0,提示血容量丢失30%~50%。血液动力学和循环功能监护的基本项目为血压、心率、心律和心电图。必要时可行动脉压、中心静脉压、心搏出量、每搏输出量和射血分数等监护。

4.胸部影像学监护　胸部X线、胸部CT检查和随访,必要时的MRI等影像学检查对大咯血的病因鉴别,以及肺不张、肺实变、肺部继发感染等并发症的发现,病情进展与转归以及指导治疗等方面有十分重要的意义。

5.氧疗监护　大咯血伴缺氧需进行氧疗。在氧疗中除监护氧流量和氧浓度外,还应注意吸入氧的湿化温化情况和氧疗器具的消毒以及防治污染等事项。

6.药物监测　大咯血常规治疗以药物止血为主,也包括血管活性药等。治疗期间应对药物用量、滴速、不良反应等进行密切观察监护,以保证用药安全和有效性。某些药物可应用微量输液泵输入,输液时需观察输液通路是否畅通,生命体征是否平稳和尿量变化等。如有条件对某些药物需行血药浓度监测,以随时调整剂量。

四、治疗

大咯血治疗主要为3个方面,即保护气道通畅、维持生命机能和防止继续出血。

1.一般处理

(1)体位:绝对卧床休息,尽量避免搬动或转运。出血部位明确者,应置患侧卧位,以防出血流向健侧,如有呼吸困难者可采用卧位。

(2)镇咳:原则上咯血患者不用镇咳药,尤其对年老体弱或心肺功能不全者尤应忌用。应鼓励患者将血咯出。但频繁咳嗽会加重出血,可用镇咳祛痰药。然而吗啡等中枢性镇咳药一律禁用,以免抑制咳嗽反射导致血块堵塞气道窒息。

(3)镇静:咯血患者多伴有紧张焦虑情绪,不利于病情控制,故需予以安慰和心理疏导。必要时可酌用小剂量镇静剂,如口服安定等,但心肺功能不全或全身衰竭咳嗽无力者禁用。

(4)保持大便通畅:以避免因用力排便而加重出血。

(5)饮食:大咯血期间暂禁食,禁食期间宜保持充分热量。咯血停止后可进温凉适中流质饮食。

(6)吸氧:动脉血气提示低氧血症或发现有休克、窒息者,需氧疗。

(7)补充血容量:脉搏加快、血压下降者应及时补充血容量,以防休克发生。

(8)病因治疗:针对不同病因采取相应措施予以治疗。

2.药物止血

(1)垂体后叶素:收缩肺小动脉使局部血流减少和降低肺动脉压而止血,止血效果迅速。大咯血时可用垂体后叶素5~10U加入25%葡萄糖液20~40ml中缓慢静脉注射,尔后用10~20U加入5%~10%葡萄糖液250~500ml中缓慢静脉滴注维持,随出血量减少而逐渐减量,咯血控制后可继续维持用药2~3d。该药对心肌有抑制作用,对子宫平滑肌有收缩作用,故伴有冠心病、高血压病、动脉粥样硬化症、孕期尤其接近预产期者禁用。用药期间需严格掌握剂量和滴速,并注意患者有无面色苍白、出汗、心悸、腹痛、便意及过敏反应等,并予以相应处理。

(2)酚妥拉明:阻滞 α 受体,直接舒张血管平滑肌,降低肺动静脉压而止血。可用酚妥拉明 10～20mg 加入 5％葡萄糖液 250～500ml 中静脉滴注,每日 1 次,连用 5～7d。用药时注意观察血压、心率和心律等变化,并酌情调整剂量和滴速。

(3)普鲁卡因:可降低肺循环压,适用于对垂体后叶素有禁忌证者。用药前需皮试,过敏者禁用。Ⅱ度房室传导阻滞,肝肾功能严重障碍者慎用。常用量普鲁卡因 300～500mg 加入 5％葡萄糖 500ml 静脉滴注,每日 1～2 次。也可用普鲁卡因 50mg 加入 25g 葡萄糖 40ml 缓慢静脉推注,每日 1～2 次。注射剂量过大、注射过快,可引起颜面潮红、谵妄、兴奋和惊厥。

(4)纠正凝血障碍药:作用较缓慢,主要改善凝血功能,常用药物如下。

1)维生素 K_1 10mg 肌内注射静脉滴注或缓慢静脉注射,每日 1～2 次。

2)酚磺乙胺(止血敏)0.25～0.75g 肌内注射或静脉注射,每日 2 次。或 1～2g 加入 5％葡萄糖液 100ml 静脉滴注,每日 1 次。

3)6-氨基己酸 4～6g 加入 5％葡萄糖液 250ml 静脉滴注,每日 1～2 次。

4)氨甲苯酸(止血芳酸)0.3～0.6g 加入 5％葡萄糖液 500ml 静脉滴注,每日 1 次或 0.1～0.2g 加入 25％葡萄糖液 20～40ml 中缓慢静脉注射,每日 1～2 次。

5)巴曲酶(立止血)第 1 天 1kU 静脉注射,第 2、3 天每日各 1kU 肌内注射。

(5)糖皮质激素:可使血液中含多量组胺和肝素的肥大细胞失去颗粒发生退化,以降低血液中肝素水平;同时可减少血管通透性,宜短期少量应用。如甲泼尼龙 20～40mg 或地塞米松 5mg 静脉注射,每日 1～2 次。

(6)凝血酶雾化吸入:常用凝血酶 2000～4000U 加生理盐水 3～5ml 溶解后行雾化吸入,每日 2～3 次。可直接到达出血部位使出血凝固,且能加速创口愈合。

3.有创止血治疗

(1)经纤维支气管镜治疗:尽管大咯血时行纤维支气管镜操作有加重咯血之危险,但临床资料表明,该法仍不失为有效止血措施。其优点为能清除气道积血,防止窒息、肺不张和吸入性肺炎等并发症;发现出血部位,有助于诊断;直视下于出血部位行局部药物或其他方法止血,效果明显。因此凡诊断不明的咯血患者、常规治疗无效或有窒息前兆者,若无严重心肺功能障碍、严重心脏病、极度衰竭等明显禁忌证者,均可实施纤维支气管镜检查和治疗。

1)经纤维支气管镜局部药物止血:①肾上腺素先用负压吸净支气管内积血,发现出血点后用 0.01％肾上腺素 3～5ml 滴入局部出血点。②立止血经纤维支气管镜直接将药物滴入出血部位或经纤维支气管镜注射管注入病变部位。

2)冷盐水灌洗:低温能使血管收缩而止血。用 4℃生理盐水 200ml 或加入肾上腺素 1.5mg,分次在出血肺段支气管灌洗,每次注入 50～100ml,吸出后再灌洗。

3)激光止血:应用低功率 Nd-YAG 激光治疗,适用于较大支气管出血者。

4)微波止血:适用于中心型肺癌表面出血或肺癌术后复发出血者。

5)经纤维支气管镜:插入气囊导管至相应支气管,注生理盐水或注气,使气囊膨胀,压迫出血的支气管达到止血作用。压迫 24h 后松弛气囊,如无出血即拔出导管。此法还可防治血液流往他处。

(2)支气管动脉栓塞治疗:大咯血多见于支气管动脉出血,如常规治疗无法控制大咯血或因肺功能不全不宜开胸手术者,可采用支气管动脉栓塞术治疗咯血,此法效果显著。但有报道少数病例因栓塞剂溶解或血管再通而发生复发性出血以及因栓塞剂脱落而发生动脉栓塞。其严重并发症为少数患者可发生横贯性脊髓损伤。因此在血管造影时若发现脊髓前动脉显影则不宜实施此术。

(3)急诊肺切除术：大咯血经保守治疗无效，若出血部位确切且单侧肺出血，健肺和其他系统无明显重要病变，全身情况和肺功能可承受手术者可考虑行急诊肺切除术。但本法较常规肺切除的病死率和并发症为高。

4.并发症的治疗

(1)窒息：这是导致大咯血患者死亡的最主要原因。一旦发现患者有明显胸闷、烦躁、原先的咯血突然减少或停止、喉部作响、呼吸浅快、大汗淋漓甚至神志不清等窒息的临床表现，应立即组织抢救。可迅速抱起患者，使其头朝下，躯干与床面成 45°～90°角，清除口、咽部血块，拍击胸背部，使堵塞的血块咯出；用导管经鼻腔插至咽喉部，借吸引器吸出血液(块)，并刺激咽喉部，使患者用力咯出堵塞于气管内的血液(块)，如有必要可气管插管，通过吸引和冲洗，迅速恢复呼吸道通畅，如估计需较长期做局部治疗者，应行气管切开；高浓度吸氧(吸入氧浓度 40%～60%或更高)或高频喷射通气给氧；迅速建立静脉通道，应用呼吸中枢兴奋剂、止血药及补充血容量、抗感染等；窒息解除后的相应治疗，包括绝对卧床休息、注意体位引流、继续严密观察各项生命体征、纠正代谢性酸中毒、控制休克、补充循环血容量、治疗肺不张及呼吸道感染等。

(2)失血性休克：患者因大量失血而出现脉搏细速、四肢湿冷、血压下降、脉压减小、尿量减少甚至意识丧失等失血性休克的临床表现时，应按照失血性休克的救治原则抢救。

(3)吸入性肺炎：患者咯血后常因血液被吸收而出现发热、咳嗽剧烈、血白细胞总数和(或)中性分类增高伴或不伴核左移、X 线胸片病灶增大的情况，提示有合并吸入性肺炎可能，应给予积极充分的抗感染治疗。

(4)肺不张：由于血块堵塞支气管而造成肺不张。其治疗首先是注意加强血液(血块)的引流，并鼓励和帮助患者咳嗽，尽可能咯出堵塞物，可用雾化方式湿化气道，有利于堵塞物的排出。较好的治疗方法是行支气管镜局部冲洗吸引，清除气道内的堵塞物。

(陈加峰)

第三节　弥漫性间质性肺疾病

弥漫性间质性肺疾病是一组肺间质的炎性疾病。所谓间质是指肺泡上皮细胞基底膜和毛细血管基底膜之间的组织结构。其中有弹力纤维、网状纤维和基质；细胞成分有成纤维细胞、白细胞和吞噬细胞。实际上间质性肺病还累及肺泡壁、小气道和微血管。间质性肺病的分类尚未统一。近年多数学者倾向于将本病按病因已明和未明分为两类。间质性肺病病因已明者只占 35%，病因不明者占 65%。

一、病因及发病机制

间质性肺疾病(ILD)是一临床综合征而并非独立疾病，虽然 ILD 的临床表现、X 线改变及肺功能损害的特点类似，但病因诸多，发病机制、病理改变、自然演变过程、治疗方法和预后均有所不同。目前 ILD 囊括 200 多种疾病。已知病因以职业接触为致病原因者常见，如有机粉尘和无机粉尘，其他常见原因有感染、肿瘤、药物、放射、氧中毒、有毒气体、肺栓塞和 ARDS 的一些原因等。未知病因以特发性肺纤维化(IPF)、结节病和胶原血管疾病肺部表现等为常见，而组织细胞增多症、肺泡蛋白沉着症、肺含铁血黄素沉着症、肺淋巴管平滑肌瘤病(LAM)、肺泡微石症等均比较罕见。

二、病理生理

多数 ILD 是一种下呼吸道的弥漫性炎性疾病,炎性细胞浸润肺泡壁和邻近的肺泡腔,成纤维细胞增生,细胞外基质在肺间质内的聚集,造成肺泡间隔的增厚和肺纤维化,原有结构重构,形成蜂窝肺。这些反应都是间质性肺疾病的共同表现,只是在质和量上不同而已。炎性细胞的渗出和肺间质纤维化使肺弹性阻力升高,肺顺应性下降,肺变得僵硬;肺泡毛细血管床之间氧的转运所致的气体交换障碍,最终可发展为呼吸衰竭。

1.通气功能障碍　ILD 由于肺弹性阻力升高,相当多的 ILD 患者通气功能测定为典型的限制性通气功能障碍。肺容积的变化表现为肺总量(TLC)、功能残气量(FRC)和残气量(RV)减少为特征;动态肺容积主要表现为肺活量(VC)显著的减少,1 秒用力呼气量/用力肺活量(FEV_1/FVC)之比值正常或增加。肺活量(VC)、肺总量(TLC)、功能残气量(FRC)和残气量随病情发展而降低;也有部分 ILD 其肺功能检查表现为阻塞性通气功能障,如弥漫性泛细支气管炎(DPB)、LAM、部分尘肺,以及老年人、吸烟者、合并肺气肿者,其 FEV_1 也可降低。

2.气体交换障碍　弥散功能低下是 ILD 的肺功能特征改变之一。在无自觉症状,胸部影像未出现病变时就可存在。当胸部影像出现病变,CO 弥散量(DLCO)减少,随着病变的进展而进行性降低。弥散功能降低的原因主要有以下几个方面:①通气/血流比例失调;②肺泡毛细血管膜和肺泡壁增厚(弥散距离增加);③肺泡毛细血管床数目减少(弥散面积减少)。通过动态观察 DLCO 变化帮助判断 ILD 的严重程度和治疗效果。

ILD 主要表现肺功能改变为限制性通气功能障碍、通气/血流比例的失调和弥散功能的障碍。以上肺生理功能异常病变的结果最终会导致程度不同的低氧血症和 $PaCO_2$ 潴留。在慢性病程的初期,多数患者在安静时有轻度的 PaO_2 下降,在肺纤维化、DPB、LAM、尘肺末期等疾病的晚期 $PaCO_2$ 升高。程度不同的低氧血症和 $PaCO_2$ 潴留,是 ILD 肺生理功能异常的最终结局,也是启动呼吸支持治疗和判定预后的病理生理学指标。

三、临床表现

通常为隐袭性起病,主要的症状是干咳和劳力型气促。随着肺纤维化的发展,发作性干咳和气促逐渐加重。进展的速度有明显的个体差异,经过数月至数年发展为呼吸衰竭和肺心病。起病后平均存活时间为 2.8～3.6 年。通常无肺外表现,但可有一些伴随症状,如食欲减退、体质量减轻、消瘦、无力等。体检可发现呼吸浅快,超过 80% 的病例双肺底闻及吸气末期 Velcro 啰音,20%～50% 有杵状指(趾)。晚期出现发绀等呼吸衰竭和肺心病的表现。

四、弥漫性间质性肺疾病的诊断思路

目前许多临床医师对弥漫性 ILD 的概念和分类不清,看到双肺弥漫性病变就笼统归为"肺间质纤维化",从而导致诊断和治疗的错误,因此有必要对 ILD 的概念和分类作一解释。

目前 ILD 的诊断,需依靠病史、体格检查、胸部 X 线检查(特别是 HRCT)和肺功能测定来进行综合分析。诊断步骤包括下列 3 点;首先明确是否是弥漫性间质性肺疾病/肺实质疾病(ILD/DPLD);明确属于哪一类弥漫性间质性肺疾病;如何对特发性间质性肺炎进行鉴别诊断。

1.明确是否为弥漫性间质性肺疾病　病史中最重要的症状是进行性气短、干咳和乏力。多数 ILD 患者体格检查可在双侧肺底闻及 Velcro 啰音。晚期患者缺氧严重可见紫绀。

胸部 X 线片对 ILD 的诊断有重要作用。疾病早期可见磨玻璃样改变,更典型的改变是小结节影、线状(网状)影或二者混合的网状结节阴影。肺泡充填性疾病表现为弥漫性边界不清的肺泡性小结节影,有时可见含气支气管征,晚期肺容积小可出现蜂窝样改变。

肺功能检查主要表现为限制性通气功能障碍和弥散功能下降。动脉血气分析可显示不同程度的低氧血症,而二氧化碳潴留罕见。

2.属于哪一类 ILD

(1)翔实的病史是基础:包括环境接触史、职业史、个人史、治疗史、用药史、家族史及基础疾病情况。

(2)胸部 X 线影像(特别是 HRCT)特点可提供线索:根据影像学的特点、病变分布、有无淋巴结变化及胸膜的受累等,可以 ILD 进行鉴别诊断。①病变以肺上叶分布为主提示肺朗格汉斯组织细胞增生症、囊性肺纤维化和强直性脊柱炎。②病变以肺中下叶为主提示癌性淋巴管炎、慢性嗜酸细胞肺炎、特发性肺纤维化以及与类风湿关节炎、硬皮病相伴的肺纤维化。③病变主要累及下肺野并出现胸膜斑或局限性胸膜肥厚提示石棉肺。④胸部 X 线呈游走性浸润影提示变应性肉芽肿性血管炎、变应性支气管肺曲菌病、慢性嗜酸细胞性肺炎。⑤气管旁和对称性双肺门淋巴结肿大强烈提示结节病,也可见于淋巴瘤和转移瘤。⑥蛋壳样钙化提示矽肺和铍肺。出现 KeleyB 线而心影正常时提示癌性淋巴管炎,如果伴有肺动脉高压,应考虑肺静脉阻塞性疾病。⑦出现胸膜腔积液提示类风湿关节炎、系统性红斑狼疮、药物反应、石棉肺、淀粉样变性、肺淋巴管平滑肌瘤病或癌性淋巴管炎。⑧肺容积不变和增加提示并存阻塞性通气障碍如肺淋巴管平滑肌瘤病、肺组织细胞增生症(PLCH)等。

(3)支气管肺泡灌洗检查有确认价值或者有助于诊断:①找到感染原,如卡氏肺孢子虫。②找到癌细胞。③肺泡蛋白沉积症:支气管肺泡灌洗液呈牛乳样,过碘酸-希夫染色阳性。④含铁血黄色素沉着症:支气管肺泡灌洗液呈铁锈色并找到含铁血黄素细胞。⑤石棉小体计数超过 1/ml:提示石棉接触。分析支气管肺泡灌洗液细胞成分的分类在某种程度上可帮助区分 ILD 的类别。

(4)某些实验室检查包括:①抗中性粒细胞浆抗体:见于韦格纳肉芽肿。②抗肾小球基底膜抗体:见于肺出血肾炎综合征。③针对有机抗原测定血清沉淀抗体:见于外源性过敏性肺泡炎。④特异性自身抗体检测:提示相应的结缔组织疾病。

3.如何对特发性间质性肺炎进行鉴别诊断　如经上述翔实地询问病史、必要的实验室和支气管肺泡灌洗检查及胸部影像学分析,仍不能确定为何种 ILD,就应归为特发。

五、监护

为临床更为合理、有效地进行通气治疗,判断通气疗效,及时发现各种问题,减少并发症的发生,在 ILD 并呼吸衰竭的机械通气治疗过程中,应对通气、换气指标以及血液动力学等各项参数进行监护,常用监护指标有:

1.脉搏血氧饱和度(SPO_2)监测　通过置于手指末端、耳垂等处的红外光传感器即脉搏血氧饱和度监测仪来测量氧合血红蛋白的容量,其优点是方法简单易行,与动脉血氧饱和度(SaO_2)相关性很好,其相关系数为 0.90～0.98。

2.动脉血气分析　可以反映通气和换气功能,在机械通气治疗过程中有助于正确调整通气参数,合理应用呼吸机。血气分析尤其是动脉 $PaCO_2$ 测定是判断应用机械通气时通气量是否恰当的最可靠方法,可根据 $PaCO_2$ 值调节呼吸机通气量,在开始应用呼吸机时,每隔 $30\sim60$ 分钟须复查血气,待呼吸稳定、呼吸机参数调整合适后可以延长血气分析时间,一般每日 $1\sim2$ 次即可。

3.经皮 PaO_2、$PaCO_2$ 的测定　经皮电极测定的 $PaCO_2$ 与血气分析测定的 $PaCO_2$ 的相关性较为显著,且优于经皮电极测定 PaO_2 与血气分析测定的 PaO_2 的相关性,故常用于成人监护。

4.潮气末二氧化碳浓度监测　肺泡二氧化碳浓度取决于二氧化碳的产量、肺泡通气量和肺血流灌注量,二氧化碳的弥散能力很强,极易从肺毛细血管进入肺泡内,使肺泡与动脉血二氧化碳很快完全平衡,因此,潮气末二氧化碳分压($P_{ET}CO_2$)可反映肺泡气的二氧化碳分压,当肺内分流、通气/血流在正常生理范围内时,$P_{ET}CO_2 = PACO_2 = PaCO_2$,可以由公式计算出 $PaCO_2$ 值:$PaCO_2 = $ 大气压×潮气末 CO_2 浓度-0.5kPa,如大气压为 101kPa 时,潮气末 CO_2 的浓度为 6%,则 $PaCO_2 = 101kPa×6\%-0.5kPa = 5.56kPa$(41.7mmHg)。$P_{ET}CO_2$ 与 $PaCO_2$ 相关性良好,可以用无创的方法(CO_2 监测仪)持续监测 $PaCO_2$,减少血气分析的次数,并可根据 $P_{ET}CO_2$ 来调节通气参数,是机械通气时常用的监护方法。当存在肺内分流或通气/血流比失调时,$PaCO_2$ 与 $P_{ET}CO_2$ 相差较大,应先由动脉血气分析测得 $PaCO_2$,找出 $PaCO_2$ 与 $P_{ET}CO_2$ 的关系,由此推算 $PaCO_2$ 的变化。

5.机械力学监测

(1)峰值压力:即吸气末气道压,是整个呼吸过程中气道的最高压力,应尽可能保持峰值压力<3.9kPa(40cmH_2O)。Stern 等报道 IPF 呼吸衰竭的患者在机械通气时峰值压力明显增高。为避免气道峰值压过高,可用小潮气量和允许 $PaCO_2$ 适当的升高的通气策略。

(2)暂停压:又称屏气压或平台压,是吸气后屏气时的压力,当有足够的屏气时间(占呼吸周期的 10% 或以上)时,平台压可反映吸气时的肺泡压,正常值为 0.49～1.27kPa(5～13cmH_2O)。应努力保证平台压<3.43kPa(35cmH_2O),若高于该值,气压伤的发生率明显增高。近年认为,监测平台压比峰值压力更能反映气压伤的危险性,并且过高的平台压及过长的吸气时间也增加肺内血循环的负荷。

(3)呼气末压力:表示呼气末肺泡内压,即在呼气末阻断或按压呼气屏气按钮所测得的呼气末肺泡内压。正常值为 0kPa。当无预置 PEEP 而呼气末肺泡内压显示正值时,表示患者有肺内气体陷闭和内源性 PEEP(iPEEP),常见于 COPD 患者。而终末期 IPF 仅个别患者有内源性 PEEP。

(4)吸气阻力:表示吸气末肺和气道对吸入气流的阻力。其计算公式为:吸气阻力-(峰值压力-平台压)/吸气流速。正常值为 0.5～1.5kPa·L^{-1}·s^{-1}(5～15cmH_2O·L^{-1}·s^{-1}),在气道痉挛、分泌物积聚、气道炎性反应及水肿时吸气阻力增加。终末期 IPF 在机械通气时的呼吸阻力,包括肺弹性阻力和胸壁阻力,特别是肺弹性阻力增高明显;其吸气阻力与 $PaCO_2$ 增加相关。

(5)呼气阻力:表示呼气时肺和气道的阻力。其计算公式为:(平台压-早期呼气压)/早期呼气流速。正常值为:0.3～1.2kPa·L^{-1}·s^{-1}(3～12cmH_2O·L^{-1}·s^{-1})。在 COPD、支气管哮喘、喘息性支气管炎患者呼气阻力增加。

(6)顺应性:是指单位压力变化所引起的肺容量改变。静态胸肺顺应性(Cst)=潮气量/吸气末平台压,或潮气量/(吸气末平台压-PEEP),60～100ml/cmH_2O。动态顺应性(Cdyn)=潮气量/(气道峰压-PEEP)。一般为 50～80ml/cmH_2O。二者因气道、肺实质或胸壁异常而降低,若静态及动态顺应性同时发生减低,则表示有肺实质病变,如弥漫性肺间质纤维化、肺不张、肺水肿、肺炎及气胸等;若静态顺应性正常而动态顺应性减低,则表示有小气道阻塞。若 Cst 增加,Cdyn 减少,为阻塞性肺气肿。当 Cst<25ml/cmH_2O 时,撤机困难,若在疾病治疗过程中患者的顺应性逐步改善,则说明治疗有效。

顺应性是弹性阻力的倒数,顺应性小意味弹性阻力大。终末期 IPF 在机械通气时,其静态和动态弹性阻力增加,动态弹性阻力明显高于静态弹性阻力。

(7)血流动力学监测:对于机械通气的ILD患者,可给予最基本的血流动力学监测,其内容包括血压、脉搏、尿量;在实施机械通气以及参数调整之初,应严密观察血流动力学的变化,因为正压通气、过高的峰值压力以及过长的吸气时间均可使心输出量减少,继而血压下降。在肾功能正常的条件下,每小时尿量的监测可反映肾的血流灌注情况。

六、治疗

ILD由于肺纤维组织增生,肺弹性减弱,肺泡扩张受限或肺组织原有结构重建,引起肺活量、深吸气量、肺总量降低,进而导致通气功能障碍、弥散功能障碍,通气/血流不均性增加,可引起程度不同的低氧血症。理论上和临床实践中ILD机械通气治疗可大致分为以下3类:①急性起病的ILD,以损伤或炎性病变为主,引起的急性低氧血症,适当的治疗有可能中断病变进一步的发展或逆转。②慢性起病的ILD,在其疾病的发展过程中出现的慢性低氧血症或急性加重引起急性低氧血症;适当的机械通气治疗可改善低氧血症,但纤维化病变逆转可能性小。③ILD的终末期出现低氧血症和二氧化碳潴留,机械通气治疗效果差。

为达到纠正缺氧、二氧化碳潴留和酸碱失衡的目的,应该根据医院条件、现有呼吸机及相应设备的情况,针对每一具体病例的疾病状态及其发展过程以及医护人员的经验及技术水准等,可选择氧疗、无创性机械通气和有创机械通气等方法。

(一)氧疗

ILD引起急性和慢性低氧血症,都是氧疗适应证,例如对慢性起病ILD如特发性肺纤维化和各种粉尘吸入性职业病,通过氧疗纠正组织器官缺氧,以延缓病程,改善生活质量。

由于机体有一定的代偿和适应机制,氧疗应限于中度以上和有临床表现的低氧血症患者。目前公认的氧疗标准是:PaO_2 8.00kPa(60mmHg)或$SaO_2 < 90\%$,此时"S"形氧离曲线正处于转折部。PaO_2稍下降则SaO_2即大幅度下降。而吸氧浓度(FiO_2)只要增加1%,PaO_2可上升0.94kPa(7.13mmHg)。氧疗通过增加FiO_2,提高肺泡气氧分压,加大肺泡毛细血管膜两侧氧分压差,促进氧的弥散,增加氧在血液中的物理溶解度,提高PaO_2纠正缺氧。但氧疗不可能纠正所有类型的缺氧。

1.氧疗的方法和装置

(1)鼻导管或鼻塞简便、经济安全,不影响咳嗽、进食和说话,但FiO_2随通气量增大而降低,呼气时氧气被浪费30%~70%,鼻导管易堵塞,对局部有刺激。

(2)普通面罩FiO_2可达40%~70%,湿化好,但耗氧量大(氧流量5~6L/min),适于重度缺氧而无CO_2潴留者,影响咳嗽、进食、睡眠体位更换时易移位或脱落。

(3)Venturi面罩可控制FiO_2在25%~50%,面罩内氧浓度稳定,耗氧量少,基本上无重复呼吸,适于Ⅱ型呼吸衰竭患者。

(4)经气管给氧:行环甲膜穿刺经皮插入内径1~2mm高强度导管。氧可送达隆突上气管内,疗效高、舒适、耗氧量小。但易发生干燥分泌物阻塞导管尖端,需要每日生理盐水冲洗2~3次,偶有皮下气肿、皮肤及肺部感染及出血。

(5)贮氧导管:是鼻导管与贮氧容器结合的产物,可减少用氧量30%~50%,简便、实用、价廉。也可装上按需脉冲阀,仅在吸气相开始时输送氧气,通过鼻导管由自主呼吸触发,可节约氧容量50%~60%。在患者呼气时不给氧,不妨碍呼气,舒适。

2.氧疗监测　氧疗过程中通过动脉血气监测,耳血氧计,经皮氧分压测定及患者神志、精神状态、发绀、

呼吸、血压、心率进行监测。氧疗的 FiO_2 根据病情需要确定,但应注意氧中毒。

在间质性肺疾病初期,多数患者在安静时即有轻度的 PaO_2 下降,$A-aDO_2$ 增大,但 $PaCO_2$ 稍有下降。在终末期特发性肺纤维化、DPB、LAM、尘肺终末期等低通气病例中 $PaCO_2$ 升高。

对于单纯低氧血症的 I 型呼吸衰竭(如急性肺损伤、ARDS 早期)可给予较高浓度的氧,不必担心发生 CO_2 潴留。氧疗开始 FiO_2 就可接近 0.4。随后根据动脉血气分析调整 FiO_2,以使 PaO_2 迅速提高以保证适当的组织氧合而又没有引起氧中毒。其理想的 PaO_2 水平为 8.00~10.7kPa(60~80mmHg)。如允许的最高 FiO_2 仍不能使 PaO_2 达到安全水平,则应行机械通气。

(二)无创性机械通气

无创性机械通气的类型包括负压通气和正压通气。应用最广泛的是无创正压通气(NIPPV),其中最常用者是经鼻面罩双水平正压通气(BiPAP,PSV+PEEP)。近年来,无创性通气的应用有明显增多趋势,其中 NIPPV 对 COPD 急性加重期的治疗最富于成功经验。国内外学者的研究表明,NIPPV 可使患者的临床症状和呼吸生理学指标在短时间内得到改善,避免气管插管,降低机械通气相关性肺炎的发生率,降低病死率,缩短患者在 ICU 的住院时间从而降低医疗费用。

慢性间质性肺疾病由于细支气管周围和肺泡壁纤维化,使肺顺应性降低,肺泡通气不足,弥散功能减低,可致低氧血症。理论上双水平气道正压(BIPAP)通过吸气相提供一个吸气压,使支气管及肺泡充分扩张,使纤维条索被反复牵拉,改善通气功能。同时加用适当的呼气末正压(PEEP),保持肺泡的开放,让萎陷的肺泡复原,增加肺泡的氧合,还能改善呼吸肌疲劳,降低氧的消耗,对纠正慢性间质性肺疾病患者的缺氧有益。目前已开始将 NIPPV 用于特发性肺纤维化的治疗。

特发性肺纤维化晚期初步的临床应用结果表明,使用 BiPAP 呼吸机辅助通气配合传统治疗方法,临床症状缓解率达 84%,动脉血气分析 PaO_2 和 SaO_2 明显改善,生活质量也得到了改善和提高。在临床上有一定应用价值及可行性,可作为一种辅助治疗手段。

NIPPV 要求患者具备以下基本条件:①患者清醒能够合作;②血流动力学稳定;③不需要气管插管保护(无误吸、严重消化道出血、气道分泌物过多且排痰不利等情况);④无影响使用鼻(面)罩的面部创伤;⑤能够耐受鼻(面)罩。当不具备这些条件时,应考虑行有创通气。具体步骤如下:

选择大小合适的面罩,用软帽固定,将患者经鼻面罩与 BiPAP 呼吸机连接,调节紧带至不漏气为止。

选用同步触发通气模式(S),吸气相气道正压(IPAP)开始为 $8cmH_2O$,待患者适应同步后逐渐增至 10~16CmH_2O,呼气相气道正压(EPAP)3~4cmH_2O,注意面罩漏气程度,及时给予调整。

在治疗过程中应密切观察神志变化、$PaCO_2$ 及 PaO_2,以免二氧化碳潴留加重病情。注意口咽干燥、胃胀气、气胸、鼻面部糜烂、气道分泌物增多等 NIPPV 常见的不良反应,并及时处理。

对各种 ILD 终末期病变引起低氧血症,临床治疗主要以延缓病程,改善生活质量为原则,理论上 NIPPV 可以应用,至少短期内可缓解肺间质纤维化导致的最大危害——低氧血症及呼吸衰竭,改善各组织器官缺氧及功能;但 NIPPV 并不能阻止和逆转肺间质纤维化的进程。是否能延长生存时间,尚缺乏随机临床对照试验证实。

对由于其他 ILD 引起的急性低氧性呼吸衰竭,由于 NIPPV 治疗的病例数少,无随机分组比较研究结果,使用 NIPPV 治疗是否有效尚存在争议。但对急性呼吸窘迫综合征大多数试验得出的结论是肯定的。值得特别指出的是,某些 ILD 引起急性低氧性呼吸衰竭的临床特点是发生、发展快,但若给予及时有效的治疗可使病情迅速逆转可能。因此在这种情况下,应用 NIPPV 总的原则是早期使用,如果疗效不佳应及时改用有创性机械通气。

(三)有创性机械通气

机械通气是利用机械装置代替或辅助呼吸肌的工作,以增加通气量、改善换气功能、减少患者的能量消耗,达到纠正缺氧、二氧化碳潴留和酸碱失衡的目的。

1.应用范围　间质性肺疾病机械通气治疗的主要目的:①改善肺泡通气,保证有效的肺泡通气量;②纠正低氧血症缓解组织缺氧;③减少呼吸做功,缓解呼吸窘迫,降低呼吸肌氧耗,改善其他重要器官和组织的氧供;④为已登记等待肺移植的终末期特发性肺纤维化患者提供呼吸支持;⑤对诊断不明的间质性肺疾病在机械通气支持下行开胸肺活检。

间质性肺疾病机械通气的应用指征可由床边呼吸功能监测,血气分析结合生理学指标(见有关章节)综合考虑。Nava 等提出以下指标可供参考:pH≤7.30 伴 $PaCO_2$≥6.6kPa(50mmHg),严重的呼吸困难,呼吸窘迫。

急性起病的 ILD 引起急性低氧血症,往往病情危重,常规的氧疗效果有限,为了提供原发病的治疗机会,需要机械通气的支持。文献报道 ILD 因急性呼吸衰竭运用机械通气治疗疾病有:急性间质性肺炎(AIP)、急性呼吸窘迫综合征,急性嗜酸粒细胞肺炎,弥漫性肺泡出血综合征(系统性红斑狼疮、韦格纳肉芽肿病、显微镜下多血管炎、肺出血-肾炎综合征、骨髓移植),急性狼疮性肺炎,放射性肺炎,药物性间质性肺疾病(如博莱霉素、胺碘酮、丝裂霉素、可卡因等),某些机会性感染如卡氏肺囊虫性肺炎、巨细胞病毒性肺炎等。闭塞性细支气管失伴机化性肺炎(BOOP)以亚急性及慢性经过为主,部分患者急性起病,进行性发展为急性呼吸衰竭,在使用糖皮质激素治疗同时机械通气支持,可使部分患者得以存活,甚至完全康复。Cohen 等报道 9/10 例 BOOP 需要机械通气治疗。Nizami 等认为 4/5 例 BOOP 需要机械通气治疗。BOOP 患者总体预后良好,仍然有 6%~15%患者因呼吸衰竭死亡,因此机械通气是治疗的重要手段之一。

亚急性(数周至数月)和慢性起病(数月至数年),如特发性肺纤维化、结节病、各种粉尘吸入性职业病、胶原血管病的间质性肺疾病、组织细胞增生症 X、肺淋巴血管平滑肌瘤病等在其疾病的晚期,主要因不同程度的肺纤维化及蜂窝肺,通气功能障碍、弥散功能障碍,进而通气/血流比例不均性增加导致慢性低氧血症,需要氧疗,但若出现二氧化碳潴留,神志有变化及出现精神症状,理论上和临床实践中仍需行有创机械通气治疗。

2.机械通气的实施　应该根据医院条件、现有呼吸机及相应设备的情况、疾病的状态及其发展过程以及医护人员的经验及技术等选择合适的通气方案,并根据患者的全身情况、血气分析,选择合适的通气模式,调整呼吸机参数,以达到最佳治疗效果,减少并发症。

(1)人工气道的选择:人工气道的建立可选择气管插管或气管切开。

(2)通气模式的选择:间质性肺疾病可选择应用的通气模式有:控制/辅助通气(ACV),容积预置型控制通气(VCV),同步间歇性指令通气(SIMV),压力支持通气(PSV)等。通气模式可根据呼吸机的性能、配置以及每一具体疾病,患者自主呼吸能力的改变,临床医生的经验等综合考虑后,选择具体的通气模式。

(3)通气参数的选择及调节:应根据患者的体质量、肺部基本状态、病情及病程选择合适的通气参数,并根据血气分析,仔细调整通气参数。

1)潮气量:根据患者年龄、体质量、基础潮气量水平、胸肺顺应性、气道阻力等因素决定机械通气的潮气量。现有文献报道多为回顾性病例分析统计结果,ILD 患者潮气量一般为 8~13ml/kg,终末期特发性肺纤维化患者的潮气量可依据肺功能检查 30%~40%TLC 测定值设定。推荐使用小潮气量的通气策略,为避免气道峰值压过高,可允许 $PaCO_2$ 适当的升高。要监测其呼出气潮气量,并尽量维持最大吸气压力小于 40~50cmH_2O,防止气压伤。最好能够根据压力-容量曲线(P-V 曲线)来选择恰当潮气量以避免肺泡的过度膨胀及其所致的肺损伤,维持潮气量在 P-V 曲线的陡升段,并保证气道峰值压小于 40cmH_2O,吸气平台

压小于 $35cmH_2O$ 的水平。

2）呼吸频率（RR）：根据通气模式选择 RR，应用 AC-V 耐，成人一般选择 RR 为 16～20 次/分。若自主呼吸适当时，设淀的备用频率应低于自主频率 2～4 次/分，以避免患者不能触发砰吸机时引起严重的通气不足。应用 SIMV 时，开始时最好潮气量不变化，选用频率比原先略减少，待患者适应后再逐步减少频率直至完全自主呼吸。Stern 等认为在终末期特发性肺纤维化患者应采用低潮气量，快呼吸频率。

3）吸气时间及吸呼时比：预设的吸气时间（Ti）及吸呼时比（I/E）应尽量与患者的自主呼吸水平相一致，以减少人机对抗。一般预设的 Ti 为 1～1.5s，I/E 为 1∶1.5。终末期特发性肺纤维化患者，低氧血症严重，二氧化碳的潴留相对较轻，出现内源性 PEEP 很少见，不必延长呼气时间。

4）吸入氧浓度（FiO_2）

应根据患者的氧合状况、平均气道压、血液动力学状态选择 FiO_2；对特发性肺纤维化患者气管插管或气管切开后，实施机械通气，严重低氧血症者可立即给予 100% 氧以迅速缓解严重的缺氧，之后，逐步降低到维持 $SaO_2>90\%$ 的最低吸入氧浓度。必要时可采取 PEEP、吸气末暂停和反比呼吸等方法，以帮助降低 FiO_2，防止氧中毒。

5）峰值压力：即吸气末气道压，是整个呼吸过程中气道的最高压力，与潮气量的大小有关。但过高会造成气压伤，应尽可能保持峰值压力 $<3.9kPa（40cmH_2O）$，选择合理的潮气量或吸气压力，使 PIP$<40cmH_2O$，或平台压 $<35cmH_2O$。ILD 疾病的终末期，严重的肺纤维化使峰值压力明显增高；广泛的蜂窝肺形成也是发生气压伤的易患因素。

6）呼气末正压通气（PEEP）：PEEP 可增加功能残气量，提高肺泡内压，使萎陷的肺泡复张，增加肺顺应性，改善通气/血流比，有利于改善氧合，降低吸氧浓度，避免氧中毒。但不恰当的设置可影响循环功能及引起气压伤。可依据压力容积曲线设置 PEEP，一般从 3～$5cmH_2O$ 开始，逐渐增加，每次增加 2～$5cmH_2O$，以达到最佳 PEEP 值，即既能增加 PaO_2、功能残气量和肺顺应性、减少肺内分流，又不影响心排血量，不产生气压伤的 PEEP 值。PEEP 值调整间隔时间视肺部病变而不同，约为 15～60min。病情稳定后，逐步减少以致撤销 PEEP，一般每 1～6h 递减 2～$5cmH_2O$，一般 PEEP 可在 $<5cmH_2O$ 的情况下脱机。急性呼吸窘迫综合征在机械通气支持应注意：①弃用传统的超生理大潮气量，应用小潮气量（5～8ml/kg），严格限制跨肺压，推荐维持平台压 $<30～35cmH_2O$，即为容许性高碳酸血症；②加用适当的 PEEP，保持肺泡的开放，让萎陷的肺泡复原。上述的肺保护策略应用后，ARDS 的病死率已有下降。AIP 从临床角度，组织学上属于弥漫性肺泡损伤（DAD），可以等同于不明病因的急性呼吸窘迫综合征（ARDS），理论上机械通气支持时肺保护策略同样适用于 AIP。现在 ARDS 的死亡率因机械通气和其他治疗手段的不断改进已降至 31%～50%；而多数文献报道，AIP 的病死率却一直居高不下，运用肺保护策略是否能降低 AIP 的病死率，需要进一步的研究。

3.机械通气的并发症和撤机　ILD 实施机械通气治疗同样会出现与气压伤、肺部感染以及气管插管和切开有关的并发症，特别是相当部分慢性 ILD 长期使用糖皮质激素，在实施机械通气更应注意肺部感染。急性起病 ILD 并发急性呼吸衰竭，在原发疾病得到控制后，应选择合适的通气模式及通气参数，加强营养及全身支持治疗，为撤机做好充分的准备。可以依据临床医生的习惯、设备条件选用直接撤机、T 管、SIMV、PSV、CPAP 等常用方法进行过渡撤机。特发性肺纤维化晚期并发急性呼吸衰竭，在准备使用呼吸机前，应充分考虑其撤机的可能性以及撤机方法。但有限的资料表明，由于特发性肺纤维化疾病本身已属晚期，绝大多数患者均在机械通气治疗过程中短期内死亡。

（亢健仿）

第四节　急性呼吸衰竭

呼吸衰竭是指各种病因引起气体交换功能严重障碍,在海平面呼吸大气时动脉血氧分压低于 60mmHg 和(或)动脉血二氧化碳分压高于 50mmHg 所引起的临床综合征。临床上可将呼吸衰竭分为急性和慢性两类。急性呼吸衰竭多由于急性病变,如外伤、电击、药物中毒或吸入毒性气体等急性发病因素所致。

一、病因及发病机制

(一)病因

1.急性 Ⅰ 型呼吸衰竭

(1)肺实质性病变:各种类型的肺炎包括细菌、病毒、真菌等引起的肺炎,误吸胃内容物入肺、淹溺等。

(2)肺水肿:①心源性肺水肿:各种严重心脏病心力衰竭所引起;②非心源性肺水肿:最为常见的是急性呼吸窘迫综合征,其他尚有复张性肺水肿、急性高山病等。此类疾病常可引起严重的低氧血症。

(3)肺血管疾患:急性肺梗死是引起急性呼吸衰竭的常见病因。此类疾病来势凶猛、病死率高。

(4)胸壁和胸膜疾患:大量胸腔积液、自发性气胸、胸壁外伤、胸部手术损伤等,可影响胸廓运动和肺扩张,导致通气量减少和(或)吸入气体分布不均,损害通气和(或)换气功能,临床上常见为 Ⅰ 型呼吸衰竭,但严重者也可为 Ⅱ 型呼吸衰竭。以上各种病因所引起的呼吸衰竭早期轻者大多为 Ⅰ 型呼吸衰竭,而晚期严重者可出现 Ⅱ 型呼吸衰竭。

2.急性 Ⅱ 型呼吸衰竭

(1)气道阻塞:呼吸道感染、呼吸道烧伤、异物、喉头水肿引起上呼吸道急性梗死是引起急性 Ⅱ 型呼吸衰竭的常见病因。

(2)神经肌肉疾患:此类疾病患者肺本质无明显病变,而是由于呼吸中枢调控受损或呼吸肌功能减退造成肺泡通气不足,而引起的 Ⅱ 型呼吸衰竭,例如吉兰-巴雷综合征可损伤周围神经、重症肌无力、多发性肌炎、低钾血症、周期性瘫痪等致呼吸肌受累;脑血管意外、颅脑外伤、脑炎、脑肿瘤、一氧化碳中毒、安眠药中毒致呼吸中枢受抑制。

(二)发病机制

呼吸衰竭的发病机制即缺氧和 CO_2 潴留的发病主要与通气不足有关,而缺氧还涉及 V/Q 比值失调、弥散功能障碍等因素。

1.通气不足　健康人静息呼吸空气时,每分钟消耗氧 250ml 左右,产生 20ml 左右 CO_2,约需 4L 肺泡通气量才能有效地保持氧和 CO_2 的动态平衡。肺泡通气量不足即会出现肺泡氧分压降低 CO_2 分压升高。老年人由于呼吸中枢化学感受器的敏感性降低,以及吸气过程中呼吸力学障碍,生理死腔增加,更容易影响肺泡通气,发展成 CO_2 潴留和低氧血症。

2.V/Q 比值失调　有效的气体交换(尤其是氧)除要求足够的肺泡气量之外,还依赖于进入肺泡内的气体与血流充分接触。只有每个肺泡每个肺区域的 V/Q 比值均为 0.8 左右,才能保证最高效率的气体交换。V/Q 比值>0.8 时,则不能充分摄氧和排出 CO_2,类似于静-动脉分流。V/Q 比值>0.8 时,部分气体则无机会与肺毛细血管接触,形成无效通气或称为"死腔效应"。健康人,由于重力影响,也存在区域性 V/Q 比值的差别。随着年龄的增长,尤其是进入老年后,由于肺泡和支气管结构的变化,V/Q 比值远离于 0.8 的肺单位进一步增多,放大了对氧和 CO_2 气体交换的不利影响。但在临床实践中,V/Q 比值失调,除非是由严重通气不足引起,主要造成缺氧,而不引起CO_2潴留。原因如下:①缺氧和CO_2潴留均刺激肺泡通气和增加血流,由于CO_2解离曲线和氧解离曲线的差别,V/Q>0.8 的肺泡可排出量更多的CO_2,但无法摄取更多的氧。②静脉与动脉血氧和CO_2分压差分别为 60mmHg 和 6mmHg,相差悬殊。因此,静脉血分流进入动脉后,动脉血氧分压下降的幅度远较CO_2分压显著。

3.弥散功能障碍　弥散功能障碍主要影响氧合功能,因为氧和CO_2通过肺泡毛细血管膜的弥散力差别很大,根据二者分子量和在体液中的溶解度计算,前者仅为后者的 1/20。老年人的弥散功能呈进一步减退趋势,原因为肺泡腔扩大、肺泡壁微血管逐渐减少、血管内膜出现不同程度的纤维化,遇到致病因素攻击后,只要弥散的距离稍微增加,即会表现出明显的弥散功能障碍,影响氧合功能。但与通气/血流失调比较,在病理变化引起弥散功能障碍之前,即已对 V/Q 比值产生了明显影响,所以 V/Q 比值失调对氧合功能的影响更重要,是最多见的低氧原因。

4.氧耗量　健康人静息状态下氧耗量变化构不成缺氧原因。成人每分钟氧耗量仅为 250ml 左右,4L/min 肺泡通气量即可保持PaO_2在生理范围。但在发热、寒战和气道阻力增加(如 COPD 和哮喘时)后明显增加氧耗量时,却可影响肺泡PaO_2。寒战发抖时,氧耗量可达 500ml/min。支气管哮喘重度发作时,氧耗量可达正常人几倍。如果肺泡通气量不变,随着氧耗量的增加,肺泡氧分压即明显下降。

5.吸入气氧分压　在海平面生活的健康人,吸入气中的氧分压 150~160mmHg,可保持PaO_2在 90~100mmHg,即使高龄老年人,如果无明显心肺疾病,动脉血氧分压也可保持在 50mmHg 以上。因此,吸入气中氧浓度不会成为缺氧的原因。但是居住在高原的居民,由于大气压随海拔升高而降低,肺泡氧分压也相应减少,致使健康年轻人的PaO_2也难以达到 60mmHg。由于上述种种原因,这种改变在老年人中会表现得更为明显。另一种引起吸入氧分压降低的情况是环境变化(如火灾时)或医源性,如吸入低氧混合气进行检查或在麻醉中错误地给患者吸入低氧气体,均可引起肺泡氧分压降低。

二、临床表现

起病急骤,多有脑外伤、溺水、电击、脊髓损伤、神经肌肉接头的病变,并很快出现呼吸减慢或停止。并伴发绀、抽搐、昏迷。具体表现为:

1.呼吸困难　表现在频率、节律和幅度的改变。如中枢性呼气衰竭呈潮式、间歇或抽泣样呼吸。

2.紫绀　是缺O_2的典型症状。当动脉血氧饱和度低于 85% 时,可在血流量较大的口唇指甲出现发绀。

3.精神神经症状　急性呼衰的精神症状较慢性为明显,急性缺O_2可出现精神错乱、狂躁、昏迷、抽搐等症状。急性CO_2潴留,pH<7.3 时,会出现精神症状。严重CO_2潴留可出现腱反射减弱或消失,锥体束征阳性等。

4.血液循环系统症状　严重缺O_2和CO_2潴留引起肺动脉高压,可发生右心衰竭,伴有体循环淤血体征。

5.消化和泌尿系统症状　严重呼衰对肝、肾功能都有影响,如蛋白尿、尿中出现红细胞和管型。常因胃肠道黏膜充血水肿、糜烂渗血,或应激性溃疡引起上消化道出血。

三、辅助检查

1.实验室检查

(1)血液气体分析是诊断呼吸衰竭酸碱平衡失调及做出分型以决定治疗方式的必要依据。在单纯高碳酸型呼吸衰竭(通气功能不足)时,其PaO_2下降幅度一般约相当于$PaCO_2$的上升幅度,如PaO_2下降数

值明显超过 $PaCO_2$ 的上升数值时,则应考虑为并发低氧型呼吸衰竭。单纯 $PaO_2<8.0kPa(60mmHg)$,为 Ⅰ型呼吸衰竭;同时伴有 $PaCO_2>6.65kPa(50mmHg)$ 为 Ⅱ型呼吸衰竭。pH 值低于 7.35 提示失代偿性酸中毒,pH 值高于 7.5 提示失代偿性碱中毒,根据原发病及 $PaCO_2$ 和 HCO_3^- 的改变可判断是呼吸性或代谢性酸碱失衡。PaO_2、$PaCO_2$、$P_{(A-a)}O_2$ 等指标是呼吸衰竭时决定行呼吸机治疗、其参数调整及撤机的必需指标与依据。

(2)血红蛋白过低($<50g/L$)时,缺氧严重也无发绀出现,而血红蛋白及红细胞增高则呼吸衰竭常为慢性或伴有急性加重情况。

(3)肾功能改变可发生于呼吸衰竭患者,主要是功能性肾衰竭,因肾血管反射性收缩,肾小球滤过率(GFR)减少所致,进一步影响代谢产物的清除,血浆尿素和肌酐水平升高。

(4)肝细胞对缺氧尤其敏感,低氧血症和高碳酸血症均可引起肝功能损伤,主要表现为丙氨酸氨基转移酶升高。

(5)低氧和高碳酸血症可以刺激垂体后叶释放抗利尿激素(ADH),再加上进食少、出汗多,治疗中使用利尿剂,呼吸性酸中毒等原因,导致水潴留和稀释性低钠、低渗血症,低钾、低磷、低氯、低钙和低镁血症等。

2.特殊检查

(1)X 线胸片:可了解心肺、胸壁和胸廓等情况,并要发现气胸、胸水、肺不张等异常表现。

(2)心电图:有助于了解有无心律失常,多见有窦性心动过速和房性心律失常。

(3)头颅 CT:若呼吸无规律,呼吸困难继发于中枢神经系统病变,可行此项检查,可发现中枢神经系统病变。

(4)肺功能检查:尽管在某些重症患者,肺功能检测受到限制,但肺功能检查有助于判断原发疾病的种类和严重程度。通常的肺功能检测是肺气量测定,包括肺活量、用力肺活量判断气管阻塞的严重程度。呼吸肌功能测试能够提示呼吸肌无力的原因和严重程度。

四、监护

(一)体征监测

通过物理检查手段对患者临床情况进行细致检查和连续观察是最简单、最基本和最有价值的监测方法,任何先进监护仪器也无法取代。

1.呼吸频率　在静息状态下,成人自主呼吸频率超过 20 次/min,提示呼吸功能不全;超过 30 次/min需要机械通气治疗;持续超过 35 次/min,不易撤机。呼吸节律改变提示脑干呼吸中枢病变或脑水肿。

2.脉搏和心率　对呼吸衰竭患者进行连续心电监测。

3.意识状态　反映脑血流灌注和氧供情况。脑血流减少初期或轻度缺氧时,表现为兴奋、焦虑和烦躁不安。严重缺氧或低灌注时出现意识模糊、嗜睡或昏迷。

4.体温　对患者侵入性治疗,机体抵抗力降低等增加感染机会,体温监测很有必要,体温升高时应注意痰液性状,并进行痰、血、尿或其他体液培养。

5.观察皮肤黏膜颜色　还原血红蛋白$>50g/L$ 及严重通气血流比例失常时,可出现皮肤黏膜发绀。

6.胸部体检　观察胸廓运动情况及吸气时有无肋间肌内陷。

(二)水、电解质监测

呼吸衰竭时,仔细评价体液平衡,以避免肺毛细血管楔压过高或脱水。ARDS 患者肺毛细血管膜通透性增加,发生非心源性肺水肿,应记录每天液体摄入量、尿量、尿比重和体质量。应及时发现和纠正电解质失常。

（三）呼吸功能监测

1.动脉血气分析　是诊断呼吸衰竭的关键,动态监测有助于判断血液氧合及酸碱状态,指导机械通气和酸碱失常的治疗。

2.脉搏血氧饱和度　脉搏血氧饱和度和 SaO_2 有很好的相关性。通过脉搏容积图可以观察脉搏和末梢情况。

3.呼气末二氧化碳监测　$PACO_2$ 与 $PaCO_2$ 几乎相等。$P_{ET}CO_2$ 基本反应 $PACO_2$ 情况,与 $PaCO_2$ 有很好的相关性。监测 $P_{ET}CO_2$ 能及时指导调节机械通气,避免通气不足或过度。

4.血流动力学监测　机械通气可影响循环功能,血流动力学监测对危重患者的循环支持和机械通气治疗有重要的意义。

5.组织氧合状况监测　通过血流导向气囊导管可获取混合静脉血标本。混合静脉血氧分压和混合静脉血氧饱和度能反映组织氧合状态。

6.机械通气监测　机械通气期间,经常检查呼吸机与面罩或人工气道是否紧密连接,防止连接脱开或漏气;观察自主呼吸与辅助呼吸是否同步。

(1)潮气量和肺活量:正常成人潮气量为 $5\sim7ml/kg$,低于 $3ml/kg$ 时需行机械通气。机械通气期间潮气量降低,提示通气管道系统或人工气囊漏气。肺活量仅适于清醒合作的患者,正常为 $65\sim75ml/kg$,低于 $65ml/kg$ 提示呼吸活动受限。低于 $10\sim15ml/kg$ 提示严重呼吸肌无力。

(2)气道压力:气道压力是呼吸系统力学参数之一,其高低与潮气量、气道阻力和肺顺应性有关,气道压力升高是气压伤和循环功能抑制的直接原因。连续监测气道压力变化能指导机械通气。潮气量稳定时,气道压力反映气道阻力和胸肺顺应性。气道压力升高提示气道梗阻和肺顺应性下降;气道压力降低,则提示呼吸导管系统漏气或连接处脱落。

(3)气道阻力:反映气道压力与气体流速的关系,由气体在气道内流动时摩擦和组织黏性形成。

(4)胸肺顺应性:由胸廓和肺组织弹性形成,反映肺和胸廓扩张程度。肺的顺应性反映气道压力与潮气量的关系。

(5)呼吸形式监测:反映呼吸肌功能和呼吸中枢驱动情况,辅助呼吸肌参与呼吸或胸腹呼吸反常运动提示呼吸肌疲劳。

五、治疗

（一）一般治疗

急性呼吸衰竭时,应尽力寻找发病原因,予积极的现场抢救,由于急性呼吸衰竭突然发作,在发病现场要及时采取抢救措施,包括保持呼吸道畅通、人工呼吸、胸外心脏按压、缓解缺氧,保持大脑、呼吸、循环等主要器官的功能。慢性呼吸衰竭的处理原则是保持呼吸道通畅,改善通气和氧合功能,纠正缺氧、二氧化碳潴留和代谢功能紊乱,防治多脏器功能损害,控制基础疾病和消除诱发因素,具体方法应结合病情而定。

（二）药物治疗

1.保持呼吸道通畅　有助于增加通气量和缓解呼吸困难,增加换气效率。首先要注意清除口咽部分泌物并防止呕吐物误吸。应对所有患者使用黏液溶解剂、解痉剂,保证呼吸道湿化等辅助治疗。气管痉挛者,可雾化吸入 β_2 受体激动剂沙丁胺醇 $100\sim200$ 吨/次;或用溴化异丙托品气雾剂 $3\sim4$ 喷(每喷 $20\mu g$),每日 $3\sim4$ 次,有利于舒张支气管。适当应用糖皮质激素可作为治疗呼吸衰竭的辅助治疗手段,如用二丙酸倍氯米松 $100\sim200\mu g$,每日 $3\sim4$ 次吸入,必要时应根据病情而建立不同的人工气道。

2.氧疗 氧疗的目的是通过增加吸入气氧浓度,提高肺泡内氧分压,使动脉血氧分压和血氧饱和度(SaO_2)升高,以减轻呼吸做功、降低缺氧性肺动脉高压和减轻右心负荷。临床有缺氧表现及动脉血气分析示 $PaO_2 < 60mmHg$ 者应立即予以吸氧;呼吸心跳骤停、急性肺水肿、急性呼吸窘迫综合征时,可给予高浓度氧疗;低浓度持续给氧主要用于缺氧伴二氧化碳潴留的慢性呼吸衰竭患者,一般鼻导管 $1 \sim 2L/min$。

3.改善通气,降低二氧化碳潴留 二氧化碳潴留是肺泡通气不足引起的,肺泡通气量的增加可有效地排出二氧化碳。机械通气(有创或无创)治疗呼吸衰竭疗效已肯定,而呼吸兴奋剂的应用,临床上一直颇有争议;尼可刹米是最常用的呼吸兴奋剂,它直接兴奋呼吸中枢,增加通气量,亦有一定的促醒作用。有嗜睡表现患者可先静脉缓慢推注尼可刹米 0.375g,随即以 $1.875 \sim 1.75g$ 加入 5%葡萄糖注射液 500ml,按 $25 \sim 30$ 滴/分速度脉滴注。

4.纠正酸碱平衡失调和电解质紊乱 常见有下列几种类型的酸碱平衡失调。

(1)呼吸性酸中毒:动脉血气分析示 $PaCO_2$ 升高,实际碳酸氢盐(AB)>标准碳酸氢盐(SB),通过血液缓冲系统的作用和肾脏的调节(分泌 H^+,吸收 Na^+ 与 HCO_3^- 相结合成 $NaHCO_3$),使 pH 接近正常,失代偿时 pH 降低,常见 PaO_2 降低。由肺泡通气不足引起,呼吸性酸中毒的治疗主要是改善肺泡通气量,一般 pH 低于 7.2 时补 5%碳酸氢钠 $100 \sim 125ml$。

(2)呼吸性酸中毒并发代谢性酸中毒:动脉血气分析示 $PaCO_2$ 大多数显著升高,HCO_3^- 和碱剩余(BE)增加有限或在正常范围,大多低于正常,pH 显著下降,PaO_2 和 SaO_2 多明显下降。由于低氧血症、血容量不足、心排血量减少和周围循环障碍,引起体内固定酸产生增加,肾功能损害又使酸性代谢产物的排泄减少。因此机体可有呼吸性酸中毒并发代谢性酸中毒。pH 明显降低,小于 7.2 可考虑用碱性药物。补碱量(mmol)=[正常的 CO_2CP(mmol/U-测得的 CO_2CP(mmol/L)]×0.25×体质量(kg),所需的 1.5%碳酸氢钠液(ml)=补碱量 178×1000(如需 5%碳酸氢钠,可按此折算);或补充 5%碳酸氢钠(ml)=[正常 HCO_3^-(mmol/L)-测得 HCO_3^-(mmol/L)]×0.5×体质量(kg),或先 1 次给予 5%碳酸氢钠 $100 \sim 150ml$ 静脉滴注,使 pH 升至 7.25 左右即可,不宜急于将 pH 值调节至正常范围,否则有可能加重二氧化碳潴留。

(3)呼吸性酸中毒并发代谢性碱中毒:动脉血气分析示 PaO_2 降低,HCO_3^- 和 BE 升高,且升高程度大于 $PaCO_2$ 的升高,$PaCO_2$ 亦升高明显,pH>7.45 较为多见。常发生于慢性呼吸性酸中毒治疗过程中,可由机械通气不当使二氧化碳排出太快、补充碱性药物过量等引起。治疗时应防止以上医源性因素,不轻易补碱。呼吸器应避免潮气量过大和二氧化碳排出过快。可适当应用利尿剂及糖皮质激素;呼吸性酸中毒恢复过程中,注意补充氯化钾。一旦发生呼吸性酸中毒伴有代谢性碱中毒,应及时处理,可考虑使用碳酸酐酶抑制剂如乙酰唑胺,促进肾排出 HCO_3^-,纠正代谢性碱中毒,亦可补充精氨酸盐。

5.抗感染治疗 呼吸道感染是呼吸衰竭最常见的诱因,治疗前应作细菌分离及培养,以明确真正的致病原,选择有效的治疗药物控制呼吸道感染。另外,革兰阴性杆菌在慢性阻塞性肺病患者急性加重中也占有一定的比例,治疗中应引起注意。经验治疗中,目前主张联合用药,常需要使用广谱高效的抗菌药物,如青霉素类、氨基糖苷类、头孢类抗生素等,如用青霉素 240 万单位加入 5%葡萄糖氯化钠溶液 250ml 中静脉滴注,每日 2 次(青霉素皮肤试验阴性后),同时以环丙沙星静脉滴注,每次 0.2g,每日 2 次。

6.并发症的防治 慢性呼吸衰竭常并发有心力衰竭,此可加重病情,治疗时可使用利尿剂;并发消化道出血时给予胃黏膜保护剂或胃酸抑制剂;治疗的同时应积极防治休克和多器官功能衰竭。

(三)ICU 中锁骨下静脉穿刺术

锁骨下静脉穿刺中心静脉置管术(简称"锁穿")建立静脉通路可实现监测血流动力学,注射抢救药物效果稳定,输注高渗静脉营养、血管活性药物和高浓度药物,静脉采血,心脏临时起搏,血液净化治疗等作用。锁骨下穿刺方法为采取肩垫枕的仰卧头后垂位,头偏向对侧,穿刺侧的上肢外展 45 度,后伸 30 度位以向后牵拉锁骨。选择锁骨中外 1/3 交点,锁骨下方 1—2cm 处为穿刺点;左侧选择锁骨中点下 2cm。针头与胸部纵轴角度为 45 度,与胸壁平面角度呈 15 度,进针 3—5cm。锁骨上穿刺时需严格摆放体位,体表标志易于辨认,操作过程允许试穿。锁骨下对体位要求不高,置管后更易固定,使用方便是临床最为常用的深静脉置管技术,用于呼吸困难、呼吸急促病人时不易受呼吸肌动作的影响,可提高穿刺的成功率。

(梁文胜)

第五节 气胸与血胸

一、气胸

气胸是指肺泡和脏层胸膜破裂,肺内气体通过裂孔进入胸腔,或由于胸壁穿透伤、胸部手术、胸腔穿刺等原因使壁层胸膜破裂,气体自体外进入胸腔,导致胸腔积气。本病属呼吸科常见急诊情况,要求医师迅速做出诊断和正确处理,否则可引起不良后果。

(一)分型

特发性自发性气胸指发生于临床上肺部无明显病变者,多见于瘦长体型的青年男性,由于胸膜下气肿泡破裂,这些气肿泡可以是先天形成,与生长发育因素有关;也可以由通气异常引起。自发性继发性气胸是指多种急、慢性呼吸道疾患导致气肿泡形成与破裂,如慢支肺气肿、哮喘、肺结核、肺纤维化、肺炎、肺脓肿等。相对于自发性气胸而言还有外伤性或医源性气胸。后者如胸膜穿刺、纤支镜肺活检、正压机械通气、胸腔置管引流等引起。根据胸膜裂口情况,将自发性气胸分 3 类:

1.闭合性气胸 气胸发生后其裂口因肺组织压缩而闭合,肺内气体逸入胸腔,故呼吸困难等症状不会进行性加重,胸腔穿刺抽气后胸内压不会再升高。

2.开放性气胸 气胸裂口因粘连或瘢痕收缩而持续开放,气体随呼吸与外界相通,一般呼吸困难症状不明显。胸腔穿刺抽气虽抽出大量气体,但胸内压始终保持在 $0cmH_2O$ 上下。可引起纵隔摆动。由于气胸持续存在,易引起继发感染,出现胸腔积液。

3.张力性气胸 裂口形成单向活瓣状,吸气时裂口开放,气体进入胸腔,呼气时裂口关闭,气体不能排出,故胸腔内气体不断增加,胸内压由负变正,呼吸困难进行性加重。即使胸腔穿刺抽气,胸内压一度降低后又复升高。此型气胸危险性大,如未能及时发现及处理,可危及生命。

(二)临床表现和诊断

气胸最主要的症状是呼吸困难和胸痛(通常在患侧),此外尚可有咳嗽、心动过速、烦躁不安、大汗、发绀等呼吸循环衰竭的表现,易见于原有慢性心肺疾病者。体检患侧胸部膨隆,触觉语颤减弱甚至消失,叩诊呈反响过强,呼吸音减弱或消失,气管移向健侧。继发性气胸症状较特发性气胸严重,因肺本身病变已大大降低其代偿能力,即使气胸压缩程度不严重也常常有呼吸困难。胸部体征因肺原有病变,如肺气肿而不易发现以至漏诊。

根据病史、症状、体征、X 线检查,气胸诊断一般不难,但对老年人,原有慢性心、肺疾病患者,临床表现可类似于其他心肺急诊,此时需认真加以区别。

胸部 X 线检查可帮助确诊,表现为患侧透亮度增强,肺纹理消失,肺被压向肺门区,可见被压缩的肺边缘。小量气胸时常规 X 线胸片可能不易被发现,应摄深呼气胸片,或在患者深呼吸时转动体位进行透视。危重患者不能拍立位 X 线胸片,而卧位拍片时气胸显示较困难,此时应做胸部 CT 检查,小量气胸、皮下及纵隔气肿均可充分显示。对病情危急来不及进行 X 线胸片或 CT 检查,此时可在高度怀疑气胸的部位,用 2ml 注射器做诊断性穿刺,若刺入胸腔后有气体外逸至针筒内,将针芯自行推出,表示有气胸存在。上述操作要熟练,以免刺破脏层胸膜。

(三)监护

1.临床观察　对轻症或心肺基础功能正常者一般观察呼吸频率、呼吸运动、呼吸音、心率、心律、血压等。对重症如张力性或双侧气胸者或心肺基础功能受损者则除监护上述指标外,尚应密切观察神志、意识、唇、指甲皮肤颜色、体温、痰量及颜色、尿量、入液量、热量摄入及电解质情况,并进行床头心肺功能监测。

2.血气监护　原有心肺功能障碍者,即使气胸压缩肺体积不大,也可导致缺氧和 CO_2 潴留,发生呼吸衰竭。故血气分析是判断危重气胸患者病情及预后的重要指标。近年来发展的新技术简单易行无创,且可动态观察包括经皮氧分压、经皮 CO_2 分压测定等。还可采用脉氧计或耳血氧计法进行监测。呼气末 CO_2 监测也是一种无创性可连续监测的方法。

(四)治疗

1.一般处理　患者应保持安静,卧床休息,尽量避免不必要的搬动,必要时给予止痛,镇咳,保持排便通畅;呼吸困难明显或发绀者应吸氧,吸氧也有利于胸腔气体吸收。有 CO_2 潴留者应低流量氧疗。合并呼吸道感染者在处理气胸同时应用抗生素。由哮喘、慢性支气管炎、肺气肿等所致气胸者,宜同时用支气管扩张剂如氨茶碱。一般情况较差者应加强支持疗法。

2.排气治疗　气胸量小,如肺压缩在 20% 以下而无明显呼吸困难者,可暂观察不排气治疗。应以限制活动,卧床休息,适当给氧为主。肺压缩大于 20% 或呼吸困难严重者可每日或隔日胸腔抽气 1 次,每次抽气以不超过 800ml 为宜。抽气后气胸无减少,或病情危急,尤其是张力性气胸,应当胸腔闭式引流,放出胸膜腔气体以解除对心肺的压力。①正压持续排气法:用粗针头或引流管插入胸膜腔内,并固定于胸壁上,将导管另一端连接于床旁的水封瓶,置于水平面下 1～2cm。②负压持续排气法:负压吸引使胸膜腔内压力保持在 -10～$-15cmH_2O$ 为宜。

3.外科治疗　经以上积极治疗,如一周后仍持续漏气,肺仍不能复张,或慢性气胸,支气管胸膜瘘存在,或由于胸膜粘连使胸膜破口持续开放,则需手术治疗,缝合伤口,切除肺大泡或异常组织,瘘道缝补,胸膜剥离或肺叶切除等,并使胸腔闭锁。

4.胸膜粘连术　适用于复发性气胸。方法:在肺复张后用四环素 0.5g 溶解于生理盐水 20ml 中稀释或用 20% 灭菌滑石粉悬液 2～4g 注入胸腔。注入后充分转换患者体位以使药物和胸膜表面全面接触,每种体位持续 20min。也可采用滑石粉撒粉法,即在局麻下于气胸侧插入两根胸腔引流管,A 管于第 2 前肋间,连接吹入装置,B 管于腋前线第 4～5 肋间,连接水封瓶,当氧气由吹入装置经 A 管吹入时,即将灭菌滑石粉带入胸腔,在气流传送下,使其均匀分布于脏层胸膜表面,吹入气体经由 B 管自水封瓶引流出胸腔,达到胸膜粘连的效果。

二、血胸

血胸指胸膜腔内积血。约 25% 的气胸及 70% 胸创伤中存在不同程度的血胸。

（一）血胸来源

1.肺组织裂伤出血,这是血胸最常见的原因。血液来自肺动脉,压力较低,一般量均不大,可在短期内自行停止、除非有较大的肺实质撕裂伤。

2.胸壁血管出血,来自体循环,压力较高,出血常不易自止而呈持续性,常需要开胸手术止血。

3.心脏或大血管出血,出血量大而猛烈,多为致命性,往往因现场来不及抢救而死亡。

（二）据胸腔内积血量而分类

1.少量血胸　积血量小于 500ml,X 线仅见肋膈角变钝消失,液面不超过膈顶。

2.中量血胸　积血量 500～1000ml,X 线见液上界达肺门平面。

3.大量血胸　积血量大于 1000ml,X 线见液上界达肺上野,严重肺压缩。

（三）血胸的临床表现

临床表现、症状、体征与胸腔内出血量有关,少量血胸可无明显症状,大多数可自行吸收;中等量以上有呼吸困难,面色苍白或休克,体检发现患侧触觉语颤降低、呼吸音减弱或消失,创伤性开放性血胸者,可见有血液随着呼吸自创口溢出。X 线胸片可见积液征。

（四）诊断

据临床表现及外伤史,及胸穿抽得血液即可确诊。

1.胸腔内持续较大量的出血征象:在积极抗休克和补充血容量后,患者血压仍不稳定,或脉搏微弱,呼吸及失血症状仍无改善或情况暂时好转后再次恶化。

2.胸腔穿刺抽得血液很快凝固:胸腔穿刺抽出胸内积血后,很快又见积血增多,胸部 X 线显示胸内积液无变化或增长。

3.实验室检查血红蛋白、红细胞计数、血细胞比容测定呈进行性持续下降。

4.胸腔闭式引流后,闭式引流血量每小时超过 200ml,持续 3h 以上。

（五）血胸的治疗

据血胸的量和严重程度采取相应的治疗措施。

1.防止休克　积极补液、扩容。

2.胸腔穿刺术或闭式胸腔引流　少量血胸可自行吸收,或迅速反复胸穿抽液。胸腔闭式引流:可以尽快将胸腔内积血排除,有利肺复张。血胸患者胸腔闭式引流的指征:①血胸每日穿刺抽液,经 3d 以上仍未能抽吸干净者;②血液较浓稠或已有小凝块,不易抽出者;③血胸疑有感染者。引流部位常取第 5 或第 6 肋间腋前线处进行。不宜进针过深,以免伤及胸腔内脏器。

3.开胸探查止血手术　指征:①凡已明确疑有胸腔内持续大量活动出血者;②凝血性血胸应待病情稳定后,争取在 2 周内手术;③初始胸腔闭式引流>20ml/kg 者;④胸腔引流术中引流量在 7ml/(kg·h)者;⑤虽然给予足够的输血仍处于低血压者。

4.自体输血　通过胸腔造口术中的导管实现自身血液的重复利用。自体输血的指征:①有胸部外伤需要输血者;②血红蛋白持续下降者;③X 线提示有大量血胸者。

5.抗生素　酌情选用抗生素预防及控制感染。

（李伟锋）

第三章　心血管系统疾病

第一节　心脏骤停与心肺复苏

心脏骤停是指心脏泵血功能的突然停止。导致心脏骤停的病理生理机制最常见为室性快速性心律失常（室颤和室速），其次为缓慢性心律失常或心室停顿，较少见的是无脉性电活动（PEA），即电-机械分离。心脏骤停发生后，由于脑血流的突然中断，10S 左右患者即可出现意识丧失，经及时救治可获存活，否则将发生生物学死亡，罕见自发逆转者。心脏骤停常是心脏性猝死的直接原因和最常见的形式。

猝死是指外表健康或非预期死亡的人在外因或无外因的作用下，突然和意外地发生非暴力性死亡。导致猝死的病因很多，包括心血管疾病、呼吸系统疾病、中枢神经系统疾病、药物或毒物中毒、过敏、精神应激、水电解质和代谢紊乱、严重感染等，还有一些原因不明的猝死。

心脏性猝死（SCD）是指急性症状发作后 1h 内发生的以意识骤然丧失为特征的、由心脏原因引起的自然死亡。无论患者有无心脏病，死亡的时间和形式未能预料。一般而言，SCD 通常是由于心脏激动异常和（或）传导障碍所引起的心排血量的显著而急剧的下降甚至无心排血量所致。

心肺复苏（CPR）是心肺复苏技术的简称，是针对心跳、呼吸停止所采取的抢救措施，即用心脏按压或其他方法形成暂时的人工循环并恢复心脏自主搏动和血液循环，用人工呼吸代替自主呼吸并恢复自主呼吸，达到恢复苏醒和挽救生命的目的。

【心脏骤停的病因与诊断】

（一）心脏骤停的病因

心脏骤停的病因颇多，一般将其分为两大类，即由心脏本身的病变引起的所谓心源性心脏骤停及由其他因素和病变引起的非心源性心脏骤停。

1.心源性心脏骤停　心血管疾病是心脏骤停最常见且最重要的原因。其中以冠心病最为常见。在西方国家 SCD 中至少 80％是由冠心病及其并发症所致；其余 20％是由其他心血管疾病所引起，如先天性冠状动脉异常、马凡氏综合征、心肌病、心肌炎、心脏瓣膜损害（如主动脉瓣病变及二尖瓣脱垂）、原发性电生理紊乱（如窦房结病变、预激综合征、Q-T 间期延长综合征和 Brugada 综合征）等。

2.非心源性心脏骤停

（1）严重电解质紊乱和酸碱平衡失调：严重的钾代谢紊乱易导致心律失常的发生而引起心脏骤停。高血钾（血清钾＞6.5mmol/L）时，可抑制心肌收缩力和心脏自律性，引起心室内传导阻滞、心室自主心律或缓慢的心室颤动（VF）而发生心脏骤停；严重低血钾可引起多源性室早，反复发作的短阵性心动过速，心室扑动和颤动，均可致心脏骤停。血钠过低和血钙过低可加重高血钾的影响。酸中毒时细胞内钾外移，使血钾增高，也可发生心脏骤停。严重的高钙血症也可导致房室和室内传导阻滞，室性心律失常以至发生 VF；严重的高镁血症也可引起心脏骤停。低镁血症可以加重低钾血症的表现。

(2)其他因素如:①严重创伤、窒息、中毒、药物过量、脑卒中等致呼吸衰竭甚至呼吸停止;②各种原因的休克、药物过敏反应等;③手术、治疗操作和麻醉意外等;④突发意外事件如雷击、触电、溺水、自缢等。

(二)心脏骤停的诊断

1.心脏骤停的临床过程　心脏骤停的临床过程可分为 4 个时期:前驱期、发病期、心脏停搏期和死亡期。不同患者各期表现有明显的差异。

(1)前驱期:许多病人在发生心脏骤停前有数天或数周,甚至数月的前驱症状,如心绞痛、气急或心悸的加重,易于疲劳,以及其他主诉。但这些症状无特异性,并非 SCD 所特有。前驱症状仅提示有发生心血管病的危险,而不能预测 SCD 的发生。部分患者可无前驱症状,瞬即发生心脏骤停。

(2)发病期:又称终末事件期。是指心血管状态出现急剧变化到心脏骤停发生前的一段时间,自瞬间至持续 1h 不等。由于猝死的病因不同,发病期的临床表现也各异。典型的表现包括:严重胸痛,急性呼吸困难,突然心悸,持续心动过速或头晕目眩等。若心脏骤停瞬间发生,事先无预兆,则绝大部分是心源性。在猝死前数小时或数分钟内常有心电活动的改变,其中以心率加快及室性异位搏动增加最常见。因 VF 猝死的患者,常先有室性心动过速(VT),另有少部分患者以循环衰竭发病。

(3)心脏骤停期:意识完全丧失为该期的特征。如不立即抢救,一般在数分钟内进入死亡期。罕有自发逆转者。心脏骤停的症状和体征依次出现如下:①心音消失;②脉搏扪不到,血压测不出;③意识突然丧失或伴有短阵抽搐,抽搐常为全身性,多发生于心脏停搏后 10s 内,有时伴眼球偏斜;④呼吸断续,呈叹息样,以后即停止,多发生在心脏停搏后 20～30s 内;⑤昏迷,多发生于心脏停搏 30s 后;⑥瞳孔散大,多在心脏停搏后 30～60s 出现。但此期尚未到生物学死亡。如予及时恰当的抢救,有复苏的可能。其复苏成功率取决于:①复苏开始的迟早;②心脏骤停发生的场所;③心电活动失常的类型(VF、VT、PEA 或心室停顿);④在心脏骤停前病人的临床情况。

(4)生物学死亡期:从心脏骤停至发生生物学死亡时间的长短取决于原发病的性质以及心脏骤停至复苏开始的时间。心脏骤停发生后,大部分患者将在 4～6min 内开始发生不可逆脑损害,随后经数分钟过渡到生物学死亡。心脏骤停发生后立即实施 CPR 和尽早电除颤,是避免发生生物学死亡的关键。心脏复苏成功后死亡的最常见的原因是中枢神经系统的损伤。缺氧性脑损伤和继发于长期使用呼吸机的感染占死因的 60%,低心排出量占死因的 30%,而由于心律失常的复发致死者仅占 10%。

2.心脏骤停时心电图表现　心脏骤停时,心脏虽丧失了泵血功能,但并非心电和心脏活动完全停止。根据心电图表现可分为下列三种类型:

(1)心室颤动(VF):在心脏骤停的早期最常见,约占 80%,复苏成功率最高。

(2)心室停顿:心室完全丧失了收缩活动,呈静止状态,心电图呈直线无心室波或仅可见心房波,多在心脏骤停 3～5min 时出现。复苏成功率远较 VF 者低。

(3)无脉性电活动:即电-机械分离。心脏有持续的电活动,但无有效的机械收缩功能,常规方法不能测出血压和脉搏。心室肌可断续出现慢而极微弱的不完整的收缩,心电图上有间断出现的、宽而畸形、振幅较低的 QRS 波群,频率<20～30 次/分。此型多为严重心肌损伤的后果,常为左心室栗衰竭的终期表现,也可见于低血容量、张力性气胸和心包压塞时,或长时期心脏骤停的电击治疗后。心脏起搏点逐渐下移,自窦房结移至房室交接处、房室束,以至浦肯野纤维,最后以心室停顿告终。此型除有上述可纠正的低血容量或张力性气胸、心脏压塞外,预后颇差,复苏困难。

3.心脏骤停诊断注意事项　心脏骤停的诊断主要依据是临床体征,除了检查评估病人的无反应性,包括意识突然丧失、自主呼吸停止、颈动脉搏动消失、肢体活动和咳嗽反射均丧失外,还应将临终呼吸作为心脏骤停的标志之一。若患者突然意识丧失和大动脉搏动消失,据此足以确立心脏骤停的诊断,而应立即进行 CPR。并且应该注意以下几点:①不要等待静听心音有无才开始抢救;②不要等待以上诊断心脏骤停的各项临床诊断依据均具备才开始抢救;③不要等待心电图证实才开始抢救;④创伤所致者更不应等待静脉或动脉输血。

【心肺复苏】

(一)心肺复苏成功的基本要素

1.尽早进行心肺复苏(CPR)　心搏呼吸突然停止后,血液循环终止,脑细胞由于对缺氧十分敏感,一般在循环停止后 4～6 分钟大脑即发生严重损害,甚至不能恢复。因此必须争分夺秒,积极抢救。在常温情况下,心搏停止 3 秒病人感到头晕,10～20 秒即可发生晕厥或抽搐,60 秒后瞳孔散大,呼吸可同时停止,亦可在 30～60 秒后停止,4～6 分钟后大脑细胞有可能发生不可逆的损害。因此,要使病人得救,避免脑细胞死亡,以便于心搏呼吸恢复后意识也能恢复,就必须在心搏停止后立即进行有效的心肺复苏。复苏开始越早,存活率越高。尽管某些实验与临床研究有心搏骤停长达 20 分钟而心肺复苏仍获成功的报道,但大量实践表明,4 分钟内进行复苏者可能有一半人被救活;4～6 分钟开始进行复苏者,10％可以救活;超过 6 分钟者存活率仅 4％;数 10 分钟以上开始进行复苏者,存活率可能更低。因此,必须提高全社会全民的急救意识,并使尽可能多的人接受 CPR 的普及培训,一旦遇到心搏骤停病人,可由最初目击者及时对病人实施 CPR,并正确地呼救。

2.尽早除颤　80％的心脏骤停病人的心电表现是室颤,早期除颤并恢复自主循环是复苏成功的重要措施。现在已从观念和实用上将除颤作为基础生命支持(BLS)的一部分。应在救护车上装备自动除颤器,在现场尽早为病人除颤,以提高除颤成功率。

3.具备组织良好、高效率和装备合格的急诊医疗服务体系　1991 年美国心脏病协会提出的生存链概念即 4R 序列,至今仍有重要的临床意义,是 CPR 的基本原则。所谓 4R,指的是快速接近、快速心肺复苏、快速除颤和快速高级生命支持,只有四者紧密地结合,才能增加复苏成功的机会。

4.各级医护人员都要定期培训　要求各级医护人员不断更新知识,做到备而不用,而不是用而不备。

(二)心肺复苏的操作流程

1.判断是否心搏呼吸骤停

(1)病人心搏呼吸突然停止时的表现

1)意识突然丧失,病人昏倒于各种场合。

2)面色苍白或转为紫绀。

3)瞳孔散大。

4)颈动脉搏动消失,心音消失。

5)部分病人可有短暂而缓慢叹气样或抽气样呼吸或有短暂抽搐,伴头眼偏斜,随即全身肌肉松弛。

(2)判断是否心搏呼吸骤停:判断是否心搏呼吸骤停要看反应、看呼吸,而不要花太多的时间去摸脉搏、听心音。首先是判定病人有无意识,可轻轻摇动病人肩部,高声喊叫,若无反应,应立即用手指甲掐压人中穴、合谷穴约 5 秒。掐压时间应在 10 秒以内,不可太长。病人出现眼球活动、四肢活动或疼痛感后应立即停止掐穴位。在掐压穴位的同时应立即畅通呼吸道及判断呼吸,可一手置于前额使头部后仰,另一手的食指与中指置于下颌骨近下颌或下颌角处,抬起下颌,使下颌尖、耳垂与地面垂直,以畅通气道。然后用耳贴近病人口鼻,头部侧向病人胸部,眼睛观察病人胸部有无起伏,面部感觉病人呼吸道有无气体排出,耳听病人呼吸道有无气流通过的声音。

2.人工呼吸

(1)口对口人工呼吸在畅通呼吸道、判断病人无呼吸后,即应做口对口人工呼吸。

1)一只手按于前额,拇指与食指捏闭病人的鼻孔(捏紧鼻翼下端)。

2)抢救开始后首先缓慢吹气两口,以扩张萎陷的肺脏,并检验开放气道的效果。

3)深吸一口气后,张开口贴紧病人的嘴(要把病人的口部完全包住)。用力向病人口内吹气,吹气要求快而深,直至病人胸部上抬,每次吹气应持续 2 秒以上。

4)一次吹气完毕后,应立即与病人口部脱离,轻轻抬起头部,眼视病人胸部,吸入新鲜空气,以便做下一次人工呼吸。同时放松捏鼻的手,以便病人从鼻孔呼气,此时病人胸部向下塌陷,有气流从口鼻排出。

5)每次吹入气量为 700～1000mL。

6)如果急救者只进行人工呼吸,那么,通气频率应为 10～12 次/分。

口对口人工呼吸时需注意以下几点:

1)口对口呼吸时可先垫上一层薄的织物,或专用面罩,也可用简易呼吸机代替口对口呼吸。

2)每次吹气量不应过大,大于 1200mL 可造成胃大量充气。

3)对于无脉搏者,若单人同时进行口对口呼吸和胸部按压时,可每按压胸部 15 次后,吹气两口,即 15∶2,吹气时暂停按压胸部。如果 2 人进行复苏,按压和吹气的比例仍是 15∶20。

4)有脉搏无呼吸者,应每 5 秒吹气一口(10～12 次/分)。

5)口对口呼吸只是临时性紧急措施,应马上争取气管内插管,以人工气囊挤压或人工呼吸机进行辅助呼吸与输氧,纠正低氧血症。

(2)口对鼻人工呼吸:对某些病人,口对鼻人工呼吸较口对口人工呼吸更为有效。口对鼻人工呼吸主要用于不能经病人的口进行通气者,例如病人的口不能张开(牙关紧闭),口部严重损伤,或抢救者做口对口呼吸时不能做到将病人的口部完全紧密地包住。

口对鼻人工呼吸的方法有以下要点:

1)一手按于前额,使病人头部后仰。

2)另一手抬起病人的下颌,并使口部闭住。

3)做一深吸气,抢救者用上下唇包住病人的鼻部,并吹气。

4)停止吹气,让病人被动呼气。因有时病人在被动呼气时鼻腔闭塞,有时需间歇地放开病人的口部,或用拇指将病人的上下唇分开,以便于病人被动呼气。

3.人工循环　建立人工循环是指用人工的方法促使血液在血管内流动,并使人工呼吸后带有新鲜空气的病人血液从肺部血管流向心脏,再流经动脉,供给全身主要脏器,以维持重要脏器的功能。

(1)判断病人有无颈动脉搏动应检查颈动脉,因颈动脉靠近心脏,容易反映心搏的情况,此外,颈部暴露,便于迅速触摸,易于学会及牢记。触摸颈动脉搏动应在开放气道的位置下进行(先进行两次人工呼吸),营救者一手置于病人前额,使头部保持后仰,另一手在靠近抢救者一侧触摸颈动脉。可用食指及中指指尖先触及气管正中部位,男性可先触及喉结,然后向旁滑移 2～3cm,在气管旁软组织深处轻轻触摸颈动脉搏动。

判断有无颈动脉搏动需注意以下几点:

1)触摸颈动脉不能用力过大,以免颈动脉受压,妨碍头部供血。

2)检查时间不要超过 10 秒。

3)未触及搏动表明心搏已停止,注意避免触摸感觉错误(可能将自己手指的搏动感觉为病人脉搏)。

4)判断应综合审定,如无意识,皮肤黏膜紫绀,双侧瞳孔散大,再加上触不到脉搏,即可判定心搏已经停止。

（2）闭式按压术人工建立循环的方法有两种：①胸外按压；②胸内心脏按压。在现场急救中，主要应用前一种方法。

闭式按压术的操作步骤为：

1）病人应仰卧于硬板床或地上，如为弹簧床，则应在病人背部垫一硬板，硬板长度及宽度应足够大。但不可因寻找垫板而延误开始按压的时间。

2）按压胸骨中下 1/3 交界处。可用下述方法快速确定按压部位：①首先以食指、中指沿病人肋弓处向中间滑移；②在两侧肋弓交点处寻找胸骨下切迹，以切迹作为定位标志；将食指及中指横放在胸骨下切迹上方，食指上方的胸骨正中部即为按压区。

3）以另一手的掌根部紧贴食指上方，放在按压区，再将定位之手的掌根重叠放于另一手背上，并保持平行，两手指相互扣锁或伸展，但不应接触胸壁。

4）抢救者双臂应绷直，双肩在病人胸骨上方正中，垂直向下用力按压，按压利用髋关节为支点，以肩、臂部力量向下按压。

5）按压方式：①按压应平稳、有规律地进行，不能间断；②不能冲击式的猛压，下压及向上放松的时间应大致相等或放松时间稍长于按压时间；③垂直用力向下，不要左右摆动；④放松时定位的手掌根部不要离开胸骨定位点，但应尽量放松，使胸骨不受任何压力。

6）按压频率 100 次/分。

7）按压深度为成年病人 4～5cm。

8）判断按压是否有效，如有两名抢救者，则一人按压有效时，另一人应能触及病人颈动脉或股动脉脉搏。应该指出，胸部按压不等于对心脏实施按压，即使有效的胸部按压也仅能使心脏排血指数接近正常的 40%，远较大多数病人恢复自主心室收缩后的心脏指数为低。因此，在胸部按压的同时，必须设法迅速恢复有效的自主心律。

4. 除颤和复律　迅速恢复有效的心律是复苏能否成功的关键，一旦确诊心搏骤停，应尽早进行心脏复律。如果没有准备好除颤器，应立即尝试简易心脏复律。方法是：握拳，用小鱼际肌从 20～25cm 高度向胸骨中、下 1/3 交界处捶击 1～2 次（所谓捶击复律）。若病人未能恢复脉搏与呼吸，不应继续捶击。捶击复律最好在有监护的条件下进行，以防捶击后室速转为心室颤动。对于频率极快的心动过速，或意识未完全丧失的病人，不应施行捶击复律。如病人仍处清醒状态，可嘱病人用力咳嗽，通过提高胸内压，来终止室性心动过速，称为咳嗽复律。

如果心电监测确定为心室颤动或持续性快速室性心动过速，应立即用 200J 能量进行直流电复律，室颤后每延迟电除颤 1 分钟，其死亡率会增加 7%～10%。如首次除颤无效，则改用 300J 或 360J 能量再次除颤。三次除颤之间的间隔应尽可能短，只要能判断出心律即可，而不要等待时间过长。初始一至两次电除颤失败提示预后不良，但不应放弃复苏，此时，应努力改善通气和纠正血液生化指标的异常，包括改善氧合作用，纠正酸中毒，改善心电生理状态等，以利于重建稳定的心律。对于心搏骤停引起的酸中毒，除了给氧以外，可适量静脉注射碳酸氢钠，特别是电除颤难以复律的病人。碳酸氢钠剂量为 1mmoL/kg，并在心肺复苏过程中，每 10～15 分钟重复使用半量。应注意：碳酸氢钠过量可致碱中毒、高钠血症和高渗状态等，因此应尽可能在复苏期监测动脉血 pH、氧分压和二氧化碳分压，不可盲目、过多地使用碳酸氢钠。

（三）心肺复苏过程中药物的应用

药物治疗是心肺复苏术的重要组成部分，特别是心搏骤停期心律失常的主要治疗手段。如能适时和合理的与心脏起搏和电除颤复律技术配合应用，则能有效地恢复和建立稳定的自主循环，但药物滥用也可能增加心肺复苏的难度,甚至降低复苏的成功率。

因此,在心肺复苏时,要及时开放肘前静脉或颈外静脉,而不要浪费时间反复穿刺末梢浅静脉。心内注射有引起冠状动脉撕裂、心脏压塞和气胸的危险,因此心内注射只限于开胸心脏挤压或没有其他给药途径时,而不能常规使用。

在心肺复苏期间静脉注射利多卡因有利于保持心电的稳定性,剂量为 1mg/kg。如果复苏不成功或继续存在电不稳定,2 分钟后可重复此剂量,随后持续静滴。经初步处理后仍维持室颤者,应静注肾上腺素并重复电除颤,必要时可每 5 分钟重复 1 次。在缺乏或尚未建立静脉内或气管内给药途径时可采用心内注射肾上腺素。近期研究表明血管加压素(40U 静脉注射,不重复)对促进心搏骤停病人恢复自主循环的效力强于肾上腺素,故可替代肾上腺素。如上述处理失败,可改用其他抗心律失常药物,对于电击后难治性室性心动过速和心室颤动,首选胺碘酮。急性高钾血症引起的顽固性心室颤动、低血钙或钙通道阻滞剂中毒者,可给予 10% 葡萄糖酸钙 5～10mL 静脉注射。必须注意,在心肺复苏期间不应常规使用钙剂。

缓慢性心律失常或心搏停顿、无脉搏性电活动的处理不同于心室颤动。在给予病人基本生命支持下,应尽力恢复稳定的自主心律,或人工起搏心脏。常用药物为肾上腺素和阿托品静脉注射。亦可用异丙肾上腺素(15～20mg/min)静脉滴注,但效果有限。在未建立静脉通道时,可由心内注入肾上腺素(1mg,稀释成 10mL)。若有条件,应争取施行临时性人工心脏起搏,例如体外心脏起搏、床边经左锁骨下静脉心内膜起搏等。注意:肾上腺素和异丙肾上腺素不可同时使用,否则可引起严重心律失常。

经过心肺复苏使心脏节律恢复后,随之应着重维持稳定的心电与血流动力学状态。利多卡因或普鲁卡因胺持续静脉滴注有助维持心电稳定性。儿茶酚胺不仅能较好地稳定心脏电活动(例如,使心室颤动波从细到粗,加快缓慢性心律失常的自主心律),而且具有良好的正性肌力和外周血管作用。其中肾上腺素为首选药。去甲肾上腺素明显减少肾和肠系膜血流,已较少应用。当不需要肾上腺素的变时效应时,可考虑使用正性肌力作用较强的多巴胺或多巴酚丁胺。异丙肾上腺素可用于治疗原发性或电除颤后的心动过缓,以提高心率,增加心排血量。无脉搏性电活动应用儿茶酚胺类后仍不奏效,有时可试用氯化钙 2～4mg/kg,但其疗效并不确定。

心肺复苏和心搏骤停期的治疗药物甚多,常用药物有以下几种。

1.肾上腺素 肾上腺素用于心搏骤停的救治已近百年,为心搏骤停救治的首选药物。近期动物实验和临床研究对其心肺复苏的作用和临床应用有了新的认识。

(1)适应证:肾上腺素适用于因室颤引起的心搏骤停,以及无脉性室性心动过速、心搏停止、无脉搏性电活动。

(2)剂量和用法:长期以来肾上腺素 1mg 静脉注射作为心脏停搏复苏的标准剂量。此剂量源于手术中心脏停搏心腔内注射 1mg 肾上腺素而复苏,推测静脉注射 1mg 肾上腺素可产生与心腔内注射 1mg 肾上腺素相同的药理作用。近期研究了静脉注射肾上腺素的量效关系曲线,动物实验显示肾上腺素最佳效应剂量是 0.045～0.200mg/kg,然而临床应用则因病人的年龄、原发疾病、心搏骤停的时间和人工呼吸的效果等因素影响,有较大的个体差异性。一组 2400 余例心搏骤停病人使用不同剂量肾上腺素的多中心前瞻性随机化研究显示,大剂量肾上腺素能提高自主循环恢复率,但与标准剂量相比,存活率、出院率并无显著提高。

因此,肾上腺素 1mg 静脉注射仍为目前临床普遍推荐的首次剂量。首次剂量后,用药间隔时间不宜超过 3～5 分钟。儿童用量宜为 0.02mg/kg,每 3～5 分钟 1 次。给药静脉应选择近心的中心静脉,如选择外周静脉给药,应"弹丸式"推注药液,并立即静脉推注 20ml 液体,同时抬高注射侧肢体,以便药物进入中心循环。

肾上腺素气管内给药可有良好的生物利用度,为静脉通路尚未建立时的首选给药途径。剂量为外周静脉用量的 2～2.5 倍,通常首剂为 2～2.5mg,以生理盐水 10mL 稀释后由气管插管迅速喷入,给药时应停止胸部按压,并小量快速通气数次,以使药液雾化加快药物吸收。

症状性心动过缓伴低血压者也可持续静脉滴注肾上腺素。常用肾上腺素 1mg 加入生理盐水 250mL 中静脉滴注,开始小剂量试探随后根据临床反应逐渐调整至适宜的滴注剂量,常用量 2～10μg/min。

首剂肾上腺素无效的心脏停搏或过缓性无脉搏性电活动可试用阿托品,静脉推注 1mg,如心脏停搏仍未恢复,可每隔 3～5 分钟重复 1 次,直至最大剂量达 0.03～0.04mg/kg。

2.胺碘酮

(1)适应证:胺碘酮适应于心搏骤停伴反复发作性心室颤动或室性心动过速者。

(2)剂量和用法:胺碘酮的药理作用剂量有显著的个体差异,即使是较低的安全剂量也应在监测血压和心电图的条件下进行。临床常以本品 150mg 稀释于 5%葡萄糖液 100mL 中缓慢静脉注射 10 分钟,或以 15mg/min 速度由输液泵注入。随后以 1mg/min 持续静脉滴注 6 小时,6 小时后减为 0.5mg/min 静脉滴注维持共 24 小时,总量不宜超过 1000mg。

对于无脉搏性 VT 或 VF 引起的心搏骤停,初始剂量 300ml,稀释于 20～30mL 生理盐水中静注,复发性或顽固性 VT/VF 可重复注射 150mg,然后以 1mg/min 持续静脉滴注 6 小时,6 小时后减为 0.5mg/min 静脉滴注维持共 24 小时,总量一般不超过 2000mg。

3.硫酸镁

(1)适应证:硫酸镁适用于:

1)伴尖端扭转性室性心动过速或考虑有低镁血症的心搏骤停。

2)利多卡因治疗后的难复性心室颤动。

3)尖端扭转性室性心动过速,不论是否有脉搏或是否有严重血流动力学障碍,镁盐均是首选治疗药物。

(2)剂量和用法

1)心搏骤停、难复性心室颤动:硫酸镁 1～2g(25%硫酸镁 4～8mL)稀释于 5%葡萄糖液 10mL 中静脉注射。

2)难复性室性心动过速:硫酸镁 1～2g(25%硫酸镁 4～8mL)稀释于 5%葡萄糖液 20～40mL 中,缓慢静脉注射 2 分钟。

3)尖端扭转性室性心动过速:先予负荷量硫酸镁 1～2g,稀释于 5%葡萄糖液 50～100mL 中,缓慢静脉注射 5～15 分钟,随后以本品 1～2g/h 静脉滴注,直至尖端扭转性室性心动过速控制。

使用硫酸镁时,可用膝腱反射作为血镁浓度的临床监测指标,膝腱反射消失常为呼吸抑制的前兆。有高镁血症和镁中毒时,可用 10%葡萄糖钙 10-20mL 静脉注射拮抗。

4.碳酸氢钠　碳酸氢钠曾作为心肺复苏首选药物,近年研究发现过早应用不仅无益,反而有害。

(1)适应证:碳酸氢钠适用于:

1)心搏骤停:应在电除颤、心脏按压、有效人工通气以及应用肾上腺素以后使用。

2)长时间心脏停搏后恢复自主循环:碳酸氢钠有助于中和自主循环建立后所释放出的淤积于组织的氢离子。

3)心搏骤停前存在酸中毒、三环抗抑郁药或苯巴比妥过量、阿司匹林或其他药物过量。

4)高钾血症:碳酸氢钠可促使钾由细胞外转入细胞内,拮抗高钾对心肌的毒性作用。

(2)剂量和用法:碳酸氢钠最适宜的剂量应根据血气分析,依代谢性酸中毒的严重程度而决定,一般首剂 1mmoL/kg 静脉推注(5%碳酸氢钠 1.0mL 含碱量为 0.6mmoL)。随后依需要每隔 10 分钟重复首次剂量的一半,或依血气分析指导碳酸氢钠剂量。

心肺复苏时,临床常用补碱原则是"宁酸勿碱",即补碱应适度,不宜过量。

注意以下几点:

1)低氧性乳酸性酸中毒或高碳酸性酸中毒(如心搏骤停、心肺复苏而未行气管插管和有效人工通气时)应用碳酸氢钠可增加复苏的危险性。

2)心搏骤停和心肺复苏初期不提倡常规使用碳酸氢钠。心搏骤停和复苏初期的组织酸中毒和酸血症是由于低组织灌注和不充分通气所致,充足的通气和有效的胸外按压可减少 CO_2 的蓄积,增加重要器官的供氧。因此,通过增加 CO_2 的排出足以纠正短暂心搏骤停病人的组织乳酸堆积和酸血症。良好的心肺复苏术是最好的"缓冲治疗"。

3)过早、过量应用碳酸氢钠对心脏自主循环恢复和脑复苏有危害作用。

5.血管加压素　血管加压素又称加压素、抗利尿素(ADH),是神经垂体激素。近年来应用于心肺复苏,取得了一定的疗效,引起临床的广泛关注。

(1)临床药理学:血管加压素通过与血管加压素受体结合而产生作用。一般来说,血管加压素受体有 V_1 受体和 V_2 受体两种,V_1 受体主要分布于血管平滑肌细胞、肝细胞和血小板。血管加压素与 V_1 受体结合主要引起血管收缩,其中以毛细血管和小动脉的收缩最为显著。V_2 受体主要分布于肾远曲小管和集合管内皮细胞。血管加压素与 V_2 受体结合则增加远曲小管、集合管对水的通透性,水分因渗透压差被动地由肾小管进入高渗的组织间隙,水分回吸收增加,尿液浓缩,尿量减少,从而起抗利尿作用。

血管加压素在心肺复苏时的作用,主要是通过兴奋 V_1 受体和(或)加强内源性儿茶酚胺的血管收缩作用而增加外周血管张力,使皮肤、骨骼肌、胃肠道、脂肪组织的血管收缩,血流量减少,而使脑和冠状动脉血流量增加。研究显示,血管加压素能提高室颤病人的即刻转复成功率、住院率和 24 小时存活率。

血管加压素经口腔和鼻黏膜吸收,可皮下、肌内、静脉注射。心肺复苏时,其血浆半衰期为 5~10 分钟,作用持续半小时左右,在肝脏代谢,由肾脏排泄。

(2)适应证:在心搏骤停的复苏中,适用于心搏停止、无脉搏性电活动和电除颤无效的顽固性心室颤动。

(3)剂量和用法:对心脏停搏病人,首剂血管加压素 40U 或 0.8U/kg 静脉注射,如未恢复自主循环,5 分钟后可重复 1 次。心搏骤停时,血管加压素亦可气管内滴入,剂量为静脉用量的 2 倍。

(郭　华)

第二节　急性心力衰竭

心力衰竭是指由于心脏收缩和(或)舒张功能障碍,或心室的前后负荷过重,导致心排血量下降,以致不能满足机体正常代谢需要而导致体循环或肺循环淤血的临床综合征。按发病急缓可分为急性与慢性,医学中主要是对急性心力衰竭(AHF)的处理。AHF 分为急性左心衰竭和急性右心衰竭,晚期多为全心衰竭,病人同时有肺循环和体循环淤血的表现。

左心衰竭又分为左房衰竭和左室衰竭。单纯的左房衰竭较为少见,仅见于单纯二尖瓣狭窄。先天性心病中的三房心,由于左房附腔出口狭窄,也可发生如二尖瓣狭窄那样严重的肺淤血。左房黏液瘤,可由于瘤体阻塞二尖瓣口,可产生左房衰竭。左心室衰竭发生于高血压病、冠心病、主动脉瓣病变及二尖瓣关闭不全等。右心衰竭常由左心衰竭发展而来。急性右心室梗死和急性大块肺栓塞常导致急性右心衰竭，主要表现为体循环淤血。肺栓塞引起者可伴有突然出现的严重的呼吸困难、胸痛、咯血、剧烈咳嗽、发绀等。

一、临床表现

1.症状和体征　急性左心衰竭以肺循环淤血为主要表现.临床症状的轻重因肺淤血的程度不同而不同。

(1)在肺泡细胞内水肿期,可有胸闷或胸痛感,轻度烦躁不安,容易疲劳,心悸、多汗及干咳等,这是由于交感神经兴奋、血儿茶酚胺增多及肺淤血的缘故。此时病人心率多增快.肺部听诊可能仅有呼吸音稍增粗或无明显异常。

(2)病情继续发展可进入间质性肺水肿期,此时病人可出现端坐呼吸,阵发性呼吸困难及心源性哮喘症状,这些症状多发生于原有不同程度心衰的病人,但也可发生于心功能代偿期的病人。发作时间多为熟睡1～2h后,病人突然感到胸闷、气急而惊醒,被迫坐起,两腿下垂。轻者呼吸困难可逐渐减轻;重症者坐起或站立后仍感到气急、胸闷,并出现咳嗽,咳白色泡沫样痰,可伴哮喘音,此时肺部听诊可闻及干性啰音及哮鸣音,有少量湿性啰音。多数病人进而发展为急性肺水肿。

(3)急性肺水肿(肺泡性)可由上述阵发性呼吸困难发展而来,也可突然发生于心功能代偿期或心功能正常的病人,它是急性左心衰竭的典型表现。发作时先出现呼吸困难,呈端坐呼吸、胸闷、恐惧感、焦虑、大汗淋漓、咳嗽,并咳出大量白色或粉红色泡沫样痰。发作开始时,肺部无啰音或仅有哮鸣音,但很快于两肺底出现湿性啰音,且由下及上迅速扩散至整个肺部,此时病人面色苍白、口唇发绀。血压开始时正常或升高,但随之即下降,脉搏细弱,最后病人出现神志模糊、休克或窒息,甚至死亡。

严重的左心衰竭常有外周灌注不足的表现。心排血量减低至一定程度,外周器官的灌注减低。正常时的心脏指数(CI)为 $2.6～4.0L/(min \cdot m^2)$。低于 $2.6L/(min \cdot m^2)$ 就可出现外周低灌注,低于 $2.0L/(min \cdot m^2)$ 就可出现心源性休克。周围低灌注以脑、肾、皮肤最明显,表现为低血压、脉细、少尿、皮肤苍白、出冷汗、烦躁或昏睡。但在慢性心衰时,虽然CI低于 $2.0L/(min \cdot m^2)$,却无明显低灌注的临床表现。

急性左心衰竭的主要体征包括:①心尖搏动弥散,心界扩大(左心室增大,但二尖瓣狭窄时左心房扩大而左心室不大),心动过速。②肺动脉瓣区第二心音亢进,可伴分裂,与肺淤血致肺动脉高压有关。③舒张期奔马律.在心尖区尤其是左侧卧位及心率较快时明显。舒张早期奔马律是左心衰竭较可靠的体征,部分病人也可闻及房性奔马律。④交替脉是左心衰竭的另一重要体征。⑤肺部干性啰音及湿性啰音。⑥可因左心室扩大致相对性二尖瓣关闭不全而在心尖部闻及收缩期吹风样杂音。⑦原有心脏病的体征。

2.辅助检查

(1)心电图:可发现心率增快,心律失常,左心室肥大。心电图检查对判断急性心衰的病因有一定帮助,如急性心肌梗死或快速心律失常引起的急性心衰,心电图有相应的表现。

(2)X线检查:X线胸片有助于了解心脏大小,有无心包积液或胸腔积液,尤其对辨认不同程度的肺淤血有重要意义。肺淤血的征象在X线片上可早期出现。在肺泡细胞内水肿阶段,可发现肺下部血管收缩,血流减少,而肺上部血流增多;在间质性肺水肿时,可见肺门阴影增大,肺血管扩张,边界模糊,在肺底部肋膈角处可见数条 Kerley B 线,亦可见到由肺门伸向肺实质的 Kerley A 线;当肺泡性肺水肿时,典型表现是满肺或大小不等的结节状阴影,边界模糊不清,肺门呈放射状大片云雾样阴影,并累及肺中带,即蝴蝶状阴影。

二、诊断与鉴别诊断

（一）诊断

根据有引起急性左心衰竭的病因，突然出现呼吸困难，咳出大量白色或粉红色泡沫样痰，两肺布满湿性啰音及哮鸣音等临床表现，诊断并不困难。由于急性肺水肿的预后严重，因此在发作初始阶段，当仅有呼吸困难和两肺湿性啰音时，及时作出诊断，从而采取积极有效的治疗措施甚为重要。一些特殊检查如心电图及 X 线胸片等对了解心衰的病因或血流动力学改变的程度有帮助。

（二）鉴别诊断

急性左心衰竭应与下列伴有呼吸困难的疾病相鉴别。

1.急性肺心病　急性肺心病系由大块或广泛的肺动脉栓塞所致，常有突发的呼吸困难、烦躁、发绀、休克，与急性左心衰相似。但此类病人多见手手术后、长骨骨折、分娩及长期卧床者；发病时胸痛剧烈，常伴有咳嗽、咯血而咳痰较少；肺部听诊多有呼吸音粗糙，可伴有哮鸣音，但多无大量湿性啰音；肺动脉瓣区第二心音亢进及分裂，并有响亮的收缩期杂音及右心室扩张的表现；心电图可出现急性右心室扩张表现，如电轴右偏、Ⅲ导联出现 Q 波及 T 波倒置、右胸导联及 aVR 导联 R 波增大等。

2.自发性气胸　自发性气胸多发生于原来健康的青壮年或有肺气肿、肺大泡、肺结核等病史者。发作时胸痛剧烈，刺激性干咳；患侧胸廓膨胀，肋间隙增宽，叩诊为鼓音，听诊呼吸音减低或消失而无干湿性啰音；胸部 X 线检查可确诊。

3.支气管哮喘　支气管哮喘多发生于青少年，常有反复发作的病史，且发作多在冬春季，也可有家族史。常突然发作、突然停止，X 线胸片示心脏正常，肺野透亮度增加。而心源性哮喘多见于中年以上，多发生于高血压、冠心病、二尖瓣狭窄的病人，常在夜间熟睡后突然发作，多有相应的心脏体征。

4.ARDS　ARDS 常因创伤、感染、休克、误吸、氧中毒等因素引起，喜平卧而不愿端坐位，PCWP≤18mmHg，X 线示双肺弥漫性间质浸润等，可与左心衰鉴别。

5.其他原因引起的肺水肿　如农药中毒、海洛因中毒及高原性肺水肿等。

三、救治措施

急性心力衰竭的治疗原则以增强心肌收缩力和减轻心脏负荷为主。由于该病发病急骤，病情严重，病死率高，故应争分夺秒紧急处理。防止左心衰竭发展到急性肺水肿阶段，是降低死亡率的关键。对院前急救病人，现场处理至关重要。

（一）急性左心衰竭的初发阶段，及时采取下列措施，往往使病情很快得到控制

1.适当体位　使病人采取坐位或半卧位，两腿下垂，以减少静脉回流。必要时加止血带轮流结扎四肢。

2.吸氧　以 6～8L/min 鼻导管吸入，或面罩高流量吸氧，可给 60%～100% 的氧吸入。

3.应用吗啡　5～10mg 皮下或肌内注射，特别适用于间质性肺水肿及早期肺泡内水肿期，有镇静、抑制过度兴奋的呼吸中枢、扩张小动脉及静脉、增加内脏循环血量等作用。对伴有支气管痉挛者可用哌替啶 50～100mg，肌内注射。但对肺水肿晚期、休克及呼吸衰竭者.则禁用吗啡及哌替啶，以免加重对呼吸的抑制。

4.血管扩张剂　硝酸甘油 0.5mg 或硝酸异山梨酯 10mg 舌下含化，可扩张小静脉。也可选用硝苯地平（心痛定）10～20mg 含化，扩张小动脉。

5.快速利尿　呋塞米 20～40mg 或依他尼酸钠 25～50mg 静注。已有心源性休克者不用。一般静注 5

~10min 起作用,30min 达高峰。可在 15~20min 后重复注射。

6.病因治疗　如高度二尖瓣狭窄的紧急二尖瓣分离术,急性心包填塞者的心包穿刺减压,严重心律失常的纠正等。

(二)若以上治疗无效或肺水肿已较严重,即应在上述治疗的基础上,采用以下治疗措施

1.应用强心药

(1)最常用的是强心苷类:能直接增强心肌收缩力,同时延长房室传导,使心率减慢,适用于以心肌收缩功能异常为特征的心衰及室上性因素所致的心室率过速,对房颤或室上速诱发的心衰尤为适宜。常用毛花苷 C(西地兰)0.4mg 稀释于 5% 葡萄糖液 20mL 缓慢静注,5~10min 起作用,0.5~2h 达高峰,维持 1~2 天,必要时于首剂 2~6h 后再给 0.2~0.4mg。冠心病者可用毒毛花苷 K 0.25~0.5mg 静注。若两周内用过洋地黄,则应酌情减量。急性症状控制后可予地高辛 0.125~0.25mg/d 维持疗效。

以下情况应慎用或不用:预激综合征伴室上速或房颤者,显著心动过缓,Ⅱ度以上房室传导阻滞,肥厚型梗阻性心肌病,缩窄性心包炎,明显低钾血症,急性心肌梗死后 12~24h 内不宜常规使用。避免与钙剂同时应用。

(2)儿茶酚胺类:常用多巴胺及多巴酚丁胺。直接兴奋心脏 β 受体而使心肌细胞内 cAMP 增加,增强心肌收缩力,还能改善心脏的舒张功能;兴奋肾、肠系膜、脑的小血管及冠状动脉的多巴胺受体,使这些血管扩张而增加血流量,并有利尿作用。多巴胺剂量大于 10~15μg/(kg·min)时兴奋 α 受体,使血压升高,对心衰伴血压偏低或心源性休克者有利。多巴酚丁胺对血压及心率影响较小,常用 2.5~10μg/(kg·min)静滴。临床上常以多巴胺与硝酸甘油合用。

(3)磷酸二酯酶抑制剂:常用氨力农(氨联吡啶酮)及米力农(二联吡啶酮)。可减慢心肌细胞内 cAMP 的降解速度而起正性肌力作用,且直接扩张外周血管,并可改善左室舒张功能。米力农的正性肌力作用为氨力农的 10~30 倍,在增强收缩力同时,降低后负荷,不增加心肌的耗氧量,常用于急性心肌梗死后伴发的心力衰竭。米力农用法:50μg/kg 用 5% 葡萄糖溶液稀释至 10mL,缓慢静注,可继以 0.5μg/(kg·min)静滴。

若是单纯二尖瓣狭窄引起的肺水肿,则不宜用强心药,以免因右心输出量增加而加重肺淤血。此时宜利尿或用扩血管药,但伴心房颤动、心室率快时可使用洋地黄制剂。

2.静脉应用血管扩张剂　酚妥拉明静脉滴注 0.1~2mg/min。对于血压高而急需降压者静滴硝普钠 15~200μg/min,需作血压和心电监护。二尖瓣狭窄及主动脉狭窄者忌用。亦可选用硝酸甘油静滴。

3.应用氨茶碱　氨茶碱具有扩张支气管、改善通气作用,特别适用于伴有支气管痉挛者;具有正性肌力作用及轻度扩张小静脉、冠脉,并有加强利尿作用,尤其是在难以判断心源性哮喘或支气管哮喘时,使用该药较为安全。一般以 0.25g 加入 10% 葡萄糖溶液 20mL 中缓慢静注,可以 0.9mg/(kg·h)的剂量持续静滴,有肝、肾功能不全者注意减量,静注过快易引起心律失常。

4.去泡沫剂及机械辅助呼吸的应用　在肺泡性肺水肿阶段,应尽早使用消泡剂,改善通气,可把氧气通过盛有 20%~30% 的酒精瓶中,也可用二甲基硅油消泡气雾剂吸入。对极严重的肺水肿,有神志不清、休克而痰液较多时,宜作气管内吸痰,作气管插管配合机械通气,常用的方式有间歇正压呼吸(IPPB 及 PEEP)。对血容量低、气胸、肺大泡及急性心肌梗死病人,应用机械呼吸应慎重。

5.肾上腺皮质激素　提高机体应激反应能力,对支气管有扩张作用,减低肺毛细血管通透性,并有促进利尿、抗休克等作用。可予地塞米松 10~20mg 静注或稀释于 5% 葡萄糖液中静滴.亦可予氢化可的松 100~300mg 加入 5% 葡萄糖液中静滴。

6.纠正酸中毒 对于病程稍长的病人,由于缺氧,体内乳酸产生增多,应注意纠正代谢性酸中毒,可予5%碳酸氢钠溶液 40~60mL 静注。

四、监测与护理

急性左心衰竭来势凶猛,病情危急,医护人员必须密切配合,分秒必争地进行抢救,务使各种措施及时、果断、正确与有效,以挽救病人的生命。应作好以下几项工作。

1.严密观察病情变化 本病变化急剧,预后严重,护理人员应严密观察病情变化,特别应注意病人的神志、出汗、发绀、咳痰(量、性质、有无泡沫及咯血)、心率、心律、呼吸、血压、尿量、胸痛及末梢循环情况,及时对症处理。

2.准备好各种抢救药物 准备好各种抢救药物如镇静剂(吗啡、哌替啶),快速洋地黄制剂(西地兰、毒毛花苷 K)、血管扩张剂(硝酸甘油、硝普钠、酚妥拉明等)、快速利尿剂(呋塞米、利尿酸钠、丁尿胺)、氨茶碱、肾上腺皮质激素等。还需备好抗心律失常药物及除颤器。要求护士应熟悉上述各种药物的药理作用、适应证及禁忌证、用法及用量、副作用及处理,以便更好地配合医生进行抢救。

3.协助病人取半卧位或半坐位 协助病人取半卧位或半坐位,两腿下垂(休克者例外),给予高流量吸氧(6~8L/min),并应用酒精等去泡沫剂(将 75%的酒精放入湿化瓶内)。

4.四肢轮换缚扎止血带 应熟悉及正确掌握操作方法,先缚扎三个肢体、然后按一定方向(顺时针或逆时针),每隔 15min 顺序松解一个肢体,同时缚扎另一个肢体,每个肢体连续缚扎不要超过 45min。结扎勿过紧或过松,以阻断静脉回流保持动脉通畅(用触诊肢体远端动脉判定,若用血压表袖带缚扎,则其压力应在收缩压与舒张压之间)。在橡皮带与皮肤之间放一软布,以保护皮肤,减少刺激。操作完毕,可每隔 15min 放松一个肢体,以免大量血液同时回流到心脏再度引起肺水肿。症状缓解后仍应密切观察,继续采取必要的治疗措施,以防复发。

5.根据原发病因进行护理 若为输液过多过快引起者,应立即停止输液,如为心源性肺水肿,应按医嘱给予强心剂、利尿剂、血管扩张剂以及镇静剂等,及时纠正心衰。

6.其他 病人多有焦虑不安、恐惧,应作好心理护理,对病人进行安慰与鼓励,最好有一名护士在病人身边,以增强其信心。

(杨晓红)

第三节 急性心肌梗死

急性心肌梗死(AMI)是持久而严重的心肌急性缺血所引起的部分心肌的坏死,临床上产生胸痛和对坏死组织的一些全身反应,以及急性心肌损伤与坏死的心电图进行性演变和血清酶水平升高,常并发急性循环衰竭及严重的心律失常。

一、临床表现

1.症状 胸痛、胸闷、心悸为常见症状。疼痛剧烈者呈急性重病容,烦躁不安,面色苍白或伴出冷汗;严重者可并发休克;出现大汗淋漓,四肢厥冷,甚至出现神经精神症状。

心肌梗死病人在急性期的表现根据梗死部位的不同而不同,下壁心肌梗死多表现为心动过缓、低血压综合征,出现房室传导阻滞和心律失常。前壁 AMI 病人则多为交感神经亢进的表现,也可称为心动过速-高血压综合征;但如果心排血量明显下降,也可出现血压降低的现象。

2.体征　梗死范围不大者,心脏不扩大;多次梗死并有高血压或心力衰竭者,心脏向左扩大。大的透壁性前壁心肌梗死常在心尖搏动最明显的上内侧触到早期、中期或晚期收缩期搏动,此动力异常区域如持续到梗死发病后 8 周,表明可能存在心尖部室壁瘤。

心尖部第一心音减低,伴有高血压者常有主动脉区第二心音亢进。房性或收缩期奔马律是由于急性心肌缺血或梗死,使左室顺应性降低所致。第三心音奔马律,又称心室奔马律,较收缩期奔马律为少见,它常是心力衰竭的指证,提示肺动脉舒张压或左室舒张末压升高。

广泛的透壁心肌梗死病人多于梗死后一周内出现心包摩擦音,是由于梗死处纤维蛋白性心包炎所致,常不伴有明显的心包积液。如心包摩擦音在梗死后 10 天出现,应考虑为梗死后综合征的可能性。

病程中在心尖部出现的新的收缩期杂音,多为乳头肌功能不全所致的二尖瓣关闭不全所致,是由于乳头肌缺血或坏死引起,杂音响度多变,时强时弱或消失。

二、实验室及其他检查

1.坏死组织和炎症反应的非特异性指标测定　白细胞计数上升,多见于发病后的几天内,中性粒细胞升至 $75\% \sim 90\%$,数日后降至正常,嗜酸性粒细胞减少或消失。红细胞沉降率增快,一般在发病数日后开始,持续 $2 \sim 3$ 周逐渐恢复正常。

2.血清酶指标的测定　血清肌酸磷酸激酶(CK)有三种同工酶,CK-MB 主要存在于心肌中,正常的血清中无 CK-MB,AMI 发病后 $4 \sim 8h$,血液中出现 CK-MB,24h 达高峰,持续 3 天。CK-MB 反映心肌病变较总 CK 特异性强。近来又报道 $CK-MM_3$ 与 $CK-MM_1$ 比值增高,阳性改变早于 CK-MB,最早见于发病后半小时。谷草转氨酶(AST)发病后 $6 \sim 12h$ 升高,$24 \sim 48h$ 达高峰,$3 \sim 6$ 天后降至正常。乳酸脱氢酶(LDH)发病后 $8 \sim 12h$ 升高,$2 \sim 3$ 天达高峰。$1 \sim 2$ 周才恢复正常。血清丙酮酸激酶(PK)适合对心肌梗死的动态观察,对估计心功能及预后可提供较可靠的定量指标。

3.其他生化指标的测定　测定尿和血液中的肌红蛋白和肌凝蛋白轻链的含量对本病的诊断有重要的参考价值,尿肌红蛋白在梗死后 $5 \sim 40h$ 开始排泄,持续平均可达 83h,血中肌红蛋白在发病后 4h 左右出现,多在 24h 内消失。

4.心电图检查　心电图不仅可以诊断心肌梗死,而且用于判断心肌梗死部位以及发生的时间,特异性高。急性心肌梗死心电图特点:出现病理性 Q 波(时限 $>0.04s$,深度超过同导联 R 波的 1/4),R 波振幅变小,非 Q 波梗死可仅有 ST-T 改变。急性心肌梗死的心电图有一个演变的过程:①在急性期及超急性期,ST 段明显抬高,弓背向上,与直立 T 波形成单向曲线,反映心肌损伤,在 $1 \sim 2$ 天后,ST 段逐渐回复至等电位线。②在 $24 \sim 48h$ 内,出现病理性 Q 波或 QS 波。③在超急性期,ST 段抬高之前,可出现异常高大、两肢不对称的 T 波。以后 T 波倒置,$3 \sim 6$ 周达最深,数周以至数年 T 波才逐渐转为正常,部分病人可有持续的 T 波异常。

梗死部位与心电图导联关系如下:①前间壁:$V_1 \sim V_3$;②广泛前壁:$V_1 \sim V_5$;③前侧壁:Ⅰ,aVL,$V_5 \sim V_7$;④下壁:Ⅱ,Ⅲ,aVF;⑤下间壁:Ⅱ,Ⅲ,aVF,$V_1 \sim V_3$;⑥下侧壁:Ⅱ,Ⅲ,aVF,$V_5 \sim V_7$;⑦高侧壁:Ⅰ,aVL;⑧正后壁:$V_7 \sim V_9$;⑨右室梗死:$V_3R \sim V_5R$。

5.超声心动图检查　二维超声心动图有助于评价左室壁的节段性运动异常,如室壁瘤,了解乳头肌功能情况及有无附壁血栓形成,脉冲多普勒能较好地观察左室舒张功能,对右室梗死节段运动不正常与右室功能不全具有鉴别意义。彩色多普勒则可较好地观察冠状动脉的血流量,对乳头肌断裂、左室游离壁破裂并发心包积血均能准确地检出。

6.心室及冠状动脉造影检查　左心室造影能明确地观察左心室收缩和舒张情况,了解有无心室室壁瘤形成,计算左室射血分数,评价左室功能。冠状动脉造影则可清楚地观察到冠状动脉有无狭窄或痉挛性病变以及病变的部位和程度。

三、诊断及鉴别诊断

(一)诊断

对于具有典型的临床表现、特征性心电图改变和实验室检查发现的病人可诊断本病。

(二)鉴别诊断

1.不稳定性心绞痛　心绞痛部位和心肌梗死相同,但心绞痛的时间一般不超过半小时,不伴有恶心、呕吐、休克、心力衰竭,也无血清酶的改变,发作时虽有 ST 段和 T 波的改变,但多为一过性。

2.主动脉夹层动脉瘤　其表现为突然的前胸痛,开始即较为剧烈。疼痛范围广泛,可同时有相应的脏器受累的症状和体征。发病常伴有休克症状,血压可以很高,X 线检查主动脉进行性增宽,超声检查、CT 和 MRI 检查可明确其诊断。

3.肺动脉栓塞　肺动脉栓塞可发生胸痛、气促、休克等,无咯血症状者类似于 AMI,心电图表现电轴右偏,I 导联 S 波加深,一般不出现 Q 波;DI 导联 Q 波加深;V$_1$ 呈现 QR 型,R 波一般不超过 V$_2$,有时出现肺性 P 波。肺动脉栓塞较心肌梗死心电图改变快速而短暂,血清乳酸脱氢酶稍高。发热及白细胞升高多在 24h 内出现。

4.急性心包炎　急性心包炎在胸痛的同时可听到心包摩擦音,或以前有发热和白细胞增高,在发病当天或数小时内即听到心包摩擦音,其疼痛与体位有关,常于深呼吸时加重。心电图上多个导联 ST 段抬高,ST 段升高的程度<0.5mV,不具有定位性。伴有心包积液时可出现低电压,不引起 Q 波,也无心肌酶升高。

5.急腹症　急性胆囊炎、胆石症、胃及十二指肠穿孔、急性胰腺炎、急性胃炎等产生的急性上腹部疼痛常伴有呕吐或休克,可能与 AMI 的胸痛波及上腹部痛相混淆。但急腹症的腹部体征明显,根据病史、腹部平片、心电图及心肌酶谱检查,可作鉴别。

6.其他　其他如肺炎、急性胸膜炎、肋间神经炎、自发性气胸、纵隔气肿、胸部带状疱疹等疾病均可引起胸痛,但注意体征、X 线胸片和心电图特征不难鉴别。

四、救治措施

(一)一般治疗

1.休息与饮食　绝对卧床休息 1 周,大、小便在床上进行。第二周在床上作四肢活动、翻身等,第三周下床作轻度活动,如吃饭、大小便、室内缓步走动等,保持环境安静,如果睡眠不佳或情绪不好,可给予地西泮 2.5~5mg 口服,1~3 次/d。给予流质、半流质饮食,少食多餐。饮食以清淡易消化、低脂肪、富含维生素等食物为宜。保持大便通畅,切忌大便用力。必要时口服酚酞(果导片)0.2g 或开塞露肛注。

2.吸氧　吸氧能够提高血氧含量,增加氧供,改善心肌缺血。一般用鼻导管法,氧流量为 3~5L/min。

如有心衰、休克、酸中毒等情况,血氧饱和度不易上升时,可予面罩吸氧。

3.止痛、镇静　疼痛和烦躁增加心肌耗氧量,扩大心肌梗死面积,诱发心律失常和休克。疼痛剧烈者可给予吗啡 5～10mg 或呢替徒 50～100mg 肌内注射,以后每 4～6h 可重复应用。上述药物有降低血压、抑制呼吸以及致恶心、呕吐等副作用。对于高龄、慢性肺疾患、房室传导阻滞、心动过缓等病人应慎用吗啡。疼痛较轻者给予可待因或罂粟碱 0.03～0.06g 肌内注射。

4.抗血小板聚集　阿司匹林 0.1～0.25g,口服,1 次/d。噻氯匹定 0.25g,口服,1～2 次/d。

5.极化液　10％氯化钾溶液 10mL＋25％硫酸镁溶液 20mL＋胰岛素 8～12U 加入到 10％葡萄糖注射液 500mL 中静滴,以改善心肌细胞代谢及维持心电活动稳定性。

6.硝酸酯类药物　硝酸甘油 10mg 加入 5％葡萄糖注射液 500mL 中静脉滴注,或硝酸异山梨酯 50mg 加入葡萄糖注射液 250～500mL 中静脉滴注,能扩张冠状动脉及外周动脉。根据血压来调整滴数,必要时适当加用升压药物。

7.钙拮抗剂　主要有硝苯地平 10～20mg/d,口服 20min 起效,半衰期 3～4h。

8.β-受体阻滞剂　如果病人心率较快,血压不低而且无心力衰竭,可给予 β-受体阻滞剂。明显心力衰竭、房室传导阻滞及下壁心肌梗死病人忌用。

9.血管紧张素转换酶抑制剂(ACEI)　可减小外周阻力,减轻心脏负担,缩小梗死面积。如培哚普利 4mg,口服,1 次/d。若血压较低时可减半使用。

10.抗凝药　肝素 50mg 加入 5％葡萄糖注射液中静脉滴注,注意复查 APTT,使其达到正常对照的 2～2.5 倍为宜。

(二)恢复冠状动脉再灌注治疗

AMI 发生后的最初 4～6h,处于坏死区边缘濒危状态的急性缺血心肌,如能恢复血流灌注,可以得到挽救。所以心肌梗死发生后,如果有条件,应该尽快采取恢复冠状动脉再灌注治疗。主要方法有 3 种:溶栓疗法、经皮腔内冠状动脉成形术(PTCA)及冠状动脉旁路移植术(CABG)。

1.溶栓疗法　溶栓治疗分为冠脉内溶栓和静脉溶栓两种,常用的溶栓剂有链激酶、尿激酶、组织型纤溶酶原激活物等。冠脉内溶栓所用的溶栓剂剂量小、效果较好并且能通过冠脉造影观察冠脉的再通情况,必要时可进行 PTCA 治疗。

静脉溶栓治疗应用较为广泛,且获得了较好的临床治疗效果。

适应证:①典型缺血性胸痛,持续时间＞30min,含服硝酸甘油不缓解;②心电图至少两个以上相邻胸前导联或Ⅱ,Ⅲ,aVF3 个导联中至少两个出现 ST 段抬高＞0.1mV,出现异常 Q 波时仍可溶栓;③起病 6h 以内。

禁忌证:①活动性内脏出血;②出血倾向或出血体质;③脑出血或蛛网膜下腔出血病史;④脑血栓起病 6～12h 以后,病情仍不稳定,有脑血栓复发或暂时性脑缺血发作(TIA);⑤夹层动脉瘤;⑥急性心肌梗死前 2 周接受过手术或创伤性操作;⑦急性心肌梗死前 2 周内发生过严重创伤;⑧有创伤的心肺复苏(CPR);⑨经治疗在溶栓前仍未控制的高血压。

冠脉再通判断标准:①心电图 ST 段抬高最明显的导联在开始溶栓后 2h 内,ST 段迅速回降＞50％;②胸痛自开始溶栓后 2h 内基本缓解或完全消失;③血清酶 CK-MB 峰值提前至距起病 14h 或 CK 提前至 16h 内;④出现缺血再灌注性心律失常、传导阻滞或伴低血压。具备上述指标 2 项或 2 项以上者判断为再通,但单独具备②、④不能判断为再通。溶栓后出现加速性室性自主心律或室性早搏,一般不需要特殊处理,注意监测心电变化。下后壁梗死病人出现窦性缓慢性心律失常时,可应用阿托品、654-2 等药,如血压明显下降,可短期静脉滴注多巴胺。病人发生室性心动过速,如血液动力学稳定可先静脉推注利多卡因,伴有意识障碍或利多卡因治疗无效应及时应用同步直流电转复；一旦发生心室颤动应立即步直流电除颤。

2.急诊 PTCA　　急诊 PTCA 分为两种情况。第一种为直接 PTCA，即不用溶栓药物直接进行 PT-CA，适应证有：①心源性休克；②发病 6h 内或虽然超过 6h 但仍有胸痛及心电图 ST 段抬高；③大面积前壁心肌梗死；④有直接进行 PTCA 的设备及技术，能很快恢复充分的冠脉血流。第二种为在溶栓基础上进行 PT-CA，包括：①即刻 PTCA，指溶栓成功立即行 PTCA。由于已恢复血流灌注，故一般不主张再做 PTCA；②补救性 PTCA，即对溶栓失败的病例行 PTCA；③延迟性 PTCA，指心肌梗死发生后 7～10 天行 PTCA；④择期 PTCA，指心肌梗死发生后 4～5 周.有心绞痛或无症状性心肌缺血证据，可行冠脉造影和 PTCA。

3.冠状动脉旁路移植术(CABG)　　急诊冠脉搭桥术的适应证有：①PTCA 治疗失败，有持久的胸痛和(或)血流动力学不稳定；②冠状动脉左主干或 3 支血管病变者心肌梗死发生后仍有心绞痛发作，或左前降支近端病变，有两支血管受累，或双支血管病变并左室功能差不宜行 PTCA 者；③合并急性室间隔缺损或急性二尖瓣关闭不全行手术修补的同时行冠脉搭桥术；④其他不适合行 PTCA 者。

（三）AMI 并发心律失常的处理

心肌梗死发生后，由于代谢和离子的变化、心肌细胞电活动的不稳定性、自主神经功能失调、房室传导系统功能紊乱以及再灌注损伤，容易诱发各种心律失常。心律失常易发生于起病后 1～2 周内，尤其是 24h 内，是 AMI 早期死亡的主要原因。

对 AMI 病人应进行持续的心电监测，如果病人存在心律失常则应用抗心律失常药物进行治疗和预防。

1.窦性心动过速　　窦性心动过速主要针对诱发因素给予止痛、镇静、补充血容量及控制心力衰竭等处理。必要时可给予小剂量 β-受体阻滞剂及钙拮抗剂。

2.房性早搏及交界区早搏　　心肌梗死早期发生率较高，偶发可不予处理，频发且无低血压、心动过缓、房室传导阻滞以及心力衰竭时，可用普罗帕酮 100～150mg，3～4 次/d；或维拉帕米 40mg，3 次/d。

3.心房颤动和扑动　　心肌梗死时发生心房颤动多为阵发性，心室率正常者不需处理，对于快速心房颤动，可选用药物及电除颤。药物治疗：①胺碘酮首剂 75～150mg 溶于 20mL 生理盐水中，5～10min 内静脉注入，以后 0.5～0.75mg/min 持续滴注；②艾司洛尔 10～20mg 静注；③普罗帕酮 75～150mg(分 2～3 次)稀释后缓慢静注；④维拉帕米 5～10mg 稀释后缓慢静注。药物治疗不理想，可行同步直流电复律。

心肌梗死发生心房扑动治疗原则同上，药物治疗时剂量较房颤大，疗效亦差，而同步直流电复律所需电能量小，且疗效较好。

4.室上性心动过速　　心率过快必须及时处理。药物治疗有维拉帕米、胺碘酮、普罗帕酮、艾司洛尔、索他洛尔等。前 4 种药物的用法和用量同心房颤动。索他洛尔用量为 1.5mg/kg，稀释后缓慢静注。如果心室率＞200 次/min，且血压降低、意识不清时，可行同步直流电复律。

5.室性早搏　　在 AMI 早期，一旦出现室性早搏，应该立即处理。首选利多卡因静注 1mg/kg(总量＜100mg)，隔 10min 推注一次，总量＜4mg/kg，继以 20～50μg/(kg·min)滴注维持。对有心力衰竭、休克病人应减量。胺碘酮首剂 75～150mg 溶于 20mL 生理盐水中，5～10min 内静脉注入，以后 0.5～0.75mg/min 持续滴注。

6.室性心动过速　　①短阵室速，心率＜200 次/mim 首选利多卡因，无效时选择胺碘酮静注，亦可选用维拉帕米或硫酸镁；②如果室速频率＞200 次/mim 随时有发生室颤的危险，首选同步直流电复律(100～200J)；③心肌梗死恢复期发作阵发性室速者，I 类抗心律失常药物常无益处，可试用胺碘酮或 β-受体阻滞剂；④恢复期出现反复发作、持续时间长的顽固性阵发性室速，应作电生理检查等查明原因。

7.尖端扭转型室性心动过速　　①对伴有 Q-T 间期延长者，用异丙肾上腺素静脉滴注，使心率维持在

100～120 次/min;②低钾和低镁者,补充氯化钾和硫酸镁;③对于不伴有房室传导阻滞者,可给予利多卡因;④对伴有高度房室传导阻滞者,应安装临时起搏器,通过加速心率而防止发作,禁用Ⅰa,Ⅰc及Ⅲ类抗心律失常药。

8.缓慢心律失常　缓慢心律失常包括窦性心动过缓、窦房阻滞、交界性心律、房室传导阻滞等。如果心率低于 50 次/min,有明显血流动力学异常者,可给予阿托品 1mg 加入 5%葡萄糖液 500mL 中静滴,也可以给予异丙肾上腺素 0.5～1mg 加入液体中静脉滴注。如果病情发展可安装临时起搏器,一般观察数日后多可自行恢复。少数病人需安装永久起搏器:①窦房结功能永久障碍;②下壁心肌梗死病人完全房室传导阻滞持续存在;③前壁心肌梗死病人发生Ⅱ度Ⅱ型或完全性房室传导阻滞。

(四)AMI 并发心力衰竭心

肌梗死病人发生心力衰竭是由于心肌收缩功能障碍,心排量降低,肺淤血及外周循环灌注不足所致。除右室梗死外,一般发生急性左心衰。

1.半卧位或坐位。

2.吸氧 3～5L/min。

3.镇静。常用吗啡或哌替啶,除镇静、镇痛作用外,还能扩张外周血管,减少回心血量。一般用吗啡 2～5mg 静注或 5～10mg 皮下或肌内注射,或哌替啶 50～100mg 肌内注射。

4.血管扩张剂。硝普钠 50～100mg 加入 5%葡萄糖液 250～500mL 中静脉滴注,根据血压调整滴数,必要时在液体中加入升压药。也可选用硝酸甘油、酚妥拉明等。

5.利尿剂。呋塞米 20～40mg 稀释于 20mL 葡萄糖液中静脉推注。

6.强心药。在急性心肌梗死 24h 内禁用洋地黄类药物,24h 后其他治疗措施无效时可酌情使用,一般为常用量的 1/2～2/3。一般先选用非洋地黄类正性肌力药:①多巴胺 20～40mg 加入 5%葡萄糖液 250～500mL 静滴,速度为 2～10μg/(kg·min);②多巴酚丁胺 20～40mg 加入 5%葡萄糖液 250～500mL 中静滴,速度为 2～10μg/(kg·min);③氨力农 0.5～4.0mg/kg 静注;④米力农 2～8mg 静注。

(五)AMI 并发心源性休克

病死率高,应迅速采取有效措施。

1.镇静。

2.吸氧。

3.纠正心律失常。

4.纠正酸碱平衡失调。如有代谢性酸中毒,可给予 5%碳酸氢钠溶液静脉滴注,根据 pH 值调整用量。

5.补充血容量。如果 PCWP<12mmHg,可以扩容;如果 PCWP 为 12～18mmHg,在继续扩容的同时观察 CI 的变化及外周灌注情况;如果 PCWP>18mmHg,不宜扩容。一般说来,如果 PCWP 在 12～18mmHg,而 CI 不升高,应该考虑给予血管扩张剂及正性肌力药。

6.正性肌力药的应用。应用原则同心力衰竭的处理。

7.血管扩张剂。应用原则同心力衰竭的处理。由于心源性休克血压低,应用时多与升压药及正性肌力药合用。

8.机械辅助循环。主要指主动脉内气囊反搏术(IABP),它既可改善心脏功能,又可降低心肌耗氧量。心源性休克病人应用 IABP 时应给予肝素抗凝,并注意补充血容量。有主动脉瓣关闭不全、主动脉夹层动脉瘤时禁用 IABP。IABP 的主要并发症有血栓栓塞、感染、出血等。

9.急诊血运重建。主要包括急诊 PTCA、溶栓治疗及急诊冠状动脉旁路移植术。

10.AMI 并发心源性休克时推荐治疗方案。经积极内科治疗(包括正性肌力药和血管扩张剂等),若血压能维持在 90mmHg 以上,尿量>30mL/h,可继续药物治疗。若 1h 后低心排血量综合征持续不改善,应尽早行 IABP。血流动力学稳定后应尽早行冠状动脉造影。若病情垂危,应立即行 PTCA。如果指引导管或导引钢丝很难插入或在操作过程中血压显著下降应停止操作,可试行冠脉内溶栓治疗。若有条件而病变又适合旁路移植者,可考虑行急诊 CABG。

(六)右室梗死的诊断与治疗

1.右室梗死的诊断　　右室梗死多伴下壁心肌梗死而发生,除了心肌梗死的一般临床表现外,特征性的表现有:低血压、颈静脉怒张、Kussmaul 征、右室奔马律、三尖瓣区的返流性收缩期杂音。心电图主要表现为右胸导联(V_{3R}~V_{7R})ST 段抬高或病理性 Q 波,其中 V_{4R}ST 段抬高≥0.1mV,敏感性和特异性最高。

2.右室梗死的治疗　　除了心肌梗死的一般治疗措施外,右室梗死的主要治疗措施是扩容,当 PCWP<18mmHg 时可快速扩容,达到 18mmHg 后停止扩容或谨慎扩容,同时应用多巴胺、多巴酚丁胺、硝普钠等药物。

五、AMI 的并发症

1.心脏破裂　　心脏破裂为 AMI 的早期严重并发症,发生的部位多为左心室游离壁,也可发生在心室间隔部位,常发生猝死或通过引起心力衰竭而导致死亡。

2.乳头肌功能失调或断裂　　由于乳头肌缺血缺氧甚至坏死,导致其收缩无力或断裂,造成房室瓣关闭不全。主要引起二尖瓣关闭不全,在心尖部可听到响亮的吹风样收缩期杂音,易诱发心力衰竭。

3.心包少量积血　　心包少量积血发生于心肌梗死后 2~4 天,见于大面积及透壁性心肌梗死,一般无需特殊处理。

4.血栓形成与栓塞　　AMI 并发血栓形成,主要是指左心室附壁血栓,透壁性心肌梗死伴发室壁瘤时常常发生,是 AMI 死亡原因之一。同时由于 AMI 病人的长期卧床,可能导致深静脉的血栓形成,一旦心室内的血栓脱落,则可造成体循环栓塞,而深静脉血栓脱落则引起肺动脉栓塞,产生相应的症状。

5.室壁瘤　　由于梗死发生时贯通心室壁全层,心脏收缩时该部位向外膨出,形成矛盾运动,可以出现顽固的充血性心力衰竭和难治性心律失常,易引起室性心动过速或心室颤动、猝死。室壁瘤内的附壁血栓可能脱落,造成体循环动脉栓塞。

6.心律失常　　由于急性缺血后心肌的能量代谢障碍、离子水平变化、自主神经平衡失调、缺血再灌注损伤、梗死心肌的结构和功能变化以及精神和心理的应激反应均可促使心律失常的发生。

7.肩手综合征　　发生于起病后几周至几个月内,持续数日或数周,特点是左肩、臂疼痛和强直,活动受限。主要进行理疗和功能锻炼。

8.心肌梗死后综合征　　梗死后综合征(Dressier 综合征)表现为心包炎、胸膜炎或肺炎,产生发热、胸部疼痛、呼吸急促、咳嗽等症状。发病时间多在 AMI 后数周至数月内,少数也可在发病后的几天之内,发病的原因可能是由于机体吸收坏死的心肌组织,产生过敏性反应所致。

六、监测与护理

(一)监测

有条件者收住冠心病监护病房(CCU)。急性期易发生心律失常以及心率和血压的波动,应尽早开始血压和心电的监测,同时注意观察神志、呼吸、出入量、出汗、体温和末梢循环等情况。建立静脉通道,以便随时投入急救药物。入院后在 ICU 监护 3～5 天,有严重心律失常、左心衰竭或心源性休克者则根据病情相应延长监测时间,必要时插入 SwanGanz 漂浮导管进行血液动力学监测。溶栓治疗监测内容:①症状及体征;②全导心电图;③凝血时间;④心肌酶谱变化。

(二)护理

1.休息　绝对卧床,保持环境安静,减少探视,防止不良刺激。卧床休息一周,适当应用镇静剂和通便药物,护理人员帮助病人进食、洗漱及大小便。下肢作被动运动,防止静脉血栓形成。对无严重并发症者可在他人照顾下遵循第二周在床上、第三周在床旁和室内、第四周在病房外少量活动的活动时间表进行康复运动,活动量应循序渐进。

2.吸氧　在 AMI 早期,即便是不伴有左心衰竭或肺疾患,也常有不同程度的动脉低氧血症。有些病人虽未测出动脉低氧血症,由于增加肺间质液体,肺顺应性一过性降低,而有气短症状。通常在发病早期用鼻塞吸氧 24～48h,以利于氧气送到心肌,可能减轻气短、疼痛或焦虑症状。并发有左心衰竭、休克或肺疾病人,则根据氧分压处理。

3.缓解疼痛　AMI 时剧烈疼痛可使交感神经过度兴奋引起心率加快、血压增高和心排血量增加,从而增加心肌耗氧量。但发病早期由于可逆性心肌缺血疼痛和心肌梗死所致的疼痛常混淆在一起不易鉴别,所以常先予含服硝酸甘油,紧随着静脉点滴硝酸甘油,如疼痛不能迅速缓解,应立即肌内或静脉注射强效镇痛剂,其中吗啡和哌替啶最为常用。注意吗啡与哌替啶的副作用。急性下壁梗死增加迷走张力,选用哌替啶更为合适。为防止迷走神经活动过度增强,可给予阿托品合用。

4.饮食及胃肠道症状的处理　发病第一天有恶心、呕吐症状者,可肌内注射胃复安,暂不进食,静脉输液,注意水电解质平衡。饮食以易消化、低胆固醇、低动物脂肪膳食为宜,少食多餐,伴有糖尿病者应控制碳水化合物摄入量,有心力衰竭者应适当限制食盐。

5.硝酸酯类药物治疗　发病早期疼痛及 ST 段明显抬高时,给予舌下含服硝酸甘油继以静脉点滴,用量开始 5～10μg/min,每 5～10min 增加 5～10μg,直到平均压降低 10%,慢性高血压降低 30%,以心率增快 10 次/min 以内为宜。硝酸甘油可减轻 AMI 疼痛程度和持续时间,静脉用药 3～4 天后,根据病情继续服用长效硝酸异山梨酯或长效 5-单硝酸异山梨酯。当存在明显的心动过缓或心动过速、相对血压降低时应避免应用硝酸甘油,因血压下降可进一步导致反射性的心动过缓或心动过速。当下壁梗死并有右室梗死时,硝酸甘油能减低前负荷.降低左室充盈压,可引起血压下降和反射性心动过速,故应慎用或不用。

6.抗心律失常的治疗　室性早搏是 AMI 最常见的心律失常,易诱发室性心动过速和心室颤动导致猝死,首选利多卡因,其他可选用的药物有钾镁制剂、β-受体阻滞剂、胺碘酮、美西律、普鲁卡因酰胺、室安卡因等。发生心室颤动时应立即直流电除颤,同时紧急进行心脏复苏。

7.合并其他疾病的治疗　糖尿病在本病急性期多加重,可用胰岛素加强治疗并同时注意纠正酸中毒,在治疗过程中应避免引起低血糖,保持血糖稍高于正常水平,因低血糖对心肌代谢有不利影响。

在急性期血压过高,使心肌耗氧量明显增加,可使心肌梗死的范围增加,对透壁性心肌梗死可增加心脏破裂的危险,所以在急性期不宜使用降压作用缓慢而作用持久的药物,待心脏情况稳定后如血压仍高者,可服用硝苯地平等药物。

AMI 合并感染常见的主要是肺和泌尿系的感染,应积极应用抗生素控制感染。在坏死心肌组织的吸收过程中病人常会出现体温升高和有关的反应,此时也应适当应用抗生素来预防感染。

(三)AMI 转出 ICU 的指证

1.体温、血压、脉搏和呼吸等生命体征稳定 3 天以上。

2.临床表现,心电图和酶学检查提示心肌缺血、损伤和坏死逐渐恢复。

3.无严重并发症和(或)合并症。

4.无梗死范围扩展和再梗死。

（陈加峰）

第四节　高血压危象

高血压危象一般指血压在短时间内(数小时至数日)急剧升高,舒张压＞130mmHg 和(或)收缩压＞200mmHg,如不能迅速控制将危及生命。死亡原因主要是肾功能衰竭与脑卒中。如接受合理治疗,预后改善病人的 5 年存活率可达 70％。

一般将高血压危象分为两大类。严重高血压伴有新的或进行性神经系统、心血管及肾脏等靶器官损害,须立即给予有效降压治疗,以减轻器官功能不全,这类高血压称高血压急危症;严重高血压不伴有新的急性并发症,允许在 24h 左右控制血压者称高血压急症。

高血压危象涉及的疾病很多,如急性脑卒中、急性左心衰肺水肿、主动脉夹层瘤、急性冠脉综合征、急性肾功能衰竭、围手术期高血压、妊娠子痫或先兆子痫、急进性或恶性高血压、高血压脑病等。

一、临床表现与诊断

1.急进性与恶性高血压　中、重型高血压 3％～4％可发生急进性或恶性高血压,40～50 岁多见,若为肾性高血压,病人更年轻。

(1)临床表现:多发病急剧,症状明显。剧烈头痛,位于枕部或前额,清晨更甚;头晕或眩晕,伴恶心呕吐;视力模糊;一过性意识障碍;心慌,气急等。少数病人血压很高但症状不明显。高血压视网膜病变,如视神经乳头有火焰状出血、渗出物或乳头水肿等改变是恶性高血压特征性改变。若脑、心、肾等靶器官明显受损,则将出现各器官功能不全的相应表现。

(2)诊断:血压在短时间内(几小时至数日)急剧升高。收缩压超过 200mmHg,舒张压超过 130mmHg,一般均以舒张压＞130mmHg 为准。结合上述临床表现可以确诊。

2.高血压脑病

(1)临床表现:常有急进性恶性高血压的临床表现,临床特征性表现与颅内压增高或脑水肿有关。主要为头痛、呕吐、视力模糊、短暂意识障碍或抽搐,视神经乳头水肿、出血及渗出等改变。一般无定位体征,如伴有急性缺血性或出血性脑卒中,则可有相应定位体征。

(2)诊断:血压在短时间内(几小时至几天)急剧升高伴有上述临床表现即可确诊。血压升高幅度、升高速度以及脑血管自我调节机制的个体差异对高血压脑病发病的影响更大。血压＜130mmHg 也可以发生高血压脑病,颅内压增高及脑水肿表现是诊断高血压脑病的主要依据。血压急剧升高,伴头痛、呕吐,眼底检查视神经乳头水肿,缺少神经系定位体征,这些均有助于高血压脑病的诊断。

3.高血压危象某些病因的鉴别诊断

(1)肾动脉狭窄:无明显高血压家族史,腹部一侧听到性质粗糙的血管杂音,持续时间长,腰腹部有外伤史,舒张压升高特别明显,降压药治疗效果欠佳。静脉肾盂造影或核素肾血流图有助鉴别。确诊必须进行腹主动脉造影或选择性肾动脉造影。

(2)嗜铬细胞瘤:阵发性血压升高,怕热多汗,不明原因的体温升高、休克或晕厥,年轻,血压很高,无肾性高血压表现,降压药效果不佳,用 β-受体阻滞剂血压反而更高。测 24h 尿儿茶酚胺及其代谢产物(VMA)或血浆儿茶酚胺测定及 B 超、CT 等检查有助于诊断。

(3)原发性醛固酮增多症:血压很高,四肢无力或下肢瘫痪。心电图示低钾,血钾低而尿钾排出增多。血及尿醛固酮增多。B 超及 CT 检查有助于腺瘤的定位。原发性醛固酮增多症虽有可能引起高血压危象,但也有血压正常者。

二、救治措施

1.急救原则

(1)降低血压:使平均动脉压迅速降低 20%～25%。

(2)最初 48h,降低血压不要太快。舒张压不低于 100mmHg,收缩压不低于 160mmHg,有脑卒中的病人数日内随颅内水肿消退血压会自动下降。

(3)药物选择:选择作用快、副作用小、应用方便的药物,如硝普钠作用快,持续时间短,可随时调整、随时停用;硝酸甘油也可选用。静脉快速利尿剂,可促使血容量进一步下降导致加压反射,不利于血压稳定,如有脑水肿或肺水肿则可应用。β-受体阻滞剂能增加脑血管阻力,减低脑血流灌注。

(4)血压下降后,争取短期内(1～2 天)停止静脉用药,加用口服降压药物。

2.急救措施

(1)硝普钠对小动脉及静脉均扩张,静注后立即起作用,高峰时间 1～2mim 作用持续时间<3min。①剂量:0.3～10μg/(kg·min)。②用法:硝普钠 50mg 加于 500mL 葡萄糖液中,静脉点滴自 15μg/5min 起始,根据监测血压,逐步增加剂量,争取 1h 内,使血压降至 160/100mmHg,并保持此有效剂量,继续静滴 1～2 天,24h 后应加口服降压药物,逐步停用静脉用药。③注意事项:静滴时须避光。输液外渗可产生较强的刺激反应。硝普钠在红细胞中代谢为氰化物,以硫氰酸盐的形式经尿排泄。血浆硫氰酸盐浓度>100mg/L 时,可表现中毒症状,如出汗、乏力、恶心、呕吐、耳鸣、肠痉挛、肌肉抽搐、定向障碍和精神失常等,立即停药并可用羟钴胺或硫代硫酸钠解毒。

(2)硝酸甘油。能同时扩张动脉与静脉,静注后 1～2min 起作用。高峰时间 1～2min,作用持续时间<3min。①剂量 5～300pg/min。②用法:硝酸甘油 40mg 加于 500mL 葡萄糖液中静脉点滴。自 30μg/5min 起始,根据监测血压,逐步增加剂量,争取 1h 内使血压降至 160/100mmHg,并保持此有效剂量,继续静滴 1～2 天,尽早应用口服降压药物,逐步停止静脉用药。③注意事项:滴速过快,可引起头痛、心动过速或呕吐;滴注 12h 后易发生耐药现象,须增加剂量或调换其他药物。

(3)其他可供选择的用药:①尼卡地平:是二氢吡啶类短效钙通道阻滞剂,10～20mg 溶于葡萄糖液 100mL 中静脉点滴,剂量按 0.5～6μg/(kg·min)递增,5min 后出现降压作用,30～60min 达高峰效应。不良反应有心动过速、面部潮红等。有颅内出血或脑水肿者禁用。②酚妥拉明:α-肾上腺素能受体阻滞剂,适用于循环儿茶酚胺增多的高血压危象,尤其是嗜铬细胞瘤病人。降压作用快,持续时间短。先用酚妥拉明 5～10mg 静脉注射(可用葡萄糖液 20mL 稀释),继以 0.2～2mg/min 静脉滴注。③拉贝洛尔:β-受体阻滞剂,兼有 α-肾上腺素能阻滞作用。50mg 加入 20mL 葡萄糖液稀释后,以 5mg/min 的速度缓慢静注。间隔 15min 可重复用药,总剂量不超过 150mg,心功能不全者慎用。④阿方那特:是伴有主动脉夹层动脉瘤的高血压危象的最佳选用药物。按 0.5～5mg/min 静脉点滴,5～10min 后血压开始下降,停药后作用持续时间为 5～10min。该药可产生直立性低血压、排尿及排便困难等副作用。主动脉夹层动脉瘤在应用阿方那特同时,可加用受体阻滞剂。⑤硫酸镁:妊娠子痫者选用,必要时加用拉贝洛尔。忌用硝普钠及血管紧张素转换酶抑制剂。

3.各种高血压急症治疗的药物选择

(1)急进型恶性高血压:首选硝普钠,其次可选用低压唑或柳胺苄心定。慎用减少肾血流量降压药,如β-受体阻滞剂、利尿剂及长压定等;老年病人尤其是既往有一过性脑缺血或脑卒中的老年病人更应谨慎。

(2)高血压脑病:治疗目标为在1~2h内将舒张压降至100mmHg,治疗中要密切观察血压动态变化和神志改变。用药基本同急进型恶性高血压。但血管扩张剂肼苯达嗪等应慎用,以免增加脑血流量,加重脑水肿。能通过血脑屏障的对神经系统有抑制作用的降压药,如可乐定、甲基多巴、利血平也要禁用,以免干扰神志观察。

(3)高血压合并左心衰竭:高血压引起心源性肺水肿时,迅速降压最为重要,一旦血压降至安全水平,则临床症状迅速得以控制。选用药物同急进型恶性高血压,静脉给药。将血压降至平日血压低限后改服钙离子拮抗剂、转换酶抑制剂或其他血管扩张剂,可与利尿剂联合使用;酌情使用洋地黄制剂,血压下降后即可停用洋地黄。慎用β-受体阻滞剂。

(4)高血压合并急性冠状动脉供血不足:首选硝普钠、硝酸甘油,柳胺苄心定也可选用。利血平还有镇静及减慢心率的作用,是此型较理想的降压药,禁用或慎用肼苯达嗪。因其反射性导致心率增快、心输出量增加而使心肌耗氧量增加。

(5)高血压合并颅内出血:需尽快控制血压以防进一步出血,但降压过低过快也影响脑供血,一般主张仅在血压>200/130mmHg时方考虑在严密血压观测下降压。既往血压正常者降至160/95mmHg左右,慢性高血压病人降至180/105mmHg左右。硝普钠为首选药物,低压唑与柳胺苄心定因能使血压突降且持续时间长,故不宜用。利血平和甲基多巴可抑制神经系统,影响临床观察。用肼苯达嗪后发生头痛、呕吐,易与病情混淆。

(6)高血压合并脑梗死:大多数脑梗死病人随病程的发展血压会自动下降,一般不予降压处理。

(7)高血压合并急性主动脉夹层动脉瘤:应立即在监测下静脉降压治疗,在15~30min内使血压降至收缩压100~120mmHg,平均动脉压小于或等于80mmHg。不能控制血压和(或)疼痛是预后不良的征兆。首选药为阿方那特,肌内注射利血平,需配伍β-受体阻滞剂以降低心肌收缩力及心率,控制心率在60次/min左右。肼苯达嗪因增加心率、心输出量及压力变化率而禁用。

三、监测与护理

1.降压的速度及程度　一般根据治疗前的血压水平,使收缩压下降50~80mmHg,舒张压下降30~50mmHg,最初48h内血压降低幅度不能超过治疗前平均动脉压的25%。对急性主动脉夹层动脉瘤、嗜铬细胞瘤或使用单胺氧化酶抑制剂的病人出现急性高血压时,若肾功能正常,无心脑血管疾患,可将收缩压降至110~120mmHg。急进性恶性高血压、急性脑卒中、颈动脉阻塞、一过性脑缺血发作史及老年病人较易在迅速降压中发生冠状动脉和脑动脉供血不足,血压降低的幅度须更小些,甚至暂停降压。血压降至初步目标后应维持数天,在1~2周后可酌情逐渐将血压降至正常。

2.合理选择降压药物　选择药物的依据:①高血压急症的类型;②心、脑、肾功能状态;③是否合并其他疾病(如血管病变);④降压药物的药代动力学及其作用时间;⑤药物的副作用。

3.注意事项　①硝普钠是治疗高血压急症的首选药物。节后神经元抑制剂利血平、胍乙啶、萝芙木碱在高血压急症治疗中效果差而副作用大。②除吲哚洛尔和醋丁洛尔,大多数β-受体阻滞剂缺乏内在拟交感作用,故对血液动力学有不利的影响,降低心率、心输出量,影响心、脑、肾的血供,除主动脉夹层动脉瘤外,β-受体阻滞剂不宜使用。③除非有明确指证(如充血性心力衰竭和肺水肿),高血压急症早期治疗阶段常常伴有血管内容量不足,故不应使用利尿剂。经过几天非利尿性降压治疗后,血容量可恢复正常甚至出现高容量状态,可加用小剂量利尿剂,增强降压效果。④避免同时给予多种静脉和(或)口服药物以免血压骤降。

(陈加峰)

第五节　危及生命的心律失常

危重患者心律失常的原因常常是多方面的,但诱发因素通常由于缺氧、大量儿茶酚胺释放、电解质紊乱或缺血引起的短暂的内环境紊乱。心律失常对患者的影响取决于心律失常的类型,心脏的基本功能和心律失常时间的长短。心律失常可以导致病情恶化,但病情恶化常常合并其他原因。处理心律失常时需要明确的目标应该是治疗患者,而不是治疗心律失常本身。

一、心室率增快型心律失常

出现快速型心律失常首先要明确:患者生命体征是否稳定(是否存在休克、肺水肿、心绞痛等);快速型心律失常是否是不稳定的原因。

室性心律失常或室上性心律失常心室率＞150/min对危重患者而言是致命的。心脏舒张功能不全的患者出现心房纤颤可以导致舒张期灌注减少,心排血量下降。

窦性心动过速或多源性房性心动过速一般是血容量减少、慢性肺病等基本病变的表现,一般不需要抗心律失常药物治疗。

1.血流动力学稳定的 QRS 增宽型心动过速　QRS 增宽型心动过速包括:①室性心动过速及室颤;②室上性心动过速合并束支阻滞或室内差异性传导;③房颤合并旁路顺行性传导。

常规检查包括检查电解质、酸碱平衡、氧合状态,检查中心静脉导管的位置(导管尖端过深可以引起心律失常),检查 12 导联心电图(特别要注意 Q-T 间期是否正常)

区别 QRS 增宽型心动过速是室性还是室上性非常困难。心电图上存在融合波或心室夺获是房室分离的证据,高度提示是室性心动过速。不是所有室性心动过速都引起血流动力学紊乱。根据血流动力学是否紊乱区分室上性或室性心动过速是临床常见的错误,诊断错误可能会导致错误的或危险的治疗。用治疗室上性心动过速的药物治疗室性心动过速可以导致血流动力学恶化,甚至诱发室颤或心室停搏。由于80%的 QRS 增宽型心动过速是室性心动过速,除非有确切的证据,QRS 增宽型心动过速就应该当作室性心动过速处理。不能区别 QRS 增宽是室性还是室上性,如果血流动力学稳定,正确的治疗应该用胺碘酮(对室性和室上性都有效)、利多卡因(对室性有效)、心脏转律等。

2.非持续性(＜30s)单型性室速　很少需要抗心律失常治疗。处理包括常规检查、撤除血管活性药和升压药、纠正电解质紊乱。

3.持续性单型性室速　几乎仅出现在存在心脏病、冠状动脉疾病、扩张型心肌病等基本疾病的患者。即使可逆因素已经去除,复发率也非常高。合并左室功能不全时预后很差。处理:

(1)如果血流动力学不稳定:非同步电转律。

(2)如果血流动力学稳定:胺碘酮或急性期抗心律失常起搏器。长期治疗需要体内心脏转律除颤仪。

4.多型性室速　没有必要区分持续性或非持续性,因为非持续性很快就会进展为持续性,持续性多型性室速很快会进展为室颤,治疗方法也是一样的:立即非同步电转律。恢复窦性心律后要立即检查 Q-Tc 间期。Q-Tc 间期超过 460ms 的多型性室速就是尖端扭转型室速。Q-Tc 间期正常的多型性室速一般是缺血引起的(除非有其他原因的确切证据)。单纯电解质紊乱一般不会引起多型性室速(除显著降低外)。

急性心肌梗死早期(48h 内)的多型性室速或室颤不是预后不良的指标,很少需要长期治疗。急性心肌梗死晚期的多型性室速或室颤预示预后不良。

(1)急性心肌梗死患者出现多型性室速时的处理:①如果可能撤除儿茶酚胺类药物;②抗心绞痛治疗,特别是 β 阻滞药、血管再通、主动脉内球囊反搏等;③如果不能进行以上治疗,需要静脉用儿茶酚胺或利多卡因。

(2)获得性 Q-Tc 间期延长的原因:①电解质紊乱(低钾、低镁);②低温;③药物:Ⅰ、Ⅲ类抗心律失常药物、抗生素(红霉素、酮康唑)、三环类抗抑郁药;④颅内出血;⑤传导阻滞合并心动过缓。

(3)尖端扭转型室速的治疗:①去除诱发因素;②15min 内静脉补镁 5~10mmol(即使血镁正常);③异丙肾上腺素或快速室内起搏。

5.阵发性室上性心动过速　如果没有颈动脉杂音或颈动脉狭窄,可以试用颈动脉窦按摩。无效时试用 ATP 10mg 快速静脉注射,必要时再用 20mg 静脉注射。(哮喘或严重冠心病时禁用 ATP)。

6.心房颤动　心房颤动是 ICU 最常见的心律失常。存在基础心脏疾病是主要易发因素。心房颤动超过 48h 脑栓塞的风险增加,需要抗凝治疗。

(1)易发因素:年龄超过 60 岁、电解质紊乱、心脏手术、存在基础心脏病、心房增大或心房内压增高、COPD 等。

(2)治疗:①纠正低钾或低镁(血钾浓度要求达到 4.5mmol/L);②胺碘酮:10min 内静脉注射 150mg,静脉泵入 1mg/min,6h 后 0.5mg/min 维持。既可以转律,也可以控制心室率;③镁、β 阻滞药、地尔硫草等可以控制心室率;④地高辛:主要用于治疗心功能不全患者的心房纤颤,应激状态下儿茶酚胺分泌增多时无效。

7.多源性房颤　多源性房颤常常出现在呼吸性疾病、充血性心功能不全、缺氧等患者。

(1)特征:①3 个以上形态不同的非窦性 P 波;②心房率 100~130/min;③存在不同程度的房室传导阻滞。

(2)加重因素:低钾、低镁、低钠、使用地高辛或氨茶碱中毒等。

(3)治疗:①直流电转律无效;②需要治疗加重因素;③一般不需要特殊治疗,心率过快时可以使用美托乐尔、维拉帕米、胺碘酮等。

二、心室率减慢型心律失常

心室率减慢型心律失常指心率<60/min 的心动过缓。

1.原因

(1)窦房结功能不全(窦性心动过缓、窦性停搏)。

(2)房室结功能不全(一、二、三度房室传导阻滞)。

(3)迷走神经过度兴奋:插管、吸痰、颅内压增加、排尿、通便、呕吐等。

(4)外源性原因:药物(抗心律失常药物)、电解质紊乱、甲状腺功能低下、脓毒症。

(5)特殊感染(心内膜炎)、急性心肌梗死(下壁心肌梗死导致的房室传导阻滞常常是短暂的,前壁心肌梗死导致的房室传导阻滞常常是不可逆的)。

2.治疗　如果血流动力学稳定一般不需要特殊治疗。以下情况需要立即纠正电解质紊乱并进行特殊治疗:室性停搏、有症状性房室传导阻滞、有症状性窦性心动过缓(低血压、缺血、心室逸搏)。治疗的主要方法有:

(1)阿托品:静脉注射 1mg(每 3～5min 重复 1 次,总量不超过 3mg)。

(2)异丙肾上腺素:0.5～10μg/min,缺血性心脏病时慎用。

(3)起搏器。紧急经皮起搏的适应证:①室性停搏;②引起血压降低的心动过缓对药物治疗没有反应;③莫氏Ⅱ型房室传导阻滞;④三度房室传导阻滞;⑤双束支阻滞(左右束支阻滞交替出现或右束支阻滞合并左前分支阻滞和左后分支阻滞交替出现);⑥新发的或衰老引起的双束支阻滞(左分支阻滞、右分支阻滞合并左前分支或左后分支阻滞)合并一度房室传导阻滞。

经皮起搏常常使患者很不舒服,特别是使用时间较长时。因此经皮起搏常常仅用于预防性或短期使用。将要进行进一步起搏或可能需要长期起搏的患者常需要先进行经皮起搏。

(杨晓红)

第六节　门静脉高压症

一、门静脉高压症

门静脉的血流受阻、血液淤滞时,门静脉系统压力增高,临床上表现为脾肿大和脾功能亢进、食管胃底静脉曲张和腹水等,具有这些症状的疾病称为门静脉高压症。正常门静脉压力一般为 13～24cmH$_2$O,当形成门静脉高压症时,压力大都增至 30～50cmH$_2$O。

【诊断标准】

1.临床表现

(1)症状:脾肿大,脾功能亢进;门-体侧支循环建立和开放;上消化道出血和腹水是门静脉高压症的主要临床表现。肝功能减退的临床表现常为伴随症状。询问病史时,应注意有无肝炎、血吸虫病、黄疸、药物中毒、消化不良、消化道大出血等病史;有无酗酒嗜好;有无鼻出血、牙龈出血、女性患者月经过多病史。

(2)体征:查体时可能发现患者有肝病面容、黄疸、肝掌、蜘蛛痣。可以存在腹壁静脉曲张,如存在则应注意其血流方向(对病因诊断有助),脐周可闻及静脉杂音。患者可有肝脏肿大或萎缩,脾肿大,有腹水时可能有移动性浊音阳性。双下肢可以出现浮肿或静脉曲张。

(3)实验室检查:①血常规:脾功能亢进时,血细胞计数减少,以白细胞计数降至 3×10^9/L 以下和血小板计数降至 80×10^9/L 以下最为明显。②肝功能检查:血浆白蛋白降低,球蛋白增高,白/球比例倒置,部分患者还存在血清胆红素、转氨酶增高。③凝血分析:凝血酶原时间延长,凝血酶原活动度降低,纤维蛋白原定量降低。④其他:肝炎病毒指标、甲胎蛋白、自身抗体检测等。术前应测定肝炎病毒 DNA 和 RNA 定量。

(4)辅助检查:①彩色超声多普勒:了解门静脉系统情况,其血流方向,血流量,有无血栓形成;肝动脉血流量代偿增加情况,检查肾静脉情况及下腔静脉情况。了解肝、脾的大小,有无肝硬化、腹水及其严重程度。有无并发肝癌。②放射学检查：上消化道钡餐观察有无食管胃底静脉曲张，了解病变范围和程度。有无合并消化性溃疡。有条件时可行肝静脉造影并测定肝静脉楔入压，可区别窦前或窦后梗阻，术前间接评估门静脉压力。③CT检查：了解肝脾的病变情况，显示侧支循环，有无和并其他肝脾病变，尤其是肝癌。了解下腔静脉有无阻塞狭窄，门静脉系统内有无血栓形成。有条件时测量肝体积用于术前评价。④核素心肝比值测定：是目前术前唯一无创性的测量门静脉压力的方法，有条件时可采用。⑤纤维胃镜检查：直视下观察食管胃底曲张静脉的程度和范围，用于明确诊断，评估曲张静脉破裂出血的危险性，且可测量曲张静脉压力。急性大出血时可进行紧急硬化剂注射止血和预防再出血。了解胃底曲张静脉情况，有无门静脉高压性胃病及其严重程度等。⑥肝脏储备功能测定：吲哚氰绿（ICG）法进行肝脏储备功能评价，用于术前对患者的肝功能状态进行综合评估。⑦细针穿刺肝活检：必要时用于术前明确肝硬化及其类型。

2.诊断及鉴别要点　　主要根据肝炎和血吸虫病等肝病病史和脾肿大、脾功能亢进、呕血或黑便、腹水等临床表现，结合实验室和影像学检查，一般诊断并不困难。当出现急性大出血时，应注意与其他原因的出血相鉴别。

【治疗原则】

门静脉高压症外科治疗的目的是针对食管胃底曲张静脉破裂引起的大出血和预防再出血，治疗顽固性腹水。单独因为脾功能亢进而进行手术的指征不强烈。保肝治疗的目的是创造条件，使患者平安渡过围手术期。失代偿期肝硬化的治本措施是肝移植。

1.并发急性大出血时的治疗

(1)建立有效的静脉通道，扩充血容量，采取措施监测患者生命体征。

(2)药物止血：常用药物有垂体后叶素，三甘氨酰赖氨酸加压素和生长抑素类药物。①垂体后叶素一般剂量为20U溶于5％葡萄糖溶液200ml内，20分钟内静脉滴注完毕。合用某些α受体阻滞剂如酚妥拉明或硝酸脂类药物可提高疗效。②生长抑素类药物疗效比较可靠，首次剂量250μg静脉冲击注射，以后静脉微量泵控制注入。生长抑素8肽衍生物（奥曲肽）1mg溶入38ml生理盐水，24小时均匀输注，连续2～5天。

(3)三腔两囊管压迫止血，是一种有效的暂时止血手段，使用时安置方法必须正确，严格按照操作规范进行，需注意误吸和窒息等严重并发症。

(4)内窥镜下硬化剂注射，曲张静脉套扎术，曲张静脉栓堵术：初步止血措施奏效后可选择采用，同时对明确出血的部位和原因有助。

(5)经以上处理后，出血停止，则积极保肝治疗，根据对患者的血液动力学评价结果、门静脉高压症的类型、肝功能储备情况，选择适当的手术类型择期手术。

(6)如患者以往有大出血的病史，或本次出血来势凶猛，出血量大，或经短期积极止血治疗，仍有反复出血者，应考虑急诊手术止血或行经颈内静脉肝内门体分流术（TIPSS）。急诊手术止血以贲门周围血管离断术为首选。

2.择期手术预防再出血　　行门体静脉分流术或贲门周围血管离断术是治疗本病的主要措施。术前肝功能的储备功能直接关系到手术的成败。术前积极保肝治疗十分必要。对门静脉高压症患者进行综合评价是术前准备的重要环节。

肝功能的评价通常采用国际通用的Child-Pugh分级。A级和B级的手术耐受力良好，C级的手术耐受力不良，需慎重选择手术，或转行硬化剂注射疗法或曲张静脉套扎治疗（表3-1）。

表 3-1　门静脉高压症患者肝功能 Child-Pugh 分级标准

项目	异常程度得分		
	1	2	3
血清胆红素(mmol/L)	<34.2	34.2～51.3	>51.3
血清白蛋白(g/L)	>35	28～35	<28
凝血酶原时间延长(s)	1～3	4～6	>6
腹水	无	少量,易控制	大量,不易控制
肝性脑病	无	Ⅰ～Ⅱ级	Ⅲ～Ⅳ级

注:A 级:5～6 分;B 级:7～9 分;C 级:10 分以上

如患者的门静脉血流量大,肝动脉代偿良好,肝功能分级为 Child-Pugh A 级,门静脉压力升高明显,可选用各种门体分流术。如非选择性的脾肾静脉分流术、脾腔静脉分流术、门腔静脉分流术、肠腔静脉分流术;限制性门腔静脉分流术,人工血管门腔静脉搭桥分流术;选择性分流的 Warren 手术、冠腔静脉分流术。分流手术共有的弊端是术后门-体分流性脑病有一定发生率。

门奇断流术较门体分流术应用渐多,手术操作相对简单,创伤较小。如肝功能 Child-Pugh A 级或 B 级一般均能良好耐受手术。贲门周围血管离断术是目前国内手术治疗门静脉高压症的主流术式。除贲门周围血管离断术外,食管下端胃底切除术,胃冠状静脉栓塞术也有应用。联合手术(分流术＋断流术)远期疗效好,但手术创伤大。

3.术后处理要点　除术后注意维持水和电解质平衡、补充热量、纠正凝血紊乱、预防感染等措施外,无论是行门体分流术还是门奇断流术,均应注意术后患者的肝功能变化,留意转氨酶、胆红素、凝血功能的变化,有无严重腹胀、大量腹水形成等临床表现。这些临床征象可能提示肝功能的恶化,除术前患者肝脏储备功能不佳可能导致出现这些征象外,尤应注意有无并发门静脉系统血栓形成或者病毒性肝炎转为活动性。超声多普勒或增强 CT 检查门静脉系统以除外门静脉系统内血栓形成;复查肝炎病毒 DNA 定量,检测患者凝血功能变化可以及时发现肝炎病毒活动,并可早期进行抗病毒和抗凝治疗干预。术后 2～3 天患者情况稳定后,给予低分子肝素可以减少门静脉系统血栓形成的发生。一旦发现术后患者的肝炎病毒 DNA 复制活跃,即应进行抗病毒治疗。

4.几种特殊情况的手术选择

(1)合并脾功能亢进的治疗:单独因为脾功能亢行脾切除术的指征不强烈。合并出血史者,加做断流术或门体分流术。

(2)合并顽固性腹水的治疗:腹腔静脉转流术或门腔分流术,后者分流性脑病发生率高。

(3)终末期肝硬化是肝移植的适应证,远期疗效满意,有条件时可以采用。

二、布-加综合征

布-加综合征(BCS)指不论发生在什么水平或由什么原因所引起的肝静脉流出道和(或)肝段下腔静脉梗阻,而引起的下腔静脉高压、门脉高压及肝功能损伤的一类临床表现复杂的疾病。分为原发和继发两种:前者指肝静脉或下腔静脉终末段血栓或隔膜形成;后者指这些静脉受良性或恶性肿瘤、脓肿、囊肿等外压或受侵润从而产生的一系列症状。依病变部位不同,表现为门静脉高压症候群和下腔静脉高压症候群,或两者同时存在。

【诊断要点】

1.症状及体征

(1)门静脉高压症候群:门体侧支循环建立和开放,呕血,柏油样便;肝肿大,腹水;脾肿大及脾功能亢进。

(2)下腔静脉高压症候群:双下肢静脉曲张,色素沉着,皮肤溃疡经久不愈,严重时双小腿皮肤呈树皮样变。胸腹壁,腰部静脉曲张,血流方向向上。

2.辅助检查

(1)B型超声或彩色超声多普勒:诊断本病的首选检查,准确率90%以上。可显示肝静脉和下腔静脉的狭窄段。

(2)上下腔静脉联合造影:可清楚地显示病变部位、阻塞程度、类型和范对治疗具有指导意义。

(3)经皮经肝穿刺肝静脉造影:显示肝静脉有无阻塞。

(4)CTV 和 MRV:对诊断有一定意义,不如(2)、(3)准确。

【治疗原则】

同时缓解门静脉高压和下腔静脉高压的方案为最佳,两者不能兼顾时,则首先针对门静脉高压及其引起的并发症,其次处理下腔静脉阻塞所致的不良后果。随着介入技术的提高,血管腔内治疗越来越成为本病的首选治疗方案。

1.对于下腔静脉狭窄、完全膜性阻塞、膜性阻塞伴小孔或短段阻塞,又无下腔静脉新鲜血栓者、肝静脉出口狭窄者,可行下腔静脉破膜球囊扩张血管成形或狭窄段扩张和(或)支架置入术,以及肝静脉球囊扩张成形术。对于破膜扩张成功后,如遇下腔静脉严重弹性回缩,又无血液高凝等支架置放禁忌证者,可考虑行支架置入术。

2.对于肝静脉出口部闭塞、下腔静脉长段闭塞或狭窄、下腔静脉及肝静脉开口联合病变的患者,尤其是介入治疗失败的患者,可选择经胸根治术,直视下切除下腔静脉和(或)肝静脉开口病变,辅以血管成形术。

3.经皮颈静脉肝内门体分煎术(TIPS)和各种外科门体分流术未能有效延长患者术后生存期,目前已逐渐被放弃。

4.并发肝功能衰竭、肝昏迷或继发严重肝硬变时,肝移植是唯一有效的方法。

(刘明见)

第四章　消化系统疾病

第一节　急性上消化道出血

上消化道出血是指屈氏韧带以上的消化道,包括食管、胃和十二指肠、胆道和胰腺部位疾病引起的急性出血。在数小时内失血量超过 1000mL 或循环血量的 20% 者为大出血。临床以呕血和(或)黑粪为其特点,往往伴有因血容量的减少而引起的急性周围循环衰竭。

上消化道出血的病因很多,较常见者有:消化性溃疡、急性胃黏膜病变、食管胃底静脉曲张和胃癌等。

对任何一个上消化道出血的病人,临床医师需要做的工作是:①估计出血的严重程度;②判断是否继续出血以及止血后再出血的可能性;③应用最方便、最有效的方法止血;④及时给予全身支持疗法;⑤尽可能及时作出出血的病因和定位诊断,并治疗基础病变。

一、临床表现

(一)临床症状体征

1.呕血与黑便　此为上消化道出血特征性表现,幽门以下病变出血常表现为黑便,幽门以上病变出血常表现为呕血和黑便。若出血量大、速度快,血液在胃内停留时间短,则呕出鲜血或血块;若出血量少、速度慢,血液在胃内停留时间长,呕出物呈咖啡色。一次出血量达 50~70mL 即可出现黑便,若出血量大、速度快,肠蠕动功能强,血液在肠道内停留时间短,则排出暗红色稀便;若出血量小,速度慢.血液在肠道内停留时间长,则排出黑便。由于肠道内细菌作用使血红蛋白中铁与硫化物结合,形成硫化铁,致黑便呈柏油样。

2.失血性外周循环衰竭　上消化道出血量较大、失血较快者,短时间内引起血容量急剧减少,回心血量不足,心输出量降低,引起头晕、心悸、出汗、恶心、口渴、黑蒙、晕厥等症状,病人往往有便意,在排便或便后起立时晕厥倒地。如出血量过大,出血不止或未及时补足有效血容量,即可导致机体组织灌注不全、重要脏器灌注缺乏,以致产生组织细胞缺氧和代谢性酸中毒,进而造成不可逆性休克,甚至死亡。

3.发热和氮质血症　上消化道出血病人一般会在 24h 内发热,通常不超过 38.5℃,可持续 3~5 天。上消化道出血后,血液中尿素氮一般在数小时内开始升高,24~48h 可达高峰,多不超过 14mmol/L。此外,出血后外周循环衰竭,引起肾血流量减少,肾小球滤过率下降,亦是造成气质血症的一个原因。

4.贫血 消化道大量出血后均有失血性贫血。

5.溃疡病 出血前往往疼痛发作或加剧,出血后疼痛可减轻或消失。

(二)辅助检查

1.实验室检查

(1)消化道出血早期,红细胞计数、血红蛋白、红细胞压积可无变化,一般大出血3～5h可出现明显贫血血像。急性出血早期白细胞、血小板计数迅速增高,而肝硬化者白细胞、血小板计数则不增高或偏低。

(2)大便隐血(OB)试验阳性。

(3)肝功能、血液尿素氮、肌酐等异常结果有助于相应病因诊断。

2.内镜检查 于消化道出血后24～48h内行急诊内镜检查,有助于迅速对出血部位及病因作出正确诊断,同时可在内镜下行喷药、硬化剂注射、套扎等止血措施。

3.X线钡餐检查 一般应在出血停止、病情稳定后进行。

4.选择性动脉造影检查 对内镜检查未发现出血,或有严重心、肺疾病不适宜进行内镜检查,但仍有活动性消化道出血的病人,可作选择性动脉造影,根据造影剂外渗的部位可显示具体的出血来源及判断病因。

5.放射性核素显像检查 应用静脉注射^{99m}锝标记的红细胞或^{99m}锝硫胶体后作扫描核素显像,探测标记物从血管外溢,据以发现活动性消化道出血部位。

二、诊断与鉴别诊断

(一)诊断

根据详细病史,进行全面体格检查,选择正确的辅助检查,诊断不难。需早期识别消化道出血,并对出血程度加以估计,对出血部位和病因加以判断。

1.消化道大量出血或继续出血的迹象:①反复呕血,甚至呕血转为鲜红色,黑便次数增多,粪质稀薄,呈暗红色血便,伴有肠鸣音亢进;②出现外周循环衰竭表现,经输血补液未见明显改善,或一度好转后又恶化,中心静脉压持续下降,或经快速输血补液短暂稳定后又趋下降;③红细胞数、血红蛋白量、红细胞压积急速下降,或补充血液后仍持续下降;④在补液量和排尿量足够的情况下,原无肾脏疾病者血尿素氮持续升高。

2.消化道出血程度的估计主要应根据因血容量的减少所致的外周循环衰竭表现,结合对血压、脉搏的动态观察进行。一般轻度出血的失血量占全身总血量的10%～15%,成人失血量小于500mL;中度出血的失血量占全身总血量的20%左右,成人失血量在800～1000mL;重度出血失血量占全身总血量的30%以上,成人失血量大于1500mL。

3.对消化道出血部位和病因的判断应结合临床表现和有关辅助检查综合分析。消化性溃疡合并出血一般有消化性溃疡的症状和体征;食管、胃底静脉曲张破裂出血往往有肝硬化所致的肝功能损害和门脉高压表现;胃癌并出血可存在恶病质、贫血情况;胆道出血在呕血、黑便的同时可伴剧烈上腹痛和寒战、发热、黄疸;下消化道出血则常有大便习惯改变及腹泻、便秘、里急后重、肛门痛、体重减轻等表现。

（二）鉴别诊断

1.呕血与咯血应加以鉴别　见表 4-1。

表 4-1　呕血与咯血的鉴别要点

项目	呕血	咯血
出血基本病因	消化系统疾病	呼吸系统疾病
出血方式	呕出	咯出
出血伴随症状	上腹部不适或疼痛、恶心、头昏、晕厥	喉部瘙痒、咳嗽、胸闷
出血物性状	棕褐色、咖啡样、常有食物残渣	鲜红色、有泡沫及痰液
出血物酸碱性	酸性	碱性
黑便情况	伴黑便	不伴黑便（咯出血液被吞下则伴随黑便）

2.假性呕血、假性黑便鉴别　①鼻出血、拔牙、扁桃体切除，以及进食禽畜血液后亦可出现黑便，注意鉴别；②口服某些药物，如铁剂、铋剂、骨炭等后，大便亦可呈现黑色，但隐血试验阴性。

三、救治措施

1.积极补充血容量　消化道大量出血的病人应迅速补充血容量，尽快用大号针进行静脉输液，或经锁骨下静脉穿刺输液，同时监测中心静脉压。开始宜快速输液，用生理盐水、林格液、右旋糖酐、706 代血浆或血浆，并应尽早足量输入全血，对肝硬化病人宜输新鲜血，同时需特别注意保持水、电解质平衡。

2.止血。

（1）插入胃管给予冰盐水或冰水洗胃。

（2）药物止血治疗。①去甲肾上腺素 8mg 加入 100mL 生理盐水中，分次口服或作鼻饲灌注或滴注，使局部血管收缩，并减少胃酸分泌。②质子泵抑制剂奥美拉唑、兰索拉唑具有强大的抑制胃酸分泌作用，可使胃液酸度接近于中性，并能使出血局部形成血栓而具止血作用。奥美拉唑初始静脉用量 40mg，然后以 40mg/12h 维持。③组胺 H_2 受体拮抗剂西咪替丁、雷尼替丁、法莫替丁，可与壁细胞上 H_2 受体结合而竞争性地抑制组胺对壁细胞泌酸的刺激作用，使胃内 pH 值提高，促进止血。西咪替丁初始静脉内用量 0.2g，然后以 0.2g/4h 维持。雷尼替丁初始用量 50mg，然后以 100mg/8h 维持。④硫糖铝能在胃黏膜表面形成保护层，不被人体吸收，以 2g 溶于 10mL 水中胃管内灌注。氢氧化铝凝胶提高胃内 pH 值，保护黏膜，亦可经胃管灌注。⑤立止血能增加血小板粘附力和凝聚力，促进出血部位形成白色血栓，以 1kU 静脉注射或肌内注射，24h 内可重复肌内注射，如未完全止血，次日再肌内注射 1kU。凝血酶能促使纤维蛋白原转变为纤维蛋白而起止血作用，以 4000～8000U 溶于 30～60mL 冰盐水中胃管灌注。⑥生长抑素可抑制胃泌素和胃蛋白酶的分泌，进而起到抑酸与保护黏膜作用，有助于消化道止血，初始以 250μg 静脉滴注，然后每小时静脉滴注 100～250μg，可连续应用 4～12h。⑦前列腺素有助于止血，酚磺乙胺（止血敏）、氨甲环酸（止血环酸）、6-氨基己酸、氨甲苯酸（对羧基苄胺）以及中药云南白药、三七等亦有止血作用。

（3）纤维内镜直视下止血。可经内镜在局部喷洒 1%去甲肾上腺素或 5%孟氏溶液，也可局部喷洒凝血酶。还可在内镜下进行局部电凝止血、激光止血、微波止血等。

3.食管胃底静脉曲张破裂出血的治疗措施

（1）垂体后叶素：可使内脏小动脉收缩以降低门静脉压力，对食管胃底静脉曲张破裂出血有止血效果。常用垂体后叶素 20U 加入 5%葡萄糖液 200mL 内静脉滴注，0.5～1h 滴完，必要时每 6h 重复使用一次，每日不超过 3 次。

（2）气囊压迫止血：可直接压迫出血静脉达到止血目的，该法止血有效率为 40%～90%，但有损伤食管、压迫呼吸道等并发症，24h 内发生再次出血率也较高，可达 50%。使用前应检查气囊有无漏气、管道是否通气。抽净气囊内气体，管壁涂液体石蜡，从鼻腔插入达 65cm 处（测量时因人而异，从嘴角至乳突再至剑突下的距离）。胃管抽出胃液表示管端已达胃腔，此时向囊内注入 250～300mL 空气，钳夹胃囊管。向外牵拉有阻力感，通过滑车装置牵拉（可使用含 200～300mL 液体的盐水瓶保持重力）。由于胃底压迫可使贲门静脉回流障碍，因此食管囊不一定要压迫。牵拉压迫期间可通过胃管抽吸检查有无新鲜出血，每隔 12h 应解除牵拉，出血停止后放气观察 24h 后拔管。注意拔管前要将囊内气体抽尽，并服 20mL 液体石蜡。期间可于胃管内注入含去甲肾上腺素的冰盐水（80mg/L）。

（3）内镜下治疗：是近年来控制出血常用的有效方法，一般在生命体征稳定后进行。方法包括硬化疗法（EVS）、皮圈结扎术（EVL）、组织黏合剂注射治疗等。EVS 是通过内镜下注射硬化剂使曲张血管发生栓塞的方法。常用的硬化剂为 5% 鱼肝油酸钠或 1% 乙氧硬化醇。一般在出血的近处静脉注射，每点注射 2～3mL，每次 1～4 点，也可在曲张静脉旁黏膜下注射，每次约 0.5mL。注射部位如有少量出血，可用准备好的去甲肾上腺素盐水喷洒止血。间隔 1 周左右可重复注射。EVL 主要用于有明显静脉曲张的择期治疗，但伴有严重的胃底静脉曲张或肝肾功能障碍者须慎用。术前可先给予生长抑素类药物降低门脉压力，术后禁食 24h，以后给予流质饮食。由于术后 1 周皮圈脱落局部易形成溃疡出血，因此术前要了解凝血功能是否正常，并注意纠正低蛋白血症。组织黏合剂注射是利用组织胶与血液接触后即时聚合反应，快速固化水样物质使血管闭塞控制出血的方法，主要用于胃底静脉曲张破裂出血的治疗。应用的组织胶一般属 α-氰丙烯酸酯类胶，包括国产的 D-TH（α-氰丙烯酸正丁辛酯）和德国的 Histoacryl（N-丁基-2-氰丙烯酸酯），应用时均须防止注射针及内镜钳道堵塞。

内镜下止血已成为治疗食管静脉曲张破裂出血的重要措施，特别适合年老体弱、肝功能差不适合手术治疗者，或已经做手术而紧急处理者。EVL 因其安全有效且易于操作，可作为食管静脉曲张破裂出血的首选疗法，但对于轻度静脉曲张或硬化剂治疗后的病例，EVL 不易成功且圈套易于滑脱。EVS 和组织胶注射治疗风险相对较大，如注射过程中易产生拔针后针眼喷血、异位栓塞或因溃疡形成的瘢痕收缩而引起食管狭窄。药物治疗对创造止血间隙有重要意义，可明显提高内镜止血效果。

（4）血管介入治疗：经颈静脉门体分流术（TIPS）是指通过放射介入技术在肝内门静脉和肝静脉间建立分流通道并放置永久性金属支架的治疗方法，对降低再出血有显著疗效。由于该法可使大量门静脉血直接流入体静脉，因此可迅速降低门脉压，但也可因此而诱发肝昏迷。其并发症包括操作不慎引起的感染、腹腔内出血、胆道损伤等。TIPS 可免除麻醉、手术对病人的打击，无明显出血，无腹水丢失，而止血效果不亚于开腹分流术，因此可使病人安全渡过出血危险期，为日后择期进行其他治疗创造条件，但不适合伴门静脉阻塞性病变、肝功能严重损害、心肾功能不全的病人。部分病例术后易出现支架狭窄、堵塞或滑脱易位，可用彩色超声多普勒检查，一旦确诊须行球囊扩张术。经皮肝穿胃冠状静脉栓塞是直接栓塞曲张的胃底和食管静脉的治疗方法，相当于外科断流术，但有创伤小、曲张血管栓塞较完全的优点，可用于急性出血期，亦可择期进行。选择性脾及胃左动脉栓塞术主要是通过部分脾栓塞减少门脉血流量、抑制脾亢、提高血小板和白细胞水平。该法虽不能直接止血，但有助于自行止血提高其他止血治疗的疗效。由于胃冠状静脉血的主要来源之一是胃左动脉，所以栓塞该动脉有助于止血。

（5）防止再出血及后续治疗：①β-受体阻滞剂，如普萘洛尔；②长效扩血管剂，如亚硝酸异山梨醇酯；③硬化疗法；④防止肝昏迷的各项措施。

4.胆道出血的治疗　输血、输液、抗感染等治疗不能根本解决问题，最终常需急诊手术或择期手术，根据病情作胆囊切除、胆总管外引流、肝动脉结扎或肝部分切除。

5.手术治疗 消化道出血急症手术死亡率较高,因此在急性大出血期间宜尽量采取非手术治疗,待出血停止、病情稳定后择期手术。如经各种非手术治疗措施仍不能止血,则考虑紧急手术,其适应证包括:

(1)溃疡病大出血6～8h,输血800mL以上。

(2)出血部位明确而保守治疗无效。

(3)食管胃底静脉曲张破裂出血经三腔双气囊管压迫止血无效,或虽经压迫止血,然而气囊放气后又再出血,且肝功能良好、无腹水者。

(4)既往有反复多次大出血病史者。

(5)食管肿瘤,胆道出血,上消化道出血合并幽门梗阻者。

四、监测与护理

1.密切观察病情。随时观察呕血、黑粪情况,注意神志、脉搏、血压、呼吸、每小时尿量、四肢外周循环情况,定期复查红细胞计数、血红蛋白定量、红细胞压积、血液尿素氮、中心静脉压(CVP)等,以便判断病人出血性休克发生、发展情况。

2.大出血后,病人常出现恐惧心理,此时须绝对卧床休息,保持安静,取平卧并将下肢抬高位,酌情给以镇静剂安定等药物。肝硬化病人禁用吗啡、巴比妥等药物。

3.吸氧和保持呼吸道通畅,避免呕吐物阻塞气道。

4.上消化道出血病人频繁呕血,恶心、呕吐时暂时禁食;一般不必禁食,可根据少食多餐的原则给清淡、易消化的流质或半流质饮食。

5.迅速补充血容量,根据不同的病因,采取相应的止血措施。

6.急性出血病人及其家属精神紧张,对控制出血不利,应作好心理护理,安定病人的情绪。

7.注意止血药物的副作用,高血压病、冠心病、脑动脉硬化病人及妊娠者不宜使用垂体后叶素。

8.应用三腔双囊管压迫止血要事先作好解释工作,术后严密观察,严防脱落引起病人窒息。

(李伟锋)

第二节　急性胰腺炎

急性胰腺炎系指各种因素导致胰腺分泌多种消化酶,并作用于胰腺本身组织所引起的自身消化性疾病。各种原因引起的胰管阻塞或胰酶激活均可导致胰腺炎的发生。急性胰腺炎是急腹症中常见的疾病之一,可发生于任何年龄,其高发年龄组为20～50岁的青壮年。女性病人多于男性,男女之比为1:1.7。

一、临床表现

(一)症状

1.腹痛　腹痛多为突发性,部位随病变部位而异,胰头受累以右上腹痛为主,胰体受累疼痛位于腹部正中,胰尾病变则以左上腹为主,并向肩部放射。如累及全胰腺,则腹痛呈束腰带状疼痛.并向肩部放射。水肿型胰腺炎多为持续性并有阵发性加重,注射解痉药物可缓解。若为出血性坏死性胰腺炎,则腹痛十分剧烈,常伴有休克和衰竭,并可在短期内死亡。应用一般止痛药不能缓解,特别是注射吗啡、服用可待因等,反而可以增加其疼痛程度。疼痛强度与病变的程度相一致,即病情越重则疼痛也越剧烈。疼痛在进食后加剧,弯腰或坐起前倾可减轻疼痛。随着炎症的扩散和渗液扩散到腹腔,疼痛可呈全腹性。

2.恶心、呕吐 起初多为反射性,频繁发作,呕出物为食物和胆汁,至晚期并发腹膜炎时出现麻痹性肠梗阻,呕出物为粪样。

3.发热 发热一般不超过 39℃。如发热持续不退或降至正常后又回升,多为继发感染所引起,提示已转化为化脓性胰腺炎或继发胰腺脓肿以及弥漫性腹膜炎等。如继发败血症则可出现弛张型高热。重症坏死性胰腺炎可有 39℃ 以上的持续发热。如体温不升反降至正常值以下,则提示病情严重。

4.黄疸 由于胰腺炎可因胆道疾病引起,如胆结石,Oddi 括约肌痉挛、水肿或狭窄,胆道感染等,特别是胆石性胰腺炎,影响胆液引流,可产生黄疸。胰头部水肿压迫胆总管下端可引起黄疸。少数病人由于坏死性胰腺炎,造成腹内严重感染,肝功能损害时亦可出现黄疸。

5.休克 水肿型胰腺炎很少发生休克,出血坏死型胰腺炎则常出现严重的休克。病人脉搏细速、血压降低、呼吸加快、面色灰白、表情淡漠或烦躁不安、出冷汗、肢体厥冷、尿少等症状。休克的原因是胰蛋白酶激活了多肽类血管活性物质导致血管扩张、通透性增加,组织水肿和渗出,有效血容量减少,血压下降。呕吐或腹泻使体液丢失造成脱水,促成休克发生。另外,血浆中存在心肌抑制因子(MDF)能抑制心肌收缩,搏出量减少,从而加重休克。

(二)体征

1.腹膜刺激征 轻者上腹部压痛和轻微肌紧张,但常常不如腹痛严重。病变严重者可出现全腹压痛、肌紧张和反跳痛。

2.皮下淤斑 由于含有胰酶的渗液沿组织间隙可到达皮下,溶解皮下脂肪使毛细血管破裂出血,因而局部皮肤呈青紫色,脐部出现蓝紫色淤斑,称为 Cullen 征,在两侧或左侧腰部(或肋腹部)皮肤出现蓝-绿-棕色大片不规则淤斑,称为格雷-特纳(Grey-Turner)征。

3.腹胀 腹胀为腹膜炎胃肠麻痹所致。

4.手足抽搐 其原因是血钙降低所致。血清钙的降低程度与病变的严重程度有关。血清钙一般在发病后 2～5 天开始降低,并可持续两周左右。

(三)辅助检查

1.酶学检查

(1)血、尿淀粉酶测定:血清淀粉酶最早可以出现于病后 8h。如超过 500 苏氏单位,可诊断为胰腺炎;尿淀粉酶出现较晚,一般在 24h 升高,如超过 250 苏氏单位,有诊断价值。尿淀粉酶下降缓慢,可持续 1～2 周。淀粉酶的增高程度,不代表胰腺炎症状的严重程度。相反,坏死性胰腺炎时,由于胰腺组织破坏严重,淀粉酶往往不高或正常。淀粉酶清除率与肌酐清除率比值(Cam/Ccr)升高。正常值应小于 5%。

(2)血脂肪酶测定:在发病后 24h 升高至 1.5 康氏单位(正常值 0.5～1.0 康氏单位),可持续 5～10 天。

(3)胸、腹水淀粉酶测定:急性胰腺炎病人,若有胸水或腹水,则淀粉酶较高,通常大于 500 苏氏单位。

2.血、尿检查 白细胞计数增高,也可能出现血糖升高、尿糖阳性、血钙降低。

3.X 线检查 在腹部平片上,可见胰腺邻近的胃、十二指肠、横结肠充气扩张,为肠麻痹所致。或可见上腹部有网膜囊积液的阴影,左侧膈肌升高、左下胸腔积液等。

4.B 型超声检查 B 型超声检查可提示胰腺肿大、网膜囊积液等。同时能测定有无胸腹水及胆石症等。

5.CT 检查 胰腺增大,胰周围边缘模糊,胰腺弥漫性或局限性脓肿,假性囊肿,胰管扩大或钙化。CT 虽有价值,但客观条件所限,不能作为常规检查。

二、诊断

任何原因不明的上腹痛病人都应想到急性胰腺炎的可能,及时作淀粉酶检查,结合其他必要的实验室检查,确诊胰腺炎,随后要病理分型,及时判断轻重程度。一般认为水肿型胰腺炎病情较轻,预后较好。如腹膜刺激症状明显,血性及高淀粉酶活性腹水,血、尿淀粉酶与病情不相符合的骤然下降,血钙显著降低等,均强烈提示急性出血坏死型胰腺炎,应尽早手术治疗。

诊断急性胰腺炎时应从以下5个方面着手,找到各个具体病人的疾病特点,作出正确的诊断。

1.水肿型胰腺炎或出血坏死型胰腺炎。急性水肿型胰腺炎和急性出血坏死性胰腺炎的临床表现、病程、治疗方法和预后不完全相同,因而在诊断时应明确并加以区别,以便能给予最恰当的治疗。

2.病变累及胰腺的部位和范围。病变在胰头部时疼痛偏向右上腹并向右肩部放射;在胰尾部时疼痛偏向左上腹并向左肩部放射;累及全胰时疼痛以上腹部为主,并向腰背部放射,呈束带样腰背痛。压痛则以病变部位最为明显。

3.有无继发症存在。胰腺脓肿、假性胰腺囊肿、胰性脑病、糖尿病、黄疸、DIC、急性肺功能不全、急性肾功能不全和MODS等。

4.有无累及邻近器官。胰腺的炎症可累及胆系,发生胆系感染。

5.急性胰腺炎或复发性胰腺炎。

三、鉴别诊断

1.急性胆囊炎和胆石症　本病的腹痛多在右上腹,并向背部放射,呈阵发性,解痉药常能止痛。淀粉酶升高不明显。

2.急性消化性溃疡穿孔　常有慢性溃疡病史,发作特点是突发性、难以忍受的刀割样疼痛。体检发现腹部板状强直、压痛,反跳痛明显,肝浊音界消失。腹部透视膈下有游离气体。淀粉酶升高不明显。

3.胆道蛔虫症　此病多见于农村儿童和青年,"钻顶样"腹痛,呈突发性,常伴有出冷汗、辗转不安,腹痛缓解后如常,体征与腹痛程度相矛盾为其独特的特点。淀粉酶不升高。

4.急性肾绞痛　肾绞痛为阵发性,以腰部为重,反射至腹股沟或会阴部,尿常规可发现血尿,腹部平片可见阳性结石。

5.急性肠梗阻　高位肠梗阻不易与急性胰腺炎相区别,二者均有剧烈腹痛和呕吐,也可有早期休克症状。急性肠梗阻的腹痛阵发性加剧更明显,同时能听到肠鸣音亢进,腹部平片见有液平面。胰腺炎有时也会有肠充气现象,此时可作腹腔穿刺鉴别。

四、救治措施

(一)内科非手术治疗

1.解痉、止痛　一般来说,病情越重疼痛越严重,剧痛能引起或加重休克,并使胰液分泌增加,加重Oddi括约肌痉挛及反射性地引起心脏冠状血管痉挛,甚至可致死亡。常用阿托品和哌替啶肌内注射,如疼痛不能缓解,可用普鲁卡因300mg加入300mL液体静脉滴注或用0.25%利多卡因100mL在24h内缓慢静滴。

2.减少胰液分泌

(1)禁食:发病初期严格禁食4～5天,同时给予胃肠减压,目的是减少胃酸和胃泌素的分泌。重者禁食时间适当延长。

(2)抗胆碱能药物的应用:阿托品、山莨菪碱等。

(3)胰高血糖素:胰高血糖素系由胰腺A细胞分泌,有抑制胰腺外分泌、减轻胰液的浓缩、降低胰液中碳酸氢盐的浓度、抑制胃液分泌和降低肠蠕动、减少十二指肠内容物返流的作用。

(4)H_2受体阻滞剂:西咪替丁和法莫替丁静脉滴注对胃液分泌有抑制作用,也能使促胃液素的活性降低。西咪替丁0.4g,或法莫替丁40mg加入100mL液体静滴。2～3次/d。

(5)生长抑素:生长抑素具有多种内分泌活性:①抑制胃酸分泌;②抑制胰腺的外分泌,使胰液、碳酸氢盐和消化酶分泌减少;③抑制生长激素、甲状腺素、胰岛素等多种激素的释放;④抑制胃窦部收缩,减慢肠道内容物通过时间;⑤降低门静脉和脾血流量等。常用的有善得定,常用0.2mg加入5%GS500mL,静滴,2～3次/d。

(6)乙酰唑胺(醋氮酰胺):抑制胃酸分泌,从而减少胰腺分泌,还有防止消化道出血的作用。用法1～2mg/d静脉滴注,连续用药5～7天。

3.抑制胰酶的消化作用

(1)抑肽酶:抑肽酶有以下作用:①抑制胰蛋白酶的活性,抑制弹力蛋白酶的作用;②抑制激肽激活酶,阻止激肽类血管活性物质的产生;③凝血作用,能抑制溶酶体酶和纤维蛋白溶酶原的激活因子,阻止纤维蛋白溶酶原的活化,可预防和治疗各种纤维蛋白溶解所引起的急性出血,因而对重症胰腺炎继发的循环衰竭和DIC有防治作用。2万U/(kg·d),加入葡萄糖液或等渗盐水内静脉滴注,分2次用,连续用5～8天。

(2)5-氟尿嘧啶(5-FU):大量资料报道应用本药治疗急性胰腺炎,主要是抑制胰腺蛋白酶的合成。5-FU 250～500mg加入葡萄糖液500mL静滴,每日1次,3～7天一疗。

(3)爱普尔:具有较强的抑制蛋白酶的作用。2万～4万U/次,每日2次静脉滴注,持续用5～7天。

4.抗休克 重症胰腺炎往往都有休克,胰腺病变越重休克也越严重,因此,积极防治休克是治疗重症胰腺炎的首要措施。静脉补液,维持水电解质和酸碱平衡及补充能量。

5.激素治疗 激素应用目前尚有争议,在使用时要慎重地把握适应证。一般认为急性水肿型胰腺炎不用,重症胰腺炎可短期应用大剂量激素。具体指证:①中毒症状特别明显者;②严重呼吸困难或已发生ARDS者;③有肾上腺皮质功能减退表现者;④心肌严重损伤者。用法:氢化可的松800～1000mg/次,或地塞米松30～40mg,每日1次,连续3～5天,病情缓解后逐渐减量后停药。

6.抗生素的应用 无感染时作为预防,有感染时作为治疗,联合使用广谱抗生素,常用青霉素、氨苄西林、头孢菌素类、庆大霉素等。

7.营养支持 急性胰腺炎时病人出现分解代谢增强、水电解质平衡紊乱、消化、吸收功能障碍,为了使患胰得到"休息",治疗上采取较长时间的禁食,因此,治疗时应积极采取有效的营养支持。

(二)外科手术治疗

对重症胰腺炎经内科保守治疗无效、合并持续梗阻性黄疸或严重的胆道疾病、并发脓肿者,应不失时机进行手术疗法。手术治疗的目的主要是引流含有胰酶和毒素物质的液体及清除坏死组织(包含胰腺坏死组织),如胆道有梗阻则解除梗阻或引流胆汁。

手术方式:①腹腔冲洗和胰腺床引流术;②胰腺坏死组织清除术;③胰腺规则切除术。

无论哪种方法,一定要争取彻底完全清除坏死组织。只有这样才能阻止病变的发展,防止并发症。

五、监测与护理

一般的急性水肿型胰腺炎病情轻,易于恢复。重型胰腺炎应进行监护。

1.监测项目　①心血管:中心静脉测压、心电图检查;②呼吸系统:摄胸片、血气分析,③肾:记尿量,查血尿素氮、肌酐;④血液:血常规、血小板、凝血酶原时间、纤维蛋白原及 3P 试验;⑤代谢:血 Ca^{2+}、Mg^{2+}、Na^+、Cl^- 及酸碱平衡;⑥B 超及 CT 检查;⑦如有胸、腹水,可穿刺抽液,测常规和淀粉酶。

2.一般处理　①禁食并置留胃管:可减少胃酸进入十二指肠,减少胰腺的分泌,同时可减少麻痹性肠梗阻的发生;②吸氧:提高血中氧气压,防止呼吸窘迫综合征(ARDS)的发生;③输液:保证足够血容量改善毛细血管灌注,减少胰腺缺血性改变,输液的速度及量应根据中心静脉压与治疗反应加以调整。

3.中心静脉全胃肠外营养(TPN)　每天给予葡萄糖 300～650g,复方氨基酸 750mL,适当给予白蛋白或血浆;10%氯化钾溶液 40mL,如血压不低可给 25%硫酸镁溶液 8～10mL,胰岛素按糖量适当给予。

4.抑制或减少胰腺分泌　①禁食及胃肠减压;②抗胆碱能药物,如阿托品、654-2 等;H_2 受体拮抗剂可抑制胃肠分泌,减少胰液分泌,有肠麻痹者不宜用阿托品;③早期应用抑肽酶,一般首次 8h 可静滴 8～12 万 U,以后每 8h 给予 8 万 U,连续 48h,应用时注意过敏反应;④5-氟尿嘧啶有抑制胰腺分泌胰酶的作用,但浓度要高。通常静脉给药难达此浓度,若能局部动脉灌注,效果要好些。

5.解痉镇痛　可用阿托品或 654-2 注射,必要时每 6～8h 重复一次,疼痛严重时可加用哌替啶(50～100mg)。还可采用普鲁卡因 0.5～1g 溶于生理盐水静脉滴注。根据病情需要选用抗生素、肾上腺糖皮质激素等治疗。

(李伟锋)

第三节　急性重症胆管炎

急性重症胆管炎(ACST)即急性化脓性梗阻性胆管炎(AOSC),当胆总管或肝胆管急性梗阻,近端胆管扩张,并发感染积脓即造成急性重症胆管炎,是良性胆道疾病死亡的最主要病因,死亡率高达 20%。

一、临床表现

本病发作急骤,病情进展迅速,除具有一般胆道感染的腹痛、黄疸、高热即 Charcot 三联征之外,还可出现休克和神经系统抑制现象,即 Reynolds 五联征。多数病人有胆道感染史.部分病人可有胆道手术史。有些病人神志恍惚、烦躁不安,继而出现发绀,甚至昏迷。体温可达 39℃甚至 40℃以上,脉搏高达 120 次/min 以上,血压下降,呼吸浅快,剑突下压痛和肌紧张,肝区叩痛,有时可扪及肿大的胆囊和肝脏。如治疗不及时,可在数小时内死亡。

血液检查白细胞计数及中性粒细胞升高,伴有核左移,胞浆内可出现中毒性颗粒。血清胆红素、ALT、ALP、GGT 升高。严重病人常有血红蛋白下降、血小板减少、肝肾功能受损、酸中毒等。

B 超、CT 及 MRI 扫描可显示肝肿大、肝内胆管及胆总管扩张,胆管内结石、虫体及肿瘤的影像;逆行胰胆管造影(ERCP)及经皮肝穿胆道造影(PTC)可准确地显示梗阻的部位及结石、虫体、肿块等。

二、诊断

根据病史及典型表现 Charcot 三联征、休克和精神症状,即可诊断。实验室检查白细胞计数明显增高,达 $20×10^9$/L,且计数与临床严重程度成正比;肝功能损害,尿中常有蛋白及颗粒管型;B 超检查可进一步确诊。

三、救治措施

治疗原则是紧急解除胆道梗阻,有效引流。急救处理必须争分夺秒,简单有效,尽量取尽胆总管内结石,缩短手术时间。

1.积极抗感染 给予大剂量有效抗生素,包括抗厌氧菌抗生素。

2.抗休克治疗 快速输血、输液,补充有效循环血量,积极纠正水电解质紊乱和酸碱失衡,给予大剂量糖皮质激素,应用多巴胺等血管活性药物维持血压、防止病情恶化。

3.积极手术治疗 常用的方法有胆总管切开 T 管引流。胆囊造口术难以达到充分减压和引流胆管的目的,不宜采用。近来,随着内镜技术的不断进步,内镜下鼻胆管引流及经皮肝穿胆管引流术已应用于临床,并取得一定效果,但也存在着引流不充分、症状缓解不明显的缺点,有时还需要中转手术治疗;由胆总管下端的结石嵌顿引起的急性梗阻性化脓性胆管炎可经纤维十二指肠镜切开 Oddis 括约肌以解除梗阻。

4.全身支持及对症处理 如解痉止痛、补充维生素 C、K 等。

四、监测与护理

1.生命体征监测 密切监测生命体征的变化,及时作出处理;积极进行术前准备。

2.辅助检查监测 血常规、血小板、肝肾功能、血气分析检查;B 超、CT 及 MRI 扫描等。

3.一般处理 吸氧提高血中氧气压;输液保证足够血容量改善毛细血管灌注,纠正休克;联合应用抗生素控制感染。

4.中心静脉全胃肠外营养(TPN) 加强营养支持。

5.解痉镇痛 可用阿托品或 654-2 注射,疼痛严重时可加用哌替啶(50～100mg)。还可采用普鲁卡因 0.5～1g 溶于生理盐水静脉滴注。

(李伟锋)

第四节 急性胆囊炎

急性胆囊炎是胆囊发生的急性化学性和(或)细菌性炎症。约 95% 的病人合并有胆囊结石,称结石性胆囊炎;5% 病人无胆囊结石,称非结石性胆囊炎。

一、临床表现

1.症状 女性多见,男女发病率随着年龄的增长而变化,50 岁前男女比例为 1:3,50 岁后为 2:3。急性胆囊炎的典型表现为突发右上腹阵发性绞痛,常在进食油腻食物、饱餐后发生,并多在夜间发作。疼痛可为持续性并有阵发性加重,可放射到右肩部、肩胛部和背部,常伴有恶心、呕吐等消化道症状,呕吐物为胃内容物或胆汁样液体。病人有轻度发热,一般无明显高热寒战及全身中毒症状,如出现则表明病情较重或已有并发症,如胆囊积脓或穿孔或伴有胆管炎等。

2.体征　右上腹常有明显的触痛和肌紧张,Murphy 征阳性,严重者可出现反跳痛。10%～30%病人可触及肿大并有压痛的胆囊,有时由于病程较长,肿大的胆囊被大网膜包裹,在右上腹可触到一边界不清的炎性肿块。10%～25%的病人可出现黄疸,可能是结石压迫胆管或炎症引起 Oddis 括约肌痉挛,或是胆色素通过受损的黏膜入血所致。胆囊穿孔并发弥漫性胆汁性腹膜炎、胆囊周围脓肿及胆囊内瘘者则有相应症状和体征。

3.辅助检查

(1)血液检查。85%的病人血常规显示白细胞升高或中性粒细胞比例增高,白细胞一般在$(10～15)×10^9/L$,肝功能检查提示有肝脏损害。血清转氨酶、碱性磷酸酶的升高较常见,1/3 病人血清淀粉酶升高,其中部分病人合并急性胰腺炎。

(2)影像学检查。B超检查显示胆囊增大,胆囊壁增厚、粗糙,甚至出现"双边征",胆囊内常可发现一个或多个强回声光团,后方伴有声影。

X 线检查在少数病人可显示胆囊区钙质沉着的结石影。若有胆囊十二指肠瘘可发现胆囊积气。

(3)其他检查。静脉胆道造影或经胆道排泄的放射性核素^{99m}Tc-EHIDA 肝胆区扫描时,胆总管可以显影,而胆囊不显影。如胆囊显影可基本排除急性胆囊炎。

二、诊断和鉴别诊断

根据病史、典型临床表现以及实验室检查结果可基本诊断。临床上还要和上消化道穿孔、急性胰腺炎、急性阑尾炎及某些内科急症等疾病鉴别。

三、救治措施

急性胆囊炎治疗方法有非手术治疗和手术治疗。结石性胆囊炎在一般非手术治疗下 60%～80%病人病情可以得到缓解,并因此获得择期胆囊切除的机会。非结石性胆囊炎的情况较为复杂,严重并发症发生率较高,现趋向于积极手术治疗。

1.非手术治疗　非手术治疗包括禁食、解痉止痛、病人全身支持、输液、纠正电解质和酸碱平衡紊乱以及抗生素应用等。部分病人的疼痛在非手术治疗仍不能缓解时还需进行手术。

非手术治疗适宜于以下情况:①临床症状较轻,非手术治疗下病情缓解并稳定。②病程较长,超过 3 天,炎症已局限,病情稳定者。一般需等到病情缓解 3 个月以上进行胆囊切除为宜,但对于频繁发作的急性胆囊炎者,也可提前手术。

非手术治疗既可作为治疗,也可作为术前准备。

2.手术治疗　适应证:①起病较急,病情重,局部体征明显;②病程较短,少于 3 天且病情严重者;③老年病人,易出现严重并发症应争取在病情最佳状态时进行手术;④有胆囊穿孔、弥漫性腹膜炎、急性化脓性胆管炎、急性坏死性胰腺炎和细菌性肝脓肿等严重并发症时。手术方法主要有胆囊切除术和胆囊造口术。只要病人病情允许,应行胆囊切除术。在全身状况很差、局部炎症重或解剖关系不清楚的情况下,应选用简单有效的胆囊造口术进行减压引流,等炎症消退后再进行二期胆囊切除术。腹腔镜胆囊切除术应用日趋广泛,约 50%以上的手术可通过腹腔镜来完成。另外,在胆囊炎症重、不能完整切除胆囊时,也可采用胆囊部分切除加胆囊黏膜破坏术。

四、监测与护理

1.密切监测体温、脉搏、呼吸、血压等生命体征的变化;积极进行术前准备。

2.血常规检查、肝肾功能、血气分析、B超、CT及MRI扫描等辅助检查。

3.一般处理包括吸氧、输液、全身营养支持、纠正电解质和酸碱平衡紊乱。

4.联合应用抗生素控制感染。

5.解痉止痛可用阿托品或654-2注射,疼痛严重时可加用哌替啶(50～100mg)。

(李伟锋)

第五节　急性肝功能衰竭

急性肝衰竭(ALF)是指原来不存在肝硬化的患者在一种或多种较强的致病因素作用下,引起的急性、大量肝细胞坏死,或肝细胞内细胞器严重功能障碍,在疾病发生的26周内出现肝功能迅速恶化,并导致精神异常及凝血障碍的一种临床综合征,具有较高的死亡率。急性肝衰竭的诊断标准中必备条件为:①凝血障碍,国际正常化比率(INR)>1.5或凝血酶原活动度<40%;②精神异常即肝性脑病;③无肝硬化;④起病26周内。如果不能及时进行肝脏移植其病死率高达80%～90%。对于以下病例:如为Wilson病、母婴传播乙型肝炎或自身免疫性肝炎,尽管有肝硬化可能,只要本次起病<26周,仍可诊断ALF。此外,对于发病前原有肝病处于相对静止阶段的慢性乙型肝炎的再活化或乙型肝炎基础上重叠丁型肝炎病毒感染(HDV)所致急性肝功能衰竭亦可纳入急性肝衰竭的诊断。

一、病因与发病机制

(一)病因

可以导致急性肝衰竭的原因较多。在这些原因中,既可以是一种因素致病,也可以是多种原因共同作用导致急性肝衰竭,在我国病毒性肝炎以及药物因素为最常见引起急性肝衰竭的致病因素。有15%的急性肝衰竭的原因不清楚。

1.病毒感染　在我国的急性肝衰竭中,85%～95%为嗜肝病毒性感染所造成的肝炎所致,占急性病毒性肝炎的1%～2%。其中HBV、HCV、及HDV引起的急性肝衰竭相对较多,HAV及HEV引起者相对较少。急性乙型肝炎是病毒性急性肝衰竭最主要的原因,而HBV与HDV协同感染患者发生急性肝衰竭的危险性比单纯HBV感染者要高得多;同样地,HCV与HBV一样都是急性肝衰竭的常见病因,二者的协同感染引起急性肝衰竭的危险性较任何单一感染为高。HAV引起的急性肝衰竭仅为0.1%～0.01%。在墨西哥、中美洲、印度中东区域内生活或旅行的妊娠妇女感染HEV后发生急性肝衰竭的几率可以高达20%,但这一情况并不仅限于该地区。非嗜肝病毒感染引起的肝炎,以巨细胞病毒(CMV)性肝炎、EB病毒性肝炎及单纯疱疹病毒(HSV)性肝炎较常见,同样腺病毒、流行性出血热病毒、副黏液病毒、单纯疱疹病毒也可以导致急性肝衰竭。

2.药物、毒物及化学物质　在国外药物所导致的急性肝衰竭所占比例较大,其中对乙酰氨基酚(对乙酰氨基酚＆APAP)较多见。除此之外还有以下几类药物及毒素可以导致急性肝衰竭。①处方用药(往往和特异性体质所致的过敏反应机制有关)如:抗生素中的杀菌剂抑菌剂(氨苄西林-克拉维 A 酸,环丙沙星,多息环素,红霉素,异烟肼,呋喃妥因,四环素)、抗病毒药物、抗抑郁药(阿米替林,去甲替林)、降糖药(曲格列酮)、抗癫痫药物(苯妥英钠,丙戊酸盐)、麻醉剂(氟烷)、降血脂药(他汀类)、免疫抑制剂(环磷酰胺,甲氨蝶呤)、非甾体抗炎药及其他药物(双硫仑、氟他胺、金、丙硫氧嘧啶)。②违禁药品,如致幻剂 MDMA、可卡因。③中草药或其提取物,如人参、薄荷油、石茧属植物。④一些与剂量相关的毒素,如鹅膏属毒蘑菇、腊样芽孢杆菌、蓝细菌毒素、有机溶剂(CCl_4)、黄磷,这些毒素对致急性肝衰竭具有剂量依赖的特点。

3.代谢异常　急性妊娠脂肪肝所致的仅次于药物性,本病多发生于妊娠后 28 周,个别报道可见到 21 周。Reye 综合征为遗传性代谢疾病,有多种代谢紊乱,其中以脂肪代谢紊乱为主。肝豆状核变性(Wilson 病)多呈慢性活动性肝病过程,但少数青少年患者可以急性肝衰竭为首发症状。其他可引起急性肝衰竭的代谢性疾病还有:A 抗胰蛋白酶缺乏症、果糖耐受不良症、半乳糖血症、卵磷脂-胆固醇酰基转移酶缺乏症、酪氨酸血症等。

4.缺血性肝衰竭　多数情况下,肝缺血性损害仅见血清转氨酶升高及(或)轻度黄疸,仅在极少见的情况下,因极度缺血而又得不到及时纠正,才发展至急性肝衰竭,且常是多脏器功能衰竭(MODS)原因之一。除以上情况外,一些违禁药品,如 MDMA、可卡因等可以导致肝脏缺血而引起急性肝衰竭。

5.乙醇中毒　长期饮酒可以导致的乙醇性肝炎,在乙醇性肝炎的患者中,轻的可以没有临床症状严重的病例可以出现急性的肝脏功能衰竭而致患者死亡。

6.严重感染、创伤　对于一些严重感染性疾病和严重创伤的病例,当炎症反应明显不能被局限、组织坏死范围广泛时,感染和创伤所释放的毒素和炎症将向全身扩散,会出现全身脏器功能发生变化,最终发展为多脏器功能衰竭。肝脏往往是发生序列脏器功能衰竭的上游脏器,在一部分严重感染和严重创伤的病例会出现急性肝衰竭为先导的多脏器功能衰竭(MODS)。

7.自身免疫性疾病(自身免疫性肝炎)　自身免疫性肝炎多数情况下是一种肝炎的慢性临床过程,25%的患者临床表现为急性肝炎,且女性多于男性,病情严重者临床表现为凝血功能障碍、进行性加重的黄疸、腹水以及肝性脑病最终发展成为急性肝衰竭。

8.血管因素　血管因素所致的 AHF 临床并不少见,主要有以下几种情况:局限性缺血性肝炎、肝静脉血栓形成、肝静脉闭塞性疾病、门静脉血栓形成、肝动脉血栓形成(移植后)。

9.恶性肿瘤浸润　原发性肝肿瘤、广泛肝转移癌或腺癌浸润(乳腺癌、肺癌、恶性黑素瘤、淋巴瘤及白血病)等,可以在原发病基础上发生急性肝衰竭。

10.其他　除上述原因外,还有以下原因可以引起急性肝衰竭:成人 Still 病、热休克、器官移植后的移植物抗宿主疾病(GVHD)、原发性移植肝无功能等。

(二)病理

由于病因不同肝功能衰竭所致的病理改变有所不同,大体标本所见常常为肝脏缩小,重量只占正常肝脏重量的 1/3~2/3,质地软,包膜皱缩。镜下有以下两种类型:Ⅰ型以大块肝细胞坏死,结构破坏消失为主要特征,肝脏细胞极度肿胀、肝细胞器如线粒体严重受损,残留肝细胞肿胀变性。坏死可在肝小叶中心区或呈弥漫性,也可呈相邻肝小叶的融合性坏死,广泛的坏死可引起小叶网状支架破坏,结构支架塌陷、小胆管增生、坏死区及汇管区炎细胞浸润。如果残存的肝细胞>45%存活的几率高;Ⅱ型以肝细胞微泡脂肪浸润、肝细胞肿胀为主要特征,肝细胞坏死不明显,主要为肝细胞的细胞器衰竭,特殊染色可识别出脂肪浸润,无核移位,与细胞器功能衰竭所致的代谢障碍有关。无小叶肝细胞斑片状及大块坏死及汇管区炎细胞浸润。临床上血清转氨酶仅呈轻重度增加.黄疸亦较Ⅰ型为轻。代谢性疾病所致的急性肝功能衰竭和急性妊娠期脂肪肝多见于此类型。上述病理改变系发生于原来健康的肝脏,如果致病因子不再持续作用,肝脏有可能通过再生得以复原。这就要求临床上尽早采取有效措施,以延长患者生命,为肝再生提供时间和条件。

(三)发病机制

急性肝衰竭的发生和发展过程中,诱发病因不同,发生急性肝衰竭后临床病理生理过程也有所不同。按照肝脏功能损伤的机制可分为原发性肝损伤和继发性肝损伤。原发性肝损伤引起的肝衰竭依据病因不同起始损伤机制不同,主要通过直接或间接作用造成肝细胞大量坏死而最终发展至肝脏功能衰竭,原发性肝损伤所致的急性肝衰竭后期主要机制是前期损伤的基础上出现异常放大的、非特异的"瀑布样炎症介质反应"和不能被清除和代谢的毒素直接作用加速急性肝衰竭。继发性肝衰竭的发生机制相类似,主要是致病因素作用于机体后所产生的损害因素超出肝脏本身的处理能力,出现以下系列反应:单核-巨噬细胞系统受损,继之机体出现内毒素血症并激活细胞因子的释放机制而释放炎性细胞因子(TNF-α、IL-1、IL-2、IL-6、IL-8);同时体内的自由基介质(氧自由基、氮氧自由基)、脂质代谢产物(白三烯、血栓素、血小板激活因子、PGI$_2$)还有其他介质(如溶酶体酶、缓激肽、组胺、补体激活产物)在肝脏内明显增加,甚至扩散至全身而出现急性肝功能衰竭或 MODS。

在病毒所致的急性肝衰竭中,病毒诱发急性肝衰竭的机制主要是病毒直接造成肝细胞表面结构改变或细胞破坏,在此基础之上诱发过度的免疫反应来清除病毒感染的肝细胞,使大量的肝细胞破坏溶解,当肝脏损伤达到一定程度并伴随着肝内库普弗细胞功能的衰竭时肝脏的解毒和机体清除介质、毒素能力将丧失,会加速肝细胞破坏和溶解的速度,在临床将表现为典型的急性肝脏功能衰竭。

药物、毒物及化学物质所诱导的急性肝衰竭机制较为复杂,原因有两个方面:其一是药物、毒物及化学物质的理化性质各异,造成急性肝脏损伤的机制不同;另一方面往往存在患者机体本身对所接触的药物、化学物质敏感性有所不同。后者发生急性肝衰竭主要机制是接触这些物质后出现超敏反应而造成急性肝衰竭。

在这些长期饮酒的患者中,如果因意外或故意超剂量服用了含对乙酰氨基酚类的药品,将使这类患者发生严重的急性肝损伤乃至急性肝衰竭的危险性大大增加。除与药物自身毒性相关外,其主要机制是因为长期持续饮酒的患者肝内谷胱甘肽缺乏,超剂量服用含对乙酰氨基酚类药品将使肝内谷胱甘肽储备耗竭,谷胱甘肽含有一个活泼的巯基(-SH),易被氧化脱氧,这一特异结构使其成为体内主要的自由基清除剂,在一部分敏感的患者中,当肝内谷胱甘肽被耗竭后可以使乙酰氨基酚相对安全的剂量(每天最大剂量4g)产生致死性的肝脏毒性作用,从而导致肝衰竭。

对于一些严重感染性疾病和严重创伤的病例,当炎症反应明显不能被局限、组织坏死范围广泛时,感染和创伤所释放的毒素和炎症将向全身扩散。在这过程中,除了致病病原体和严重创伤的本身对肝脏及全身的毒性作用外还将通过炎症反应产生大量炎症介质[补体系统激活(C_{3a}、C_{3b}、C_{5a})、炎性细胞激活(TNF-α、IL-1、IL-6、IL-8、PA 等)],形成广泛、非特异、自身放大的病理过程造成局部及全身炎性反应,当这些具有活性的炎性介质和炎症本身释放的自由基产生的量超出机体清除能力时,会出现全身脏器功能发生变化,会导致多脏器功能衰竭。肝脏作为网状内皮系统的主要脏器之一,往往是发生序列脏器功能衰竭的上游脏器,它的损伤和功能衰竭会促进和加重其他脏器功能的障碍和衰竭,所以在一部分严重感染和严重创伤的病例会出现急性肝衰竭为先导的多脏器功能衰竭(MODS)。

自身免疫损伤的机制同造血干细胞功能相关,具有一定的遗传素质的人群中当一定外界因素作用于机体后,造血干细胞在其生长和发育过程中出现异常,其免疫活性成分(细胞免疫和体液免疫)将对自身的组织和系统出现识别错误,将其作为攻击目标造成损伤。自身免疫性肝炎基础上所发生的急性肝衰竭的主要致病机制是自身的免疫系统将肝脏作为攻击的靶器官,从而造成肝损伤,当病变过程发展较快,肝脏损害足够强烈时,临床上就表现为急性肝衰竭。一部分患者仅仅损伤肝脏,还有相当多的患者同时有其他肝外脏器及系统受累,在急性自身免疫性肝炎患者中的一部分可以由于治疗不当或合并其他因素出现肝损害的急性进展,从而发展成急性肝衰竭。

移植物抗宿主病(GVHD)是由于移植物的抗宿主反应而引起的一种免疫性疾病。所发生的急性肝衰竭虽然是免疫相关性肝损伤,但和自身免疫性肝损伤机制不同,效应细胞是移植物内的淋巴细胞进入宿主体内增殖并识别宿主肝脏组织细胞,进行免疫杀伤而最终造成急性肝衰竭。

二、诊断

(一)临床表现特点

由于肝脏功能的复杂性,当出现急性肝衰竭时临床表现往往是以急性肝脏为主的消化系统功能衰竭的多脏器、系统功能不全综合征。肝脏及消化道功能障碍及衰竭的临床表现相对突出,除此之外可以见到消化系统以外的其他系统的功能障碍和衰竭的临床表现。

1.ALF 一般状态及消化系统表现

(1)一般状态:发生 ALF 的患者一般状态极差,全身体质极度虚弱、全身情况呈进行性加重、高度乏力、发热。

(2)消化道症状:恶心、呕吐、腹胀、顽固性呃逆、肠麻痹。急性期的患者较多合并消化道出血;黄疸、浓茶色尿、黄疸进行性加重、肝脏改变、肝功能异常、肝脏进行性缩小、ALT 明显增高、胆-酶分离。黄疸出现后,消化道症状不仅不缓解,而且日趋增重。由于急性的肝脏肿大时肝被膜受牵拉,部分病例可见到剧烈腹痛,需同外科急腹症相鉴别。ALF 的病程中可以有大量的腹水征和全身水肿,低蛋白血症是其主要原因,如有短时间快速进展的腹水征伴有腹痛的患者应警惕肝静脉血栓形成。

(3)肝性脑病:见于急性肝衰竭的所有病例。患者可有意识淡漠、性格改变、定向力异常,表现较重的有精神紊乱和昏迷,扑翼样震颤阳性,伴有黄疸进行性加重等。

(4)黄疸:黄疸在短期内迅速加深是其特征。每日上升的幅度常超过 $34\sim51\mu mol/L(2\sim3mg/dl)$。正常肝脏对胆红素的廓清有很大的储备能力,即使在急性溶血很明显时,其血清胆红素一般也不超过 $85\mu mol/L$,但在 ALF 患者,由于肝细胞的广泛坏死,廓清正常胆红素代谢的储备能力急剧下降,故短期内黄疸急剧上升。偶见 ALF 无明显黄疸时(主要见于 D 型 ALF),当出现意识障碍时常被误诊为精神病。

(5)无菌性胆囊炎:超声检查可以见有胆囊增大,胆汁淤积,胆囊壁水肿明显。

(6)急性胰腺炎:急性胰腺炎既可以是 ALF 的诱发因素,同时 ALF 也可以导致急性胰腺炎的发生。其中有 10% 的 ALF 可以见到重症胰腺炎。并发急性胰腺炎后患者的死亡率也将大大增加。

(7)肝臭与肝脏进行性缩小:肝臭的产生是由于含硫氨基酸经肠道细菌分解后生成的硫醇不能经肝脏分解而形成的特有气味,对临床诊断有提示作用。此外,肝脏的大小对 ALF 预后有重要意义,进行性缩小提示预后差,即使存活下来患者可能直接进入肝硬化。

2.其他系统并发症 当 ALF 发生其他脏器和系统并发症时,彼此间相互影响,一方面 ALF 加重其他系统的功能障碍和衰竭,另一方面其他系统的功能障碍和衰竭可以加速 ALF 的发展进程,致死率也明显增加。较常见的有:

(1)神经系统临床表现:肝性脑病见于 ALF 的所有病例,ALF 发生肝性脑病的时间各有不同,短的几天之内患者就可以进入肝昏迷状态。绝大多数的 ALF 患者可以见到脑水肿,因 ALF 死亡的尸检病例 $51\%\sim81\%$ 有脑水肿,常伴随肝性脑病发生。其中 $25\%\sim30\%$ 患者发生小脑扁桃体疝、颞叶钩回疝。由于脑水肿与肝性脑病的临床表现有许多重叠之处,肝性脑病可掩盖脑水肿的若干临床表现,如不提高 ALF 并发脑水肿的认识,极易漏诊。若患者已出现瞳孔、呼吸改变,抽搐或癫痫发作,已提示脑疝形成,多为晚期表现,诊断并不困难。对于 ALF 恢复的后期,如果肝脏功能及其他脏器情况均已经好转,患者仍有难以解释的意识障碍应警惕 Wernicke 脑病的发生。

(2)血液系统临床表现:出血和出血倾向是 ALF 常见的突出表现之一,ALF 患者早期即有出血倾向,表现为牙龈或口腔黏膜出血、鼻出血、球结膜出血、皮肤出血点或瘀斑。最早出现的往往是注射部位渗血。出血倾向常先于意识障碍的出现。大出血常发生于消化道,多见于疾病的中晚期,还有一些患者可以见到蛛网膜下腔及脑部等重要脏器出血。晚期 ALF 的大出血,除肝脏合成凝血因子减少外,还与其他凝血障碍有关:①DIC;②原发性纤维蛋白溶解;肝脏合成抗纤溶酶功能减退.也不能清除纤溶酶激活物;导致原发性纤溶;③血小板数量减少及质量下降;④毛细血管脆性增加;⑤胆汁淤积致胆盐排泄障碍使维生素 K 吸收障碍继发维生素 K 依赖凝血因子合成障碍等因素。

(3)呼吸系统临床表现:ALF 时呼吸系统的变化也不少见,从低氧血症到呼吸窘迫综合征(ARDS)均可见到,约 30% 的 ALF 发生 ARDS。ALF 时,舒张血管物质不能被肝脏摄取、灭能而大量入血循环,除引起外周血管阻力降低及低血压外,还引起肺内动静脉分流,致低氧血症,当肝脏功能衰竭时作为上游器官的网状内皮系统被封闭,会使大量门静脉来源的内毒素及炎性介质通过肝脏而不被降解和灭活,直接进入肺循环不仅造成分流加重,还会直接或间接损伤肺泡及间质导致 ARDS。

(4)循环系统临床表现:ALF 的循环系统表现可有心律失常、心功能不全,心律失常主要有心动过缓、室性异位搏动和房室传导阻滞。较常见的循环功能障碍是低循环阻力性低血压,临床病理生理状态是由此引起的器官组织灌注不良,甚至可以启动或促进加重急性肝功能衰竭的进程,当收缩压≤10.7~12.0kPa (80~90mmHg),常是预后不良的标志。80%~90% 的 ALF 可出现低血压。低血压发生的机制较复杂,部分病例是由于毛细血管通透性改变的液体外渗及出血引起的血容量不足,或由于心功能不全,但其主要原因是外周血管阻力降低,其与下列因素有关:①血浆中假性神经递质取代真递质去氧肾上腺素;②循环内舒血管物质增多如一氧化氮、同位素毒素、胰高糖素、组胺、VIP 等大量涌入血循环,这些舒血管物质使外周血管阻力降低;③细胞因子及内毒素血症:主要是细菌内毒素、肿瘤坏死因子(TNF-α)、白细胞介素-1 (IL-1)、白细胞介素-6(IL-6)等,但这些因子在循环功能障碍中具体作用尚不完全清楚。

(5)泌尿系统临床表现:泌尿系统并发症主要有肾功能不全、泌尿系统感染、出血等。肾功能不全的发生几率约 70%。少数病例归因于肾前性氮质血症,如消化道大出血、失水等。部分病例为急性肾小管坏死,大部病例为功能性肾衰竭(肝肾综合征)内毒素血症和介质病是其主要形成机制。ALF 一旦发生肾功能不全,会加重体内环境紊乱,也提示预后极差。ALF 时因尿素氮合成降低,BUN 不十分高,仅血清肌酐才能反映肾衰竭的严重程度。

(6)内分泌临床表现:由于肝脏是糖、蛋白、脂肪等代谢的主要脏器,也是体内灭活各种激素的主要脏器,ALF 发生时会出现较严重的内分泌紊乱:胃肠道激素、胰岛素、胰高血糖素、甲状腺素、肾素血管紧张素-醛固酮系统和抗利尿激素(ADH)等均有相应改变。其中主要的是低血糖症,40% 的 ALF 患者可出现空腹低血糖(2.22mmol/L)并陷入昏迷,有时与肝性脑病甚其难鉴别,但补葡萄糖液后迅速好转,有学者称之为"假性肝昏迷"。ALF 低血糖机制可能由于:①大量肝细胞坏死,致肝内糖原储备耗竭;②肝脏合成糖原分解酶如葡萄糖-6-磷酸酶的作用锐减,残存的肝糖也不能分解为葡萄糖;③肝脏将非糖物质转化成为糖原 (糖原异生作用)的功能的衰竭,高胰岛素血症等。

(7)水、电解质及酸碱失衡:

1)低钠血症:多表现为稀释性低血钠,病情愈重,稀释性低血钠愈明显。血清钠<120mmol/L 时,提示

病情已属终末期。

2) 低钾血症:常可使肝性脑病加剧,诱发心律失常。

3) 低血钙与低血镁也较常见,与摄取减少、腹泻、药物促进排出等因素有关。

4) 酸碱紊乱:早期因过度换气致呼吸性碱中毒;低钾低氯致代谢性碱中毒;组织缺血缺氧,或肾功能不全致代谢性酸中毒;最后由于内毒素、脑水肿或并发呼吸道感染等原因引起呼吸中枢抑制,出现高碳酸血症时,则引起呼吸性酸中毒。

(8) 并发感染:ALF 患者无论是否应用皮质激素,并发感染的发生率达 50%。常见感染部位为呼吸道感染、胆道感染、胃肠道感染、泌尿系统感染、自发性腹膜炎、败血症等。因为患者的极度虚弱,抵抗力低下易发生真菌和病毒等机会感染。ALF 易并发感染的原因有:①肝脏清除抗原及毒性物质功能减弱。②ALF 时,血浆中有抑制 PMN 单磷酸己糖旁路代谢活性的因子,还含有一种能减低 PMN 趋化性以及抗中粒细胞正常趋化性的物质,再加上中粒细胞 Na^+-K^+-ATP 酶活性减低,这些因素均使中粒细胞丧失其防御感染的功能。③血浆补体及调理素降低。

(二)辅助检查

ALF 辅助检查对病因的诊断、病情评估、疗效评价和预后判断有重要意义。

1.常规检查

(1) 血常规:可见到血小板减少,其机制是 DIC 发生后造成的血小板消耗,合并细菌或病毒感染时可见到白细胞有增高和降低。

(2) 尿常规:可见到蛋白尿,肾实质损伤时有红细胞、白细胞、尿胆原减少或消失,尿胆红素增加。

(3) 便常规:合并消化道出血时有便隐血阳性,急性期时大便可以呈白陶土便,为胆汁淤积所致。

2.凝血相检查   ALF 发生时会出现严重的凝血功能异常,是较为敏感的反应肝脏合成功能的指标。主要测定凝血酶原时间测定;血小板计数与功能试验;各凝血因子和纤维蛋白原降解产物(FDP)测定等等。发病的数天后就可以见到凝血酶原时间延长及凝血酶原活动度下降,国际正常化比率(INR)>1.5 或凝血酶原活动度低于 40% 考虑肝衰竭诊断成立。

3.生化检查   生化检查通过以下几个方面反映肝脏衰竭的情况:

(1) 反映肝细胞损伤酶学指标:血清酶检测包括丙氨酸氨基转移酶(俗称谷丙转氨酶 ALT)、门冬氨酸氨基转移酶(俗称谷草转氨酶 AST),ALT 和 AST 能敏感地反映肝细胞损伤与否及损伤程度。其中,AST/ALT 可以有助于预后判定,比值越高死亡率也随之增高,比值>1 预后不佳。ALF 后期酶学反而下降,与持续增高的胆红素相比呈"胆酶分离"现象,提示大量肝细胞死亡,预后极差。

(2) 反映胆道功能状态的酶学:主要有碱性磷酸酶(ALP)、γ-谷氨酰转肽酶(γ-GT 或 GGT)、总胆汁酸、5'-核苷酸(5'-NT)等。

(3) 反映肝脏分泌和排泄功能的指标:包括总胆红素(TBil)、直接胆红素(DBil)、总胆汁酸(TBA)等的测定。胆红素水平上升迅速和升高明显,急性期胆红素持续增高每日升高可达 2~3mg/dl,早期以直接胆红素为主,随后直接胆红素及间接胆红素双向增高。

(4) 反映肝脏合成贮备功能的指标:主要有前白蛋白(PA)、白蛋白(Alb)、胆碱酯酶(CHE)和凝血酶原时间(PT),也是通过检测肝脏合成功能来反映其贮备能力的常规试验,病情进展越快,持续时间越长,这些指标变化越明显。胆碱酯酶活性持续降低且无回升迹象,多提示预后不良。

(5) 反映肝脏库普弗细胞功能的指标:血清蛋白电泳中 γ 球蛋白增高提示库普弗细胞功能减退,不能清除血循环中内源性或肠源性抗原物质。

(6) 反映肝细胞再生的指标:主要是观察甲胎蛋白 AFP 水平变化,恢复期 AFP 水平升高提示肝细胞有再生,提示预后好。

4.有关病因学检查 对 ALF 的病因学检查很重要,和其治疗及预后密切相关。主要有各种病毒学指标监测、药物的鉴定及血药浓度检测、血铜、毒物检测、自身免疫标志物、内毒素及补体等测定。其中一些影像学检查对病因的判定意义较大。

5.其他生化检查 血氨在 ALF 的患者增高较明显,其中以动脉血的血氨能更好地反映血氨的水平;血糖常常很低,主要因为糖原合成和糖原异生损害,严重时直接威胁患者生命;如果动脉血乳酸水平在 ALF 4 小时内超过 3.5mg/dl 或 12 小时超过 3.0mg/dl 提示为对乙酰氨基酚中毒所致急性肝衰竭,除此之外,还反映组织灌流减少和肝脏对乳酸清除能力减弱。血清肌酐水平可以反映肾脏功能变化情况,结合临床表现可以早期诊断肝肾综合征;血淀粉酶及脂肪酶的监测可以了解有无合并胰腺损伤;血清总胆固醇常有胆固醇水平的降低,当<1.56mmol/L 时预后差。血氨和血支链氨基酸/芳香族氨基酸比例失调血氨升高和血支链氨基酸/芳香族氨基酸比例由 3~5 下降至<1;血气分析能发现酸碱失衡。

6.影像学检查 可以帮助诊断病因、了解肝脏储备功能、观察并发症及疗效评估等。主要常用的有:肝脏多普勒彩色超声、X 线检查、CT 及 MRI。

7.特殊检查 一部分患者需要做以下特殊检查来判断和评估病情:肝脏活检、颅内压监测、脑电图。有条件均有必要开展上述检查。所有的患者应做心电图检查,进行心脏功能的动态监测,及时发现心律失常及低钾等心电图改变;血培养阳性时提示合并细菌感染或真菌感染。

(三)诊断注意事项及鉴别诊断

ALF 诊断过程中有以下三方面必须要关注:病史、神经系统症状及凝血异常出现的时间、辅助检查中重点关注出凝血相。对于既往无肝病史(有肝病史者肝功能一直处于稳定状态)病史询问中有可引起肝损害的诱因,当患者肝功能严重受损,伴有高胆红素血症,PT 明显延长,凝血酶原活动度<40%,如能排除慢性肝病,起病时间在 26 周以内出现肝性脑病即可诊断为急性肝衰竭。由于该病起病急,病程凶险,治疗强度要求高,且预后差,因此应注意和其他黄染及肝损伤疾病相鉴别。曾经用于描述 ALF 的其他名词有:暴发性肝衰竭、急性重型肝炎、暴发性肝坏死等。急性肝衰竭(ALF)的诊断名称已经包括所有的持续少于 26 周的肝衰竭。而过去超急性(<7 日)、急性(7~21 日)和亚急性(>21 日但<26 周)等用于区分病程长短的诊断名词对疾病的发展和预后也无明显帮助,目前国际上建议以通用名称急性肝衰竭(ALF)可以很好描述这一疾病。

该病的鉴别诊断应基于病史、症状、体征及辅助检查几个方面来鉴别。需要鉴别的疾病主要有黄疸、肝损害及精神症状的疾病,如急性黄疸型肝炎、慢性重症肝病、急性化脓性胆管炎、急性溶血性黄疸等。

三、治疗

急性肝功能衰竭的治疗应在生命支持治疗基础上进行对因治疗、处理及预防以消化道功能衰竭为主的多脏器功能障碍、终止肝损伤、促进肝细胞再生恢复生命功能为主要的治疗原则。

(一)一般治疗及护理

1.一般处理及护理 一旦诊断急性肝脏功能衰竭应立即进行监护,在监护病房内实行专医专护、预防交叉感染、口腔护理、定时翻身;禁高蛋白饮食;保持排便通畅,此外,当诊断明确后应及早转诊至有监护及抢救条件的医院,并为肝脏移植做准备。

2.生理需要支持治疗 热量 420~840kJ/d,静脉输入高糖(适量 RI)防止低血糖发生;保证水、电解质平衡、量出而入;补充足够的维生素、微量元素;低蛋白血症时及时补充白蛋白。

3.维持酸碱、水、电解质平衡　由于急性肝脏功能衰竭可产生较为复杂的酸碱、水电解质失衡,及时发现并治疗酸碱、水电解质失衡是治疗急性肝功能衰竭的重要环节。

(二)病因治疗

由于 ALF 的病因对病情的发生、发展及预后有重要意义。不同病因在临床治疗也有着较大的差异。在明确病因的情况下,正确地对因治疗是取得理想临床效果的关键。常见的有以下治疗措施:

1.乙酰氨基酚所致 ALF 的治疗　确诊或疑诊乙酰氨基酚过量导致的 ALF 患者,在摄入后 1 小时内的,如果量较大应立即洗胃以减少药物吸收。摄入药物在 4 小时以内的患者,应立即给予口服活性炭之后给予乙酰巯乙胺酸(NAC)。血清药物浓度和转氨酶增高意味着即将或已经发生了肝损伤。对是否摄入了乙酰氨基酚的详细情况表述不清的 ALF 患者也尽早应用 NAC。

2.毒菌(蕈)中毒所致 ALF 的治疗　明确或怀疑为菌(蕈)中毒的 ALF 患者,应考虑给予青霉素 G(按每日 30 万～100 万 U/kg 剂量)和水飞蓟素进行治疗。对明确菌(蕈)中毒导致的 ALF 患者,应该立即做肝移植准备,肝移植常为挽救此类患者生命的唯一选择。

3.药物诱导性肝中毒所致 ALF 的治疗　对药物中毒的病例首先设法获得药物(含处方药、非处方药物、中草药)的详细资料,如开始服用时间、服用剂量和最后服用的时间和数量及近 1 年来的食物等,尽量了解清楚摄入药物的成分。对于可疑药物性肝中毒导致 ALF,立即停用所有的可疑药物并进行必要的药物治疗并寻找相应解毒剂。大多数药物中毒可以补充谷胱甘肽制剂,对乙酰氨基酚中毒应用葡醛内酯、泰特、乙酰半胱氨酸等;乙醇中毒补充足量的 B 族维生素;异烟肼中毒采用维生素 B_6 对抗。毒素中毒应用活性炭、血滤清除毒素。

4.病毒性肝炎　对病毒性肝炎甲型、乙型、戊型所致 ALF 的应行支持治疗,因为未能证明病毒特异性治疗对此类患者有效。对 HBsAg 阳性的患者(HBVDNA 复制≥1×10^4)应尽早给予核苷类似物,并在化疗完成后继续维持 6 个月,以防止再活化和突发。明确或怀疑为疱疹病毒或水痘-带状疱疹病毒感染所致 ALF,应该使用阿昔洛韦进行治疗。由于病毒感染所致急性肝脏损伤的患者发生机制和免疫紊乱有关,治疗过程中在不同阶段可以应用肾上腺皮质激素、胸腺五肽、干扰素。

5.Wilson 病所致 ALF 的治疗　肝移植是这类患者的主要治疗措施,应明确诊断后再进行必要支持和对症处理的同时尽早作移植的准备。

6.自身免疫性肝炎所致 ALF 的治疗　对疑诊自身免疫性肝炎所致 ALF 的患者,应进行肝活检以明确诊断。并给予激素治疗(波尼松 40～60mg/d)。激素治疗的同时,也应做肝移植的准备。

7.妊娠急性脂肪肝/HELLP 综合征所致 ALF 的治疗　对妊娠急性脂肪肝或 HELLP 综合征(溶血、肝酶增高、血小板降低),针对病因治疗的方案是创造手术条件,尽早终止妊娠。

8.急性局部缺血性损伤所致 ALF 的治疗　对具有局部缺血性损伤证据的 ALF 患者,应在加强支持治疗的同时尽早解决肝脏的缺血病因。

9.Budd-Chiari 综合征　排除潜在的恶性肿瘤的患者,肝静脉血栓形成伴发肝衰竭应选择进行肝脏移植。

(三)保护肝脏功能,促进肝细胞再生

护肝药物较多,应根据患者的具体情况选择合适的护肝药,常见的治疗 ALF 药物有下面几种:

1.肝细胞生长因子(HGF)或肝细胞再生刺激因子(HSS)　HGF 和 HSS 是有较好临床效果的生物制剂。它是幼猪肝细胞内提纯的多肽,有促进 DNA 合成,促进肝细胞生长外,抑制肿瘤坏死因子,还能增强库普弗细胞功能,稳定肝细胞膜。

2.高血糖素-胰岛素疗法(G-I 疗法)　以 5% 葡萄糖液中加胰岛素 10U 和高血糖素 1mg,静脉滴注,持

续 2 小时,每日 1 次。G-I 疗法的机制,一般认为高血糖素作用于受体而激活腺苷酸环化酶,使细胞内 cAMP 浓度增加,后者又激活组蛋白激酶使染色体中组蛋白去阻遏,促使 mRNA 转录,增加酶和蛋白质的合成,促进肝细胞再生。胰岛素虽可使 cAMP 减低,但可促进蛋白质合成中的转录进程,并可促使线粒体生成 ATP。二者合用对肝细胞再生有协同作用。近年来有学者观察到 G-I 疗法的治疗作用与改善氨基酸失衡有关。

3.甘草酸制剂　这类药物主要成分为甘草酸(甘草甜素),并含有一部分的半胱氨酸和甘氨酸。具有类肾上腺皮质激素作用,无明显的激素不良反应;能利胆、解毒、抑制体内自由基的产生和过氧化脂质的形成,具有降黄疸和氨基转移酶的作用。

4.前列腺素 E_1　通过以下机制实现肝脏功能保护,如扩张肝脏血管、增加肝内血液灌流;保护血管内皮细胞功能,抑制血小板聚集和免疫复合物沉积,可以防止 DIC 的发生和进展,与其他药物联合应用可以取得较好的临床效果。

5.门冬氨酸钾镁　该制剂含天门冬氨酸、钾离子、镁离子等。天门冬氨酸在人体内是草酰乙酸的前体,在三羧酸及鸟氨酸循环中起着重要作用,使氨(NH_3)与二氧化碳生成尿毒有去氨作用。钾离子是细胞生命所必需,是高能膦酸化合物合成分解的催化剂。镁离子是生成糖原及高能膦酸酯不可缺少的物质,是糖代谢中多种酶的激活剂,也能使血管扩张,有利于肾血流量,利尿,降低颅内压,增加脑组织的血液循环,改善代谢,还可增强门冬氨酸钾盐的治疗效应。常用量为 20～40ml/d,加入 10% 葡萄糖溶液 200～400ml 中静脉滴注。

6.中药制剂　常用的有苦黄、茵栀黄、丹参注射液。苦黄注射液具有利湿退黄、清热解毒的作用。用法:苦黄注射液 30～60ml 加入 5%～10% 的葡萄糖液 250～500ml 中静脉滴注。茵栀黄注射液具有清热、解毒、利湿、退黄作用。茵栀黄注射液 10～20ml 溶于 10% 葡萄糖液 250～500ml 中静脉滴注,每日 1 次。丹参通过改善肝内微循环提高库普弗细胞功能、降低肝门静脉压力、调节免疫功能、促进肝细胞再生、抗肝纤维化等起到护肝的作用,但有出血的情况避免应用。用法:复方丹参液 10～20ml,加入 5%～10% 葡萄糖液中静脉滴注。但以上药物治疗 ALF 主要作为辅助用药。

7.去氨治疗及维持支链氨基酸/芳香族氨基酸比值　可应用谷氨酸钠 23g/d,精氨酸 20g/d,但应注意电解质及酸碱平衡;维持支链氨基酸/芳香族氨基酸比值应用富含支链氨基酸的肝用氨基酸,以静脉滴注为主,也可以口服。

(四)系统功能支持治疗

1.肝脏功能支持　ALF 时暂时性肝支持疗法或称人工肝支持系统(ALSS)是借助体外机械、化学或生物性装置,暂时或部分替代肝脏功能,从而协助治疗肝脏功能不全或相关疾病。由于肝脏损伤后具有较强的再生功能,通过暂时的功能替代可以使患者争取到足够长的生存期,然后通过肝再生而恢复肝脏功能。传统上按照人工肝组成及性质分为非生物型人工肝、生物型人工肝及组合型生物人工肝,是通过血液透析、血滤、血滤透析、血浆置换、复合性非生物人工肝支持系统(如系统化的人工肝支持 ALSS)、离体肝灌流和血浆分离等连续性血液净化技术,对体内的毒素、炎性介质、代谢产物等进行清除以达到解毒的目的,以人工培养的肝细胞为基础构件组成体外生物反应系统。它不仅具有肝脏的特异性解毒功能,还可以参与能量代谢,具有生物合成转化功能,分泌促肝细胞生长活性物质等。尽管人工肝技术发展较快,但要设计出可以真正替代功能复杂、接近人体肝脏功能的人工肝脏还有一段很长的路要走。

2.胃肠功能支持　在一定程度上是各种综合护肝治疗的基础。保护好胃肠功能,可以减轻和防止肠源性细菌、内毒素及肝脏损害物质经门静脉途径进一步造成肝脏功能损害,同时也可以达到预防和治疗肝性脑病的目的。临床主要措施有:给予禁高蛋白饮食;保持排便通畅,酸化肠道(全肠道)、清除肠道毒素及杂质(投给乳果糖、微生态制剂),乳果糖以保证每日排便 1～3 次即可,细菌制剂可以加量投给,如排便不通畅时可以应用大黄粉或浸液,当排便次数过多时,给予思密达加强肠道黏膜保护防治细菌及毒素移位。

3.维持酸碱、水、电解质平衡　由于急性肝脏功能衰竭可产生较为复杂的酸碱、水、电解质失衡,及时发现并治疗酸碱、水、电解质失衡是治疗急性肝功能衰竭的重要环节。

4.出凝血功能支持　纠正出凝血机制异常预防及治疗出血应贯穿于整个抢救治疗的始终,和其他的脏器功能支持治疗同样重要。由于肝脏功能衰竭时凝血因子及纤维蛋白原产生障碍,应及时输注新鲜血及血浆,补充凝血酶原复合物(PPSB)及纤维蛋白原(血纤维蛋白原低于 1g/L 时应用);给予各种止血剂,如维生素 K、安络血、止血定、巴曲酶等,始终使出凝血系统处于一个相对的稳态;一旦发生消化道止血应立即给予制酸、去甲肾上腺素冰盐水、云南白药、凝血酶、胃黏膜保护剂及时控制出血。

5.神经系统功能支持　重点是预防和治疗肝性脑病、纠正脑水肿、防止 Wernicke 脑病的发生。针对肝性脑病治疗的关键是通过综合治疗手段去除可以引起肝性脑病加重的各种因素,同时应加强维护胃肠功能减少肠源性毒素产生并促进其排出,除此之外针对肝衰竭所致脑功能异常还可以给予以下治疗措施:

(1)去氨治疗:常用药物有鸟氨酸-门冬氨酸二肽治疗,每日常规剂量是 20g 静脉滴注治疗;鸟氨酸-α-酮戊二酸,但疗效不及前者;谷氨酸钠或钾,给予这两种药物治疗时应注意电解质情况及水潴留的情况;临床上较为常用的还有精氨酸 20g 静脉滴注治疗肝性脑病。

(2)纠正芳香族及支链氨基酸的不平衡:临床给予富含支链氨基酸口服和静脉滴注,该治疗除了纠正氨基酸代谢失平衡外,还可以纠正胰岛素和胰高血糖素紊乱所致的高血糖,同时也有促进正氮平衡去氨的作用。

(3)促醒治疗:苏醒剂可以用醒脑静 20～40ml 静脉滴注;GABA/BZ 复合受体拮抗剂有荷包牡丹碱、氟马西尼 0.5mg 加生理盐水 10ml 静脉推注后用 1mg 加入到生理盐水中 30 分钟内静脉滴注或泵入。

(4)对于脑水肿首先应注意防止低钠血症,对有明确证据的脑水肿患者给予甘露醇、山梨醇、纠低氧血症、肾上腺皮质激素等治疗。

(5)Wernicke 脑病治疗重点在预防:治疗过程中应注意补充大量富含 B 族的维生素。

(6)低血糖性意识障碍约 40% 的 ALF 患者血糖＜2.22mmol/L(40mg/dl),在儿童病例更易发生。ALF 的患者意识状态突然发生改变时应立即作血糖检测以除外低血糖可能。低血糖可导致肝性脑病,也可使脑功能发生可逆性或不可逆性损伤,治疗措施是立即给予葡萄糖。

6.维持肾功能　ALF 发生的过程中,主要以 MODS 为主要临床特征,最常伴随出现的是肾脏功能不全。主要治疗措施有调整液体量、避免损伤药物、预防和治疗内毒素血症等。对于严重的病例适时采用连续性肾脏替代(CRRT)治疗,CRRT 治疗不但可以清除体内多余的水分,维持机体的水盐代谢平衡,还可以对炎症介质有清除作用,一般采用高分子合成膜用高流量行 CRRT 可以清除 IL-1、血小板活化因子及部分补体。由于 CRRT 后组织间的水肿减轻,组织细胞的氧输送改善,组织缺氧所致的炎症介质释放也将明显改善。适时应用 CRRT 可以提高 ALF 患者的抢救成功率及生存率。

7.循环功能支持　ALF 的循环功能障碍时,一旦出现循环功能障碍,应在有血流动力监测情况下,首先应给予积极的容量复苏,使 CVP 达 8～12mmHg;监测 $ScvO_2$ 或 SvO_2,若未达到 0.70,则应根据血红蛋白浓度,输注浓缩红细胞使血细胞比容达到 0.30 以上;若 $ScvO_2$ 或 SvO_2 仍未达到 0.70,应给予多巴酚丁胺(最大剂量至 20μg/(kg·min)以达到恢复循环功能的目的,其他常用的血管活性药物还有多巴胺、去甲肾上腺素、米力农等。

8.呼吸功能支持　呼吸功能障碍或衰竭在 ALF 并不少见,除针对原发病治疗减轻肺损伤外,临床主要对呼吸功能衰竭的患者给予机械通气支持治疗。

9.抗炎治疗　应以预防为主,对于怀疑感染的病例应积极寻找病灶、确定病原菌。对于发生的感染抗生素选择时考虑到其敏感性、肝毒及肾毒性等。

10.激素治疗　由于相当一部分 ALF 患者的发病机制是由于机体过度的炎症介质反应所致,这类患者应用肾上腺皮质激素可以抑制过度的炎症反应,防止炎症介质加重肝脏及全身脏器系统的损伤及功能障碍。但由于激素带来益处的同时还伴随着一定的不良反应,如增加感染几率、感染扩散等。临床应用时机和剂量应根据具体患者的情况而定,没有固定的指南可以遵循。

11.急性肝功能衰竭的肝移植治疗　人工肝技术结合肝移植技术联合治疗模式使 ALF 的治疗水平有了新的提高。主要的肝脏移植指征有

(1)PT＞100 秒或以下指标中的任何 3 个

1)年龄:年龄＜10 岁,＞40 岁。

2)病因:非甲肝、非乙肝,药物诱导的肝衰竭。

3)黄疸到发生肝性脑病的时间＞7 天。

4)PT＞50 秒。

5)血清总胆红素＞300μmol/L。

在绝大多数肝移植中心,除上述指征以外,若病员全身情况变差,尤其神经系统状态恶化及凝血酶原时间变长,就考虑肝移植的选项了。

(2)急性肝功能衰竭时肝移植的反指征

1)年龄＞70 岁。

2)不可控制的感染(感染性休克,广泛肺炎)。

3)严重得多器官功能衰竭。

4)脑死亡。

肝移植配合人工肝技术使急性肝功能衰竭患者的抢救成功率可达 70％以上,1 年及 5 年受体生存率可达 73％与 60％,乙肝复发率可低于 5％。

四、预后

患者预后的好坏很大程度上取决于致病因素,以及是否能及时采取有效的治疗措施,如人工肝及原位肝移植。有以下情况患者预后不佳:①年龄＜10 岁或＞40 岁;②病因学:病毒性肝炎非(A-E)、药物性(对乙酰氨基酚除外)、毒素诱发肝衰竭;③Ⅳ期肝性脑病;④出现黄疸后 1 周之内进展到 ID 或 Ⅳ 期肝性脑病;⑤PT＞3.5 秒;Cr＞3.4mg/dl;胆红素＞17mg/dl;凝血因子Ⅴ＜20％;AFP＜15ng/ml。

(郭　华)

第六节　急性胃肠功能障碍与衰竭

一、概述

近年来,随着对危重病的深入研究,人们逐渐意识到胃肠功能在疾病的发展尤其在重症医学中起到至关重要的作用。肠道作为人体内最大的储菌库和内毒素库,一旦肠黏膜完整性和屏障保护功能破坏,肠道

内的细菌或内毒素向肠外组织移位可引起肠道局部或全身性不可控制的炎症反应或促炎介质的过度释放,故认为胃肠道是全身炎症反应综合征(SIRS)的触发器和始动器,是脓毒症(sepsis)和多脏器功能障碍(MODS)的中心器官。胃肠功能的障碍和保护越来越受到临床医务人员和研究者的广泛关注。

二、肠功能障碍与衰竭定义及认识

"肠衰竭"一词早在20世纪50年代即在文献中出现并沿用至今,与呼衰、心衰、肝衰、肾衰、脑衰不同的是肠衰竭的定义还没有在相关医学组织达成共识,更缺乏定量诊断标准。因为肠道既有吸收又有肠动力问题,既有黏膜糜烂出血又有肠黏膜屏障问题,难以综合归纳。国外文献报道:Iring M(1956)对肠衰竭的定义是:功能性肠道减少,不能满足食物的消化吸收。Fleming 与 Remington(1981)则认为是:肠道功能下降至难以维持消化、吸收营养的最低需要量。在 Deitch(1992)的诊断标准中,"肠功能障碍"定为腹胀,不耐受食物5天以上;而"肠衰竭"则为应激性溃疡出血与急性胆囊炎。Wilrnore(1996):在应激患者,肠是中心器官之一。Nightingale(2001)定为"由于肠吸收减少,需要补充营养与水、电解质以维持健康与(或)生长",这些作者均将肠功能局限于消化和吸收营养方面。Marshell 的多器官功能障碍评分中则无肠功能障碍的标准,他认为"肠的功能多而且复杂,难以评分"。我国著名院士黎介寿(2004)提出"肠功能障碍应是肠实质与(或)功能的损害。导致消化、吸收营养与(或)黏膜屏障功能产生障碍"。王宝恩等认为肠道功能衰竭是由多种病因引起的肠道消化吸收障碍、肠道运动功能减退、肠屏障功能受损,从而发生肠道细菌过度繁殖和(或)菌群失调,细菌及内毒素易位,终致诱发、加剧 MODS/MOF。

三、胃肠道生理功能的再认识

肠道是机体消化吸收营养物质、分泌排泄和免疫调节的重要器官。长期以来人们认为在非胃肠疾病状态下,肠道是处于休息状态的,故胃肠道不像危重患者的其他器官那样受到重视及保护,忽略了其在患者整体的病理生理过程中的作用。由于研究技术的发展和外科技术的进步,使得人们对胃肠道的代谢和营养以及解剖结构、生理功能等诸多方面有了新的认识,因此对胃肠道功能的深入研究和生理功能的重新认识,有着实际的临床意义。

(一)消化吸收、分泌排泄功能

胃肠道是一个复杂的器官,它有1亿个以上的神经细胞和25亿个以上的间质细胞,是一个贮存大量激素和旁分泌物质的化学库。胃肠道除了分泌消化液以外,还有40多种内分泌细胞分泌胃肠激素,具有调节消化腺分泌和平滑肌运动,营养保护及调节其他激素释放作用。

上段小肠液(200cm 以内)稀释食糜,可达摄入容量的5~8倍,故上段空肠造瘘和高位小肠瘘可造成严重的水、电解质和营养的丢失。空肠上段吸收糖类、蛋白质和大多数水溶性维生素;脂肪则需要更长的一段小肠;小肠大部切除后,剩余小肠和结肠的结构和功能发生适应和代偿性变化。

机体所有的组织器官均接受动脉血液供应的营养需求,唯独肠黏膜从血供接受的养分只占其总需求的30%,余70%直接从肠腔内摄取。这也就是为什么全肠外营养可以供给全身所有组织器官的需要,满足其组织代谢更新需求,但却导致肠黏膜萎缩的原因,也是长期静脉营养可引起肠屏障功能障碍,发生细菌易位的重要原因。

（二）运动功能

正常状态下,胃肠运动受两方面因素调节:一是肠神经系统,二是体液因素,一般在安静状态下和进食后,迷走神经占优势,可促进胃的运动增强;与迷走神经的作用相反,交感神经兴奋后,可抑制胃的运动。消化动力包括肠神经元,平滑肌细胞和 Cajal 间质细胞这三类细胞的功能整合。Cajal 间质细胞(ICC)是胃肠道起搏细胞。这些细胞的异常能导致电节律异常和动力障碍。在一些人的动力性疾病中已证实存在 ICC 破坏,这些情况包括胃电节律异常,肥厚性幽门狭窄、肠电节律紊乱、假性肠梗阻、慢传输型便秘、先天性巨结肠(Hirschsprung 病)和癌旁肠动力障碍。

肠神经元包括传入神经元、运动神经元和中间神经元三类,兴奋性运动神经元以乙酰胆碱和速激肽为递质,而抑制性神经元包含一氧化氮、VIP 和 PACAP。中间神经元含有 5-HT、乙酰胆碱、生长抑素和阿片肽。最近的临床研究表明腹泻为主的 IBS 患者结肠含 5-HT 的肠间质细胞增多。这表明 5-HT 过量释放可能参与此组患者腹泻和疼痛的发病机制。动力紊乱也可能由抑制性神经元的异常导致,这些神经元中大多含有一氧化氮。一氧化氮释放增加可导致中毒性巨结肠和肠梗阻。已发现贲门失弛缓症、继发于肥厚性幽门狭窄的胃潴留、慢性假性肠梗阻、先天性巨结肠和严重慢性便秘时一氧化氮释放减少。

（三）肠道的屏障功能

胃肠道是人体四大菌库之首(其他为呼吸道、阴道、皮肤),含有$(10^{12}\sim10^{13})\times10^6$ 的活细菌,每克粪便含细菌 $10^{10}\sim10^{12}$。如此庞大的天文数字量的细菌其产生的毒素也是巨大的,但肠道却有选择的只吸收机体所需要的养分和物质,不发生疾病,依靠的就是肠黏膜的屏障功能。20 世纪 80 年代以后,在临床工作中已认识到肠黏膜屏障功能的重要性。肠细菌易位在导致危重患者病理生理改变中有着显著的作用,肠黏膜屏障功能已被认为是肠道的另一个重要功能,特别是许多危重患者后期并发的感染,虽然可源于其他途径,而肠黏膜屏障功能因缺氧、缺血等因素而受到损害,出现肠细菌易位是 MODS 主要的根源,肠细菌易位在动物实验中已得到明确的证实,可观察到细菌直接通过肠黏膜细胞紧密连接部或穿过细胞进入淋巴系统或门静脉系统。在临床上也间接得到证实。

一般说来,肠黏膜屏障由 4 部分组成:机械屏障、生物屏障、免疫屏障和化学屏障。正常肠道屏障功能的维持依赖于肠黏膜上皮屏障、肠道免疫系统、肠道内正常菌群、肠道内分泌及蠕动,其中最关键的屏障是肠黏膜上皮屏障和肠道黏膜免疫屏障。

1.机械屏障(肠黏膜上皮屏障) 肠黏膜上皮屏障是肠黏膜物理结构的解剖屏障,由肠黏膜表面的黏液层、肠上皮本身及其紧密连接、黏膜下固有层等组成。肠上皮细胞间的连接,从顶端到基膜依次为紧密连接、黏附连接桥粒和缝隙连接。其中紧密连接是构成上皮机械屏障功能最重要的结构。

2.生物屏障 肠道正常菌群 400 余种,占人体微生物总量的 78%,由大肠杆菌、产生杆菌、变形杆菌属、铜绿假单胞菌、葡萄球菌属、肠球菌属、产气荚膜杆菌、双歧杆菌属等组成。肠道细菌的寄居部位、数量及各菌种之间比例的恒定均是维持肠道内环境稳定所必需,各种破坏肠道微生态平衡的因素将损害此生物屏障,易导致细菌移位的发生。各部位的细菌分布为黏膜近层:双歧杆菌、乳酸杆菌(膜菌群),黏膜中层:类杆菌、消化链球菌、韦荣链球菌、优杆菌(膜菌群)。黏膜远层:大肠杆菌、肠球菌(腔菌群)。

肠道内微生物对肠屏障功能扮演着双重角色,一方面,其作为抗原对肠黏膜屏障存在潜在危险;另一方面,肠道内寄生菌可为肠黏膜细胞提供某些营养成分,维持肠道微生态系统平衡,激活肠道免疫系统,构成肠道屏障功能组成部分。

3.免疫屏障 肠道是机体重要的免疫器官,是机体接触外界抗原物质最广泛的部位,也是人体中最大、最复杂的微生物储存库,其免疫屏障主要由肠道免疫系统的细胞群组成,包括肠道上皮间淋巴细胞、固有层淋巴细胞、淋巴滤泡以及肠系膜淋巴结,通过细胞免疫和体液免疫以防止致病性抗原对机体的伤害。

IgA 是肠内抗体形成细胞产生的主要免疫球蛋白,肠黏膜免疫反应就是由 IgA 介导的。除 IgA 以外,肠黏膜上皮细胞还可分泌 IgE、IgM 及 IgG 等免疫球蛋白,在肠道体液免疫中发挥着重要作用。

4.化学屏障　胃肠道分泌的胃酸、胆汁酸、黏液、溶酶菌、乳铁蛋白和各种消化酶等对阻止治病因子入侵,维护肠黏膜屏障有重要作用。近年来发现肠上皮细胞分泌的防御素具有强大的抗菌活性。

四、急性肠道功能障碍时病理生理改变

(一)肠黏膜屏障受损

缺血缺氧与肠黏膜损伤:缺血缺氧时,肠黏膜上皮水肿,上皮细胞膜及细胞间连接断裂,细胞坏死,上皮从绒毛顶端开始脱落甚至黏膜全层脱落而形成溃疡,导致肠通透性增加,细菌移位发生。

缺血再灌注与肠黏膜损伤:在动物实验和临床上观察发现,恢复血液再灌注后,部分动物或患者细胞代谢障碍及结构破坏反而加重,这种损伤远超过原缺血对组织细胞的损伤,这种现象称之为缺血再灌注损伤。导致肠缺血再灌注损伤的主要机制是形成具有毒性的活性氧代谢产物,包括超氧阴离子、过氧化氢(H_2O_2)、羟自由基(OH·)等。这些氧代谢产物可损伤核酸、蛋白质、脂质等,导致细胞功能障碍甚至细胞死亡。

肥大细胞:肥大细胞(MC)是调节肠黏膜通透性的关键细胞,它释放的介质参与多种生物过程,如调节血流量、上皮与内皮细胞的通透性、黏液分泌、胃肠蠕动、免疫反应与血管生成,与应激、食物过敏和肠道炎症反应所致的肠黏膜通透性异常的病理过程相关。

低水平 NO(cNOS 合成的)在维持正常的肠道屏障功能中起重要作用,但过多 NO 则与肠黏膜屏障功能失调相关,其机制包括蛋白的氧化、硝化、S-亚硝化、cGMP 激活和细胞能量耗竭。

炎症介质与肠黏膜损伤:目前认为,在严重创伤感染或休克时,炎症介质大量产生并相互作用,形成网络,且不断循环促进,形成"瀑布样"反应,造成肠黏膜损伤并加重甚至衰竭。参与的炎症介质包括血小板活化因子(PAF)、肿瘤坏死因子(TNF)、白细胞介素(IL)、γ 干扰素(IFN-7)、一氧化氮(NO)等。

Chakravortty 等通过试验发现内毒素可刺激成纤维细胞产生 TNF-α 等细胞因子,破坏肠黏膜屏障功能。

营养障碍与肠黏膜损伤:严重病变包括创伤、休克、感染等患者处于高代谢、负氮平衡和负热量平衡状态,往往伴有营养代谢障碍。营养不良可引起肠上皮细胞 DNA 含量减少、蛋白质合成及细胞增生减弱,肠腔内黏液层厚度变薄,导致黏膜萎缩及继发肠黏膜酶活性下降。同时营养不良又降低了机体蛋白质水平,使免疫球蛋白水平下降,淋巴细胞减少,影响了肠道及全身的免疫功能。

细胞凋亡与肠黏膜损伤:Hotchkiss 等对 ICU36 位死亡的患者尸解发现,死于感染的患者有一半以上存在回肠或结肠黏膜上皮凋亡高表达,而只有 10% 的非感染死因的患者存在回结肠黏膜凋亡高表达。

(二)肠道微生态环境的破坏

正常情况下,肠道内大量厌氧菌能阻止病原微生物过度生长及限制它们黏附于黏膜。病理因素和治疗干扰可引起肠道菌群紊乱,促进细菌移居。危重患者长期使用广谱抗生素,肠道内菌群拮抗平衡被破坏,代之以致病菌过度生长。

(三)细菌及内毒素移位

共有三种途径:淋巴途径:肠道细菌进入黏膜下淋巴管→肠系膜淋巴结→淋巴循环→胸导管→体循环(主要途径);门脉系统:肠道细菌进入黏膜下毛细血管→门静脉系统→肝脏→体循环;腹膜:肠道细菌进入肠黏膜→腹膜。

早期移位至肠系膜淋巴结的肠道细菌和内毒素.并不通过门静脉血流播散,而是和肠道产生的炎症介质一起通过肠淋巴系统回流到胸导管,首先损伤肺,然后再影响其他器官。

(四)机体自身免疫抵抗力下降

严重的创伤、休克时,肠道免疫防御体系会发生影响。JcMarshall 等提出的肠肝轴假说,在机体遭受严重创伤、休克时,肝脏库普弗细胞功能受抑制,一方面,肠道内细菌和内毒素侵入循环系统引起肠源性感染;另一方面,库普弗细胞被进入肝脏的内毒素激活,可以释放一系列炎症介质,如 TNF-α、IL-1、IL-6、前列腺素 E_2、血栓素 A_2、血小板活化因子等。库普弗细胞的双重性作用在危重患者具有重要的病理生理意义。

(五)应激

应激可以引起肠屏障功能各个方面的改变,包括肠通透性增加,刺激离子、水分、黏液、SIgA 的分泌以及引起肠道正常菌群的易位等。其机制也是多方面的,它是一系列的神经、免疫、内分泌多种机制相互作用的结果。

(六)胃肠运动功能失调

胃肠运动功能失调包括功能性胃肠疾病(FGID)和胃肠动力障碍(DGIM)。功能性胃肠疾病其发病呈生物-心理-社会综合模式,常有动力功能和感知功能异常,和脑-肠轴调节障碍有关。引起 FGID 和 DGIM 的发病因素包括来自消化道和消化道以外的因素。例如,①对消化负荷的增加(食物及药物刺激等)。②消化道炎症和感染的作用。③手术本身可触发炎症过程,通过巨噬细胞的激活和白细胞渗出引起胃肠道动力改变。肠麻痹则是手术创伤后的胃肠道反应,因而,避免术中过多创伤能有效地减轻肠麻痹。④各种引起代谢、缺氧、免疫等因素累及消化道神经或肌肉,均可导致胃肠动力异常,例糖尿病、结缔组织病、尿毒症等。所以,早期治疗这些原发病极为重要。⑤中枢神经因素,例如焦虑、抑郁等心理障碍在 FGID 发病中有重要的作用。以上致病因素可以通过胃肠道局部,引起神经和肌肉的功能改变,或作用到肠神经系统,也可以通过中枢神经系统引起肠神经系统的改变,进而,引起胃肠动力和感知功能的改变。⑥先天性肠道疾病综合征,如先天性巨结肠和基因异常有关;对细胞内离子通道的研究证实平滑肌的离子通道病,以及 ICC 功能异常和病变是引起疾病的病理基础。

五、肠功能障碍与衰竭临床表现

综合文献中对肠衰竭作如下分期:急性肠衰竭(<6 个月):①炎症性肠病的急性发作期出现中毒性巨结肠症;②消化性溃疡大出血;③急性重症胰腺炎;④急性肠系膜血管病变;⑤肠道恶性肿瘤;⑥腹腔外瘘;⑦长期化疗、放疗和骨髓移植应用免疫抑制剂;⑧AIDS;⑨其他如肠梗阻、胃轻瘫、肠道炎性梗阻、志贺痢疾、霍乱、腹外伤等。

慢性肠衰竭(>6 个月):假性肠梗阻、放射性肠炎、全胃切除后、SBS、减肥腹部手术、各种原因引起的顽固性便秘等。

结合临床研究与观察,我们认为,肠功能障碍可分三型。

一型:小肠长度绝对减少,如 SBS(短肠综合征)。

二型:小肠实质广泛损伤,如炎性肠病、放射性损伤等。各种原因所致的肠外瘘、肠梗阻当属此型,但多数均为急性,可逆转。

三型:急性肠衰竭是以肠黏膜屏障功能损害为主,同时伴有肠消化吸收功能的障碍,见于严重感染、创伤、大出血等所致的 MODS 时,以肠道运动功能受损,肠黏膜屏障功能障碍为主的疾患。

分级:严重肠衰竭:完全丧失了经肠给予营养、糖和电解质的能力,靠肠外营养、糖和电解质补充;中度肠衰竭:经肠内给营养、糖和电解质溶液;轻度肠衰竭:口服营养、糖和电解质溶液。

六、诊断要点

①有引起胃肠功能衰竭的原发病，如重症感染、休克、黄疸、烧伤、脑血管意外大手术后及有心脑肾肺肝等器官衰竭者，出现消化道大出血，以及有应激性溃疡发生，急诊内镜检查证实者。②胃肠道本身疾病，如急性重症胰腺炎、急性坏死性肠炎、短肠综合征、肠道恶性肿瘤手术后或放化疗等因素导致腹部胀气、肠鸣音减弱、严重腹泻等，不能耐受饮料和食物。③任何原因引起高度腹胀，肠鸣音近于或完全消失以及中毒性肠麻痹患者。④发生肠道菌丛失调，黏膜屏障结构与功能异常变化，影响胃肠消化吸收营养和水、电解质者。

上述任何一项均可诊为肠衰竭。

七、肠功能障碍、衰竭与 MODS 关系

胃肠功能障碍与衰竭既可以引起其他脏器功能的相继障碍和衰竭，是始动器官，也可以是继发于其他脏器功能障碍/衰竭的结果。

MODS 发病机制非常复杂，至今尚未完全阐明。原因可综合为感染性病因和非感染性病因两类。据统计 MODS 病例中 75％由全身性感染引起，死亡率约 70％。腹腔内感染是引起 MODS 的主要原因。某课题组 8 家医院 413 例 MODS 患者中，肠衰竭 178 例（43.1％）。

20 世纪 80 年代以来临床发现在脓毒症治疗中，约 1/3 患者始终找不到原发感染灶。虽经各种抗生素治疗终究未能控制脓毒症而发生 MODS。进一步观察到该类患者及动物模型体内常表现为明显的肠道细菌移位现象，诱发和（或）促进严重创伤、休克、感染后"二次打击的发生、发展"。在 ICU 中出现明显胃肠道功能衰竭时患者的病死率将大幅升高。Kraman 等报道，1500 多例呼吸衰竭患者中，单纯呼吸衰竭病死率仅为 14％，伴消化道出血时病死率为 62.5％，而 ARDS 合并消化道出血时病死率达 85％。在应激情况下胃肠黏膜完整性破坏，肠内细菌和毒素可出现在非正常部位，如肠系膜淋巴结或门静脉系统，进一步进入远端的器官、组织，进一步加重炎症反应及器官损害，诱发 MODS。Deitch 发现烫伤体表面积为 40％的大鼠在伤后第二天肠系膜淋巴结细菌移位率为 40％，而且亚致死量内毒素攻击可促进烫伤小鼠细菌移位，小鼠死亡率高达 100％，而单纯内毒素攻击或烫伤小鼠死亡率都低于 10％。Baron 用小猪制作 40％Ⅲ度烧伤模型，18 小时后又注入 E. coli 内毒素，可见肠系膜血流减少，血管阻力下降，同时细菌易于聚集于肠系膜淋巴结和脾脏。

1986 年，Meckins 和 Marshall 首先提出肠道是发生 MODS 的原动力。近年来的研究进一步表明，肠道作为体内最大的"储菌库"和"内毒素库"，以其在体内独特的生理环境参与全身炎症反应综合征（SIRS）和 MODS 的病理生理过程。一系列动物实验证实，严重出血性休克、肠缺血、烫伤及高速枪弹伤早期均可导致门、体循环内毒素水平的迅速升高，其中尤以门脉系统变化的幅度更为显著。提示肠源性内毒素出现时间，发生频率较高。内毒素是联系休克、脓毒症和 MODS 的主要细节。肠源性细菌和毒素一方面激活肝脏库普弗细胞，释放大量细胞因子，另一方面进入循环系统。由于各种刺激使肠黏膜屏障功能损伤，肠免疫功能受到抑制，它即成为"病原库"，肠道内细菌和内毒素大量侵入，激活一系列瀑布反应，导致多种炎症介质的过度释放，引发和加重失控性炎症反应综合征，而 SIRS 发生更加重肠道损伤，引起恶性循环，最终导致 MODS。现在认为肠道是 MODS 的枢纽器官是炎症介质的扩增器，是全身性菌血症和毒血症的发源地。

胃肠功能障碍与衰竭是一种常见的器官功能障碍与衰竭疾病,由于其在危重病领域扮演着重要角色,日益受到人们的重视。目前在诊断、治疗、发病机制等方面的研究有所进展,但仍有很多问题没有解决,在检测指标,预防、治疗保护肠功能等方面需进一步临床研究。

（郭　华）

第七节　肝性脑病

肝性脑病(HE)过去称肝昏迷,是指由严重肝病引起的、以代谢紊乱为基础的中枢神经系统功能失调的综合征。其主要临床表现包括神经和精神方面的异常,如意识障碍、行为失常和昏迷。

【病因】

肝脏的生物代谢功能,决定于两种因素,即功能性肝实质细胞的数量和功能性肝实质细胞的有效灌注量。如果两者分别或同时减少到一定程度时,则导致肝性脑病。根据这两种因素,可将肝性脑病分为三型。

1.A 型　与急性肝衰竭相关的 HE。指急性起病 8 周内出现脑病者,多因肝细胞大块坏死或亚大块坏死,功能性肝细胞锐减至正常数量的 35% 以下,肝功能严重代偿不全,内源性毒性代谢产物在体内蓄积,导致 HE。常无明显诱因,多见于暴发性或亚暴发性肝衰竭。

2.B 型　很少见,并发于单纯性门体分流的 HE。单纯性门体分流是指无肝脏疾病或肝组织学正常的门体分流,如先天性门体分流、门静脉阻塞、脾静脉阻塞后的脾肾分流。发生肝性脑病多有一定的诱因。

3.C 型　最为常见,并发于慢性肝病的 HE,包括了大多数的 HE,是在肝硬化或慢性肝病基础上发生的。既有不同程度肝细胞数量的减少,又有不同程度的门体分流。其发生肝性脑病常有明显诱因,如上消化道出血、大量排钾利尿、放腹水、感染、高蛋白饮食、便秘、镇静药、麻药、尿毒症、外科手术等。

【病理改变】

急性肝衰竭所致的肝性脑病患者的脑部常无明显的解剖异常,但 38%~50% 有脑水肿,可能是本症的继发性改变。慢性肝性脑病患者可能出现大脑和小脑灰质以及灰质下组织的原浆性星形细胞肥大和增多,病程较长者则大脑皮质变薄,神经元及神经纤维消失,皮质深部有片状坏死,甚至小脑和基底部也可累及。

【临床表现】

肝性脑病的临床表现因原有肝病的类型,肝细胞损害的程度以及不同的诱因而各异,其临床症状主要为精神和神经两方面的异常。一般可根据意识障碍程度、神经系统表现、脑电图改变将肝性脑病自轻微的精神改变到深昏迷分为四期。

1.前驱期(一期)　轻度性格改变和行为失常为主,表现欣快激动或淡漠少言、思维缓慢,不能做精细动作,行为偶失常态,衣冠不整、随地便溺。应答尚准确,但吐词不清且较缓慢。可引出扑翼样震颤,病理反射多阴性。脑电图多数无改变。此期历时数日或数周,有时症状不明显,易被忽视。

2.昏迷前期(二期)　此期以意识错乱、睡眠障碍、行为失常为主。记忆力减退,对时间、地点、人物辨认不清。思考困难,不能完成简单的计算和智力构图,书写障碍。多有睡眠时间倒错,昼睡夜醒。甚至伴有视、听幻觉。体检有明显神经系统体征,如腱反射亢进、肌张力升高、踝阵挛及 Babinski 征阳性。有扑翼样震颤。可出现不随意运动及运动失调。脑电图特征性异常(θ 波)。

3.昏睡期(三期)　以昏睡及精神障碍为主。大部分时间患者呈昏睡状态,但唤之可醒,并能应答问话,但讲话不连续,但常有神志不清和幻觉。扑翼样震颤仍可引出。肌张力增加,四肢被动运动常有抵抗。锥体束征常呈阳性。脑电图有异常波形。

4.昏迷期(四期)　神志丧失,不能唤醒。浅昏迷时,对痛刺激和不适体位尚有反应,对光反应迟钝,腱反射和肌张力亢进,扑翼样震颤因患者不能配合无法引出。深昏迷时,各种反射消失,肌张力降低,并可出现阵发性惊厥及瞳孔散大,最终死亡。脑电图由弥漫性慢波逐渐变为高振幅波。

【诊断依据】

主要依据为:①严重肝病和(或)广泛门体侧支循环;②精神错乱,昏睡或昏迷;③有肝性脑病的诱因;④明显肝功能损害或血氨升高。扑翼样震颤和典型的脑电图改变有重要参考价值。

【鉴别诊断】

肝性脑病三、四期时以昏迷为其主要症状,因此应注意与其他原因引起昏迷的疾病相鉴别,如糖尿病、低血糖、尿毒症、脑血管意外、高/低钠血症、脑部感染和镇静类药物等。另外还应注意不要将以精神症状为唯一突出表现的肝性脑病误诊为精神病。

【辅助检查】

1.实验室检查

(1)肝功能检查:可多项异常,如转氨酶升高,白、球蛋白比例倒置,血清总胆红素也可升高。

(2)血氨:慢性肝性脑病尤其是门静脉分流性脑病患者多有血氨升高。急性肝衰竭者所致肝性脑病者血氨可以正常。正常人空腹静脉血氨为 $23.48\sim41.09\,mol/L$。

(3)血清游离氨基酸测定:氨酸、异氨酸等支链氨基酸降低。色氨酸、苯丙氨酸、酪氨酸等芳香族氨基酸增加。

2.脑电图　脑电图检查对预后判断有一定价值,但对肝性脑病的诊断无特异性,因为在代谢性脑病时亦出现类似变化,故脑电图只提示脑功能的改变。肝性脑病时,随着病情的进展,波幅逐渐增高,而频率逐渐减慢。昏迷前期为 θ 波,晚期出现 δ 波。

3.诱发电位　反映大脑电活动,对诊断亚临床肝性脑病有一定参考意义。根据刺激的感官不同分为:①视觉诱发电位;②听觉诱发电位;③体感诱发电位。

4.心理、智能测试　用于诊断轻微肝性脑病。测验内容包括书写、构词、画图、搭积木、用火柴梗搭五角星、数字连接试验等。数字连接试验是早期识别肝性脑病简便而有可靠的方法。即随机将阿拉伯数 1~25 填在纸上圆圈内,让患者按自然数的顺序连接,观察其能否顺利连接以及连接错误发生率,并用秒表记下完成的时间,正常为 10~66s,超过者为异常。

5.影像学检查　头部 CT 或 MRI 等影像学检查可发现脑水肿。近年来开展的磁共振波谱分析(MRS)可观察肝性脑病患者脑代谢的变化。

6.临界视觉闪烁频率检测　方法敏感,简单而可靠,可用于发现及检测轻微肝性脑病。

【急诊处理】

肝性脑病目前尚无特效疗法,治疗应采取综合措施。常为以下四个方面:①支持治疗,积极治疗并预防并发症;②去除诱因,保持内环境稳定;③减少肠源性毒物生成及吸收,促进肝细胞再生;④调节神经递质的平衡。

1.去除诱因　反复发作的慢性脑病常由一些确认的诱因而突然发生,去除这些诱因,常可使患者从明显的脑病状态恢复到亚临床状态。有上消化道出血者积极控制出血,清除肠道积血。要防止感染,慎用利尿药。当患者狂躁不安或有抽搐时,禁用吗啡及其衍生物、水合氯醛、副醛、哌替啶及速效巴比妥类。必要时可减量使用地西泮、东莨菪碱、抗组胺药(如苯海拉明和氯苯那敏)。注意纠正水、电解质和酸碱平衡失调。

2.减少血氨、肠道有毒物质的生成和吸收

(1)饮食:肝性脑病患者开始数天内应禁食蛋白质,每天热量靠葡萄糖及少量脂肪来维持,每日应保证热量 5000～6700kJ(1200～1600kcal)。清醒后可酌情增加饮食中的蛋白量,40～60g/d,以植物蛋白为最好。同时保证足量维生素。

(2)清洁灌肠或导泻:可清除肠内积食、积血或其他含氮物质。可用生理盐水清洁灌肠或白醋 50ml 加生理盐水 100ml 保留灌肠,每天 1～2 次,清除肠腔内的内容物,并保持肠腔内呈酸性环境,以减少氨气的产生和吸收。忌用碱性液灌肠。也可服用泻药,如 25％硫酸镁 30～60ml、山梨醇或甘露醇。

(3)抑制肠道细菌生长:抑制肠道产尿素酶的细菌,减少氨和尿素的产生。可服用新霉素、甲硝唑或氨苄西林等,但这些制剂都有一定的不良反应或毒性。新霉素有严重的耳毒性和肾毒性,甲硝唑可以并发恶心、呕吐和疼痛性周围神经病。口服乳果糖可使肠腔内环境呈酸性,改变肠道菌群,且乳果糖有渗透性腹泻的作用,增加氨从肠道排出,减少氨的形成和吸收。一般 30ml,每天 2～3 次。也可保留灌肠,每天保持 2～3 次软便为妥。

3.使用降氨药物　鸟氨酸-门冬氨酸混合制剂,能促进体内的尿素循环而降低血氨。每日静脉滴注 20g,能显著降低肝性脑病患者血氨。鸟氨酸-α 酮戊二酸降氨机制与鸟氨酸-门冬氨酸相同,但疗效不如鸟氨酸-门冬氨酸。对外源性血氨增高所致的肝性脑病可选用谷氨酸钾 12.6～25.2g/d 或谷氨酸钠 23～46g/d 溶于葡萄糖溶液中静脉滴注。精氨酸 10～20g/d 加入 5％～10％葡萄糖液 500ml 中,每天 1 次,静脉滴注。前者谷氨酸与氨结合生成谷氨酰胺排出使血氨降低,后者精氨酸进入肝内参与鸟氨酸循环而降低血氨,此药呈酸性,有助于尿素合成。但严重肝病伴有酸中毒者不宜应用。静脉滴注支链氨基酸 500ml,提高支链氨基酸的水平,改善支链氨基酸与芳香氨基酸的比例。在理论上可纠正氨基酸代谢的不平衡,减少大脑中假性神经递质的形成。

4.GABA/BZ 复合受体拮抗　氟马西尼对于Ⅲ～Ⅳ期患者具有促醒作用。静脉注射起效快,多在数分钟内,但维持时间短,通常在 4h 内。其用法为 0.5～1mg 静脉注射;或 1mg/h 持续静脉滴注。

5.护肝治疗　可给予肝细胞生长因子,每日 80～120μg,可促进肝细胞再生、改善临床症状,对于急性重症肝炎及其引起的肝性脑病有一定的疗效。高血糖素—胰岛素联合治疗,对促进肝细胞再生,改善肝功能均有积极的意义。

6.防治脑水肿　常用 20％甘露醇或 25％山梨醇溶液 125ml 快速静脉滴注,每 6 小时 1 次,或 50％葡萄糖 100ml,每 6 小时与甘露醇或山梨醇进行交替应用,均可降低颅内压力。同时采用激素如地塞米松 5～10mg,加入葡萄糖溶液中静脉滴注,也有助于降低颅内压。

7.人工肝支持治疗　可清除体内积聚的毒物和血氨,对于急、慢性肝性脑病均有一定疗效。

【预后】

肝性脑病的预后取决于肝细胞衰竭的程度。诱因明确且容易消除者预后较好。有腹水、黄疸、出血倾向者提示肝功能较差,预后差。暴发性肝衰竭所致的肝性脑病预后最差。不管是急性型还是慢性复发型肝性脑病如果病情发展到第三期预后均较差,因此对此类患者应做到早发现早治疗。

【预防】

临床医师应重视肝硬化患者的合理饮食,避免肝性脑病的诱发因素,尽量减少肝性脑病的发生。积极防治肝病,严密观察肝病患者,及时发现肝性脑病的前驱期和昏迷前期的表现并进行适当的治疗。

(郭　华)

第八节　胃、十二指肠疾病

一、胃、十二指肠溃疡

胃、十二指肠溃疡又称为"溃疡病"、"消化性溃疡",是胃溃疡(GU)和十二指肠溃疡(DU)的总称,与胃酸/胃蛋内酶的消化作用有关,也与胃或十二指肠黏膜的屏障作用被破坏有关,是一种慢性常见病。溃疡病的主要症状是上腹部疼痛,可无明显症状或出现隐匿症状。疼痛与饮食有关,可因进食、饥饿、服药、酸性食物或饮料而诱发。亦可以因进食、饮水、服用碱性食物而缓解。

【诊断标准】

1.临床表现　溃疡病的主要症状是上腹部疼痛,可无明显症状或出现隐匿症状,典型症状主要有如下几个方面。

(1)慢性过程,病史可达数年或数十年。

(2)周期性发作,发作与自发缓解相交替,发作期和缓解期可长短不一,短者数周,长者数年,发作常呈季节性,可因情绪不良或过劳而诱发。

(3)发作时上腹痛呈节律性,腹痛可多为进食或服用抗酸药所缓解。胃溃疡多在饭后发生疼痛;十二指肠溃疡则在餐前出现疼痛,直至下次进食才能使疼痛缓解,且常于夜间发作。

2.诊断要点

(1)腹痛:主要位于上腹,胃溃疡常为进食后疼痛,十二指肠溃疡常为饥饿时疼痛,但亦可有不典型的腹痛。

(2)可伴有有恶心、呕吐、黑便、贫血、乏力等表现。

(3)左上腹或(和)剑突下压痛。

(4)可有贫血貌(如睑结膜、皮肤苍白)。

(5)血常规检查可有血红蛋内降低。

(6)上消化道造影可见龛影。

(7)胃镜可见溃疡面,取病理可证实。

【治疗原则】

(一)原则上以内科治疗为主

质子泵抑制剂,胃黏膜保护剂,针对幽门螺杆菌的抗生素等联合治疗。

(二)外科治疗

1.手术适应证

(1)内科规律治疗无效或复发。

(2)出现过并发症:穿孔、大出血、幽门梗阻。

(3)可疑恶变。

2.术前准备　术前清洁洗胃。如有幽门梗阻,可考虑术前3日起每晚温盐水洗胃1次,术前清洁洗胃。

3.术式选择

(1)胃大部切除术:①毕Ⅰ式吻合术:胃溃疡,无幽门梗阻者。②毕Ⅱ式吻合术:胃溃疡,十二指肠溃疡。③溃疡旷置术(Bancroft 法):溃疡切除困难或球后溃疡。

(2)迷走神经切断术:十二指肠溃疡,无幽门梗阻。

4.术中原则

(1)胃大部切除术切除胃体积的 50%～75%(视具体情况而定)。

(2)尽可能切除溃疡。

(3)根据情况选择吻合术式毕Ⅰ式或毕Ⅱ式,尽可能做毕Ⅰ式吻合。

5.术后注意事项

(1)保持胃管通畅。

(2)术后根据情况适时拔除胃管及进食。

(3)术后予 H_2 受体阻滞剂或质子泵抑制剂,应用时间视情况而定。

二、胃、十二指肠溃疡穿孔

胃、十二指肠溃疡穿孔是溃疡病的严重并发症之一。十二指肠溃疡穿孔多见于十二指肠球部前壁偏小弯侧;胃溃疡穿孔多见于近幽门的胃前壁,多偏小弯侧。

【诊断标准】

1.多有溃疡病史,近期有溃疡活动症状。

2.突发上腹刀割样剧烈疼痛,迅速波及全腹,可有肩、肩胛部放射性疼痛。

3.可有恶心、呕吐等上消化道症状。

4.可出现休克表现。

5.急性痛苦面容,惧怕翻身活动及深呼吸。

6.腹膜炎体征压痛、反跳痛、肌紧张,典型者为板状腹。

7.腹式呼吸受限,胃泡鼓音区缩小或消失,肝浊音界缩小或消失,肠鸣音减弱或消失。

8.立位腹平片可见膈下游离气体。

9.腹腔穿刺可见黄色浑浊液体。

10.可考虑应用水溶性造影剂行上消化道造影,发现造影剂外溢。

【治疗原则】

1.非手术治疗

(1)适应证:①症状轻。②空腹穿孔。③判断穿孔较小腹膜炎体征较轻,膈下游离气体少。

(2)方法:①禁食。②持续胃肠减压。③高坡卧位。④静脉营养支持。⑤抗生素:广谱+抗厌氧菌。

2.手术治疗

(1)适应证:①症状重,腹痛剧烈。②饱腹穿孔。③腹膜炎体征重。④非手术治疗后症状和体征无缓解,甚至加重。

(2)术前准备:①禁食。②胃肠减压。③抗生素治疗。

(3)术式:①单纯穿孔修补:原则上首选。②胃大部切除术:穿孔时间小于 12 小时,探查时发现腹腔污染轻,胃壁水肿轻或有出血或幽门梗阻。③术中冲洗腹腔要尽量彻底。④根据情况选择放置引流管。

(4)术后注意事项①持续胃肠减压。②术后高坡卧位。③术后予 H_2 受体阻滞剂或质子泵抑制剂。

三、溃疡病大出血

胃十二指肠溃疡大出血是指以大量呕血、黑便,表现出休克前期或休克,以及血红蛋白明显下降为主要临床表现的患者,不包括小量出血或仅有便潜血阳性的患者。

【诊断标准】

1.呕血和(或)便血。

2.可伴有失血性休克表现。

3.腹部可有轻压痛,肠鸣音活跃。

4.血红蛋白降低。

5.急诊胃镜有助于诊断及判定出血部位。

6.可行血管造影检查协助诊断及判断出血部位。

【治疗原则】

(一)非手术治疗

1.适应证　对于出血量相对少、生命体征可控制平稳或非持续性出血的患者可先试行非手术治疗。

2.方法

(1)禁食、胃肠减压:了解出血情况。

(2)止血药物:全身;局部:胃管注入。

(3)补充失血量:治疗休克可给予输血治疗。

(4)给予 H_2 受体阻滞剂或质子泵抑制剂。

(5)内镜治疗:①适应证:生命体征平稳,休克纠治良好的患者。②方法:利用药物、电凝、钛夹等方法。

(6)血管造影栓塞治疗对于生命体征可控制平稳的患者。

(二)手术治疗

1.适应证

(1)失血速度快,迅速出现休克。

(2)快速输血输液休克仍无法改善。

(3)年龄大于 60 岁,有冠状动脉硬化症者。

(4)有溃疡病史,近期内已有多次出血。

(5)经非手术治疗后再次出现大出血。

(6)内镜检查明确出血部位,但无法止血者或止血处理后再次大出血。

(7)血管造影栓塞治疗无法止血或栓塞后再次大出血。

2.术前准备

(1)禁食。

(2)胃肠减压。

(3)积极治疗休克。

(4)备足血液制品。

(5)应用 H_2 受体阻滞剂或质子泵抑制剂。

3.术式选择

(1)胃切开止血:缝扎,局部切除。

(2)胃大部切除术。

(刘明见)

第九节　肠疾病

一、肠炎性疾病

（一）急性出血性肠炎

本病为一种原因尚不明确的急性肠管炎症性病变,血便是临床主要症状之一。多见于儿童和青少年,也可以发生于任何年龄,男女患病比例为(2～3)∶1。由于在手术或尸检中可以观察到不同阶段的病变,发现有充血、水肿、出血、坏死等不同的病理改变,故又可称为"节段性出血坏死性肠炎"。

【诊断标准】

1.临床表现

(1)急性腹痛:阵发性绞痛或持续性疼痛伴阵发性加重,多在脐周或遍及全腹。

(2)多伴腹泻,80%的患者有血便,呈血水样或果酱样,有时为紫黑色血便,有部分患者腹痛不重而以血便症状为主。

(3)寒战发热,恶心呕吐。

(4)感染中毒性休克表现。

(5)不同程度的腹胀、腹肌紧张和压痛,出现肠管坏死或穿孔时有腹膜刺激征,肠鸣音减弱或消失。

2.诊断要点

(1)发病急骤,开始以腹痛为主,多在脐周或遍及全腹,为阵发性绞痛或持续性疼痛伴阵发性加重。

(2)腹泻和血便,呈血水样或果酱样,有时为紫黑色血便。

(3)往往伴有寒战发热和恶心呕吐。

(4)进展迅速,部分患者很快出现感染中毒性休克。

(5)查体有不同程度的腹胀,腹肌紧张及压痛,肠鸣音一般减弱。有时可触及压痛之包块。

(6)化验检查:白细胞计数中度升高,大便潜血往往为阳性。部分患者大便培养有大肠埃希菌生长,厌氧培养可见到产气荚膜杆菌。

(7)X线腹部平片检查可见小肠扩张充气并有液平,肠间隙增宽显示腹腔内有积液。

(8)腹腔穿刺可抽出血性液体。

【治疗原则】

1.本病应以非手术治疗为主

(1)禁食、胃肠减压,输液输血及适当的静脉营养。

(2)应用广谱抗生素及甲硝唑以抑制肠道细菌特别是厌氧菌的生长。

2.手术疗法

(1)手术指征:经非手术治疗,全身中毒症状不见好转且有休克倾向,局部体征加重者;有明显腹膜刺激征考虑肠坏死穿孔者;有肠梗阻表现经非手术治疗不见好转者;反复肠道大出血非手术治疗无法控制者。

(2)手术方式:①如肠管表现为充血和浆膜下出血,无坏死穿孔,亦无大量消化道出血,仅给予普鲁卡因肠系膜封闭即可。②有肠穿孔或有不可控制的消化道出血。病变部分可行一期切除吻合术。③病变广泛,远端肠管无坏死,可切除坏死肠段,行双腔造瘘,待恢复后再行二期吻合。也可行一期吻合后远端做导管造瘘,待肠功能恢复后再将导管拔除。

(二)伪膜性肠炎

伪膜性肠炎多发生在应用大量广谱抗生素的患者,主要表现为严重腹泻伴有明显的全身症状。轻症者停用抗生素可自愈,严重者可死亡。目前认为,伪膜性肠炎主要致病菌是艰难梭状芽孢杆菌,该菌产生的毒素可以直接损伤肠壁细胞,使肠壁出血坏死。肠炎的病理变化主要在黏膜及黏膜下层,轻者只有黏膜充血水肿,严重者黏膜有广泛的糜烂和灶状坏死,其上有一层由坏死组织、纤维蛋白、炎性细胞、红细胞、黏液和细菌构成的假膜所覆盖,假膜呈片状分布,黄绿色或棕色,质软易脱落,因此称之为伪膜性肠炎。

【诊断标准】

1.临床表现

(1)水样便或黄色蛋花样或浅绿色水样便,可见脱落的假膜。

(2)查体可见脱水及重病容。腹部膨胀,全腹肌抵抗和轻压痛,肠鸣音减弱。

(3)重型患者可出现高热、腹胀和明显的中毒症状,如精神迷乱、呼吸深促、手足发凉及出现休克。

2.诊断要点

(1)有大型手术应激、广谱抗生素应用或化疗的病史。

(2)突然出现高热、腹泻、排出大量黄绿色海水样或蛋花样水便,含有脱落的假膜。

(3)大便涂片做革兰染色发现阳性球菌相对增多而阴性杆菌减少。

(4)内窥镜检查见黏膜有急性炎症,上有斑块或已融合成假膜,活检见假膜内含有坏死上皮、纤维蛋白及炎性细胞。

(5)双酶梭状芽孢杆菌抗毒素中和法测定大便中有难辨梭状芽孢杆菌毒素的存在。

【治疗原则】

1.立即停用正在使用的抗生素,使用万古霉素或甲硝唑。

2.口服消胆胺,以利梭状牙孢杆菌毒素的排出。

3.用正常人大便与等盐水混悬液保留灌肠。

4.补充液体及电解质。

5.如有中毒性休克,血容量恢复后不能维持血压时,可适当给予升压药物,同时给予肾上腺皮质激素以减少毒性反应。

(三)溃疡性结肠炎

溃疡性结肠炎多发生于中青年,20~50岁最多,男女比例0.8:1。病变所累及的范围以乙状结肠和直肠多见,直肠几乎总是受累,也可累及升结肠和其他部位,严重时可累及整个结肠,少数病变可波及末端回肠。溃疡性结肠炎的病理变化主要在黏膜及黏膜下层,肌层基本不受累,表现为黏膜充血、水肿,糜烂和表浅小溃疡。肠隐窝内可见大量的中性粒细胞侵润,混有黏液和细菌,形成陷窝脓肿和黏膜下小脓肿。

【诊断标准】

1.临床表现

(1)慢性反复发作型表现为慢性反复发作性腹泻,排黏液血便伴左下腹痛。

(2)暴发型溃疡性结肠炎约占全部患者的10%,发病急骤,腹泻次数可达20次以上,水样便,可伴血、黏液及脓,下坠及里急后重感明显。

(3)重症患者表现脱水、低血钾、低蛋A血症、贫血,以及发热等中毒症状。

(4)肠外表现:口腔溃疡、皮肤结节性红斑、关节痛、眼结膜炎、虹膜睫状体炎等。

2.诊断要点

(1)慢性反复发作型表现为慢性反复发作性腹泻,排黏液血便伴左下腹痛。

(2)暴发型溃疡性结肠炎发病急骤,腹泻次数可达 20 次以上,水样便,可伴血、黏液及脓,下坠及里急后重感明显。

(3)大便中有血、脓及黏液,但常不能发现致病菌。

(4)乙状结肠镜、纤维结肠镜检查可发现全结肠、直肠黏膜弥漫性充血、水肿、粗糙呈颗粒状,脆易出血,散在大小深浅不一溃疡及假息肉样变。

(5)钡剂灌肠:可见肠壁边缘模糊,黏膜皱襞呈粗大纤行的条状形,结肠袋可消失。

【治疗原则】

1.内科治疗

(1)充分休息:避免体力和劳累过度。

(2)严格控制饮食:应给予易消化、无渣、少刺激性富含营养食品,暂停服用牛奶及乳制品。

(3)药物治疗:①抗炎治疗:水杨酸偶氮磺胺吡啶,开始 0.5g 每日 3 次,以后增至 3～6g/d。②激素治疗:5 日大剂量疗法,即氢化可的松 300～500mg/d,连续 5 日后改为口服泼尼松。③止泻药。④免疫抑制剂。⑤胃肠外营养。

2.外科治疗

(1)手术指征:①出现急性梗阻、大量出血、穿孔、中毒性巨结肠等并发症者需急症手术。②暴发型重症病例,经内科治疗 1 周无效。③慢性病变,反复发作,严重影响工作及生活者。④结肠已经成为纤维狭窄管状物,失去其正常功能者。⑤已有癌变或黏膜已有间变者。⑥肠外并发症,特别是关节炎,不断加重。

(2)手术方式:①肠造瘘术:包括横结肠造瘘术及回肠造瘘术,适合于病情严重,不能耐受一期肠切除吻合术者。②肠切除术:包括结肠大部切除术及全大肠切除,回肠造瘘术/回肠储袋-肛管吻合术。

(四)节段性肠炎

节段性肠炎又称"克罗恩病",近年来在我国发病率有所升高,其特征是累及肠壁全层的呈跳跃性分布的非特异性肉芽肿性炎症。病变位于末端回肠和回盲部的较多,也可在消化道的其他部位发生。本病病因不明,目前认为最可能的致病因素是感染和自身免疫机制。

【诊断标准】

1.临床表现

(1)该病可发生于全消化道,以末端回肠最常见。

(2)多数患者表现为腹痛不适,呈间歇性发作,大便次数增多,常为不成形稀便,很少排黏液血便,其他症状有低热乏力、食欲减退及消瘦等。

(3)约 10% 的患者发病较急表现为中腹或右下腹痛伴有低热、恶心、呕吐、食欲减退、白细胞计数升高,偶有腹泻,右下腹可有压痛。

(4)可合并有肛裂、肛瘘、肛门周围脓肿等肛门疾病。

(5)肠外表现有口腔溃疡、皮肤结节性红斑、坏疽性脓皮病、游走性关节炎、眼结膜炎、虹膜睫状体炎、硬化性胆管炎等。

2.诊断要点

(1)反复发作的腹痛、腹泻,常伴有低热乏力、食欲减退和消瘦。

(2)急性起病者见于 10% 的患者,症状体征与急性阑尾炎不易鉴别,探查时如发现阑尾正常而末端回肠充血水肿,系膜增厚,应考虑此诊断。

（3）30％的患者可有肠外表现，消化道症状伴有肠外表现，应考虑此诊断。

（4）化验检查可发现贫血、γ-球蛋白增高、红细胞沉降率增快及低蛋白血症。

（5）肠系造影和钡灌肠是诊断本病的重要方法，可见黏膜皱襞增宽变平，走行紊乱，纵行或横行的线形溃疡呈现出刺状或线条状影像及"鹅卵石"征，Kantor"线状"征等典型表现。

（6）内镜：病变肠管黏膜肉芽肿增生，充血水肿或鹅卵石样黏膜，尤其是病变间出现正常黏膜。活组织检查显示为非干酪性增生性肉芽肿。

【治疗原则】

1.内科治疗

（1）充分休息。

（2）饮食疗法，辅以大量维生素及抗贫血制剂；家庭肠内营养治疗对于内科治疗效果不佳、又由于其他疾病原因不能行手术治疗的患者，因营养不良而出现生长迟缓的儿童，以及多次手术后出现短肠综合征的患者是较好的辅助治疗手段。

（3）药物治疗：①抗炎治疗：水杨酸偶氮磺胺吡啶，开始0.5g每日3次，以后增至3～6g/d。②肾上腺皮质激素治疗对控制急性期症状有明显作用，5日大剂量疗法，即氢化可的松300～500mg/d，连续5日后改为口服泼尼松治疗。③肠道抗菌药物。④免疫抑制剂：在急性期配合肠道抗菌药物和肾上腺皮质激素可能获得较好疗效。⑤胃肠外营养：急性期应用可使肠道休息，有利于病变的静止。

2.外科治疗

（1）适应证：①积极内科治疗无效。②反复发作症状较严重，影响生活及生长发育。③有内瘘或外瘘。④有完全性或不完全性肠梗阻。⑤有持续出血经一般治疗无效者。⑥腹内或腹膜外脓肿。⑦急性肠穿孔或慢性肠穿孔。⑧肛门部病变。

（2）外科手术方式：①肠切除吻合术。②单纯短路手术很少应用，目前只限用于克罗恩病病变广泛，如其引起的十二指肠梗阻。③肠造瘘术用于一般状况极差的中毒性巨结肠、急性广泛性肠道疾患，以及累及直肠肛门部严重病变不宜做切除者。

二、肠 梗 阻

任何原因引起的肠内容物通过肠管障碍均可称为肠梗阻。肠梗阻从病因学角度大致可分为机械性肠梗阻、动力性肠梗阻和血运性肠梗阻。

（一）粘连性肠硬阻

粘连性肠梗阻是肠梗阻最常见的一种类型，约占肠梗阻的40％～60％。其中手术后粘连是粘连性肠梗阻的主要原因，约80％的患者属于这一类型，如阑尾切除术、妇科手术等。其次为炎症后粘连，多继发于既往盆腔、腹腔内炎症，约占10％～20％。

【诊断标准】

1.临床表现

（1）腹痛：腹痛为阵发性剧烈绞痛，腹痛发作时患者常自觉肠道"窜气"，伴有肠鸣或腹部出现可移动的包块。

（2）腹胀：腹胀多发生于腹痛之后，低位肠梗阻腹胀更为明显，闭袢式肠梗阻可出现局限性腹胀。

（3）呕吐：高位肠梗阻呕吐发生较早，表现为频繁呕吐，初始为胃内容物，其后为胃液、十二指肠液和胆汁。低位肠梗阻呕吐出现较晚，初始为胃内容物，后期为带臭味的肠内容物。

(4)停止排便排气:梗阻发生早期,可以仍有排便排气,随着疾病进展,完全停止排便排气是完全性肠梗阻的表现。

(5)梗阻早期,患者生命体征平稳,随着疾病进展,患者可能出现脱水甚至休克表现。

(6)查体可以观察到不同程度的腹胀,腹壁较薄的患者可以见到肠型和蠕动波。有时在梗阻部位可有压痛,当梗阻近端积聚较多液体时可以听到振水音。腹部叩诊多呈鼓音。肠鸣音亢进,可伴有气过水声和高调的金属音。

2.诊断要点

(1)以往有慢性梗阻症状和多次反复急性发作的病史。

(2)多数患者有腹腔手术、创伤、出血、异物或炎性疾病史。

(3)临床表现为阵发性腹痛,伴恶心、呕吐、腹胀及停止排气排便等。

(4)全身情况:梗阻早期多无明显改变,晚期可出现体液丢失的体征。发生绞窄时可出现全身中毒症状及休克。

(5)腹部检查应注意如下情况:①有腹部手术史者可见腹壁切口瘢痕。②患者可有腹胀,且腹胀多不对称。③多数可见肠型及蠕动波。④腹部压痛在早期多不明显,随病情发展可出现明显压痛。⑤梗阻肠襻较固定时可扪及压痛性包块。⑥腹腔液增多或肠绞窄者可有腹膜刺激征或移动性浊音。⑦肠梗阻发展至肠绞窄、肠麻痹前均表现肠鸣音亢进,并可闻气过水声或金属音。

(6)实验室检查:梗阻早期一般无异常发现。应常规检查白细胞计数,血红蛋白,红细胞压积,二氧化碳结合力,血清钾、钠、氯及尿便常规。

(7)立位腹平片检查:梗阻发生后的4~6小时,腹平片上即可见胀气的肠襻及多数气液平面。如立位腹平片表现为一位置固定的咖啡豆样积气影,应警惕有肠绞窄的存在。

【治疗原则】

用最简单的方法在最短的时间内解除梗阻,恢复肠道通畅,同时预防和纠正全身生理紊乱是治疗肠梗阻的基本原则。

1.非手术疗法　对于单纯性、不完全性肠梗阻,特别是广泛粘连者,一般选用非手术治疗;对于单纯性肠梗阻可观察24~48小时,对于绞窄性肠梗阻应尽早进行手术治疗,一般观察不宜超过4~6小时。基础疗法包括禁食及胃肠减压,纠正水、电解质紊乱及酸碱平衡失调,防治感染及毒血症。还可采用中药及针刺疗法。

2.手术疗法　粘连性肠梗阻经非手术治疗病情不见好转或病情加重;或怀疑为绞窄性肠梗阻,特别是闭襻性肠梗阻;或粘连性肠梗阻反复频繁发作,严重影响患者的生活质量时,均应考虑手术治疗。手术方式和选择应按粘连的具体情况而定。

(1)粘连带或小片粘连行简单切断分离。

(2)小范围局限紧密粘连成团的肠襻无法分离或肠管已坏死者,可行肠切除吻合术,如肠管水肿明显,一期吻合困难,或患者术中情况欠佳,可先行肠造瘘术。

(3)如患者情况极差或术中血压难以维持,可先行肠外置术。

(4)肠襻紧密粘连又不能切除和分离者,可行梗阻部位远、近端肠管侧侧吻合术。

(5)广泛粘连而反复引起梗阻者可行肠排列术。

(二)绞窄性肠梗阻

无论何种原因导致的肠梗阻,伴随有肠管血液循环障碍者均称为绞窄性肠梗阻。肠管血液循环障碍可导致肠壁坏死、穿孔,继发弥漫性腹膜炎和严重的脓毒血症,病情危重且进展较快,如不及时处理,死亡率极高。

【诊断标准】

1.临床表现

(1)腹痛为持续性剧烈腹痛,频繁阵发性加剧,无完全休止间歇,呕吐不能使腹痛、腹胀缓解。

(2)呕吐出现早而且较频繁。

(3)早期即出现全身性变化,如脉搏增快,体温升高,白细胞计数增高,或早期即有休克倾向。

(4)腹胀:低位小肠梗阻腹胀明显,闭袢性小肠梗阻呈不对称腹胀,可触及孤立胀大肠袢,不排气、排便。

(5)连续观察,体温升高,脉搏加快,血压下降,意识障碍等感染性休克表现,肠鸣音从亢进转为减弱。

(6)明显的腹膜刺激征。

(7)呕吐物为血性或肛门排出血性液体。

(8)腹腔穿刺可抽出血性液体。

2.诊断要点

(1)持续性剧烈腹痛,频繁阵发性加剧,无完全休止间歇。

(2)呕吐出现早而且较频繁。

(3)闭袢性小肠梗阻呈不对称腹胀,可触及孤立胀大肠袢。

(4)早期即出现全身性变化,如脉搏增快,体温升高,白细胞计数增高,或早期即有休克症状。

(5)腹膜刺激征。

(6)呕吐物或肛门排出血性液体/腹穿抽出血性液体。

(7)实验室检查:白细胞升高,中性粒细胞左移,血液浓缩;代谢性酸中毒及水电解质平衡紊乱;血清肌酸肌酶升高,血清淀粉酶可升高。

(8)腹平片表现为固定孤立的肠袢,呈咖啡豆状、假肿瘤状及花瓣状,且肠间隙增宽。

【治疗原则】

1.绞窄性小肠梗阻,一经诊断应立即手术治疗,术中根据绞窄原因决定手术方式。

2.如患者情况极严重,肠管已坏死,而术中血压不能维持,可行肠外置术,待病情好转再行二期肠管切除吻合。

(三)肠扭转

肠扭转在我国是一种常见的肠梗阻类型,是一段肠管甚至全部小肠及其系膜沿系膜轴扭转360°～720°,既有肠管本身受压的机械性梗阻,又有肠系膜血管受压造成的血运性梗阻。因此,受累肠管可能迅速发生坏死和穿孔,疾病进展迅速,有较高的死亡率和肠管缺失率。

Ⅰ.小肠扭转

【诊断标准】

1.临床表现

(1)突发持续性腹部剧痛,阵发性加重,脐周疼痛,可放射至腰背部。

(2)呕吐频繁,出现较早。

(3)腹胀明显,可表现为不均匀腹胀。

(4)早期即可有腹部压痛,肌紧张不明显,肠鸣音减弱。

(5)腹平片:全部小肠扭转,仅见胃十二指肠充气扩张,而小肠充气不多见,部分小肠扭转见小肠普遍充气,并有多个液平面,或者巨大扩张的充气肠袢固定于腹部某一部位,并且有很长的液平面。

2.诊断要点

(1)多见于重体力劳动青壮年,饭后即进行劳动、姿势体位突然改变等病史。

(2)临床表现为突发持续性剧烈腹痛,伴阵发性加重,可放射至腰背部,早期腹痛在上腹和脐周,肠坏死、腹膜炎时有全腹疼痛,呕吐频繁,停止排气排便。

(3)扭转早期常无明显体征,扭转肠袢绞窄坏死,出现腹膜炎和休克。

(4)典型的腹平片表现。

(5)腹部 CT 扫描除可见到肠梗阻表现外,可见到典型的系膜扭转表现。

【治疗原则】

1.早期可先试用非手术疗法:①胃肠减压,吸除梗阻近端胃肠内容物。②手法复位,患者膝胸卧位,按逆时针方向手法按摩。

2.小肠扭转的诊断明确后,虽未出现腹膜炎的症状或体征,亦应积极准备手术治疗,早期手术可以降低死亡率,更可减少大量小肠坏死切除后导致短肠综合征的发生率。

3.手术探查时先行手法复位,同时观察血运,可在肠系膜血管周围注射利多卡因或罂粟碱改善肠道血液循环,切除已经坏死的肠袢,行小肠端-端一期吻合;如果肠管血运可疑,可先行肠外置,24 小时后再次探查,切除坏死肠管行肠吻合术。

Ⅱ.乙状结肠扭转

【诊断标准】

1.临床表现

(1)突发腹痛,腹部持续胀痛,逐渐隆起。

(2)呕吐出现较晚。

(3)腹胀明显,表现为不均匀腹胀,下腹坠胀痛而不能停止排气排便。

(4)不均匀腹胀,上腹胀明显,叩诊鼓音,下腹空虚,左下腹压痛,肌紧张不明显。

(5)腹平片:可见双腔巨大的充气肠袢,伴有液平面。

2.诊断要点

(1)多见于有习惯性便秘的老年人,既往可以有过类似发作史。

(2)临床表现为中下腹急性腹痛,持续性胀痛,无排气排便,明显腹胀是突出特点。

(3)查体见明显的不对称性腹胀,左下腹有明显压痛,扭转早期肠鸣音活跃,扭转肠袢绞窄坏死,出现腹膜炎和休克症状。

(4)腹平片:腹部偏左可见一巨大的双腔充气孤立肠袢自盆腔直达上腹或膈肌,降、横、升结肠和小肠可有不同程度的胀气。

(5)钡灌肠可见钡液止于直肠上端,呈典型的"鸟嘴"样或螺旋形狭窄。

【治疗原则】

1.非手术疗法

(1)禁食、胃肠减压。

(2)试用纤维结肠镜或金属乙状结肠镜通过梗阻部位,并置肛管减压。

(3)乙状结肠扭转经置管减压缓解后,应择期手术,切除冗长的乙状结肠。

2.手术疗法

(1)非手术疗法失败或疑及肠坏死,应及时手术。

(2)术中无肠坏死,可将扭转复位,对过长的乙状结肠最好不行一期乙状结肠切除和吻合,以后择期乙状结肠部分切除术。

(3)已有肠坏死或穿孔,则切除坏死肠袢,近端外置造口,远端造口或缝闭,以后择期吻合手术,多不主张一期吻合;切除肠管远近端血运良好,吻合口张力不高,腹腔污染不严重,可行一期吻合。

Ⅲ.盲肠扭转

【诊断标准】

1.临床表现

(1)突发右下腹持续性腹痛,阵发性加重。

(2)呕吐频繁。

(3)腹部不对称隆起,右下腹可触及压痛,上腹部触及一弹性包块,扭转早期肠鸣音活跃。

2.诊断要点

(1)中腹或右下腹急性腹痛,阵发性加重,恶心呕吐,不排气排便。

(2)右下腹可触及压痛,腹部不对称隆起,上腹部触及一弹性包块,扭转早期肠鸣音活跃。

(3)腹平片示单个卵圆形胀大肠袢,左上腹有气液平,可见小肠胀气,但无结肠胀气,钡灌肠可见钡剂在横结肠或肝区处受阻。

【治疗原则】

1.盲肠扭转应及时手术。

2.盲肠无坏死,将其复位固定,或行盲肠插管造口,术后2周拔除插管。

3.盲肠已坏死,切除育肠,做同肠升结肠或横结肠吻合,必要时加做同肠插管造口术。

(四)肠套叠

肠套叠是某段肠管进入邻近肠管内引起的一种肠梗阻。虽然肠套叠可以发生于任何年龄,但是主要见于1岁以内婴儿,尤其生后5～9个月的婴儿更为多见。肠套叠的病因仍不明了,成人肠套叠80％～90％可找到器质性病变,其中大多数为肿瘤。小儿肠套叠90％以上为特发性,其发病原因目前认为与腺病毒感染及回盲部集合淋巴小结增殖有关。

【诊断标准】

1.临床表现

(1)腹痛:出现腹痛者约占90％以上,为阵发性,每次持续数分钟,间歇10～20分钟后重复发作。

(2)呕吐:约有80％的患儿出现呕吐,吐出奶汁、奶块或其他食物。成人肠套叠发生呕吐症状与套叠肠段部位有关,低位小肠套叠出现呕吐的症状较晚。

(3)血便:多在起病8～12小时排出血便,内容为黏稠的果酱样大便或血与黏液混合的脓状大便。

(4)腹部包块:75％的患儿可触及腹部腊肠样肿物,质地稍韧,轻微触痛。右骼窝可触及空虚感。

(5)发生肠坏死时患儿可出现精神萎靡,高热,脉搏加快,查体腹部拒按,腹肌紧张等腹膜炎体征。

2.诊断要点

(1)多发于婴幼儿,特别是1岁以内的婴儿。

(2)典型表现为腹痛、呕吐、血便及腹部包块。

(3)成人肠套叠临床表现不如幼儿典型,往往表现为慢性反复发作腹痛与腹部包块,包块可自行消失,较少发生血便。成人肠套叠多与器质性疾病有关(尤其是肠道息肉和肠道肿瘤)。

(4)空气或钡剂灌肠X线检查(压力30～60mmHg),可见空气或钡剂在套叠处受阻,受阻端钡剂呈"杯口状",甚至呈"弹簧"状阴影。

(5)超声波检查:肠套叠横切面声像图表现为同心圆或靶环征,纵切面声像图表现为套筒征或假肾征。

【治疗原则】

1.小儿肠套叠多为特发性,病程不超过 48 小时,全身状况良好,生命体征平稳,无中毒症状者可应用空气或钡剂灌肠法复位。空气灌肠复位压力为 100～200mmHg,钡剂灌肠复位压力约为 100cmH₂O。

2.灌肠法不能复位或怀疑有肠坏死或为继发性肠套叠者(成人肠套叠多属此型)可行手术疗法。具体手术方法应根据探查情况决定。无肠坏死者行手术复位;有困难时切开外鞘颈部使之复位,然后修补肠壁;已有坏死或合并其他器质疾病者可行肠切除吻合术;病情危重,不能耐受一期吻合手术可行肠造瘘或肠外旷置术,待病情稳定后再行造瘘还纳。

(五)肠系膜血管阻塞

Ⅰ.急性肠系膜动脉栓塞

急性肠系膜动脉栓塞系来自心脏的栓子堵塞肠系膜上动脉所致的急性肠道缺血性疾病。肠道急性缺血导致肠壁缺血坏死,肠黏膜坏死脱落,肠腔出血;血管壁通透性增加,血浆渗出,血容量减少;缺血、缺氧致无氧代谢增加,代谢性酸中毒;出血导致血小板和凝血因子消耗,弥漫性血管内凝血;细菌移位致全身感染。初期症状与缺血性肠痉挛有关,表现为突发剧烈腹部绞痛和明显的排空症状,症状重而体征轻,待出现腹膜刺激征时,往往已出现肠坏死及休克表现,临床预后不佳。

【诊断标准】

1.临床表现

(1)初始症状为剧烈的腹部绞痛,难以用一般药物所缓解,可以是全腹痛也可见于脐旁、上腹、右下腹或耻骨上区,初期由于肠痉挛所致,出现肠坏死后疼痛转为持续性。

(2)多数患者伴有频繁呕吐、腹泻等胃肠道排空症状。

(3)初期无明显阳性体征,肠鸣音活跃,疾病进展迅速,数小时后患者就可能出现麻痹性肠梗阻,此时有明显的腹部膨胀,压痛和腹肌紧张、肠鸣音减弱或消失等腹膜炎的表现和低血容量性休克或感染性休克表现。

2.诊断要点

(1)多有风心病、房颤、心内膜炎、心肌梗死、瓣膜疾病和瓣膜置换术等病史。

(2)突发剧烈腹部绞痛,不能用药物缓解,早期腹软不胀,肠鸣音活跃,症状与体征不符是早期病变特征。

(3)病变进展迅速,很快出现绞窄性小肠梗阻表现及体征,呕吐及腹泻血样物。

(4)较早出现休克。

(5)白细胞计数明显增高,达 $20×10^9/L$ 以上,血液浓缩,代谢性酸中毒。

(6)腹平片见小肠及结肠中等或轻度充气和腹腔积液影像。

(7)选择性动脉造影可明确诊断。

(8)超声多普勒检查与 CT 检查有辅助诊断意义。

【治疗原则】

1.非手术疗法

(1)积极治疗控制原发病。

(2)动脉造影后,动脉持续输注罂粟碱 30～60mg/h,并试用尿激酶或克栓酶动脉溶栓治疗。

2.手术治疗

(1)栓塞位于某一分支,累及局部肠管坏死,行肠段切除吻合术。

(2)栓塞位于肠系膜上动脉主干,全部小肠和右半结肠已坏死,则行全部小肠,右半结肠切除术,术后肠外营养支持。

（3）栓塞位于肠系膜上动脉主干,肠管未坏死,行动脉切开取栓术。

（4）如取栓后肠系膜上动脉上段无血或流出血较少,则应行自体大隐静脉或人工血管在腹主动脉或髂总动脉与肠系膜上动脉间搭桥吻合术。

（5）如累及范围广泛,取栓后不能确定肠管切除范围,可先切除确定坏死的肠管,将血运可疑的肠管外置,待 24～48 小时后再次探查,切除坏死肠管行肠吻合术。

（6）术后积极抗凝和充分的支持治疗。

Ⅱ.慢性肠系膜

管闭塞慢性肠系膜血管闭塞缺血多发生于中、老年人,常伴有冠心病、脑动脉和外周动脉缺血疾病或主动脉瘤等。由于肠系膜动脉供血不足,在进食后肠管消化吸收活动耗氧增加时,出现功能性肠缺血,表现为间歇性弥漫性腹痛,多在饭后半小时左右感到上腹或脐周疼痛,腹痛程度与进食量一致,患者因而避免饱食,饥饿日久可致消瘦、虚弱。虽然老年人肠系膜动脉硬化较常见,但发生本病者并不多,由于腹腔动脉、肠系膜上及肠系膜下动脉之间可形成侧支循环,故本病不至发生肠坏死。

【诊断标准】

1.临床表现

（1）进食后出现弥漫性腹部绞痛,可伴有恶心呕吐,严重程度与进食量有关,症状进行性加重。

（2）慢性腹泻,泡沫样大便,吸收不良,体重下降。

（3）起病早期腹软,腹平坦,压痛轻微,肠鸣音活跃。

2.诊断要点

（1）患者常伴有冠心病、脑动脉和外周动脉缺血疾病或主动脉瘤等病史。

（2）进食后出现弥漫性腹部绞痛,可伴有恶心呕吐,严重程度与进食量有关,症状进行性加重。

（3）慢性腹泻,泡沫样大便,吸收不良,体重下降。

（4）大便检查含有较多脂质和大量未消化食物。

（5）选择性动脉造影侧位像可见腹腔动脉和肠系膜上动脉出口处有狭窄,甚至闭塞。

【治疗原则】

1.非手术疗法　少量多餐,口服维生素 C、维生素 E 及血管扩张药物,静脉滴注低分子右旋糖酐等。

2.手术疗法

（1）血栓内膜剥脱术。

（2）越过狭窄段自体静脉搭桥手术。

（3）将肠系膜上动脉狭窄段切除,然后将该动脉再植入主动脉。

（4）腹腔动脉狭窄,自体静脉在腹主动脉与脾动脉之间搭桥手术;或脾动脉与腹主动脉端-侧吻合。

（5）肠系膜上动脉出口处狭窄,自体静脉在结肠中动脉开口以下与肾动脉水平以下腹主动脉之间搭桥手术。

Ⅲ.肠系膜胳脉血栓形成

肠系膜静脉血栓形成多继发于腹腔内化脓感染、外伤或手术创伤、真性红细胞增多症等血液病和长期口服避孕药所致的高凝状态,以及肝硬化门静脉高压症造成的静脉充血和肠系膜静脉系统的淤血状态。少数患者无明显诱因,称为原发性肠系膜静脉血栓形成。少数患者可有周围静脉血栓性静脉炎的病史。血栓形成多数累及肠系膜上静脉及门静脉,其中仅累及一段空肠或回肠静脉者较为多见,累及肠系膜下静脉者少见。血栓形成后血液回流受阻,肠壁充血水肿,肠壁增厚,伴有浆膜下出血,肠腔内充满暗红色血性液体,肠系膜充血水肿,大量浆液性和血性液体渗至腹腔可致循环血量明显减少。慢性起病患者往往已有侧支循环形成,肠坏死发生率较低,急性起病患者往往造成大段肠管坏死,病死率高。

【诊断标准】

1.临床表现

(1)早期腹痛较轻或仅感腹部不适、食欲不振、排便规律失常、出现便秘或腹泻。

(2)轻度腹胀,压痛较轻,肠鸣音减弱。

(3)反复发作,腹痛逐渐加重,出现恶心呕吐、呕血及便血,常有发热。

(4)腹胀明显,可见肠型,腹部有压痛,腹膜刺激征,肠鸣音消失,腹腔穿刺可抽出血性液体,提示肠管已有坏死。

2.诊断要点

(1)多有腹腔化脓性感染,肝硬化门脉高压,真性红细胞增多症,口服避孕药和外伤手术史,约 1/4 患者发病时无明显诱因,称为原发性肠系膜静脉血栓形成。

(2)多有腹痛、腹部不适、排便规律改变等前驱症状。后突发剧烈腹痛伴有呕吐,可有血便及腹泻。

(3)绞窄性肠梗阻临床表现,腹腔穿刺可抽出血性液体。

(4)腹平片示大小肠充气及气液平面。

(5)CT 检查可见肠系膜增厚影像特征,有时可见静脉血栓,有诊断意义。

【治疗原则】

1.经诊断,应积极手术治疗,切除受累肠管,并包括有静脉血栓的全部系膜;切除范围适当放宽,避免血栓蔓延。

2.术后继续抗凝治疗 6～8 周。

(六)非闭塞性急性肠缺血

本病多发生在有动脉硬化的患者中,常继发于心肌梗死、充血性心力衰竭、心律不齐、败血症、休克、利尿脱水引起血浓缩,导致血容量降低、低血压,或应用血管收缩药物后、腹部大手术或心脏手术后。在这些情况下,在动脉硬化基础上,心排量减少,内脏血管持续收缩,肠管处于低灌压及低灌流状态,由于血流量锐减,引起肠管缺血、低氧,进而造成肠黏膜乃至肠壁深层发生缺血坏死,可伴溃疡形成,晚期可发生穿孔。本病的肉眼与显微镜所见类似于急性肠系膜上动脉闭塞,但其病变更广泛,可累及全部小肠与结肠,有时缺血亦可呈片状或节段性表现。

【诊断标准】

1.临床表现

(1)腹部不适、乏力等前驱期症状几天之后,突发腹部剧烈绞痛,伴有呕吐、腹渴、血便等消化道排空症状。

(2)疾病进展可很快出现休克。

(3)腹部表现弥漫性腹膜炎,有腹膜刺激征。

2.诊断要点

(1)多存在心力衰竭、心肌梗死、心律不齐、休克等病史,大多数患者有动脉硬化史。

(2)腹部不适、乏力等前驱期症状几天之后,突发腹部剧烈绞痛,伴有呕吐,可有腹泻血便,很快出现休克。

(3)腹部表现弥漫性腹膜炎,有腹膜刺激征。

(4)腹穿可抽出血性液体。

(5)选择性动脉造影,无动脉闭塞,仅示中小动脉散在的节段性狭窄,提示动脉硬化。

【治疗原则】

1.治疗原发病,改善循环低灌注状态。

2.动脉输注血管扩张剂,如妥拉苏林、异丙肾上腺素、罂粟碱等。罂粟碱稀释成 1mg/ml,以每小时 30～60ml 的速度持续滴注。对有心力衰竭等需限制输液童的患者可提高药物浓度。

3.如腹部体征未能消失,诊断不够明确或提示肠缺血不可逆转,则以及时手术为宜,切除坏死肠管,视情况行一期吻合或二期吻合。

4.术后继续补充血容量,给予血管扩张药物及广谱抗生素并积极处理再灌注损伤。

（刘明见）

第十节　胆道疾患的微创治疗

一、逆行胰胆管造影

由于内镜技术的发展和普及,应用纤维十二指肠镜可以直接观察到十二指肠乳头及其开口,经此开口插入导管注入造影剂行胰管和胆管、胆囊造影,即经口内镜逆行胰胆管造影（ERCP）。主要用于胆道及胰腺的疾病诊断。

（一）十二指肠镜的构造特点

十二指肠镜分为纤维十二指肠镜和电子十二指肠镜两大系列,它与普通的纤维胃镜及电子胃镜有所不同。十二指肠镜一般长度为 120cm,可以达到十二指肠降部,多为侧视镜,即物镜与目镜不在同一轴线上而成 90°角,所观察的是处于与目镜成 90°的物体,其优点是便于观察侧壁,尤其是其空间不允许前视镜弯曲成 90°的部位,如胃的后侧壁、十二指肠乳头开口等,所以侧视镜更易观察。十二指肠镜除了用于十二指肠疾病的诊断和治疗外,且多用以作 ERCP、ENBD、EST、ERBD 及胆管取石等。侧视镜的缺点是如需观察前方则须将前方（镜头）下屈 90°。

（二）适应证

1.胆道系统疾病,如胆道狭窄及扩张、胆道畸形、胆道肿瘤、反复胆道感染、黄疸、各种慢性胆管炎等。

2.胰腺疾病,如胰腺癌、胰腺先天性畸形、胰腺占位、慢性胰腺炎等。

3.对胰胆管进行细胞学及组织学检查,以及需对胆管、胰管、Oddi 括约肌测压者。

4.胆囊切除或胆道手术后症状复发者。

5.术后疑有胆胰管损伤或外伤后疑有胆胰管损伤者。

6.原因不明的上腹痛疑有胆胰疾病者。

（三）禁忌证

1.上消化道梗阻、狭窄或估计内镜不能到达十二指肠者。

2.对造影剂（碘）过敏者。

3.急性胰腺炎及慢性胰腺炎急性发作期间（结石嵌顿所致胆源性胰腺炎除外）。

4.心、肺功能明显不全者。

5.有胆道狭窄或梗阻,又不具备在内镜下完成胆道引流技术者。

6.急性梗阻化脓性胆管炎未得到控制者。

（四）并发症

ERCP 目前被公认为是一项比较安全、有效的检查方法,但仍然有缺点,如果操作不当仍有一定并发症发生,甚至导致患者死亡。

1.一过性淀粉酶升高　多与胰管造影有关。一般不需要特殊治疗,可自行恢复,可在检查术后使用解痉剂,如 654-2 等,或预防性使用 5-FU。

2.急性胰腺炎　多因胰管注药压力过高、乳头开口狭窄、胆石嵌顿壶腹部所致,一旦发生应立即按急性胰腺炎非手术治疗原则进行处理,并密切注意病情变化。

3.急性化脓性胆管炎　多因胆管造影时注药压力过高、乳头开口狭窄水肿、胆管结石嵌顿梗阻所致。

4.碘过敏性休克　术前应行碘过敏试验,方可避免休克发生。

5.十二指肠球部穿孔　多系球部原有溃疡或术中操作粗暴所致。

6.烦躁不安　通常是 ERCP 导致并发症的危险信号如低氧血症、严重疼痛等,应引起高度重视。

（五）术前准备

1.器械准备　选择好理想的电子十二指肠镜或纤维十二指肠镜,并选配恰当、多种规格的造影导管备用。

2.造影剂　常用无菌的 60% 泛影葡胺、泛影钠。上述造影剂对胰胆管上皮细胞无化学性刺激,不激活胰蛋白酶原,少量进入胰腺组织也无明显副作用。凡对胰蛋白酶原有激活作用的造影剂均不能采用,如 Urokon Sodium(醋碘苯钠酸)、Diodrast(碘比拉啥)。泛影葡胺的浓度一般以 15% 为宜,而且造影剂的温度应加热到 37℃ 左右时对胰胆管组织的刺激最小。

3.器械消毒　ERCP 检查最严重的并发症是术后胆道感染和急性胰腺炎,因而术前器械消毒必须严格,特别是造影用的导管及十二指肠镜活检管道的消毒。尽可能使用已消毒的一次性导管,属于重复性使用的造影导管可在 75% 酒精(亦可在洗必泰、洁尔灭)内浸泡半小时,用无菌水冲洗后放入消毒包内备用。十二指肠镜活检管道的消毒可用 0.5% 洗必泰反复冲洗 3 分钟,或用 35%~40% 酒精、肥皂水及灭菌用水反复冲洗。乙型肝炎表面抗原阳性的患者,应放在最后检查。检查完毕后,将内镜浸泡于 2% 戊二醛溶液中消毒。

4.患者的术前准备

(1)做好患者的思想解释工作,向患者说明 ERCP 的科学性和必要性,消除顾虑争取与医师密切配合。

(2)做好碘过敏试验,必要时进行抗菌药物过敏试验。

(3)检查前应空腹 6 小时。

(4)患者必须身着适合 X 线透视及摄片要求的服装,并将患者送至 X 线检查台上。

(5)检查前咽部使用 2% 利多卡因喷雾麻醉,肌注或静脉注射解痉灵 40mg,阿托品 0.5mg,并缓慢地静脉注射或滴注地西泮 5mg。

(6)术前向患者或家属说明 ERCP 的危险性及可能发生的并发症。

（六）操作方法

1.体位及进镜　患者取左侧卧位,左手臂置于背后,待内镜进入十二指肠后再取俯卧位,亦可一开始取俯卧位。按操作常规插入内镜至食管下端,观察贲门无病变后,可通过贲门进入胃内,重点观察胃内有无溃疡及隆起型病变。将十二指肠镜进入到幽门前,使幽门呈"半日"型,才能通过幽门抵达十二指肠球部,再略进镜,将镜身作顺钟向旋转 60°~90°,再将方向钮向上,便可通过十二指肠上角到达十二指肠降部。此时可将方向钮向上和(或)向左并固定,术者向上提拉内镜即可将内镜直线化,并在十二指肠降部沿环形皱襞走向寻找十二指肠乳头,并判明乳头开口后即可插管。熟练掌握寻找十二指肠乳头及其口技巧和窍门,可有效地缩短操作时间。其中乳头系带和开口下方的裂沟是寻找乳头位置及其开口的关键。如遇到十二指肠强烈蠕动,可再静脉注射安胃灵(Antrenyl)2～4mg或解痉灵20mg,抑制肠螺动,有利于插管。若肠腔内有大量黄色泡沫可使用"消泡剂"(如稀释5倍后的甲基硅油),在插管前应先排净导管内气体,以免将气体注入胆道、胰管而形成伪影,影响诊断。

2.插管方法 ①盲目插管:将导管自乳头插入后即造影,此法可使胰胆管显影,但缺乏专一性,无法进行选择性胆管或胰管显影,对ERCP操作缺少经验时,多采用这种方法。②选择性插管:从乳头开口垂直插管,并向右偏15°,一般容易进入胰管;从乳头开口左上端沿十二指肠壁上行插管并向左偏,通常可进入胆管。一般胰管容量为3～5ml,胆管为5～15ml,但若胆管扩张容量可增至50～80ml,尤其是在胆囊存在并功能健全时,但造影剂外漏往往无法精确计算,所以临床应用中通常是在透视下注射造影剂进行动态观察。造影剂推注速度以0.2～0.6ml/秒为宜,临床实际应用过程中最好是以检查部位显影满意而患者无痛苦为标准。

二、经十二指肠镜 Oddi 括约肌切开术

这项技术是在经内镜逆行胰胆管造影及经内镜消化道息肉电切除术的基础上发展起来的,目前国内外应用日益广泛,适应证也不断扩大。

(一)适应证

1.胆总管结石 包括原发性、继发性、复发性胆总管结石,胆道术后残余结石等,特别是结石<1.2cm、结石数量少的病例。

2.急性梗阻性化脓性胆管炎 此症的并发症及死亡率较高,EST和经鼻胆道引流能有效地引流出感染性胆汁,迅速降低胆道内压力,控制病情进展。

3.急性胆源性胰腺炎 对于此症,尤其是重症型,及时进行十二指肠镜检查目前已引起重视。如发现乳头明显膨出、胆管高压或疑有结石嵌顿时,应及时行EST和经鼻胆道引流能有效降低死亡率。

4.其他胆道末端梗阻性疾病 如Oddi括约肌良性狭窄、痉挛,壶腹周围肿瘤致梗阻性黄疸等。

(二)禁忌证

1.心脑肺功能严重衰竭者。

2.上消化道梗阻性狭窄。

3.严重出血性疾病或凝血机制障碍。

(三)术前准备

1.检查患者心、肺、脑功能。

2.向患者和家属说明EST的优越性、并发症,争取患者的合作及家属的理解。

3.术前6小时禁饮、禁食、禁烟。

4.术前20分钟肌肉注射地西泮5mg,山莨菪碱210mg。

5.2%利多卡因或丁卡因喷咽喉局部黏膜表面麻醉。取出义齿。

6.检查各仪器是否正常,高频电发生器要在体外试验正常。

(四)操作方法

以胆管结石为例,十二指肠镜寻及十二指肠乳头后先行ERCP。经ERCP证实胆总管内有结石,向胆管内插入电刀可进入2～3cm,用弓形电刀退刀法拉紧电刀,使金属丝于乳头开口的10～12点处,电刀自然

外拉。通电 1～3 秒,一般用 1 秒。大部分患者可切开 0.5cm 左右。若切开不够,可重复切开 1～2 次,切开 0.5～L5cm。最后插入取石网,在 X 线透视监视下送网,张开网篮套石,圈套住结石后从胆道内拉出至十二指肠,十二指肠镜下松开取石网篮,冲水后再插入胆道,反复取石至造影图像无充盈缺损。

三、经皮经肝穿刺胆道造影术

经皮经肝穿刺胆道造影术(PTC)应用于临床胆道疾病的诊断,安全有效,能十分准确地判断胆道异常,甚至可以做出病因学诊断。无论是原发性还是继发性胆道异常,一旦诊断明确,还可以行经皮经肝穿刺引流,疗效很好。PTC 是一种诊断性操作,但亦是其他一些胆道介入操作的第一步。

PTC 操作步骤主要是在影像学引导,无菌操作下将 21～22G 穿刺针穿到肝胆管分支,然后注入造影剂,可清晰显示胆道解剖。经皮经肝穿刺胆道引流术是一种治疗性操作,PTC 后还需要在无菌操作下置入导丝,导丝引导下放置导管,最后将内支架或外支架植入胆道。

(一)适应证

1.PTC 主要适用于胆道扩张的患者,它不仅可以明确梗阻的部位,还可以用来暂时缓解症状,为下一步治疗争取时间。

2.PTC 还用于胆道炎症性疾病如硬化性胆管炎的病因学诊断,用于判断外科术后胆漏的位置和程度,明确胆漏位置的准确率高达 100%,诊断胆漏原因的准确率为 88.5%。

(二)禁忌证

1.凝血机制障碍是 PTC 相对禁忌证,操作前尽量使一些凝血参数接近正常,可服用维生素 K 或一些血液制品。如果出血不能纠正,则最好选用 ERCP。

2.有严重危及生命的碘过敏史患者也是相对禁忌证。可预防性使用激素,使用不含碘的造影剂可大大减少过敏反应的发生。

3.有明确的肝血管瘤和血管畸形患者,PTC 操作可导致致命的大出血,因此被列为 PTC 的绝对禁忌证。

(三)患者准备

患者应进行凝血机制检查,如有异常,术前应予以纠正。术前建立静脉通道,进食流质,服用镇静剂,术前、术中使用广谱抗生素,预防脓毒血症。

(四)手术操作

患者取仰卧位,静脉使用镇静剂。术中监测心电图、脉搏、血氧饱和度、血压等。右侧肋缘下局部麻醉,若穿刺左侧肝内胆管,可取剑突下区局部麻醉。也可选用肋间神经阻滞,甚至少数情况下使用硬膜外麻醉。穿刺在 X 线透视下或在 B 超引导下进行,大多医疗中心都是在开始穿刺胆道时采用 B 超引导,接下来操作在 X 线透视下进行。B 超引导的优点是穿刺时能实时显示胆管和穿刺针,区分二级、三级胛符,显示胆管大小、位置和走行,从而引导导丝前进的方向。彩色多普勒还可以区分胆管和血管。有报道,B 超引导下穿刺的成功率接近 100%,并发症极少。即使穿刺左侧胆管,若胆管直径>3mm,成功率也非常高。PTC 的优点是患者痛苦小,耐受性好,避开了胸膜,降低了气胸的发生率,导管和导丝容易通过胆总管的梗阻部位,是许多医疗中心首选的方法。PTC 穿刺部位通常选在肋膈角下方,近腋中线前方的第 7～10 肋间隙。在 X 线透视下浅呼吸时,平行于肋骨上缘进针,至第 12 胸椎体水平中线处,拔出针芯。一边注入少量稀释的造影剂,一边缓慢退针,直到胆管显影。伴有胆管扩张的患者成功率达 99%～100%。穿刺时要把胆管及与其他管状结构如静脉、动脉、淋巴管区分开来。由于造影剂密度高于胆汁,因此,常沉积在所属的最下方的胆管。如果造影提示胆道有梗阻,通常将插入的导管留在里面作为胆道引流管。

四、经皮肝穿刺胆道引流术

经皮肝穿刺胆道引流术(PTCD),是在 PTC 基础上发展起来的引流术,是可以减轻胆道压力、降低血清胆红素、改善肝肾功能和控制胆道感染的非剖腹手术治疗手段,已成为胆道外科的一种辅助治疗手段。操作步骤简单,但操作难度较大。第一步,也是最重要的一步,是胆道显影。常用的胆道引流方式有两种:一种是外引流,即胆汁引流到体外的引流袋中;另一种是内引流,胆汁在体内引流到十二指肠。如果梗阻或狭窄的部位能通过特殊的导丝,则无论外引流还是内引流,均可留置引流管。

(一)适应证

1.肿瘤引起的胆道完全梗阻。

2.由胆结石等原因引起的急性梗阻性化脓性胆管炎,病情危重者可先作 PTCD 以帮助控制感染,为择期手术创造条件。

3.胆道良性狭窄、梗阻严重者。

4.晚期恶性肿瘤无法手术而需解除胆道梗阻者。

5.胆管结石拟行胆道镜取石需建立通道者。

6.有胆管外漏,长期保守治疗无效者。

(二)禁忌证

除与PTC有相同的禁忌证外,还有:①胆管内的肿瘤或结石已经充满管腔,导管难以插入或引流的;②胆管已被肿瘤或结石分隔成数个扩张段,导管无法起到充分引流的作用;③肝内有较大肿瘤团块虽未阻碍穿刺进针,但其在肝内压力由于胆汁引流而发生变化时容易出血,故不宜作 PTCD。

(三)患者准备

患者准备与 PTC 相同。

(四)手术操作

需做PTCD的患者都有肝内胆管明显扩张,所以可选择在 X 线透视下进行,也可在 B 超引导下进行。后者优点:①可以选择适于穿刺置管的扩张胆管;②在荧光屏上可以显示欲穿刺胆管的断面,等于在直视下进行,成功率可达 95%。用 X 线监测时,从右侧置管到胆管壁能显出胆管壁凹陷,有了突破感时多表示针已入胆管内,回抽有胆汁可得到确证。再把导丝经穿刺针插入胆管,固定穿刺针前推套管,使其沿导丝进入胆管,尖端到梗阻部位后便可固定导管。也可先拔去穿刺针保留套管,将套管边外拔边抽吸胆汁,有胆汁时则停止拔管,然后用导丝引导将套管推入。这种方法比盲目插管容易成功。

B超引导下PTCD的优点已如前述。B超仪配有专门用于穿刺的探头。常用的穿刺部位是左肝胆管,因为左肝胆管距腹壁近,且扩张明显,淤胆时左肝肿大在剑突下穿刺多可成功。如果左肝肿大不明显或萎缩,也可从右第 7～8 肋间腋前线进针。

手术野常规消毒、铺巾,术者最好穿手术衣,以防止污染导丝等器械。先用超声探头选定拟穿刺胆管,一般是左肝外叶的上段或下段胆管,入右肝前叶或后叶胆管,只要胆管的内径>6mm便可穿刺。选好穿刺点后,局部浸润麻醉,在穿刺点皮肤切一 2～3mm 小口,将穿刺针先插入皮肤切口,再套在穿刺探头的针道内。当在自然呼吸状态下显示出扩张胆管的最大直径时,让患者屏气,将穿刺针向扩张的胆管刺去,当针尖抵到胆管壁可见其上陷,有突破感则针入胆管,荧光屏上显示胆管内有穿刺针的亮点,拔除针芯则有黄色胆汁或白色黏液涌出,则可以肯定针已刺中扩张的胆管,将针体适当向腹壁倾斜,针尖指向肝门,针面向上,然后插入导丝,导丝在胆管内活动荧光屏上可以显示,但难以显露全貌,之后的扩张、穿刺、置管均与 X

线透视下相同。也有用导管和套管的两种插入法。导管在胆管内可显示出两条强回声带。

(五)并发症与注意事项

PTCD 比 PTC 复杂,合并症也多,置管的成败主要与屏气扩张窦道和置入导丝的多少有关。

要在正常呼吸状态后屏气,可以使皮肤的刺入点与肝脏的刺入点错位小,容易置管成功。在深呼气或深吸气的状态下屏气,则皮肤的穿刺点与肝脏的穿刺点错位大,导丝易成"Z"形,此时置管容易失败。

置入导丝后在置管前先用粗于导管 1 号的扩张导管扩张至导丝能置入梗阻部位的合适长度,过长则易在胆管内盘曲,外拉导丝时可将导管带出。

PTCD 的并发症发生率为 $7\% \sim 23\%$,常见以下几种:

1.出血 可能发生腹腔内和胆道内出血。腹腔内出血可以是肋间动脉刺伤,也可以是肝实质破裂引起。注意自肋骨上缘穿刺可防止前者出血。肝实质出血的预防:一是要注意进、出针时停止呼吸;二是用套管针穿刺时最好用 B 超引导,一次穿刺成功,反复穿刺易发生出血。胆管内出血是 PTCD 的常见并发症,胆管和血管在肝内多相伴而行,PTCD 时常同时穿破,若导管的引流孔在胆管内多无出血。若导管的侧孔一部分在胆管内,一部分在血管内,容易出血。防止办法:一是导管的侧孔不宜过多;二是导管尽量放入胆管内长一些。

2.感染 一种是 PTCD 后即刻发生的败血症;另一种是置管引流一段时间后发生。前者多发生于胆道已有感染的患者。多数是因为注入造影剂时造成胆道高压或导管的侧孔与胆管血管相通。预防的方法是:注入造影剂不要太多,以及把导管的侧孔均置入胆管内。术后使用广谱抗生素。后者多数在导管梗阻、导管脱出或导管进入十二指肠的情况下发生。术后定期冲洗导管,牢固固定导管,尽量把导管尖端放在胆管内,可以防止感染的发生。

3.胆漏 胆汁漏到腹腔形成胆汁性腹膜炎。可能发生于:①术中扩张时漏出,一般在置管后停止;②多次穿刺,胆汁沿穿刺通道漏出,在置管成功和引流减压后也可停止;③刺中胆囊在更换位置后胆囊胆汁漏到腹腔,若在拔针前抽空胆囊内胆汁,多可防止发生胆漏;④导管引流不畅,胆汁沿导管流到腹腔,可用更换通畅的导管办法解决。

4.右胸腔气胸 导管穿过胸腔是主要原因,其次是导管脱出,一部分侧孔在胸腔,一部分侧孔在体外而导致气胸,有胆汁也可漏入胸腔。在穿刺时,注意勿通过胸腔是根本防止办法。

5.导管移位 导管从胆管内滑出是引发败血症、脓肿和胆漏的常见原因。把导管在胆管内放深一些,最好通过梗阻部位,以及随时注意防止其脱出是有效的防止办法。在置管后的近期必要时拍一张右上腹平片,观察导管的位置,若发现移位早做处理可以防止多种并发症的发生。

6.胰腺炎 导管在壶腹部引发急性胰腺炎的机会很少。当明确是导管引起的急性胰腺炎时,应当即刻调整导管的位置。

经过多年实践,已证明 PTCD 对一些胆道梗阻患者具有肯定的治疗意义,可以取代一部分手术或作为手术的辅助治疗方法,但是不能作为治疗梗阻性黄疸的"万灵药"。只有选择好对象才能显示它的优越性。

五、经皮经肝胆道镜

经皮经肝胆道镜(PTCS),系指通过非手术方法先行经皮经肝胆道引流术(PTCD),然后再行 PTCD 窦道扩张,待窦道扩张到能容纳纤维胆道镜时,再沿此窦道进行胆道镜检查和治疗。

（一）PTCS 的适应证

1.肝内外胆管或胆囊结石,伴胆管扩张者,不适宜手术或手术无法取净结石者,可作 PTCS 进行诊断和治疗。

2.胆道肿瘤,术前行 PTCS 以明确诊断,无法手术切除的胆道肿瘤或胆管周围压迫所造成的胆道梗阻,在 PTCS 直视下通过梗阻放置内支架、引流管,解除或缓解梗阻。

3.良性胆管狭窄及胆肠吻合口狭窄耑通过 PTCS 扩张狭窄。

4.肝内胆管蛔虫。

5.胆管畸形。

6.梗阻性黄疸,经 PTC、B 超、ERCPXT 等检查提示有肝内胆管扩张而不能确诊者。

（二）PTCS 的禁忌证

1.肝内胆管无扩张,无法建立 PTCD 通道者。

2.PTCD 后瘘道未完全形成或扩张程度不全时。

3.有明显出血倾向或凝血功能障碍未得到纠正者。

4.有严重的心脏疾病或心功能不全者。

5.伴有肝硬化、门静脉高压症者。

6.HBsAg 阳性者并处于活动期。

（三）PTCS 取石操作

1.建立 PTCD　PTCS 的操作必须在 PTC 和 PTCD 的基础上进行。术前给予维生素 K 和抗菌药物,肌肉注射哌替啶 50mg。利多卡因局麻,B 超引导下穿刺结石所在的扩张胆管或结石部位近侧的胆管,或 ERCP 显示某叶段肝内胆管结石,即向此处穿刺,穿刺抽吸得胆汁或造影见穿刺针于胆管内,经穿刺针置入导丝,拔针后沿导丝置入 7F 导管引流。

2.建立 PTCS 通道　当 PTCD 引流 1 周后,窦道便初步形成,此时可开始用金属扩张器或 Teflon 做成的扩张导管逐渐扩张窦道,每周扩张 1～2 次,经 2～3 周即可使窦道内径达到 16F。具体扩张程度应以所采用的胆道镜外径或治疗需要来决定。过去需扩张到 5～6mm(即 16～18F)。目前胆道镜已明显改进,但胆道镜外径越粗越有利于治疗。

3.PTCS 取石　经扩张后的窦道插入纤维胆道镜行网篮取石,对较大的结石行溶石和碎石后取石。

（四）并发症及预防

1.局部疼痛　2%利多卡因皮下腹膜、肝被膜浸润麻醉,一般可使患者能耐受本操作。如果患者对疼痛特别敏感,可加哌替啶 100mg 肌肉注射。

2.恶心、呕吐　发生恶心、呕吐,常因扩张窦道时强烈的刺激或因胆道镜操作过程中注水过快过多,胆道压力增高引起。只要操作过程中注意,就可避免。

3.发热　可能是胆道压力一过性升高或胆道内膜局部损伤引起的菌血症所致,多为一过性,只要保持胆管引流通畅,必要时给予抗菌药物,多在 24 小时内好转。术中操作坚持无菌原则很重要。

4.肝脓肿、胆瘘　多因穿刺隧道局部粘连不完善或导管阻塞引流不畅引起,所以扩张隧道不能操之过急,引流管需加强护理,保持通畅。一旦发生可开大引流管出口处皮肤,另置一引流管至脓肿处或肝面,引流脓液或胆汁,若引起弥漫性腹膜炎需剖腹引流。

PTCS 治疗肝胆管结石是安全有效的方法,尽管有较高的复发率,但适用于结石,局限于肝脏某一侧、一叶一段等,尤其位于肝左叶者,特别适用于高龄、术后复发结石。手术高危者或不愿意手术的患者,可作为首选方法。

六、术中胆道镜取石

肝内胆管结石术中未用胆道镜,术后残石率高达 30%～90%,术中应用纤维胆道镜后使术后残石率降低至 3%～10%,同时降低了再次手术率。术中胆道镜列为胆道手术常规。

(一)进镜途径

1.胆总管切口。

2.胆囊管近侧断端。

3.肝叶切除后的肝内胆管近侧断端。

4.经膈而切开的肝内胆管切口。

5.经胆囊床等肝脏面切开的肝内胆管切口。

(二)意义

1.可直接观察肝内Ⅱ～Ⅲ级胆管及胆总管壶腹开口,发现并直视下取出其内结石。

2.指导手术常规器械取石,减少盲目无效操作,缩短手术时间,同时减少了器械对无结石胆管的探查摩擦损伤。

3.弥补术前检查和术中造影不足,降低误诊与漏诊,经术中胆道镜可以得到纠正和确诊,并得到及时处理。

4.及时发现胆管其他疾病,如息肉、癌肿、狭窄,进而指导术者选择恰当的术式。

5.部分胆囊管扩张者,胆道镜经此通道检查和取石,完成后可结扎胆囊管,减少胆总管切开,T 管引流。

(三)注意事项

术中纤维胆道镜应用的并发症很少见,是安全、有效地预防术后残余结石的最好方法,但也有不足之处。如胆道镜无法进入细小分支和末梢,而遗漏结石。术中纤维胆道镜应注意下列问题:①肝内胆管分支多,检查时可能遗漏某一分支,特别是进镜后的第一个分支,因为进镜距离短,镜身不易固定,开口不在正前方,很容易超过第一支开口而未发现其中的病变;②因胆管炎,管腔内较多的脓性絮状物漂浮,术中器械取石后管壁出血,使视野模糊,影响观察,此问题可用加压注水改善;③外科医生使用胆道镜经验不足。所以我们认为,术中胆道镜有其独特的优点,但不能完全代替其他检查手段,如术中造影、术中B超等。

七、术后胆道镜取石

术后胆道镜是应用最多的技术,近年来已有数万例报告,技术也日趋成熟。

(一)进镜途径

1.胆道术后 T 管窦道。

2.胆囊造瘘窦道。

3.胆肠吻合术后空肠袢造瘘窦道。

4.切开皮下空肠盲袢。

5.肝肠 U 形管窦道等。

(二)应用时机和注意事项

胆道镜应用时机与胆道镜的粗细、瘘道的粗细、手术术式、胆道镜应用的目的、病变的具体情况等多种因素有关。

较粗的胆道镜强行进入较细的窦道,插镜时易导致窦道穿孔。相对引流管较细的胆道镜对胆道窦道和吻合口的损伤机会小。较大的结石若不行碎石取出时,通过较小的窦道易撕裂窦道致胆汁性腹膜炎。如果残石小、窦道粗、胆道镜细,术后3周即可取石;相反,胆道镜粗、窦道细、结石大时,需在术后6周待T管周围的纤维窦道相当牢固后方能取石。

胆总管切开T管引流术后,因T管窦道紧连十二指肠,最好在术后6周行胆道镜取石,否则易造成十二指肠穿孔。如果胆肠吻合口大、空肠袢T管出口贴近腹壁,可在术后4周胆道镜取石。

若T管造影后,仅怀疑胆管或乳头癌病变欲取病检或怀疑气泡、凝血块等,可用细镜术后3周进行。

取出残余结石,单个,<1cm,可用细镜在术后3~4周进行。若>1.2cm或多支胆管多个残石应在术后6周进行取石。因为胆道镜需在胆管内作各个方向的转动,对胆道、窦道或吻合口的拉动较大,而且多次取石,粗糙的结石对窦道多次擦伤,易致窦道穿孔,致胆汁腹膜炎。

胆道术后有外通道引流管,但因残石或蛔虫梗阻,引流不通畅,此时发生梗阻性胆管炎、发热、黄疸加重,不是胆道镜取石的禁忌证。此时纤维胆道镜取石疏通胆道是最好的选择。

(三)操作方法

术者及助手需按无菌操作要求穿戴无菌手术衣帽、手套。手术野在拔除T管后常规消毒铺巾。一般需要两人,助手站于术者对面,也可以一人进行。将纤维胆道镜连接约80cm高处的生理盐水挂瓶,边注水边检查,视野方能清晰。

检查顺序应为先肝内胆管后肝外胆管,判断结石的具体位置后再行取石,以便每次进镜后有的放矢,准确找到结石。操作过程中滴注生理盐水,每次不宜超过3000ml,过多可引起腹泻。当胆道镜检查或取石暂告一个段落时,可再放置T管于胆管内,以保持胆管引流通畅,可供再次取石和造影,术后开放T管引流6~24小时,预防术后感染发热。若发热,引流时间延长至体温正常。若需再次取石,需1周后进行。

(四)临床意义

1.明确诊断　胆道术后,医生和患者均希望知道手术是否完全取净结石,通常行T管造影、B超、CT和MRI等影像学检查。这些检查均为间接诊断手段,而胆道镜不仅能直视胆管内部的情况,并且能辨认胆管黏膜、结石、肿瘤、异物,还能区分出胆管内血块、气泡,此为其他检查方法所不能比拟的。

2."彗星"征　T管造影不见某支胆管显影,而胆道镜检查时发现该支胆管开口处有黄白色絮状物漂浮呈飘带状,形如彗星,在其头部常可见狭窄的胆管开口,扩张此开口可见其内有结石。

3.彻底治疗　以往术后残余结石,常用溶石、震荡、中药排石,虽可收到一定效果,但终不满意而再次手术。自胆道镜应用以来,由于纤维胆道镜具有直视和可弯曲的特点,克服了手术的盲区,用常规取石网取石治愈率达90%~95%,加上特殊的碎石手段,治愈率达96%~99%,肝外胆管残石治愈率几乎达100%。胆道镜取石成功率高、收效快、安全、易行,是目前治疗残余结石的最好方法,收到了满意的效果,迎来了手术内镜联合治疗胆道结石的新时代。

(五)取石困难原因

原因有以下几个方面:①T管隧道过细、过弯,甚至在腹腔内打折,在腹壁和腹膜处打折;②结石过大,特别是直径>2cm;③结石嵌于胆管开口或Oddi孔或胆管末梢;④结石近端狭窄。

(六)对策

1.碎石

(1)活检钳"开窗碎石"、"横切挖沟"碎石:此操作需两人进行,术者寻及结石,置入活检钳,助手张钳,术者送钳咬在结石上,助手固定胆道镜,听术者令开和关,反复张咬,在结石上开窗挖沟,至结石破裂,用取石网取出。

（2）等离子碎石：应用中国科学院研制的定向等离子冲击波碎石器，如 PSW-G 型。胆道镜寻及结石后，将等离子体冲击碎石的导束经活检孔插入，超出镜端 1～1.5cm，距结石约 1cm 发放定向等离子体冲击波冲击结石。但探头不紧压结石，不断注生理盐水，使结石在生理盐水之中，碎石能量为 2～3 焦耳，不超过 4 焦耳。冲击波应对准结石，避免对胆管壁造成损伤。

（3）液电碎石：经胆道镜将碎石电极送入直抵结石表面。电极前端需突出镜端 1cm。接通和启动液电碎石系统并按结石的硬度来选择强度档次，实施碎石。碎石时，胆道内需充满生理盐水，并且无气泡。

（4）激光碎石：用胆道镜寻及大结石后，经活检孔插入 YAG 激光器的光导纤维，超出镜端 1cm 接近结石，开大灌注水或加压给水，15ml/分钟，然后照射激光功率 50～60W，每次 1 秒。若需反复照射，为待视野清晰和防止局部水温过高，应间隔 1～3 分钟为宜。照射 3～5 次应更换照射部位，以免结石被击穿，激光直接照射至对侧胆管壁。若遇胆管狭窄环，可在胆管内侧用 4W 激光照射 1～3 秒，切开狭窄环，再碎石。另外，还有震荡碎石、高频电击碎石、超声碎石等。

2.溶石　经胆道镜插细尼龙管至结石以上，拔出胆道镜后向胆总管置入 T 管或导尿管，经尼龙管持续滴入肝素 1500U，加 250ml 生理盐水，每分钟 80 滴，每日 1 次。或滴入复方橘油乳剂，复方二甲基亚砜溶石乳剂（DMSO）100ml，每分钟 30～60 滴，每日 1 次，约 1 周后，结石松裂后网篮取石。

3.冲洗　对胆管末梢小结石可用逆喷水管冲洗或溶石与冲洗结合，清除残石。

（七）并发症

1.恶心、呕吐　发生恶心和呕吐多因胆道镜取石时灌注生理盐水过快，压力过高，引起肌管压力增高所致。故要注意灌注生理盐水时以 80cm 高度、120 滴/分为宜。

2.腹泻　取石数量多、时间长时，胆道镜操作灌注生理盐水过多，尤其注水＞3000ml，可引起肠蠕动加快。术后直立后，即感腹痛、腹泻，此腹泻无需特殊处理，可自然好转。

3.发热　因取石操作对胆道、窦道有轻微损伤反应性发热，一般在 38℃左右，一般 24 小时后自然消退。术后可放开胆道引流。若胆汁墨绿色提示有感染，可应用抗菌药物。

4.窦道穿孔

（1）表现：镜下见出血和黄色脂肪组织，无完整的纤维窦道。镜身可插入很深，但未能见胆管分支。同时，患者上腹部以外的地方疼痛。

（2）处理：立即停止取石，停灌注水。若镜下能见原窦道，或可进入胆道，就此从活检孔插一输尿管导管。拔出胆道镜，顺输尿管导管插一直径、内径大的引流管，开放引流胆汁，数周后窦道可自愈。若不能寻及胆道，盲插带侧孔的直引流管引流胆汁与腹腔液，有可能避免胆汁性腹膜炎。术后应严密观察下腹部情况，若有胆汁性腹膜炎发生，应立即再手术引流。

5.十二指肠窦道瘘　因 T 管压迫或结石取出时摩擦十二指肠侧壁，发生十二指肠侧壁瘘。当胆道镜再次插入时即进入十二指肠腔，见沙丘状十二指肠黏膜，此时应放弃取石，置一引流管，待 1 周后夹闭引流，此后拔除引流管可自愈。

6.急性胰腺炎　可能因结石嵌顿于壶腹部或乳头水肿，胰液引流不畅所致，极少见。

八、经内镜胆管内、外引流术

（一）内镜鼻胆管外引流术（ENBD）

1.适应证　重型胆管炎及重型胰腺炎的紧急减压引流；梗阻性黄疸的术前减黄引流；胆管结石患者的冲洗排石及溶石治疗。

2.方法 可在或不在 EST 后进行,导管插入胆总管后,可先行 ERCP 以明确梗阻原因,也可在此基础上行 EST,以取出结石或蛔虫;插入带细套管的导丝越过梗阻部位;拔出细套管,将引流管(7～10F)沿导丝插入,抵达肝总管;边推进引流导管,边将导丝向后拔出;然后输送导管,边拔出十二指肠镜,将引流管自口腔引出;从鼻孔处插入 8 号导尿管,用环银从口腔引出,然后将引流管插入导尿管内 20cm 以上;拔动导尿管,将引流管从鼻腔引出,并圈起固定在鼻翼旁。引流管负压吸引,也可注入含有抗生素的生理盐水冲洗胆道。

3.术后处理 ①如导管每日引流量较大,应注意静脉补液与电解质平衡;②术前 3 天开始应用抗生素;③加强导管引流的护理,记录引流量及性质,每日冲洗导管,若导管引流不畅,要注意查找原因;④注意观察患者全身情况,若病情加重或发生并发症,应立即手术治疗;⑤鼻胆管引流一般维持 1～2 周,待症状缓解后即可拔管,需要长期引流者,则应留置永久性内引流管。

(二)内镜逆行胆管内引流术(ERBD)

1.适应证 良性病变,如十二指肠乳头部狭窄、胆总管远端纤维性狭窄;术后胆管狭窄;硬化性胆管炎;慢性胰腺炎、主胰管狭窄;其他胆胰管狭窄、阻塞性病变、恶性病变,如胰腺癌、主胰管狭窄、阻塞,肝外胆癌;十二指肠乳头或壶腹部癌;胆囊癌致胆管狭窄、梗阻。

2.方法 首先在 ERCP 的基础上行 EST,插管方法同 ENBD,退出套管后,沿导丝插入内支撑管(7～10F),用推送导管将内支撑管向前推送,越过狭窄处,撤出导丝,继续推送导管,使之脱离内镜,尾端留在十二指肠腔内 1.5～2cm。直视下观察支撑管长度和位置是否合适,引流胆汁、胰液是否通畅,拔镜前用冲洗液冲洗导管。

3.术后处理 术后禁食 3 天,常规应用抗生素(同 ENBD),并给予利胆剂。内引流管系永久性置管,留置时间不限,一般置管 3 天后患者可下床活动,若导管引流不佳或过细可以再次置换大口径引流导管。

(马利锋)

第十一节 原发性肝癌的微创治疗

随着现代影像技术的高速发展,微电子学、计算机信息处理及实时成像技术、三维结构重建技术等在医学领域的应用,微创外科将与传统外科并驾齐驱。较之传统外科,微创外科并不是单纯为追求最小的手术切口,而是获得最佳的内环境稳定、最轻的全身炎症反应。微创观念已渗透到临床医学的各个领域。在原发性肝癌治疗中,传统的手术切除疗效较好,但原发性肝癌多伴有严重肝硬化,或肿瘤呈多中心发生等,手术切除率低,一些有影像学技术支持的微创治疗手段已成为肝癌治疗中不可缺少的部分。在现今广泛使用的微创技术中,可分为两大类,一类是包括 TACE(肝动脉栓塞化疗)及各种消融技术的非手术局部治疗;另一类是腹腔镜支持的肝癌微创治疗。

一、非手术局部治疗

相对于手术切除而言,非手术局部微创治疗有其特殊的优势:有相对较低的并发症发生率及死亡率;治疗费用较低;可以治疗门诊患者;适应证较广等。由于大部分肝癌患者伴肝功能不全及局部治疗有较好初步治疗反应,局部微创治疗应用很广泛。现今应用广泛并得到认可的非手术局部治疗同样可以分成两大类,包括肝动脉灌注化疗、栓塞或栓塞化疗的导管微创治疗及在实时影像引导下的各种经皮消融术。常用的经皮消融术,包括射频、微波、激光及超声等的热消融技术;冷冻治疗;无水酒精、乙酸等化学物质的局部注射等。

(一)经肝动脉栓塞化疗

1.TACE应用于肝癌治疗的原理　基于肝癌及肝脏的生理学特性,特别是肿瘤血管生成的生物学特性。虽然肝脏有肝动脉及门静脉双重血供,而肝癌主要由肝动脉供血。因此,阻断肝动脉血供可以抑制肿瘤生长。TACE可以提供较高的肿瘤局部化疗药物浓度,同时将药物的全身毒性降至最小,随后的动脉栓塞通过减少动脉血流、增加药物接触时间来增强抗肿瘤效应。

2.适应证　TACE在肝癌治疗中应用广泛,可应用于小肝癌的治疗、不可切除的多灶肿瘤、手术切除及移植前的新辅助治疗和术后预防复发等。尤其对肿瘤直径<2cm、多血管、有伪包膜的小肝癌治疗效果非常好。

3.禁忌证　肝癌体积>70%肝实质,门静脉主干癌栓阻塞,严重肝硬变,肝功能失代偿期,有明显凝血机制障碍伴出血倾向及全身衰竭者,以及乏血供的肝癌。

4.优缺点　对小肝癌,大样本的回顾性研究提示手术切除仍明显优于单纯TACE治疗;对不可切除肝癌的姑息治疗TACE应用最为广泛,虽然对局部肿瘤的控制有帮助,但多项随机对照研究未发现能提高此类患者的远期生存率。术前TACE可以缩小肿瘤,提高可切除率,或减少术后复发,但由于对肿瘤的控制及对肝脏功能损害间的失衡,远期生存率并不能改善。对肝癌术后预防性TACE的作用也一直有争议,但多项随机对照研究的综合分析提示对肝癌根治性切除术后TACE并不能延长患者生存时间,对如伴有门静脉癌栓、肿瘤分化不良等复发转移高危因素者,可能会从中获益。尽管如此,对多灶的或弥漫性肝癌,TACE仍是微创治疗中最主要的手段。

5.术前准备

(1)所需设备

1)穿刺针。构成:针芯针芯+外套管或中空针。种类:血管穿刺针、活检针、治疗针。作用:建立通道,取病理组织,抽内容物作用和注入药物。外径用号规格:外径用号(Gauge)表示,号大径细,成人18G,儿童20G。

2)导管。构成:依用途做成的在极细钢丝网上涂有均质材料的各种形状薄壁空心管。种类:造影治疗管、引流管、球囊管等。作用:诊疗,引流,扩张开通管腔。外径用号规格:外径用Franch、内径用inch、长用cm表示。1F=0.335mm,1cm=0.039inch。

3)导丝。构成:内有安全、加强两根细钢丝芯,外有绕成螺旋状的高质量加有药物的钢丝圈,头软体硬。种类:超滑、超硬、超长、直头、弯头,溶栓导丝。作用:送入、导向导管,支撑球囊,输送药物。规格:直径用inch表示。

4)导管鞘。构成:带防返流阀的外鞘+中空扩张内芯。种类:长、短鞘。作用:避免其他介入器械出入组织或管壁造成的局部损血液外溢。规格:同"导管"。

5)栓塞剂。常用的是超液化碘化油。

6)化疗药物,可采用联合用药,方案有氟尿嘧啶(5-FU)500～1250mg,表阿霉素(ADM)30～80mg,丝裂霉素(MMC)10～30mg,顺铂40～80mg。留取半量MMC或ADM备用。将剩余的化疗药用150～200ml生理盐水稀释依次经肝动脉导管注入。将留用的半量MMC或ADM与10～20ml碘化油混匀后缓慢注入。4～6周为1周期。

(2)术前检查:包括肝功能、血常规和凝血功能的检查。

6.操作　超选择性肝动脉插管(采用股动脉穿刺法),经皮股动脉穿刺插入导丝,沿动脉逆行向上至第

12 胸椎水平,导丝尖端屈向前方,呈 90°角,插入肝总动脉,插管行血管造影,造影剂总量为 30～40ml,图像采集包括动脉期、实质期及静脉期。视肿瘤部位不同,导管尖端选择性插入肝固有动脉或肝左、右动脉,证实肿瘤血供支配、分布情况,肿瘤范围及大小;然后将超液化碘化油与化学治疗药物充分混合成乳剂,缓慢注入靶肿瘤的血管内,注射量视肝动脉造影时所显示的肿瘤大小及血管富乏程度灵活掌握,X 线透视下依据肿瘤区碘化油沉积是否浓密、肿瘤周围是否已出现少许门静脉小分支影为界限。

治疗时要注意以下几点:在首次栓塞时超液化碘化油的用量充足,操作始终在 X 线透视下进行,若碘化油在血管内流动很慢,暂停注入,缓慢推注肝素生理氯化钠冲洗,待血管内碘化油消失后再注入碘化油。若注入肝素生理氯化钠仍不能使碘化油前行时,将血管内碘化油回抽入注射器内;先使用末梢型栓塞剂行周围性栓塞,再行中央性栓塞;有明显的肝动脉-门静脉瘘者,先以明胶海绵颗粒栓塞载瘘动脉,效果不明显时可联合经皮消融治疗,可以有效治疗高流量动静脉瘘;如肝肿瘤有 2 支或 2 支以上动脉供血,将每支动脉均予以栓塞;对于较小的肝动脉-门静脉瘘患者,使用碘化油栓塞时慎重操作和监测;患者出现肝区闷痛、上腹疼痛等症状,可经导管注入 2％利多卡因,当患者出现心率减缓、胸闷,甚至血压下降时,立即停止操作,并给予吸氧和应用地塞米松、阿托品,持续静脉滴注多巴胺等。

7.并发症　TACE 术后易发生化疗栓塞综合征及肾功能损害、骨髓抑制、穿刺部位出血及血肿、血栓形成、上消化道出血等并发症。严重并发症包括肿瘤破裂、急性肾衰竭、截瘫、导管打结、碘油肺栓塞等,术后需严密观察,及时处理。

(二)经皮无水酒精或乙酸注射

经皮无水酒精注射(PEI)是应用时间最久的微创技术,主要治疗伴肝硬化的肝癌。

1.PEI 的作用机制　主要通过乙醇对肿瘤细胞的脱水、蛋白变性、坏死及肿瘤血管内皮的坏死引起继发血栓形成等机制起作用。因为肝硬化组织乙醇不容易弥散,故 PEI 治疗原发性肝癌较转移性肝癌更有效。虽然也有单次大剂量酒精注射法,PEI 一般需多次、多点注射。对部分小肝癌患者,PEI 疗效相当不错。

2.适应证　适用于无严重肝功能不全的小肝癌。有学者认为,PEI 的适应证为<3cm 的小肝癌,数量少于 3 个,没有门静脉癌栓和肝外转移灶。另外,某些因素也影响 PEI 的疗效。例如,肿瘤在超声声像图上有声晕、肿瘤内回声不均匀、中等或差的分化程度,或 CT 增强扫描染色等。一般认为 PEI 的疗效与肝功能及肿瘤大小和数量有关,肿瘤的组织血分级提示分化良好的肝细胞癌应用 PEI 疗效也较好。

3.禁忌证　难治性腹水;血小板<30×10VL;凝血酶原时间较正常对照延长 6 秒以上;总胆红素>51μmol/L;存在肝外转移灶者。

4.PEI 的缺陷　由于较大肿瘤酒精弥散不均,在多次治疗后,影响疗效,所以对大肝癌除非不适合其他微创技术时才考虑 PEI。需注意的是,小剂量多次注射并发症很少,单次大剂量酒精注射风险较大。

5.术前准备　术前进行必要的检查,包括肝功能和凝血功能的检查。

6.操作　根据 B 超检查显示肿瘤大小,具体注射量按回归方程 $Y=2.885X$ 计算,其中 X 为肿瘤最大直径,单位为 cm;Y 为注射无水酒精量,单位为 ml,最大单次注射剂量 30ml。在超声实时监视引导下用 21GPTC 针采用由深及浅的多点旋转注射技术对肿块进行 PEI 治疗,注射量根据注射时无水酒精在肿块内的弥散程度及弥散范围(覆盖肿瘤周边约 10mm 范围)作适当调整。每周注射 1～2 次,每 4～6 次为 1 疗程。

7.并发症　常见的并发症是发热,为一过性,是由于乙醇所致刺激,肝细胞少量受损及组织无菌性坏死后的吸收热,未见严重并发症的报道。

（三）经皮热消融

射频（RF）、微波、激光三大热消融技术在一定程度上克服了 TACE、PEI 的缺点，目前正得到广泛使用。RF 可以在超声、CT 或 MRI 的引导下进行，目的是精确定位肿瘤。为获得更大或更均一的凝固坏死区，设计了多头的、多针的 RF 电极。相对 PEI，RF 次数少且坏死率高。

1.射频消融（RFA）治疗肝癌　射频消融（RFA）治疗是近年来肝癌治疗的重要进展之一，是肝癌微创治疗中的一项代表性治疗方式，是肝癌治疗的未来发展趋势之一。射频治疗的特点是安全、高效，创伤小，肝脏损害轻，治疗时间短，患者痛苦小，且一次性治疗可以大大降低医疗费用。特别适用于小肝癌、肝功能差、手术切除风险大或无法手术切除、肝癌切除后复发或再发、肝转移癌等病例。

（1）RAF 原理：射频电极发出的中高频射频波能激发肿瘤组织细胞的导电离子和极化分子进行振荡，其间碰撞和摩擦可产生的热量，当可温度高达 60℃ 以上，可使肿瘤组织发生凝固坏死。

（2）适应证：多用于治疗直径＜3cm、病灶＜3 个、完全肝实质包绕、在肝包膜下 1cm 以上、远离大血管及胆道（2cm 以上）的肝癌。随着设备和技术的改进及经验的积累，目前也部分应用于直径 8cm 的肝癌。

（3）禁忌证：严重肝、肾功能障碍、凝血障碍、严重感染、弥漫性肝癌、重度肝硬化、门脉高压症有严重出血倾向。

（4）优缺点：RFA 的优点是安全、高效，并发症小，灵活性强。术中，可根据肿瘤的大小随意调整治疗范围，一次治疗后组织坏死范围直径最大可达 6～8cm。射频治疗小肝癌（直径＜3cm）甚至可达到根治的目的。大肿瘤和多中心肿瘤亦可同时进行多针多处治疗，具有安全、创伤小、见效快、不需开腹等优点。缺点是在局部治疗的彻底性方面，与肝切除或肝移植相比，不具有优势；对于直径＞8cm 的肿瘤，多次消融又会增加患者的风险和费用；即便是对于直径较小的肝癌，如不注意对癌灶周边组织的有效消融，仍会有局部复发；对于靠近胆囊、胃肠等空腔器官的肿瘤，单行经皮肤肝穿刺射频消融术有穿破空腔脏器的危险；对于动脉血供较为丰富的肝癌，射频针的穿刺容易引起出血和癌细胞的种植，同时降低射频的疗效。

（5）术前准备：同"PEI"。

（6）操作：肝癌的射频消融治疗常见 3 种入路，即经皮肤穿刺射频消融、腹腔镜下射频消融、开腹状态下射频消融。经皮肤穿刺治疗肝癌是最常用的射频消融技术，对于直径＞8cm 的肿瘤，可结合介入栓塞治疗，先行介入栓塞，待肿瘤体积有所缩小，然后再行射频治疗。肿瘤较小，如果动脉血供丰富，宜先行介入栓塞治疗，有效降低肿瘤的动脉血供，可明显地缩短射频时间，提高疗效，减少癌细胞种植的机会。癌灶与胆囊、胃肠等脏器关系较为密切，有穿破、甚至是"烧穿"这些空腔脏器的危险时，可结合腔镜的优势，先在腹腔镜下行胆囊游离或切除，或用纱布保护好胃肠，再行肝癌射频消融术，必要时，应用腔镜下超声探头引导。对于肿瘤大但又可切除的肝癌，应优先考虑手术切除，可在术中联合射频消融，增加切除的安全性和彻底性。

（7）并发症：出血、血肿、肝脓肿、肝功能衰竭、肺部并发症、门静脉血栓形成、腹腔感染、胆道损害、皮肤灼伤、肝静脉血栓形成、肝动脉损伤、内脏损伤、心脏并发症、肾衰竭、电极轨迹处肿瘤种植、内分泌并发症、高热、电极不能取出等。

2.其他消融技术　微波消融体外实验有更高组织穿透力及更大消融面积，可能是相对射频和激光的优势。激光消融必须通过经皮穿刺针将激光束导至肿瘤部位。与其他热消融技术一样，肿瘤大小是影响预后的主要因素。

（四）冷冻消融

由于冷冻治疗多在术中进行，只有少数腹腔镜下冷冻消融的尝试，因此，严格意义上讲，冷冻消融还不能算是真正意义上的微创技术。目前正在设计可以行经皮消融的冷冻穿刺针。

二、腹腔镜支持的肝癌微创治疗

（一）腹腔镜诊断及分期

与其他腹腔肿瘤一样,在开腹手术前腹腔镜也可用来判断肝癌分期。腹腔镜下肝癌分期有如下好处:对病变的范围评估更精确;可以减少住院时间;减少并发症的发生率;避免延误治疗及避免不必要的剖腹探查等。腹腔镜在发现腹膜的种植、肝外的肿瘤、肝外淋巴结的转移及血管的侵犯等有优势。腹腔镜超声的应用进一步提高了肝癌分期的精确性,避免了单纯剖腹探查,并可以发现隐藏的肿瘤。

（二）腹腔镜下肝癌消融术

有腹腔镜下冷冻治疗肝癌成功的报道,但由于影像导向较困难,冷冻后穿刺点止血困难等原因限制了其在腹腔镜下的应用。腹腔镜下热消融,尤其是射频消融研究较广泛。

（三）腹腔镜肝癌切除术

腹腔镜下肝切除术只有几年的历史,相对于开放手术,腹腔镜下肝切除暴露困难,缺乏触觉感受,有大出血及气栓危险等是其缺陷,腹腔镜下超声、超声刀等器械改良及手助技术的应用克服了一些困难。但腹腔镜下肝切除术仍限于Ⅱ、Ⅲ、Ⅳb、Ⅴ、Ⅵ段较小的肿瘤(<5cm)及边缘的一些病灶。对严格选择的病例,腹腔镜肝癌切除术是安全可行的,可以获得满意的切缘,也不会引起肿瘤的播散。

三、微创外科联合治疗

微创治疗肝癌的主要目的是最大程度地消减肿瘤,各种不同的微创技术有相对不同的适应证及各自的优势。针对具体病例,选择性地应用一种或序惯性地应用几种微创技术是未来肝脏微创外科发展的方向。

（马利锋）

第十二节　胃外科微创

一、食道、胃黏膜肉癌的内镜切除技术

食管癌及胃癌是我国常见的恶性肿瘤,死亡率占癌症总死亡率的39.49％。严重威胁人们的生命健康,积极开展食管、胃早期癌及癌前病变内镜诊断与治疗,是实现食管、胃癌少发易治目标的重要措施。在早期癌治疗方面,传统外科手术具有切除率高、切除彻底等优点,但创伤大、经济代价高、并发症多,有手术禁忌者失去手术机会等缺点也使人们更倾向于一种融合内外科优势的微创手术。内镜下黏膜切除术EMR即在内镜下将病变黏膜剥离,并用高频电流完整切除。EMR是在息肉电切术、黏膜下注射术及钛夹止血术等内镜技术的基础上逐步发展起来的,是针对浅表型黏膜病变的一种新型治疗手段。EMR的主要原理是通过黏膜下注射等渗盐水使黏膜病变抬高,然后用高频电圈套法切除病变黏膜,达到根除黏膜层早期癌或癌前病变的目的。

（一）早期癌的定义

食管早期癌是指癌灶不超过黏膜下层，其中局限于黏膜层的癌称为"原位癌"。胃早期癌是指癌细胞仅侵及黏膜层及/或黏膜下层，而不论其面积大小及有无附近淋巴结转移。病变在6～10mm范围内者为小胃癌。病变在5mm以下者为微小胃癌。内镜活检确诊为癌，而手术病理检查未发现癌灶者为超微癌或一点癌。

（二）EMR 的适应证

早期癌：食管灶，癌灶局限于黏膜固有层以内＜30mm，且＜1/2周径；灶数＜3个。胃灶，黏膜内癌，分化型Ⅰ型、Ⅱa型，＜20mm；Ⅱc型，＜10mm，且无溃疡或瘢痕。对拒绝手术及外科高危患者适当放宽指征。癌前病变：内镜下有明确病灶，＜30mm，重度不典型增生灶或中度不典型增生灶1年内观察未见好转。

（三）EMR 的技术现状

1.单纯切除，或提起加切除　此种息肉切除术常被用来切除突起明显的亚蒂或有蒂肿瘤。

2.黏膜下注射使病灶抬高后切除，如黏膜剥脱活检术　此方法需要一条双腔内镜，以能从管腔中同时通过电套圈及活检钳。先用电套圈套住病变，再用活检钳把病灶夹住提起，使广基病变变为亚基病变，接着收紧电套圈钢丝，用高频电流将癌肿切除。也可采用两条较细管径的内镜替代双腔内镜。此方法由于要求病灶与镜端的距离要短，且病灶在胃壁的角度要合适，所以致使有些部位的病灶不能切除。

3.黏膜下注射后，吸起病灶再切除　常见的有透明帽法的黏膜活检术（EMRC）和借助结扎法的黏膜切除术（EMRL）。

EMRC：将合适的透明帽固定于胃镜前端，并将高频电套圈器安装在帽槽内。当内镜插至病灶黏膜附近时，启动负压将黏膜吸入透明帽内，此时缩紧电套圈，用高频电流将黏膜切除。对较大病灶可采用分次逐步切除法。该方法也适用于形态学上没有溃疡的小肿瘤。

EMRL：将食管曲张静脉套扎器安装于胃镜前端，先采用黏膜下注射法将高渗肾上腺素盐水注入病变周围将病变托起，启动负压吸引将病变吸入套扎器透明帽中，牵拉橡胶圈使之脱下将病变套紧，然后从活检管道伸出圈套器在橡胶圈的下方套住病变，用高频电将其切下。研究表明，该方法适用于直径＜2.5cm的病灶和黏膜内癌。

这两种方法的先进性为：新手操作容易；即使操作空间狭窄、病灶位置角度不好也能完成；并发症少等。

4.注射后，切开黏膜，切除黏膜下层，如内镜下黏膜剥离术（ESD）　ESD需要特殊的切开刀如针形刀、头部绝缘的（IT）电刀、钩形刀、回形刀及三角形刀等；或口部缩小的透明帽等特殊设备。与其他方法比较，ESD的主要优点有：切除范围和形状可以控制；大瘤体也可切除；溃疡型肿瘤也能切除。ESD不足之处为：需要两个或更多助手，操作时间长，出血多且穿孔几率大。

（四）判定完全切除的标准

以切除黏膜块病理详细检查为准。早期癌：切缘未见癌组织且距癌巢缘＞1mm。癌前病变：病理为中、重度非典型增生，切缘为正常组织。

（五）EMR 的并发症

内镜下切除术的并发症包括腹痛、出血、穿孔和狭窄形成。出血是最常见的并发症，但一般出血量少并能在内镜下治疗。多数出血发生在操作期间或术后24小时内。最近的一项研究显示，质子泵抑制剂对内镜切除术后形成的溃疡愈合疗效甚微，仅对术后出血有效。穿孔在ESD的发生率较其他内镜下切除术相对较多，但近期报道显示，ESD的穿孔发生率已降到人们能接受的水平。如能即使发现穿孔并立即在内镜下用止血夹子夹闭、鼻胃管吸引气腹减压及使用抗生素等保守观察,可不用行急诊手术。

二、晚期食管癌的支架治疗

食管癌是我国中、老年常见的恶性肿瘤之一,发病率男性约为 31.66/10 万,女性约为 15.93/10 万,死亡率占各部位恶性肿瘤死亡率的 22.4%,仅次于胃癌居第二位。食管癌患者多以吞咽困难,进食后咳嗽就诊,发现时已到中晚期,很多患者因此失去手术时机或其他原因无法进行手术治疗。晚期食管癌患者大都伴有重度吞咽困难及营养障碍,其体质状况较差,若不能进食,往往短时间内就会出现恶液质、器官功能衰竭甚至死亡。因此对于这部分患者,放置食道支架便成了首要选择,且放置支架后,患者的吞咽困难及呛咳症状立即得到改善,可起到立竿见影的效果,近期疗效显著,并为进一步治疗创造条件。镍钛记忆合金网状带膜食管支架因其具有扩张食管保持通畅,阻止肿瘤或肉芽组织向支架内生长而堵塞,并能有效地减少出血,同时支架本身也可能有压迫癌肿、防止出血、造成局部血运障碍、减慢癌灶生长速度等优点,而被广泛应用于临床。目前,支架的置入方式有多种,即剖胸术后置入、胃镜下置入、X 射线下置入、胃镜加 X 线下置入。

(一)支架置入术

1.内镜直视下镍钛记忆合金支架置入术

(1)术前准备:向患者解释操作过程和配合要点,以取得合作。检查口腔,去掉假牙。术前 4 小时禁食、禁水,术前半小时应用镇静及抑制腺体分泌的药物,术前 10 分钟将盐酸利多卡因胶浆 10g 含于咽喉部片刻后慢慢咽下。

(2)手术方法:患者取左侧卧位,安置牙垫,先行胃镜到达病变上方,准确测定病变到门齿的距离,同时经胃镜活检孔放入导丝至贲门以下,退出胃镜,沿导丝置入 Savary 锥形硅胶扩张器,根据狭窄程度从细到粗逐级扩张,将狭窄部扩张至能置入支架置入器的宽度,准确标记出支架下端距门齿的距离后放入支架置入器及胃镜,用胃镜准确测定出预计的支架上端距门齿的距离,支架长度根据病变长度选用合适,一般较病变长度超过 4cm,以超过病变上下缘 2cm,并监视支架置入过程。支架置入后,退出支架置入器,注入温水使支架紧贴食道壁,用胃镜准确测定支架上端距门齿的距离,并观察支架复张情况及位置有无偏斜。术后禁食并卧床,24～72 小时后行食道钡餐了解支架复张情况及位置。

2.X 线透视下镍钛记忆合金支架置入术

(1)术前准备:食管钡餐造影,明确诊断并测量食管狭食管支架张开的 X 线表现窄位置、长度,有无合并瘘,以确定采用支架的长度、直径。其余准备同前。

(2)手术方法:患者取左侧卧位安置牙垫,术前先将交换导丝套入 Cobra 导管并出头,斜导丝送入口腔并令其做吞咽动作,透视下推送导丝,使其通过狭窄部。导丝通过困难时将导管先前推送,利用管端的角度调整方向,引导导丝通过狭窄部。此后将导管一并推入胃内,拔出导丝,注入造影剂(稀钡)证实导管位于胃内,再沿导管送入超硬导丝。撤出导管,沿导丝送入食管专用球囊导管,通过狭窄段行球囊扩张术,同时确定病变上下端的位置并做好标记。由超硬导丝送入支架及释放装置,透视下反复核对狭窄部与支架的位置是否吻合,支架应超出狭窄部两端各 4cm,固定支架释放系统,在透视下缓慢后撤外套管,支架逐步开张,将支架准确释放在狭窄部。术中一旦发现支架上移或下移,应立即调整其位置。支架释放成功后,吞咽稀钡造影复查,证实食管通畅,同时观察支架位置和开放情况,术毕。

3.胃镜加 X 线下镍钛记忆合金支架置入术

(1)术前准备。

（2）手术方法：常规插入内镜至狭窄部位，将导丝经内镜活检道在 X 线观察下置入，有食管支气管瘘者注意导丝勿经瘘管进入气管、支气管内，误入时应将导丝后退并重置，将导丝穿过狭窄部位至胃腔，退出内镜，通过导丝用扩张器由细至粗按序从 1 号扩张条逐渐扩张到 5 号，使食管狭窄部逐渐扩张至 12～15mm，胃镜能顺利通过狭窄部位至胃腔。将导丝及扩张器退出，再次内镜观察病变的起止端，选择长度超出病灶长度 4cm 的支架，冰水处理支架，压缩后装入支架推送器，借用导丝将推送器送入食管，确定支架中央部位与病灶中心一致后，推出支架，然后退出推送器、导丝。重新插入胃镜，进入支架内，了解支架定位、膨胀情况。如定位偏移，可以从活检孔注入适量冰水，支架略收缩，用活检钳推拉纠正。术后分别用 X 线或胃镜了解食管通畅情况，支架扩张欠佳者，可注入适量温水，使支架最大程度张开。最后吞钡或泛影葡胺摄片。

（二）术后护理

术后 24 小时严密观察患者生命体征变化，有无并发气胸及呼吸困难，观察呕吐物有无血性液体、量的多少，发现异常及时处理。遵医嘱应用抗生素预防感染，常规口服地塞米松、云南白药混合液 3 天，嘱患者禁饮冰水及食长纤维蔬菜，以防止支架移位或脱落，一般食物温度 40～50℃为宜。食管癌患者及放疗后复发患者于支架置入术后 1 周左右行放疗和化疗。

（三）适应证及禁忌证

各种食管癌性狭窄所致的吞咽困难，如中晚期食管癌所致狭窄、吻合口或肿瘤复发所致狭窄、放疗后狭窄、食管癌性内瘘、转移或外部肿瘤浸润所致食道狭窄等。相对禁忌证：全身极度衰弱，病变超过第 1 胸椎上缘以上者，严重心脏病，有严重出血倾向者。

（四）并发症及处理

1.胸痛、异物感　多于术后 3～14 天逐渐消失，严重者需长期服用镇痛药。对于食道上段癌选用弱力支撑架，以减轻对气管的压迫，高于第 1 胸椎水平的食道狭窄不宜置放支架。

2.胃食管返流　多为食道下段、贲门或吻合口狭窄患者。选用防返流装置的金属支架，餐后保持立位或坐位，睡前不进食，适当服用促进胃动力药物可减少胃食管返流发生。

3.上消化道出血　应用扩张条后易损伤肿瘤表面导致出血，多为少量渗血，置架后由于网状金属支架扩张而有压迫止血作用，一般不需经特殊处理可自行缓解。

3.消化道穿孔　扩张条及置管器顺导丝而下，一般不会出现穿孔。对于内镜下无法直视食管瘘口或引导钢丝通过困难者，宜在 X 线透视引导下将导丝送到胃腔，以防止损伤消化道。

5.支架脱落　多发生于贲门狭窄患者，可采用置放较大直径支架的做法以增加其附着力。

（五）X 线和胃镜直视下置入方式的比较

目前，食管支架的置入技术主要有 X 线法和内镜法两种方法。两者各有优缺点：第一，在狭窄段通过方面，内镜法更具优势，内镜法可直接观察到狭窄段上口的形状和位置，有利于将导丝直接插入狭窄的孔道。而 X 线法在这方面则带有一定的盲目性；第二，在狭窄段扩张方面 X 线法更安全，患者痛苦少；第三，在支架定位方面，X 线法更准确。

三、胃镜下胃造瘘术

经皮内镜下胃造瘘术（PEG），是一种通过胃镜介导放置胃造瘘管进行肠内营养或胃肠减压且无需外科手术及全身麻醉的胃造瘘术。PEG 适用于各种原因不能经口进食而胃肠功能尚未丧失，需行胃肠内营养支持的患者。与常用的鼻胃管相比，能减少胃食管返流、食管炎和吸入性肺炎的发生，避免了胃管对鼻咽部的刺激，以及因鼻胃管长期压迫摩擦引起的糜烂和不适；病情轻者（如食管瘘患者）可以带管外出参加某些活动而不受影响;病情重者便于护理和方便给药。自从 20 世纪 80 年代临床应用以来,其适应证也得到了不断扩大,现已成为一项十分成熟的技术。目前,美国每年有 20 万～30 万例次的临床操作,并有专职的内镜小组,由于其具有简单易行、经济实惠、安全快捷等优点,近年来已部分替代了手术胃造瘘术。

(一)术前准备

术前患者常规化验出凝血机制,禁食 8～12 小时。术前 2 天开始抗生素预防感染,神志清晰者术前 15～30 分钟肌注或静注地西泮 10mg、阿托品 0.5mg、哌替啶 50mg,常规麻醉咽喉部(同胃镜)。不能配合者可在静脉全麻下施行。常规行脉搏、氧饱和度检测,以保证操作过程安全顺利。

(二)手术方法

患者左侧卧位,适当应用镇静药物后置入胃镜,在胃镜下对胃和十二指肠先行常规检查后改为平卧位。选择胃体中部前壁为穿刺点,经胃镜向胃腔注气至胃皱襞变平,使胃壁贴近腹壁。在较暗光线下腹壁可见胃镜的透光,助手在腹壁确定穿刺点常规腹部消毒铺巾,局麻后在皮肤作一 0.5cm 切口,穿刺针经此切口垂直穿进胃腔,推出钢针,置入导丝。胃镜操作者在胃镜下将导丝用圈套器连同胃镜拉至口腔外,造瘘管与导丝连接。助手将导丝从腹壁拉出,造瘘管经口腔、食管进入胃,并随导丝拉出腹壁。再次进镜,检查造瘘管的胃内端位置良好后,即在腹壁固定造瘘管,剪除造瘘管末端,接上"Y"形接头。

(三)术后护理

术后常规静脉应用广谱抗生素 1～3 天,酌情给予止血药,24 小时后经造瘘管给予营养液。从少许等渗葡萄糖和生理盐水开始,逐渐过渡到要素营养、牛奶、豆浆等。营养液注射或滴注的速度和量应视患者腹痛,腹胀的程度调节,并最终达到正氮平衡。营养液不宜太干,每次注食前后须用 30～50ml 生理盐水冲洗造瘘管,以防止造瘘管堵塞,注食时采取半坐位或半卧位为宜,防止管饲时食物返流。每日清洁造瘘管周围皮肤 2～3 次,用无菌纱布敷盖瘘口,防止感染。

造瘘管拔除的时间视病情而定,但至少需 2 周;否则拔管后可能会造成腹腔内瘘。病情好转后,患者可以拔除胃造瘘管,在拔管前应试经口进食。拔管时以一手压着造瘘管周围皮肤,另一手把造瘘管拔出。拔出后的腹壁窦道以凡士林纱布填塞或缝合 2 针,数天后即可愈合。

(四)适应证与禁忌证

适应证:PEG 适用于各种原因造成的不能经口进食而胃肠功能尚未丧失,需行胃肠内营养支持而又不能耐受鼻胃管的患者(一般认为需留置超过 1 个月者);且可以作为提供额外营养和胆汁替代的疗法。另外,还适用于良性和恶性疾病所致的慢性肠梗阻的胃肠减压。具体有以下几种疾病:中枢神经系统疾病造成的吞咽困难;头颈部肿瘤放疗期间或手术前后不能经口进食;各种肌病所致吞咽困难及完全不能进食的神经性厌食。禁忌证:对食管贲门狭窄,胃镜不能通过者;严重的出、凝血机制障碍者;食管静脉曲张,胃镜操作过程中可能引起出血者;大量腹水者;肝左叶增大,穿刺过程可能会损伤肝脏者;幽门十二指肠梗阻者;胃肠功能丧失者;穿刺部位肿瘤者;病情十分危重、预期寿命短暂的患者不宜行 PEG。

(五)并发症与处理

1.局部感染　局部感染是 PEG 术较常见的并发症,病原菌多来源于上消化道,与造瘘口周围皮肤固定过紧或过松有一定关系。表现为术后局部伤口红肿、分泌物增多。局部压痛,可伴有轻至中度发热、外周血白细胞增多。操作时应严格无菌技术,加强伤口护理,勤换药,保持切口干燥清洁,必要时可使用抗生素治疗或切开引流。

2.气腹　常为造瘘口处小的缺损或不恰当的瘘管定位形成内漏,临床上往往无任何症状。小的缺损可采用鼻胃管抽吸,并更换口径更大的造瘘管。单纯的气腹或皮下气肿不需要探查,仍可经 PEG 管进食。若存在固定或游离的腹腔积液、不断增加的气腹、发热和腹膜炎时应积极处理。

3.内出血 操作过程中可能因穿刺损伤胃壁血管,发生内出血,后期可能因内垫综合征出现内出血,表现为呕血、黑便。严重者可发生血压下降、心率增快、面色苍白、出冷汗等低血容量性休克表现。如术中见出血可局部喷撒凝血酶或以 1:10000 肾上腺素冰生理盐水冲洗,术后予以质子泵抑制剂和静脉止血药物。出血量较多时给予禁食,补充血容量及内镜下止血治疗。

4.管周渗漏或脱落 由于皮肤垫盘外固定松紧程度不佳或移位,胃壁未能与前腹壁紧密相贴或造口扩大或因内垫综合征局部腹壁组织坏死、胃壁与腹壁之间分离,可导致胃液、分泌物及食物从管周渗漏。轻者造成局部切口感染,重者可因胃瘘导致腹膜炎,出现腹胀、腹痛、全腹压痛、发热等症状。造瘘管留置时间较长,也可因造瘘管老化、胃酸的长期腐蚀而断裂脱落,导致消化道漏。治疗上应加强皮肤清洁护理,重新调整外垫的松紧度,如导管断裂在胃腔以外,可在医务人员指导下将造瘘管缓慢拔出,如 PEG 管造影显示断裂端在胃腔以内,造影剂漏进腹腔,应及时在胃镜直视下将造瘘管取出,行鼻胃管负压引流。根据具体情况是否重新置管,行全身抗生素治疗。

5.管道堵塞或过早老化 多由于管饲后未及时冲管而致,亦有因自配饮食未充分匀浆或药片未碾碎,颗粒过大而导致管腔堵塞。温度过高可能引起造瘘管过早老化。通过细致的喂养宣教和管理可减少此类并发症的发生。

6.腹腔脏器损伤 腹腔脏器损伤是严重的并发症,重在预防。穿刺胃腔前要将胃充气以使胃与腹壁贴近并推开肠管,必要时配合 B 超定位避开肝脏及肠管均是有效的预防方法。

7.肿瘤的种植 较为少见,但应引起重视。

四、食道静脉曲张的套扎、凝固治疗

食道静脉曲张破裂出血是肝硬化的主要并发症,多表现为突发性大量呕血或便血,首次出血病死率超过 50%,未治患者再出血率高达 60%。在近几十年中,对肝硬化门脉高压症食管曲张静脉出血的治疗有了很大进展,如复苏技术、药物治疗、压迫止血,经颈静脉肝内门体分流术与肝移植等技术的开展,使食道曲张静脉出血患者病死率下降了 20%~30%。目前,传统的三腔管压迫及血管活性药物治疗,其急诊止血率仅为 50%~60%,且副作用大、并发症多、患者痛苦;而急诊手术止血的疗效尚难令人满意。故如何有效地控制大出血和预防再出血,是值得探讨的问题。近年来,随着内镜诊疗技术的提高,内镜套扎、凝固等技术已成为控制和预防食管静脉破裂出血的一种重要方法。

(一)食道静脉曲张的套扎治疗

1.术前准备

(1)术前常规降门脉压力药物治疗 1 周,纠正凝血功能异常。

(2)所有患者术前禁食 8 小时(急诊治疗患者除外),术前给予输血、补液维持循环血容量,并备新鲜同型血 400~800ml,部分患者行全程心电监护。

(3)备好抢救药品、器械,如奥曲肽、垂体后叶素、氧气,必要时建立静脉通道。

(4)采用分次麻醉方法进行口咽部黏膜麻醉,术前常规肌注安定 10mg,解痉灵 20mg。

2.方法 术前常规胃镜检查,确定食管静脉曲张的范围及程度,清除积血,判断是否适合进行内镜下套扎治疗。采用 Olympus GIF-240 电子胃镜、Wilson-Cook 公司的 6 环套扎器。安放套扎器后插入胃镜,距齿状线上 1.5cm 开始对食道曲张静脉充分吸引,待所吸静脉占满视野后,立即旋钮套扎。对曲张静脉依此螺旋状退镜套扎,套扎范围为齿状线上 1.5~10cm,一次进镜可连续套扎 6 个皮圈,进镜后力争将所有重度食管静脉曲张结扎,每条曲张静脉一次套扎不超过 3 个点,相邻套扎点距离 2~3cm,直至所有曲张静脉均套扎无活动性出血为止,然后退镜。急性出血期套扎多环套扎器治疗,可用镜身压迫止血及去甲肾上腺素盐水冲洗以清洁视野。在不能确定出血点时,则采用螺旋形套扎法,选择出血暂时控制的血管进行套扎,套扎后用冰盐水冲洗,确定无活动性出血后退镜。

3.术后护理

(1)一般护理:术后卧床休息1～2天,14天内禁止剧烈活动,如有发热、咳嗽等现象要及时通知医生,给予药物治疗,避免咳嗽。术后仅有胸骨后不适、轻微疼痛者,一般无需特殊处理,2～3天后可自行缓解。

(2)饮食护理:患者术后12小时内禁食,适当静脉补液,以后流质饮食2～7天,7～14天由流质至半流质饮食。因术后3～7天内套扎组织脱落后留下浅溃疡,14天左右才能基本愈合,因此不宜进食粗纤维或坚硬的食物,避免创伤食管黏膜,诱发再出血。

(3)预防再出血的护理:术后14天内严密观察患者的脉搏、血压、呕吐物及排泄物,分析判断有无反复出血征象,治疗后1～2天内仍有少量黑便或大便隐血阳性时,一般考虑为胃肠道残留积血,一旦发现血压下降、心率加快、呕血或便血,应立即报告医生,采取紧急治疗措施。如无特殊情况,14天后做胃镜复查,观察治疗效果,检查是否还有残余的曲张静脉,必要时重复治疗1次,半年或1年后复查,酌情进行补扎,直至消除曲张静脉。

4.疗效判断

(1)止血成功:活动性出血经套扎治疗后静脉涌血或渗血停止,且套扎后72小时内无活动性出血。有效:活动性出血经套扎治疗后,2周内无再出血;非活动性出血者经套扎治疗,2周后程度较套扎前降低1级或1级以上。无效:套扎治疗2周后无变化或再出血。

(2)近期再出血:套扎治疗出血停止2周内再次呕血、黑便,经内镜证实为食道静脉曲张破裂出血。

5.术后常见并发症及处理　EVL后部分患者由于套扎环脱落引起可发生胸骨后疼痛不适、发热、咽喉痛,潜在并发症有出血、溃疡、穿孔、胸骨后疼痛不适,咽喉痛可用含片,必要时行雾化吸入。减轻并发症的发生,及早预防导致并发症的诱因。

(1)吞咽困难:套扎的结节造成食管狭窄或因刺激引起食管痉挛造成咽下困难。嘱患者不要焦虑,咀嚼细碎慢咽,不要吞咽过急,随着套扎组织的脱落等症状可自行消失。

(2)溃疡:套扎后组织坏死脱落所造成溃疡,减少胃酸的产生,应用药物降低胃酸,减少返流胃液刺激。返流胃液可对创面引起糜烂出血,可嘱患者取斜坡卧位、头高脚低位。

(3)大出血:是严重的并发症,也是术后最易出现的并发症。多种原因可导致大出血,如粗糙食物、剧烈运动、腹压加大(排便、咳嗽、饱餐、恶心、频繁呃逆、药物等)、凝血机制障碍等,尤其是术后1周是早期再出血发生的高危时期。主要是做好预防,指导患者不可忽视饮食自护,防止感冒,维护全身状况,增加营养,起居规律,不要做剧烈运动,保持心情舒畅,不要情绪激动,从而提高EVL的成功率。

6.内镜下套扎治疗食管静脉曲张注意事项

(1)肝脏储备功能直接影响套扎治疗的疗效及预后。

(2)多环套扎器的应用,既缩短损伤时间,又减少单环套扎器反复插镜的痛苦,无需外套管,事半功倍。但单环套扎器费用相对低廉,目前还不能完全被多环套扎器所替代。

(3)套扎时,套扎器一定要对准曲张静脉,吸满后呈红色再套扎,以防止套扎器滑动错位和套扎的静脉球过小,引起术中出血。

(4)两次套扎间隔以10～14天为宜。此时皮圈脱落,套扎处黏膜糜烂、坏死,但此时又是大出血的危险期,因此需严格注意患者的饮食及活动。

(5)在套扎治疗过程中严防严重出血的发生,因此,治疗同时要配备必要的抢救措施。

（二）食道静脉曲张的凝固治疗

1.术前准备　同食道静脉曲张的套扎治疗。

2.方法　采用 Olympus GIF-E 型胃镜插入后,清理视野,首先明确出血部位,选择出血静脉下方,快速准确进针,快速、足量推注硬化剂,血止后再给以其他曲张静脉硬化治疗,注射点遵循食管壁自下而上呈螺旋分布的原则。如因出血量较大、视野不清,可采用小弯侧齿状线上方 1～3cm 的部位行血管旁或静脉内注射,因为食管贲门区静脉丛的供血主要来自胃左静脉,穿过浆膜肌层、黏膜下层,其位于齿状线上 2～4cm 小弯侧深静脉特别丰富,是发生大出血的主要区域,任何内镜下的治疗必须使该处深静脉闭塞,才能达到止血效果,每次注射 3～4 点,每点 6～10ml,平均用量 35ml,当快速注射 5％鱼肝油酸钠时可见注射部位显著隆起,色泽青紫,拔针时无喷射出血。术后常规使用 H_2 受体阻滞剂或质子泵抑制剂,同时加强抗感染。出血停止标准:胃镜下见喷射出血、渗血立即停止或曲张静脉发紫,视野变清晰,临床观察无呕血。

3.术后护理　同食道静脉曲张的套扎治疗。

4.术后常见并发症及处理

(1)出血:术后仍保留静脉通道,根据病恬掌握输入量及速度,同时控制钠盐的补充而引起门静脉高压加重病情,应用止血、抗炎,抑酸药物,密切监测血压、脉搏、四肢、循环、尿量等。

(2)溃疡形成:是必然过程,发生率约 58％,按消化性溃疡给予药物治疗。

(3)吞咽困难:一般 3～4 天症状自行减轻。

(4)食管穿孔:发生率为 1％～2％,小的穿孔可保守治疗,大的穿孔手术治疗。

（三）EVL 与 EIS 的比较

EVL 与 EIS 是内镜下治疗的两种有效方法,但各有优缺点。重度食管静脉曲张较易套扎,一般不会出血,轻度食管静脉曲张则因易滑脱难以套扎;而在治疗重度食管静脉曲张时易发生拔针时针孔喷血是一大缺点,故重度食管静脉曲张先行 EVL,待曲张静脉变细后再行 EIS,这样更安全。由于 EVL 只能结扎黏膜及黏膜下层的曲张静脉而留有深层静脉及交通静脉,因此静脉曲张复发早,复发率也高;而 EIS 可使硬化剂进入食管深屉静脉,阻断食管周围、食管旁曲张静脉及交通静脉,因此静脉曲张复发率及远期再发出血率低。另外,由于只作用于曲张静脉局部,治疗形成的食管溃疡浅,很少发生治疗中的溃疡出血和治疗后食管狭窄等并发症,而未经的单纯治疗,由于每次硬化剂剂量大,治疗次数相对较多,易引起食管深大溃疡,并可能导致治疗近期溃疡出血及远期食管狭窄,甚至食管穿孔或硬化剂远端脏器浸润栓塞等严重并发症的发生。

（马利锋）

第五章　泌尿系统疾病

第一节　急性肾衰竭

如果缺血时间长,可逆性的肾前综合征就会恶化为肾小管坏死。这种肾衰前的状态也导致肾脏对毒性物质的敏感性增加。肾毒性物质包括非固醇类抗炎药、氨基糖苷类抗生素、血管内放射性染料、环孢素A等。

一、概述

(一)肾前性少尿与肾小管坏死的鉴别

肾前性少尿与肾小管坏死的鉴别诊断,其中敏感的指标是肾小管对钠的处理能力。肾前性少尿,尿钠应该<20,钠排泄分数<1%。如果出现肾小管坏死,尿钠比预想的明显增加(>80mmol/L)。另外,肾前性少尿,尿渗透压高,但是,使用利尿药就会导致问题复杂化。

(二)血肌酐和尿素氮

可惜的是对出现急性肾衰的诊断标准没有一致意见。事实上,肾脏的功能和生理储备包括滤过清除体内不需要的物质,重吸收已经滤过的重要物质。理论上,我们应当测定的物质,肾脏既不分泌,也不重吸收,计算其血浆、尿浓度及尿量,计算肾小球滤过率(GFR)。但目前还没有合适的选择。因此,临床上用肌酐和尿素氮"对付"。

尿素氮是蛋白的分解产物,完全由肾脏滤过,但可以被重吸收。因此尿素氮清除率会大大低估肾小球滤过率。另外,脱水增加时,尿素重吸收也增加。

肌酐为肌肉代谢的副产品(来源于肌酸和磷酸肌酸)。对大多数患者而言,肌肉代谢的变化非常少,血肌酐的水平相对稳定。肌酐由肾脏滤过和排泄。血肌酐是测量肾小球滤过率使用最多的指标。测量容易,而且不贵,但精确性如何?首先是不敏感。肾小球滤过率降低达50%以上,肌酐才会开始升高。肾外代谢和肾小管分泌导致肌酐升高。血肌酐常常过高估计GFR。因此,使用肌酐清除率很难真正评估肾脏功能。通常认为,血肌酐增高2倍以上预示肾衰。

在ICU内使用肌酐的另外一个问题是忽略具体情况,任何创伤、劳累过度、心脏衰竭、横纹肌溶解等患者都会不可避免地增加血肌酐水平。慢性危重病患者由于肌肉消耗肌酐会降低,正常的肌酐就很可能是肾衰的征象。

肌酐清除率可以避免这些问题,常用方法是 Cockcroft-Gault 计算方法:

肌酐清除率(ml/min)=1.23×(140−年龄)×体重/肌酐

公式中肌酐的单位为 $\mu mol/L$，女性肌酐清除率乘 0.85 校正。

有很多原因可以说明这个公式不准确，包括不同个体不同时间生成的肌酐量不同、体重作为肌肉总量的指标在肥胖或水肿患者不精确等。更准确的方法是通过尿肌酐和血肌酐测定。

血肌酐由于测量方法的原因也可能假性升高，尿肌酐由于肾小管分泌也会增高，这些误差可能会相互抵消，因此使用以下公式推算肾小球滤过率相对准确：

肌酐清除率＝尿肌酐(mg/ml)×尿量×100/血肌酐

这需要收集 24h 尿量。如收集 24h 尿量困难时可以用 2h 肌酐清除率代替。

肾脏对肌酐和尿素处理方法的差别也具有诊断价值。我们知道，尿素可以重吸收，但肌酐不能重吸收。肾前综合征患者，尿素与肌酐的比值增加(从 10 增加到 20)。

因此，如果怀疑肾脏功能不全，可以测量肾脏的浓缩功能(尿钠和渗透压)和肌酐清除率。肾衰指数可以作为评分标准。

（三）急性肾损伤的机制

肾小管损伤和破坏引起肾损伤。最终导致缺血缺氧的因素都可以引起肾损伤；

1.髓质缺血：由于对 Henle 襻的缺氧损伤，肾小管通过反馈机制的滤过减少。

2.肾小管阻塞：肾小管坏死形成管型，肾小管内压与肾小球内压的梯度减低。

3.间质水肿。

4.血管收缩。

（四）尿常规检查

尿常规检查对诊断急性肾衰，特别是早期急性肾衰是重要的手段。不同的细胞和管型预示着疾病的来源。但在 ICU，多数患者由于血容量减少、血压低和脓毒症出现急性肾小管坏死，尿常规检查帮助不大。鉴于检测方便，诊断困难时也可以考虑作为诊断的常规方法。

二、肾替代治疗

用人工设计的机械设备取代肾脏的功能开始于朝鲜战争，当时称为"血液透析"，近年来，逐渐开始使用肾替代治疗来取代血液透析及其类似治疗方法，包括持续血液滤过和持续血液透析滤过。血液透析目前仍然是多数人用来称呼肾替代治疗的名称，实际上肾替代治疗包括透析和超滤，二者常常结合使用。

（一）肾替代治疗的指征

从本质上讲，肾替代治疗是为了清除内源性毒物和过多的水负荷。尿量并不能代表肾功能，肾脏可能会滤过液体，但不能清除代谢废物。肾替代治疗一般用于水负荷过渡、严重高血压、高钾、代谢性酸中毒、尿毒症等。开始肾替代治疗的具体指征一般为：

1.少尿(尿量＜200ml/12h)。

2.无尿或极度少尿(尿量＜50ml/12h)。

3.高钾血症：(K^+＞6.5mmol/L)。

4.严重酸中毒(PH＜7.1)。

5.氮质血症。

6.严重肺水肿。

7.尿毒症性脑病、心包炎、肾病、肌病等。

8.血钠过高或过低(Na^+＜115mmol/L 或＞160mmol/L)。

9.高热。

10.可透析性药物中毒。

(二)透析和超滤的区别

肾替代治疗的两个基本原理是弥散和对流。

1.透析(弥散)　在分割的两个空间内,物质沿着电化学梯度从浓度高的一侧向浓度低的一侧转移。在一个半透膜滤器内,电解质溶液与血液沿相反的方向移动,尿素等小分子物质就会沿着浓度梯度进入透析液,大分子物质移动较少。移出物质的量与透析液的流量有关。

2.超滤(对流)　由于存在跨膜压梯度,溶液中的溶质经过半透膜时被移出。这种方法更接近正常肾脏的滤过方法。超滤率由半透膜的孔径和血流的静水压决定。这对移出水和中分子物质(引起脓毒症)非常有效。多数脓毒症产生的细胞因子也是中分子物质。

(三)常用方法

目前肾替代治疗主要包括:①间歇性血透(IHD):在纠正水电解质平衡方面效率最高。但不适合不稳定患者。20%～30%急性肾衰患者血透后出现低血压,与渗透压改变有很大关系,被称为渗透压不均衡综合征。很多ICU患者不能耐受这种渗透压的巨大变化。更重要的是血透期间出现的低血压会增加缺血,加重已经存在的肾损伤。②腹膜透析:腹膜透析简单,效价比比较高。但其主要缺点是溶质清除率低,不能有效控制尿毒症,有腹膜感染的危险。由于腹腔内压增加,也妨碍心肺功能。③持续血液透析滤过:可以克服上述方法的缺陷。危重病患者由于存在毛细血管渗漏,组织间隙液体增加,患者会出现水肿。这会导致溶质清除率计算困难。持续肾替代技术对尿素清除更加有效,脱水更加容易控制。

1.间歇性血透　血流动力学稳定的患者可以使用这种方法。设备包括一个双腔导管、一个血液泵(将血液泵入滤器),透析液,回流管路。血流速度为200～400ml/min,透析液流速一般为500ml/min,滤过率一般为300～2000ml/h。尿素清除率为150～250ml/min。用这种高流量和清除率,根据患者分解代谢的程度,通常只需要3～4h透析。每周2～3次。

如果认为肾脏每天工作24h,每周工作7d,就必须作出一种取舍,那就是:允许患者在刚刚透析的代谢状态与透析前尿毒状态之间摆动。血管内外液体之间也有巨大摆动,这种摆动会引起短暂低血压和渗透压不均衡,很多ICU患者不能耐受。

常见的是根据患者的代谢状态每日或隔日透析3～4h,资料显示每日透析能改善预后。血管通路通常是颈静脉内的双腔导管。常常需要肝素抗凝。

间歇性透析的主要急性并发症与血浆容量和溶质成分的快速变动、血管通路、抗凝、透析膜的生物相容性等有关。

渗透压不均衡综合征为自限性疾病,特点:恶心、呕吐、头疼、意识状态改变,有时会出现抽搐和昏迷。常常出现在尿毒症严重的患者首次透析时。主要是由于透析将溶质快速清除后,血浆出现短暂的低渗状态,液体快速进入脑细胞所至。透析时要说明膜的大小、血流速度和透析液钠的含量。

透析膜是透析和超滤的交界面,是滤器的主要部位。肾替代治疗会使用不同的膜,可以是以纤维素为基础,也可以是合成材料。纤维素膜通量低,渗透系数低,亲水性强,能够激活炎症级联反应,特别是补体,因此不适合危重患者(生物相容性差)。因此无论间歇性还是持续性血液滤过都要使用合成膜。这种膜比纤维膜稍厚,滤过系数高,特别是对流清除的滤过系数高。因此,不管使用什么技术,用合成膜的肾替代治疗总是包括超滤。

2.持续性肾替代治疗　这种方法的理论基础是用更接近生理的方法给患者进行透析。ICU患者必须卧床、不能耐受间歇性透析导致的液体的摆动。

（1）常用技术：

1）持续静脉静脉血液滤过（CVVH）：CVVH 是一种对流透析，超滤率高，置换液的电解质溶液要求能维持患者血流动力学稳定。这种模式能够更好清除炎症细胞因子等中分子物质。一般认为清除这些中分子物质能够改善患者的预后。一种简单的方式就是慢速持续超滤（SCUF），主要用于液体负荷过重患者的容量控制。SCUF 不需要置换液，每小时可以清除 300～500ml 液体。

2）持续静脉静脉血液透析（CVVHD）：CVVHD 是持续弥散透析，透析液流动的方向同血流方向相反。这种方法可以有效清除小分子物质。

3）持续静脉静脉血液透析滤过 CVVHDF：CVVHDF 是最受欢迎的 ICU 透析方法。既有弥散又有对流，小分子及中分子物质都能被清除。既需要置换液，又需要透析液。

多数模式最多可以移出 1L/h 液体，但 ICU 很少需要大量移出液体（不能耐受任何脱水）。

（2）优点

1）血流动力学不稳定的患者也可以使用。

2）精确液体控制，能够根据情况调整。

3）有效控制尿毒症、低磷、高钾等。

4）能够支持全蛋白营养，改善营养状况。

5）需要的培训少，24h 可用。

6）可以安全地用于脑损伤和心血管紊乱患者（特别是对利尿药耐受的慢性心衰）。

7）可以作为脓毒症的辅助治疗。

8）对肾脏恢复可能有好处。

（3）缺点

1）昂贵。

2）需要抗凝。

3）并发症（插管和全身感染）多。

4）管路连接可能会出现问题。

5）低温。

6）不小心会出现严重的电解质损耗（K^+、PO_4^{3-} 等）。

（四）ICU 患者透析问题

血液透析快速将血管内液体移出，一般比血管外液体进入血管的速度快。对相对健康的患者，这种方法引起低血压，但对 ICU 患者而言，由于血容量低，胶体渗透压低，这种低血压可能是致命性的。这种血压降低可能会加重很多器官缺血性损伤，特别是恢复中的肾脏，因为此时的肾脏已经失去压力和流量的自主调节功能（新的缺血性损伤已经被间歇血透证实），从而导致肾脏恢复延迟。很多患者，特别是脑损伤患者不能耐受血透导致的渗透压的变化。

另外一个问题是间歇血透本身的问题。比较健康的患者（特别是慢性肾衰患者），静脉血容量高，能够耐受两次血液透析间的液体聚集。危重患者在两次血液透析间可能就会出现严重的肺水肿。因此，常常需要每日间歇透析。事实上，持续肾替代治疗可以清除更多的尿素、肌酐、液体等。

危重病患者的营养是一个主要问题，患者处于严重的分解代谢中，有更多的代谢产物需要清除。为了防止进一步蛋白丢失，喂养非常关键，限制液体不是一种正确的选择。如果使用间歇透析，在危重病早期，可能需要每天都进行透析治疗。

1.电解质问题　容易造成钾离子和磷酸的丢失。由于标准透析液不含这些成分，因此下降会很快。常常需要添加磷酸钾。需要注意的是透析液中也不含 $NaHCO_3$，会导致碳酸氢钠的丢失：乳酸就会代偿进入血流。也需要补充钙离子，尽管钙离子不能同碳酸氢盐同时给（能够沉淀）。一般不建议透析液中使用乳酸，而是另外补充碳酸氢钠。

2.注意事项

（1）CRRT 事实上已经成为 ICU 的治疗方法。

（2）CRRT 能够保证血流动力学稳定状态下适当的肌酐清除率。在容量控制方面，CRRT 优于间歇性血液透析。

（3）血流动力学稳定可以防止血液透析出现的低血压导致的肾脏继发性缺血损伤。

（4）CRRT 遇到的最大问题是对凝血病及出血患者的抗凝。

（5）必须小心防止电解质失衡，透析液的成分应当与理想血液的电解质成分相似。

（6）为了防止碳酸氢盐引起的沉淀，可用乳酸代替碳酸氢盐。但如果患者肝功能不良，这种乳酸可能不能代谢，引起酸中毒。

（7）血滤在处理脓毒症患者中可能会有一定作用，因为调节炎症的细胞因子可能被滤除，但目前没有证据显示 CRRT 可以改善脓毒症患者的预后。

（五）CVVHD 的连接和设置

1.双腔导管。

2.连接滤器和人体的管路及滚动泵，血流速度一般设置为 120ml/min。

3.抗凝：防止血液在滤器内凝结。

4.透析液与血流的方向相反，标准速度为 1L/min，为了增加清除率，透析液速度可以增加。

5.收集超滤液的袋子。

6.置换液，替代超过需要的超滤液。

（六）CVVHDF

CVVHDF 类似于流速低的 IHD：血流速度 100～200ml/min，透析液速度为 1000ml/h，超滤率为 10～20ml/h（高效），尿素清除率为 10～20ml/h。CVVHDF 在移出水方面同 IHD 一样有效，但没有透析（弥散）效率高（由于流速低）。如果想增加肌酐/尿素氮清除率，就应当增加血流速度或透析液速度或者二者都增加。

为了防止滤器内凝血，需要抗凝。对有出血倾向和刚做过大手术的患者而言就有风险。通常用肝素抗凝，但有以下缺陷：需要全身抗凝时有出血的风险；肝素抗凝需要有抗凝血酶Ⅲ，但 ICU 患者通常缺乏。肝素可能引起肝素诱导的血小板减少。可以代替肝素的药物有：PGE_1 和 PGI（有抗血小板效应）；枸橼酸盐（可以结合钙，抑制凝血，在肝脏代谢为碳酸氢盐）；低分子肝素；水蛭素；抑肽酶等。

大体上，透析液和置换液成分应当参照希望的血液成分：与乳酸林格液类似。原因是随着透析时间延长，血液和透析液电解质水平会平衡，这一点与 IHD 不同，IHD 时，企图在数小时内努力清除细胞外液和血液中水分，然后等机体再聚集。CRRT 的方法说明，如果有某种透析液成分短缺，就会持续短缺，直到透析液的配方改变。

三、中心静脉置管术治疗急性肾衰竭

中心静脉置管术建立静脉通路可监测血流动力学，注射抢救药物，输注高渗静脉营养液、血液净化治疗等，易于固定，使用方便、是一种快捷、有效的危重病人监测和抢救技术。置管方法为股静脉穿刺：一般选用右侧,病人仰卧位,右臀下垫约 3cm 厚棉垫,膝稍曲,髋关节外旋外展 30～45°。触诊股动脉波动及走行,股静脉伴行于股动脉内侧 0.5～1cm,腹股沟韧带下方 2～3cm 处作为穿刺点。与皮肤呈 30°～45°经选定穿刺点,针尖指向对侧耳进针。

股静脉穿刺体位要求不高,允许试穿,固定较方便,影响下床活动,多用于危重患者血液净化时临时血管通路的建立。血容量低者可从周围静脉补液或抬高床头,提高穿刺成功率。较易发生粪便污染,导管相关感染和静脉血栓形成发生率较高,留置时间较短。因股静脉较粗大,行走直,周围无重要结构,安全系数大。

(梁文胜)

第二节　尿路结石

尿路结石是肾、输尿管和膀胱等结石的总称。其中肾和输尿管结石称为上尿路结石;膀胱和尿道结石称为下尿路结石。尿路结石多见于青壮年。上尿路结石左右侧的发生率无明显差别,双侧结石占 10%～20%,同一器官内有多个结石者约占 20%。

一、临床表现

1.肾和输尿管结石　肾结石位于肾盏和肾盂中,较小者常位于肾下盏。输尿管结石绝大多数来自肾脏,常停留于肾盂输尿管交界处、输尿管越过髂血管处和输尿管的膀胱壁段等三个解剖狭窄处。主要症状为疼痛和血尿,极少数病人可长期无症状。

(1)疼痛。肾结石疼痛多位于肾区或小腹部。疼痛性质多为隐痛或钝痛,系较大结石在肾盂或肾盏内压迫、摩擦或引起肾积水所致。较小结石在肾盏或输尿管中移动,引起平滑肌痉挛,可致突发绞痛,绞痛沿输尿管向下腹部、外阴部和大腿内侧发射,有时可导致血压下降。输尿管末端结石可引起尿频、尿急、排尿终末疼痛和里急后重等症状。

(2)血尿。多发生于绞痛之后。出血量与损伤严重程度有关,可为肉眼血尿,亦可为镜下血尿。

(3)脓尿。继发感染时,尿中可出现大量脓细胞。

(4)肾积水及梗阻性肾病。如肾积水时除有肾区疼痛症状外,可扪及肿大肾脏。梗阻性肾病严重时肾功能减退。

2.膀胱结石　膀胱结石多见于 10 岁以下男孩和患前列腺增生的老人。主要症状为膀胱刺激症状(尿频、尿急、排尿终末疼痛等),活动时更明显,睡眠时减轻。典型症状是排尿时突然尿流中断,并发生剧烈疼痛,向会阴及阴茎头部放射,改变体位后疼痛缓解,且可继续排尿。结石损伤黏膜时,可致终末血尿;合并感染时,出现脓尿。

3.尿道结石　结石绝大多数来自膀胱和肾脏,极少数在尿道憩室内或尿道狭窄的近端形成。主要症状为尿痛、尿线变细、血尿等,也可引起急性尿潴留。合并感染时,出现脓尿。

二、诊断

1.根据临床表现凡血尿伴疼痛都应考虑本病。偶有尿中排石者可确诊。

2.X 线平片。90％以上结石可在 X 线平片上显影,其显影程度与结石含钙的多少有关。胱氨酸和尿酸结石常常不显影,可行尿路造影确诊。

3.静脉尿路造影。对了解肾盏肾盂形态及肾功能状态有较大帮助,阴性结石在显影的肾盂内表现为透明区,类似占位性病变。

4.膀胱镜检查及逆行造影。此检查有一定的痛苦,并有继发感染可能,故不作常规检查,但对静脉尿路造影仍难以诊断的病例,可进行此检查协助诊断。

5.B 型超声波检查。可发现 X 线不显影的结石,并有助于发现肾盂积水。

6.寻找引起结石的原因。除常规的血、尿生化检查外,应积极查找引起结石的原因,如甲状旁腺激素(PTH)测定、钙负荷试验等。

三、救治措施

尿路结石治疗原则不仅是解除病情,保护肾功能,而且尽可能消除病因,防止结石复发。

1.去除病因　积极寻找及确定病因,给予特效治疗,如摘除甲状旁腺瘤等。

2.去除已有的结石

(1)排石。主要用于输尿管结石,结石横径在 0.6cm 以下,且无严重积水者。方法为清晨服排石汤(主要成分为金钱草、石苇、车前子、滑石),然后服双氢克尿噻 25～50mg,饮水 1000mL;1h 后再饮水 1500mL,皮下注射吗啡 10mg;再过 2h,针刺三阴交、肾俞、关元等穴位,并皮下注射新斯的明 0.5mg。半小时后皮下注射阿托品 0.5mg,然后排尿。禁忌用于老年、体弱、心功能不良、青光眼、肾功能减退及结石过大和肾积水明显者。

(2)溶石。纯尿酸结石可采用碱化尿液法,尿 pH 值达 5～6 时,尿尿酸溶解度增加 6 倍,pH 值达 7 时,增加达 36 倍。口服法首选枸橼酸钾,静脉法可用 5％碳酸氢钠或 1/6mol/L 乳酸钠溶液(含钠 167mmol/L)。

(3)碎石。体外冲击波碎石术(ESWL)是主要的非手术碎石法,绝大多数可获满意结果。

(4)手术治疗。①经皮肾镜取石术、输尿管镜取石术,可立即将结石钳出;也可用超声波粉碎然后冲出结石。膀胱结石还可经尿道插入各种碎石器械将结石钳碎、击碎、爆碎后冲洗出来;②开放手术取石,如肾盂切开取石、输尿管切开取石、耻骨上膀胱切开取石等。

3.一般治疗及对症处理　包括镇痛、解痉药物的应用、治疗感染及多饮水增加尿量等。有尿潴留等并发症时,应及时治疗。

4.防石治疗　除多饮水及合理营养外,对饮食不能控制的代谢异常,可采用以下药物辅助治疗。

(1)针对结石成分的药物。含钙结石用药包括:①枸橼酸钾.每日用量 60mmol/L;②磷酸纤维素钠,口服后在肠道内与钙离子结合成不溶性的复合物,从而减少钙的吸收及降低尿钙;③噻嗪类利尿剂,能增加远曲小管对钙的重吸收量,从而降低尿钙;④枸橼酸钙可在肠道内与草酸结合,降低草酸盐的吸收量,从而降低草酸钙结石的生成量;⑤正磷酸盐可提高血磷、间接降低尿钙。尿酸结石可应用别嘌呤醇;胱氨酸结石可用 a-青霉胺、乙酰半胱氨酸和维生素 C 等。

(2)增加尿中抑制结石形成的物质。包括镁、枸橼酸钾等。近年研究证实中药中的五苓散、加味八正散等都有抑制草酸钙成石的作用。

四、监测与护理

密切观察心率、血压、呼吸等生命体征的变化；详细记录 24h 尿量；仔细观察病情变化及并发症的发生；定期作尿常规、血液生化检查及肾功能监测。

根据影像学检查结果，选择适当的去石方法。可采取排石、碎石、溶石、手术取石等。手术取石作好术中与术后监测、护理。

给予合理营养，多饮水增加尿量。剧烈疼痛者给予镇痛、解痉药物。有尿潴留等并发症时，及时采取措施，常用导尿术、耻骨上膀胱穿刺术等。

（陈加峰）

第三节　急性尿潴留

急性尿潴留是泌尿系统常见急症，起病原因很多，需详细询问病史，认真检查，全面分析，正确诊断，及时处理。

一、病因

1.机械性梗阻　机械性梗阻是最常见的病因，膀胱颈部和尿道的任何梗阻性病变都可引起急性尿潴留。

(1)膀胱内疾病（膀胱肿瘤出血大量血凝块、异物、结石等）。

(2)膀胱颈梗阻（前列腺增生、前列腺肿瘤、膀胱颈挛缩等）。

(3)尿道病变（损伤、狭窄、肿瘤、结石、异物等）。

(4)尿道膀胱外病变（盆腔肿瘤、妊娠子宫等）。

2.动力性梗阻　常见的原因有手术后尿潴留、中枢和周围神经损伤、炎症和肿瘤等。阿托品、普鲁苯辛、654-1 等药物应用亦可导致尿潴留。急性尿潴留也常见于高热、昏迷的病人，在小儿、老年人中尤为常见。

二、诊断

急性尿潴留诊断不难，根据排尿不出，耻骨上有涨满感，检查耻骨上区隆起，叩诊呈浊音，触诊有表面光滑的球状肿物，压之有尿意感即可诊断，但要注意急性尿潴留的病因，根据病史、体检、化验及特殊检查进行综合、全面的分析。

1.病史　详细询问与泌尿系症状有关的病史，如过去有无类似发作史，有无外伤史、手术史，有无血尿、排石史，有无经尿道器械检查史等。还要询问其他系统有关症状，特别是神经系统和盆腔手术史。病人年龄和性别对诊断也有一定的启示。如婴幼儿常以包皮口或尿道外口狭窄、膀胱尿道结石、先天性后尿道瓣膜多见，成年人以尿道狭窄、前列腺炎、神经性膀胱功能障碍为多见，老年人多见前列腺增生症、前列腺癌。女性病人应注意膀胱外病变的压迫或神经功能障碍的可能。

2.体格检查　除一般查体外,应注意泌尿系统和神经系统的检查。

(1)泌尿系检查。①外生殖器检查:注意包皮口及尿道外口有无狭窄,尿道有无结石,前尿道有无狭窄,女性注意尿道口及阴道口有无血性、脓性分泌物,有无脱出的肿物;②直肠指诊:有无前列腺增生、后尿道结石、直肠肿瘤等;③尿道探诊:用尿道扩张器行尿道探查,可了解有无尿道狭窄、部位和程度,但要严格注意无菌操作,手法要轻柔,避免造成尿道损伤。

(2)神经系统检查。①肛门外括约肌张力检查:以手指插入肛门,若感到肛门括约肌松弛,提示下运动神经元病变;若括约肌张力增高,提示上运动神经元病变;②肛门反射试验:以针尖轻刺肛门周围皮肤,肛门括约肌收缩说明脊髓反射存在;若无肛门括约肌收缩反射,提示下运动神经元病变;③球海绵体肌反射试验:病人平卧位,检查手指插入病人肛门,用另一只手轻柔挤压阴茎头或阴蒂,若感到肛门收缩,说明脊髓反射活动存在。

三、救治措施

急性尿潴留的治疗原则是解除病因,恢复排尿。可先作尿液引流,同时探求引起尿潴留的原因。

1.尽快排空病人膀胱

(1)导尿术。它是解除急性尿潴留的最常用的方法。

(2)耻骨上膀胱穿刺术。导尿失败可采用此方法。耻骨上 2cm 正中局部麻醉后,用穿刺针垂直刺入膀胱,即可引出尿液。用特制的膀胱穿刺针可放置引流管作较长时间的引流。

(3)耻骨上膀胱造瘘术。少数病人需长期引流膀胱,可在局部麻醉下进行耻骨上膀胱切开造瘘术。

2.急性尿潴留的病因治疗　根据检查的情况和病因不同,作相应病因治疗。

四、监测与护理

1.注意对病人生命体征的监测。

2.应想尽一切办法恢复病人排尿。一般病人可给予热敷、按摩小腹部,温水坐盆,针灸关元、中极、三阴交等;若潴留时间较长,病人痛苦不堪,应立即行导尿术。

3.导尿术应注意无菌操作,同时观察病人的表情及反应。有些梗阻病例导尿术若遇到困难,可采用膀胱穿刺术。

(陈加峰)

第四节　急性肾小管坏死

由血管内溶血、肾缺血和肾毒性物质所致的急性肾功能不全称为急性肾小管坏死(ANT)。临床主要表现为肾小球滤过率明显降低和进行性氮质血症,根据尿量减少与否分为少尿型和非少尿型。本病多数是可逆的。

【病因】

引起急性肾小管坏死的病因很多,主要分为肾缺血和肾中毒两大类。

1.肾缺血　由失血、严重脱水、休克、电解质紊乱、急性循环衰竭等引起有效循环血量下降,心脏排出量下降,肾血管阻塞、急性溶血等持续作用使肾脏急性缺血、缺氧,而造成急性肾小管坏死。

2.肾毒素中毒

(1)外源性肾毒素:包括药物(如庆大霉素、卡那霉素、化疗药、造影剂、农药等)、有机溶剂(甲苯、乙二醇等)、重金属(汞、铅等)、生物毒素(蛇毒、鱼胆等)、微生物(细菌、真菌等)、中草药等。

(2)内源性肾毒素:包括挤压伤、严重创伤及大面积肌肉损伤时的肌红蛋白及肌肉破坏产物、血管内溶血(血型不合、自身免疫、奎宁、磺胺药、蝎毒等)、肿瘤放化疗后(大量癌细胞破坏产生大量尿酸及磷酸钙沉积并阻塞肾小管)等。

【发病机制】

急性肾小管坏死的发病机制尚未完全阐明,一般认为有以下几种学说,各机制之间可能是相互联系的。

1.肾小管损害

(1)肾小管阻塞学说:毒物、毒素等可直接损害肾小管上皮细胞,坏死的上皮细胞及脱落的碎屑、管型堵塞肾小管。导致阻塞部位近端小管腔内压升高,最终使肾小管滤过平衡停止。

(2)小管内液反漏学说:指肾小管上皮细胞损伤后坏死脱落,基底膜断裂,小管腔与肾间质直接相通,致使小管腔原尿反流扩散到肾间质,引起肾间质水肿,压迫周围毛细血管,使其管腔变窄,阻塞加重,使肾小球滤过率更加降低。这在急性肾小管坏死的初期起重要作用。

2.肾血流动力学学说 实验证明,肾单位血流灌注量的减少由肾素、血管紧张素 II、前列腺素、儿茶酚胺、内皮素、血管加压素等多种缩血管活性物质参与,主要是收缩肾血管影响肾血流,使肾小球滤过率下降。

3.内皮细胞肿胀学说 实验中发现,急性肾小管坏死时由于肾组织缺氧,钠泵功能下降,细胞内渗透压升高,内皮细胞肿胀,肾血管阻塞,肾脏缺血,肾小球滤过率下降。

4.管球反馈学说 急性肾小管坏死时,小管对钠离子、氯离子的重吸收下降,到达致密斑处小管内液的钠离子、氯离子浓度升高,通过肾素、血管紧张素使入球小动脉收缩,肾小球滤过率下降。

5.表皮生长因子学说 肾脏是体内合成表皮生长因子的重要部位之一,并富含表皮生长因子的受体,与肾小管上皮细胞的修复有关。急性肾小管坏死时,肾脏受损,表皮生长因子产生减少,肾小管上皮细胞修复能力下降。

【临床表现】

引起急性肾小管坏死的病因众多,起始表现各异,一旦形成本病,其临床表现和病程均有共同规律。按尿量可分为两型:少尿-无尿型和多尿型。

1.少尿-无尿型急性肾衰竭 占大多数。少尿型病程可分为三期:少尿期、多尿期、功能恢复期。

(1)少尿期:①尿量减少。少尿指每日尿量少于 400ml。②进行性氮质血症。由于肾小球滤过率降低引起少尿或无尿,排出氮质及其他代谢废物减少,血肌酐和尿素氮升高。③高钾血症。高钾血症是患者在第 1 周死亡的主要原因。患者表现为嗜睡、恶心、呕吐、肢体麻木、胸闷、心律失常、心脏停搏等。当血钾浓度高于 6.5mmol/L 时应积极给予治疗。④低钠血症。常合并低氯血症。除可引起胃肠道症状外,还可伴有神经系统症状如无力、淡漠、嗜睡甚至昏迷。⑤酸中毒。出现较早。表现有深大呼吸、嗜睡以至昏迷。⑥低钙血症及高磷血症。⑦水过多。表现为稀释性的低钠血症、高血压、急性左心衰和脑水肿。此亦为患者常见的死亡原因。

(2)多尿期:每日尿量超过 2500ml 即进入多尿期。多尿期一般持续 1～3 周。在此期肾脏仍不能充分排出血中的代谢产物、钾和磷,故血尿素氮、血肌酐和血钾可持续升高。随尿量增多很容易出现低钠、低钾和低血容量。此外,此期易发生感染、心血管并发症和上消化道出血等。

(3)恢复期:此期大都有消瘦、易疲劳、肌肉软弱无力,一般肾小球滤过功能需经 3～6 个月恢复,部分病例肾小管浓缩功能不全可持续 1 年以上。

2.非少尿型急性肾衰竭　每日尿量>400ml。多由手术、肾缺血等引起,肾小管回吸收能力受损远较肾小球滤过率降低为甚。此型患者症状较轻,恢复较快,预后较好,只有少数病例需血液透析。

【辅助检查】

1.血液检查

(1)血浆肌酐每日升高 44.2～88.4μmol/L 或更高;血尿素氮每日升高 3.6～10.7mmol/L,高分解代谢者更高。

(2)血清钾升高,>5.5mmol/L;血清钠正常或偏低;血清钙降低,血磷升高。

2.尿液检查

(1)尿量改变:少尿期每日尿量在 400ml 以下,或每小时<17ml。非少尿型尿量可正常或增多。

(2)尿常规检查:尿外观浑浊,尿色深;尿蛋白为(＋～＋＋),镜检可见肾小管上皮细胞、颗粒管型及红、白细胞等。尿沉渣检查常有不同程度的血尿,以镜下血尿为主。

(3)尿比重降低且较固定在 1.012 左右;尿渗透浓度低于 350mOsm/(kg·H_2O)。这主要由于肾小管重吸收功能受损,尿液不能浓缩所致。

(4)尿钠含量增高,主要由于肾小管对钠吸收减少。

(5)尿尿素与血尿素之比、尿肌酐与血肌酐之比均低于 10。因尿中此两种物质排泄减少而血中水平增高之故。

(6)滤过钠排泄分数(FeNa)降低。[FeNa＝(尿钠、血钠之比/尿肌酐、血肌酐之比)×100]。急性肾小管坏死患者常>1。

【诊断依据】

主要依据:①有引起急性肾小管坏死的病因;②突然出现少尿或无尿(部分为非少尿型);③尿检异常,尿中有红、白细胞、肾小管上皮细胞及粗大管型、尿比重减低、等渗尿、尿钠增高等;④血尿素氮、肌酐逐日升高,每日血尿素氮升高>3.6mmol/L,每日血肌酐升高>44.2μmol/L;⑤有尿毒症症状;⑥B 超显示肾脏体积增大或呈正常大小;⑦能排除肾前性或肾后性氮质血症和其他肾脏疾病导致的急性肾衰竭;⑧肾活检,凡诊断不明均需做肾活检以明确诊断。

【鉴别诊断】

急性肾小管坏死应注意与肾前性、肾后性及肾实质性疾病所致急性肾衰竭进行鉴别。

1.肾前性少尿　多有容量不足或心力衰竭病史,补充血容量后尿量增多。尿比重在 1.020 以上。对于难以鉴别的病例,可小心的试予补液,如果血容量已纠正血压恢复正常而仍尿量减少则支持急性肾小管坏死。

2.重症急性肾小球肾炎或急进性肾小球肾炎　早期多有水肿、高血压、大量蛋白尿伴明显镜下或肉眼血尿、各种管型等肾小球肾炎改变,血沉增快,必要时做肾活检。

3.肾后性肾衰竭　表现为突然无尿,去除梗阻因素后病情好转,尿量迅速增多。B 超或 X 线检查可发现有肾积水和(或)有尿路结石。

【急诊处理】

1.去除病因　治疗原发病。

2.预防性治疗　包括去除病因及控制发病环节。

（1）及时纠正血容量：根据尿量、尿比重和中心静脉压，指导液体输入。

（2）解除肾血管的痉挛：可选用多巴胺 60～80mg 加入液体中静脉滴注。也可用山莨菪碱 10～20mg 或酚妥拉明 20～30mg 加入 5％葡萄糖液中缓慢静脉滴注。

（3）利尿以解除肾小管阻塞，可用 20％甘露醇 100～200ml 静脉滴注，或用呋塞米 20～40mg 静脉注射，每 4～6 小时 1 次，可有利尿冲刷肾小管的作用。

3.少尿期治疗

（1）水平衡治疗：少尿期严格计算 24h 出入量。24h 补液量为显性失水加非显性失水之和减去内生水量。采用"量出为入、调整平衡"的原则，以防液体过多。①每日测量体重，若体重每日减轻 0.2～0.25kg 表示补液量适宜；②血钠应保持在 130～140mmol/L；③水肿与血压的增高，中心静脉压增高，颈静脉怒张等，表示水过多，应及时纠正。

（2）纠正电解质紊乱：高钾血症需血液透析或腹膜透析。下列方法可临时降血钾。①11.2％乳酸钠 40～200ml 静脉滴注，也可给 5％碳酸氢钠 250ml 静脉滴注；②10％葡萄糖液 500ml 加胰岛素 12U 静脉滴注；③钠离子交换树脂 15～20g 加入 25g 山梨醇 100ml 中口服，每天 3～4 次。禁食含钾的食物，纠正酸中毒，不输库存血，彻底清除体内坏死组织等，均为治疗高钾血症的重要措施。低钙血症可 10％葡萄糖酸钙 10～20ml 加入 50％葡萄糖液中静推。

（3）纠正代谢性酸中毒：少尿早期，补充足够的热量、减少体内的分解。当血 HCO_3^- 低于 15mmol/L 或二氧化碳结合力低于 13mmol/L 时给 5％碳酸氢钠 100～200ml 静脉滴注。

（4）抗感染：根据感染的部位、细菌培养和药敏试验结果选用对肾脏无损害的抗生素。

（5）饮食疗法：早期应严格限制蛋白质摄入，每日高生物效价蛋白质摄入应控制在 0.5g/kg。饮食中要有足够能量保证，以减少体内蛋白质的分解。如不能口服者可进行胃肠外静脉营养支持。

（6）营养支持：一般能量供给按 30～35kcal/(kg·d)计算，严重高分解代谢患者则给予 40kcal/(kg·d)，其中以高渗葡萄糖提供约 2/3 热量，由脂类供应 1/3；若给予 25％～50％葡萄糖溶液静脉滴注，可很快产生高糖血症，因此可酌情从 10％～15％开始均匀等量给予并密切随访血糖浓度。

（7）血液透析或腹膜透析。早期预防性透析可减少发生感染、出血、高钾血症等威胁生命的并发症。紧急血液透析指征：①急性肺水肿；②高钾血症，血钾高于 6.5mmol/L；③严重的酸中毒，血 $CO_2CP<13.5mmol/L$；④无尿 2d 以上并有液体过多，如结膜水肿、胸腔积液、心脏奔马律或中心静脉压高于正常。

4.多尿期治疗　多尿期开始，威胁生命的并发症依然存在。故已行透析治疗者仍继续直至 SCr 降至 265μmol/L 以下并稳定在此水平。应控制水、电解质和酸碱平衡，控制氮质血症，防止各种并发症。每日尿量多于 3000ml 时，补液量要控制(比出量少 500～1000ml)，并尽可能经胃肠道补充。

5.恢复期治疗　一般无特殊处理，避免应用对肾脏有损害的药物。定期随访肾功能。

【预后】

急性肾小管坏死是临床危重症。其预后与原发病、年龄、是否早期诊断和早期透析、有无并发症等因素有关。现由于早期透析的开展，直接死于肾衰竭的较少，大多死于原发病及并发症。

（李伟锋）

第五节　急性尿路感染

急性尿路感染是各种病原菌入侵泌尿系(包括肾脏、输尿管、膀胱、尿道等部位)引起的急性感染性疾病。以急性肾盂肾炎和急性膀胱炎多见。在感染性疾病中仅次于呼吸道感染。尿路感染分为上尿路感染和下尿路感染。下尿路感染中,急性膀胱炎最常见,上尿路感染中,急性肾盂肾炎最常见。尿路感染最常见的病原菌是大肠埃希菌,占70%以上。尿路感染多见于女性。男性50岁以上有前列腺肥大者易患此病。尿道的介入性操作或性交后发生细菌的移位而引起尿路感染。妊娠或引起免疫力低下(老年、慢性疾病、乙醇或毒品滥用、糖尿病、AUDS等)的危险因素存在时,可增加感染率。

【病因】

致病菌主要为革兰阴性杆菌,85%以上为大肠埃希菌。

【感染途径】

1.上行感染　指细菌经由尿道口侵入,依次感染膀胱、输尿管、肾盂等部位。这是急性尿路感染时细菌的主要入侵途径。

2.血源性感染　仅占泌尿系感染的3%以下。身体任何部位细菌感染灶所产生的菌血症或败血症,若细菌毒力较强或肾组织有缺血则容易导致肾盂肾炎。多见于金黄色葡萄球菌感染。

3.淋巴道感染　少见。如盆腔感染可经输尿管周围淋巴管播散至膀胱。

4.邻近组织蔓延感染　更为少见。如阑尾脓肿、盆腔感染蔓延至泌尿系统。

【发病机制】

发病机制不是十分清楚,可能机制为细菌内毒素降低输尿管的蠕动,使输尿管内尿液淤积形成生理性梗阻,或细菌黏附在膀胱壁上是感染的重要环节。

【临床表现】

本病可发生于各个年龄,以育龄期妇女最多见,起病急剧,主要有下列症状。

1.急性下尿路感染　以尿频、尿急、尿痛、耻骨上区不适、恶臭的云雾状尿或血尿等泌尿系症状为主,一般不伴有腰酸、腰痛或发热等全身症状,多饮水后有时症状能减轻或消失。

2.急性上尿路感染

(1)一般症状:高热、寒战,体温多在38～39℃,甚至高达40℃,常伴有头痛、全身酸痛等,热退时大汗。

(2)泌尿系统症状:患者腰痛,多为酸痛或钝痛,少数有腹部绞痛,沿输尿管向膀胱方向放射。患者有尿频、尿急、尿痛等膀胱刺激征。体检时在上输尿管点(腹直肌外缘与脐水平线交点)或肋腰点(腰大肌外缘与第12肋交叉点)有压痛,肾区叩击痛阳性。

(3)胃肠道症状:食欲缺乏、恶心、呕吐,个别患者出现中上腹或全腹疼痛。

【体格检查】

1.一般检查　急性肾盂肾炎时体温升高,严重感染时可出现感染性休克,有血压的降低、心率增快。

2.腹部检查　膀胱炎触诊耻骨弓上区可有压痛。肾盂肾炎时季肋点、肋脊点、肋腰点可有压痛。

3.生殖泌尿系　女性患者要系统检查外阴和盆腔,男性要检查睾丸和前列腺以发现其他引起本病的原因。

【辅助检查】

1.尿分析和尿培养　收集干净的中段尿。对于不能排尿、病情危重、阴道出血或分泌物多者,可放置导尿管收集尿液。

(1)尿常规:是最简便而可靠的检测方法,宜留清晨第1次尿液待测。尿蛋白常为阴性或微量,当尿白细胞＞5个/高倍视野称白细胞尿,提示可能有尿路感染。少数患者尿检可见有镜下血尿或肉眼血尿。

(2)尿细菌定量培养:是诊断尿路感染的一项重要指标。当清洁中段尿培养菌落计数≥10^6/ml时,为有意义的细菌尿。尿菌量在10^4～10^5/ml者为可疑阳性;如清洁中段尿培养菌落计数＜10^4/ml则可能是污染。若两次中段尿培养为同一细菌,并且菌量≥10^5/ml,虽无尿路刺激征,但仍要考虑存在尿路感染。

（3）尿涂片镜检细菌:采用未经沉淀清洁中段尿 1 滴,涂片革兰染色,用油镜找细菌,如平均每个视野≥1 个细菌,为有意义细菌。并可根据病菌情况选择有效抗生素。

2.血液检查　可行白细胞计数及分类、血培养及药敏,急性肾盂肾炎患者的白细胞计数可$>10×10^9$/L,中性粒细胞比例升高。对考虑肾盂肾炎患者,要行血肌酐和尿素氮测定以评价肾功能。

3.肾小管功能检查　尿中小分子蛋白如 $β_2$-微球蛋白、$α_1$-微球蛋白一过性增高。有肾小管功能受损表现者多提示患上尿路感染。

4.影像学检查　超声或 X 线造影了解有无梗阻、先天畸形或肾周脓肿等。

【诊断依据】

根据有尿频、尿急、尿痛或血尿等症状或合并有畏寒、发热时,应初步考虑有尿路感染。同时根据患者的具体情况作出初步的定位诊断。

1.尿路感染定位　如患者有发热,体温高于 38℃,有明显的腰部疼痛、肋脊角压痛及叩痛,应考虑肾盂肾炎。单纯的膀胱刺激征初步考虑膀胱炎。实验方法中若有免疫荧光技术检查尿沉渣中抗体包裹细菌(ABC)阳性、尿内 $β_2$ 微球蛋白排出量升高或出现尿白细胞管型则需考虑急性上尿路感染的诊断。此外,也可膀胱冲洗后再收集流入膀胱内的尿液做培养,若细菌阳性则考虑上尿路感染。

2.真性细菌尿　尿路感染的诊断主要以有无真性细菌尿为准,如有真性细菌尿者可诊断为尿路感染。真性细菌尿的定义是:在排除假阳性的前提下,①膀胱穿刺尿定性培养有细菌生长;②清洁中段尿定量培养菌落计数≥10^5/ml,如果临床上无尿路感染症状,则要求 2 次清洁中段尿定量培养的细菌量均≥10^5/ml,且为同一菌种,才能确定为真性细菌尿。

【鉴别诊断】

1.尿道综合征　多见于女性。有尿频、尿急、尿痛的症状但尿检正常,且清洁中段尿培养为无菌生长。

2.泌尿系统结核　膀胱刺激征明显,肉眼血尿多见,伴有单侧腰痛,部分合并生殖系统结核或肺结核。有低热,清洁中段尿培养阴性。24h 尿沉渣涂片查见抗酸杆菌。

【急诊处理】

急性尿路感染的治疗目的为控制症状、清除病原菌、去除诱发因素、防止再发及预防并发症。

1.一般治疗　应鼓励患者多饮水、勤排尿,以降低髓质渗透压,提高机体吞噬细胞的功能,并冲洗掉膀胱内的细菌。发热者需卧床休息。可服用碳酸氢钠(1.0g,每天 3 次)以碱化尿液,以减轻膀胱刺激征,并能增强青霉素、磺胺类药物的疗效。有诱发因素者应积极去除,如治疗肾结石、肾积水等。

2.抗感染治疗

（1）轻度尿路感染:在未经药物敏感试验时,可选用对革兰阴性杆菌敏感的抗生素三日疗法口服治疗。若治疗失败或有轻度发热尿路感染者,可口服有效抗菌药物 14d。

（2）较重尿路感染:应卧床休息。在应用抗生素治疗前留取尿标本作常规和细菌培养。在未获取细菌学标本之前,选用头孢三代加用喹诺酮类药物静脉滴注。细菌培养及药敏结果出来后,选用更为有效的或肾毒性较小的抗生素。

（3）重症肾盂肾炎:患者多伴有寒战、高热、血白细胞升高、核左移等严重全身感染症状,甚至并发革兰阴性菌败血症。应选用多种抗生素联合治疗。在未获得细菌学检查结果之前,选用部分合成的广谱青霉素或头孢三代类抗生素,同时联合氨基糖苷类抗生素或喹诺酮类的药物。全身感染症状严重或有感染性休克时,在抗感染治疗的同时应作相应的对症处理。

【预后】

　　大多数无并发症尿路感染者,恢复较快。若合并有感染性休克者预后较差。因各种原因导致肾盂肾炎长期反复发作,最终出现肾功能的损害发生尿毒症者,预后较差。

(李伟锋)

第六章 神经系统疾病

第一节 脑出血

脑出血是指脑实质内或脑室内出血,又称脑溢血。脑出血的原因有外伤性和非外伤性两类,后者绝大多数由高血压病所致,其他原因包括颅内动脉瘤破裂、脑血管畸形破裂、败血症、脑肿瘤出血、动脉炎、血液病、抗凝治疗和维生素 C 缺乏等。本节主要讨论高血压引起的脑出血。

一、临床表现

高血压脑出血的发病年龄多在 50 岁以上,60～70 岁更为常见。起病急骤,进展迅速,可发生在白天或夜晚。气候骤变,情绪紧张、工作劳累、饮酒、用力排便、性生活等均可能为诱因。起病前多无预感,仅少数病人发病前有头痛、头昏、动作不稳、口齿不清等症状。起病后多表现为剧烈头痛、头晕、呕吐、偏瘫、失语;脑干和小脑出血者,主要表现为眩晕。一般在数分钟至数小时达到高峰,出现意识障碍,随后陷入昏迷,常有尿失禁、抽搐发生。严重者出现生命体征的变化,表现呼吸深而有鼾声,脉搏缓慢而有力,以及血压明显增高,可达 220/120mmHg 左右。如出血量大而迅速,可在短时间内发生脑疝而死亡。有些病人在出血后稳定下来,随后常有数小时到 1～2 天的缓解,以后因出血引起的继发性脑损害又导致症状恶化。出血量少者,在急性期过后可逐渐恢复。根据出血部位的不同,临床表现各有特点:

1.**壳核出血** 壳核是最常见的出血部位,约占高血压脑出血的 60%。当出血量较小,仅局限于壳核时,临床症状常较轻,病人意识障碍不显著,可无明显偏瘫或仅有轻度偏瘫;出血量较多时,血肿可向两侧发展,向内侧扩展压迫或破坏内囊结构时,可出现头部和眼球转向出血病灶一侧("凝视病灶症"),同时出现"三偏"症状,即表现为对侧肢体偏瘫、偏身感觉障碍以及偏盲;当血肿破入脑室,病人常有不同程度的意识障碍、脑膜刺激症状等。

2.**丘脑出血** 丘脑出血常为丘脑膝状体动脉或丘脑穿通动脉破裂所致,约占 15%。丘脑出血形成的血肿部位很深,位于基底节和内囊的内侧,故又称内侧型出血。临床表现多种多样,多数病人呈现昏迷状态。丘脑内侧或下部出血者可出现典型的眼征,即垂直凝视麻痹,多为上视障碍、双眼内收下视鼻尖、眼球反向偏斜,出血对侧的眼球向下、内侧偏斜;瞳孔缩小,常常不相等,对光反应迟钝或完全消失,眼球不能聚合以及凝视障碍等。累及内囊时出现"三偏"症状,累及丘脑下部时,病人出现高热、昏迷加深、消化道出血、氮质血症和高血糖等症状。

3.**小脑出血** 小脑出血好发于小脑的齿状核,约占 10%。大多数病人表现为突然发作的枕部头痛、眩晕,频繁呕吐、病侧肢体共济失调、眼球震颤、言语讷吃。当出血量较大时,可压迫锥体束,出现肢体瘫痪。

当出血破入第四脑室,有蛛网膜下腔出血,容易影响到脑干和脑脊液循环通路,出现脑干受压和急性梗阻性脑积水,也常因小脑扁桃体下疝突然死亡。小而局限的出血,多无意识障碍,只有 CT 检查时方可确诊。

4.原发性脑干出血　90% 以上的高血压所致的原发性脑干出血发生在脑桥,少数发生在中脑,延髓出血罕见。发病急骤,死亡率高,预后差。

(1)中脑出血:侵犯一侧大脑脚则同侧眼球神经麻痹,伴对侧肢体偏瘫(Weber 综合征)。如出血扩大则有双侧肢体的瘫痪,意识丧失;若导水管梗阻,则出现急性颅内压增高症状。

(2)脑桥出血:突然发病,可表现为剧烈头痛、恶心、呕吐、头晕或眩晕,出现一侧或双侧肢体乏力;偏身或半侧面部麻木。大量出血迅速出现昏迷,针尖样瞳孔。四肢瘫痪和双侧锥体束征阳性,高热,头眼反射和前庭眼反射消失。

(3)延髓出血:一经出现即迅速死亡。

5.脑室出血　脑室出血分为原发性与继发性两种。原发性脑室出血是指出血来源于脑室脉络丛,脑室内和脑室壁的血管,以及室管膜下 1.5cm 以内的脑室旁区的出血。临床上见到的脑室出血绝大多数是继发性脑室出血,即靠近脑室的脑组织内发生出血后,破入脑室所致。临床表现为剧烈头痛、呕吐,迅速昏迷,四肢强直性抽搐,去大脑强直,轻偏瘫或四肢瘫;瞳孔针尖样大小,高热,脑膜刺激征,脑脊液呈血性。

6.脑叶出血　脑叶出血又称皮质下出血,约占高血压脑出血病人的 10%,常发生在额、颞、顶、枕叶。由于出血后形成的血肿位于皮层下,距离重要神经通路较远,加上老年人常存在不同程度的脑萎缩,颅内代偿空间较大,因而临床症状较其他部位的出血轻。临床表现主要为头痛、呕吐,不同程度的意识障碍和神经系统定位体征,如偏瘫、失语、偏盲等。

二、辅助检查

1.头颅 CT 检查　CT 检查可显示特征性的高密度出血灶,能直观地反映出血的部位、范围,周围脑组织受累的程度、脑水肿的程度以及血肿扩展的范围;了解中线是否移位及脑室、脑池受压的继发性改变。CT 检查无侵袭性,简单易行,对出血后颅内病变可进行动态观察,有利于对病人的预后进行评估。血肿量的估算公式:血肿量(mL)=(π/6)×血肿最大长径(cm)×最大宽度(cm)×最大高度(层面数,cm)。

2.MRI 检查　MRI 检查一般用于显示血肿和血肿周围脑组织水肿演变过程中所形成的影像,它实际上反映了出血区红细胞的溶解和血红蛋白分子的化学变化过程。从新鲜红细胞构成的血肿到红细胞溶解吸收后残余的含铁血黄素沉积,可以人为地划分为以下几个时期:出血后 24h 内为超急性期;1～7 天为急性期;1～4 周为亚急性期;超过一月为慢性期。不同时期的 MRI 表现亦不相同,可从 T_1,T_2 加权像信号的高低变化上来判断。

3.脑血管造影(DSA)　脑血管造影适用于寻找出血原因,特别是对中、青年脑叶出血者,可排除血管畸形、动脉瘤破裂等所致的脑出血。

4.腰椎穿刺　脑出血病人因颅内压增高,一般不作脑脊液检查。但当脑出血破入脑室或进入蛛网膜下腔,约 4/5 的病人在发病 6h 内,脑脊液是血性并伴压力增高。

三、诊断与鉴别诊断

高血压脑出血的诊断要点:病人年龄在 50 岁以上,有高血压史,情绪激动或用力时突然发病,病情进展快,多有意识障碍、偏瘫等完全性脑卒中表现;脑脊液可呈血性;颅脑 CT 扫描呈现高密度灶。

高血压脑出血主要应与脑缺血性疾病鉴别。部分高血压脑出血病人,脑脊液无红细胞,而出血性脑梗死病人脑脊液可有红细胞,因而单靠腰椎穿刺并不能正确判断。此外,高血压脑出血还应与其他脑血管病造成的脑出血,如脑动静脉畸形、动脉瘤、海绵状血管瘤以及肿瘤卒中出血加以鉴别。

四、救治措施

1.现场急救处理　对昏迷病人须保持呼吸道通畅,给予吸氧并及时清除口腔与呼吸道分泌物,呼吸衰竭者进行气管插管给予人工通气。询问病史简明扼要,体格检查全面细致、重点突出,对血压过高、脑疝危象、抽搐者需及时处理;各种检查应有顺序并妥善安排,尽量减少不必要的搬动。对暂时无法收住院的危重病人,应留置抢救室或诊室内抢救治疗;对濒死无法抢救的病人,在向家属交待病情的同时,给予人道主义的处理。

2.内科治疗　急性期内科治疗的目的主要在于防止再出血,降低颅内压,减轻脑水肿,改善脑缺氧,预防和治疗各种并发症,使病人能安全度过急性期。

(1)防止再出血:病人保持安静,绝对卧床,有效控制血压。可选用心痛定、利血平、佩尔地平等药物,维持血压使之略高于出血前水平。适当使用止血剂,常用的药物有 6-氨基己酸、止血敏、立止血等。

(2)降低颅内压:是治疗脑出血的关键,常用的药物有 20％甘露醇、甘油果糖、甘油盐水、呋塞米、20％人体白蛋白、皮质激素等。使用脱水剂要根据病人情况早期足量使用,最好在颅内压监护下进行。对长期使用脱水剂的病人要注意监测肝、肾功能与水电解质紊乱。

(3)保持营养及水电解质平衡:发病早期静脉补液,除脱水药物外,液体量应控制在 2000mL 以内,并及时进行血电解质、血液酸碱度、血糖的监测。对长期昏迷的病人应尽早采用鼻饲的方法给予肠道内营养支持或深静脉内营养疗法。

(4)并发症的防治:长期昏迷的病人,肺部感染和尿路感染是常见的。根据病原菌及药敏试验选择抗生素,并作好相应的护理。严重脑出血易并发胃、十二指肠应激性溃疡出血,可给予 H_2 受体拮抗剂或奥美拉唑等药物。出血量大时,需及时输血。高热病人可采用亚低温治疗(32～34℃),降低脑代谢,减少脑耗氧。此外,还应防治皮肤感染和口腔感染。

(5)其他:适当选用副作用少、疗效明确的神经保护剂。抗癫痫治疗常用药物有苯妥英钠、苯巴比妥、地西泮等。

3.手术治疗　手术目的主要是清除血肿,解除脑压迫,改善脑循环及脑血流量,防止脑疝形成。

(1)手术适应证:经 CT 和血管造影确诊血肿在大脑半球内(内囊外侧型),出血量较多(＞30mL),或小脑出血(＞15mL)压迫第四脑室出现颅压增高,年龄在 70 岁以下,心肾功能无明显障碍,脑干功能无明显受损者应尽早手术。经内科治疗无效或好转后又恶化,意识障碍加重,并出现病侧瞳孔散大,生命体征尚平稳者,可考虑手术。内侧型血肿并破入脑室,导致中线结构移位,病人年轻,心血管系统功能无明显改变,生命体征平稳者应早期清除血肿或进行脑室引流。

(2)手术时机:手术时机直接影响手术效果。有人主张早期甚至超早期进行手术,在出血后 6h 内行血肿清除术,理由是出血数小时后血肿周围的脑组织即开始出现有害的组织学改变,脑水肿也逐渐加重;24h 后血肿周围脑组织即可发生不可逆性的继发性损害。也有人主张在出血后 4～14 天进行手术,理由是此时病情已稳定,手术死亡率低。血肿清除后有助于加快恢复过程。但可能有部分病人会在此期间死亡。

(3)手术方法:高血压脑出血的手术方法应根据病人的出血量、出血部位、手术距离出血的时间、病人年龄与全身情况来决定。目前常用的手术方法有:①颅内血肿清除术。对血肿很大或已出现脑疝的危重病人,开颅在直视下彻底清除血肿、止血,并行减压术仍是最佳手术方法。该手术需在全麻下进行,根据血肿所在部位选择相应的开颅入路。切开硬脑膜后,取相应的皮层径路进入血肿腔,然后分块切除血肿,用生理盐水冲洗血肿腔,发现活动性出血,用双极电凝止血。然后在血肿残腔内置引流管,术后 2～3 天后拔管。②钻孔血肿抽吸术。单纯钻孔穿刺抽吸血肿不能吸出已凝固的血块,常达不到充分减压的目的。③采用立体定向技术,将导管精确置入血肿腔内,用血肿碎化器将血肿打碎后冲洗吸出,残余血肿经留置在血肿腔内的导管注入溶栓剂(尿激酶、链激酶、t-PA),将血块溶解后排出。该方法简便易行,对高龄体弱的病人作为首选方法。缺点是可能会发生再出血,对需要紧急处理的颅内压增高病人仍不适用。④内窥镜下血肿清除术。内窥镜具有冲洗、吸引以及可直视下观察等优点,与内镜配套的止血技术,包括激光技术,对血肿清除后的止血提供了方便,但需要特殊设备与专业人员。⑤脑室引流术。血肿腔置管血块溶解术常用的溶栓剂有尿激酶、链激酶、组织型纤溶酶原激活物(t-PA)。

手术过程中应注意麻醉的平稳,防止血压波动,尽量不损伤正常脑组织。术后及时复查 CT,观察有无再出血。

五、监测与护理

1.绝对卧床,避免过多搬动;保持安静,减少探视,室内光线宜暗,诊治操作时动作轻柔。烦躁和情绪不稳能使血压升高诱发再出血,必要时用镇静剂如安定 10mg 静注,或氯丙嗪 25mg 肌内注射,或异丙嗪 25mg 肌内注射,一般不用巴比妥类等抑制呼吸的药物。大便不通者,可加用缓泻剂麻仁丸、酚酞片口服,或开塞露塞肛。避免用力、咳嗽、打喷嚏等。

2.体位。侧卧位,头抬高 15°～30°,以利于颅内静脉回流,减轻脑水肿。

3.严密观察生命体征。保持呼吸道通畅,清除口、鼻、咽部分泌物,吸氧,定期测量血压、体温、脉搏,观察神志、瞳孔变化。一旦血压居高不降或忽升忽降,体温过高或过低,脉搏由快转慢,意识障碍加重,瞳孔忽大忽小、固定、散大,呼吸改变,都提示脑疝即将发生或已经发生,应行紧急处理。

4.保持营养及水电解质和酸碱平衡。昏迷病人起病 3 天以内宜禁食,可由静脉补充营养,水分 1500～2500mL/d,其中包括 0.9%氯化钠溶液 500mL,10%氯化钾溶液 30mL/d,每日总液量 2500～3000mL,3 天后仍昏迷者若无消化道出血,可进行鼻饲。清醒者可进流质,少量多餐,逐步过渡到半流质、普食。定期检测肝、肾功能与水电解质,尤其对长期使用脱水剂的病人。

5.预防并发症。昏迷或偏瘫病人应每 2h 翻身护理一次,要保持床单干燥、清洁、平整,以免发生褥疮和吸入性肺炎。若已发生,积极处理。

（亢健仿）

第二节　蛛网膜下腔出血

由于脑底部或表面的血管发生病变、破裂,血液流入蛛网膜下腔,称为蛛网膜下腔出血(SAH)。SAH有创伤性和非创伤性之分,后者又称自发性 SAH。

一、临床表现

SAH 多数起病急骤,可由情绪激动、用力、排便、咳嗽、房事等诱发。最常见的症状是剧烈头痛、恶心呕吐、意识障碍,部分病人可出现精神症状和癫痫发作。最常见的体征是脑膜刺激征,约 1/4 的病人在发病数小时至两天内出现颈痛和颈项强直,Kernig 征与 Brudzinski 征阳性。颅神经损害以一侧动眼神经麻痹多见,常缺少其他局灶定位体征。眼底检查 4%～20% 的病人出现玻璃体膜下出血,常具特征性;视乳头水肿少见。非典型的病例起病时可无头痛,而表现为恶心、呕吐、发热和全身不适、胸背痛、腿痛和听觉突然丧失等。老年 SAH 起病相对缓慢,头痛不明显,多少意识障碍多且严重,常有颈项强直。儿童 SAH 的特点是头痛少见,发热、癫痫多见,常伴系统性疾病。

二、诊断

有突然发作的剧烈头痛、意识障碍和脑膜刺激征及相应神经功能损害症状者,应高度怀疑 SAH。但对那些不典型的病人,或没有神志改变和神经系统定位体征出现的头痛病人早期易误诊。必要的辅助检查对诊断是重要的。

1.头颅 CT 扫描　　CT 检查除能明确 SAH 外,还能了解伴发的脑内、脑室内出血或梗阻性脑积水,提示可能的出血来源。可动态观察病情并通过对 SAH 的厚度来预计可能发生的脑血管痉挛程度。增强 CT 检查,有时能判断 SAH 病因,如显示增强的动静脉畸形病灶或动脉瘤的占位效应。

2.脑脊液检查　　对高度怀疑 SAH 的病人当 CT 检查阴性时,常常需行脑脊液检查。一般应在 SAH 2h 后做检查,过早可能为阴性;对颅内压增高的病人应先给予降颅压治疗后再作检查。一般在出血后 12h ～2 周 CSF 黄变检出率为 100%,3 周后为 70%,4 周后为 40%。注意与操作损伤引起的出血鉴别,以免误诊。

3.脑血管造影　　病人一经 CT 检查或腰穿 CSF 检查证实有 SAH,就应考虑做脑血管造影来寻找出血来源。造影的时间,如病情允许尽量在发病后 3 天内进行;否则需等待脑血管痉挛消退后,即 SAH 后 3 周进行。

4.头颅 MRI 和磁共振血管造影(MRA)　　MRI 对 SAH 的检出率与 CT 相似,但对后颅窝、脑室系统少量出血以及动脉瘤内血栓形成、脊髓病变等 MRI 优于 CT。MRA 是近年来发展的无创伤性诊断方法,可作为 SAH 的筛选手段。

三、救治措施

1.病因治疗　　动脉瘤的直接夹闭或血管内栓塞,不仅能防止再出血,也为以后的血管痉挛治疗创造条件。脑动静脉畸形破裂出血,如病情许可,可推迟至择期手术切除病灶或栓塞治疗与 γ 刀治疗。

2.内科治疗

(1)一般处理。绝对卧床休息 14 天,头抬高 30°;镇静止痛,但禁用吗啡、杜冷丁,以免影响呼吸;保持呼吸道通畅;避免各种形式的用力;用轻缓泻剂保持大便通畅;控制高血压;有癫痫发作时,进行抗癫痫治疗。监测血压、神志、血氧饱和度、中心静脉压、血生化和血常规、EKG、颅内压及出入量。防治消化道出血、肺部感染等并发症。

(2)颅内压的控制。SAH 急性期往往伴有颅内压增高,可静脉使用 20% 甘露醇、呋塞米、甘油等药物。腰穿少量放 CSF 5～10ml,,可降低颅内压,缓解头痛,但可诱发出血和脑疝,应控制次数;对脑内血肿、脑室出血者禁用,因当颅内压低于正常时,易诱发再出血。

(3)抗纤溶药物的应用。一般认为抗纤溶药物能减少 50% 以上的再出血,但这类药物可促使脑血栓形成,诱发脑缺血性神经系统并发症和脑积水。因此,对早期手术者不用;对延期手术或不能手术者可常规使用,以防止再出血,持续静滴不超过 21 天。如病人有妊娠、深静脉血栓形成、肺动脉栓塞等则禁用。最常用的药物有 6-氨基己酸,16～24g/d;止血环酸(凝血酸),1～2g/d;抑肽酶 8 万～12 万 U/d。

(4)脑血管痉挛(CVS)的防治。CVS 早期为管壁可逆性痉挛,后期发生结构改变使管腔狭窄、僵硬。多数扩血管药物对症状性血管痉挛治疗无明显疗效,因此 CVS 应重在预防。主要措施有:①扩容、升压、血液稀释疗法(简称 3H 治疗),通过输液,输注全血、血浆、白蛋白、低分子右旋糖酐等,使中心静脉压维持在 10～13cmH$_2$O(1cmH$_2$O＝0.098kPa),肺动脉楔压 12～14mmHg,血细胞比容 0.30 左右。调整血压,使血压较正常值高出 40～60mmHg,可有效减少血管痉挛的发生。该方法的主要危险是再出血,故最好用于动脉瘤夹闭后的病人。②钙离子拮抗剂,能选择性扩张脑内小动脉,改善脑微循环,减轻脑缺氧,故对 CVS 有较好的预防和治疗作用。一般应在 SAH 后 3 天内尽早使用。常用尼莫地平,10～20mg/d;采用微量输液泵点滴维持 24h,静脉用药 7～14 天,病情平稳后改 60mg,口服,每日 3 次,维持 7 天。③脑内血管成形术,早期多采用球囊扩张技术,目前趋于采用药物进行药物成形术,常用的药物有尼莫地平、尿激酶、罂粟碱,整个过程需在 DSA 监控下进行,并全身肝素化。

(5)治疗脑积水。SAH 后急性脑积水大部分是可逆的,使用甘露醇、激素多能改善症状,但当病情严重或经内科治疗至少 24h 症状无改善,呈加重趋势者应及时行脑室引流以抢救病人生命。

四、监测与护理

1.绝对卧床,避免过多搬动;保持安静,减少探视,室内光线宜暗,诊治操作时动作轻柔。烦躁不安、剧烈咳嗽、用力排便、尿潴留都能引起血压升高诱发再出血,必要时用镇静剂如安定 10mg 静注。大便不通者,可加用酚酞片、麻仁丸口服,或开塞露塞肛。

2.抬高床头 15°～30°,有利于颅内静脉回流,减轻脑水肿,降低颅内压。

3.严密观察生命体征。保持呼吸道通畅,清除口、鼻、咽部分泌物,吸氧,注意神志、瞳孔、呼吸、脉搏、血压的变化,注意脑疝发生的征象,如瞳孔缩小后散大,左右不对称,意识障碍加深,血压升高,呼吸及脉搏变慢及不规则等。

4.保持营养及水电解质酸碱平衡。昏迷开始起病 3 天以内宜禁食,静脉补液 1500～2500mL/d。3 天后仍昏迷者若无消化道出血,可进行鼻饲。定期检测肝、肾功能与水电解质,尤其对长期使用脱水剂的病人。

5.预防并发症。昏迷或偏瘫病人应每 2h 翻身护理一次,要保持床单干燥、清洁、平整,以免发生褥疮和吸入性肺炎。若已发生,积极处理。

(亢健仿)

第三节　脑梗死

脑梗死为缺血性脑卒中,是指脑的供血动脉狭窄或闭塞导致区域性脑实质缺血、缺氧,引起脑组织坏死软化。脑梗死在急性脑血管疾病中占 75％～85％,是一种常见病;广义的脑梗死还包括脑血栓的形成,脑栓塞,腔隙性脑梗死等。

一、临床表现

多见于 50 岁以上患有动脉硬化的老年人,男性较女性多见,常伴有高血压、冠心病或糖尿病,多于静态发病。部分病人起病有诱因,如过度疲劳、兴奋、忧愁、愤怒和气温突变等,约 25％病人病前有短暂性脑缺血发作的症状。多数病例症状经数小时甚至 1～2 天达高峰。通常意识清楚,生命体征平稳,但当大脑大面积梗死或基底动脉闭塞病情严重时,意识可不清,甚至出现脑疝,引起死亡。

1.临床类型　根据脑缺血后脑损害的程度,其临床可分为两类四型。一类是可逆型,包括短暂性脑缺血发作(TIA)和可逆性缺血性脑损害(RIND);另一类缺血程度较重,持续时间较长,包括进展性卒中(PS)和完全性卒中(CS)。现分述如下:

(1)短暂性脑缺血发作(TIA)。TIA 为缺血引起的短暂性神经功能缺失,在 24h 内完全恢复。TIA 一般持续时间 5～15min,有的可持续数小时,90％的 TIA 持续时间不超过 6h。主要原因是动脉狭窄和微栓塞。

(2)可逆性缺血性神经功能缺失(RIND)。RIND 又称为可逆性脑缺血发作,是一种局限性神经功能缺失,持续时间超过 24h,但在 3 周内完全恢复,神经系统检查可发现阳性局灶性神经缺失体征。RIND 病人可能有小范围的脑梗死存在。

(3)进展性卒中(PS)。脑缺血症状逐渐发展和加重,超过 6h 才达到高峰,有的在 1～2 天才完成其发展过程,脑内有梗死灶存在。进行性卒中较多地发生于椎-基底动脉系统。

(4)完全性卒中(CS)。脑缺血症状发展迅速,在发病后数分钟至 1h 内达到高峰,最迟不超过 6h。

区分 TIA 和 RIND 的时间界限为 24h,在此时限之前恢复者为 TIA,在此时限以后恢复者为 RIND。对 PS 和 CS 发展到高峰的时间界限意见不一,有人定为 2h,但更多定为 6h。

2.局灶症状　神经缺失症状主要依赖于病损血管的分布和供应区的脑部功能,其次亦可由于脑梗死后血液分流异常所引起的假定位症状。

(1)颈内动脉。闭塞时出现短暂性同侧单眼失明和霍纳(Horner)综合征伴有对侧偏瘫。临床上多见的呈偏瘫、失语(主侧半球受损)、各种形式的失认、部分感觉障碍等。

(2)大脑中动脉。出现对侧偏瘫、对侧偏身感觉障碍、对侧同向偏盲(三偏征群)。主侧半球受损时常出现失语、失写、失读。

(3)大脑前动脉。常因对侧血供代偿而无特征性症状。当出现对侧偏瘫时,表现为下肢重而上肢轻(甚至正常),且伴有尿失禁(旁中央小叶)和精神症状。主侧半球病变时,还可出现运动性失语和失用症。

(4)大脑后动脉。梗死时症状较轻,皮质支病变时出现对侧同向偏盲或象限盲,主侧半球病变时出现失写、失读、失语等症状,当累及深穿支时可发现对侧半身感觉减退伴丘脑性疼痛、动眼神经麻痹、小脑共济失调、偏身舞动症等。

(5)椎-基底动脉。主干闭塞并不多见,症状的出现常需数小时或数日。病变时常先出现意识障碍并逐渐加重;特征性的交叉性瘫,对侧肢体或四肢瘫痪由弛缓性变为痉挛性;同时常伴有同侧面神经、外展神经、三叉神经、舌下神经的麻痹症状。很多病人同时伴有颈项强直、疼痛、眩晕、耳鸣、眼球震颤等症状。根据不同分支的闭塞情况,临床上还可出现很多不同的综合征。

(6)小脑后下动脉。此处梗死又称延髓背外侧综合征(Wallenberg 综合征)。临床表现为突然眩晕、恶心呕吐、眼球震颤、吞咽困难,病灶侧软腭及声带麻痹(舌咽、迷走神经核受损),共济失调(前庭小脑纤维受损),面部痛觉、温度觉障碍(三叉神经脊束核受损),Horner 综合征(交感神经下行纤维受损),对侧半身痛觉、温度觉障碍(脊髓丘脑束受损)。

3.辅助检查

(1)头颅 CT,MRI 检查。CT 检查:发病当天,特别是 6h 以内多正常。24~48h 后梗死区出现低密度灶。MRI 检查:发病后 4h 左右,MRI 即可显示梗死灶为长 T_1(低信号)和长 T_2(高信号)。对脑干、小脑梗死,CT 显示不佳,应首选 MRI 检查。

(2)脑脊液检查。如不具备 CT,MRI 等设备,可作腰椎穿刺。脑脊液通常为无色透明,压力不高。如梗死范围大可有颅内压增高,梗死灶涉及脑表面时可有白细胞和蛋白增高。

(3)脑血管造影。可显示血栓形成的部位、程度及侧支循环的情况,特别对于疑有颅外段动脉病变,有条件进行手术者,更有必要。数字减影血管造影(DSA)能更清晰地显示脑血管的情况。脑血管造影可显示动脉的狭窄程度、粥样斑块和溃疡。

(4)其他。如经颅多普勒超声检查(TCD)、脑局部血流量测定(rCBF)、心电图检查、血糖、血脂以及血液流变学测定等,有助于了解脑部血管疾病,为治疗提供参考。

二、诊断与鉴别诊断

1.诊断要点

(1)动脉硬化性脑梗死大多数发生于 65 岁以上的动脉粥样硬化和高血压病人。

(2)缓慢起病,常有前驱症状或有 TIA 发作史。

(3)早期意识障碍程度较轻,而局灶症状相对较重。

(4)具有颅脑 CT/MRI 检查的证据,如缺血性低密度灶,病灶周围水肿带形成等。

2.鉴别诊断　重点是要与脑出血相鉴别,脑出血时,起病较急骤、血压常有明显升高;意识障碍较重,起病时常伴有呕吐、有脑膜刺激症状,颅脑 CT 检查脑实质可见高密度占位病灶。

三、救治措施

必须强调脑梗死治疗的"急诊观念"。

对急性脑梗死的早期识别、运送和诊断是影响治疗效果的关键。急性期的治疗主要为脑再灌注和脑保护剂的使用,这两项措施的实施必须在脑血管阻塞后的一个相对窄的时间窗内进行。

在治疗前首先必须评估有无危及生命的情况,注意呼吸道通畅及循环功能状态。呼吸异常、高血压、高血糖、心功能障碍和电解质失衡,均须立即处理。

1.脑再灌注治疗　一般认为治疗时间窗为 3~6h。国内外文献报告在 6~12h 内的脑再灌注治疗对部分病人也将有益处。

(1)溶栓治疗。可激活血浆及血栓支架内纤维蛋白溶解酶原转变为纤维蛋白溶解酶,使血栓溶解,重建脑血流、维持神经元的正常代谢活动,防止脑梗死组织的坏死。常用的药物有:①组织型纤溶酶原激活物(tPA):成人用量为 0.85mg/kg,1996 年 7 月美国 FDA 批准 tPA 应在脑缺血发作 3h 内作为溶栓剂而常规使用;②尿激酶:一般用 50 万 U 加入生理盐水 100mL 静脉注射。东菱克栓酶和去纤酶,首次剂量均为 10BU,其后于第 3 天、第 5 天各 5BU 溶于 100mL 生理盐水中静脉注射。

(2)抗凝治疗。可防止凝血酶原转变为凝血酶,减少血栓的形成,发病 6h 以内的病人可选用。普通肝素因有明显出血倾向临床应用受到限制。低分子肝素是近期研究较多的一种抗凝新药。具有很高的抗 Xa

活性和较低的抗Ⅱa活性。临床上其特点：①出血副作用较小且不明显延长KPTT。②有促进纤溶作用，能改善血流动力学。③增强血管内皮细胞的抗血栓作用而不干扰血管内皮细胞的其他功能，不影响血小板数量和功能。剂量为0.4mL(5000U)，皮下注射，每日1～2次，疗程为7～10天。

（3）抗血小板制剂。对于TIA的治疗和预防有动脉粥样硬化或有血栓形成趋向的高危人群，阿司匹林对降低脑梗死的发病率和减少病死率及致残率有十分肯定的疗效。主张长疗程、中等剂量(75～325mg/d)。噻氯匹啶是新型的抗血小板制剂。

以上治疗的潜在危险均为梗死后出血，大多产生在机体自发性溶栓后的血管自然再通后，因此对于治疗"时间窗"的时限必须认真对待。并发梗死后脑出血的主要危险因素有：①开始溶栓时间长；②溶栓前已存在有严重高血压（一般为180～200/110～120mmHg以上时属于禁忌）；③梗死范围大，临床症状重或CT早期已显示神经系统功能缺失症状相对应的大范围低密度区。

2.脑保护剂的应用

（1）钙通道阻滞剂。缺血脑组织局部的Ca^{2+}明显增高，且与梗死灶的大小成正比。神经元死亡有过量的Ca^{2+}流入。双氢吡啶类钙通道阻滞剂能阻止电压依赖性钙通道开放，而防止缺血后细胞膜去极化，防止Ca^{2+}的跨膜向细胞内流，并能抑制细胞内Ca^{2+}的释放。同时改善红细胞变形能力，使细胞内Ca^{2+}浓度保持在一定水平，促使平滑肌松弛、血管扩张和血流增加，促进脑功能的恢复可提高脑组织对缺血缺氧的耐受性。还有尼莫地平、尼卡地平、氟桂嗪等。迄今研究最多属尼莫地平，已证实该药能很好地通过血脑屏障，用于预防蛛网膜下腔出血后的血管痉挛、减少梗死面积和改善预后，临床上强调早期治疗。

（2）兴奋性氨基酸受体拮抗剂、抑制性氨基酸递质γ氨基丁酸(GABA)的增强剂。辅酶Q10、维生素E等主要影响缺血半暗区，对缺血中心区无作用，强调在发病后90～120min内使用。

（3）自由基清除剂和脂质氧化抑制剂。生理情况下，自由基的产生与清除之间保持动态平衡，不发生自由基连锁反应和组织损伤。在急性脑梗死情况下，自由基清除活性降低，抗氧化物减少，自由基产生急剧增多，尤其缺血后再灌注后产生的自由基比单纯缺血更为严重。自由基可迅速攻击生物膜的脂类、糖、蛋白质和细胞内的核酸、脂类和糖，主要发生过氧化反应，从而导致神经元的损伤。

（4）纳洛酮(NLX)和东莨菪碱(Scop)。急性脑梗死时，缺血区β-内啡肽含量明显增加，可进一步损害缺血的脑组织。NLX为竞争性阿片受体拮抗剂。许多临床试验证实NLX对超急性期脑缺血有效，其作用与改善皮质梗死灶周围的半暗带功能有关。常用剂量：0.2～0.4mg/次，4～6次/d，持续3～5天。

Scop不仅能明显抑制β-内啡肽的作用，同时还有改善微循环、拮抗内毒素、抗氧自由基、稳定溶酶体酶、保护线粒体、阻断钙通道等作用。该药和纳洛酮有协同作用。

（5）前列环素(PGI_2)。是一种强效抗血小板聚集剂和血管扩张剂。血栓烷(TXA_2)则具有明显促血小板聚集和血管收缩的作用。PGI_2和TXA_2是花生四烯酸经环氧化酶系统催化生成的两种具有相反生物效应的物质。两者的动态平衡，对维持微循环的通畅起着重要作用。

治疗方法：2.5～5.0mg/(kg·min)。静脉注射持续6h，于起病3天内用药4～6次。

3.中医药治疗　　一般采取活血化淤、通经活络治则，可用丹参、川芎、红花、鸡血藤、地龙等。

4.外科治疗和介入性治疗　　颈内动脉内膜切除术对防治短暂性脑缺血发作已取得肯定疗效.颈内动脉闭塞70%以上者，疗效较好。介入性治疗，包括颅内外血管经皮腔内血管成形术及血管内支架置入或与溶栓治疗结合，已引起越来越多的重视。

四、监测与护理

1.严密观察生命体征。保持呼吸道通畅，清除口、鼻、咽部分泌物，吸氧，注意神志、瞳孔、呼吸、脉搏、血压的变化,注意脑疝发生的征象,如瞳孔缩小后散大、左右不对称,意识障碍加深,血压升高,呼吸及脉搏变慢及不规则等。

2.抬高床头 15°～30°,有利于颅内静脉回流,减轻脑水肿。烦躁不安、剧烈咳嗽、用力排便、尿潴留都能引起血压升高诱发再出血,应及时处理,必要时用镇静剂,如安定 10mg 静注。

3.保持营养及水电解质酸碱平衡。昏迷开始起病 3 天以内宜禁食,静脉补液 1500～2500mL/d。3 天后仍昏迷者若无消化道出血,可进行鼻饲。定期检测肝、肾功能与水电解质,尤其对长期使用脱水剂的病人。

4.预防并发症。昏迷或偏瘫病人应每 2h 翻身护理一次,保持床单干燥、清洁、平整,以免发生褥疮和吸入性肺炎。

5.及早实施卒中康复治疗,作好心理疏导。

（亢健仿）

第七章　内分泌与代谢系统疾病

第一节　垂体危象

垂体危象即垂体前叶功能减退危象,是指在垂体功能减退的基础上发生意识模糊、昏迷或循环衰竭的一种危急状态。本病好发于女性,如诊治不及时可危及生命。

一、临床表现

(一)症状体征

1.垂体前叶功能减退的表现　垂体破坏50%以下一般不出现前叶功能减退的症状,当损伤达95%时,则出现显著的表现。最初先有泌乳素、促性腺激素和生长激素的缺乏,表现为产后无乳、闭经、性欲减退、第二性征退化和低血糖等;随后,病人出现甲状腺激素不足的症状,如反应迟钝、表情淡漠、健忘、畏寒、眉毛稀疏以及心动过缓等;最后,促性腺激素不足的症状与体征开始明显,病人表现为乏力、倦怠、食欲下降、体重减轻,易发生低血糖、感染,有时具有心动过缓和血压下降等。

2.危象的表现

(1)低血糖。最多见,多在空腹、饮酒后发生,也可在高糖饮食或输入葡萄糖后由于内源性的胰岛分泌而导致反应性低血糖。病人有神经—肾上腺髓质兴奋的表现和神经性低血糖症,早期可有心慌、出汗、饥饿感、头晕、头痛、恶心、呕吐、面色苍白、全身无力等表现,逐渐发生神志改变,如烦躁或淡漠,反应迟钝或精神异常,抽搐或癫痫样发作,重者昏迷。

(2)失钠性循环衰竭,由于肾上腺皮质激素及甲状腺素的缺乏,机体储钠能力差,特别是在胃肠道功能紊乱及感染等应激状态时,可有明显失钠。病人以低钠血症和低血容量为突出表现,可导致休克和昏迷。

(3)水中毒。主要表现为恶心、呕吐及一系列神经精神症状,如意识淡漠、精神错乱、嗜睡、抽搐,严重者可进入昏迷状态。病人如无明显失钠,一般不发生周围循环衰竭,可有水肿,无脱水、酸中毒和氮质血症。

(4)低体温。常发生于冬季,老年病人多见。病人具有体温过低和昏迷的临床特征。

3.诱因的表现　感染为最常见诱因,尤其是呼吸道、消化道和泌尿系统感染,可表现出相应的临床特征。因肿瘤切除垂体可导致急性垂体功能减退,特别是术前已有肾上腺皮质功能减退者,不易耐受手术,术后神志长时间不恢复,昏迷或昏迷持续数日或数周,某些病人还可伴有尿崩症的表现。肿瘤引起的垂体功能减退者,因肿瘤缺血、坏死或出血,体积突然增大,压迫垂体及周围组织,引起垂体卒中,病人有剧烈头痛,伴呕吐、视力障碍,少数可合并尿崩症或抗利尿激素不适当分泌综合征。

（二）辅助检查

1.垂体前叶激素测定　通过垂体前叶激素测定可见泌乳素、促甲状腺激素、促性腺激素和促肾上腺皮质激素明显减少。由于垂体激素在血中含量很低，波动很大，且其分泌呈脉冲式，常需要多次测定才能下结论。

2.靶腺激素测定　甲状腺激素、性激素和糖皮质激素等显著降低。

3.兴奋试验　垂体联合功能试验在垂体前叶功能减退的诊断中具有重要价值，但必须在急性期度过以后实施。危象治疗好转后，可进行促甲状腺激素释放激素（TRH）兴奋试验、黄体生成素释放激素（LHRH）兴奋试验以及促肾上腺皮质激素（ACTH）刺激试验，以了解下丘脑-垂体-甲状腺轴、下丘脑-垂体-性腺轴以及垂体-肾上腺皮质轴的功能情况。如一次性静脉注射 ACTH 25U，注射前、注射后 30min 和 60min 取血清测定皮质醇浓度，正常人升高到 552nmol/L（20μg/dL）或以上，而病人反应降低或消失。原发性靶腺功能始终无反应，而垂体功能减退者，使用垂体激素刺激时靶腺可有迟发反应。下丘脑激素兴奋试验还可鉴别损害是来自下丘脑抑或垂体，垂体疾病者不发生反应，在下丘脑损害时，垂体可发生迟发反应，而靶腺原发功能减退时，垂体呈过高反应。

4.代谢紊乱的指标　一般可见血糖降低，血钠、血氯下降。部分病人有血脂异常现象。

二、诊断与鉴别诊断

详细询问病史，了解有无诱发因素，加上具有垂体功能减退的症状与体征，并伴有休克或昏迷，一般可以明确诊断。对于诊断有疑问时，可以先行针对性治疗，待病情平稳后，再作相关的实验室检查，以明确诊断。

当有靶腺功能减退者，需确定为原发性或继发于垂体的靶腺功能减退。前者靶腺激素低，垂体激素明显升高；垂体功能减低时各相应的促激素水平亦较低，则可与单个或多个靶腺功能减低区别。值得注意的是，当靶腺激素水平低时，垂体相应处激素水平正常，已意味有垂体功能障碍。靶腺原发性功能低下多为个别腺体功能减退，原发性肾上腺皮质功能减退时，因 ACTH 增加，皮肤色素沉着、发黑。此外，垂体功能减退者少有原发性甲状腺功能减退时的黏液性水肿。

本病易于同其他原因导致的低血糖症、黏液性水肿昏迷和肾上腺危象混淆，临床上应注意加以鉴别。

三、救治措施

1.迅速纠正低血糖　首先静注 50％葡萄糖液 40～100mL，随之以 10％葡萄糖液 500mL 静滴。为预防高糖诱发胰岛素分泌过量导致的再次低血糖，可在输液中加入糖皮质激素。

2.补充血容量　有胃肠道紊乱或失钠的病人可给予 5％葡萄糖盐水，必要时给高张盐水，输液量根据血容量不足的程度而定，第一个 24h 补液 2000～3000ml。有水中毒者，补液应适当限制，激素的补充更重要。

3.激素替代治疗

（1）肾上腺皮质激素。5％葡萄糖生理盐水中加入氢化可的松 200～300mg，静脉滴注。病情稳定后，逐渐减量，最后改为维持量口服。一般在 1～2 天后减量，7～10 天降至平日替代量。无明显肾上腺皮质功能低下者，每日用氢化可的松 50～100mg 静脉注射。如遇发热、手术、分娩和外伤等应激状态，应适当增加皮质激素的用量。

(2)甲状腺激素。可增加代谢率,提高体温,对水中毒、低体温者首选三碘甲状腺原氨酸(T_3),鼻饲或静脉注射 $20\sim30\mu g$/次,每 6h 一次。也可用甲状腺素(T_4)每日 $0.15\sim0.2mg$,或干甲状腺片 $30\sim60mg$,每 6h 一次。甲状腺激素应在肾上腺激素应用的同时或之后使用,否则即使无明显肾上腺皮质功能低下者,也可能出现肾上腺皮质的急性衰竭。

4.低温的处理　注意保暖,必要时可采用热水浴缓慢加温,水温控制在 $36\sim39℃$。也可用电热毯加热,使体温上升$(0.3\sim0.5℃)$/h。另外,在应用皮质激素的基础上,可以给予甲状腺制剂。

5.纠正水中毒　对水中毒昏迷者,要严格控制入水量,并将氢化可的松 $25\sim50mg$ 加入 $25\%\sim50\%$ 葡萄糖液 $40mL$ 中静推,继之以 $5\%\sim10\%$ 葡萄糖液 $250mL$ 加氢化可的松 $100mg$ 静滴。

6.其他疗法　去除诱因,并积极防治感染。病情平稳后,应该给予激素替代治疗,包括糖皮质激素和甲状腺激素,年轻病人还应补充性激素。

四、监测与护理

1.垂体危象病人以静脉营养为主,给予高渗葡萄糖液静脉注射,适当摄取钠盐;每日输液 $2000\sim3000mL$,有水中毒者控制入量。

2.保持室内环境安静及室内温度,低温病人给予保暖,每小时体温上升 $0.3\sim0.5℃$,避免烫伤,并搞好皮肤护理。

3.昏迷病人,应保持气道通畅,给予吸氧,留置导尿管,记录 24h 出入量。

4.密切观察病情变化,尤其要观察病人对激素治疗的反应及可能发生的副作用。

5.监测指标:血常规、血糖、电解质、尿素氮、肌酐、血气分析、血浆皮质醇和醛固酮等。

（亢健仿）

第二节　甲状腺功能亢进危象

甲状腺危象即甲状腺功能亢进危象,是甲状腺功能亢进严重的并发症。通常发生于甲亢未得到良好控制的病人,病前多有明显的诱发因素。

一、临床表现

甲状腺危象发作多突然起病,少数起病缓慢。有些病人在典型的症状与体征出现前,已有危象前期的临床表现。

1.发热　发热是甲状腺危象的主要症状之一,常达 39℃ 以上,皮肤潮红、大汗淋漓。

2.心血管表现　心动过速是危象典型的表现,一般在 $140\sim240$ 次/min 之间。心率超过 140 次/min,往往是危象的早期特点。部分病人出现心律不齐或心力衰竭;常见脉压增大,少数严重病例出现休克症状。

3.胃肠道症状　食欲减退、恶心、呕吐及腹泻,病人可因此而出现严重失水。1/4 病人伴有黄疸和肝功能损伤。

4.神经精神症状　激动、烦躁不安、定向力异常、焦虑和幻觉等十分常见,严重者可出现谵妄和昏迷。

有些易被误诊为精神病。

值得注意的是,少部分病人并无上述典型的临床症状与体征,而以嗜睡、衰弱和淡漠等为主要表现。病人极为衰弱,反应迟钝,木僵甚至昏迷。可有恶心、呕吐、黄疸以及血压降低。体温轻度升高,也可正常或低于正常。心率不快,可有房室传导阻滞。此一状况称为淡漠型危象。

二、辅助检查

1.血常规　一般无明显变化。伴发感染的病人可有血白细胞升高,部分病人虽有感染但无血常规的异常。

2.甲状腺激素谱　同一般的甲亢病人,即血清总 T_3,T_4 升高,TSH 降低,但危象病人血游离甲状腺激素升高更为显著。

3.电解质　可出现血钠、血氯、血钙减低,部分病人血磷与血钾升高。

4.其他　肝功能检查可见黄疸指数升高及转氨酶异常。病人可有血清胆固醇降低。少部分病人血清尿素氮升高。

三、诊断与鉴别诊断

目前尚无统一的诊断标准,应结合病史、临床表现和相关辅助检查。其中,最为关键的指标是高热和心动过速。甲亢病人在各种诱因影响下,出现:①极度不安;②高热达39℃以上;③心率异常升高与体温升高不相对应,在160次/min以上;④大汗淋漓;⑤腹泻等交感神经过度兴奋和代谢旺盛的表现,一般可以肯定诊断为甲状腺危象。对淡漠型危象,应高度警惕,注意检查甲状腺激素谱。

临床上常把那些甲状腺功能亢进症状加重尚未进入危象期者称之为危象前期或危象先兆。此时,病人心率虽加快,但在160次/min以下,体温升高而不足39℃,较少发生谵妄、昏迷等。因此,危象先兆仅为临床工作提出警告,提示危象可能发生,此时必须加强治疗,二者之间无严格的界定标准。

本病应与引起高热、心动过速、胃肠炎和精神症状的其他疾病相鉴别。临床上尤其重要的是区别感染、心血管疾病和嗜铬细胞瘤等。

甲状腺危象病人出现下列情况时,提示病情危重:①过高热;②惊厥、昏迷;③严重心律失常和心衰;④休克;⑤体温不升;⑥极度衰竭。

四、救治措施

1.减少甲状腺激素的合成与分泌

(1)抑制甲状腺激素的合成。立即口服或鼻饲他巴唑或丙基硫氧嘧啶。丙基硫氧嘧啶吸收快,用药后50min血中浓度达峰值,为首选制剂。一般使用丙基硫氧嘧啶600~1200mg/d或他巴唑60~120mg/d,分3~4次口服。此疗法可使 T_3 浓度在24h后下降50%。

(2)阻止甲状腺激素的释放。采用碘制剂可抑制蛋白水解酶,使甲状腺球蛋白上的甲状腺激素不被水解,从而减少甲状腺激素向血中释放。可选用 Lugol's 液(含碘5%,碘化钾10%),口服或经胃管灌入。首剂60滴,然后每6h再给30滴,24h后可逐渐减量。亦可给予碘化钠1g溶于500~1000mL10%葡萄糖液中,24h静脉滴入1~3g。或口服或胃管灌注碘化钾溶液5滴(40mg/滴),每8h一次。一般在治疗24h后开始减量,危象缓解后 3～7 天可停用,原则上碘剂的最长疗程不超过 2 周。为有效控制病情,碘剂可以同抗甲状腺药物同时应用。

2.清除已分泌至体循环中的甲状腺激素　此方法主要用于那些经过常规治疗症状仍不缓解者。临床上可以根据病情以及医疗条件,选择血液净化疗法或换血疗法。

3.降低周围组织对甲状腺激素和儿茶酚胺的反应性

(1)β-受体阻滞剂:一般使用心得安 20～80mg,每 4～6h 口服一次,或者在心电监护下,静注心得安 1～2mg,2～5min 重复一次,总剂量可用至 5～10mg。本药不仅能够有效地降低外周组织对儿茶酚胺和甲状腺激素的反应性,而且可以减少 T_1 向 T_3 的转化。

(2)利血平:为肾上腺素能阻滞剂,并耗竭组织中的儿茶酚胺。可以口服或肌内注射 1～2mg/次,每 4～6h 一次。本药能够引起意识障碍,临床上应给予重视。

4.合理使用肾上腺糖皮质激素　甲状腺危象病人处于肾上腺皮质功能相对不足状态,而糖皮质激素可以抑制甲状腺激素的分泌以及 T_4 向 T_3 的转化,减轻外周组织对甲状腺激素的反应,并具有退热、抗毒与抗休克等作用。因此,推荐使用肾上腺皮质激素,如可的松 50mg,每日 3 次,或氢化可的松 200～400mg/d,也可使用地塞米松 10～30mg/d 静滴,待病情好转后逐步停用。

5.对症处理　对于高热的病人,应该积极采用物理或药物降温的方法,使体温恢复正常。危象治疗过程中,应注意防治电解质紊乱。

五、监测与护理

1.昏迷病人首先保持气道通畅,吸氧,不能进食者予以鼻饲饮食,留置导尿管,记录尿量。

2.迅速建立静脉通道,必要时建立中心静脉通道。

3.监测生命体征,包括进行心电监护、血压、脉搏、呼吸、体温、意识水平的监测。

4.降温:可采用物理降温,如酒精擦浴,头部戴冰帽,冰枕,重者采用人工冬眠。

5.注意补充能量,给予高热量饮食,补充多种维生素。

6.加强皮肤护理,防止褥疮的发生。

7.注意保持室内环境安静,限制探视,避免声、光等刺激,烦躁不安的病人可予以镇静剂。

8.常规检查血常规、血电解质、尿素氮、肌酐、血清转氨酶、血糖、T_3、T_4 等。

（亢健仿）

第三节　糖尿病并发症

一、酮症酸中毒

（一）原因

1.只有 20％糖尿病酮症酸中毒患者有糖尿病病史。

2.Ⅰ型糖尿病患者没有使用胰岛素。

3.感染。

4.心肌梗死等无菌性炎症。

5.体力活动过度。

（二）临床表现

1.症状

(1)血浆渗透压增高引起的症状:烦渴、多尿、厌食。

(2)呕吐和(或)腹泻:糖尿患者出现呕吐尤其要警惕。

(3)腹痛:全腹不适但多以脐周为中心。一般多为持续钝痛。

2.体征

(1)3个主要体征:脱水、呼吸深快、呼出气体有烂苹果味。

(2)其他体征:昏睡或昏迷、有时可有休克、糖尿病及其并发症的表现、诱发因素的表现。

3.实验室检查

(1)血糖升高。

(2)代谢性酸中毒。

(3)通常合并高钾,有时可出现低钾。

(4)全身血容量降低的生化和血液学标志。

(5)尿液检查可见尿糖或尿酮增高。

（三）治疗

1.一般治疗

(1)病情严重时要及时送到 ICU 治疗。

(2)病情严重时需要中心静脉压监测。

(3)插入鼻胃管。

(4)没有明确禁忌证时要使用肝素类抗凝。

2.液体治疗

(1)急性糖尿病酮症酸中毒一般脱水不严重,慢性没有有效治疗的糖尿病酮症酸中毒患者脱水一般比较严重。

(2)尿量是判断是否有严重脱水的指标,尿量正常时一般没有严重脱水。

(3)严重脱水时要进行容量复苏:前 1h 可输入 1000ml 生理盐水或平衡液,以后根据尿量调整,可以100ml/h。

(4)补液使血糖降低到10mmol/L 时,再开始使用胰岛素。高血糖比酸中毒纠正速度要快。

(5)血钾低于 3.5mmol/L 时要立即补钾。血钾＞3.5mmol/L 时才能用胰岛素。

(6)静脉泵入胰岛素时,要同时泵入氯化钾(泵钾速度一般＞2mmol/h),测定血钾 1～2h 1 次。

3.酸中毒的处理

(1)没有证据显示使用碳酸氢钠能改善预后,因此是否使用碳酸氢钠纠正酸中毒,目前还有争议。

(2)有建议 pH＜7.0 时静脉输入碳酸氢钠,但要注意防止低钾血症。

4.胰岛素　开始泵入速度5～10U/h,以后根据血糖调整。降低血糖速度一般为 5mmol/h,过快纠正高血糖可以引起脑水肿。

（四）并发症

糖尿病酮症酸中毒的主要并发症是脑水肿,其特征和处理方法如下:

1.糖尿病酮症酸中毒引起的脑水肿 95％ 出现在 20 岁以下的患者,其中 1/3 患者＜5 岁。

2.确诊糖尿病时间短的患者容易出现。

3.临床可表现为昏迷逐渐加重或病情逐渐好转的过程中突然恶化:昏迷加深、瞳孔固定、呼吸骤停。

4.脑水肿多出现在治疗开始后 4~12h。

5.这种脑水肿的原因还不清楚,可能与输液速度过快、血钠降低过快、酸中毒纠正过快(氧离曲线左移)引起组织缺氧等有关。

6.治疗:排除低血糖、必要时 CT 检查排除其他病变。5~10min 内静脉用甘露醇 0.5g/kg、必要时在颅内压监测下使用过度通气。

二、非酮症性高渗性昏迷

1.临床特征

(1)老年人容易出现。

(2)慢性起病。

(3)诱发因素包括感染、心血管疾病反复发作、使用激素、利尿、输入葡萄糖。

(4)脱水。

(5)脑脱水可以引起过度通气。有时因为脑血栓形成出现局灶性神经体征。

2.实验室检查

(1)血糖明显升高,可>50mmol/L。

(2)没有明显的酸中毒和酮症。

(3)高钠血症(有时出现低钠血症)。

(4)尿毒症。

(5)渗透性增加。

(6)可有呼吸性碱中毒。

3.治疗

(1)用等渗液容量复苏。

(2)静脉泵入胰岛素。

(3)有时需要补钾。

(4)考虑抗凝。

三、低血糖

1.意识不清或抽搐　首先要排除低血糖。

2.引起低血糖的原因　①药物:胰岛素或口服降糖药;②病情危重;③胰岛素瘤;④严重肝脏疾患,合并酒精中毒时尤其容易发生。

3.治疗

(1)补糖前需要考虑给予维生素 B_1,已经明确不是酒精中毒引起者可以不用。

(2)50%葡萄糖 50ml 静脉注射。

（陈加峰）

第八章　血液系统疾病

第一节　溶血危象

溶血危象是一组严重威胁病人生命的综合征,是指在慢性溶血过程中,或具有潜在溶血因素的病人在某些诱因作用下,发生急性溶血。临床主要表现为突然出现寒颤、高热,烦躁、疲乏、头痛、胸闷及剧烈腰痛,四肢酸痛,甚至尿少及无尿,血红蛋白骤然降低,贫血、黄疸急剧加重,网织红细胞增加。

一、临床表现与诊断

1.症状、体征

(1)发热,大部分病人先有寒颤,面色苍白,四肢发热,继而体温上升,可达40℃。

(2)四肢、腰背、腹部疼痛,病人多有全身酸痛及腰背酸痛,伴有腹痛,严重者伴明显肌紧张。

(3)血红蛋白尿,尿呈棕红色或酱油色。

(4)贫血加重,黄疸加深。

(5)肝脾明显肿大。

(6)血压下降,甚至休克。

2.辅助检查　通过辅助检查,确定是否溶血,包括以下几个方面。

(1)血常规:红细胞数、血红蛋白急剧降低,白细胞、血小板增多,网织红细胞显著增高,可达50%～70%。

(2)骨髓象:红系呈过度增生,常可见分裂的幼红细胞,粒红比例明显降低或倒置。

(3)血清胆红素明显增高,尤其是间接胆红素迅速增加,尿胆红素阴性。

(4)血清结合珠蛋白含量减少甚至消失。

(5)血浆游离血红蛋白增加。

3.确定原发病的类型

(1)阵发性睡眠性血红蛋白尿:酸溶血试验、蛇毒溶血试验阳性。

(2)自体免疫溶血性贫血:直接、间接Coombs试验阳性。

(3)海洋性贫血及血红蛋白病:血红蛋白电泳异常。

(4)蚕豆病伯氨喹型溶血性贫血:红细胞G-6-PD酶测定活性减低或缺乏。

(5)红细胞丙酮酸激酶缺乏:红细胞丙酮酸激酶测定活性减低或缺乏。

二、鉴别诊断

1.输血引起的溶血　多有明显的输血史,常在输血过程中或输血后迅速发病,受者血型与供者血型不合。

2.重症黄疸型肝炎　重症黄疸型肝炎常以消化道症状为主,肝功能明显异常,无血红蛋白尿,无严重贫血,网织红细胞不增加。

三、救治措施

本症的治疗原则是迅速终止严重溶血和消除血红蛋白血症,矫正重度贫血,防止肾衰,防治并发症,具体措施如下。

1.去除引起溶血的原因　原因包括控制感染,去除引起溶血的一切因素,包括过敏原、药物等。

2.肾上腺皮质激素　氢化可的松,一般用量为 $300\sim1200mg/d$ 静脉滴注,主要用于自身免疫性溶血性贫血引起的溶血危象,对阵发性血红蛋白尿、伯氨喹性溶血性贫血、药物性溶血性贫血、遗传性球形及椭圆形红细胞增多症均有效。也可用甲泼尼龙替换,剂量为 $20\sim30mg/kg$。使用 3 天后,逐渐减量。

3.防治肾衰　20％甘露醇 $250mL$ 于 $15\sim30min$ 内快速静脉滴注,使尿量维持在 $100mL/h$ 以上,24h尿量应达 $1500\sim2400mL$。低分子右旋糖酐 $500\sim1000mL/d$。对于有血红蛋白尿的病人,在有尿的基础上适量予以 5％碳酸氢钠碱化尿液。已发生肾衰者,按急性肾衰处理。

4.输血、纠正贫血　大量溶血造成严重贫血,输血是抢救病人生命的关键措施之一。但要根据原发病的不同采用成分输血。洗涤红细胞经过洗涤去除了 99％以上血浆,不含补体及抗体,适合多种类型溶血性贫血,如自体免疫性溶血性贫血、阵发性睡眠性血红蛋白尿。如病情危急且又无分离洗涤红细胞条件,可在输血前用大量糖皮质激素。

5.大剂量静注丙种球蛋白　$0.4\sim0.6g/kg$ 丙种球蛋白静注,连用 5 天对控制自体免疫性溶血性贫血有效,但价格昂贵。

6.免疫抑制剂　硫唑嘌呤 $100\sim150mg$ 口服对自体免疫性溶血性贫血有效,但长期使用导致骨髓抑制。

四、监测与护理

1.密切观察病人变化,监测心率、血压等循环功能变化情况,每 30min 测体温一次。

2.动态监测红细胞、白细胞、血小板、血清胆红素、血浆游离血红蛋白等指标。

3.输血过程中如出现输血反应,迅速作出判断,并给予及时处理。①轻度输血反应,如单纯荨麻疹可不停止输血,放慢速度、严格观察;应用抗组胺类药物,或皮下注射 1：1000 肾上腺素 0.5mL。②重度输血反应立即停止输血,吸入纯氧,密切观察;保留静脉通道给予地塞米松,有支气管痉挛者皮下或肌内注射1：1000肾上腺素 0.5mL。严重的喉头水肿应作喉插管或气管切开。③寒战期给予保暖,应用退热药(阿司匹林或对乙酰氨基酚)、镇静药(苯巴比妥或地西泮片)。寒战严重时给予哌替啶 25mg 肌内注射或静脉注射 10％葡萄糖酸钙溶液。④详细核对病人及供血者各种记录,保留标本立即重作 ABO 及 Rh 血型鉴定及配血试验。⑤对输血用盐水、输血器具进行热源检查;血袋中剩余血涂片细菌检查,必要时作细菌培养。

4.按危重病人常规护理,嘱病人绝对卧床休息。发生休克者按休克病人常规护理。

5.预防 DIC 发生,密切观察血红蛋白尿的出现,特别应注意第一次尿液的颜色。观察黄疸的出现,非结合胆红素及尿胆原的升高等。

6.备齐抢救设备及药品,如抢救车、吸痰器、氧气瓶、输液器及各种急救药物,随时作好抢救准备。

(郭　芳)

第二节　出血危象

出血危象是指由于血管因素、血小板量或质的异常、血液凝固障碍等引起的迅猛的大出血,或出血不止,发生休克、昏迷而危及生命的现象。容易发生出血危象的疾病很多,归纳为以下三大类:①血管缺陷所致的出血危象;②凝血功能障碍所致的出血危象;③血小板异常所致的出血危象。

一、血管缺陷所致的出血危象

(一)病因

1.遗传性出血性毛细血管扩张症。

2.过敏性紫癜。

(二)诊断要点

1.家族史、过敏史。

2.皮肤黏膜出血。

3.血小板计数、凝血像检查及骨髓检查等基本正常。

(三)救治处理

1.去除病因　尽早查出并及时消除致病因素是治疗本病的关键。

2.一般疗法　大量出血应卧床休息,必要时输血治疗。

3.抗组胺药物　阿司咪唑(息斯敏)10mg/次,每日服 3 次,马来酸氯苯那敏(扑尔敏)4mg/次,每日 3 次,异丙嗪(非那根)25mg/次,每日服 3 次,还可用 10％葡萄糖酸钙溶液 10mL 加入葡萄糖溶液静脉缓慢注入,每日 1～2 次。

4.止血药　酚磺乙胺 0.25～0.5g,每日 2～3 次肌内注射或 1～2g 加入葡萄糖溶液中静脉注射。卡络柳钠 10mg 每日 2～3 次肌内注射或 40～60mg 加入葡萄糖溶液中静脉滴注。维生素 C 及芦丁也有降低毛细血管通透性作用。

5.封闭疗法　0.5％普鲁卡因 100～200mg 加入 5％葡萄糖溶液中静脉滴注,每日 1 次,连用 7～10 天为一疗程。可调节神经系统功能,抑制过敏反应。

6.肾上腺皮质激素　具有抗过敏及改善血管通透性作用,对控制关节疼痛、腹痛、胃肠道出血及消退皮肤紫癜、神经性水肿疗效显著,但对肾脏病无效。通常用泼尼龙 10mg,每日服 3 次,重症者可用氢化可的松 100～200mg 或地塞米松 10～20mg 加入葡萄糖溶液中静脉滴注。症状控制后应减量至停药。

7.免疫抑制剂　对于肾型症状较重者、病情迁延及激素治疗无效者,可选用免疫抑制剂治疗。一般用硫唑嘌呤 50mg 每日服 2～3 次;环磷酰胺 50mg 每日服 2 次或 200～400mg 加入葡萄糖溶液静脉注入,每周 2 次,有效后减量,常可与激素合用。

二、凝血功能障碍所导致的出血危象

(一)病因

1.遗传性凝血因子减少,如血友病。

2.获得性凝血因子减少。

3.血循环中的抗凝物质增多。

4.纤维蛋白溶解亢进。

(二)诊断要点

1.家族史或者有原发疾病。

2.皮肤黏膜、肌肉、关节、脏器出血。

3.凝血时间、部分凝血酶原时间、凝血酶原时间、凝血酶时间异常。

(三)救治处理

1.局部止血治疗　如轻微割破、鼻出血,可用纤维蛋白泡沫、明胶海绵、凝血酶、肾上腺素等局部压迫止血。

2.替代疗法　替代疗法可用新鲜血、新鲜冰冻血浆、血小板悬液、冷沉淀物、凝血因子制剂。

3.关节积血的处理　在替代疗法的基础上,可用按摩、热敷或穿刺引流。

4.其他治疗方法

(1)去氨加压素(DDAVP):静脉输注 $0.3\mu g/kg$,用 30mL 生理盐水稀释后在 30min 内静脉注毕,使用后 $1\sim2h$,血中Ⅷ:C 可增高 $2\sim4$ 倍,给予 $0.4\sim0.5\mu g/kg$ 可增高 $4\sim6$ 倍,有一定疗效。

(2)达那唑:是人工合成的雄性激素,600mg/d,口服,对部分病人有效。

(3)肾上腺皮质激素:此药通过降低血管脆性和通透性,有减轻关节肌肉出血所致的炎症反应、加速血肿吸收、抑制纤溶等作用,可在关节滑膜炎症时与替代疗法同用。但没有预防病人自发出血的作用。治疗剂量为泼尼松 30mg/d,3 天后逐渐减量,一般不超过 10 天,多用于关节腔、咽喉部、深部肌肉、腹腔等部位出血。

(4)抗纤溶药物:血友病甲病人内源凝血途径中纤维蛋白形成延缓或减少,抗纤溶药物如 6-氨基己酸、氨甲苯酸有保护少量已形成的凝血块不被溶解的作用,对治疗出血有一定疗效。抗纤溶药物不宜应用于血尿病人。

5.对获得性凝血因子减少的病人的治疗　病因治疗是一个根本的治疗。

三、血小板异常所致的出血危象

(一)病因

1.原发性血小板增多症。

2.血小板减少症。

3.血小板功能异常。

(二)诊断要点

1.危象发生前可有过敏、药物、感染、外伤、手术、理化损伤等诱因。

2.病人急骤起病,有自发、广泛的皮肤、黏膜、内脏等出血不止的倾向。

3.实验室检查显示血小板数量异常或者形态、功能障碍;凝血像检查正常。

（三）救治处理

1.治疗原发病　治疗原发病是预防危象发生的根本措施。对于免疫因素所诱发的血小板危象,应尽早用皮质激素和(或)免疫抑制剂治疗;对于急性白血病、恶性肿瘤所致者,合理使用化疗药物,争取缓解;对于严重感染所致者.则应积极控制感染;因药物所致者,应立即停止使用有关药物;休克所致者应针对其病因给予扩充血容量,改善微循环,纠正酸碱平衡失调,防止 DIC 发生。止血药物常用的是氨甲环酸静脉滴注 5g/d,巴曲酶 1～2kU/d 注射,亦可选用卡络柳钠。

2.血小板的输注　输入血小板的适应证为:①有严重出血,特别是颅内出血危险者。②肾上腺皮质激素治疗出血无效时。③血小板计数低于 $20×10^9/L$。④脾切除术前。用量:每日 18U 输注。

3.肾上腺皮质激素治疗　肾上腺皮质激素或促肾上腺皮质激素可以减低毛细血管的通透性,抑制抗血小板抗体的形成,抑制抗体与血小板的结合,限制单核-巨噬系统的清除功能,提高血小板的存活率。由于血小板清除作用主要发生在脾脏,因此皮质激素的治疗相当于"药物性切脾"。临床上适用于因免疫引起的急性血小板减少性紫癜或获得性血小板病所致的本症。但对血小板增多症和妊娠 5 个月内者所致的危象,一般不主张用激素治疗。用量:泼尼松 1～2mg/kg 或者等量的氢化可的松、地塞米松静注。

4.大剂量丙种球蛋白静脉滴注　一般认为其作用是抑制抗体的产生,方法是每日 0.4g/kg 静滴,连续5 天。

5.免疫抑制剂　对肾上腺皮质激素治疗效果差或无效的难治型病例,可选用免疫抑制剂,通常可与糖皮质激素合用。常用的有:①长春新碱,每周 1 次,2mg/次,静脉滴注 6～8h,连续 4 周。②环磷酰胺,每日100～150mg 分次口服。③硫唑嘌呤,每日 50～150mg,分次口服。免疫抑制剂的疗程通常为 4～6 周。

6.脾切除　脾切除是本病有效的治疗方法之一,其适应证为:①糖皮质激素疗程 6 个月以上未见效;②糖皮质激素疗效较差或减少剂量即易复发,或血小板计数仍在 $50×10^9/L$ 以下;③对糖皮质激素有所禁忌者;④核素标记血小板输入体内后,脾区放射指数较高,或肝与脾的比值增高。脾切除的有效率达 70%～90%,完全缓解者占 45%～60%。但术后仍有复发者。

7.其他治疗　①环孢素 A,按 3～5mg/(kg·d),分次口服;②血浆置换疗法适用于血栓性血小板减少性紫癜;③血小板增多引起的血小板危象,继发性者则主要是治疗原发病;原发性者则主要用骨髓抑制治疗(放射性磷或马利兰等化疗)。

四、出血危象的监测与护理

1.清除病因和诱因,是防治 DIC 重要措施。去除病因,如及时清理病理产科的子宫内容物,积极有效地控制感染和败血症,对抗休克,纠正缺氧,加强支持疗法。

2.专人护理,严密观察各项生命体征,注意出血倾向及休克、栓塞的发生。配合医师及时掌握病情和正确处理。按危重病人常规护理,嘱病人绝对卧床休息。发生休克者按休克病人常规护理。

3.备齐抢救设备及药品,如抢救车、吸痰器、氧气瓶、输液器及各种急救药物。

4.根据不同情况予以护理:①皮肤出血,衣服、被单应柔软,翻身宜轻,穿刺和注射部位可行压迫止血。病人接受抗凝治疗时,应尽量减少有创伤性检查和肌内注射;②鼻出血者应鼻部冷敷,用 1:1000 肾上腺素棉条或凡士林纱条填塞鼻腔;③口腔黏膜出血时可用生理盐水或 1:5000 呋喃西林液漱口,加强口腔护理;④呕血应按上消化道出血护理。

5.大量出血应卧床休息,必要时输血治疗。

（郭　芳）

第三节　过敏性紫癜

过敏性紫癜是指一组非血小板减少性紫癜。它明显表现出过敏特征如皮疹和水肿；组织学特点为真皮血管无菌性血管炎。如果皮肤紫癜伴有关节疼痛和胃肠道症状，也称之为许兰（Schonlen）-亨诺（Henoch）综合征。

【病因与发病机制】

病因尚未完全清楚，据认为与以下因素有关：①由免疫介导的机体对某些物质的过敏反应；如某些食物、药物、昆虫叮咬、接触某些化学物质，接种天花疫苗等。然而，当病人再次接触类似的高度可疑的致敏原，并不能诱发第2次过敏性紫癜发作。②细菌感染：一部分病例在过敏性紫癜发生以前，往往有上呼吸道感染病史，提示β-溶血性链球菌感染可能与过敏性紫癜发病有关。③有人认为过敏性紫癜系机体对血管壁成分的一种自体免疫反应，但这一看法未被证实。④在许兰-亨诺综合征，IgG或IgA免疫复合物参与了发病机制。上述致病因素使机体发生变态反应，引起毛细血管壁炎性改变，血管壁通透性增加，血液及淋巴液渗出到组织中，引起皮下组织、黏膜及内脏器官渗出性出血及水肿。

组织学检查显示急性皮肤损害——即无菌性血管炎，以真皮层血管为显著。血管周围有多形核白细胞及嗜酸性粒细胞浸润；亦可发生血管内纤维素样坏死及血小板血栓形成；可有肠道黏膜水肿，黏膜下出血甚至黏膜溃疡；肾脏病变类似于典型的亚急性肾小球肾炎，但病变比较局限。

【临床表现】

（一）前驱症状

起病前1～3周，50％～90％的病例可有上呼吸道感染病史，儿童患者更为常见。成人病例上呼吸道感染史通常不低于30％。

（二）临床特点

1.皮肤表现　一般表现出紫癜。有的患者可有荨麻疹、血管神经性水肿、多形性红斑及溃疡，甚至皮肤坏死等表现。皮疹多见于四肢，以下肢膝、踝关节周围皮肤及臀、背部皮肤较多，而较少累及面部及躯干部皮肤。紫癜常大小不一，对称分布，分批出现。皮损可单发，也可成簇甚至融合；皮损初始为荨麻疹，开始消退时，逐渐变成粉红色，继而红色，最后呈棕红色的斑丘疹样疱疹；也可表现出瘀点样损害。皮损一般于数日内消退，历经2～3周后可出现一批新的皮疹。

2.关节表现　可有膝、腕、肘、踝等大关节的疼痛，可有关节周围的肿胀和压痛，可发生关节渗出液，受累关节缺乏典型的局部充斑或温度增高表现，关节病变并不引起畸形后遗症，紫癜合并有关节病变表现者通常称为"关节型过敏性紫癜"。

3.胃肠道表现　腹绞痛是最常见的胃肠道症状，常常合并有明显的黑便或大便隐血试验阳性。腹痛部位以脐周或下腹部为主，可伴有恶心、呕吐、便血及腹泻等症状。可有腹部的局限或弥散性压痛，但无肌紧张及反跳痛。腹部症状严重者可伴发肠套叠、肠段坏死或肠穿孔。紫癜合并胃肠道症状并较突出者称为"腹型过敏性紫癜"。

4.肾脏表现　肾脏受累者占过敏性紫癜的25％～50％，通常出现在疾病的第2～3周。可表现有肉眼血尿或镜下血尿及程度不等的蛋白尿。严重者可发展为高血压，短暂性肾功能衰竭，如氮质血症和少尿。伴随的高血压容易被控制，肾功能损害可在数周内恢复，但可反复发作。

5.神经系统表现　过敏性紫癜最常见的神经系统症状是头痛和精神状态改变。可发生一过性轻瘫、惊厥，甚或脑神经瘫痪等，通常系由于神经系统血管炎病变所致。

【实验室检查】

1.血常规检查　一般而言,病人红细胞计数及血红蛋白浓度正常,胃肠道出血严重者可有贫血表现,白细胞计数正常或轻度增高,嗜酸性粒细胞通常增高。血小板计数正常,但在疾病急性期,血小板计数可有一过性轻度增高。血沉通常增快;1/3的病例有抗"O"滴度增高。

2.尿检查　可有血尿或蛋白尿;当存在肾功能不全时,血尿素氮和肌酐浓度可增高。

3.出、凝血机制检查　30%～50%病例毛细血管脆性试验阳性;出血时间,凝血时间及血块退缩时间均正常;血小板粘附,聚集功能正常;血浆凝血因子活性正常。

【诊断与鉴别诊断】

根据紫癜的分布特点及可能伴随的关节或胃肠道、肾脏受累的症状,结合实验室检查,过敏性紫癜诊断不难作出。鉴别诊断方面需与药疹及血小板减少性紫癜进行鉴别;药疹具有用药史,停药后皮疹消退为其特点;血小板减少性紫癜应该有血小板计数溅少,出血时间延长等实验室特点;腹型过敏性紫癜需与某些类型的急腹症鉴别;肾性紫癜需与急性肾小球肾炎、狼疮性肾炎作出鉴别。

【治疗】

(一)消除致病因素

防治感染,清除局部病灶(如扁桃体炎等),驱除肠道寄生虫,避免可能致敏的食物及药物等。

(二)一般治疗

1.抗组胺药盐酸异丙嗪、氯苯那敏(扑尔敏)、阿司咪唑(息斯敏)、去氯羟嗪(克敏嗪)、西米地丁及静脉注射钙剂等。

2.改善血管通透性药物维生素C、曲克芦丁、卡巴克络等。维生素C以大剂量(5～10g/d)静脉注射疗效较好,持续用药5～7日。

(三)糖皮质激素

糖皮质激素有抑制抗原抗体反应、减轻炎症渗出、改善血管通透性等作用。一般用泼尼松30mg/d,顿服或分次口服。重症者可用氢化可的松100～200mg/d,或地塞米松5～15mg/d,静脉滴注,症状减轻后改口服。糖皮质激素疗程一般不超过30天,肾型者可酌情延长。

(四)对症治疗

腹痛较重者可予阿托品或山莨菪碱(654-2)口服或皮下注射;关节痛可酌情用止痛药;呕吐严重者可用止吐药;伴发呕血、血便者,可用奥美拉唑等治疗。

(五)其他

如上述治疗效果不佳或近期内反复发作者,可酌情使用:①免疫抑制剂:如硫唑嘌呤、环孢素、环磷酰胺等;②抗凝疗法:适用于肾型患者,初以肝素钠100～200U/(kg·d)静脉滴注或低分子肝素皮下注射,4周后改用华法林4～15mg/d.2周后改用维持量2～5mg/d,2～3个月;③中医中药:以凉血、解毒、活血化瘀为主,适用于慢性反复发作或肾型患者。

(郭　芳)

第四节　特发性血小板减少性紫癜

特发性血小板减少性紫癜(ITP),是一种原因未完全明了,主要是针对血小板膜糖蛋白(GP)产生自身抗体的原发性自身免疫性血小板减少性紫癜。绝大多数患者的血清中可测出抗血小板抗体,使血小板破坏增多,血小板寿命缩短,导致血小板数减少及出血症状。ITP 的发病率为 16.7/10 万人口,是常见的出血性疾病之一。临床上分急性与慢性两型。

【病因与发病机制】

ITP 的病因未明。急性型多发生于病毒感染恢复期,可能是:①病毒抗原与相关抗体形成免疫复合物附着于血小板表面,促进血小板破坏。②病毒组分结合于血小板表面后,使其抗原性发生改变,导致自身抗体形成,使血小板受损,故可能为感染后的自身免疫反应。慢性型可能使自身抗体形成,损伤血小板,使其寿命缩短。60%～85%患者的血清中可测出抗血小板抗体;这类抗体多属 IgG,并证明抗体为针对血小板膜糖蛋白的特异性抗体。血小板膜糖蛋白抗原 75%位于 GPⅡb/Ⅲa 和 Ⅰb/Ⅸ 复合物上。因此只有检测血小板膜糖蛋白的特异性抗体才具有诊断的特异性,故以前的血小板相关抗体(PAIg)检测因假阳性多而只能作为过筛检查。脾脏是破坏血小板的主要器官,抗体吸附在血小板上,然后血小板在脾脏内被破坏。由于血小板破坏增多,血小板寿命缩短,骨髓中巨核细胞数常代偿性增多,同时凋亡也增多。近年来研究发现,在 ITP 尤其是慢性 ITP 的发病中,细胞免疫异常也起了非常重要的作用。主要表现在该病患者 T 细胞亚群、功能及凋亡的异常,这也是 ITP 靶向治疗的新方向。

【临床表现】

(一)前驱感染

急性型者在发病前 1 个月内常有病毒感染史,如上感、麻疹、风疹及腮腺炎等。

(二)出血症状

常表现为皮肤紫癜、黏膜出血及内脏出血,如鼻出血、齿龈出血、口腔黏膜出血、消化道出血、泌尿道出血、月经过多或阴道流血、咯血及颅内出血等。出血的轻重、急缓及失血量不一,重者可危及生命,失血量多者可引起失血后贫血。

【辅助检查】

1.血小板计数　多次及定期的血小板检查,可发现血小板减少的程度及变化情况。当血小板数低于 $50 \times 10^9/L$ 时,易表现出血症状;低于 $30 \times 10^9/L$ 时出血常较重;低于 $10 \times 10^9/L$ 时,自发性出血严重,甚至可大量内脏出血及脑出血而危及生命。血小板除数量减少外,可有血小板功能障碍。

2.骨髓检查　ITP 患者骨髓巨核细胞数正常或增多,有成熟障碍现象(可见产板型巨核细胞减少)。骨髓检查有助于排除其他引起血小板减少的血液病如再障、白血病等。

3.血小板自身抗体的检测　①血小板表面相关免疫球蛋白(PAIg)检查:用 ELISA 或放免方法检查,可见 70%～90%患者的 PAIgG 增高,30%～84%患者的 PAIgM 增高②血小板膜糖蛋白抗原的特异性自身抗体检测:常使用免疫磁珠放免法,ELISA 法和单克隆抗体固定特异血小板抗原法。

4.血小板寿命测定　用 ^{51}Cr 或 ^{111}In 检查血小板寿命,ITP 患者明显缩短。

【诊断与鉴别诊断】

ITP 诊断标准为:①多次化验检查血小板计数减少;②脾脏不增大或仅轻度增大;③骨髓检查巨核细胞数增多或正常;④以下 5 点中应具备任何一点:泼尼松治疗有效,切脾治疗有效,PAIgG 增多,PAC$_3$ 增多,血小板寿命测定缩短;⑤排除继发性血小板减少症。

在诊断 ITP 时,因为血小板计数检查时有时可出现较大误差,故应多次化验。除应具有血小板减少、脾不增大、骨髓巨核细胞数正常或增多伴成熟障碍等依据外,还应排除其他能引起血小板减少的疾病,如 SLE、类风湿性关节炎、甲亢、TTP、脾亢、MDS、再障及药物反应等。因为艾滋病毒携带者及艾滋病患者都可能出现血小板减少,故有条件的医院应作抗 HIV 抗体的全套检查。

【治疗】

(一)一般治疗

出血严重者应注意休息。血小板低于 $20×10^9$/L 者,应严格卧床,避免外伤。应用止血药的及局部止血。

(二)糖皮质激素

一般情况下为首选治疗,近期有效率约为 80%。

1.作用机制:①减少自身抗体生成及减轻抗原抗体反应;②抑制单核-巨噬细胞系统对血小板的破坏;③改善毛细血管通透性;④刺激骨髓造血及血小板向外周血的释放。

2.剂量与用法常用泼尼松 1mg/(kg·d),分次或顿服,病情严重者用等效量地塞米松或甲泼尼龙静脉滴注,好转后改口服。待血小板升至正常或接近正常后,逐步减量(每周减 5mg),最后以 5~10mg/d 维持治疗,持续 3~6 个月。国外学者多认为,ITP 患者如无明显出血倾向,血小板计数>$30×10^9$/L 者,可不予治疗。

(三)脾切除

1.适应证 ①正规糖皮质激素治疗无效,病程迁延 3~6 个月;②糖皮质激素维持量需大于 30mg/d;③有糖皮质激素使用禁忌证;④^{51}Cr 扫描脾区放射指数增高。

2.禁忌证 ①年龄小于 2 岁;②妊娠期;③因其他疾病不能耐受手术。脾切除治疗的有效率约为 70%~90%,无效者对糖皮质激素的需要量亦可减少。

(四)免疫抑制剂治疗

不宜作为首选。

1.适应证 ①糖皮质激素或脾切除疗效不佳者;②有使用糖皮质激素或脾切除禁忌证;③与糖皮质激素合用以提高疗效及减少糖皮质激素的用量。

2.主要药物

(1)长春新碱:为最常用者。除具免疫抑制作用外,还可能有促进血小板生成及释放的作用。每次 1mg,每周一次,静脉注射,4~6 周为一疗程。

(2)环磷酰胺:50~100mg/d,口服,3~6 周为一疗程,出现疗效后渐减量,维持 4~6 周,或 400~600mg/d 静脉注射,每 3~4 周一次。

(3)硫唑嘌呤:100~200mg/d,口服,3~6 周为一疗程,随后以 25~50mg/d 维持 8~12 周。可致粒细胞缺乏,宜注意。

(4)环孢素:主要用于难治性 ITP 的治疗。250~500mg/d,口服,维持量 50~100mg/d,可持续半年以上。

(5)霉酚酸酯(MMF):难治性 ITP 可试用,0.5~1.0/d,口服,要注意粒细胞减少的副作用。

(6)利妥昔单克隆抗体(rituximab):375mg/m^2 静注,可有效清除体内 B 淋巴细胞,减少自身抗体生成,有人认为可替代脾切除。

(五)其他

1.达那唑 为合成的雄性激素,300~600mg/d,口服,与糖皮质激素有协同作用。作用机制与免疫调节及抗雌激素有关。

2.氨肽素 1g/d,分次口服。有报道其有效率可达 40%。

(六)急症的处理

适用于:①血小板低于 $20×10^9$/L 者;②出血严重、广泛者;③疑有或已发生颅内出血者;④近期将实施手术或分娩者。

1.血小板输注成人按 10～20 单位/次给予,根据病情可重复使用(从 200ml 循环血中单采所得的血小板为 1 单位血小板)。有条件的地方尽量使用单采血小板。

2.静脉注射免疫球蛋白 0.4g/kg,静脉滴注,4～5 日为一疗程。1 个月后可重复。作用机制与单核巨噬细胞 Fc 受体封闭、抗体中和及免疫调节等有关。

3.大剂量甲泼尼龙 1g/d,静脉注射,3～5 次为一疗程,可通过抑制单核-巨噬细胞系统而发挥治疗作用。

4.血浆置换 3～5 日内,连续 3 次以上,每次置换 3000ml 血浆,也有一定的疗效。

（郭　芳）

第五节　血栓性血小板减少性紫癜

血栓性血小板减少性紫癜(TTP)是由于微循环血管内弥散性血栓形成,导致微循环阻塞而产生的一种综合征,主要症状包括溶血性贫血、血小板减少、神经症状、发热和肾功能损害。TTP 可分为遗传性和获得性两类。

TTP 女性多见,男女比例约为 1：2,发病年龄多在 30～40 岁之间。本病不是常见病,但也不少见,并且发病率在逐渐上升。

【病因与发病机制】

TTP 患者在大多数器官中形成微血管性血栓,这种血栓主要由血小板聚集而成,含有极少量或不含有纤维蛋白。没有血管周围炎症或明显内皮细胞损伤。血小板血栓包含大量 von Willebrand 因子抗原,不含纤维蛋白原及纤维蛋白。DIC 时形成的血小板血栓包含纤维蛋白,没有 von Willebrand 因子。应用流式细胞仪研究发现,TTP 发作时 von Willebrand 因子抗原与全血中单个血小板粘附程度较缓解期高。发作时凝血功能正常。

von Willebrand 因子单体通过二硫键形成不同分子量的多聚体。von Willebrand 因子在巨核细胞和内皮细胞内组装,贮存于血小板 α 颗粒和内皮细胞 Weibel-Palade 小体中。血浆中大多数多聚体来源于内皮细胞。TTP 患者内皮细胞和血小板产生 von Willebrand 因子较正常人产生的大。这些异常增大多聚体较正常最大的多聚体能更有效结合 von Willebrand 因子受体-血小板糖蛋白 Ⅰb/Ⅸ/Ⅴ 上 Ⅰbαa 成分。这可能是因为异常增大的 von Willebrand 因子多聚体上的因子单体上糖蛋白 Ibα 结合位点较正常状态下较小多聚体上的单体更容易暴露。最初只有少部分异常增大 von Willebrand 因子多聚体与糖蛋白 Ibα 结合,随后 ADP 激活血小板糖蛋白 Ⅱb/Ⅲa 复合物,诱导血小板聚集。

血浆中的 von Willebrand 因子切割金属蛋白酶正常情况下能阻止异常增大 von Willebrand 因子进入血液循环。该酶可以通过切割 von Willebrand 因子单体亚单位 842-843(酪氨酸和蛋氨酸)之间的肽键降解多聚体。这种金属蛋白酶被称作 ADAMTS13,是一种锌和钙依赖性蛋白酶。ADAMTS13 有精氨酸-甘氨酸-天冬氨酸顺序(RGD),其基因位于 9q34.主要由肝脏产生。

异常增大 von Willebrand 因子多聚体可能在内皮细胞表面直接被 ADAMTS13 裂解。ADAMTS13 中 thrombospondin-1 样基序能结合内皮细胞表面 thrombospondin 受体结合酶。部分未折叠出现的异常增大多聚体增加了液体鞘流压力,从而增加 ADAMTS13 切割活性。

在大多数家族性或获得性 TTP 患者中,血浆 ADAMTS13 活性小于正常值的 5％。家族性或获得性

TTP患者血浆中ADAMTS13活性缺乏的严重程度与内皮细胞表面ADAMTS13缺乏的程度呈正相关。因此,异常增大的von Willebrand因子多聚体自内皮细胞分泌后并没有被切割,而是以长链的形式继续锚定在内皮细胞上。流经的血小板通过其表面的糖蛋白Iba受体与长链相连(血小板并不与切割后的小分子von Willebrand因子结合)。通过激活异常增大多聚体链上结合血小板表面糖蛋白Ⅱb/Ⅲa复合物,使更多血小板聚集,形成阻塞性血小板血栓。在部分TTP患者中,其它能强烈刺激内皮细胞分泌异常增大多聚体的因素也可导致疾病的发作。

家族性TTP患者血浆中通常存在异常增大von Willebrand因子多聚体。由于位于9q34上编码AD-AMTS13等位基因都产生突变,导致纯合子或双杂合子,患者血浆中的ADAMTS13活性通常为零或在不能检测出的水平。大多数严重家族性ADAMTS13活性缺乏患者在婴幼儿时期就会出现TTP发作。而在另一部分患者中,可能多年不发作,可在第一次妊娠时发作,也有少部分终生不发作。偶尔家族性血浆ADAMTS13严重缺乏患者出现TTP发作的年龄较大,或终生不发作,其原因可能是内皮细胞表面AD-AMTS13生理活性较在体外检测的活性高。

获得性TTP患者急性发作时和复发时血浆中的ADAMTS13水平很低,通常检测不出。在疾病恢复后,活性可恢复正常。40%～80%患者血浆中出现抑制酶活性的lgG抗体,提示存在短暂或间断的免疫调节缺陷。在部分应用ticlopidine或clopidogrel导致的TTP患者血浆中也发现了抑制金属蛋白酶的抗体。目前还不清楚未检测出针对ADAMTS13自身抗体的获得性特发TTP是否存在短暂、严重金属蛋白酶产生或生存缺陷。

健康成人血浆ADAMTS13活性约为正常值50%～178%之间。在肝病、晚期肿瘤、慢性代谢病、慢性炎症、妊娠和新生儿中其活性可低于正常,但只是轻度减低。而家族性和获得性TTP发作时,酶活性非常低。

部分获得性TTP虽然血浆中存在异常增大von Willebrand因子多聚体,但体外检测血浆金属蛋白酶水平不低或没有严重减低。这些患者体内ADAMTS13功能低下可能有其它机制。如,存在自身抗体阻止ADAMTS13与内皮细胞结合,但不影响金属蛋白酶活性位点。它可能与自身抗体针对糖蛋白Ⅳ(CD36)有关,CD36是一种细胞表面thrombospondin受体,部分TTP患者急性发病时血浆中出现CD36。这些抗体是否通过其thrombospondin-1样结构与内皮细胞表面的CD36 thrombospondin受体结合,而干扰AD-AMTS13的结合还不清楚。

【临床表现】

血栓性微血管病以血小板减少(骨髓巨核细胞增多)、红细胞破碎和血清乳酸脱氢酶极度升高为特征。这些异常的严重程度反映了血小板在微血管中聚集的范围。红细胞破碎(红细胞碎片或盔状细胞)可能是血流通过由于血小板聚集导致部分阻塞的微血管时所致。这直接导致了TTP。血清乳酸脱氢酶的升高主要来源于缺血或坏死组织细胞,而不是溶解的红细胞。

TTP患者中,急性发病时,通过异常增大的von Willebrand因子多聚体介导广泛血小板聚集,导致血小板通常低于$20 \times 10^9/L$。大脑和胃肠道缺血常见,肾功能不全也可见。TTP具有五联征:血小板减少、微血管病性溶血性贫血、神经精神异常、肾功能衰竭和发热。然而,实际工作中,有血小板减少、红细胞碎片和乳酸脱氢酶升高三联征即可诊断TTP。如果症状以严重肾功能衰竭为主,则应诊断为溶血性尿毒症综合征(HUS)。TTP和HUS的临床表现具有重叠性,有时不容易区分。如TTP患者出现肾功能异常与HUS患者出现肾外表现时,其鉴别较困难。但大多数情况下,两者可以鉴别。

家族性TTP很少见。其一般在幼年发病,通常每3周发作1次(称为慢性复发性TTP)。在部分患者中,家族倾向在很长时间并不明显。获得性特发TTP发生于成人或青少年,通常为单次急性发作。11%

～36％患者此后不定期发作。TTP可以发生于少部分应用Ticlopi-dine(一种血小板腺苷酸二磷酸受体抑制剂)治疗的动脉栓塞患者,通常在治疗开始后数周内出现,甚至在少部分应用其结构类似物Clopidogrel的患者中也可出现。本病偶可发生于妊娠(尤其是妊娠后期)或围产期。

在应用丝裂霉素、环孢素、他克莫司、奎尼丁、骨髓或器官移植,全身照射或联合化疗的部分患者可能出现肾脏或广泛血栓,导致血栓性微血管病。

【诊断】

根据典型的五联征临床表现,诊断并不困难。目前认为血小板减少、红细胞碎片和乳酸脱氢酶升高三联征即可诊断TTP。

HUS通常单次发作,症状以严重肾功能衰竭为主。多为产生毒素的革兰阴性细菌感染导致的胃肠炎后,控制蛋白因子H成分产生缺陷会导致类似HUS症状疾病的反复发作。

【治疗】

儿童家族性TTP产生功能缺陷ADAMTS13。输注去除血小板的新鲜冷冻血浆或去除冷沉淀血浆或者经有机溶剂和洗涤剂处理后的血浆,可以使发作缓解,并起到预防作用。不需要进行血浆置换。新鲜冷冻血浆、冷沉淀上清液和经溶剂和洗涤剂处理过的血浆包含有活性金属蛋白酶。每3周输注1次金属蛋白酶即可起到良好的预防作用。输注的金属蛋白酶在血浆中的半衰期为2d,结合到内皮细胞表面后,半衰期可能延长。对于其活性维持3周的机制还不清楚。

ADAMTS13的测序已经完成,并且现已经能从正常血浆中进行部分纯化。这些进展使纯化的金属蛋白酶产品用于治疗TTrP。因为5％的正常血浆水平就能阻止和缩短TTP发作,基因治疗可能使反复发作的儿童TTP患者长期缓解。

成人或大龄儿童获得性急性TTP需要每天进行直浆置换。血浆置换是去除患者血浆中的异常增大von Willebrand因子多聚体或针对ADAMTS13的抗体,输注新鲜冷冻血浆或冷沉淀上清液补充金属蛋白酶。血浆置换使急性TTP的生存率达到90％以上,并且避免了器官永久性损害。

部分获得性急性特发性TTP存在高滴度针对ADAMTS13的自身抗体,单独血浆置换疗效不佳。可应用糖皮质激素或脾切除治疗,抑制自身抗体的产生;或应用长春新碱使血小板微管解聚,改变表面受体的暴露。美罗华是针对B淋巴细胞上CD20的单克隆抗体,目前也在进行临床试验。除非有威胁生命的出血或颅内出血,应该避免血小板输注,因为其可以加重微血管血栓。阿司匹林容易导致严重血小板减少患者出血。

(郭　芳)

第六节　白细胞减少和粒细胞缺乏症

外周血白细胞绝对值低于4.0×10^9/L者称为白细胞减少。中性粒细胞是白细胞的主要成分,所以中性粒细胞减少常导致白细胞减少。外周血中性粒细胞绝对计数在成人低于2.0×10^9/L,在儿童≥10岁低于1.8×10^9/L或<10岁低于1.5×10^9/L时,称为中性粒细胞减少;如果中性粒细胞严重减少,低于0.5×10^9/L者,称为粒细胞缺乏症。

【病因与发病机制】

中性粒细胞减少的病因很多,其发病机制也很复杂,大致可将其病因及发病机制归纳为:中性粒细胞生成缺陷、血液或组织中中性粒细胞破坏或消耗过多、中性粒细胞分布异常三类。

（一）中性粒细胞生成缺陷

可分为生成减少和成熟障碍。

1.生成减少

（1）细胞毒类药物及辐射：这类药物大部分为抗癌药。包括烷化剂、抗代谢药、蒽环类抗生素、长春属类生物碱、拓扑异构酶抑制剂等。它们是引起中性粒细胞减少最常见的原因。其主要机制是直接损伤造血干/祖细胞及分裂期的早期细胞，或抑制这些细胞的分裂和增生。其作用呈剂量依赖性。由于红细胞系和巨核细胞系的早期细胞分裂和增生同时受到抑制，因此常导致全血细胞减少。由于血液中的中性粒细胞比其他细胞的半存期短，更新快，因此骨髓抑制时，粒细胞减少最先出现，一般在用药后1～2周出现，而红细胞寿命最长，贫血最后发生。

（2）偶尔引起粒细胞减少的药物：此类药物包括止痛剂、镇静剂、抗生素、抗甲状腺药、抗惊厥或抗癫痫药、抗心律失常药、抗高血压药、抗组胺药、抗疟药等。它们只在某些敏感患者引起粒细胞减少或缺乏。其发病机制尚未清楚，大致分为两种。一种是某些患者曾接触过该药物，当再次接触后数小时内突然发生粒细胞减少或缺乏（如氨基比林、保泰松、磺胺、硫氧嘧啶、奎尼丁、左旋咪唑等），发病机制可能与免疫介导有关，与剂量无关。另一种是接触药物数周后，缓慢发生粒细胞减少（如吩噻嗪、甲巯咪唑、磺胺、硫氧嘧啶、氯霉素等），与剂量及用药时间有关，其发病机制可能为药物干扰增生期细胞的蛋白合成和 DNA 复制，常影响造血干细胞及各系祖细胞，导致全血细胞减少。

（3）免疫介导：各种自身免疫性疾病和偶尔引起粒细胞减少药物，由于产生的自身抗体或（和）T 细胞介导，可能损伤中性粒细胞分化的各阶段，使其生成减少；也可能使中性粒细胞在血液或脾脏内破坏。

（4）感染：有些细菌、病毒、立克次体及原虫感染可引起粒细胞减少，多数是一过性的，其发病机制可能与中性粒细胞分布异常及破坏增多有关；有些如肝炎、艾滋病及细小病毒感染可引起中性粒细胞生成障碍；另有报道血行播散性结核通过 T 细胞介导使中性粒细胞生成受抑制。因此，其发病机制常是综合性的。

（5）骨髓浸润：骨髓造血组织被白血病、骨髓瘤及转移癌细胞浸润，或大量成纤维细胞增生，影响正常造血干细胞增生。其结果不仅使中性粒细胞减少，也常伴贫血及血小板减少

（6）某些先天性遗传性粒细胞减少症：多数发病机制还不清楚，其中周期性中性粒细胞减少症被认为是一种常染色体显性遗传病，其机制是由于位于 19p13.3 上的中性粒细胞弹性蛋白酶基因（ELA_2）突变所致。

2.成熟障碍　维生素 B_{12} 或叶酸缺乏、急性粒细胞白血病、骨髓增生异常综合征以及某些先天性遗传性中性粒细胞减少等，骨髓分裂池细胞正常或增多，但由于粒细胞分化成熟障碍而在骨髓内死亡，导致贮存池成熟的中性粒细胞减少，因此也称无效增生。

（二）中性粒细胞在血液或组织中破坏或消耗过多

1.免疫性因素　中性粒细胞被抗体或抗原抗体复合物包裹在血液或脾等组织中被破坏，见于各种自身免疫性疾病（如系统性红斑狼疮、类风湿关节炎、Felty 综合征）、某些非细胞毒类药物、某些感染（如慢性肝炎）及同种免疫性新生儿中性粒细胞减少。

2.非免疫性因素　在严重细菌感染或败血症时，中性粒细胞在血液或炎症部位消耗增多；各种原因引起的脾大所致的脾功能亢进，中性粒细胞在脾内破坏增多。

（三）中性粒细胞分布异常

中性粒细胞转移至边缘池导致循环池的粒细胞相对减少，但中性粒细胞总数并不减少，故多称为假性粒细胞减少，见于先天性或体质性假性粒细胞减少症。此外，获得性者如严重细菌感染、营养不良、疟疾

等,常同时伴有中性粒细胞生成减少或破坏增多,故粒细胞总数也可减少。粒细胞滞留于循环池其他部位,如血液透析开始后2～15min滞留于肺血管内,导致外周血粒细胞暂时性减少;脾功能亢进时,滞留于脾内并常伴有破坏增多。

【临床表现】

本病的临床表现,随其白细胞或中性粒细胞减少的原因、程度和时间长短而异。根据中性粒细胞减少的程度可分为轻度≥$1.0×10^9$/L、中度$(0.5～1.0)×10^9$/L和重度<$0.5×10^9$/L,重度减少者即为粒细胞缺乏症。一般轻度减少的患者临床上不出现特殊症状,多表现为原发病症状。中度和重度减少者易发生感染和出现疲乏、无力、头晕、食欲减退等非特异性症状。常见的感染部位是呼吸道、消化道及泌尿生殖道,可出现高热、黏膜的坏死性溃疡及严重的败血症、脓毒血症。粒细胞严重缺乏时,感染部位不能形成有效的炎症反应,常无脓液,X线检查无炎症浸润阴影或不明显;脓肿穿刺可无或有少量脓液。

【辅助检查】

1.血常规　观察粒细胞减少的程度及是否伴有其他各系细胞减少和异常细胞。如为轻度减少,须重复检查,避免技术误差。对怀疑周期性中性粒细胞减少症者,应每周检查血常规2～3次,连续6周。

2.骨髓象　对全血细胞减少者应同时进行骨髓涂片和活检,观察骨髓增生的程度、粒红比、分裂池和贮存池细胞百分率,有助于了解粒细胞减少的发病机制,为病因诊断提供线索。如果患者无贫血,红细胞系增生正常,当粒红比、分裂池和贮存池细胞百分率均减少时,表明粒细胞生成减少,可结合病史及其他检查去寻找病因。如果分裂池细胞百分率增高,粒红比及贮存池细胞百分率减低,表明是粒细胞成熟障碍或其生存期缩短。白血病、转移瘤等可见异常细胞浸润。中毒、药物和严重感染等所致的中性粒细胞缺乏症,可见粒细胞核固缩,胞浆内中毒性颗粒、空泡增多。再生障碍性贫血者骨髓增生受抑,三系减少。

3.肾上腺素试验　肾上腺素可通过收缩小血管加快血流速度,使边缘池的中性粒细胞脱落进入循环池。此试验用以了解粒细胞是否分布异常。

4.氢化可的松试验　此试验是一种测定骨髓粒细胞贮备功能的方法,以鉴别中性粒细胞正常生理变动、慢性良性家族性粒细胞减少及药物等引起的粒细胞生成减少。

5.中性粒细胞特异性抗体测定　包括白细胞聚集反应、免疫荧光粒细胞抗体测定法等,以了解中性粒细胞的免疫状态。

【治疗】

(一)病因治疗

对可疑的药物或其他致病因素,应立即停止接触。继发性减少者应积极治疗原发病,急性白血病、自身免疫性疾病、感染等经过治疗病情缓解或控制后,粒细胞可以恢复正常。脾功能亢进者可考虑脾切除。

(二)防治感染

轻度减少者不需特别的预防措施。中度减少者感染率增加,应减少出入公共场所,并注意保持皮肤和口腔卫生,去除慢性感染病灶。粒细胞缺乏者应急诊收入院治疗,采取无菌隔离措施,防止交叉感染。感染者应行血、尿、痰及感染病灶分泌物的细菌培养和药敏试验及影像学检查,以明确感染类型和部位。在致病菌尚未明确之前,可经验性应用覆盖革兰阴性菌和革兰阳性菌的广谱抗生素治疗,待病原和药敏结果出来后再调整用药。若3～5天无效,可加用抗真菌治疗。病毒感染可加用抗病毒药物。静脉用免疫球蛋白有助于重症感染的治疗。

(三)重组人粒细胞集落刺激因子(thG-CSF)和重组人粒细胞-巨噬细胞集落刺激因子(thGM-CSF)

治疗粒缺患者疗效明确,可缩短粒缺的病理,促进中性粒细胞增生和释放,并增强其吞噬杀菌及趋化功能。常用剂量为2～10μg/(kg·d),常见的副作用有发热、肌肉骨骼酸痛、皮疹等。

碳酸锂有刺激骨髓生成粒细胞的作用，常用量 $0.6 \sim 0.9g/d$，副作用为轻度胃灼热感、恶心乏力等，肾脏疾患者慎用。

（四）免疫抑制剂

自身免疫性粒细胞减少和免疫介导机制所致的粒细胞缺乏可用糖皮质激素等免疫抑制剂治疗。其他原因引起的粒细胞减少，则不宜采用。

【预后】

与粒细胞减少的病因及程度、持续时间、进展情况、能否及时去除以及控制感染，恢复中性粒细胞数量的治疗措施有关。轻、中度者，若不进展则预后较好。粒细胞缺乏症者病死率较高。

（吴　艺）

第七节　贫血

一、概述

贫血是指循环中的红细胞数量低于在正常值，贫血主要有两大类：急症性的，伴有紧急的危及生命的并发症，需要在明确诊断前予以紧急处理；非急诊性的，无急症危险的贫血，大部分会到专科医师那里进一步诊治，但急诊医师需要有一定的了解。其他因素包括失血量、失血速度、潜在疾病、患者对贫血的耐受性等均对是否需要急诊处理造成影响。

急性贫血常见于外伤性出血，非创伤性出血包括消化道、尿道、附件出血等，溶血急性发作（主要包括DIC 引起的机械性溶血、中毒、严重感染、大面积烧伤、G6PD 缺乏患者接触氧化剂、血型不合输血反应等），白血病。除此以外，还应该考虑到影响血红蛋白的功能的其他原因，如一氧化碳中毒、硝酸盐引起的高铁血红蛋白血症、硫化氢引起的硫血红蛋白血症。

二、病理生理

红细胞的主要功能是将肺脏的氧气运送到组织，同时将二氧化碳以反方向运回。其携氧能力受血红蛋白水平、氧结合力、血流的影响，一项指标的减低常引发其他两项的代偿，但随疾病加重后可失代偿，导致组织缺氧甚至细胞坏死。贫血常引发红细胞生成素的代偿性增加，促进红细胞的生成。促红素是由肾脏产生的一种糖蛋白，可调节红细胞的生成，组织缺氧和溶血产生的红细胞碎片可刺激促红素的产生，所以在多数贫血患者促红素水平增高。骨髓中的多能干细胞可产生红系、髓系、巨核系和淋系的前体细胞，促红素可促进红系祖细胞的生长、分化，最后脱核形成成熟红细胞，其中仍含有核糖体网络，成为网织红细胞，网织红细胞大约存在 4 天，3 天在骨髓，1 天在外周血，之后在外周血循环 $110 \sim 120$ 天，之后被巨噬细胞清除。正常情况下，红细胞的生成和清除保持平衡。

三、临床表现

贫血的临床表现与失血速度、患者的耐受性有关，最常见的贫血原因是失血。临床表现为口渴，烦躁，呼吸、心跳加快,血压下降,尤其是直立性低血压,尿量减少。患者的年龄,伴随疾病,潜在的血液系统、神经系统、心血管系统状态均明显影响临床症状。青少年经常能耐受较重的失血而无明显的生命体征的变化,直到突然出现低血压。

为尽快明确诊断,应注意仔细询问病史,包括患者的入院前情况,治疗,治疗反应,出血倾向,输血史,既往史,包括过敏史,现在服用的药物,尤其是可能抑制血小板的药物。外伤性的注意外伤的特点、时间,失血情况。非外伤性的应注意皮肤出血点、瘀斑,消化道症状包括呕血、黑便、便血,溃疡病史,月经过多,血尿等。

查体时应注意皮肤是否苍白、黄染、紫癜、出汗增多,是否有贯通伤,心脏系统注意第三心音、第四心音颈动脉搏动。腹部注意压痛、反跳痛,肌紧张,肝、脾是否有增大等。

四、辅助检查

1.基本检查　血常规＋血型,外周血涂片,凝血四项,尿常规,电解质、血糖、肌酐。

2.备选检查　叶酸、维生素 B_{12} 水平,血清铁、铁蛋白水平,网织红细胞水平,骨髓细胞学检查,Coombs 试验(因为输血可能会改变试验结果,最好在治疗前检查)。

五、分类

为了更方便理解,将贫血分为三大类:红细胞生成减少,红细胞破坏增多,失血。根据红细胞的特点可分为三类。①小细胞低色素性贫血:缺铁性贫血、地中海贫血、铁粒幼细胞性贫血、中毒等;②大细胞性贫血:维生素 B_{12} 缺乏、叶酸缺乏、肝脏疾病、甲状腺功能减退;③正细胞正色素性:再生障碍性贫血、骨髓纤维化、骨髓病性贫血,内分泌失调,血尿,慢性感染,肝脏疾病等。

六、常见类型贫血

(一)缺铁性贫血

缺铁性贫血是急诊最常见的慢性贫血的原因,是体内铁的储存不能满足正常红细胞生成的需要而发生的贫血。是由于铁摄入量不足、吸收量减少、需要量增加、铁利用障碍或丢失过多所致。常见于育龄妇女,而在老年人则常源于消化道慢性失血,形态学表现为小细胞低色素性贫血。缺铁性贫血不是一种疾病,而是疾病的症状,症状与贫血程度和起病的缓急相关。采集病史应注意:①饮食习惯,是否有偏食或异食癖。②是否有消化系统疾病(萎缩性胃炎、胃溃疡或十二指肠溃疡等)、钩虫病;女性是否有月经过多;是否做过胃肠手术等。男性及绝经妇女应考虑是否为胃肠道肿瘤的首发症状。诊断依据血清铁、铁蛋白、总铁结合力等检查。治疗主要为口服铁剂,如硫酸亚铁、富马酸亚铁、琥珀酸亚铁,每次 1 片,每日 3 次口服,一般可耐受,可有恶心、呕吐或便秘等不良反应,患者会出现黑便,可提示患者。只有极少数的患者不能耐受口服铁剂,需要通过胃肠外途径补铁,常用的铁注射剂有右旋糖酐铁及山梨醇枸橼酸铁。有效的患者可能最快在 24 小时即出现症状改善,儿童在 3～4 天即有网织红细胞增高,而成人则需要一周左右,但血红蛋白的变化规律相似。如果血红蛋白无明显上升,提示丢失铁量高于补充铁量,应进一步查找病因或明确诊断是否正确。

（二）地中海贫血

地中海贫血是由于珠蛋白基因的缺失或缺陷,引起血红蛋白珠蛋白肽链中一种或几种合成不平衡所致是一组遗传性疾病,南方发病率比北方高,本病一般有种族或家族史。正常成人的血红蛋白是由两条 α 链珠蛋白和两条 β 链珠蛋白组成的。根据所缺乏的珠蛋白链种类予以命名和分类,α 珠蛋白链缺乏者称为 α 珠蛋白生成障碍性贫血,β 珠蛋白链缺乏者称为 β 珠蛋白生成障碍性贫血,诊断主要依据血红蛋白电泳和基因检测。无特效治疗,主要的治疗措施是输注红细胞,防止感染,防止继发性血色病及脾切除手术,但不能根治本病,最近采用的同胞造血干细胞移植可获得 60%～90% 的生存率,多次输血可降低移植成功率。

（三）慢性病贫血

慢性病贫血很常见,特点是血清铁减低,总铁结合力下降,铁蛋白正常或增高。红细胞常为正常大小、正常色素性,也可是小细胞低色素性贫血,骨髓一般正常,但存在铁利用障碍,血清铁(SI)降低、总铁结合力(TIBC)也降低;血清铁蛋白(SF)增高,铁剂治疗无效。应注意肿瘤、慢性感染、尿毒症、感染是最常见的原因。治疗主要是针对基础疾病。基础疾病纠正后贫血得以改善。由于贫血常不严重,临床症状主要由基础疾病引起,因此一般不需要对贫血进行特殊治疗。如贫血严重、有症状,特别是老年患者宜输血,红细胞生成素治疗可改善贫血、减少输血量、改善生命质量。

（四）巨幼细胞性贫血

常由缺乏叶酸、维生素 B_{12} 引起,临床表现类似。叶酸主要在十二指肠和空肠吸收,主要存在于绿色蔬菜、谷物、水果中,烹调过程中可破坏,叶酸缺乏的患者常存在摄入不足或吸收不足,如挑食、嗜酒,或叶酸需要量增加,如妊娠。维生素 B_{12} 存在于肉类食品中,烹调后不被破坏,和内因子结合后在回肠吸收,内因子是由胃黏膜的壁细胞分泌一种糖蛋白,内因子能和维生素 B_{12} 结合形成复合物,形成的复合物可保护维生素 B_{12} 不被水解酶破坏,此复合物与回肠壁上的特异性受体结合,促进维生素 B_{12} 吸收。常见的维生素 B_{12} 缺乏原因为慢性吸收障碍,源于内因子缺乏、不足或异常,如胃切除术后、萎缩性胃炎、产生内因子抗体等;还有摄入不足,如素食主义者、慢性乙醇中毒。诊断主要依靠实验室检查,MCV>100fl 提示巨幼细胞性贫血,外周血涂片可见红细胞体积增大、粒细胞分叶过多,骨髓中各系细胞巨幼变,尤其是红细胞,叶酸、维生素 B_{12} 水平可协助明确诊断,明确诊断后需进一步查找病因。治疗为补充叶酸 5mg 每日 3 次口服,维生素 B_{12} 500μg 肌内注射 1～2 次/周,一般 6～8 周以内即可恢复。

（五）再生障碍性贫血

再生障碍性贫血比较少见,是由多种病因引起的骨髓造血障碍,导致红骨髓总容量减少,代以脂肪,临床以全血细胞减少为主要表现。

1.诊断

(1)全血细胞减少,网织红细胞绝对值减少。

(2)一般无脾肿大。

(3)骨髓检查显示至少一部位增生减低或重度减低(如增生活跃,巨核细胞应明显减少,骨髓小粒成分中应见非造血细胞增多。有条件者应做骨髓活检等检查)。

(4)能除外其他引起全血细胞减少的疾病,如阵发性睡眠性血红蛋白尿、骨髓增生异常综合征中的难治性贫血、急性造血功能停滞、骨髓纤维化、急性白血病、恶性组织细胞病等。

(5)一般抗贫血药物治疗无效。

2.鉴别诊断

(1)阵发性睡眠性血红蛋白尿:尤其是血红蛋白尿不发作者极易误诊为再生障碍性贫血。本病出血和感染较少见,网织红细胞增高,骨髓幼红细胞增生,尿中含铁血黄素、糖水试验及 Ham 试验呈阳性反应,成熟中粒细胞碱性磷酸酶活力低于正常,均有助于鉴别。

(2)骨髓增生异常综合征:虽有全血细胞减少,但骨髓三系细胞均增生,巨核细胞也增多,三系中均可见有病态造血,染色体检查核型异常占 20%～60%,骨髓组织切片检查可见"造血前体细胞异常定位"现象。

(3)低增生性急性白血病:多见于老年人,病程缓慢或急进,肝、脾、淋巴结一般不肿大,外周呈全血细胞减少,未见或偶见少量原始细胞。骨髓灶性增生减低,但原始细胞百分比已达白血病诊断标准。

(4)纯红细胞再生障碍性贫血:仅有红细胞系统的发育障碍,白细胞与血小板无改变。骨髓中有核红细胞极度减少,红细胞寿命稍短于正常。贫血呈正色素性,网织红细胞减少或缺如。

(5)急性造血停滞:可呈全血细胞减少,起病急,有明确诱因,如抗甲亢药物,去除后可逐渐缓解,骨髓中可出现巨大原始红细胞为特点。

3.治疗

(1)支持疗法:凡有可能引起骨髓损害的物质均应去除,禁用一切对骨髓有抑制作用的药物。积极做好个人卫生和护理工作。对粒细胞缺乏者宜保护性隔离,积极预防感染。输血要掌握指征,一般以输入浓缩红细胞为妥。严重出血者宜输入浓缩血小板。

(2)雄激素:如司坦唑醇(康力龙)2mg 每日 3 次口服,达那唑 100～200mg 每日 3 次口服,可促使肾脏产生红细胞生成素,促使造血干细胞的增殖和分化,不良反应中还有男性化和肝功能损害。

(3)免疫抑制剂:适用于年龄大于 40 岁或无合适供髓者的重型再生障碍性贫血,环孢素 A 是治疗重型再生障碍性贫血的常用药物,由于应用方便、安全,剂量为 5～10mg/(kg·d),多数病例需要长期维持治疗,维持量 2～5mg/(kg·d)。对重型再生障碍性贫血的有效率也可达 50%～60%,出现疗效时间需要 1～2 个月以上。不良反应主要有肝、肾毒性、多毛、牙龈肿胀、肌肉震颤。为安全用药宜监测血药浓度,安全有效血浓度范围为 200～400ng/ml。以上治疗无效患者可使用抗胸腺球蛋白和抗淋巴细胞球蛋白,重型再生障碍性贫血的有效率可达 40%～70%,有效者 50% 可获长期生存。不良反应有发热、寒战、皮疹等过敏反应,部分患者可出现严重过敏反应甚至致死。其他还有中性粒细胞和血小板减少引起感染和出血,血清病一般在治疗后 7～10 天出现。

(4)造血干细胞移植:是治疗干细胞缺陷引起再生障碍性贫血的最佳方法,且能达到根治的目的。一旦确诊重型或极重型再生障碍性贫血、年龄<40 岁、有 HLA 配型相合供者,在有条件的医院应首选异基因骨髓移植,移植后长期无病存活率可达 60%～80%。

(六)溶血性贫血

溶血性贫血系指红细胞破坏加速,而骨髓造血功能代偿不足时发生的一类贫血。如骨髓能够增加红细胞生成,足以代偿红细胞的生存期缩短,则不会发生贫血,这种状态称为代偿性溶血性疾病。根据红细胞寿命缩短的原因,可分为红细胞内在缺陷和外来因素所致的溶血性贫血。

(1)红细胞内在缺陷所致的溶血性贫血,①红细胞膜的缺陷:包括遗传性球形细胞增多症,遗传性椭圆形细胞增多症,阵发性睡眠性血红蛋白尿。②血红蛋白结构或生成缺陷:包括镰形细胞性贫血或不稳定血红蛋白病。③红细胞酶的缺陷:红细胞无氧糖酵解中酶的缺乏(如丙酮酸激酶),红细胞磷酸己糖旁路中酶的缺乏(如葡萄糖-6-磷酸脱氢酶)。

(2)红细胞外在缺陷所致的溶血性贫血。通常是获得性的,红细胞可受到化学的、机械的或物理因素、生物及免疫学因素的损伤而发生溶血。溶血可在血管内,也可在血管外。

临床表现与溶血的缓急、程度有关。①急性溶血：起病急骤、可突发寒战、高热、面色苍白、腰酸背痛、气促、乏力、烦躁，亦可出现恶心、呕吐、腹痛等胃肠道症状，尿色如浓红茶或酱油样。这是由于红细胞大量破坏，其分解产物对机体的毒性作用所致，12小时后可出现黄疸，溶血产物损害肾小管细胞，引起坏死和血红蛋白沉积于肾小管，以及周围循环衰弱等因素，可致急性肾功能衰竭。由于贫血、缺氧，严重者可发生神志淡漠或昏迷，休克和心功能不全。②慢性溶血：起病较缓慢，除乏力、苍白、气促、头晕等一般性贫血常见的症状、体征外，可有不同程度的黄疸，脾、肝肿大多见，胆结石为较多见的并发症，可发生阻塞性黄疸。

1.实验室检查　外周血涂片、校正的网织红细胞指数、结合珠蛋白水平，乳酸脱氢酶、胆红素，尿常规，直接和间接 Coombs 试验，红细胞膜稳定性。

2.治疗　原则上有去除病因及对症治疗。

(1)去除病因：在明确病因的一部分溶血性贫血病例，如果是由外来因素引起的，一般可以去除。如因食用蚕豆或接触药物、毒物而引起的溶血，应停止接触这类物品。如血型不合或污染引起的输血反应，应立即停止输血。去除病因是最有效、最根本的治疗方法。

(2)对症治疗：输血：首先要严格掌握输血的适应证，其次要选用合适的血液成分。如严重的急性溶血性贫血和缺氧危及生命时，输血是抢救生命的重要手段，但输血可能加重溶血，应选用洗涤红细胞，而且输血速度一定要慢，并随时密切观察，一有反应，立即停输。

对无尿和肾功能衰竭的处理：血型不合的输血后引起急性溶血，出现严重的血红蛋白尿，极有可能导致无尿和肾功能衰竭。处理的办法是采取补液、升压等措施，维持血压在一定的水平，防止发生休克。如果出现无尿，则须采取包括透析等治疗急性肾功能衰竭的措施。

(3)其他治疗：注意电解质平衡：急性大量溶血，特别是血管内溶血时，大量红细胞内钾离子被释放入血浆，所以尤其要注意患者的电解质平衡，特别是高钾血症。

(4)皮质类固醇：对减轻自体免疫溶血性贫血有较好的疗效，一般用量为泼尼松 1mg/(kg·d)，有效后逐渐减量。

（吴　艺）

第八节　红细胞增多症

红细胞增多症的主要表现为红细胞增高，一般不需要急诊处理，但部分患者以脑梗死、心肌梗死就诊，应引起重视。红细胞的增多引起血流速度减慢，当红细胞比容＞60％时，极易合并栓塞和出血。临床主要表现为头痛、眩晕、视物模糊、血栓、自发出血，查体可见皮肤黏膜充血、发红，可有脾脏增大，少数患者合并充血性心力衰竭、静脉血栓。引起红细胞增高症的原因有原发性和继发性两种，继发性常见于肾脏、肝脏、肺部疾病，如高原、慢性阻塞性肺疾病、心脏右室到左室的分流引起组织缺氧引起促红素增高，肾脏肿瘤或炎症直接引起促红素增高，红细胞生成增加，但白细胞和血小板一般正常，主要治疗原发病。

一、诊断

原发性是源于骨髓中红细胞过度增生，称为真性红细胞增多症；诊断标准红细胞容量在男性＞36ml/kg，女性＞32ml/kg，动脉血气分析氧饱和度＞92％，脾大，常伴有白细胞、血小板增高，白细胞碱性磷酸酶积分＞100，维生素 B_{12}＞900pg/ml。

二、治疗

急诊处理为放血,一般一次可缓慢放 400～500ml,可用等量的盐水补充血容量,同时可予小剂量阿司匹林抗凝。长期治疗包括间断放血,维持血细胞比容在 55% 以下,也可应用羟基脲、干扰素抑制红细胞的增生。甚至用放射性^{32}P 抑制红细胞增生。但最近的研究表明这些治疗并不能延长生存期,自然病程为 15～20 年,少部分患者可转化为白血病。

(吴　艺)

第九节　白血病

白细胞增高在急诊很常见,外周血的白细胞主要包括粒细胞、淋巴细胞、单核细胞,粒细胞增多的常见原因有感染、肿瘤、心肌梗死、烧伤、白血病、风湿类疾病、出血、溶血、运动、外伤、药物、妊娠等;淋巴细胞增高的常见原因有病毒感染、结核、肝炎、淋巴细胞性白血病、自身免疫病、移植排斥等;单核细胞增多见于传染性单核细胞增多症、白血病等。白血病引起的白细胞增高通常伴有红细胞和血小板的降低,以下简单介绍几种常见的白血病。

一、慢粒细胞性白血病

患者一般以疲乏、无力、出汗、体重减轻、脾脏增大为主诉,白细胞一般在 50×10^9/L 以上,常伴有嗜酸细胞、嗜碱细胞增高,血小板增高,但红细胞一般降低,外周血可见早、幼、中、晚、杆状粒细胞,白细胞碱性磷酸酶积分降低,维生素 B_{12} 水平增高,骨髓可见粒系明显增生,90% 以上患者有 Ph 染色体和 Bcr/abl 基因阳性。应注意鉴别类白血病反应,一般继发于感染、肿瘤、结核、淋巴瘤、大面积烧伤等患者,区别为白细胞一般$<50 \times 10^9$/L,不伴有嗜酸、嗜碱细胞的增高,白细胞碱性磷酸酶增高,无 Ph 染色体。

需要处理的急症一般为高白细胞引起的高尿酸血症、急性肾功能衰竭、贫血引起的心力衰竭等,急诊处理包括水化、碱化,别嘌醇抑制尿酸,白细胞单采,应用羟基脲降低白细胞,贫血患者予急诊输注悬浮红细胞。

二、慢性淋巴细胞性白血病

慢性淋巴细胞白血病是由于淋巴细胞肿瘤样增殖,其特点为成熟形态的淋巴细胞在体内积聚,使血液和骨髓中淋巴细胞增多,淋巴结、肝、脾肿大,最后累及淋巴系统以外的其他组织。临床起病隐袭,进展缓慢,患者常主诉疲倦、乏力、消瘦,皮疹,反复感染,肝脾、淋巴结肿大。

(一)诊断

白细胞计数$>10 \times 10^9$/L,淋巴细胞的绝对值常大于 5×10^9/L,淋巴细胞$>50%$。可伴有贫血、血小板减少,部分患者合并溶血性贫血,95% 以上的 CLL 为 B 细胞的克隆性增殖,仅不到 5% 的病例为 T 细胞表型。骨髓象:增生活跃至极度活跃,以成熟淋巴细胞增生明显,占 40% 以上,原、幼稚淋巴细胞$<10%$。红系、粒系相对减少,巨核细胞正常或减少。应与结核性淋巴结炎、淋巴瘤、传染性单核细胞增多症、毛细胞

白血病、幼淋巴细胞白血病等鉴别。

（二）治疗

慢性淋巴细胞性白血病是一种预后较好的疾病,尽管尚无治愈的病例报道,但其 5 年生存率可达50%。治疗的目的是减少并发症,改善生存质量。一般认为早期患者可不治疗。

1.烷化剂　苯丁酸氮芥(瘤可宁)和环磷酰胺是标准的一线治疗药物。瘤可宁常用剂量 0.03～0.3mg/(kg·d)口服,环磷酰胺常用剂量为 2～3mg/(kg·d),2～3 周。

2.糖皮质激素　适合于伴自身免疫性溶血性贫血或血小板减少者。

3.α-干扰素(α-IFN)　早期患者治疗有效,可以降低淋巴细胞计数,晚期患者效果有限,而且有加重病情的危险。

4.注意预防感染。

三、急性白血病

急性白血病常进展迅速,其特点是由造血干细胞恶变而形成的一个原始细胞克隆取代了正常骨髓。急性白血病由急性淋巴细胞性白血病(ALL)和急性非淋巴细胞性白血病(ANLL)组成。白血病细胞积聚在骨髓内取代了正常的造血细胞,抑制正常造血,引起贫血、血小板减少和粒细胞减少。临床表现为贫血、出血、感染症状,关节疼痛,可伴有淋巴结、肝、脾肿大,尤其常见于急性淋巴细胞白血病。

（一）诊断

外周血血红蛋白减少,血小板减少,白细胞计数正常、减低或增高,成熟中粒细胞减少,可见原始和(或)幼稚白细胞。骨髓涂片及活检可见大量原始细胞增生,通过组织化学染色、遗传学、免疫表型和分子生物学方法可进一步明确白血病类型和预后。

（二）治疗

主要方法是化疗,两类白血病的化疗方案不尽相同,目的都是达到完全缓解,包括临床症状消失、血细胞计数恢复正常、骨髓造血正常、原始细胞小于 5%。化疗过程中白血病细胞迅速溶解,应注意水化、碱化尿液,防止高尿酸血症。儿童白血病以急性淋巴细胞白血病为主,预后较好。化疗缓解后应继续化疗 2～3年,长期生存率 10%～30%,有条件的可采用造血干细胞移植,长期生存率可提高到 50%～70%。

（吴　艺）

第十节　血液系统急诊常见综合征

一、噬血细胞综合征

噬血细胞综合征(HPS)亦称噬血细胞性淋巴组织细胞增生症,又称噬血细胞性网状细胞增生症,于1939 年首先由 Scott 等报道。其特征是发热、肝脾和(或)淋巴结肿大,全血细胞减少,肝功能异常和凝血障碍。本综合征分为两大类,一类为原发性或家族性,另一类为继发性,后者可由感染及肿瘤所致。

【病因病机】

①存在免疫调节障碍或免疫失衡;②淋巴和单核细胞因子持续产生,作为免疫应答的反应性 T 细胞分

泌淋巴因子可活化巨噬细胞,尤其如 γ-干扰素不仅能抑制造血,而且亦能活化巨噬细胞,淋巴因子 GM-CSF 亦激活巨噬细胞;③遗传因素影响机体对感染的反应方式,如家族性噬红细胞性淋巴组织细胞增生症的儿童可发生类似的血液学异常;④存在单克隆性 T 细胞增殖,在 EB 病毒相关噬血细胞综合征的患者采用 PCR 法检测呈 TCRγ 链重排,显示 EB 病毒感染 T 细胞引起单克隆增殖的可能。最近有学者报道噬血综合征患者血液中血清单核细胞趋化蛋白-1(MCP-1)、血浆巨噬细胞炎症蛋白-1β(MIP-1β)、IL-8 水平明显增高。

【临床表现】

噬血综合征临床表现多样,早期多为发热、肝大、脾大,可伴皮疹、淋巴结肿大和神经症状。发热持续,亦可自行退热;肝脾大明显,且呈进行性;皮疹无特征性,常为一过性,往往出皮疹时伴高热;约有一半患者有淋巴结肿大。中枢神经系统的症状一般在病程晚期出现。

【实验室检查】

1.血象　多为全血细胞减少,以血小板减少为明显。

2.骨髓象　骨髓在疾病早期的表现为中等度的增生性骨髓象,噬血现象不明显,常表现为反应性组织细胞增生,无恶性细胞浸润,应连续多次检查骨髓,以便发现吞噬现象。

3.高细胞因子血症　IL-1 受体拮抗因子、可溶性 IL-2 受体、γ-干扰素、肿瘤坏死因子等增多。

4.血脂　可见三酰甘油增多。

5.肝功能　转氨酶及胆红素可增高,其改变的程度与肝脏受累的程度一致,有学者报道肝脏活检对噬血综合征的诊断及判定预后很有价值。

6.铁蛋白升高。

7.凝血象　在疾病活动时,常有凝血异常,特别是在疾病活动期,有低纤维蛋白原血症,部分凝血活酶时间延长,在有肝受损时,其凝血酶原时间可延长。

8.脑脊液　中等量的白细胞增多[$(5\sim50)\times10^6/L$],主要为淋巴细胞,可能有单核细胞,但很少有噬血细胞。

9.免疫学检查　家族性 HPS 常有自然杀伤细胞及 T 细胞活性降低。

10.影像检查　部分患者胸片可见间质性肺浸润,晚期患者头颅 CT 或 MRI 检查可发现异常,其改变为陈旧性或活动性感染,脱髓鞘、出血、萎缩和(或)水肿。

【诊断与鉴别诊断】

HPS 的诊断标准为:①发热超过 1 周,热峰≥38.5℃;②肝脾大伴全血细胞减少,累及≥2 个细胞系,骨髓增生减少或增生异常;③肝功能异常及凝血功能障碍,血乳酸脱氢酶(LDH)≥1000U/L,血纤维蛋白原≤1.5g/L,铁蛋白≥1000ng/L;④噬血细胞占骨髓有核细胞≥2%和(或)累及骨髓、肝、脾。淋巴结及中枢神经系统的组织学改变。

有学者新近报道诊断标准为:①发热;②脾大;③血象至少有 2 个细胞系减少;④血脂升高以三酰甘油为主;⑤骨髓、肝、脾淋巴结中有噬血细胞;⑥铁蛋白增加(>500ng/L);⑦NK 细胞活性下降;⑧T 细胞亚群、可溶性白介素-2 受体升高。在上述 8 条中符合 5 条可诊断噬血综合征。本综合征须与恶性组织细胞病(恶组)相鉴别,其病理可见异常组织细胞、多核巨组织细胞浸润,其组织细胞的吞噬现象不及本综合征明显,而且淋巴结病变是沿窦状隙向实质侵犯,与本综合征有所不同。

【急救治疗】

治疗方面目前尚无特效治疗。可考虑:①类固醇疗法或大剂量甲泼尼龙冲击;②静脉滴注大剂量丙种球蛋白;③应用抑制 T 淋巴细胞活化的特异性抑制药环孢素 A;④应用直接拮抗细胞因子的抗 TNF 抗体和 IL-1 受体拮抗药;⑤为抑制或减少淋巴因子的供应源可采用化疗,包括 CHOP、CHOPE 方案或缓慢静滴长春新碱。已应用依托泊苷类(VP16)治疗原因不明的重症 HPS 或淋巴瘤相关的 HPS 奏效,HLH2004 化疗方案包括地塞米松、环孢素 A、VP16 等,也是本例中使用的治疗方案;⑥骨髓根治性治疗和异基因骨髓移植,优于常规化疗和免疫抑制治疗。还有学者报道 CD$_{20}$ 单克隆抗体治疗该病有效。

HPS 预后不良,约有 50% 病例死亡。有报道 EB 病毒感染相关性噬血综合征生存率 60%～70%。呈暴发性经过者病情急剧恶化,4 周内死亡。生存者 1～2 周血细胞数恢复,肝功能恢复需较长时间(3～4 周)。

二、继发性(反应性)噬血细胞综合征

继发性(反应性)噬血细胞综合征分为感染相关性噬血综合征与非感染相关性噬血综合征。感染相关性噬血综合征多与病毒感染有关,由病毒引起者称病毒相关性噬血综合征,由肿瘤引起者称肿瘤相关性噬血综合征。

【病因病机】

1.感染 ①病毒:EB 病毒占 50% 以上,此外还有疱疹病毒、巨细胞病毒、登革热病毒、水痘病毒、带状疱疹病毒、乙肝病毒、副流感病毒等;②细菌:伤寒杆菌、不动杆菌、大肠埃希菌、布氏杆菌、结核杆菌、金黄色葡萄球菌、β-溶血性链球菌、草绿色链球菌、粪链球菌、肺炎球菌;③支原体;④真菌:念珠菌、隐球菌、荚膜组织胞浆菌;⑤立克次体:恙虫病、Q 热等;⑥原虫:利什曼原虫、疟原虫。

2.新生物 骨髓增生异常综合征(MDS)、急性非淋巴细胞白血病、T 细胞或 B 细胞淋巴瘤、慢性淋巴细胞白血病、霍奇金病、多发性骨髓瘤、毛细胞白血病、转移性癌肿、胃癌、恶性畸胎瘤等。

3.免疫介导性疾病 系统性红斑狼疮、脂膜炎、类风湿性关节炎、结节病、炎性肠病等。

4.免疫缺陷状态 免疫抑制药和(或)细胞毒药物治疗、脾切除、艾滋病、X-联淋巴增殖综合征。

5.其他 坏死性淋巴结炎、成人 Still 病、慢性肾衰竭、肾移植后、饮酒过量等。

噬血细胞综合征通常是某种疾病的中间状态,在某一阶段该疾病有噬血细胞综合征的表现。

目前认为噬血综合征的发病机制:①存在免疫调节障碍或免疫失衡;②淋巴和单核因子持续产生,作为免疫应答的反应性 T 细胞分泌淋巴因子可活化巨噬细胞,尤其如 γ-干扰素不仅能抑制造血,而且亦能活化巨噬细胞,淋巴因子粒细胞集落刺激因子(GM-CSF)亦激活巨噬细胞;③遗传因素影响机体对感染的反应方式,如家族性噬红细胞性淋巴组织细胞增生症的儿童可发生类似的血液学异常;④存在单克隆性 T 细胞增殖,在 EB 病毒相关噬血细胞综合征(EBV-AHS)的患者采用 PCR 法检测,10/11 例呈 TCRγ 链重排,亦有报道 TCR-β 基因的单克隆性重排,显示 EB 病毒感染 T 细胞引起单克隆增殖的可能,或许是末梢 T 细胞"肿瘤"的一种特殊类型。EBV-AHS 患者 EBV 整合入宿主 T 细胞染色体基因组造成单克隆 T 细胞增生(从良性到新生物前期或明显的恶性增殖)伴异常的 T 细胞。为何异常的 T 细胞反应导致组织巨噬细胞的吞噬行为改变,可能由 T 细胞过度分泌的淋巴因子所介导。

【临床表现】

感染相关性噬血细胞综合征(IAHS):严重感染引起的强烈免疫反应,淋巴组织细胞增生伴吞噬血细胞现象,本病常发生于免疫缺陷者,由病毒感染所致者称病毒相关性 HPS(VAH),但其他微生物感染,如细菌、真菌、立克次体、原虫等感染也可引起 HPS。其临床表现除有 HPS 的共同表现外,还有感染的证据。骨髓检查有淋巴组织细胞增生,并有吞噬红细胞、血小板和有核细胞现象。

肿瘤相关性噬血细胞综合征分为两大类:一类是急性淋巴细胞白血病相关的 HPS,急性淋巴细胞白血

病在治疗前或治疗中可能合并有感染或没有感染伴发的 HPS。除急性淋巴细胞白血病外,纵隔的精原细胞瘤也常发生继发性 HPS。第二类是淋巴瘤相关的 HPS,淋巴瘤常为亚临床型,没有淋巴瘤的表现,故往往误诊为感染相关性 HPS,特别容易误诊为 EB 病毒相关性淋巴瘤。

【诊断与鉴别诊断】

1.诊断标准　有上述病因存在同时满足①发热超过 1 周,高峰≥38.5℃;②肝、脾大伴全血细胞减少(累及≥2 个细胞系,骨髓无增生减低或增生异常);③肝功能异常(血 LDH≥正常,一般≥1000U/L)及凝血功能障碍(血纤维蛋白原≤1.5g/L),伴高铁蛋白血症(≥正常,一般≥1000ng/ml);④噬血组织细胞占骨髓涂片有核细胞≥2%,(和)或累及骨髓、淋巴结、肝、脾及中枢神经系统的组织学表现。

2.本综合征须与恶性组织细胞病相鉴别　恶性组织细胞病病理可见异常组织细胞、多核巨组织细胞浸润,其组织细胞的吞噬现象不及本综合征明显,且恶性组织细胞病的淋巴结病变是沿窦状隙向实质侵犯,与本综合征有所不同。

【急救治疗】

针对病因和原发病治疗,无特殊疗法。免疫抑制药和细胞毒药物一般是禁忌的。本综合征有自限性,如原发病去除可以痊愈。若病毒相关噬血细胞综合征可输注大剂量丙种球蛋白。有些病例应用环孢素有效。对高危进展型尤对血清碱性磷酸酶增高及黄疸进行性加重者,可采用化疗甚至联合化疗方案治疗。

三、骨髓增生异常综合征

骨髓增生异常综合征(MDS)是造血干细胞增殖分化异常所致的造血功能障碍。其特点是骨髓呈增生状但外周血细胞减少,主要表现为单纯贫血,或白细胞减少,或血小板减少,或两系减少,或全血细胞减少,而骨髓细胞呈增生状,成熟和幼稚细胞有形态异常即病态造血。MDS 是老年性疾病,约 80% 的患者年龄大于 60 岁,男女差别不显著。贫血是最常见的临床表现,许多患者还伴有感染、出血。

MDS 的临床分型主要有 FAB 分型和 WHO 分型。

【病因病机】

原发性 MDS 病因尚不清楚,继发性 MDS 多与接触放射线、苯或接受烷化剂等化疗药有关,化疗后发生的 MDS 即称为治疗相关性 MDS,MDS 的发病机制尚未完全明确。用葡萄糖-6-磷酸脱氢酶同工酶、基因重排等方法,证实 MDS 为克隆性干细胞疾病。用敏感的 DNA 片段原位末端标记法发现,MDS 病人的细胞凋亡增加;用单克隆抗体免疫标记三系细胞,分别测定凋亡率,结果发现,无论是总的凋亡率还是红细胞系、粒细胞系、巨核细胞系的凋亡率均明显增高。骨髓造血微环境中的肿瘤坏死因子 α(TNF-α)、转化生长因子-β(TGF-β)、白介素-1β 转化酶(ICE)等细胞因子活性增高;在促进骨髓细胞增殖的同时又诱导细胞凋亡,使不成熟的前体细胞增殖增加而成熟的子代细胞凋亡增加,增殖和凋亡的双重作用引起骨髓有核细胞增生增加,而外周血细胞减少。但在 MDS 进展为急性髓系白血病(AML)的过程中,凋亡的功能则逐渐丧失。在 MDS 患者中细胞遗传学异常较为常见,原发的 MDS 多为单一的染色体畸变,治疗相关性 MDS 多为复合染色体异常。在成年人的 MDS 中,疾病的进展与基因 RAS、P53 和 FLT$_3$ 突变、细胞周期调节基因 P15INK4B 的进行性甲基化有关。免疫机制异常在 MDS 中的发病意义目前亦得到重视。研究发现体液免疫和细胞免疫均可受累。部分患者可产生异源抗体或自身抗体。在 MDS 中常出现 T 细胞受体 VB 偏移,提示 MDS 患者体内存在 T 细胞的克隆性扩增。可能存在自身反应性 T 细胞介导 MDS 的骨髓抑制。另外,骨髓微环境改变、血管内皮生长因子(VEGF)分泌增多、骨髓微小血管密度明显增高,在 MDS 的发病中也有一定意义。

【分型】

1.FAB分型　1982年公布的FAB(法国、美国、英国)分型根据MDS患者外周血、骨髓中的原始细胞比例、形态学改变及单核细胞数量,将MDS分为五型:即难治性贫血(RA)、环形铁粒细胞性难治性贫血(RAS)、难治性贫血伴有原始细胞增多(RAEB)、难治性贫血伴有原始细胞增多转变型(RAEB-t)慢性粒-单核细胞白血病(CMML)。其标准如下:

(1)难治性贫血(RA):①血象:贫血,偶有的患者粒细胞减少、血小板减少而无贫血。网织红细胞减少。红细胞及粒细胞有病态造血现象。原始细胞无或<1%。②骨髓:增生活跃或明显活跃。红细胞系增生并有病态造血现象。很少见粒细胞系及巨核细胞系病态造血现象。原始细胞<5%。

(2)环形铁粒幼细胞性难治性贫血(RAS):骨髓中环形铁粒幼细胞数为骨髓所有有核细胞的15%以上,其他同RA。

(3)难治性贫血伴有原始细胞增多(RAEB):①血象:两系或全血细胞减少,多见粒细胞系病态造血现象,原始细胞<5%。②骨髓:增生明显活跃、粒细胞系及红细胞系都增生。三系都有病态造血现象,原始细胞Ⅰ型+Ⅱ型为5%～20%。

(4)慢性粒-单核细胞白血病(CMML):①血象:单核细胞绝对值>$1×10^9$/L。粒细胞也增加并有颗粒减少或Pelger-Huet异常。原始细胞<5%。②骨髓:同RAEB,原始细胞5%～20%。

(5)难治性贫血伴有原始细胞增多转变型(RAEB-T):血象及骨髓象似RAEB,但应具有下述三种情况的任一种:①血中原始细胞≥5%;②骨髓中原始细胞20%～30%;③幼粒细胞有Auer小体。

2.WHO分型　1999年世界卫生组织公布了血液淋巴组织恶性肿瘤新的分型,即WHO分型。其标准如下:

(1)难治性贫血(RA):同FAB分型。

(2)难治性贫血伴环状铁粒幼细胞(RARS):同FAB分型。

(3)难治性血细胞减少伴有多系列病态造血(RCMD):①血象:血细胞减少(两系减少或全血细胞减少;无原始细胞或罕见;无Auer小体;单核细胞<$1×10^9$/L。②骨髓:髓系中≥2个细胞系中发育异常的细胞≥10%;原始细胞<5%;无Auer小体;环状铁粒幼细胞<15%。

(4)难治性血细胞减少伴有多系列病态造血和环状铁粒幼细胞(RCMD-RS):①血象:血细胞减少(两系减少或全血细胞减少);无原始细胞或罕见;无Auer小体;单核细胞<$1×10^9$/L。②骨髓:髓系中≥2个细胞系中发育异常的细胞≥10%;原始细胞<5%;无Auer小体;环状铁粒幼细胞≥15%。

(5)难治性贫血伴原始细胞增多-1(RAEB-1):①血象:血细胞减少;原始细胞<5%;无Auer小体;单核细胞<$1×10^9$/L。②骨髓:一系或多系发育异常;原始细胞5%～9%;无Auer小体。

(6)难治性贫血伴原始细胞增多-2(RAEB-2):①血象:血细胞减少;原始细胞5%～19%;有或无Auer小体;单核细胞<$1×10^9$/L。②骨髓:一系或多系发育异常;原始细胞10%～19%;有或无Auer小体。

(7)MDS不能分类(u-MDS):①血象:血细胞减少;无原始细胞或罕见;无Auer小体。②骨髓:粒系或巨核系一系发育异常;原始细胞<5%;无Auer小体。

(8)MDS伴单纯del(5q)(5q-综合征):①血象:贫血;原始细胞<5%;血小板计数正常或增高。②骨髓:巨核细胞数正常或增加,伴有核分叶减少;原始细胞<5%;无Auer小体;单纯del(5q)。

【诊断与鉴别诊断】

1.诊断标准　临床上出现贫血和(或)伴有感染、出血;外周血有一系、二系或全血细胞减少,有巨大红细胞、巨大血小板、有核红细胞等病态造血情况;骨髓为增生性骨髓象,红细胞系比例明显增加,有一系或两至三系血细胞的病态造血;骨髓活检有幼稚前体细胞异常定位(ALIP)现象;染色体异常。详细询问病史以除外其他伴有病态造血的、全血细胞减少的或红系增生性疾病,可考虑诊断为 MDS。

2.鉴别诊断

(1)慢性再生障碍性贫血:再生障碍性贫血多为全血细胞减少,部分病人骨髓有局灶性增生,而 MDS 多为增生性,少数为增生低下。慢性再生障碍性贫血的淋巴细胞相对增多,骨髓象中红细胞系、粒细胞系及巨核细胞系形态无异常,且巨核细胞常减少或缺如,骨髓小粒主要是非造血细胞。染色体检查无异常。MDS 骨髓一般有红细胞系、粒细胞系及巨核细胞系增生,并有病态造血,骨髓小粒主要是造血细胞。常有染色体异常。

(2)巨幼细胞性贫血:MDS 会出现巨大红细胞及巨幼样红细胞,应与巨幼细胞贫血鉴别。后者常可找到引起叶酸和维生素 B_{12} 缺乏的原因,血清叶酸和维生素 B_{12} 测定降低,红细胞、粒细胞、巨核细胞均可巨幼变,幼红细胞过碘酸 Schiff(PAS)染色阴性,补充叶酸和(或)维生素 B_{12} 后病情可迅速改善。

(3)红白血病(M_6):MDS 的红细胞系比例明显增加,RAEB 可有一定数量的原始细胞,需与 M_6 鉴别。M_6 骨髓幼红细胞≥50%(其中原红及早幼红细胞亦增加),非红细胞系中原始粒细胞比例≥20%,幼红细胞 PAS 染色强阳性。而 MDS 的红细胞系增加主要是晚幼红细胞,PAS 染色虽可阳性但弱于 M_6;RAEB 原始细胞比例则<20%。

【急救治疗】

本病目前尚缺乏有效的根治疗法,治疗以降低疾病相关并发症、改善生存质量和延长生存期为主要目的。应根据病情的不同选用个体化治疗。治疗方法和措施主要有对症支持治疗、激素治疗、细胞因子治疗、诱导分化治疗、化疗、免疫治疗、造血干细胞移植等。

1.支持治疗　对一些病情较稳定无特殊症状者,特别是老年患者以支持疗法为主,同时密切观察病情及血象的变化。必要时合用其他治疗。对大多数有较严重贫血的患者,可以定期输血或输红细胞以改善贫血,多次输血出现发热反应者应输去白细胞的红细胞悬液。部分 RAS 患者使用维生素 B_6(100～200mg/d)可能有一定疗效,雄激素也可使用。血小板减少伴有明显出血倾向时输血小板悬液。有感染时应给予抗生素治疗,控制感染。

2.激素治疗　适用于伴有血细胞减少的 RA、RARS 及原始细胞比例低的 RAEB 型,对一部分患者可能有效。

(1)雄激素:雄激素进入人体内经过还原酶作用生成 5α、5β 两种二氢睾酮,前一种刺激肾红细胞生成素(EPO)分泌增加,后一种可促使静止期造血干细胞向对 EPO 有反应的阶段分化。同时睾酮增强造血细胞对 EPO 的反应性,促进骨髓造血。主要药物包括:①司坦唑醇:6～12mg/d,疗程 3～12 个月;②达那唑:600～800mg/d,疗程 3～6 个月;③安雄:80mg/d。

(2)肾上腺皮质激素:可能与皮质激素提高机体新陈代谢率、促进 EPO 分泌或增加红系祖细胞对 EPO 的敏感性,及抑制对造血有害的自身免疫机制等有关。主要药物包括:①泼尼松:1mg/(kg·d),疗程 3 个月以上;②甲泼尼龙冲击疗法:1g/d,连用 3d。

3.细胞因子　细胞因子可以刺激骨髓中残存的正常祖细胞的增殖分化,诱导 MDS 克隆转化为正常造血细胞,促进强化疗后患者造血功能的恢复,减少因骨髓抑制导致的感染和出血的危险。主要药物包括:①红细胞生成素(EPO):50～300U/(kg·d),皮下注射,隔日 1 次,疗程 3～12 个月。②粒-巨噬系和粒系集落刺激因子(GM-CSF,G-CSF):剂量 60～200μg/(m²·d),疗程 2～8 周。③白细胞介素-3(IL-3):50～200μg/(m²·d),疗程 2～8 周。④血小板生成素(TPO):1μg/(kg·d)。⑤γ-干扰素(IFN-γ):100 万～300 万 U/d,皮下注射,疗程 3 个月以上。

4.诱导分化剂　其作用机制为刺激 MDS 异常造血克隆转变为正常克隆,促进来源于异常克隆的各阶段幼稚细胞进一步分化为成熟细胞。适用于各型 MDS 患者。药物主要包括:①全反式维甲酸:可促进早期粒细胞的分化,抑制白血病细胞的增殖。剂量 30~40mg/d,疗程一般为 1~3 个月。②1-25(OH)$_2$D$_3$:可抑制白血病细胞的增殖和促进分化。剂量 2.5~15μg/d,疗程 2~6 个月。③砷剂:三氧化二砷已开始试用于 MDS,对部分患者有效。剂量 10mg/d,疗程 4~6 周。④5-氮杂胞嘧啶核苷(5-Aza):5-Aza 抑制 DNA 甲基转移酶,降低 DNA 甲基化,抑制 MDS 恶性克隆的增殖优势,诱导白血病细胞分化。剂量 75mg/(m^2·d),静滴,连用 7d。⑤氨磷汀(阿米福汀):是一种磷酸化的有机硫醇,其体内代谢产物有抗氧化、保护正常细胞的作用,增强正常骨髓造血前体细胞的生长并抑制其凋亡。剂量 200~400mg/m^2,每周 3 次,4 周为 1 个疗程。

5.化疗 病情进展、RAEB 型患者应选用化疗,以清除 MDS 恶性克隆细胞。

(1)小剂量化疗:常采用小剂量阿糖胞苷(Ara-C)10~20mg/(m^2·d),14~21d 为 1 个疗程;三尖杉酯碱(H)1mg/d,10~14d 为 1 个疗程;阿柔比星 3~14mg/(m^2·d),7~10d 为 1 个疗程;或依托泊苷 25~35mg/(m^2·d),7~10d 为 1 个疗程。

(2)联合化疗 高危 MDS 应按照 AML 标准方案治疗,近年来受到国内外部分学者推崇。

6.免疫抑制药 抗胸腺淋巴细胞球蛋白(ATG)与环孢素,通过抑制 CD$_8$ 细胞来调节 MDS 的免疫反应。ATG 剂量 40mg/(kg·d),连用 4d;环孢素的剂量为 6mg/(kg·d),3~6 个月。沙利度胺(反应停)是一种免疫调节剂,同时也具有抗血管和抗 TNF-a 生成作用,用法为初始剂量 100mg/d,可逐渐加量至 400mg/d,用药 12 周。

7.造血干细胞移植 异基因骨髓移植是有望根治本病的一种治疗方法,应选择较为年轻而体质较好、骨髓无纤维化且有合适的组织配型相合供体者,6 年无病变生存率可达 40%。但年龄大者很少能采用异基因骨髓移植。自身干细胞移植年龄较异基因移植可适当放宽,复发率高于异基因骨髓移植。

四、再生障碍性贫血-阵发性睡眠性血红蛋白尿综合征

再生障碍性贫血-阵发性睡眠性血红蛋白尿综合征(AA-PNHsyndrome)简称再障-PNH 综合征,是一组临床表现和实验室检查兼有再障和 PNH 两病特征,或由再障转化为 PNH,或由 PNH 转化为再障。包括以下 4 种情况:①再障-PNH:原有肯定再障(而非未能诊断的 PNH 早期表现),转为可确定的 PNH,而再障表现已不明显;②PNH-再障:原有肯定的 PNH(而非下述的第 4 类),转为明确的再障,PNH 的表现已不明显;③PNH 伴有再障特征:临床和实验室检查所见均说明病情以 PNH 为主,但伴有一个或一个以上部位骨髓增生低下、巨核细胞减少、网织红细胞不增高等再障表现者;④再障伴有 PNH 特征:临床和实验室检查所见均说明病情仍以再障为主,但伴有 PNH 的有关化验结果阳性者。

【诊断与鉴别诊断】

1.诊断标准

(1)1987 年全国溶血性贫血会议制定的 PNH 诊断标准

①临床表现:临床表现符合 PNH。

②实验室检查:实验室检查酸溶血试验、糖水试验、蛇毒因子溶血试验、尿潜血(或尿含铁血黄素)等试验中符合下列任何一种情况,即可诊断。

a.两项以上阳性。

b.一项阳性,同时具备下列条件:两次以上阳性,或一次阳性,但操作正规、有阴性对照、结果可靠,即使重复试验仍阳性者;有溶血的其他直接或间接证据,或有肯定的血红蛋白尿出现;能除外其他溶血,特别是

遗传性球形红细胞增多症、自身免疫性溶血性贫血、葡萄糖-6-磷酸脱氢酶（G6PD）缺乏症所致的溶血和阵发性冷性血红蛋白尿症等。

（2）再生障碍性贫血的诊断标准

①全血细胞减少，网织红细胞绝对值减少；

②一般无肝脾大；

③骨髓至少一个部位增生低下或重度低下（如增生活跃，需有巨核细胞明显减少），骨髓小粒非造血细胞增多（有条件者做骨髓活检等检查，显示造血组织减少，脂肪组织增加）；

④能除外引起全血细胞减少的其他疾病，如阵发性睡眠性血红蛋白尿症（PNH）和骨髓增生异常综合征（MDS）中的难治性贫血（MDS-RA）、急性造血功能停滞、骨髓纤维化（MF）、急性白血病、恶性组织细胞病等；

⑤一般抗贫血药物无效。

2.鉴别诊断

（1）骨髓增生异常综合征（MDS）：MDS 虽有全血细胞减少，但骨髓三系细胞均增生，巨核细胞也增多，三系中均可见有病态造血，染色体检查核型异常占 20%～60%，骨髓组织切片检查可见"幼稚前体细胞异常定位"（ALIP）现象。

（2）缺铁性贫血：单纯的缺铁性贫血，网织红细胞不高、尿含铁血黄素阴性，血清铁、铁蛋白降低，铁剂治疗有效。而 PNH 患者，发作期血清铁升高，铁剂治疗血红蛋白虽有上升，但贫血纠正不完全，且铁剂治疗易诱发血红蛋白尿。

（3）阵发性冷性血红蛋白尿（PNH）：血红蛋白尿的发作与睡眠无关，而与寒冷有关。冷热溶血试验阳性，抗人球蛋白试验阳性。

【急救治疗】

根据再障-PNH 的不同情况和不同时期，分别给予不同的治疗，治疗原则是促进正常造血功能的恢复，尽量避免诱发因素，力求在相当长的时间内得以缓解乃至痊愈。治疗主要包括：

1.支持治疗　停止一切对骨髓有抑制作用的药物。积极做好个人卫生和护理工作。对粒细胞缺乏者宜保护性隔离，积极预防感染。输血要掌握指征，准备做骨髓移植者，移植前输血会直接影响其成功率，尤其不能输家族成员的血。一般以输入浓缩红细胞为妥。严重出血者宜输入浓缩血小板，采用单产或人类白细胞抗原（HLA）相合的血小板输注可提高疗效。反复输血者宜应用去铁胺排铁治疗。

2.雄激素　睾酮进入体内，形成活力更强的 5α-双氢睾酮，促使肾脏分泌红细胞生成素，巨噬细胞产生粒-巨噬细胞集落刺激因子；在肝细胞内经 5β 还原酶作用生成 5β 双氢睾酮和本胆烷醇酮，后两者对造血干细胞具有直接刺激作用，促使其增殖和分化。因此雄激素必须在一定量残存的造血干细胞基础上才能发挥作用。常用药物包括：①丙酸睾酮：50～100mg/d，肌内注射；②康立龙：6～12mg/d，口服；③安雄：120～160mg/d，口服；④十一酸睾酮注射液：每周 0.25g，肌内注射，首次 1.0g。疗程至少 6 个月以上。

3.免疫抑制药　最常用的是抗胸腺球蛋白（ATG）和抗淋巴细胞球蛋白（ALG）。

（1）抗胸腺球蛋白（ATG）和抗淋巴细胞球蛋白（ALG）：其机制可能主要通过去除抑制性 T 淋巴细胞对骨髓造血的抑制，以及免疫刺激作用，通过产生较多造血调节因子促进干细胞增殖，此外可能对造血干细胞本身还有直接刺激作用。

（2）环孢素（CsA）：其机制主要通过阻断 IL-2 受体表达来阻止细胞毒性 T 淋巴细胞的激活和增殖，抑制产生 IL-2 和 γ 干扰素。剂量为 3～6mg/(kg·d)，多数病例需要长期维持治疗，维持量 2～5 mg/(kg·d)。出现疗效后最好能维持治疗 2 年。

4.骨髓移植　对重症 PNH 反复治疗无效或严重贫血伴骨髓增生不良的病例,年龄小于 40 岁,有 HLA 相配的供体时,应积极争取接受异体骨髓移植,去除 AA 和(或)PNH 的异常造血干细胞,代之以正常的 HLA 相合的异体骨髓,这是目前根治 AA 和(或)PNH 的最理想治疗方法。

五、冷凝集素综合征

冷凝集素综合征(CAS)是由于某些原因使体内产生自身抗体即冷凝集素,导致溶血性贫血和(或)手足发绀、周围血管收缩等病症的一组疾病。多发生于中年和老年人,以 50～60 岁多见。冷凝集素分子量为 10000 的 19S 巨球蛋白,通常为 IgM,在低温下可与红细胞结合,属单克隆抗体。它们可与成年人红细胞上的"I"抗原,新生儿和婴儿红细胞上的"i"抗原以及成年人、婴幼儿都具有的"Pr"抗原发生抗原抗体反应。此抗原抗体反应需温度低于 37℃,在 0～4℃时明显增强,可直接使红细胞凝集。当抗体滴度高、暴露于冷环境过久,则可能由于补体参与而造成红细胞膜破裂而溶血。

【病因】

根据病因不同可分为原发性和继发性。前者原因不明。继发性冷凝集素综合征见于血吸虫病、丝虫病、疟疾、非洲锥虫病、肝硬化、非典型性肺炎、SLE 及溶血性贫血等疾病。

根据 CAS 的病程,可分为急性 CAS 和慢性 CAS。急性 CAS 多为年轻患者,主要继发于支原体肺炎或传染性单核细胞增多症等疾病,慢性 CAS 大多为老年人,一般有淋巴系统增殖性疾病的基础。

【临床表现】

较多见于女性,常于冬季发作。患者大多在冷环境中出现耳郭、鼻尖、手指和足趾的发绀,但一经加温即行消失。低温暴露过久后,局部可变为白色。个别患者有一过性急性溶血和血红蛋白尿,一般不发生寒战、高热和肾功能不全。除贫血和黄疸外,肝、脾、淋巴结肿大都不明显。

【诊断与鉴别诊断】

1.诊断标准

(1)寒冷环境下出现耳郭、鼻尖、手足发绀,加温后可逆转。

(2)静脉抽血时有红细胞自凝现象。

(3)冷凝集素试验阳性,效价可高至 1∶1000 甚至 1∶16000。

(4)Coombs 试验阳性,几乎均为 C_3 型。

2.鉴别诊断

(1)阵发性冷性血红蛋白尿(PNH):急性发病,贫血严重,进展迅速,酸溶血、蔗糖溶血、蛇毒因子溶血或尿含铁血黄素实验阳性,白细胞膜上 CD_{55} 和 CD_{59} 表达下降。

(2)温抗体型自身免疫性溶血性贫血:发病的诱因、临床体征、冷凝集素的效价及单抗抗人球蛋白试验可鉴别。

(3)雷诺现象:雷诺现象只累及手指端,而 CAS 往往累及手指的全部。

【急救治疗】

1.以保暖和支持疗法为主　以四肢和耳、鼻等暴露部位的保温尤为重要,不少患者经保暖后可自行缓解。继发于某些疾病者,应积极治疗原发病。

2.肾上腺皮质激素　一般剂量仅对冷凝集素效价较低的患者有一定疗效,大剂量可对危重症例有效。

3.免疫抑制药　烷化剂可改善部分患者的溶血,如苯丁酸氮芥 2～4mg/d,疗程不少于 3 个月;环磷酰胺 50～100mg/d 或每周 500～700mg,每 3 周 1 次,注意骨髓抑制。

4.血浆置换 清除血浆内大分子 IgM 抗体,减少补体,对控制溶血有利。

5.输血 应输注洗涤红细胞悬液,以防输入补体导致溶血,并兼用大剂量激素,改善组织缺氧状态。

六、血栓-出血综合征

血栓-出血综合征是一组临床表现为机体广泛的微血栓形成,消耗性血小板、凝血因子减少导致全身皮肤、黏膜甚至内脏出血的临床综合征。主要包括弥散性血管内凝血(DIC)、血栓性血小板减少性紫癜(TTP)、溶血性尿毒症综合征(HUS)。其共同的病理生理为微血管病性溶血、广泛的微血栓形成、血小板减少和急性肾衰竭。其中 DIC 系临床常见危急重症。

DIC 并非一独立疾病,而是继发于各种严重疾病的病理过程。由于血管内皮细胞损伤、血小板活化、凝血反应启动,从而导致弥散于血管内特别是毛细血管内的微血栓形成。在这一过程中,血小板和凝血因子因大量消耗而减少,继发性纤溶亢进又导致纤维蛋白(原)大量降解,产生具有抗凝血活性的纤维蛋白(原)降解产物。从而引起多脏器栓塞和功能衰竭,广泛严重的全身出血、顽固性休克、微血管病性溶血性贫血。大多数 DIC 起病急骤,病情复杂,发展迅猛,诊断困难,预后凶险,如不及时识别处理,常危及患者生命。

【病机】

DIC 的发病机制极其复杂,涉及血管内皮细胞损伤、血小板活化、凝血途径激活、抗凝系统受损及纤维蛋白溶解系统的功能紊乱。发生 DIC 的关键机制是促凝物质进入血液激活凝血系统和血小板,导致弥散性纤维蛋白-血小板血栓形成。最常见的促凝物质是组织因子(TF),系一种脂蛋白,组织因子进入血液的途径可通过组织损伤、恶性细胞合成,以及通过炎性介质使单核细胞和内皮细胞表面合成和表达增多。除组织因子外,某些恶性细胞产生的半胱氨酸蛋白酶或黏蛋白也具有促凝活性。急性膜腺炎的膜蛋白酶和蛇毒均具有促凝活性。在 DIC 的发病机制中,止血、凝血和纤溶各个环节都参与了 DIC 的形成,简述如下。

1.血管壁损伤 在各种病因如缺血、缺氧、内毒素、抗原抗体复合物、酸中毒等作用下,血管内皮细胞发生两种变化:轻度损伤(亦称内皮激活)主要涉及其功能变化,包括①血管性血友病因子(vWF)合成释放增加;②血小板活化因子 PAF 释放;③合成凝血因子 V(FV)、高分子量激肽原(HMWK),合成和表达 TF;④合成分泌 PAI。重度损伤表明血管壁结构破坏,包括:①血小板黏附于胶原;②伴随血小板黏附、聚集出现血小板释放反应;③TF 合成和活性增加;④抗凝蛋白(AT-Ⅲ、PC、血浆蛋白 S)含量及活性下降。无论内皮激活或血管壁结构缺损,均可导致血浆内皮素升高。

2.血小板活化 包括血小板聚集直接形成血小板血栓;刺激花生四烯酸代谢与血栓烷素 A_2(TXA$_2$)生成;活化的血小板释放血小板因子(PF),促进凝血;血小板释放二磷酸腺苷(ADP)和 5-羟色胺(5-HT),加速诱导血小板聚集及缩血管作用。

3.凝血途径激活 凝血途径激活是 DIC 发病机制中最重要的一环。组织损伤、内毒素血症、感染等,可使组织因子及其类似物释放入血而启动外源性凝血过程。血管内皮受损、凝血因子Ⅻ和内皮下胶原组织发生接触激活而启动内源性凝血过程,细菌内毒素、血浆中游离饱和脂肪酸、抗原抗体复合物等可直接激活凝血因子Ⅻ。

4.抗凝系统受损 抗凝血酶Ⅲ(AT-Ⅲ)血浆水平下降,一方面由于激活的中性粒细胞释放弹性蛋白酶的水解作用,另一面则由于 AT-Ⅲ 的生成受到干扰;血浆蛋白 C(PC)系统的破坏;DIC 病人存在获得性组织因子途径抑制物组织因子途径抑制物(TFPI)不足或功能缺陷。

5.纤维蛋白溶解系统功能紊乱 DIC 早期凝血系统被激活,而由于血管内皮细胞持续高表达,同时缺氧使合成减少,PAI-1 释放增加导致纤溶系统极度受抑;晚期 DIC 可产生继发性纤溶亢进。

【病因】

1.病因

(1)感染性疾病:细菌感染特别是严重全身感染败血症,如脑膜炎双球菌败血症、重症结核;病毒感染如流行性出血热、重症病毒性肝炎、严重急性呼吸综合征(SARS)等;原虫、立克次体、螺旋体及真菌感染等均可引起。

(2)恶性肿瘤:多种造血系统肿瘤如急慢性白血病、淋巴瘤,其中发病率最高的是急性早幼粒细胞白血病;其他实体瘤以肺癌、胰腺癌、前列腺癌、肝癌多见,且广泛转移者更易诱发 DIC。

(3)病理产科:为急性 DIC 常见的病因,包括妊娠高血压综合征、羊水栓塞、前置胎盘、胎盘早剥、死胎滞留及感染性流产等。

(4)外科大手术及严重创伤:特别是涉及富含组织因子的器官如肺、前列腺、胰腺、肾上腺、颅脑手术、联合器官移植,严重创伤如多发性骨折、挤压伤综合征、严重烧伤等,均可诱发 DIC。

(5)其他内科与儿科疾病:各种原因所致的休克;恶性高血压;严重缺氧;重症肝病及急性胰腺炎;急性肾小管坏死及肾病综合征;溶血性贫血;毒蛇咬伤、移植排斥;糖尿病酮症酸中毒和系统性红斑狼疮等。

2.诱因

(1)休克:休克为 DIC 的表现,亦是 DIC 的发病诱因。主要原因为:①血流动力学紊乱,血流缓慢;②多种生物介质活化血小板,激活凝血过程;③组织细胞缺氧坏死,引起 TF 释放;④合并代谢性酸中毒;⑤血管通透性增加,血浆外渗,引起血液浓缩及黏滞度增高。

(2)酸中毒:败血症合并酸中毒,使 DIC 的发生率增加 3～4 倍。酸中毒诱发 DIC 的机制为:①血液凝固性升高;②血小板聚集性增强;③酸性代谢产物对内皮细胞的损伤。

(3)单核-巨噬系统功能受抑制:严重肝病、脾切除术后、肾上腺皮质激素大量应用可封闭单核-吞噬细胞的功能,降低其清除已激活凝血因子的能力。

(4)缺氧组织坏死细胞溶解,内皮细胞损伤,TF 表达释放。

(5)多种凝血因子水平增高,如高纤维蛋白原血症、血小板活性增强、纤溶活性减低、血流动力学异常等均影响 DIC 的发生。

【病理生理】

1.微血栓形成是 DIC 最基本的病理变化　　血栓成分早期为血小板血栓,随后大量纤维蛋白沉积形成 DIC 的主要类型血栓,此后红细胞被包绕形成混合血栓。微血栓的发生部位广泛,以肺、心、脑、肾最为多见,并引起相应的功能改变。DIC 微血栓形成的主要原因包括:①血小板活化、聚集形成血小板血栓;②酰键式纤维蛋白聚体形成;③内毒素、缺氧、酸中毒致内皮细胞脱落,形成小块堵塞血管;④可溶性纤维蛋白单体复合物(SFMC)在血小板第 4 因子(PF_4)及粒细胞释放的某些蛋白作用下沉积于微循环。

2.凝血障碍是 DIC 最常见的病理变化　　可分为三个阶段。①初发性高凝期:为 DIC 的早期改变,血小板活化、黏附聚集并释放大量血小板因子,并生成凝血酶及纤维蛋白。②消耗性低凝期:血小板、纤维蛋白原、凝血酶原及其他凝血因子,因广泛微血栓形成而大量消耗。③继发性纤溶亢进期:以凝血过程中因子 Ⅻa 激活激肽释放酶进而激活纤溶酶原,微血栓刺激血管内皮细胞释放 t-PA 而使纤溶系统激活。

3.微循环衰竭　　微循环衰竭与 DIC 互为因果,是 DIC 最常见的后果。DIC 休克机制如下。①因子 Ⅻa 激活激肽和补体系统,激肽、缓激肽及由此诱生的 PCI_2 及某些补体碎片(C3a、C5a 等)使微动脉及毛细血管前括约肌舒张,外周阻力显著下降,导致低血压。②PAF 的产生导致血小板活化及释放反应,参与休克的发生。③凝血纤溶产物:大量纤维蛋白肽 A(FPA)及肽 B(FPB)可引起微静脉及小静脉收缩;纤维蛋白降解产物(FDP)引起血管舒张、毛细血管通透性升高、血浆外渗,导致休克的发生。

4.微血管病性溶血 ①缺氧与酸中毒使红细胞的可塑变形能力降低;②微血栓形成,可塑性降低的红细胞在通过纤维蛋白网时受到挤压而破碎;③败血症DIC时,内毒素与纤溶碎片D激活补体系统,引起白细胞的趋化反应,产生大量自由基,使红细胞的代谢及结构发生改变,导致溶血。

【临床表现】

1.分期 DIC临床上分为四期:临床前期、早期、中期及后期。①临床前期:亦称前DIC(PreDIC),指在基础病因下体内凝血纤溶系统发生一系列变化,但尚未出现典型DIC的症状及体征,或尚未达到DIC确诊标准的一种亚临床状态。此期特点为血液呈高凝状态,血小板活化、凝血过程已经开始但尚无广泛的微血栓形成,纤溶过程尚未或刚刚启动,血小板、凝血因子的消耗均不明显。此时如能及时识别,对DIC的防治有重要意义。②早期DIC:属于病理过程中的初发性高凝期。③中期DIC:属于病理过程中的消耗性低凝期。④后期DIC:属于病理过程中的继发性纤溶亢进期。

2.临床表现 DIC除原发病的表现外常见有四大临床表现,即出血、休克、栓塞和溶血。

(1)出血:出血是DIC最引人注意的表现,发生率达80%～90%。DIC的出血常有以下特点,①早期表现为穿刺部位瘀斑或出血不止或试管血不凝固;②最常见的为皮肤自发性出血,表现为瘀点、瘀斑甚至大片广泛紫癜伴中心皮肤、黏膜栓塞性坏死;③不能用原发病解释的多部位(一般至少2个部位)、多脏器自发性出血;④严重者可致颅内出血,且常为DIC的致死病因;⑤适当采用抗凝治疗,辅以补充凝血因子和血小板治疗,可取得较好效果。

(2)休克:休克与低血压是DIC的表现,也是DIC的诊断依据之一,常发生在革兰阴性菌败血症患者。DIC时休克本身无特殊性,但由于继发于严重基础疾病,易被基础疾病的临床征象所掩盖而不易识别。DIC的休克一般有以下特点:①起病突然,早期找不到明确病因;②常伴有全身多发性出血倾向,但休克程度与出血症状不相称;③早期出现重要脏器功能障碍;④休克多甚顽固,常规抗休克治疗效果不佳。

(3)微血栓形成:多发性微血栓形成是DIC最早期的表现之一,但可能较隐匿,不易识别。皮肤、黏膜微血栓表现为血栓性坏死,主要特点为全身出血性皮肤瘀斑进展为界限清晰的紫黑色皮肤坏死;肺微血栓常导致急性呼吸窘迫综合征,表现为不明原因的呼吸快、低氧血症;肾微血栓引起急性肾衰竭,表现为少尿、无尿;心脏微血栓轻者表现为不明原因的心跳加快,重者导致心功能不全及急性心肌梗死;脑组织受累可表现为神志模糊、嗜睡与昏迷等。广泛的微血栓形成也是引起多脏器功能衰竭(MOFF)的重要因素。

(4)微血管病性溶血:患者可出现不明原因的与出血程度不成比例的贫血症状,可并发寒战、高热、黄疸、血红蛋白尿等,外周血出现较多的红细胞碎片(>2%)或畸形红细胞。微血管病性溶血性贫血的征象并非一定与DIC共存,也可在急性肾衰竭、血栓性血小板减少性紫癜、肿瘤广泛性转移、恶性高血压等疾病中出现,所以在考虑溶血与DIC的关系时应加以鉴别。

【实验室检查】

DIC的实验室检查主要针对其病理过程中的血管壁(血管内皮细胞为主)、血小板数量及质量、凝血和抗凝系统及纤溶的变化进行检测,这对DIC的诊治有至关重要的意义。由于DIC的表现缺乏特异性,常与基础疾病的表现重叠,多数DIC的判断需有实验指标的支持;DIC的多种检查项目不具备高度特异性,检查结果需密切结合临床综合分析,动态观察十分重要;鉴于DIC的危重性,对化验要求简单实用、先易后难,超过90%的患者可通过血小板计数、活化部分凝血活酶时间(APTT)和凝血酶原时间(PT)、纤维蛋白原(FIB)定量、3P试验及D-二聚体确诊。

1.血管内皮细胞检验

(1)血浆内皮素-1(ET-1):测定ET-1是血管内皮细胞损伤的分子标志物之一,正常参考值<5ng/L,其

参与 DIC 的发病和发展过程,并可能与预后有关。

(2)血管性血友病抗原(vWF:Ag):测定采用免疫火箭电泳法,参考值为 94.1%±32.5%,因检测耗时不适于急诊应用。

(3)血浆血栓调节蛋白(TM):活性测定采用发色底物法,参考值为 100%±13%,敏感性高,可用于前 DIC 的诊断,DIC 好转时 TM 迅速下降,有助于疗效判断。

2.血小板检查

(1)血小板计数:血小板数减少是 DIC 最常见而重要的实验室异常,若血小板计数正常,则诊断难以成立。动态观察血小板进行性减少更有价值。

(2)血小板活化的分子标志物改变:β-血小板球蛋白((β-TG)、PF_4 存在于血小板颗粒中,是血小板特有的蛋白质,可作为血小板体内活化的指标,急性 DIC 时增高尤为显著,对慢性或代偿性 DIC 的诊断意义更大;PF_4 可与血浆游离肝素结合,DIC 时血栓形成导致血浆肝素样物质减少,因此 PF_4 升高可作为广泛血小板聚集活化的指标;血清 α-颗粒膜蛋白 140(GMP-140)是血小板 α 颗粒膜外显糖蛋白,其水平变化可反映血小板活化的程度;血栓烷素 B_2(TXB 2)是花生四烯酸代谢启动的分子标志物,在急性 DIC 的早、中期其水平显著升高,后期由于血小板数量减少逐渐下降至正常,在慢性或代偿性 DIC 时,TXB2 也有较大的诊断意义。

3.血浆凝血因子检查

(1)APTT 和 PT 分别反映内、外源性凝血过程的改变:DIC 时由于凝血因子广泛消耗,APTT 和 PT 可有不同程度的延长,二者同时延长则诊断意义更大。

(2)纤维蛋白原(FIB):DIC 时纤维蛋白原减少甚为多见,严重者可呈乏纤维蛋白原血症状态,但是由于纤维蛋白原在体内代谢快、代偿能力强且为急性时相反应蛋白,因此在慢性、亚急性甚至急性 DIC 早期,纤维蛋白原可正常甚至升高,所以观察纤维蛋白原水平的动态变化更有意义。

(3)组织因子 TF:是凝血反应(特别是病理性)的始动因子,鉴于 TF 的可诱导性表达,因此对评估前 DIC、早期 DIC 尤为重要。

(4)凝血因子Ⅴ、凝血因子Ⅶ:因子Ⅴ是组成凝血活酶必需的消耗性因子,因子Ⅶ是外源性凝血途径中必需的非消耗性因子,二者均产生于肝。DIC 时因子Ⅴ呈消耗性减少,因子Ⅶ并不减少,以此可与肝病的二者合成减少相鉴别。

(5)凝血因子Ⅷ:C 减低的发生率为 60%~80%,早期Ⅷ:C 可有暂时性升高,中后期因子Ⅷ虽有消耗,但Ⅷ:C 仍在正常低限;在慢性 DIC,因生成加速也罕见Ⅷ:C 下降。

(6)凝血因子 X 是组成凝血活酶的重要成分,DIC 时呈消耗性减少,其敏感性明显高于纤维蛋白原等指标。

(7)分子标志物:血浆凝血酶原片段 1+2(F1+2)是凝血酶原转变为凝血酶过程中最早释放出来的片段,它直接反映凝血酶的生成;纤维蛋白肽 A(FPA)反映凝血酶水解纤维蛋白原的活性,二者均有助于前 DIC,早期 DIC 的诊断。

4.抗凝物质检测

(1)血浆抗凝血酶Ⅲ(AT-Ⅲ)活性测定:DIC 时 AT-Ⅲ与凝血酶结合而呈消耗性减少,敏感性达 90%,对前 DIC 及早期 DIC 的诊断意义更大。但 AT-Ⅲ由肝生成,故对重症肝病性 DIC 的诊断价值有限。

(2)血浆蛋白 C(PC)、蛋白 S(PS):在发病过程中测定 PC 和 PS 明显下降,其主要原因在于消耗性减少及肝功能受损、生成障碍,但由于其依赖维生素 K 的合成,因此在维生素 K 缺乏及肝功能不良时,PC 和 PS 不宜作为 DIC 的实验诊断指标。

（3）血浆组织因子途径抑制物（TFPI）：测定 TFPI 抑制 TF/Ⅶa 的活性，DIC 时存在 TFPI 的调控不足。

（4）血浆凝血酶-抗凝血酶复合物（TAT）：测定 AT-Ⅲ 与产生的凝血酶迅速结合形成 TAT，从而使凝血过程减弱，TAT 反映凝血酶与抗凝血酶结合形成复合物的量，间接提示凝血酶的生成，是前 DIC 及早期 DIC 的敏感指标之一。

5.纤溶活性检查

（1）血浆鱼精蛋白副凝固试验（3P 试验）：是临床上常用的可溶性纤维蛋白单体复合物（SFMC）定性试验，它反映凝血和纤溶两个病理过程的存在。DIC 血浆中出现的 SFMC 主要是纤维蛋白单体与 FDP 中的碎片 X 组成的复合物，鱼精蛋白可使此复合物解离，纤维蛋白单体聚合形成纤维蛋白丝胶状物，此称为副凝固现象。本试验阳性，主要表明血液中有 SFMC 的存在；而血清鱼精蛋白副凝固试验阳性才表明有 FDP 增多。碎片 X 是一种分子量较大的早期降解产物，在 DIC 早期纤溶系统尚未启动，血浆内无足够的 FDP 和 SFMC 产生；而晚期由于继发性纤溶亢进，体内无过量的纤维蛋白单体存在，碎片 X 极少，而分子量较小的晚期降解产物 Y、D、E 增多，此类小碎片不能与纤维蛋白单体形成 SFMC，因此在这两种情况下 3P 试验可呈阴性结果。此外，血液中医源性肝素增多可干扰鱼精蛋白的作用，导致 3P 试验假阴性。在手术、创伤情况下，血液中凝血酶及纤溶酶水平增加，可导致 3P 试验假阳性。

（2）纤维蛋白降解产物（FDP）反映血液中纤维蛋白（原）在纤溶酶作用下生成 X(x)、Y(y)、D(d)、E(e) 碎片的含量，DIC 时阳性率为 $85\%\sim100\%$，诊断有效率为 75%，血清 FDP$>$20mg/L 对继发性纤溶有诊断价值。

（3）D-二聚体：D-二聚体增高表明体内有纤维蛋白的形成及纤溶的发生，其敏感性及特异性均较高，被认为是目前诊断 DIC 最有价值的指标之一。

（4）血浆纤溶酶原（PLG）：活性血浆纤溶酶原活性降低，表明其被消耗而提示纤溶活性增强。

（5）血浆纤溶酶与抗纤溶酶复合物（PAP）：DIC 早期 PAP 可正常或轻度下降，而在继发性纤溶亢进期 PAP 明显上升。

（6）血浆纤维蛋白肽 $B_{\beta1-42}$ 和 $B_{\beta15-42}$ 测定：前者为纤维蛋白原的降解产物，后者是纤维蛋白的降解产物，二者升高表明纤溶酶的激活，是 DIC 的敏感指标之一。

（7）SFMC 定量反映凝血和纤溶两个病理过程的存在，对 DIC 的早期诊断极有价值，与 3P 试验相比，本试验更直接、敏感、特异。

【诊断与鉴别诊断】

1.诊断标准

（1）DIC 的诊断标准：DIC 诊断标准修订方案（第七届全国血栓与止血学术会议，1999 年中国长沙）：①存在易致 DIC 的基础疾病，如感染、恶性肿瘤、病理产科、大型手术及创伤等。②有下列两项以上的临床表现：a.严重或多发性出血倾向；b.不能用原发病解释的微循环障碍或休克；c.广泛性皮肤黏膜栓塞，灶性缺血性坏死、脱落及溃疡形成，或不明原因的肺、肾、脑等脏器功能衰竭；d.抗凝治疗有效。③实验检查符合下列条件：第一，同时有下列三项以上的实验异常：a.血小板计数$<$100$\times$10⁹/L 或呈进行性下降（白血病、肝病$<$50$\times$10⁹/L）。或下列两项以上血小板活化分子标志物血浆水平增高，如 p-TG，PF_4，TXA_2，GMP-140。b.血浆纤维蛋白原含量$<$1.5g/L（肝病$<$1.0g/L，白血病$<$1.8g/L），或$>$4.0g/L 并呈进行性下降。c.3P 试验阳性，或血浆 FOP$>$20mg/L（肝病$>$60mg/L），或血浆 D-二聚体水平增高（阳性）。d.PT 延长或缩短 3s 以上（肝病$>$5s）。e.AT-Ⅲ活性$<$60%（不适用于肝病），或 PC 活性降低。f.血浆 PLG$<$200mg/L。g.凝血因子Ⅷ:C$<$50%（肝病必备）。h.血浆 ET-1 含量$>$80ng/L，或 TM 增高 2 倍以上。第二，疑难或特殊病例应有下列两项以上异常：a.F_{1+2}、TAT 或 FPA 含量增高．b.血浆 TF 含量增高（阳性）或 TFPI 水平下降；c.血浆SFMC 含量升高；d.血浆 PAP 水平升高。

（2）前 DIC 的诊断参考标准：①存在易致 DIC 的基础疾病。②有下列一项以上临床表现：a.皮肤、黏膜栓塞，灶性缺血性坏死、脱落及溃疡形成；b.原发病不易解释的微循环障碍，如皮肤苍白、湿冷及发绀；c.不明原因的肺、肾、脑等轻度或可逆性功能障碍；d.抗凝治疗有效。③有下列三项以上实验异常：a.正常操作条件下采集血标本易凝固，或 PT 缩短 3s，APTT 缩短 5s 以上；b.血浆血小板激活分子标志物含量增加，如 β-TG，PF_4，TXB2，GMP-140；c.凝血激活分子标志物增加：F_{1+2}，TAT，FPA，SFMC；d.抗凝活性降低：AT-Ⅲ，PC。e.血管内皮细胞受损分子标志物增高：ET-1，TM。

（3）基层医疗单位或紧急情况下 DIC 的诊断参考标准：①血小板计数 $<50\times10^9/L$ 或呈进行性下降；②血浆纤维蛋白原含量 $<1.5g/L$ 并呈进行性下降；③3P 试验阳性或 FDP$>20mg/L$ 或 D-二聚体增多；④PT 延长或缩短 3s 以上，或呈动态变化；⑤外周血破碎红细胞$>10\%$；⑥血沉$<15mm/h$；⑦血凝块静置 2h 出现溶解现象。

（4）TTP 的诊断标准（Cuttorman 标准）：①主要表现：a.溶血性贫血，末梢血片中可见红细胞碎片和异形红细胞；b.血小板减少，血小板数$<100\times10^9/L$。②次要表现：a.发热，体温超过 38.3℃；b.特征性的神经系统症状；c.肾损害，包括血肌酐$>177\mu mmol/L$ 和（或）尿常规检查发现血尿、蛋白尿和管型尿。两个主要表现加上任何一个次要表现即可作出诊断。

（5）HUS 诊断标准：临床表现为微血管病性溶血性贫血、血小板减少和急性肾衰竭应考虑 HUS。如果 Coombs 试验阴性、外周血中找到红细胞碎片，更有助于诊断。

2.鉴别诊断

（1）Evans 综合征：自身免疫性溶血性贫血伴血小板减少性紫癜，可同时有肾功能损害的表现。但直接 Coombs 试验阳性，无红细胞机械性破坏（红细胞碎片和异形红细胞）的证据。对于直接 Coombs 试验阴性的 Evans 综合征的鉴别往往较困难，需注意有无典型的 TTP-HUS 或 DIC 发展过程。

（2）阵发性血红蛋白尿（PNH）：临床可出现血小板的减少（多为造血干细胞异常引起）、血栓形成（多为大中血管血栓）和（或）溶血性贫血，但发热、神经系统症状少见，一般无红细胞碎片，酸溶血、蔗糖溶血、蛇毒因子凝血可阳性，白细胞膜上 CD_{55} 和 CD_{59} 表达下降。

（3）DIC 鉴别诊断：

①重症肝病：也有血管内皮损伤，血小板减少，凝血因子减少，肝细胞损害使维生素 K 依赖性凝血因子Ⅱ、Ⅶ、Ⅸ、Ⅹ 合成障碍以及因子Ⅴ 合成减少，纤维蛋白原及凝血酶原活性下降，纤维蛋白溶解系统激活及病理性抗凝物质过多。诸多因素形成肝病复杂的出血机制。临床上与重症肝病诱发的 DIC 较难鉴别。

肝病合并 DIC 的诊断较其他疾病引起的 DIC 有更加严格的要求，其中引人注意的是因子Ⅷ的变化。目前认为因子Ⅷ可能由肝脏间质组织等单核-吞噬细胞系统合成，肝病时尽管大多数凝血因子合成减少、活性下降，但是缘于库普弗细胞功能亢进，因子Ⅷ活性增强；内皮损伤导致 vWF 水平升高。肝病合并 DIC 时，由于凝血因子消耗因子Ⅷ和 vWF 的水平下降。所以，因子Ⅷ的活性高低是单纯肝病性出血和肝病合并 DIC 的鉴别诊断要点之一。Ⅷ:C$<50\%$ 以上或动态下降，是肝病合并 DIC 诊断必不可缺少的条件。

②原发性纤维蛋白溶解亢进：本病罕见，在出血倾向、纤维蛋白原水平低下及纤溶亢进方面与 DIC 十分相似，但本病不涉及血小板的活化和下降，无凝血反应的启动和内皮细胞损伤，D-二聚体作为交联纤维蛋白的降解产物，理论上只见于 DIC，有鉴别诊断意义。

③血栓性血小板减少性紫癜：以血小板血栓形成为主要病理变化，临床上以血小板减少性出血、微血管病性溶血、神经精神症状、发热和肾功能损害为特征，表现与 DIC 有较多相似之处。但本病休克和呼吸

衰竭少见,微血管病性溶血较重,无凝血及纤溶系统的激活,血浆置换可奏效。

【急救治疗】

1.治疗原发病、消除诱因　原发病的治疗是终止 DIC 病理过程的关键。积极控制感染,抗生素应足量早期联合应用,选择敏感的杀菌药物。对于革兰阴性菌感染应考虑到抗生素诱导的内毒素释放效应,应尽可能使用低诱导内毒素释放的抗生素。积极抢救休克,改善微循环,主要措施有补充血浆容量、输血浆、白蛋白、葡聚糖等,合理应用血管活性药物。纠正酸碱失衡、电解质紊乱及缺氧,改善心肌代谢,增强心肌收缩力。

2.抗凝治疗　抗凝治疗是阻断 DIC 病理过程最重要的措施之一,目的在于抑制广泛性微血栓形成,防止血小板和凝血因子的进一步消耗,为重建凝血-抗凝平衡创造条件。

(1)普通肝素治疗 DIC 的机制主要包括:①抑制凝血因子 Ⅻa、Ⅺa、Ⅸa 的活性;②抑制凝血因子 Ⅹa 对凝血酶原的激活,在肝素辅助因子(HC-Ⅱ)存在的条件下,肝素结合 AT-Ⅲ 可与凝血酶形成复合物,降低凝血酶的活性;③肝素与血管内膜结合使内皮细胞释放 IPA,促进纤溶活性;④通过抗血小板聚集作用,使凝血活性受抑;⑤肝素诱导 TFPI 的活性,抵抗 TF 的作用。

肝素的剂量选择:以下几种具体用法可供参考:①首剂 50～100U/kg 静脉滴注,每 6～8h 半量重复;皮下注射,以 APTT 调整用量,适用于急性 DIC 患者;②每日总量 200U/kg,分 3～4 次给药,皮下注射,每个疗程 8d,适用于慢性 DIC 患者;③每日以 10～15U/(kg·h)持续静脉滴注,可逆转 DIC 的病理过程而无严重出血危险,无须血液学监测,适用于急性 DIC 患者;④每日总量 50U/kg,为小剂量应用,分 3～4 次给药,皮下注射,连续 5～8d,适用于 DIC 的预防。

肝素治疗时的血液学监护:①CT(试管法):CT 正常在 8～12min,肝素的有效治疗应控制 CT 在正常高限的 2 倍左右,即 25min;超过 30min,意味着肝素过量;低于 15min,则肝素用量不足。②APTT:控制 APTT 延长 1～1.5 倍。

肝素的剂量调整:①根据 DIC 的临床类型和病期,急性型、重症 DIC 早期肝素用量应适当增加;②酸中毒时肝素灭活快,用量宜偏大;③肝素在肝脏代谢,50% 由肾排除,肝肾功能障碍时用量宜小;④血小板重度减少、凝血因子明显低下时,应减少肝素用量;⑤血浆 AT-Ⅲ 减少时肝素用量增加,但应提高 AT-Ⅲ 水平。

肝素治疗的有效指标及停药指征:提示肝素治疗有效①出血停止或逐步减轻;②休克改善或纠正;③尿量增加;④PT 比治疗前缩短 5s 以上,纤维蛋白原及血小板计数不再进一步下降或有不同程度的回升;⑤其他凝血检查逐步改善。停药指征:①诱发 DIC 的原发病已控制或缓解;②临床上病情改善明显,如出血停止、休克纠正、有关脏器恢复正常;③PT 缩短到接近正常,纤维蛋白原升到 1.0～1.5g/L 以上,血小板数量逐渐回升或至少不再下降;④APTT 超过肝素治疗前 2 倍以上,或 PT 超过 30s,凝血酶时间超过 50s,APTT 延长接近 100s;⑤出现肝素过量的表现。

肝素无效的原因:①病因未去除;②血小板因子:血小板大量破坏,PF_4 大量释放于血循环,拮抗肝素的作用;③AT-Ⅲ 减少。因肝素的抗凝作用是通过 AT-Ⅲ 发挥的,故此造成肝素的作用减弱。

(2)低分子量肝素(LMWH):DIC 凝血的作用是首先形成凝血因子 Ⅹa,再形成凝血酶。一般认为抗凝治疗中抗凝血因子 Ⅹa 活性与其抗凝能力密切相关,而抗凝血酶活性则与用药后出血并发症有关。鉴于 LMWH 抗凝血因子 Ⅹa 的作用远大于抗凝血酶活性(4∶1),而普通肝素为 1∶1,因此 LMWH 抗 DIC 的疗效优于普通肝素。

LMWH 的用法①预防:每日总量为 50～100U/kg,分 2 次皮下注射,疗程 5～10d。②治疗:每日总量 200U/kg,分 2 次皮下注射,疗程 5～8d。当疑有治疗相关性出血时,可以抗凝血因子 Ⅹa 活性试验检测,以使其延长至正常 4～5 倍为最佳治疗剂量。也可用 APTT 监测,标准同普通肝素。

(3)其他抗凝治疗:包括 AT-Ⅲ、重组人活化蛋白 C、重组可溶性 TM、TFPI 及抗 TF 制剂、凝血因子 Xa 抑制物、甲磺酸胍己苯酯(FOY),水蛭素等。

3.抗血小板治疗 抗血小板功能药物:①双嘧达莫,抑制 ADP 诱导的血小板聚集,防止可溶性纤维蛋白单体的作用;②葡聚糖,降低红细胞和血小板黏附;③阿司匹林,抑制环氧化酶,干扰 TXA_2 的形成;④噻氯匹定,抑制血小板膜 ADP 受体而影响 GPⅡb/Ⅲa 的表达,干扰血小板的聚集。

4.抗纤维蛋白溶解药物 DIC 时抗纤溶药物应慎重选择,药物包括氨基己酸、氨甲环酸(凝血酸)、抑肽酶等。

用药的参考指标:①DIC 早期。以微血栓形成为主,无明显继发性纤维蛋白溶解亢进,不论是否已进行肝素或其他抗凝治疗,不宜应用抗纤溶药物;②DIC 中期。此期仍以微血栓形成为主,开始出现继发性纤维蛋白溶解亢进现象,可在应用足量肝素的基础上,应用小剂量抗纤维蛋白溶解药物;③DIC 晚期。此期微血栓形成已基本停止,继发性纤溶亢进是主要的矛盾,故在使用适量肝素的基础上,可大剂量应用抗纤维蛋白溶解药物,特别是抑肽酶等制剂。对于有出血倾向而没有排除 DIC 或怀疑为 DIC 所致的患者,不宜将抗纤维蛋白溶解制剂作为首选的止血药予以使用,以免诱发或加重 DIC。

5.血小板及凝血因子 适当输注新鲜全血、新鲜血浆、纤维蛋白原、血小板悬液、凝血酶原复合物浓缩剂等。亦可补充消耗的凝血因子,纠正出血倾向。

6.其他治疗

(1)肾上腺皮质激素的优点在于对抗休克有益,抑制纤维蛋白的溶解活性,稳定溶酶体膜,诱导脂调素的表达,抑制磷脂酶 A_2,减少 TXA_2 的产生,抑制细胞因子的合成;缺点是封闭单核-吞噬细胞的功能。应用原则为宁早勿晚,短期大量,避免长期使用。

(2)抑制白细胞-血管内皮细胞反应,选用己酮可可碱、抗白细胞黏附分子 CD_{11}/CD_{18} 单抗。

(3)保护单核-吞噬细胞系统的功能给予含纤粘蛋白的冷沉淀物。

(4)免疫抑制药:①长春新碱(VCR)。对部分 TTP 和 HUS 有效,尤其对血浆置换、糖皮质激素和抗血小板治疗无效,或治疗有效但疗效不稳定的患者。剂量:$1.4mg/m^2$(不超过 2mg),静脉注射,每 1～2 次,直至完全缓解。一般持续 4～6 次。②环孢素 A(CsA)。剂量:$10mg/(kg \cdot d)$ 或 300～500mg/d,7～14d 即可显效,以后每 2～4 周减量 1 次。

七、嗜酸性粒细胞增多综合征

嗜酸性粒细胞增多综合征在临床上可见于多种疾病,统称为嗜酸性粒细胞增多综合征。本综合征外周血液中嗜酸性粒细胞绝对值$>0.4×10^9/L$,且常伴有嗜酸性粒细胞生成和组织内堆积过多。以寄生虫感染和变态反应性疾病最为常见。

【病因病机】

1.寄生虫感染 是嗜酸性粒细胞增多综合征最常见的原因。特别是蠕虫、吸虫感染常引起嗜酸性粒细胞增多,增多的程度与虫体特别是幼虫侵入组织的数量和范围有关。破坏肠黏膜的寄生虫(钩虫)可使嗜酸性粒细胞增多。而在组织内被包裹的或仅限于肠腔内的感染(蛔虫、绦虫),一般不引起嗜酸性粒细胞增多。对原因不明的嗜酸性粒细胞增多者必须仔细了解其生活环境和饮食情况,检查粪便以发现虫卵和幼虫。因为有的寄生虫如旋毛虫、丝虫并不能从粪便中检出,所以对可能接触寄生虫者、对有哮喘发作、移位性肺炎、肝大等幼虫移行症可疑者,必须进行有关的血液和组织学检查,明确病因。

2.变态反应性疾病 常见过敏性鼻炎、支气管哮喘、荨麻疹、血管神经性水肿和药物过敏反应等,以上疾病皆可出现嗜酸性粒细胞增多。药物过敏反应有时仅表现为嗜酸性粒细胞增多,亦可有间质性肾炎、血清病、胆汁淤积性黄疸、过敏性血管炎和淋巴母细胞性淋巴腺病等。药物过敏引起的间质性肾炎,嗜酸性粒细胞不但在血液内增多,而且在尿液中亦可检出。

3.免疫性疾病 风湿性疾病(SLE、类风湿性关节炎、结节性多动脉炎、皮肌炎等)、过敏性血管炎和肉芽肿性血管炎、部分先天性免疫缺陷、嗜酸性粒细胞筋膜炎药物治疗后及移植物抗宿主反应等,常有嗜酸性粒细胞增多。

4.皮肤病 多种皮肤病可伴嗜酸性粒细胞增多。

5.肿瘤 嗜酸性粒细胞白血病罕见。慢性粒细胞白血病可见嗜酸性粒细胞增多,多伴嗜碱性粒细胞增多。急性非淋巴细胞白血病的一些亚型也可有嗜酸性粒细胞增多。霍奇金病患者的血液、骨髓和淋巴结中也可见嗜酸性粒细胞增多。少数来源于上皮细胞产生的黏蛋白、转移至浆膜及骨骼的、病灶中心有坏死的癌肿和肉瘤患者,血液中亦可见嗜酸性粒细胞增多。嗜酸性粒细胞肉芽肿常侵犯骨组织。

6.特发性嗜酸性粒细胞增多综合征。

7.肺嗜酸性粒细胞浸润症 是一组并不少见的疾病,但其发病机制多与免疫有关,病因尚不确切。

8.感染性疾病 某些急性细菌和病毒感染、真菌感染(曲菌、球孢子菌)和个别的慢性分枝杆菌病感染可引起嗜酸性粒细胞增多,尤其猩红热在恢复期嗜酸性粒细胞增多仍明显。

9.胃肠道疾病 嗜酸性粒细胞胃肠炎与变态反应有关,临床表现消化不良、腹痛、腹泻和发热等。外周血白细胞分类中嗜酸性粒细胞可高达60%以上,消化道黏膜至浆膜层均可有嗜酸性粒细胞广泛浸润。增多的嗜酸性粒细胞存在于溃疡性结肠炎的病灶处,溃疡性结肠炎和克隆病患者的血液中,有时也可有嗜酸性粒细胞增多。

10.其他 严重中毒性疾病、嗜酸性粒细胞增多肌痛综合征、肾上腺及垂体功能低下,均可引起嗜酸性粒细胞增多。

此外,浆膜表面受刺激,如炎症、腹部照射、长期腹膜透析、损伤或反复穿刺等也可引起浆膜腔积液及血液中嗜酸性粒细胞增多。

【诊断与鉴别诊断】

外周血中嗜酸性粒细胞绝对值增高即可诊断为本征。病因诊断十分关键,详尽的询问病史和全面的体格检查,结合必要的辅助诊断方法,以确定原发病变。病因一时不能肯定者应定期随访。

特发性高嗜酸性粒细胞综合征:以嗜酸性粒细胞持续、过量生成为特征的一种骨髓增生性疾病。其诊断标准为:①血液中嗜酸性粒细胞绝对计数$>1.5×10^9$/L(1500/mm³),持续半年以上;②缺乏明确的引起嗜酸性粒细胞增多的病因;③有器官受累的症状和体征。

本征最严重和常见的并发症是心脏病变,可见心肌内膜下血栓形成和纤维化、腱索纤维化导致房室瓣反流,最终发生进行性充血性心力衰竭,超声心动图可用于诊断和监测。神经系统、皮肤、肝、脾、呼吸和消化系统也常受累。随其受侵犯的器官不同,损伤的程度轻重不一,特发性高嗜酸性粒细胞综合征的症状和体征呈多样性。多见发热、咳嗽、胸痛、心悸、气短、神经精神症状、皮肤瘙痒、皮疹、血管神经性水肿、肝脾和淋巴结肿大、心脏杂音等。主要器官严重受累者,预后较差。

【急救治疗】

嗜酸性粒细胞增多综合征最重要的是治疗原发病。对于特发性高嗜酸性粒细胞综合征的治疗主要在于抑制嗜酸性粒细胞的生成。泼尼松1mg/(kg·d)可使约1/3的患者得到缓解,用药一般需持续2个月,见效后逐渐减量至能控制疾病的最小剂量。疗效不佳者可加用羟基脲0.5~1.5g/d口服。长春新碱1~

2mg,每周静脉给药1次。α-干扰素可改善心功能和心肌损害。有血栓并发症者可用抗血小板药物或华法林抗凝治疗。

八、特发性高嗜酸性粒细胞综合征

特发性高嗜酸性粒细胞综合征(IHES)是一种病因不明的外周血中嗜酸粒细胞持续、过量生成为特征的一种骨髓增殖性疾病。

【病因病机】

病因不明。

患者的嗜酸粒细胞胞质内颗粒较少,并含有正常细胞内见不到的体积较大的类晶体结构,胞质细小颗粒的比例较大。IHES患者的嗜酸粒细胞主要为低密度细胞(约占61%),同正常嗜酸粒细胞比较,它们白三烯C_4的产生增加,抗体依赖的寄生虫毒性增强,而且发现外周血低密度嗜酸粒细胞的比例与嗜酸粒细胞增多的程度直接相关。同时发现在IHES患者低密度和正常密度嗜酸粒细胞白三烯C_4的产生均增加;也证明在IHES患者血中IL-5含量增加,这可能是IHES发病的原因之一。另外,在IHES患者外周血单个核细胞中可检测出IL-2RmRNA的表达。IHES的嗜酸粒细胞既有形态功能均正常的,亦有异常的。形态特点:核分叶过多,颗粒体积较正常细胞的特异性颗粒数量减少,胞质可见空泡。IHES的嗜酸粒细胞有细胞毒作用,可杀伤与抗体和补体结合的寄生虫、有核细胞。脱颗粒的增加可能是由于某些细胞因子,尤其是IL-5所诱发的IHES患者,中性粒细胞的释放功能不受影响。嗜酸粒细胞胞质颗粒内的毒性产物导致组织损伤,如心内膜纤维化、神经系统功能障碍等。

【临床表现】

可呈急性或慢性,亦可良性或恶性。临床表现最常见的为发热、咳嗽、胸痛、心悸、气短、神经精神症状、体重减轻、皮肤瘙痒、皮疹等。但由于病变累及的组织器官不同,受损程度不同,临床症状也多种多样。受累的脏器常有血液系统、心血管系统、皮肤、神经、呼吸系统、胃肠道和肝脾等。所波及的各系统中以心血管系统病变最突出,约80%的患者心脏受累其中半数病例有充血性心力衰竭,1/3患者有器质性杂音。

【诊断与鉴别诊断】

根据临床表现,结合:①外周血嗜酸粒细胞绝对计数>$1.5×10^9$/L,持续达6个月以上;②没有明确的导致嗜酸粒细胞增多的病因,如寄生虫感染、过敏等其他原因;③有脏器受累的临床症状和体征,并能除外克隆性嗜酸粒细胞增多性疾病;④辅助指标血清免疫球蛋白升高;肿瘤坏死因子、IL-5和(或)IFN-α、IFN-β、IFN-γ水平增高;血清IgE增高;糖皮质激素治疗有效可以诊断。需与有明确原因引起的高嗜酸性粒细胞血症鉴别。

【急救治疗】

IHES应以重要器官受累和功能障碍作为主要治疗指征。

1.肾上腺皮质激素　可抑制嗜酸粒细胞的产生,对原发性和继发性嗜酸粒细胞增多症均有效,因此常作为首选治疗。泼尼松1mg/(kg·d),口服,发病急者可予相当剂量的地塞米松静脉点滴。病情好转后,改为口服,原剂量维持2周,然后在2~3个月内减至半量再逐渐减量维持1年左右。若减量过程中病情反复,至少应恢复至减量前用药。一般认为以下患者对泼尼松的治疗反应较好:①皮肤表现血管神经性水肿;②血清IgE增高;③口服泼尼松后嗜酸粒细胞下降明显,持续时间长。

2.细胞毒药物　对于白细胞增多、明显外周血中出现原始粒细胞、脏器浸润明显、病情进展快的重症患者,以及皮质激素治疗疗效差者可加用羟基脲治疗,0.5~1.5g/d,治疗7~14d后白细胞开始下降,至白细胞降至＜$10×10^9/L$后,用小剂量维持(每日或隔日 0.5g)。亦可加用长春新碱:每次 1～2mg,每周 1 次。长春新碱可快速降低白细胞,用药 1～3d 白细胞数即可下降,一般多用于白细胞过高的患者。

3.生物因子和免疫抑制药　干扰素$(1.0～6.25)×10^6 U/d$,皮下注射,连续应用。环孢素 A 常用剂量 4mg/kg,可以同小剂量皮质激素联合使用。

4.白细胞单采术　对嗜酸粒细胞计数绝对值＞$100×10^9/L$的患者,可用白细胞分离机单采嗜酸粒细胞,再用药物治疗。

5.脾切除　IHES 患者约 43％有脾大,巨脾可出现脾功能亢进和脾梗死导致贫血和血小板减少。出现严重脾功能亢进和脾梗死时可考虑脾切除治疗。

6.骨髓移植　病情进展迅速,常规治疗无效,有染色体异常且年龄＜50 岁有人类白细胞抗原(HLA)相合供者,应考虑异基因造血干细胞移植。

7.心脏外科　合并心脏病变,50％的患者有二尖瓣或三尖瓣膜受损,可行瓣膜修补或瓣膜置换术。心脏外科治疗可改善心脏受累者的心功能,可延长其生存期。

8.在上述治疗的同时还应注意对症治疗保护受累的脏器。

九、Evans 综合征

Evans 综合征又称特发性血小板减少性紫癜伴自身免疫性溶血性贫血(AIHA),主要是由于机体产生自身抗体,抗体同时与血小板和红细胞结合而导致两者破坏增多,造成血小板减少性出血和溶血性贫血。

Evans 综合征属自身免疫性疾病,自身抗体多以温抗体形式存在,IgG 比例较高,于 37℃左右与红细胞结合最为活跃。因巨噬细胞携有 IgG 受体,当红细胞吸附 IgG 后,易被巨噬细胞识别、吞噬,引起溶血。在溶血的过程中,同时也产生抗血小板自身抗体,血小板被破坏而在外周血中含量减少,所以 Evans 综合征患者临床表现兼有溶血性贫血和出血倾向,主要有黄疸、肝脾大、紫癜、血尿等。Evans 综合征患者的血象、骨髓象特征,除血红蛋白,红细胞、血小板降低,网织红细胞增高外,还有骨髓巨核细胞和非红细胞(NRBC)代偿性增生活跃,同时巨核细胞伴有成熟障碍表现。AIHA 的自身红细胞抗体根据其作用于红细胞所需的温度可分为 3 大类:温抗体型、冷抗体型和温冷抗体型。其中冷性抗体最适反应温度在 30℃以下,特别是 4℃的自身抗体称冷抗体。有 3 个亚型:①自身红细胞抗体在 4℃最大凝集红细胞(冷凝集素)并激活补体,破坏红细胞(冷溶血素)的冷凝集素综合征即冷凝素/冷溶血素综合征(CAS);②4℃最大量结合红细胞并固定补体,而在 37℃激活全补体导致溶血的双向溶血素(O-L 抗体)型,即阵发性冷性血红蛋白(PCH);③冷凝集素和 D-L 抗体混合型。

Evans 综合征可以是原发性或继发性,可继发于系统性红斑狼疮、桥本甲状腺炎、类风湿性关节炎、硬皮症、皮肌炎、甲状腺功能亢进等自身免疫性疾病。

【诊断与鉴别诊断】

1.诊断标准　同时符合自身免疫性溶血性贫血(AIHA)和特发性血小板减少性紫癜(ITP)的诊断标准。

(1)AIHA 诊断标准:①有血管外溶血性贫血的证据或受冷后发生血管内溶血;②Coombs 试验阳性,IgG 或 C_3 型;③冷型自身红细胞抗体检测阳性(CAS 需冷凝集素试验阳性,PCH 需 D-L 抗体试验阳性)且效价高或活性强。如 Coombs 试验阴性,但临床表现符合,糖皮质激素或切脾有效,除外其他溶血性贫血,也可诊断为 Coombs 试验阴性的 AIHA。

(2)ITP 诊断标准:①广泛出血累及皮肤、黏膜及内脏;②多次检验血小板减少;③脾不大或轻度增大;

④骨髓巨核细胞增多或正常,有成熟障碍;⑤具备下列五项中的一项:a.泼尼松治疗有效;b.脾切除治疗有效;c.血小板相关抗体 Ig(PAIg)阳性;d.血小板相关抗体 C_3(PAC_3)阳性;e.血小板生存时间缩短。

2.鉴别诊断

(1)阵发性睡眠性血红蛋白尿(PNH):可有全血细胞减少和溶血表现,但溶血发作与睡眠有关,清晨较重,下午较轻,出血不明显。酸溶血试验和蔗糖溶血试验阳性而 Coombs 试验阴性,白细胞膜上 CD_{55} 和 CD_{59} 表达下降。

(2)微血管病性溶血性贫血:包括血栓性血小板紫癜(TTP)以及溶血性尿毒症综合征(HUS)等。可有溶血、血小板减少和肾功能损害,但常伴有神经系统症状,外周血涂片镜检可见变形和破碎红细胞,Coombs 试验阴性,组织活检可见小血管透明血栓。

【急救治疗】

1.病因和支持治疗 积极寻找病因,注意预防细菌和病毒感染,停服任何可疑药物。严重出血或溶血者可输洗涤红细胞、血小板悬液。

2.肾上腺皮质激素 肾上腺皮质激素可抑制巨噬细胞对被覆抗体红细胞和血小板的破坏,改变抗体对血小板和红细胞上抗原的亲和力,抑制抗体的产生。可给予泼尼松 60mg/d[1mg/(kg·d)],待血红蛋白升至约 100g/L,网织红细胞降低至 5% 以下可减量,每周减少 5～10mg;至 20～30mg/d 后,每周减少 2.5～5mg;至 5～10mg/d 时,应维持 3～6 个月。

3.脾切除 去除红细胞破坏和自身抗体产生的器官,对年龄＞5 岁,大剂量皮质激素无效或每天维持量在 30mg 以上者,或 IgG+C_3 型有明显溶血症状者皆可考虑。

4.免疫抑制 适用于大剂量皮质激素治疗或脾切除后溶血和出血无明显改善或不能耐受者。常用药物包括①硫唑嘌呤:100～150mg/d,口服;②环磷酰胺:50～100mg/d,口服或静脉注射;③长春新碱:每周 2mg,静脉推注或静脉滴注维持 8h;④达那唑:600～800mg/d,口服;⑤环孢素:每日 3～6mg/kg,口服。

(吴 艺)

第九章　危重疾病的急诊

第一节　休克

休克是机体由于各种严重致病因素引起的神经-体液因子失调与急性循环功能衰竭,直接或间接导致生命相关器官广泛细胞受损为特征的综合征。临床上主要表现为神志障碍、低血压、脉搏细速、脉压减小、皮肤湿冷、苍白或发绀、尿量减少等。

一、临床表现

休克的临床表现常因病因和休克的轻重程度不同而异。

1.一般情况　一般情况主要表现为植物神经紊乱征象,如全身皮肤及黏膜苍白、周身湿冷、出冷汗、面容痛苦而憔悴,有时诉口渴、畏寒及头晕。

2.精神状态　精神状态初期躁动不安,随后出现抑郁、淡漠,反应迟钝。

3.皮肤　皮肤皮层下小血管收缩明显;皮肤苍白较显著,或苍白区以外并有发绀。

4.脉搏与血压　休克时脉搏软弱,频率增快至 $120\sim140$ 次/min。若脉搏增速每分钟超过 30 次,表明血容量降低。初期表现为舒张压略高,收缩压稍低,脉压减小。以后收缩压、舒张压均下降,收缩压降至 90 ~70mmHg 以下。

5.尿量　尿量是观察毛细血管灌流的简单而有用的指标。如每小时尿量在 30mL 以上,说明有足够的肾血液灌注。但正常尿量既可表示肾灌注正常,亦可能是低血容量已产生肾浓缩功能和盐再吸收的障碍。

二、诊断

休克的诊断首要的是对病人症状和体征作周密观察和检查,即一看、二问、三摸、四听。一看,即观察病人的肤色和表情;二问,即询问病史,根据病人回答问题的情况,了解其神志是否清晰;三摸,即触摸病人的脉搏,了解其强度、快慢和节律是否规则,并触摸病人皮肤的温度和干湿情况;四听,即听病人的心音和测量其血压。

对休克病人应迅速在现场进行必要的救治,避免作过多繁琐的特殊检查;必要的体格检查,也应在救治的同时进行。

对休克病人临床上有意义而实施困难较小的检查项目有:血细胞压积、血红蛋白、尿量、中心静脉压、动脉血 PaO_2、$PaCO_2$、pH 值、心电图和血清电解质等。

三、监测

休克的监测分一般监测和特殊监测,不但用于诊断休克,还可动态观察休克的演变情况。

1.一般监测　一般监测包括精神状态、肢体温度、色泽、血压、脉率及尿量。

2.特殊监测　特殊监测包括血细胞压积(HCT)、血红蛋白(HGb)、动脉血 PaO_2、$PaCO_2$、pH 值、中心静脉压(CVP)、肺动脉楔压(PAWP)、心排出量和心脏指数、动脉血气分析、动脉血乳酸盐测定、心电图和电解质含量,以及 DIC 的实验室检查等。

四、救治措施

(一)急救原则

首先去除病因,尽快恢复有效循环血量,改善微循环,提高组织灌注量。除给予积极补液外,还应结合各项监测结果进行针对性补充和纠正。通常在微循环淤滞期补液时常需多于失液量。此时应结合 CVP、尿量、脉率、肺动脉楔压测定等结果进行动态评估。此外,为提高心脏的功能,改善组织的供血,还应选用一些血管活性药物和纠正酸碱平衡失调。感染性休克除补充血容量抗休克和给予抗生素抗感染治疗外,还可适当应用皮质激素。

(二)急救措施

各种病因引起的休克临床表现相似,治疗的目的是恢复组织灌注,力争在 1～4h 内改善微循环状态,12～24h 内使病人脱离危险期。首先要了解病人原发疾病的过程及当时特殊的血流动力学变化。必须检查病人发生休克的主要原因是什么,加重休克的因素是什么,尤其不能忽略隐蔽的潜在病因。

1.一般措施

(1)平卧位,或头、躯干稍抬高以利于呼吸;下肢抬高 15°～20°,以利于静脉回流。

(2)保持呼吸道畅通,充分供氧(每分钟供氧 6～81)。

(3)保持比较正常的体温,低体温时注意保温,高热时给予有效的降温处理。

(4)给予必要的镇静、止痛剂,避免过多搬动。

(5)尽快建立静脉通道,及时补充血容量。

2.病因治疗　去除病因是休克治疗的根本。尤其如某些外科休克,应在抗休克的同时,果断地进行必要的手术。一方面继续积极抗休克,一方面进行紧急的抢救性手术。

3.补充血容量(扩容治疗)　有效血容量降低是休克早期共同特征。能否快速补充有效血容量是抢救休克成败的关键之一。参照治疗过程中病人的反应,并参考中心静脉压(CVP),有条件者监测肺动脉楔压(PAWP)。补液过程中应警惕输液过速或过多,如出现气短或肺底部啰音,为左心衰竭的征象。

(1)补液的种类:晶体液可补充失血性休克时缺失的组织间液而提高复苏成功率;胶体液补充血容量迅速,可避免间质液过度扩张。

扩容试验平衡液:林格液以 10～20mL/min,快速静滴 20～30min,如血压回升表示血容量不足。应继续扩容使血压稳定。

(2)补液量和速度:要根据休克的病因和程度以及监测时有关参数来定。

(3)高张高渗液:近年研究表明,高张盐液(7.5%氯化钠)、高张高渗液(7.5%氯化钠、12%右旋糖酐-70)补充血容量有良好的效应。

高张高渗液尤其适用于院前液体复苏。高张盐液和胶体液应用于创伤、失血性休克,可增加血浆容量而致前负荷增加,一般应用 4mL/kg,可扩容 8～12mL/kg。

4.血管活性药 使用血管活性药时应注意以下几方面:

(1)无论何种类型休克,首先必须在补足血容量的前提下酌情使用血管活性药物。

(2)血管活性药宜用小剂量、低浓度,避免大剂量长期使用。

(3)休克病人血压不宜上升太高,无高血压的病人的收缩压维持在 90～100mmHg,高血压者维持在 100～120mmHg,脉压以 20～30mmHg 为宜,切勿使血压大幅度波动。

(4)使用血管扩张剂后,血压降低以不超过 10～20mmHg 为宜,并严密监测。

5.防治酸中毒 治疗酸中毒的最根本方法,在于改善微循环的灌注状态。同时保持健全的肾功能。根据病情和血气分析结果酌情补碱,同时注意防治电解质紊乱。

不要将计算所得的碳酸氢钠的总量一次性滴入,因这样可引起透过细胞膜的离子迅速转移,有导致心律失常和惊厥的危险。第 1 次快速输入计算所得总量的 1/2,然后根据再次血气分析结果,仍以计算所得的 1/2 量输入。

6.肾上腺皮质激素的应用 主要用于感染性休克、心源性休克和某些顽固性休克病人。

临床上常用的激素有氢化可的松、地塞米松或甲基泼尼松龙。肾上腺皮质激素能增强心肌收缩力,保护肺、肾功能。较大剂量能阻断 α-受体兴奋作用,扩张血管降低周围血管阻力,改善微循环,并可增加细胞内溶酶体的稳定性,减低细胞膜的通透性,减少进入细胞的毒素量。

7.纳洛酮 人体在各种应激情况下,导致 β-内啡肽的释放增加,NLX 是纯吗啡受体拮抗剂,能有效地拮抗 β-内啡肽介导的各种效应,迅速逆转低血压。成人剂量 1.2～2.0mg,或 0.02～0.03mg/kg,静脉注射。

8.莨菪类药 莨菪类药物抗休克的机制是多种心血管效应、Ca^{2+} 拮抗作用和保护能量代谢的综合。治疗休克时,宜用大剂量。

9.防治并发症 休克最常见和最重要的并发症包括急性呼吸衰竭、肾功能衰竭、多器官衰竭及 DIC 等,要及时识别并早期治疗。

10.其他 对症、支持疗法,适当应用抗生素,防止继发感染。

五、低血容量性休克

低血容量性休克主要指大出血而引起的休克。早期主要由于循环血量的骤减所致。大出血首先造成血容量的绝对减少,静脉回心血量的减少,导致心输出量减少。

出血时机体的反应取决于出血的量和速度。缓慢而少量的出血,机体可通过血液和循环等方面的代偿机制而得到代偿。严重创伤亦引起有效循环血量不足,此种低血容量最常见的原因也是出血,另一重要原因为细胞外液迅速转移到因物理、化学、烧伤或细菌等因素而受伤的部位。创伤引起休克的起初原因总是低血容量,其结果是引起组织和重要器官的灌注不足。

(一)诊断

临床上常见的内出血有外伤性脾破裂、手术后出血、胃十二指肠溃疡出血、肝癌并发的出血、胸主动脉瘤破裂出血等。手术后大血管结扎处脱落引起的大出血,血压往往可从原来的高度突然下降,甚至测不到。

体征检查也十分重要,无论是胸腔或腹腔中的大出血,都会有胸、腹腔积液的征象。胸部叩诊、听诊,腹部叩诊和检查移动性浊音,都能作出胸、腹腔积液的诊断。

当初步诊断可能有内出血时,应动态监测红细胞计数和血红蛋白。胸、腹腔穿刺,对诊断也很有帮助,如穿刺抽得不凝血,则有诊断意义。必要时应作腹部超声检查以及诊断性腹腔灌洗。

(二)救治措施

除了必须遵循一般休克治疗的原则以外,主要是针对出血的原因予以治疗。同时根据休克的发展和并发症,病人的年龄以及其原来心血管系统的功能情况等决定治疗措施。其中最重要的是及时止血和正确地补充血容量。

1.外出血的治疗　在创伤性出血时,首先遇到的问题是制止出血。止血的方法,在有条件时应作正规的清创术及手术止血。此外,还可根据出血的情况采用大动脉出血的临时止血法和局部加压包扎等。

2.内出血的治疗　当怀疑休克是由于内出血引起,就应在准备大量输血的同时进行紧急手术,当然,此时的手术方法应该力求简单,主要目的是止血。

不去设法制止出血,只顾用输血来补充血量以纠正休克状态,是无效和错误的,治疗出血的首要任务是止血。但在设法止血的同时,很多时候尤其是对有大量出血者,必须进行积极的补容治疗,以有效地提升血压纠正休克。

3.补充血容量　休克时补液不单是补充循环血容量,更重要的目的是改善微循环、改善血液高凝状态,而使组织能进行有效血流灌注,以改善微循环的营养物质供应及废物的排出。只有改善血高凝状态,使血液稀释,才能改善微循环,增加回心血量,提高心搏出量,提高血压,从而增加各主要脏器的血流。可应用7.5%高张盐液或高张高渗液(7.5%氯化钠、12%右旋醣酐-70)4mL/kg,静脉输注。

4.严重创伤的救治　处理多发性创伤的严重病人,在搬动病人作 X 线检查或其他检查时可能进一步引起创伤及血容量降低,故必先纠正血容量。如必须进行手术控制严重的出血,亦必须同时补充血量。

处理创伤性休克的另一重要原则是,如经大量输入血容量扩张剂后才使血压正常,应考虑到这只是暂时掩盖了一处引起严重低血容量的隐蔽而致命的创伤,而并非已经得到矫治。此时可能是手术治疗的最好时机,此种情况常发生于肝脏、心脏及大血管损伤,由于压塞而获得暂时的低血压性止血。

对严重创伤病人,只对危及生命的创伤作必要的手术处理,并给予心肺方面的支持治疗。

六、感染性休克

感染性休克是由各种病原微生物及其毒素、或通过抗原-抗体复合物激活机体潜在反应系统,使网状内皮系统功能损害,神经-内分泌系统反应强烈,分泌过量儿茶酚胺类物质,导致微血管痉挛,微循环障碍,重要脏器灌注不足,代谢紊乱。

(一)诊断

1.临床表现

(1)感染史:注意急性感染、近期手术、创伤、器械检查以及传染病流行史。广泛非损伤性组织破坏和体内毒性产物的吸收也易发生感染性休克,表现为寒战、高热、多汗、出血、栓塞、衰弱等。

(2)脑:轻者烦躁不安,重者昏迷抽搐。

(3)皮肤:注意皮肤的色泽、温度、湿度,根据四肢皮肤冷暖差异可分为"暖休克"和"冷休克"。

(4)肾:肾脏血流量大,占全身血流量的 25%,休克时血流重新分配,出现肾脏动脉收缩,肾灌注量减少,造成少尿或无尿,肾缺血又引起肾小管坏死。影响尿液的浓缩和稀释及酸化功能,出现低比重尿。

(5)肺:氧分压(PaO_2)、氧饱和度和呼吸改变是感染性休克时肺功能减退的可靠指标,主要表现为呼吸急促、皮肤和口唇发绀等缺氧表现。

（6）心：因血管收缩、血压下降、冠状动脉灌注不足，心肌缺血、缺氧等造成心功能损害，心排量减少，进一步加重休克。

（7）胃肠和肝：感染性休克时胃肠和肝可发生充血、水肿、出血和微血栓形成，消化道常发生应激性溃疡、出血、糜烂；肝细胞因内毒素和缺血缺氧而发生坏死。

（8）造血系：由于内毒素作用，常发生造血抑制，尤其血小板数可出现进行性下降，各项凝血指标下降，临床出现 DIC。

2.辅助检查

（1）血常规：感染性休克时血白细胞总数多升高，中性粒细胞增加，核左移；但若感染严重，机体免疫力明显下降时，白细胞总数可降低，红细胞压积和血红蛋白增高，提示血液浓缩，并发 DIC 时，血小板数进行性下降。

（2）尿和肾功能：当有肾衰时，尿比重由初期偏高转为低而固定，血肌酐和尿素氮升高，尿与血的肌酐浓度之比＜1∶5，尿渗透压降低，尿/血浆渗透压的比值＜1.5，尿钠排出量＞40mmol/L。

（3）血气分析：常有低氧血症、代谢性酸中毒。而 $PaCO_2$ 早期由于呼吸代偿而可轻度下降，呈呼吸性碱中毒，晚期出现呼吸性酸中毒。

（4）血清电解质：血钠和氯多偏低，血钾高低不一。

（5）出血、凝血各项指标多有异常改变，常符合 DIC 诊断。

（二）救治措施

1.控制感染　在明确病原菌前，一般以控制革兰阴性杆菌为主，兼顾革兰阳性球菌和厌氧菌，选用杀菌药，避免用抑菌药，给药方式以静脉用药为主。休克时肝、肾等器官常受损，故在选择抗生素的种类、剂量和给药方法上，应予以注意。

2.扩容治疗　感染性休克时均有血容量不足。根据红细胞压积、CVP 和血流动力学监测选用补液种类，掌握输液速度，原则上晶体、胶体交替输注，盐水、糖水交替输注，有利于防止肺水肿和心力衰竭的发生。

3.血管活性药和血管扩张剂的应用　感染性休克时血压下降，临床多采用多巴胺和间羟胺（阿拉明）。莨菪类药物在感染性休克救治上常有较好效果。纳洛酮可阻断 β-内啡肽等物质的降压作用而使血压回升，同时有稳定溶酶体膜、降低心肌抑制因子的作用，使心排量增加。中药丹参、川芎等具有降低血液黏度、开放毛细血管网、扩张微血管、疏通微循环等作用，此外，尚有抗凝、调整纤溶和清除氧自由基等作用，在感染性休克中也可应用。

4.改善细胞代谢

（1）纠正低氧血症：一般吸氧未能取得明显效果时，尽早进行机械辅助呼吸。

（2）补充能量，注意营养支持：要求每日热量不低于 8400kJ（2000kcal）。

5.肾上腺皮质激素　肾上腺皮质激素具有抗炎、抗病毒、抗休克等作用，还具有稳定溶酶体和减轻毒素对机体的损害作用。

6.纠正酸碱、水、电解质失衡　代谢性酸中毒多采用 5％碳酸氢钠溶液静脉输注，具体剂量应根据血气分析计算结果，首次用 1/2 量。

7.防治各种并发症　脓毒血症和感染性休克常可导致各类脏器损害，如心功能不全、心律失常、肺水肿、消化道出血、DIC、急性肾衰、肝功能损害和 ARDS 等，尤其须警惕 MODS 的发生，并应作相应救治处理。

七、心源性休克

心源性休克是心脏功能极度减退,心室喷血或充盈障碍,导致心排量过低,各重要器官和外周组织灌注不足而发生一系列代谢和功能障碍的综合征。最常见的为急性心肌梗死所引起的心源性休克。

(一)诊断要点

心源性休克典型表现发生在急性心肌梗死后,也可继发于其他种类心脏疾患的急性发病,临床表现与其他休克相似;肺梗死所致心源性休克表现为起病急剧、剧烈胸痛、咳嗽、咯血、气急,可在 1h 内死亡。心脏压塞引起者病情发展快,有低血压、脉压小、奇脉、心音遥远微弱、心率过快、肝肿大,心电图有 ST-T 改变,但无 Q 波。

(二)鉴别诊断

1.休克伴呼吸困难　在心源性休克并发左心室衰竭和肺水肿时可出现严重气急,但需注意与 ARDS 鉴别,后者常因创伤、休克、感染等引起肺泡表面活性物质破坏,肺顺应性下降,肺泡功能低下,气体弥散功能障碍,肺内通气与血流比率失调,肺分流增加,引起进行性低氧血症和极度呼吸困难,但能平卧;肺 X 线表现肺门变化不大,周边明显,气管内有血浆渗出物;PAWP 可以不高。

2.休克伴 DIC　后者常在血液凝血机制障碍、羊水栓塞、妊娠高血压综合征、严重创伤和感染等情况下出现。心源性休克发展至晚期也可导致 DIC,但 DIC 也可无休克期或在休克早期出现。

3.休克伴昏迷　心源性休克引起脑灌注减少,致脑缺血、水肿及细胞功能受损,病人可出现烦躁不安,易激动,早期很少发生昏迷。昏迷出现较早者,应考虑颅内疾病(如脑膜炎、脑炎、脑卒中等)或其他病因(如严重水、电解质失衡,肝、肾功能衰竭,血浆渗透压异常改变等)。

4.休克伴心电改变　心源性休克最常见于急性心肌梗死,故有特异性心电改变,包括异常 Q 波、ST-T 变化和严重心律失常;而心肌炎、心肌病有相应 ST-T 心电改变,心脏压塞或炎症有低电压、S-T 抬高,T 波高耸或倒置。电解质失衡中常见的低钾、镁,其心电改变明显,可出现交替电压,Q-T 延长,室速、尖端扭转型室速等。

(三)救治措施

绝对卧床休息,吸氧,建立血管通道,严防输液量过多、速度过快。剧痛时宜用罂粟碱、哌替啶、吗啡等一般处理,同时采取如下措施。

1.病因治疗　急性心肌梗死可采用活血化淤、溶栓等治疗。心脏压塞及时行心包穿刺放液或切开引流,心脏肿瘤宜尽早切除。严重心律失常者应迅速予以控制。

2.血管活性药与血管扩张剂　前者(多巴胺、多巴酚丁胺、间羟胺等)可提高血压,恢复生命器官的灌注;后者(硝酸盐、酚妥拉明、硝普钠等)扩张动、静脉,增大脉压,改善微循环。降低肺动脉压有利于减轻心脏前负荷,解除支气管痉挛,提高通气量,纠正低氧血症,防止肺水肿。酚妥拉明尚有加强心肌收缩力和治疗心律失常等作用,故联合使用更为合理,但要注意两者合适比例,使其既能维持血压,又能改善微循环。

3.控制补液量,注意输液速度　成人每日液体量应控制在 1500mL 左右。

4.强心药　临床多用血管扩张剂和非洋地黄类正性肌力药物。

5.心肌保护药　能量合剂和极化液对心肌具有营养支持和防止严重快速心律失常作用;1,6-二磷酸果糖(FDP)在心源性休克中具有较好的外源性心肌保护作用。

6.中医中药　中医主张宣痹通畅、活血化淤、芳香温通、辨证论治。目前临床应用麝香保心丸、救心丹、补心益气参附汤、生脉散、四逆汤等均有一定疗效。丹参注射液不但具有活血化淤功效,且具有清除氧自由基和保护细胞线粒体的功能。

八、过敏性休克

过敏性休克是一种严重的过敏反应,若不及时抢救,可在 10min 内发生死亡。本病绝大多数为药物所引起,发病年龄以 20~40 岁青壮年居多,老年及小儿病人也有发生。

(一)诊断

病人呈闪电样发作,常表现为应用致敏药物后 15min 内发生严重反应,少数病人可在 30min 后甚至数小时后才发生反应。

早期临床表现主要为全身不适,口唇、舌及手足发麻,喉部发痒,头晕眼花、心慌、胸闷、恶心、呕吐、烦躁不安等。随即全身大汗、脸色苍白、唇部发绀、喉头阻塞、咳嗽、气促、呼吸困难、四肢厥冷、皮肤弥漫潮红、手足浮肿,严重者昏迷及大小便失禁。体格检查可见球结膜充血、瞳孔缩小或散大、对光反应迟钝、神志不清、咽部充血、心音减弱、心率加快、脉搏微细、血压下降,可降至 60~50/20~10mmHg。有肺水肿者,双下肺可闻及水泡音及啰音。

根据病情有明确致敏药物史,迅速发生上述临床表现,即可作出诊断。

(二)救治措施

立即停用致敏药物,测量血压和触摸脉搏及观察呼吸等;立即注射肾上腺素、皮质激素、升压药、脱敏药等。必须就地抢救,不可搬动;身体平卧,千万不可强调困难而转院,失去抢救机会。

1.肾上腺素　小儿每次用 1:1000 浓度 0.02~0.025mL/kg,成人用 0.5~1mg,肌内注射,也可在原来注射药物处肌内注射,以减少致敏药物的吸收,同时又有抗过敏作用。肾上腺素的作用短暂,如首次注射后不见效果,可考虑 10~15min 内重复注射。

2.肾上腺皮质激素　可用地塞米松 10~20mg/次,或氢化可的松 100~200mg/次。

3.升压药　常用间羟胺 10~20mg,多巴胺 20~40mg 静注或肌内注射。

4.脱敏药　可用异丙嗪(非那根)25~50mg 及阿司米唑(息斯敏)、赛庚啶和钙剂等。

5.氧气吸入　适宜于病情严重的病例,对改善呼吸衰竭有良好的效果。

6.输液　输入适量液体,有改善全身及局部循环的作用,同时促进过敏物质的排泄,但输液不宜过快,一般以 10% 葡萄糖盐水 1000mL 为宜。

(赵荣忠)

第二节　昏迷

一、概述

中枢神经系统对内、外环境中的刺激所做出的有意义的应答即为意识,当这种应答能力的减退或消失就是不同程度的意识障碍,严重的称昏迷。昏迷患者缺乏主诉,不易诊断,死亡率高,是急诊医师需要面对的严峻挑战。在急诊室的早期目标是提供支持治疗,快速识别处理可逆性威胁生命的病因,并为确诊建立思路。

（一）流行病学

昏迷的病因涉及非常广泛的病理生理情况，包括中枢神经系统（CNS）局部的结构性异常、全身系统性疾病。相对而言，源于代谢性或系统性疾病的情况要比 CNS 的结构性异常多见。在初始病史不能提供明显病因的昏迷患者中，50%～70% 是由于代谢性异常。在结构性损害方面，幕上性损害要比幕下性损害多见。

（二）病理生理

意识包括"觉醒状态"和"意识内容"两个方面。脑干网状上行激活系统能刺激大脑皮质、维持其兴奋性、使机体保持觉醒状态；大脑皮质负责思维、行为、记忆、情感和注意等高级神经活动，是意识内容活动的部位；其他一些皮质下结构对意识的清晰也十分重要。

昏迷是最严重的意识障碍，即意识丧失，主要是大脑皮质和皮质下网状结构发生高度抑制的一种状态。患者表现为随意运动丧失，对外界刺激失去正常反应。根据意识丧失的程度，临床上可粗略地分为嗜睡、昏睡、浅昏迷、深昏迷等。

二、临床表现

（一）快速评价与稳定

急诊医学要求诊断的同时开始必要的治疗。一个明确的诊断对一个已死亡的患者毫无用处。

①面对昏迷患者应大声呼叫或给予疼痛刺激（如压眶）观察其反应，以确定其意识水平，并除外睡眠状态、单纯性晕厥或假性昏迷状态（一种因精神因素所致的功能性不反应状态，常见于癔症）。②昏迷患者气道阻塞的风险很大，应首先评估气道，清除口腔内痰液及异物，必要时气管插管；若呼吸缓慢或呼吸道分泌物多，不能维持有效的气体交换者，除及时吸氧外，应酌情气管插管或气管切开，给予人工辅助呼吸。③大动脉搏动消失者应立即行胸外心脏按压。④昏迷患者宜置平卧头略高位，头偏向一侧，以利于痰液引流；松解衣领、卸除假牙；呛咳反射不明显的患者潜在痰堵的风险大，也可考虑气管插管或气管切开。⑤有窒息、出血、休克或脑疝形成和高位颈椎骨折者不要轻易搬动患者，以免造成心搏和（或）呼吸骤停。未确定颈椎安全之前，应给患者戴颈托，在搬动患者及做检查过程中，都应注意保护颈椎。⑥观察瞳孔大小及对光反射，测定血压、脉搏、呼吸的节律幅度，体温，予以心电、血压、血氧监测。⑦建立静脉通道，有严重心律失常、心力衰竭和血容量不足或休克者，应及时纠正，并行心电监护。有颅内高压征象者，应及时给予脱水剂降低颅内压。⑧低血糖很常见，若贻误时间过长，可能致大脑不可逆损伤，在建立静脉通路、采血的同时即予静脉注射 50% 葡萄糖溶液 40ml 进行试验性治疗，有效者意识可在数分钟内恢复。⑨若体温过高（41℃以上）或过低（低于 32℃），均会导致脑损伤，应及时处理。前者除药物降温外，可用冷水或乙醇擦浴物理降温。有体温过低者，给予保暖和逐渐升高体温的措施。⑩应从患者的家属、朋友或护送者那里获得有关昏迷的发生情况和以往患病情况，特别是糖尿病、高血压、药物滥用或毒物暴露和持续性头痛等。⑩检查呕吐物或大小便的性状、外伤情况和出血征象等。注意有无心肺疾病、脑膜炎或脑疝等严重病症的证据。⑪立即查血糖、血常规、肝肾功能、电解质及血气分析。

（二）病史

对昏迷患者应通过知情者获取详细的病史，了解发病经过，并行系统体检和有关的实验室检查，全面综合分析，才能做出正确的诊断。

1.了解发病时间及经过　突然发病见于急性脑血管病、颅脑外伤、急性药物中毒、一氧化碳中毒、触电等；亚急性起病见于代谢性脑病、化学伤、烈性传染病等；逐渐发生者要考虑颅内占位性病变或慢性硬脑膜下血肿等;阵发性昏迷需考虑肝昏迷或间脑部位肿瘤等。

2.首发症状　起病有剧烈头痛者以出血性脑血管病(尤以蛛网膜下腔出血)多见;病初有发热应考虑颅内或全身感染的可能;首发精神症状时提示病变在大脑额叶或颞叶。

3.伴随症状　昏迷伴有脑膜刺激征常见于脑膜炎、蛛网膜下腔出血、脑出血、颅内压增高;昏迷伴抽搐,常见于脑出血、癫痫持续状态、脑肿瘤、脑水肿、脑缺氧等;昏迷伴偏瘫多见于急性脑血管病;昏迷伴呕吐提示颅内压增高,多见于脑出血、脑内占位等;早期表现为精神症状者,有脑炎和颞叶癫痫可能。

4.了解患者发病时的情况　如患者的年龄、职业、工作、家庭等,既往健康情况、有无慢性疾病和传染病史,注意有无精神刺激。此外还必须了解发现昏迷患者的现场所见(如附近有高压线者考虑电击伤)、有无毒物接触(如室内有无煤气味)、发病时的季节(炎热的夏季应考虑到中暑)等情况。

(三)体格检查

对昏迷患者,除重点观察血压、脉搏、呼吸、体温等生命体征及心、肺、肝、肾等脏器外,还应注意头部有无外伤,皮肤、黏膜有无出血,呼出气体的气味,呕吐物的颜色、气味等。另外,昏迷患者不能配合查体,难以进行完善的神经科查体,这时应重点关注瞳孔、疼痛刺激时的肢体反应、肌张力水平、病理反射等。

1.呼吸　呼吸深快常见于代谢性酸中毒;浅而慢呼吸见于颅内压增高或碱中毒;呼吸过慢或叹息样呼吸则提示镇静、麻醉药过量。昏迷患者出现潮式呼吸提示间脑受损。当延髓病变时,可出现深浅及节律完全不规则的呼吸——共济失调性呼吸,提示病情危重。

2.循环　有感染或蛛网膜下腔出血时往往有心动过速,颅内压增高多有血压增高和心率减慢。如患者既往有房颤病史,要考虑脑栓塞的可能。

3.皮肤　皮肤瘀点或者瘀斑可见于流行性脑膜炎、败血症、血液病等;一氧化碳中毒皮肤呈樱桃色;皮肤潮红见于感染性疾病及乙醇中毒;皮肤苍白见于休克;皮肤黄染见于肝胆疾病。

4.气味　呼气有烂苹果味见于糖尿病酮症酸中毒;有氨味可能为肝昏迷;尿臭者要考虑尿毒症可能;有大蒜味提示为有机磷农药中毒。

5.瞳孔　下丘脑病变时使瞳孔缩小;中脑病变使瞳孔散大;脑桥病变和吸毒过量、地西泮中毒等瞳孔均缩小,有机磷中毒时瞳孔亦缩小。

6.瘫痪　如有中枢性面瘫与同侧肢体偏瘫,提示为对侧中枢神经系统病变所致昏迷;大脑半球受累多见于偏瘫;颈髓损害出现四肢瘫;脑干病变时出现一侧脑神经麻痹和对侧肢体瘫痪,称为交叉瘫。

7.去大脑强直　四肢强直伸展,颈后仰,甚至角弓反张,常常因为大脑皮质和中脑同时受累所致。

8.病理反射　双侧病理征阳性,见于多种原因所致的昏迷,大脑弥漫性损害常出现强握反射,下颌反射亢进和吸吮反射阳性。

9.眼前庭反射　用于无鼓膜穿孔者,仰卧位头抬高30°,外耳道注入10~30ml冰水。正常反应:向刺激侧的缓慢偏向凝视(脑干介入),继之出现向中线的快速纠正性回摆(皮质介入)。持续30~120秒的双眼向刺激侧张力性偏移,提示脑干功能健全而无皮质的纠正。对刺激无反应提示脑干功能障碍。

(四)辅助检查

1.基本检查

(1)血糖:所有的昏迷患者都应检查其血糖水平,尤其对于糖尿病和乙醇中毒患者(长期酗酒可因耗竭糖原储备而致昏迷)。

(2)电解质、肝肾功能:低/高钠血症、尿毒症脑病、肝性脑病等是引起昏迷常见的代谢性原因。另外,肝肾功能异常的患者因其胰岛素代谢异常,有时会出现反复的低血糖而致昏迷。

（3）血气分析/指氧：可识别严重的酸碱失衡、CO_2 潴留所致的昏迷，而且，较先进的血气分析仪可以定量测得 COHb（碳氧血红蛋白）、MetHb（高铁血红蛋白），对于一氧化碳、亚硝酸盐中毒的确诊很有帮助。指氧仪可以快速测定患者的血氧饱和度，且重复性好，很适合急诊，但要注意末梢循环不好的患者的指氧常不准。

（4）尿常规：尿比重、尿糖、尿酮体对诊断糖尿病酮症酸中毒、高渗性昏迷是有提示意义的。

（5）心电图：心律失常、ST-T 改变可能会提示曾发生过心源性的问题导致昏迷。

（6）血常规：虽很少有直接提示意义，但却是了解昏迷患者的基础状态所必须参考的。

2.备选检查

（1）影像学检查：头 CT 的意义主要是除外头疗的局灶性因素所致昏迷：外伤、脑出血、脑肿瘤等。头 CT 因其快捷方便，对急诊的意义要比 MRI 大。有条件时，MRI 可以为诊断提供更多的信息；不过，需要提醒的是，行 MRI 检查耗时较长，不能带入仪器，舱内空间狭小，难以有效观察患者变化，病情不稳定的患者（如潜在的气道梗阻）是不宜做的。

（2）脑脊液检查：在怀疑可能存在颅内浸润性炎症时，脑脊液检查是很必要的，蛛网膜下腔出血在 CT 不能明确时，也可以通过脑脊液检查来证实。但须注意，怀疑有颅压升高者应先行甘露醇脱水降颅压后再穿刺，以免导致脑疝形成。腰穿前一般应先行 CT 检查，如有后颅凹的局灶性病变时应禁忌腰穿。

（3）血、尿毒物筛查：病因不明的昏迷患者是很有必要鉴别中毒的，而中毒迹象较明显的患者，为了明确其中毒的确切来源及中毒水平也会选做毒物筛查。

（五）病因分析

中枢神经系统的局灶性损害（脑血管病、创伤、肿瘤等）往往可通过神经科查体和头 CT 发现线索。昏迷患者虽然不能配合查体，但疼痛刺激时的肢体反应、两侧肌张力对比、病理征等简单查体即可提供很重要的信息。

弥漫性脑功能障碍的病因中以代谢性因素所引起的脑病最常见，血钠、钙、CO_2 等异常造成脑组织内环境变化进而导致脑功能紊乱，其表现有一定的共通性，一般为波动性、逐渐加重的过程，以淡漠嗜睡或谵妄躁动常见，只在终末期才出现昏迷。

在初步的病史、查体和辅助检查后，仍不能明确昏迷病因的，有必要做毒物筛查。

对昏迷患者，应注意与下列貌似意识丧失而实质上并非昏迷的状态相鉴别：

1.精神抑制状态　常见于癔症或强烈心因性反应后，患者卧床、对刺激无反应，翻开眼睑可见眼球回避现象，生命体征平稳，暗示疗法有效。

2.紧张性木僵　常见于精神分裂症，患者不吃、不动、不语、不进食、不排尿便，对强烈刺激也无反应，但实质上无意识障碍。

3.闭锁综合征　患者面、舌、咽、喉、四肢均不能活动，但意识清晰，能睁、闭眼活动示意，感觉和认知完全正常。多半因脑桥或中脑的皮质脑干束和皮质脊髓束双侧受损所致。

此外昏迷还需与以下两种特殊情况相鉴别：

1.脑死亡　指全部脑功能不可逆的丧失，包括脑干功能在内。临床上患者无自主呼吸，需人工呼吸器维持通气，一切脑干反射均消失。其病理基础为全部脑的重要结构和功能受损，且不可逆。

2.植物状态　临床上最容易与昏迷相混淆。处于植物状态的患者虽然意识丧失，无任何认知功能和运动行为，但患者能自发睁眼或在刺激下睁眼，可有无目的性的眼球跟踪运动，有睡眠—觉醒周期，下丘脑和脑干功能基本完整。病理生理基础为双侧皮质严重受损，但脑干基本完整。

三、急诊处理

(一)经验性处理

1.氟马西尼(安易醒)　为苯二氮䓬类的中枢拮抗剂,竞争性阻断地西泮等与苯二氮䓬受体的结合。怀疑地西泮类药物过量者,可用氟马西尼 0.3mg 静脉注射,做试验性治疗,有效者意识在 1 分钟内改善,但应避免用于有癫痫史的患者或服用三环类抗抑郁药者。氟马西尼可解除呼吸抑制,但它的半衰期短于大部分的苯二氮䓬类药物,往往还需要维持用药才能保持患者清醒。

2.纳洛酮　有吸毒迹象的可予纳洛酮 0.8mg 静脉注射,若为吗啡类过量,意识可迅速恢复。

3.甲状腺素　对于昏迷伴有黏液水肿、低体温、心动过缓、反射迟缓的患者,在抽血验甲功的同时应给予甲状腺素,一味地等待结果会使病情加重。

4.抗生素　对于不明显原因昏迷的患者一般都需要给予抗生素,尤其合并发热者。若担心影响病原培养结果,可先行血培养。一般选用广谱抗生素,如第三代头孢菌素或新型喹诺酮类。

5.药物过量和昏迷的处理　怀疑药物过量者,在保护气道的情况下,可经胃管给予活性炭(1g/kg)混悬液。昏迷的患者进行洗胃时误吸的风险很大,即便气管插管也不能有效防范误吸,应注意权衡利弊。

6.重复神经系统评估　昏迷患者的病因在急诊常不能明确,而且又常缺乏主诉,需医护人员不断重复评估意识、腱反射、肌张力。

(二)会诊

意识障碍患者因其病因复杂,在不能明确诊断时,常需请神经科、内科等共同会诊,以制定进一步诊疗计划及确定由哪一病房收入较为合适。而专业性较强的疾病,如颅脑外伤、脑血管病、内分泌疾病等也常需要请神经外科、神经内科、内分泌科等的专科医师会诊制定诊疗计划,决策手术、溶栓等重要干预措施,以及安排收入专科病房。

四、患者安置

(一)留观标准

①昏迷患者一般需留观,进一步评价和处理;②下列患者可能例外:癔症发作者;低血糖昏迷患者;癫痫发作后患者;阿片类物质中毒患者。

(二)住院标准(包括收入 ICU/CCU)

病因难以快速去除的患者都应收住院治疗,有呼吸、循环不稳定的患者应考虑收入重症监护病房。

(三)出院标准和出院医嘱

1.低血糖昏迷患者　治疗后意识障碍迅速恢复,内分泌科门诊随诊。

2.癔症发作患者　精神病专科医师评估后可离开急诊。

3.阿片类物质中毒患者　经治疗后毒性反应消失,最后一次予纳洛酮已 4～6 小时以上,出院前应告知患者有关滥用药物的害处,给予一定的建议和劝告。

4.癫痫发作患者　意识转清后 12～24 小时,若未再发作,可予神经专科门诊进一步诊治。

(赵荣忠)

第三节　水、电解质、酸碱平衡紊乱

一、低容量状态

（一）概念

低容量状态是指体液从细胞外液的丢失速度和量超过机体摄入，导致细胞外液量减少、有效血容量不足，从而引起一组临床综合征。

（二）类别

1.高渗性失水　水丢失多于电解质丢失，血浆渗透压＞310mmol/L，属于浓缩性高钠血症。

2.等渗性失水　水、电解质按正常比例丢失，血浆渗透压介于 280～310mmol/L。

3.低渗性失水　电解质丢失多于水丢失，血浆渗透压＜280mmol/L，属于缺钠性高钠血症。

（三）病因

1.水摄入不足　昏迷、创伤、绝食、吞咽困难及客观条件限制，造成机体缺失淡水；脑外伤、脑卒中等造成致渴觉中枢迟钝或渗透压感受器不敏感，引起淡水摄入不足。

2.体液丢失过多

（1）消化道丢失：正常人每日分泌消化液 3～6L，而大便每日最终排出 50～200ml。若患者出现呕吐、腹泻、胃肠引流、胃肠减压、胃肠造瘘、肠梗阻等，可造成消化液大量丢失。呕吐往往合并代谢性碱中毒；肠液丢失往往合并代谢性酸中毒；无论上消化道还是下消化道消化液的丢失，往往合并钾的丢失，需注意补充。

（2）皮肤丢失：皮肤以不显汗方式每日丢失水分约 500ml。在高温、高热特别是环境湿度较大的环境下工作，剧烈活动时大量出汗，可使水分大量丢失。另外，大面积烧伤采取开放治疗，剥脱性皮炎等渗出性皮肤病变也可导致水分通过皮肤大量丢失。

（3）呼吸道丢失：正常人呼吸时每日从呼吸道呼出水分约 300ml。患者有哮喘持续状态、气管切开、人工呼吸机的使用、慢性呼吸道感染等则可使每日丢失体液增多，甚至可多达 3～4L。

（4）肾脏丢失：肾脏是人体调节水、电解质平衡的主要脏器。由肾脏大量丢失水分在临床上常见于：①肾梗阻原因导致的肾病，当梗阻解除后，易出现排尿过多，每日甚至可多达 5L；②垂体性、肾性尿崩症导致抗利尿激素分泌不足；③慢性肾病导致保钠能力受损④脱水剂不合理使用，如甘露醇、高渗葡萄糖糖等引起溶质性利尿；⑤排钠利尿剂（如呋塞米、氢氯噻嗪）的不合理使用；⑥急性肾功能衰竭多尿期，由于原尿中含有的溶质起到了利尿作用，而肾小管功能尚未恢复，导致每日尿量最高时可达 20L；⑦肾小管重吸收障碍：如肾小管性酸中毒、糖尿病酮症酸中毒、肾上腺皮质功能不全等。

（5）体液在第三体腔内过快、过多积聚：严重肠梗阻、腹膜炎、出血坏死性胰腺炎、挤压综合征等，由于体液大量急剧积聚在胸、腹腔及皮下组织，且短期内不能重吸收回血液循环，可出现容量不足的表现。

此外反复大量放胸、腹水等也可引起体液丢失过多。

（四）临床表现

轻度失水：占体重的 2%～3%，表现为口渴、尿少、心悸等，血压可正常。

中度失水：占体重的 4%～6%，表现为明显口渴、声音嘶哑、恶心、呕吐、皮肤干燥、弹性下降，也可出现为烦躁、头晕、乏力、有效血容量不足、血压下降、心动过速、直立性低血压等。

重度失水：占体重的 7％～14％，甚至 15％以上，表现为烦渴、幻觉、谵妄、晕厥、定向力失常、皮肤弹性差，也可出现脱水热、严重容量不足可出现胸痛、腹痛、意识障碍等内脏灌注不足的表现，甚至高渗性昏迷、低血容量性休克、少尿、无尿及急性功能肾衰竭。

（五）诊断

患者多有水的摄入不足、大量出汗、呕吐、腹泻、多尿等病史，自觉口渴、头晕、心悸、尿少，查体可有或无程度不等的意识障碍，皮肤黏膜干燥、弹性差，血压下降，心率快等，结合实验室检查（如：血、尿常规、血液电解质分析、血气分析、血糖、血脂、肝功能、肌酐、尿素氮、心电图等）除可确诊低容量状态外，还可对病因识别及失水程度做出判断。

（六）治疗

首先对失水量进行评估，选择合适溶液，并对补液效果及是否出现并发症密切观察。

1.输液总量

（补液量＝失水量＋继续失水量＋生理需要量）

（1）根据临床表现估算失水量

①轻度失水：失水量（L）＝现体重（kg）×2％。②中度失水：失水量（L）＝现体重×5％。③重度失水按休克处理，以先恢复循环状态为主。

（2）高渗性失水也可按血钠浓度计算

常用如下方法：失水量（L）＝［实测血清钠（mmol/L）－正常血清钠（mmol/L）］/正常血清钠（mmol/L）×体重（kg）×0.6。公式中正常血清钠可按 140mmol/L 计算。

（3）低渗性失水可按血细胞比容计算

失水量（L）＝［（实测血细胞比容－正常血细胞比容）/正常血细胞比容］×现体重（kg）×0.2。

附：正常血细胞比容为男性 0.48；女性 0.42。

2.输液速度　①输液速度主要受下列因素影响：a.患者失水的程度；b.血压和心率情况；c.输入液体的种类和继续失水量；d.监测结果。②主要目的是首先恢复循环状态为主，故始快后慢。一般第 1 个小时内可补液 1～2L，以后根据病情调整速度；重症者开始 4～8 小时内补充液体总量的 1/3～1/2，其余的在 24～48 小时补完。具体患者补液速度要根据患者病情和心肺肾功能状态而定。怀疑有心功能不全的患者，应密切观察心血管负担情况，必要时可留置导管测量中心静脉压。

3.常用液体种类

（1）5％葡萄糖、0.45％盐水：常用于单纯性失水的高钠低容量状态（如饮水困难、尿崩症等）。

（2）生理盐水、5％葡萄糖氯化钠、林格液：用于同时低容量状态失钠。

（3）3％盐水：用于高容量状态失钠，但速度要慢，且输后予呋塞米 20mg 入壶。

（4）长期补充的液体：若需长期补充等渗盐水，为防止发生高氯性酸中毒，可按下列配方补充所需的液体，即生理盐水 1000ml＋5％葡萄糖 500ml＋5％碳酸氢钠 100ml。

（5）紧急情况下所用液体：紧急、严重低血容量者的治疗，或合并低蛋白血症者，甚至休克者，可补充新鲜血浆或干血浆，但最常用的是白蛋白。

4.补液途径　轻度失液应尽可能通过口服或鼻饲补充，不足的部分或中、重度失液者需静脉补液，必要时可两路或三路液体同时输入或加压输液，亦可经中心静脉补液，同时还可监测中心静脉压。

5.注意事项　①记录 24 小时出入量。②密切监测体重、血清电解质、酸碱度和生命体征的变化。③同时注意纠正电解质、酸碱平衡紊乱。

二、高容量状态

（一）概念

高容量状态是指液体进入体内过多或肾脏排尿量过少，以致体液在体内积聚过多而出现的一组临床综合征。

（二）病因

1.肾脏病变　急性肾功能衰竭少尿期，急、慢性肾小球肾炎等，导致肾小球滤过率降低及肾血流量下降，使体液积聚于体内。肾病综合征者由于尿中蛋白的大量丢失，使血浆胶体渗透压降低，以及肾素-血管紧张素-醛固酮系统的激活、抗利尿激素大量分泌，而造成水钠潴留。

2.肾上腺皮质功能减退　糖皮质、盐皮质激素分泌不足，使肾小球滤过率下降，容易导致水潴留。

3.肝脏疾病　肝硬化等致静水压升高和胶体渗透压下降，使水钠潴留主要积聚在腹腔而成腹水。

4.心脏疾病　右心衰竭、缩窄性心包炎等所致的心搏出量下降而肾小球滤过率基本正常，使滤过的水钠被大量重新吸收，导致水钠潴留、全身性静脉压增高。

5.其他　孕妇、甲状腺功能减退、下腔静脉阻塞、低蛋白血症等所致水钠潴留。

（三）临床表现

由于体液积聚，细胞外液常呈低渗低钠状态，水进入细胞内，引起细胞（特别是脑细胞）肿胀、低渗，导致细胞代谢紊乱。临床表现与发生水、钠潴留的速度、程度及基础疾病有关。

1.慢性潴留　病情发展缓慢，症状多不明显，常表现为原发病症状以及低钠血症症状。可有乏力、食欲减退、恶心、表情淡漠和皮下组织水肿等表现，严重时可有头痛、呕吐及不同程度的意识障碍。

2.急性潴留　起病急，病情发展迅速，中枢神经系统症状表现突出，如头痛、呕吐、精神异常、表情淡漠、反应迟钝、共济失调，也可表现为嗜睡与躁动交替出现，严重者还可出现癫痫样发作、血压升高、呼吸抑制以致昏迷。明显容量过多的患者有时还可出现咳嗽、呼吸困难、咳粉红色泡沫痰等肺水肿症状。

（四）诊断

患者由于血液稀释和细胞水肿而出现血浆渗透压、血清钠降低，血浆蛋白、血红蛋白、红细胞、红细胞比容、平均红细胞血红蛋白浓度降低，平均红细胞体积增大，尿比重降低。

依据病因、临床表现和必要的实验室检查可做出诊断。

（五）治疗

应根据病因和发病的轻重缓急区别对待，治疗主要是积极治疗原发病，同时严格限制钠盐并控制水的入量。

患者常需限制进水量，记录24小时出入量，使入水量少于尿量。急重症者以保护心脑功能为目标，以脱水和（或）纠正低渗为目标。

常可加用利尿药以达到脱水、减轻组织、细胞水肿和减轻心脏负荷（重症患者还可选用硝普钠、硝酸甘油等血管扩张剂来减轻心脏负荷）的目的，但应注意利尿剂本身引起的水、电解质和酸碱平衡紊乱的发生。利尿剂以速尿、依他尼酸等袢利尿药为首选；可应用呋塞米20～80mg，每6～8小时静脉注射1次；依他尼酸25～50mg，用高渗葡萄糖溶液40～50ml稀释后缓慢静脉注射，必要时2～4小时后可重复注射。对于可明确为抗利尿激素分泌过多引起的高容量状态，可选用碳酸锂或地美环素进行治疗。血液滤过或腹膜透析可在短时间内将大量水、钠排出体外，亦可用于急重症容量过多的患者。

三、低钾血症

(一)概念

正常成人体内总钾量约为 50mmol/kg 体重,其中 98%(约占 150mmol/L),存在于细胞内,是细胞内液主要的阳离子,而余下的 2% 存在于细胞外液中。正常人血清钾为 3.5～5.0mmol/L。对调节水、电解质、渗透压与酸碱平衡,维持神经、肌肉的应激性和心肌活动起重要作用。正常细胞静息膜电位与细胞内外钾、钠离子的浓度有密切的关系。钾代谢障碍不但影响细胞的极化功能,而且影响神经、肌肉、心肌细胞等组织的功能。

血清钾浓度低于 3.5mmol/L 时称为低钾血症。机体的总钾量可以增高、正常或减少。

(二)原因

1.摄入不足　长期厌食、偏食、不能进食、术后禁食或鼻饲饮食不合理。钾的每日摄入量持续 2 周以上少于 3g,以引起低血钾。

2.消化道丢失过多　消化道的唾液、胃液、肠液、胆汁、胰液均含有不同浓度的钾。无论呕吐、腹泻、服用泻药、导管引流、透析等,均可因消化液丢失而低钾。

3.经肾异常丢失　这种情况见于应用排钾利尿剂、渗透性利尿、肾小管型酸中毒、抗生素(庆大霉素、青霉素、氨苄西林、两性霉素 B 等)、醛固酮增多症、库欣综合征、外源性类固醇激素、高肾素血症、肾血管性高血压等。

4.钾从细胞外向内转移　碱中毒、酸中毒恢复期、周期性瘫痪、Graves 病、β 肾上腺素激动剂、急性应激状态、低温疗法、注射胰岛素和糖原合成增加等,细胞外钾进入细胞内。

5.血液异常　这种情况见于急性髓性白血病、维生素 B_{12} 治疗巨幼细胞贫血。

6.其他　其他如低镁血症、大面积烧伤、放腹水、输入大量液体等。

(三)临床表现

1.神经肌肉表现　若血清钾浓度＜3.0mmol/L,患者自觉疲乏、乏力,双下肢肌无力、肌张力降低(常呈对称性)。若血清钾浓度＜2.0mmol/L,患者出现全身肌无力、肢体软瘫,肢体麻木、疼痛,腱反射减弱或消失,意识障碍。若血清钾浓度＜1.0mmol/L,昏迷,呼吸肌受影响时,出现憋气、呼吸衰竭;胃肠道肌肉受影响时,出现腹胀、便秘、麻痹性肠梗阻等。

2.循环系统表现　心音低钝、早搏、心动过速、低血压、眩晕、体位性晕厥,甚者出现室颤、心脏骤停、心脏增大、心力衰竭。心电图首先表现为 ST 段下降,T 波增宽而幅度减低,并出现 U 波,QT 时间明显延长;重者 P 波幅度增高,QRS 增宽,T 波倒置。低钾患者若使用洋地黄制剂,一定注意低钾促使的洋地黄中毒事件发生。

3.泌尿系统表现　口渴多饮、夜间多尿、尿液渗透压低、代谢性碱中毒,进而发生低钾性肾病,出现蛋白尿、管型尿等。

(四)诊断

详细询问病史,了解是否有引起失钾的病因.,根据临床表现、既往所患疾病、体征及血清钾浓度低于 3.5mmol/L 可做出初步诊断。

尿钾的测定对判断病因有帮助,一般尿钾浓度＜15mmol/L,属肾外失钾,尿钾浓度＞20mmol/L,属肾内失钾。

合并代谢性酸中毒,多由腹泻、糖尿病酮症酸中毒、肾血管酸中毒、失钾性肾病等。

合并代谢性碱中毒,多由利尿剂、呕吐、胃肠减压盐皮质激素应用过多等。

慢性失钾时,若血钾<3.0mmol/L,失钾200～300mmol;血钾<2.0mmol/L,失钾>500mmol。急性失钾较此要少得多。

(五)治疗

1.防治原则　只要有可能,首先治疗原发病;其次根据失钾量、失钾速度及是否有临床症状、心律失常,选择补液途径、补钾速度,是否监测ECG。

2.补钾途径　补钾若无明显临床表现时,可经口服补钾(总摄入量约100mmol/d,包括营养摄入);临床上出现症状但无心律失常时,可以经静脉缓慢输注;出现有临床意义的心律失常时,应该在监测ECG情况下通过静脉补钾,根据血钾浓度可以重复。

3.补钾种类　①饮食中含钾较多的食物有肉、水果、豆类等。②口服药物:使用保钾利尿剂;氯化钾片、补达秀,也可将10%氯化钾溶液放入果汁、牛奶、流质食物中餐后服。③静脉药物:因使用利尿剂或呕吐引起的低血钾症患者,适合使用氯化钾(含钾13～14mmol/g);低钾伴高氯血症患者,适合使用枸橼酸钾(含钾约9mmol/g);肝衰竭并低钾血症患者,适合使用谷氨酸钾(含钾约4.5mmol/g)。

4.静脉补钾量　可根据血清钾估算,轻度失钾(血清钾3.0～3.5mmol/L),可补充钾100mmol;中度失钾(血清钾2.5～3.0mmol/L),可补充钾300mmol;重度失钾(血清钾2.0～2.5mmol/L),可补充钾500mmol。但每日补钾量不超过200mmol。且遵守静脉补钾的原则:补钾20～40mmol/L浓度,每小时补入20～40mmol,见尿补钾。每日尿量>700ml或每小时>30ml补钾安全。

对于缺钾导致的严重快速室性异位心律失常(如发生尖端扭转型室速,短暂、反复发作多形性室速、心室扑动等威胁生命的严重心律失常时),补钾量≥10g/d,静脉滴注,补钾浓度最高可达1%,滴速1.5g/h(20mmol/L)。如果病情危急,补钾浓度和速度还可以超过上述规定,进行中心静脉穿刺置管微量泵控制补钾,但是必须严密动态观察血钾及心电图等,防止发生高血钾症。

(六)注意事项

①严禁静脉注射钾;②补钾速度过快的危险是心律失常和反弹性高血钾;③补钾后出现手足抽搐者注意补充钙剂;④补钾后可出现假性高血钾,是由于细胞外液钾离子进入细胞内需要15小时以上才能达到细胞内外钾离子的平衡;⑤若合并低镁血症,必须积极纠正低镁才能纠正低钾血症;⑥停止静脉补钾24小时后,若血钾为3.5mmol/L,此时体内钾仍有10%左右丢失,应注意补充;⑦低钾血症在心脏病、低血压、肝硬化患者中更应引起注意。

四、高钾血症

(一)概念

血清钾浓度高于5.5mmol/L时称为高钾血症。机体的总钾量可以增高、正常或减少。

钾离子7mmol/L,死亡率是14%;钾离子8mmol/L,死亡率是42%;钾离子>8mmol/L,死亡率是100%。因此钾离子7mmol/L是一个临界值。

(二)病因

①进入人体过多:肾功能不全患者摄入大量含钾食物或补钾药物;低钾血症静脉补钾过多。②肾排泄减少:如慢性肾衰、肾上腺功能不全、糖尿病和保钾利尿剂。③细胞内钾的释放:酸中毒和快速输注库存时间长的血。细胞溶解包括横纹肌的溶解、溶血和肿瘤死亡在内的细胞溶解;另外钾离子通道开放剂如尼克地尔,也可释放体内的钾。④钾从细胞内向外转移:酸中毒、高渗血症、β肾上腺素受体阻滞剂及其他药物如洋地黄、盐酸精氨酸、琥珀酸胆碱等。⑤严重组织损伤、溶血性贫血、肿瘤细胞大量死亡等。

（三）临床表现

1.神经肌肉表现　早期主要表现为乏力、肢体发麻、肌肉酸痛、肌张力下降、腱反射减弱等，严重者可出现四肢软瘫（一般以下肢多见，继而沿躯干向上肢发展）和呼吸肌麻痹，出现声音嘶哑、咳嗽无力、呼吸困难，也可出现动作迟钝、嗜睡等中枢神经症状。

2.循环系统表现　主要表现为心肌收缩力下降、心音低钝和各种心律失常。心律失常的发生与血清钾升高速度的关系较血清钾浓度更为密切。心电图对于高钾血症的诊断具有重要的参考价值，临床特征如感觉异常，往往发生在心电图改变之后。一般在＞6mmol/L时心电图主要表现为：T波高耸、基底部变窄，随血钾增高出现PR间期延长、P波消失、QRS波群增宽、ST段与T波融合，甚至出现室性心动过速、心室颤动、心脏骤停等。注意血清钾浓度与心电图表现有时可存在不一致现象。

3.消化系统表现　消化系统无特异性表现，一般可表现为食欲减退、恶心、呕吐、腹胀等。

（四）诊断

详细询问病史，了解是否有导致血钾升高和肾排钾减少的病因，根据临床表现、既往所患疾病、体征及血清钾浓度＞5.5mmol/l。可做出初步诊断。

临床可分三度：轻度指血清钾浓度5.5～6.0mmol/L；中度指血清钾浓度6.0～7.0mmol/L；重度指血清钾浓度＞7.0mmol/L。

临床表现只能作为诊断参考，但心电图可以作为诊断、判断程度、观察疗效的重要指标。

注意鉴别"假性高钾血症"，凡是止血带过紧、反复握拳、局部拍打、试管内溶血，都可造成假性高钾血症。

（五）治疗

对所有的病例都有必要限制钾的摄入，停用可能造成高钾血症的药物。只要血清钾浓度＞6mmol/L和（或）存在ECG改变，常需要紧急干预，同时查找病因。①高钾合并的心脏骤停：在应用标准的CPR同时，给予8.4%碳酸氢钠100ml静脉输注治疗。②钾离子的浓度＞7mmol/L，可给予10%葡萄糖酸钙液10～20ml或10%氯化钙溶液10ml，加等量50%葡萄糖溶液，紧急缓慢静脉注射，本法起效快，一般数分钟起效，但持续时间短，5～20分钟后，ECG无改善，可重复一次。虽然不会降低血浆钾离子水平，但可稳定心肌细胞膜，降低心肌细胞膜的兴奋性，抗心律失常。注意若患者正在使用洋地黄制剂，静脉注射速度应超过30分钟，因高钙可以加重洋地黄制剂的毒性。③钾离子的浓度＞6mmol/L，伴心电图改变的临床特征。予以可溶性胰岛素10U及50%葡萄糖溶液50ml于20分钟内输入，有效治疗15分钟后可使钾离子降低0.5～1.5mmol/L。血糖水平需要每15分钟监测1次，必要时需要补充更多的葡萄糖。④β_2受体激动药：雾化吸入5mg沙丁胺醇。必要时可重复1次，30分钟后大多数患者起效。⑤纠正容量不足和酸中毒。⑥阳离子交换树脂：常用聚磺苯乙烯10～20g，2～3次/天；或40g加入25%的山梨醇溶液100～200ml保留灌肠。⑦透析：适用于顽固病例，且降钾快，效果好。血钾可在透析后即刻开始下降，1～2小时就可以降至正常。

五、代谢性酸中毒

代谢性酸中毒的特点是血液中原发性HCO_3^-减少，代偿性$PaCO_2$下降而pH降低。

（一）病因

常见原因如下：

1.酸性物质产生过多　乳酸性酸中毒是代谢性酸中毒的最常见原因，在正常氧化条件下，乳酸盐进入肝脏和肾脏细胞中的线粒体,经过 α 代谢途径而生成酮酸再生成终产物 H_2O 和 CO_2 并生成 HCO_3^-,正常人血乳酸水平为 $0.5\sim2mmol/L$,当组织缺氧而功能不足时,糖代谢的中间产物乳酸大量堆积超过 $4\sim6mmol/L$ 时称为乳酸酸中毒。

糖尿病、饥饿等条件下,由于糖代谢障碍,糖原异生作用增强而产生大量酮体(酮体中的乙酰乙酸和 β 羟丁酸是酸性化合物),超过了人体氧化或排出能力引起酮症酸中毒。

感染、高热、创伤等原因导致分解代谢亢进而产酸过多。

2.酸性物质排泄障碍 肾功能障碍时,肾脏酸的清除能力减低、体内多种酸性代谢产物不能排出,产 NH_3 减少以及 HCO_3^- 的重吸收障碍也可造成代谢性酸中毒,常见于慢性肾功能不全、肾小管性酸中毒等。

3.摄入或输入过多的酸性物质 如口服过多的氯化铵、水杨酸制剂,或在抢救治疗中输入大量高渗葡萄糖、精氨酸等,输入大量高渗糖后由于糖的大量分解而生成大量丙酮酸,大大超过了三羧酸循环所能分解代谢的能力,从而可引起丙酮酸大量潴留并转变为乳酸,而引起乳酸酸中毒。

4.丢失大量碱性物质 常见于重度腹泻、长期胃肠减压、大面积烧伤、因腹部手术而置的肠瘘、胆瘘等引起 Na^+、K^+ 的大量丢失,常伴有 H_2CO_3 的丢失,发生失碱性代谢性酸中毒。

5.应用碳酸酐酶抑制剂 如乙酰唑胺可使肾小管上皮细胞的碳酸酐酶受抑制,使 H^+-Na^+ 交换减少,H^+ 排出减少,pH 下降引起酸值中毒。

(二)临床表现

①休克、缺氧、肾功能衰竭等原发病的表现。②神经、精神方面早期可表现为乏力、疲倦、头晕,渐发展至嗜睡,当 pH 降低至 7.1 时有可能出现昏迷。③呼吸起初加深加快,有时呼气可带有酮味,以后渐不规则,甚至发生潮式呼吸。④循环系统:因代酸可降低心肌收缩力,使心排血量减少,而出现心率加快,血压偏低,甚至出现心律失常。

(三)诊断

诊断需仔细分析病史和临床表现,确诊还需依靠实验室检查,特征性变化为:血浆 HCO_3^- 减少,$PaCO_2$ 下降,而 pH 降低,BE 负值增大,BB 降低,AB 与 SB 减少。

(四)治疗

代谢性酸中毒的治疗应根据发病原因和具体情况而决定。可给予吸氧以改善缺氧状态;注意吸痰,保持呼吸道通畅;保护肾脏功能,维持尿量;纠正电解质紊乱;供给足够的热量,减少脂肪和蛋白质的分解代谢,减少酸性物质的产生。

轻度代谢性酸中毒呼吸无明显变化,可采取一般处理,治疗原发病,多不必特殊治疗,患者经补充葡萄糖或生理盐水后多可自行缓解。

慢性肾功能衰竭患者轻度代谢性酸中毒无需特殊处理,也可酌情给予碳酸氢钠口服($3\sim6g/d$),当 $CO_2CP<15mmol/L$ 时,可给予碳酸氢钠或乳酸钠使血浆 CO_2CP 保持在 $20mmol/L$ 左右即可,治疗过程中应注意防治低钙和低钾,并警惕发生高钠血症和诱发心力衰竭。

糖尿病酮症酸中毒的基础是酮酸生成过多,而非 HCO_3^- 丢失过多,故必须采用胰岛素及补液治疗,胰岛素可抑制酮体的生成,促进酮体氧化,且酮体氧化后产生 HCO_3^- 使酸中毒自行纠正,一般不需补碱,但应注意补钾。当 $pH<7.1$ 时可明显降低心肌收缩力,减少心搏量而使血压明显下降,同时使中枢神经及呼吸中枢受抑制,应给予静脉补碱,但应十分谨慎,不宜过快和过量。

乳酸性酸中毒的治疗也主要针对病因,包括纠正缺氧及低灌注,控制感染,供给充足能量等。乳酸积聚过快,基本病因难以控制时需给予碳酸氢钠治疗。

较重的患者在积极治疗原发病的同时可补充碱性液,临床常用的碱性液有:

1.碳酸氢钠　为临床最常用的碱性药物,作用迅速,疗效可靠,但因碱性较强而不宜和其他药物配伍使用。碳酸氢钠纠正酸中毒的原理在于直接提供 HCO_3^-,使其在体内与 H^+ 直接结合生成水和 CO_2,CO_2 经呼吸由肺排出体外,Na^+ 留于体内使得 pH 上升。1g 碳酸氢钠含 HCO_3^- 12mmol/L,常用的等渗液为1.25%碳酸氢钠(149mmol/L),高渗液为 5%碳酸氢钠(595mmol/L)。

常用的补碱公式有:

(1)以碱剩余(BE)计算的公式

所需 5%碳酸氢钠毫升数=[正常 BE(mmol/L)－测得 BE(mmol/L)]×体重(kg)×0.4

公式中正常 BE 一般以－3mmol/L 计算。

(2)以二氧化碳结合力计算的公式

所需碱性药物的毫摩尔数=[正常 CO_2CP(mmol/L)－测得 CO_2CP(mmol/L)]×体重(kg)×0.3

公式中正常 CO_2CP 一般以 27mmol/L 计算。

抢救危重患者时可不必等待化验结果,先按 2~4ml/kg 体重输入 5%碳酸氢钠溶液,然后复查血气分析结果,再进一步调整剂量。关于碱性药物的计算方法和差别较大,必须根据临床实际情况掌握用量,并根据临床表现和血气分析结果随时调整用量。

2.乳酸钠溶液　必须在有氧条件下经肝脏转化为碳酸氢钠才能发挥作用,作用缓慢。在体内缺氧、肝功能减退、休克及乳酸酸血症时不宜应用。临床常用 11.2%的乳酸钠溶液,乳酸钠的分子质量为 112,因此11.2%的乳酸钠溶液为克分子溶液,1ml 即含有 1mmol 乳酸钠,补碱量可按上法计算。病情危重时首剂可按 1~1.5ml/kg 体重输入乳酸钠溶液,使用时可将葡萄糖稀释 5 倍成为等渗溶液静脉滴注。

3.三羟甲基氨基甲烷　三羟甲基氨基甲烷(THAM)又称氨基丁三醇,是一种有机缓冲剂,能与体内的 H^+ 或 CO_2 相结合,具有分子质量小,作用强而快,可进入细胞且不含钠等优点;缺点是呈高碱性,对组织刺激性大,可引起静脉炎或血栓形成,输入过快时可抑制呼吸,降低血压,甚至触发室颤的发生,一般不列为首选药物。

六、代谢性碱中毒

代谢性碱中毒的特点是:血液中原发性 HCO_3^- 丢失,代偿性 $PaCO_2$ 增加,而 pH 值升高。

(一)病因

常见原因如下:

1.酸与氯丢失过多　主要是由于频繁呕吐、长期胃肠减压、幽门梗阻、高位肠梗阻等引起胃酸丢失过多,大量氢离子丢失的同时氯离子丢失也较多,大量胃酸的丢失使得碱性的肠液得不到中和,大量碳酸氢盐回吸收入血;由于氯离子的减少,为保持阴阳离子的平衡使得肾小管对碳酸氢盐回吸收增加,从而导致低氯性碱中毒,因这种低氯性碱中毒经补充氯离子后可被纠正,又称为"对氯反应性代谢性碱中毒"。

2.长期应用利尿剂　长期应用呋塞米、利尿酸等抑制肾小管对钠、氯、水的重吸收,尿氯的排出量增加,血氯降低而引起低氯性碱中毒。

3.碱性物质摄入过多　多见于长期服用碱性药物或治疗代谢性酸中毒时静脉输入大量碳酸氢钠等碱性药物,也可见于大量输血时因枸橼酸盐的输入而致代谢性碱中毒。

4.低钾血症　多见于钾的摄入不足、丢失过多(经消化道、肾脏、汗液等丢失)和周期性麻痹。低钾血症

时由于细胞内 K^+ 转移至细胞外以补充细胞外液 K-不足，细胞外 Na^+、H^+ 进入细胞内，每移出 3 个 K^+ 就有 2 个 Na^+ 和 1 个 H^+ 移入细胞内，细胞外液 H^+ 降低，pH 升高。同时由于肾小管上皮细胞内缺 K^+，使 K^+-Na^+ 交换减弱，H^+-Na^+ 交换增强，H^+ 排出增多，血液 H^+ 降低，pH 升高，发生碱中毒，但尿液呈酸性。

5.盐皮质激素增多和皮质醇增多　多见于原发性和继发性醛固酮增多症、肾素分泌瘤、肾血管性高血压、Cushing 病等，盐皮质激素有明显的保 Na^+ 和泌 H^+、泌 K^+ 作用，可引起代谢性碱中毒。这种碱中毒患者给予盐水无治疗效果，又称为"对氯耐受性碱中毒"。

6.代谢性碱中毒　甲状旁腺功能减退、慢性呼吸性酸中毒等引起肾小管重吸收 HCO_3^- 增加而致代谢性碱中毒。

（二）临床表现

除原发病的临床表现外，轻症患者可无明显症状，较重患者可有如下临床表现：①呼吸浅而慢，以减少二氧化碳的呼出。②手足麻木和搐搦：由于结合钙增加，游离钙减少，血钙降低，致神经肌肉兴奋性增强，引起口周及四肢麻木，面部及四肢肌肉可有小的抽动、手足搐搦。③肌张力减低：由于血钾降低可出现肌张力减低、腹胀、肠鸣音减弱，甚至出现肌无力、运动障碍、麻痹性肠梗阻、心律失常等。④中枢神经系统症状：可表现为兴奋、躁动、谵妄、意识模糊，亦可出现嗜睡、昏迷。

（三）诊断

诊断需仔细分析病史和临床表现，确诊还需依靠实验室检查，特征性变化为：血浆 HCO_3^- 增加，H^+ 降低，$PaCO_2$ 增加而 pH 升高，BE 值增大，BB、AB、SB 均增加。

（四）治疗

着重于原发病的治疗，由于正常人体代谢过程中有大量内源性酸的产生，因此对轻或中度代谢性碱中毒的患者无需特殊治疗，主要是治疗原发病，还应注意补充足够的水分和电解质；对严重呕吐的患者，积极采取措施止吐（除口服中毒者外），可输入生理盐水；对低氯血症者给予生理盐水，对低钾血症所致代谢性碱中毒者应视血钾含量给予口服或中心静脉补钾才能纠正细胞内、外离子异常交换和终止从尿中大量排酸。

对重度代谢性碱中毒患者（血液 pH＞6.0，$[HCO_3^-$＞40～45mmol/L），除静脉应用生理盐水外，有时还需应用以下药物：

1.氯化铵　可提供 Cl^-，且氯化铵在体内分解可产生 H^+ 中和过多的碱，可给予氯化铵 1～2g，每日 3 次口服，必要时静脉滴注，应用氯化铵（1mmolNH_4Cl＝54mgNH_4Cl）补充 Cl^-，计算方法为：

应补充 $NH_4Cl(mmol)$＝[正常 Cl^- 浓度(mmol/L)－测得 Cl^- 浓度(mmol/L)]×体重(kg)×0.2

首次补给 1/3～1/2，用 5％葡萄糖溶液稀释成 0.9％的等渗液滴注，复查血 Cl^- 后再酌情补给。在肝功能不全和呼吸性酸中毒的患者，因可造成 NH_3 在体内潴留或使呼吸性酸中毒加重，故不能用氯化铵治疗。

2.稀盐酸　0.1mmol（克分子）浓度的稀盐酸可用来治疗代谢性碱中毒，所需量与计算氯化铵相同。首次补给 1/3～1/2，一般经由中心静脉缓慢滴入。

3.盐酸精氨酸　盐酸精氨酸用于重症碱中毒有明显效果，也可用于肝功能不全的患者，可用 5％葡萄糖液稀释后静脉滴注，速度宜慢。精氨酸可引起钾从细胞内转移到细胞外而致高血钾，应引起注意。

七、呼吸性酸中毒

呼吸性酸中毒的特点是：血液中原发性 $PaCO_2$ 升高，代偿性 HCO_3^- 增加，而 pH 下降。

（一）病因

常见原因如下：

1.呼吸中枢受抑制　常见于脑血管意外、脑外伤、颅内肿瘤、各种严重感染、麻醉过深、镇静、催眠药物过量、一氧化碳中毒等。

2.气道梗阻　如急性喉炎、白喉所致喉头水肿、喉痉挛、溺水、呼吸道异物、痰液或肿瘤堵塞、哮喘持续状态、大咯血等。

3.呼吸肌麻痹　如脊髓灰质炎、感染性多发性神经根炎、重症肌无力、周期性麻痹、低钾血症等。

4.肺部本身疾患　如慢性支气管炎、肺炎、肺气肿、肺水肿、肺栓塞、肺部广泛纤维化、急性呼吸窘迫综合征等。

5.胸膜腔病变　如气胸、血胸、液气胸等。

6.胸部创伤或手术。

（二）临床表现

急性呼吸性酸中毒常因急性缺氧和二氧化碳潴留引起呼吸加深加快、发绀；早期因交感神经兴奋，心肌收缩力增强，心排血量增加引起心率加快，血压升高，二氧化碳潴留加重时血压下降；组织缺氧可出现乳酸酸中毒和高钾血症；中枢神经系统受累出现乏力、嗜睡、精神错乱、神志不清、呼吸不规则或潮式呼吸、脑水肿、脑疝；心律失常、室颤甚至猝死。

慢性呼吸性酸中毒常见于慢性阻塞性肺疾病，长期慢性缺氧和二氧化碳潴留，患者常有疲乏、无力、头痛、呕吐、二氧化碳潴留加重时因血中 $PaCO_2$ 增高，抑制中枢神经，脑血管扩张，颅压增高，出现视盘水肿、兴奋、谵妄、抽搐、嗜睡、昏迷等。

（三）诊断

病史是很重要的诊断依据，确诊仍需依靠化验检查特别是血气分析，$PaCO_2$ 升高，CO_2CP 升高，HCO_3^- 增加，呼吸性酸中毒代偿期 pH 仍正常或接近正常，BE 为正值，BB 不变或升高，AB 和 SB 增多。如果 $PaCO_2$ 升高明显，达到 9.3～11.3kPa(70～85mmHg)或以上，pH 下降，进入失代偿阶段。

（四）治疗

呼吸性酸中毒主要是因呼吸功能障碍引起二氧化碳潴留所致，治疗的重点在于尽快消除病因，维持呼吸道通畅，改善肺的通气功能，促进蓄积的二氧化碳从体内排出。

呼吸道阻塞及异物应及时排出；注意吸痰，防止误吸及痰堵；支气管哮喘患者应予解痉药物解除支气管痉挛，改善通气；如合并高钾血症也可静脉滴注 5％碳酸氢钠，呼吸中枢受抑制或呼吸麻痹患者及重症患者可适当应用呼吸兴奋剂，常用尼可刹米（每支 0.375g)7～10 支加入 5％葡萄糖液 500ml 中静脉滴注，必要时可行气管插管或气管切开，呼吸机辅助控制呼吸。

八、呼吸性碱中毒

呼吸性碱中毒的特点是：血液中原发性 $PaCO_2$ 减少，代偿性 HCO_3^- 降低，而 pH 升高。

（一）病因

常见原因如下：①休克、高热、创伤、感染、G^- 菌败血症、精神紧张、癔症等刺激呼吸中枢发生过度换气使 CO_2 排出过多。②中枢神经系统疾病也可引起呼吸增快、过度换气。③药物中毒（如水杨酸中毒）、高原缺氧、剧烈运动引起呼吸增快。④呼吸机使用不当过度通气。

（二）临床表现

多数呼吸性碱中毒患者症状较轻，可有呼吸加深、加快，口周、四肢发麻、刺痛、肌肉颤动，重症者可伴有胸闷、胸痛、心悸、眩晕、视物模糊、抽搐、晕厥等。

(三)诊断

根据病史和临床表现多可做出初步诊断,确诊还需依靠实验室检查,血气分析示:$PaCO_2$ 下降,HCO_3^- 减少,pH 增高,BB 一般不变,AB 和 SB 均减少。

(四)治疗

应积极处理原发病,防治各种过度换气原因。

为提高血内 $PaCO_2$ 可用纸袋罩住患者口、鼻,增加呼吸道死腔,使呼出的 CO_2 重新吸入,减少 CO_2 的排出;也可给患者吸入含 5%CO_2 的氧气,有明显纠正呼吸性碱中毒的作用。

如为癔症引起的过度通气,可给予针刺(如人中、合谷、足三里等穴)治疗,常可使呼吸变浅变慢,必要时给予镇静剂使患者安静入眠;有手足搐搦,血钙过低者应补充血钙,可用 10%葡萄糖酸钙 10～20ml 缓慢静脉滴注;呼吸机使用不当所致的过度通气应及时调整。

九、混合性酸碱失衡

除了单纯性酸碱失衡外,临床上还可出现混合性酸碱失衡。混合性酸碱失衡是指同时发生的两个或两个以上代谢性或呼吸性酸碱平衡紊乱的情况。其实,临床上常见的酸碱失衡几乎都是混合性的且伴随病情变化和治疗上的干预而不断发生变化。

(一)类型

临床常见混合性酸碱失衡的类型及血气分析特点:

1.呼吸性酸中毒合并代谢性酸中毒　常见于慢性阻塞性肺疾病伴低氧血症,糖尿病酸中毒伴肺部严重感染、心脏骤停、严重肺水肿等,血气分析表现为 $PaCO_2$ 明显升高同时伴 HCO_3^- 明显下降,pH 明显降低。

2.代谢性碱中毒合并呼吸性碱中毒　常见于严重创伤后持续胃肠减压者、手术后大量输血,心衰患者不恰当使用利尿剂等,血气分析表现为 HCO_3^- 明显升高同时伴 $PaCO_2$ 下降,pH 明显升高。

3.呼吸性酸中毒合并代谢性碱中毒　常见于慢性阻塞性肺疾病因合并呕吐或服用利尿剂后发生低钾低氯性碱中毒后引起,还见于慢性肺心病出现心衰时应用排钾利尿剂治疗等,血气分析表现为 $PaCO_2$ 升高同时伴 HCO_3^- 升高,pH 可正常、升高或降低。

4.代谢性酸中毒合并呼吸性碱中毒　常见于阿司匹林中毒、严重肝脏疾病因腹水等因素促使呼吸性碱中毒形成时、慢性肾功能衰竭合并感染高热引起过度通气等,血气分析表现为 HCO_3^- 降低同时伴 $PaCO_2$ 下降,pH 可正常、升高或降低。

5.代谢性酸中毒合并代谢性碱中毒　常见于呕吐与腹泻并存、糖尿病酮症酸中毒伴低钾性碱中毒、肾功能衰竭因频繁呕吐丢而大量失酸性胃液等,血气分析依据酸中毒或碱中毒程度而不同。

6.呼吸性酸中毒合并呼吸性碱中毒　常见于严重肺部感染患者既有通气不足又有高热所致过度通气等,血气分析依据酸中毒或碱中毒程度而不同。

临床上的酸碱失衡也可能较上述情况更为复杂,甚至有可能出现 3～4 种酸碱失衡同时并存,需结合病史、临床表现和化验室检查做出综合分析和判断,然后采取进一步治疗措施。

(二)治疗

混合性酸碱失衡的治疗原则同上述各种酸、碱中毒时的治疗原则和措施,但必须根据患者具体的临床实际情况详细分析发病原因,然后再采取相应的治疗措施,同时密切监测血气分析变化,注意水、电解质失衡的发生,根据临床表现和血气分析结果不断调整治疗方案。

(赵荣忠)

第十章 常见急性中毒

第一节 有机磷杀虫药中毒

有机磷杀虫药中毒主要通过抑制体内胆碱酯酶(ChE)活性,失去分解乙酰胆碱(ACh)能力,引起体内生理效应部位 ACh 大量蓄积,使胆碱能神经持续过度兴奋,表现毒蕈碱样、烟碱样和中枢神经系统等中毒症状和体征。严重者,常死于呼吸衰竭。

有机磷杀虫药属于有机磷酸酯或硫化磷酸酯类化合物,大都为油状液体,呈淡黄色至棕色,稍有挥发性,有大蒜臭味,难溶于水,不易溶于多种有机溶剂,在酸性环境中稳定,在碱性环境中易分解失效。甲拌磷和三硫磷耐碱,敌百虫遇碱能变成毒性更强的敌敌畏。常用剂型有乳剂、油剂和粉剂等。各种有机磷杀虫药毒性相差很大。国内生产的有机磷杀虫药的毒性按大鼠急性经口进入体内的半数致死量(LD_{50})分为 4 类,对有机磷杀虫药中毒有效抢救具有重要参考价值。

【病因】

有机磷杀虫药中毒的常见原因:

(一)生产中毒

在生产过程中引起中毒的主要原因是在杀虫药精制、出料和包装过程,手套破损或衣服和口罩污染;也可因生产设备密闭不严,化学物跑、冒、滴、漏,或在事故抢修过程中,杀虫药污染手、皮肤或吸入呼吸道引起。

(二)使用性中毒

在使用过程中,施药人员喷洒时,药液污染皮肤或湿透衣服由皮肤吸收,以及吸入空气中杀虫药所致;配药浓度过高或手直接接触杀虫药原液也可引起中毒。

(三)生活性中毒

在日常生活中,急性中毒主要由于误服、故意吞服,或饮用被杀虫药污染的水源或食入污染的食品;也有因滥用有机磷杀虫药治疗皮肤病或驱虫而中毒。

【毒物代谢】

有机磷杀虫药主要经过胃肠道、呼吸道、皮肤或黏膜吸收。吸收后迅速分布全身各器官,其中以肝内浓度最高,其次为肾、肺、脾等,肌肉和脑含量最少。有机磷杀虫药主要在肝内进行生物转化和代谢。有的有机磷杀虫药氧化后毒性反而增强,如对硫磷通过肝细胞微粒体的氧化酶系统氧化为对氧磷,后者对 ChE 抑制作用要比前者强 300 倍;内吸磷氧化后首先形成亚砜,其抑制 ChE 能力增加 5 倍,然后经水解后毒性降低。敌百虫在肝内通过侧链脱去氧化氢转化为敌敌畏,毒性增强,而后经水解、脱胺、脱烷基等降解后失去毒性。马拉硫磷在肝内经酯酶水解而解毒。有机磷杀虫药吸收后 6～12 小时血中浓度达高峰,24 小时内通过肾由尿排泄,48 小时后完全排出体外。

【中毒机制】

有机磷杀虫药能抑制许多酶,但对人畜毒性主要表现在抑制 ChE。体内 ChE 分为真性胆碱酯酶或乙酰胆碱酯酶(AChE)和假性胆碱酯酶或丁酰胆碱酯酶两类。真性 ChE 主要存在于脑灰质、红细胞、交感神经节和运动终板中,水解 ACh 作用最强。假性 ChE 存在于脑白质的神经胶质细胞和血浆、肝、肾、肠黏膜下层和一些腺体中,能水解丁酰胆碱等,但难以水解 ACh,在严重肝损害时其活力亦可下降。真性 ChE 被有机磷杀虫药抑制后,在神经末梢恢复较快,少部分被抑制的真性 ChE 在第二天基本恢复;红细胞真性ChE 被抑制后,一般不能自行恢复,需待数月至红细胞再生后全血真性 ChE 活力才能恢复。假性 ChE 对有机磷杀虫药敏感,但抑制后恢复较快。

有机磷杀虫药的毒性作用是与真性 ChE 酯解部位结合成稳定的磷酰化胆碱酯酶,使 ChE 丧失分解ACh 能力,ACh 大量积聚引起一系列毒蕈碱、烟碱样和中枢神经系统症状,严重者常死于呼吸衰竭。长期接触有机磷杀虫药时,ChE 活力虽明显下降,而临床症状往往较轻,可能是由于人体对积聚的 ACh 耐受性增强。

【临床表现】

(一)急性中毒

急性中毒发病时间与毒物种类、剂量、侵入途径和机体状态(如空腹或进餐)密切相关。口服中毒在 10分钟至 2 小时发病;吸入后约 30 分钟;皮肤吸收后约 2～6 小时发病。中毒后,出现急性胆碱能危象,表现为:

1.毒蕈碱样症状　又称 M 样症状。主要是副交感神经末梢过度兴奋,产生类似毒蕈碱样作用。平滑肌痉挛表现:瞳孔缩小、胸闷、气短、呼吸困难,恶心、呕吐、腹痛、腹泻;括约肌松弛表现:大小便失禁;腺体分泌增加表现:大汗、流泪和流涎;气道分泌物明显增多:表现咳嗽、气促,双肺有干性或湿性啰音,严重者发生肺水肿。

2.烟碱样症状　又称 N 样症状。在横纹肌神经肌肉接头处 ACh 蓄积过多,出现肌纤维颤动,甚至全身肌肉强直性痉挛,也可出现肌力减退或瘫痪,呼吸肌麻痹引起呼吸衰竭或停止。交感神经节受 ACh 刺激,其节后交感神经纤维末梢释放儿茶酚胺,表现血压增高和心律失常。

3.中枢神经系统症状　过多 ACh 刺激所致,表现头晕、头痛、烦躁不安、谵妄、抽搐和昏迷,有的发生呼吸、循环衰竭死亡。

4.局部损害　有些有机磷杀虫药接触皮肤后发生过敏性皮炎、皮肤水疱或剥脱性皮炎;污染眼部时,出现结膜充血和瞳孔缩小。

(二)迟发性多发神经病

急性重度有机磷杀虫药(甲胺磷、敌敌畏、乐果和敌百虫等)中毒患者症状消失后 2～3 周出现迟发性神经损害,表现感觉、运动型多发性神经病变,主要累及肢体末端,发生下肢瘫痪、四肢肌肉萎缩等。全血或红细胞 ChE 活性正常;神经-肌电图检查提示神经源性损害。

(三)中间型综合征

多发生在重度有机磷杀虫药(甲胺磷、敌敌畏、乐果、久效磷)中毒后 24～96 小时及复能药用量不足患者,经治疗胆碱能危象消失、意识清醒或未恢复和迟发性多发神经病发生前,突然出现屈颈肌和四肢近端肌无力和第Ⅲ、Ⅶ、Ⅸ、Ⅹ对脑神经支配的肌肉无力,出现睑下垂、眼外展障碍、面瘫和呼吸肌麻痹,引起通气障碍性呼吸困难或衰竭,可导致死亡。其发病机制与 ChE 长期受抑制,影响神经肌肉接头处突触后功能有关。全血或红细胞 ChE 活性在 30% 以下;高频重复刺激周围神经的肌电图检查,肌诱发电位波幅进行性递减。

【实验室检查】

（一）血 ChE 活力测定

血 ChE 活力是诊断有机磷杀虫药中毒的特异性实验指标，对判断中毒程度、疗效和预后极为重要。以正常人血 ChE 活力值作为 1000/0，急性有机磷杀虫药中毒时，ChE 活力值在 70％～50％为轻度中毒；50％～30％为中度中毒；30％以下为重度中毒。对长期有机磷杀虫药接触者，血 ChE 活力值测定可作为生化监测指标。

（二）尿中代谢物测定

在体内，对硫磷和甲基对硫磷氧化分解为对硝基酚，敌百虫代谢为三氯乙醇。尿中测出对硝基酚或三氯乙醇有助于诊断上述毒物中毒。

【诊断】

根据患者有机磷杀虫药接触史、呼出气大蒜味、瞳孔缩小、多汗、肌纤维颤动和意识障碍等，一般不难诊断。对于不明原因的意识障碍、瞳孔缩小，并伴有肺水肿患者，也要考虑到有机磷杀虫药中毒。如监测血 ChE 活力降低，可确诊。

有机磷杀虫药中毒应与中暑、急性胃肠炎或脑炎等鉴别，尚需与拟除虫菊酯类中毒及甲脒类中毒鉴别。前者口腔和胃液无特殊臭味，血 ChE 活力正常；后者以嗜睡、发绀、出血性膀胱炎为主要表现，而无瞳孔缩小和腺体分泌增加等表现。

此外，诊断时尚需注意：口服乐果和马拉硫磷中毒患者，急救后病情好转，在数日至一周后突然恶化，可重新出现有机磷杀虫药急性中毒症状，或肺水肿或突然死亡。这种临床"反跳"现象可能与残留在皮肤或体内的有机磷杀虫药重吸收或解毒药停用过早有关。

急性中毒诊断分级：

轻度中毒：仅有 M 样症状，ChE 活力 70％～50％。

中度中毒：M 样症状加重，出现 N 样症状，ChE 活力 50％～30％。

重度中毒：具有 M、N 样症状，并伴有肺水肿、抽搐、昏迷，呼吸肌麻痹和脑水肿，ChE 活力 30％以下。

【治疗】

（一）迅速清除毒物

立即将患者撤离中毒现场。彻底清除未被机体吸收进入血的毒物，如迅速脱去污染衣服，用肥皂水清洗污染皮肤、毛发和指甲；眼部污染时，用清水、生理盐水、2％碳酸氢钠溶液或 3％硼酸溶液冲洗。口服中毒者，用清水、2％碳酸氢钠溶液（敌百虫忌用）或 1：5000 高锰酸钾溶液（对硫磷忌用）反复洗胃，即首次洗胃后保留胃管，间隔 3～4 小时重复洗胃，直至洗出液清亮为止。然后用硫酸钠 20～40g 溶于 20ml 水，口服，观察 30 分钟，无导泻作用时，再口服或经鼻胃管注入水 500ml。

（二）紧急复苏

有机磷杀虫药中毒常死于肺水肿、呼吸肌麻痹、呼吸中枢衰竭。对上述患者，要紧急采取复苏措施：清除呼吸道分泌物，保持呼吸道通畅，给氧，据病情应用机械通气。肺水肿应用阿托品，不能应用氨茶碱和吗啡。心脏停搏时，行体外心脏按压复苏等。

（三）解毒药

在清除毒物过程中，同时应用 ChE 复能药和胆碱受体阻断药治疗。

1.用药原则　　根据病情，要早期、足量、联合和重复应用解毒药，并且选用合理给药途径及择期停药。中毒早期即联合应用抗胆碱能药与 ChE 复能药才能取得更好疗效。

2.ChE复能药 肟类化合物能使被抑制的ChE恢复活性。其原理是肟类化合物吡啶环中季铵氮带正电荷,能被磷酰化胆碱酯酶的阴离子部位吸引,其肟基与磷酰化胆碱酯酶中的磷形成结合物,使其与ChE酯解部位分离,恢复真性ChE活性 ChE复能药尚能作用于外周N_2受体,对抗外周N胆碱受体活性,能有效解除烟碱样毒性作用,对M样症状和中枢性呼吸抑制作用无明显影响。所用药物如下:

(1)氯解磷定(PAM-CI,氯磷定):复能作用强,毒性小,水溶性大,可供静脉或肌内注射,是临床上首选的解毒药。

首次给药要足量,指征为外周N样症状(如肌颤)消失,血液ChE活性恢复50%～60%以上。如洗胃彻底,轻度中毒无需重复给药;中度中毒首次足量给药后一般重复1～2次即可;重度中毒首次给药后30～60分钟未出现药物足量指征时,应重复给药。如口服大量乐果中毒、昏迷时间长、对ChE复能药疗效差及血ChE活性低者,解毒药维持剂量要大,时间可长达5～7天。通常,中毒表现消失,血ChE活性在50%～60%以上,即可停药。

(2)碘解磷定(PAM-I,解磷定):复能作用较差,毒性小,水溶性小,仅能静脉注射,是临床上次选的解毒药。

(3)双复磷:重活化作用强,毒性较大,水溶性大,能静脉或肌内注射。

ChE复能药对甲拌磷、内吸磷、对硫磷、甲胺磷、乙硫磷和肟硫磷等中毒疗效好,对敌敌畏、敌百虫中毒疗效差,对乐果和马拉硫磷中毒疗效不明显。双复磷对敌敌畏及敌百虫中毒疗效较碘解磷定为好。ChE复能药对中毒24～48小时后已老化的ChE无复活作用。对ChE复能药疗效不佳者,以胆碱受体阻断药治疗为主。

3.胆碱受体阻断药 胆碱受体分为M和N二类。M有三个亚型:M_1、M_2和M_3。肺组织有M_1受体,心肌为M_2受体,平滑肌和腺体上主要有M_3受体。N受体有N_1和N_2二个亚型,神经节和节后神经元为N_1受体,骨骼肌上为N_2受体。

由于有机磷杀虫药中毒时,积聚的ACh首先兴奋中枢N受体,使N受体迅速发生脱敏反应,对ACh刺激不再发生作用,并且脱敏的N受体还能改变M受体构型,使M受体对ACh更加敏感,对M受体阻断药(如阿托品)疗效降低。因此,外周性与中枢性抗胆碱能药具有协同作用。

(1)M胆碱受体阻断药:又称外周性抗胆碱能药。阿托品和山莨菪碱等主要作用于外周M受体,能缓解M样症状,对N受体无明显作用。根据病情,阿托品每10～30分钟或1～2小时给药一次,直到患者M样症状消失或出现"阿托品化"。阿托品化指征为瞳孔较前扩大、口干、皮肤干燥、心率增快(90～100次/分)和肺湿啰音消失。此时,应减少阿托品剂量或停用。如出现瞳孔明显扩大、神志模糊、烦躁不安、抽搐、昏迷和尿潴留等为阿托品中毒,立即停用阿托品。

(2)N胆碱受体阻断药:又称中枢性抗胆碱能药,如东莨菪碱、苯那辛、苯扎托品、丙环定等,对中枢M和N受体作用强,对外周M受体作用弱。盐酸戊乙奎醚对外周M受体和中枢M、N受体均有作用,但选择性作用于M_1、M_3受体亚型,对M_2受体作用极弱,对心率无明显影响;较阿托品作用强,有效剂量小,作用时间(半衰期约6～8h)长,不良反应少;首次用药需与氯解磷定合用。

根据有机磷杀虫药中毒程度,可采用胆碱酯酶复活剂与阿托品联合用药。轻度中毒可单用胆碱酯酶复能药。两药合用时,应减少阿托品用量,以免发生阿托品中毒。

(四)对症治疗

重度有机磷杀虫药中毒患者常伴有多种并发症,如酸中毒、低钾血症、严重心律失常、脑水肿等。特别是合并严重呼吸和循环衰竭时如处理不及时,应用的解毒药尚未发挥作用病人即已死亡。

（五）中间型综合征治疗

立即给予人工机械通气。同时应用氯解磷定 1.0g/次，肌注，酌情选择给药间隔时间，连用 2～3 天。积极对症治疗。

（赵荣忠）

第二节　急性镇静催眠药中毒

镇静催眠药是中枢神经系统抑制药，具有镇静、催眠作用，过大剂量可麻醉全身，包括延髓。一次服用大剂量可引起急性镇静催眠药中毒。

【病因】

1950 年以前常用的镇静催眠药是巴比妥类。20 世纪 50 年代以后开始使用非巴比妥类药，但缺点也不少。1960 年开始用抗焦虑药物苯二氮䓬类，目前此类药物几乎取代了其他镇静催眠药。镇静催眠药分为：

（一）苯二氮䓬类

1.长效类（半衰期＞30 小时）　氯氮䓬、地西泮、氟西泮（flurazepam）。

2.中效类（半衰期 6～30 小时）　阿普唑仑、奥沙西泮、替马西泮。

3.短效类　三唑仑。

（二）巴比妥类

1.长效类　巴比妥和苯巴比妥。

2.中效类　戊巴比妥、异戊巴比妥、布他比妥。

3.短效类　司可巴比妥、硫喷妥钠

（三）非巴比妥非苯二氮䓬类（中效～短效）

水合氯醛、格鲁米特（导眠能）、甲喹酮（安眠酮）、甲丙氨酯（眠尔通）。

（四）吩噻嗪类（抗精神病药）

抗精神病药是指能治疗各类精神病及各种精神症状的药物，又称强安定剂或神经阻滞剂。按化学结构共分为五大类，其中吩噻嗪类药物按侧链结构的不同，又可分为三类：①脂肪族：例如氯丙嗪；②哌啶类：如硫利达嗪（甲硫达嗪）；③哌嗪类：如奋乃静、氟奋乃静和三氟拉嗪。

【发病机制】

（一）药代动力学

镇静催眠药均具有脂溶性，其吸收、分布、蛋白结合、代谢、排出以及起效时间和作用时间，都与药物的脂溶性有关。脂溶性强的药物易通过血脑屏障，作用于中枢神经系统，起效快，作用时间短，称为短效药。

（二）中毒机制

苯二氮䓬类中枢神经抑制作用与增强 GABA 能神经的功能有关。在神经突触后膜表面有由苯二氮䓬类受体、GABA 受体和氯离子通道组成的大分子复合物。苯二氮䓬类与苯二氮䓬受体结合后，可加强 GABA 与 GABA 受体结合的亲和力，使与 GABA 受体偶联的氯离子通道开放而增强 GABA 对突触后的抑制功能。

巴比妥类对 GABA 能神经有与苯二氮䓬类相似的作用，但由于两者在中枢神经系统的分布有所不同，作用也有所不同。苯二氮䓬类主要选择性作用于边缘系统，影响情绪和记忆力。巴比妥类分布广泛，但主要作用于网状结构上行激活系统而引起意识障碍。巴比妥类对中枢神经系统的抑制有剂量—效应关系，随着剂量的增加，由镇静、催眠到麻醉，以至延髓麻痹。非巴比妥非苯二氮䓬类镇静催眠药物对中枢神经系统有与巴比妥类相似的作用。

吩噻嗪类药主要作用于网状结构，能减轻焦虑紧张、幻觉妄想和病理性思维等精神症状。这类作用是药物抑制中枢神经系统多巴胺受体，减少邻苯二酚氨生成所致。该类药物又能抑制脑干血管运动和呕吐反射，阻断 α 肾上腺素能受体，抗组胺及抗胆碱能等作用。

【临床表现】

1.巴比妥类中毒　一次服大剂量巴比妥类，引起中枢神经系统抑制，症状严重程度与剂量有关。

（1）轻度中毒：嗜睡、情绪不稳定、注意力不集中、记忆力减退、共济失调、发音含糊不清、步态不稳和眼球震颤。

（2）重度中毒：进行性中枢神经系统抑制，由嗜睡到深昏迷。呼吸抑制由呼吸浅而慢到呼吸停止。可发生低血压或休克。常见体温下降。肌张力下降，腱反射消失。胃肠蠕动减慢。皮肤可起大疱。长期昏迷患者可并发肺炎、肺水肿、脑水肿和肾衰竭。

2.苯二氮䓬类中毒　中枢神经系统抑制较轻，主要症状是嗜睡、头晕、言语含糊不清、意识模糊和共济失调。很少出现严重的症状如长时间深度昏迷和呼吸抑制等。如果出现，应考虑同时服用了其他镇静催眠药或酒等。

3.非巴比妥非苯二氮䓬类中毒　其症状虽与巴比妥类中毒相似，但各有其特点。

（1）水合氯醛中毒：可有心律失常和肝肾功能损害。

（2）格鲁米特中毒：意识障碍有周期性波动。有抗胆碱能神经症状，如瞳孔散大等。

（3）甲喹酮中毒：可有明显的呼吸抑制，出现锥体束征（如肌张力增强、腱反射亢进和抽搐等）。

（4）甲丙氨酯中毒：常有血压下降。

4.吩噻嗪类中毒　最常见的为锥体外系反应，临床表现有以下三类：①震颤麻痹综合征；②静坐不能；③急性肌张力障碍反应，例如斜颈、吞咽困难和牙关紧闭等。

此外在治疗过程中尚有直立性低血压、体温调节紊乱等。对氯丙嗪类药物有过敏的患者，即使治疗剂量也有引起剥脱性皮炎、粒细胞缺乏症及胆汁郁积性肝炎而死亡者。一般认为当一次剂量达 2～4g 时，可有急性中毒反应。由于这类药物有明显抗胆碱能作用，患者常有心动过速、高温及肠蠕动减少；对 α 肾上腺素能阻滞作用导致血管扩张及血压降低。由于药物具有奎尼丁样膜稳定及心肌抑制作用，中毒患者有心律失常、心电图 PR 及 QT 间期延长，ST 段和 T 波变化。一次过量也可有锥体外系症状，中毒后有昏迷和呼吸抑制；全身抽搐少见。

【实验室检查】

1.血液、尿液、胃液中药物浓度测定对诊断有参考意义。血清苯二氮䓬类浓度测定对诊断帮助不大，因其活性代谢物半衰期及个人药物排出速度不同。

2.血液生化检查如血糖、尿素氮、肌酐和电解质等。

3.动脉血气分析。

【诊断与鉴别诊断】

（一）诊断

有服用大量镇静催眠药史，出现意识障碍和呼吸抑制及血压下降。胃液、血液、尿液中检出镇静催眠药。

（二）鉴别诊断

急性中毒与其他昏迷疾病：询问有无原发性高血压、癫痫、糖尿病、肝病、肾病等既往史，以及一氧化碳、酒精、有机溶剂等毒物接触史。检查有无头部外伤、发热、脑膜刺激征、偏瘫、发绀等。再做必要的实验室检查。经综合考虑，可作出鉴别诊断。

【治疗】

1.维持昏迷患者重要器官功能

（1）保持气道通畅：深昏迷患者应予气管插管，以保证吸入足够的氧和排出二氧化碳。

（2）维持血压：急性中毒出现低血压多由于血管扩张所致，应输液补充血容量，如无效，可考虑给予适量多巴胺[$0\sim20\mu g/(kg\cdot min)$作为参考剂量]。

（3）心脏监护：心电图监护，如出现心律失常，酌情给予抗心律失常药。

（4）促进意识恢复：给予葡萄糖、维生素 B_1 和纳洛酮。用纳洛酮促醒有一定疗效，每次 $0.4\sim0.8mg$ 静脉注射，可根据病情间隔 15 分钟重复一次。

2.清除毒物

（1）洗胃。

（2）活性炭：对吸附各种镇静催眠药有效。

（3）碱化尿液与利尿：用呋塞米和碱化尿液治疗，只对长效巴比妥类中毒有效，对吩噻嗪类中毒无效。

（4）血液净化：血液透析、血液灌流对苯巴比妥和吩噻嗪类药物中毒有效，危重患者可考虑应用之，对苯二氮䓬类无效。

3.特效解毒疗法　巴比妥类中毒无特效解毒药。氟马西尼是苯二氮䓬类拮抗剂，能通过竞争抑制苯二氮䓬类受体而阻断苯二氮䓬类药物的中枢神经系统作用。剂量：$0.2mg$ 静脉注射 30 秒以上，每分钟重复应用 $0.3\sim0.5mg$，通常有效治疗量为 $0.6\sim2.5mg$。其清除半衰期约 57 分钟。此药禁用于已合用可致癫痫发作的药物，特别是三环类抗抑郁药，不用于对苯二氮䓬类已有躯体性依赖和为控制癫痫而用苯二氮䓬类药物的病人，亦不用于颅内压升高者。

4.对症治疗　吩噻嗪类药物中毒无特效解毒剂，应用利尿和腹膜透析无效。因此，首先要彻底清洗胃肠道。治疗以对症及支持疗法为主。中枢神经系统抑制较重时可用苯丙胺、安钠咖（苯甲酸钠咖啡因）等。如进入昏迷状态，可用盐酸哌甲酯（利他林）$40\sim100mg$ 肌注，必要时每半小时至 1 小时重复应用，直至苏醒。如有震颤麻痹综合征可选用盐酸苯海索（安坦）、氢溴酸东莨菪碱等。若有肌肉痉挛及张力障碍，可用苯海拉明 $25\sim50mg$ 口服或肌注 $20\sim40mg$。应积极补充血容量，以提高血压。拟交感神经药物很少需用，必要时可考虑重酒石酸间羟胺及盐酸去氧肾上腺素（新福林）等 α 受体激动剂。至于 β 受体激动剂如异丙基肾上腺素及多巴胺，即使用小剂量，也应慎重，否则可加重低血压（因周围 β 受体激动有血管扩张作用）。用利多卡因纠正心律不齐，最为适当。由于本类药物与蛋白质结合，所以应用强力利尿排出毒物的意义不大。病况急需，可考虑血液透析，但因药物在体内各组织分布较广，效果也不肯定。

5.治疗并发症

（1）肺炎：昏迷患者应常翻身、拍背和吸痰。发生肺炎时，针对病原菌给予抗生素。

（2）皮肤大疱：防止肢体压迫，清洁皮肤，保护创面。

（3）急性肾衰竭：多由休克所致，应及时纠正休克。少尿期，应注意水和电解质平衡。

（赵荣忠）

第三节　急性乙醇中毒

乙醇别名酒精,是无色、易燃、易挥发的液体,具有醇香气味,能与水和大多数有机溶剂混溶。一次饮入过量酒精或酒类饮料引起兴奋继而抑制的状态称为急性乙醇中毒或称急性酒精中毒。

【病因】

工业上乙醇是重要的溶剂。酒是含乙醇的饮品,谷类或水果发酵制成的酒含乙醇浓度较低,常以容量浓度(L/L)计,啤酒为 $3\%\sim5\%$,黄酒 $12\%\sim15\%$,葡萄酒 $10\%\sim25\%$;蒸馏形成烈性酒,如白酒、白兰地、威士忌等含乙醇 $40\%\sim60\%$。酒是人们经常食用的饮料,大量饮用含乙醇高的烈性酒易引起中毒。

【发病机制】

(一)乙醇的代谢

乙醇经胃和小肠在 $0.5\sim3$ 小时内完全吸收,分布于体内所有含水组织和体液中,包括脑和肺泡气中。血中乙醇浓度可直接反映全身的浓度。乙醇由肾和肺排出至多占总量的 10%,90% 在肝内代谢、分解。乙醇先在肝内由醇脱氢酶氧化为乙醛,乙醛经醛脱氢酶氧化为乙酸,乙酸转化为乙酰辅酶 A 进入三羧酸循环,最后代谢为 CO_2 和 H_2O。乙醇的代谢是限速反应。乙醇清除率为 $2.2mmol/(kg \cdot h)[100mg/(kg \cdot h)]$,成人每小时可清除乙醇 7g(100%乙醇 9ml)。血中乙醇浓度下降速度约 $0.43mmol/h[20mg/(dl \cdot h)]$。虽然对血中乙醇浓度升高程度的耐受性个体差异较大,但血液乙醇致死浓度并无差异。大多数成人致死量为一次饮酒相当于纯酒精 $250\sim500ml$。

(二)中毒机制

1.中枢神经系统抑制作用　乙醇具有脂溶性,可迅速透过大脑神经细胞膜,并作用于膜上的某些酶而影响细胞功能。乙醇对中枢神经系统的抑制作用,随着剂量的增加,由大脑皮质向下,通过边缘系统、小脑、网状结构到延髓。小剂量出现兴奋作用,这是由于乙醇作用于大脑细胞突触后膜苯二氮䓬-GABA 受体,从而抑制 GABA 对脑的抑制作用。血中乙醇浓度增高,作用于小脑,引起共济失调,作用于网状结构,引起昏睡和昏迷。极高浓度乙醇抑制延髓中枢引起呼吸或循环衰竭。

2.代谢异常　乙醇在肝细胞内代谢生成大量还原型烟酰胺腺嘌呤二核苷酸(NADH),使之与氧化型的比值(NADH/NAD)增高,甚至可高达正常的 $2\sim3$ 倍。相继发生乳酸增高、酮体蓄积导致的代谢性酸中毒以及糖异生受阻所致低血糖。

【临床表现】

一次大量饮酒中毒可引起中枢神经系统抑制,症状与饮酒量和血乙醇浓度以及个人耐受性有关,临床上分为三期。

1.兴奋期　血乙醇浓度达到 11mmol/L(50mg/dl)即感头痛、欣快、兴奋。血乙醇浓度超过 16mmol/L(75mg/dl),健谈、饶舌、情绪不稳定、自负、易激怒,可有粗鲁行为或攻击行动,也可能沉默、孤僻。浓度达到 22mmol/L(100mg/dl)时,驾车易发生车祸。

2.共济失调期　血乙醇浓度达到 33mmol/L(150mg/dl),肌肉运动不协调,行动笨拙,言语含糊不清,眼球震颤,视力模糊,复视,步态不稳,出现明显共济失调。浓度达到 43mmol/L(200mg/dl),出现恶心、呕吐。

3.昏迷期　血乙醇浓度升至 54mmol/L(250mg/dl),患者进入昏迷期,表现昏睡、瞳孔散大、体温降低。血乙醇超过 87mmol/L(400mg/dl)患者陷入深昏迷,心率快、血压下降,呼吸慢而有鼾音,可出现呼吸、循环麻痹而危及生命。

酒醉醒后可有头痛、头晕、无力、恶心、震颤等症状。上述临床表现见于对酒精尚无耐受性者。如已有耐受性,症状可能较轻。此外,重症患者可发生并发症,如轻度酸碱平衡失常、电解质紊乱、低血糖症、肺炎和急性肌病等。个别人在酒醒后发现肌肉突然肿胀、疼痛,可伴有肌球蛋白尿,甚至出现急性肾衰竭。

【实验室检查】

1.血清乙醇浓度　急性酒精中毒时呼出气中乙醇浓度与血清乙醇浓度相当。

2.动脉血气分析　急性酒精中毒时可见轻度代谢性酸中毒。

3.血清电解质浓度　急慢性酒精中毒时均可见低血钾、低血镁和低血钙。

4.血浆葡萄糖浓度　急性酒精中毒时可见低血糖症。

5.肝功能检查　慢性酒精中毒性肝病时可有明显肝功能异常。

6.心电图检查　酒精中毒性心肌病可见心律失常和心肌损害。

【诊断与鉴别诊断】

饮酒史结合临床表现,如急性酒精中毒的中枢神经抑制症状,呼气酒味,血清或呼出气中乙醇浓度测定可以作出诊断。鉴别诊断主要与引起昏迷的疾病相鉴别,如镇静催眠药中毒、一氧化碳中毒、脑血管意外、糖尿病昏迷、颅脑外伤等。

【治疗】

1.轻症患者无需治疗,兴奋躁动的患者必要时加以约束。

2.共济失调患者应休息,避免活动以免发生外伤。

3.昏迷患者应注意是否同时服用其他药物。重点是维持生命脏器的功能:①维持气道通畅,供氧充足,必要时人工呼吸,气管插管。②维持循环功能,注意血压、脉搏,静脉输入5％葡萄糖盐水溶液。③心电图监测心律失常和心肌损害。④保暖,维持正常体温。⑤维持水、电解质、酸碱平衡,血镁低时补镁。治疗Wernicke脑病,可肌注维生素 B_1 100mg。⑥保护大脑功能,应用纳洛酮 $0.4\sim0.8$ mg缓慢静脉注射,有助于缩短昏迷时间,必要时可重复给药。

4.严重急性中毒时可用血液透析促使体内乙醇排出。透析指征有:血乙醇含量＞108mmol/L(500mg/dl),伴酸中毒或同时服用甲醇或其他可疑药物时。静脉注射50％葡萄糖100ml,肌注维生素 B_1、维生素 B_6 各100mg,以加速乙醇在体内氧化。对烦躁不安或过度兴奋者,可用小剂量地西泮,避免用吗啡、氯丙嗪、苯巴比妥类镇静药。

(赵荣忠)

第四节　百草枯中毒

百草枯(PQ)又名对草快、杀草快、俗名"一扫光",亚洲市场商品名为"克芜踪",是速效触杀型除草剂,属联苯吡啶类化合物,喷洒后能够很快发挥作用,接触土壤后迅速失活。百草枯是世界除草剂市场上第2大产品,已在100多个国家登记注册使用。百草枯中毒总病死率为25％～75％,口服20％原液者病死率高达95％。百草枯可经消化道和呼吸道吸收,不易经完整的皮肤吸收,易经受损的皮肤吸收。消化道是引起中毒的主要途径,吞服后会损伤大部分内脏器官,尤其是肺、心、肝、肾脏,口服致死量为5～15ml。

【中毒机制】

百草枯进入体内后主要聚集于肺和肾的细胞,通过百草枯中双吡啶离子氧化还原反应的进程,产生对组织产生有害作用的超氧化物（氧自由基），从而诱导脂质过氧化，破坏细胞的防御机制，引起肺损伤和肾小管坏死。在中等剂量下，最初肺部表现为对损伤的修复，后转化为纤维化过程，表现为超常增生及纤维化样改变，影响气体交换功能。肺泡表面活性物质的异常和感染也可加重其毒性。百草枯对肾小管的直接毒性作用和血流动力学改变可引起肾衰竭。保持好肾脏功能对减低血浆百草枯浓度十分重要，同时也可减少百草枯在肺细胞的累积。中毒剂量较大时，患者因多脏器功能衰竭而迅速死亡。

【临床表现】

百草枯的大部分中毒多因自杀吞服引起。百草枯吞服量与临床症状有很大的相关性。进入体内的量每千克体重少于 20mg 时（对于成人，其量相当于＜7.5ml20％百草枯浓缩液），一般无症状，或仅有胃肠道症状，通常能恢复；吸入体内的百草枯的量达到每千克体重 20～40mg（对于成人，其量相当于 7.5～15ml20％百草枯浓缩液）时，胃肠道、肾、肝、肺受损。肺部纤维化，多数会出现死亡，但可拖延 2～3 周；当吸入体内的百草枯的量超过每千克体重 40mg（对于成人，其量相当于 15ml20％百草枯浓缩液）时，胃肠道、肾、肝、肺严重受损，发展速度很快，在 1～7d 内病死率达 100％。

1.**局部刺激和腐蚀表现**　百草枯的浓缩溶液被接触后能引起组织损伤、手皮肤干裂和指甲脱落。长期接触皮肤表现水疱和溃疡。长期吸入喷雾微滴会引起鼻出血。眼睛被污染后会引起严重结膜炎，可长期不愈而成永久性角膜混浊。口服后有口及咽部烧灼感，甚至会引起口和喉部溃疡。

2.**呼吸系统**　肺部表现最为突出，主要特点是急性呼吸窘迫综合征（ARDS）。大量口服后 24h 内可迅速发生肺水肿及出血表现。一般 1～3d 出现 ARDS。部分患者发生迟发性肺纤维化，在发病 8～14d 后再度出现 ARDS，导致死亡。中、小剂量口服者，早期可无明显症状或有其他脏器损害表现，在 1～2d 内出现肺部症状，后发生肺纤维化。胸部 X 线片早期可正常，后出现肺炎、肺不张、肺水肿或肺纤维化等影像。肺功能异常可能出现较早。一旦迟发性肺部症状出现，则预后差。

3.**消化系统**　口服后数小时内出现恶心、呕吐、腹泻、腹痛等症状，重症者可有胃穿孔、消化道出血及胰腺炎等。1 周左右可发生中毒性肝病，出现黄疸，肝功能异常，肺功能衰竭。

4.**泌尿系统**　可出现膀胱炎症状及血尿、蛋白尿等。通常在 2～6d 内发生急性肾衰竭。

5.**中枢神经系统**　表现头痛、头晕、抽搐、幻觉等。

6.**其他**　少数病例可发生心肌损害、低血压或脑水肿等。

【辅助检查】

1.**常规检查**　血常规、尿常规，肝、肾功能及血电解质等。

2.**影像学检查**　胸部 X 线片、胸部 CT 和心电图等。

3.**尿碱和硫代硫酸钠测定**　阳性提示百草枯中毒可能。如尿检测为阴性，可于摄入百草枯 6h 后再次测定，如仍为阴性，则表明出现严重损害的可能性较小。

4.**血清百草枯测定**　通过定量分析血中百草枯含量预测病情的严重程度和对预后作出判断。样本的采集应在服药后 4h，血样要保存在塑料试管内。

【诊断依据】

1.**百草枯接触或口服史**　患者本人或其他知情者的描述及发现空的百草枯包装和（或）残留物。

2.**临床表现**　剧烈呕吐、口腔黏膜红肿疼痛甚至溃疡形成以及以肺损害为主并伴有多系统损害的临床表现。

3.**实验室检查**　尿碱和硫代硫酸钠阳性或血清中发现有百草枯。

【急救措施】

由于目前无特效解毒药，在血液和组织中亦无可以结合毒物的螯合剂，因此，百草枯中毒的治疗主要包括洗胃、导泻、血液灌注、抗自由基药物、免疫抑制药、抗百草枯抗体等方法,但这些治疗效果均不佳,病死率仍很高。

1.减少毒物吸收、促进排泄　院前急救一经确诊,立即用碱性液体反复灌洗胃肠,并刺激咽喉部催吐,洗消皮肤;洗胃后全肠灌洗并口服吸附剂漂白土及膨润土、药用炭和泻剂,用法为:20％漂白土悬液300ml,药用炭60g,20％甘露醇100～150ml,硫酸镁15g,每2～3小时1次交替使用,持续1周。由于百草枯对黏膜有较强的腐蚀性,易致穿孔,因此在洗胃或全胃肠灌洗时要谨慎。

2.加速毒物排泄　方法包括利尿及血液透析、血流灌注等。血液透析对于清除体内百草枯作用有限,充分血液灌流对于急性百草枯中毒是必不可少的治疗措施。血液灌流的最佳时机应是在中毒后6～12h以内,炭罐要每3小时更换1次,可以连续2～3d。

3.药物治疗　清除氧自由基包括维生素C、E,谷胱甘肽,乙酰半胱氨酸等;同时可应用抑制免疫药物(环磷酰胺、激素)。

4.氧气治疗　氧疗可加速氧自由基形成,促进死亡,故一般在动脉氧分压＜40mmHg时才给予＞21％浓度氧疗。

5.对症治疗　有感染者积极控制感染;呼吸衰竭者可进行人工通气治疗;肾衰竭应采取血液透析治疗等。

6.枸橼酸体外抗凝强化血液灌流治疗　方法为经颈内静脉或股静脉穿刺留置BRAUN Haemocat双腔中心静脉导管建立血管通路,采用贝朗DIAPACT血液净化机,健帆HA230灌流器。以含肝素12500U/L的生理盐水预冲体外循环管路和灌流器并浸泡20min,治疗开始前以5％葡萄糖注射液、生理盐水各500毫升冲净预冲液,治疗时设定目标血流量200 ml/min,每2h更换1次灌流器。

血液灌流是有效清除已吸收毒物的有效措施,增加血液灌流剂量,延长灌流时间,强化血液灌流技术,能明显提高血中毒物清除效果。枸橼酸抗凝是通过血液灌流血路管的动脉端输入枸橼酸,枸橼酸根离子与血液中游离的钙结合成难以解离的可溶性螯合物枸橼酸钙,可使血液中有活性的Ca^{2+}明显减少,阻止凝血酶原转化为凝血酶,以及凝血过程中其它诸多环节,而在外周静脉血中补充足够的离子钙,可使体内凝血过程恢复正常,从而完成体外血液净化的体外抗凝过程,枸橼酸根进入体内后参与三羧酸循环,很快被代谢为碳酸氢根,不产生遗留效应。

【预后】

年龄轻、吸入中毒、服毒量少、入院时酸中毒、肾、肝、胰腺功能受损程度较轻者预后较好。而一旦百草枯的损伤机制开始启动,目前的各种治疗手段将很难奏效,预后差。

(梁文胜)

第十一章 创伤急救

第一节 颅脑损伤

颅脑损伤无论在平时还是战时都很常见,占全身各部位创伤的 10%～20%,仅次于四肢创伤而居第二位。和平时期以交通事故伤占首位,其次是高处坠落、工伤事故、意外事故等。据统计,各种多发伤的总病死率约为 20%,其中伴有颅脑伤者高达 35%～40%,而不伴颅脑伤者仅为 10%。由此可见,多发伤中的颅脑损伤是影响病死率的重要因素,已成为现代创伤急救中的重要课题。

一、头皮损伤

头皮损伤的形式多样,大体可以概括为闭合性和开放性两大类。主要是头皮挫伤、头皮血肿和头皮裂伤。

【临床表现】

1.擦伤   受伤局部头皮轻微疼痛,创面不规则,可有少量血清渗出和点状出血。

2.挫伤   钝物打击所致,伤后局部自觉疼痛。检查时可见皮下组织肿胀、淤血,扪之坚实,压痛明显。严重时,局部皮肤可因缺血而坏死。

3.裂伤和切割伤   可由钝器或锐器所致。依致伤物的性质和力度不同,伤口的大小和深度可有不同。钝器伤的创缘不规则,严重者尚有组织缺损。由于头皮血管丰富,破裂后血管开口又不易自行闭合,因此即使伤口不大,出血也较严重。帽状腱膜完整者伤口一般小而浅,全层裂伤的伤口可深达骨膜,常夹杂有毛发或泥土等异物。

4.撕脱伤   多因发辫受机械力牵拉,使大块头皮自帽状腱膜下层或连同颅骨骨膜被撕脱。伤员常因大量失血和伤口疼痛而发生休克。

5.血肿   多为钝器直接击伤所致,也可能是颅骨骨折的结果。按血肿出现于头皮内的具体层次,可分为皮下血肿、帽状腱膜下血肿和骨膜下血肿三种。

【治疗】

1.擦伤   局部清洗消毒,可不包扎。

2.挫伤   清洗消毒后做伤处包扎。

3.裂伤   彻底清创止血后做伤口全层缝合。

4.撕脱伤   未伤及骨膜,撕脱部分血供良好者,可于清创后原位缝合。如完全撕脱,可行血管吻合,原位植皮。对不能做血管吻合者,可将撕脱部分制成中厚或全厚皮片植回。连同骨膜一起撕脱者,可将颅骨外板切除或钻孔至板障,待肉芽形成后再植皮。

5.血肿　血肿不大者多能自行吸收。对出血较多的帽状腱膜下血肿,应在严格无菌技术下从低位穿刺抽吸,然后加压包扎。常需多次反复穿刺抽吸才能治愈。

【预后】

1.如遇较大的血肿经抽吸后在短期内又很快出现,则要考虑是否为较大的动脉破裂所致,必要时需结扎相关动脉(如颞浅动脉)。

2.陈旧性骨膜下血肿可以演变成骨囊肿。

3.头皮下血肿中央有波动,且有凹陷者,必须做 X 线摄片,确定是否合并有颅骨骨折。

二、颅骨损伤

通常是由直接或间接暴力作用于颅骨所致。根据骨折发生的部位不同,分为颅盖骨和颅底骨骨折。

【临床表现】

1.颅盖骨骨折　颅盖是指穹窿部,呈半球形,对脑组织有保护作用,只有在较大外力作用下才会发生颅盖骨骨折。

(1)线性骨折:可为单发或多发,后者可能为几条骨折线互不相关地发生于几处,或互相交错地集中于某处。可能伴有头皮挫伤和血肿,有时继发颅内血肿。X 线平片或 CT 扫描可帮助确诊。

(2)凹陷性骨折:颅骨全层或仅为内板向颅腔内凹陷,骨折片可为粉碎性,向内插入脑组织或血管而出现神经系统受损体征。X 线平片或 CT 扫描可确诊。

2.颅底骨骨折　颅底骨骨折多为线性骨折,合并脑实质伤、硬膜破裂和血管窦破裂的机会相对较多。X 线平片仅有 30%～50%能显示骨折线,故诊断主要依据临床症状。

【治疗】

1.单纯线性骨折　如不伴颅内高压及脑损伤症状者,可不作特殊处理。但应警惕跨血管区骨折线可能造成的血管损伤。

2.凹陷性骨折　如骨折片陷入较浅,且无脑受压症状者,可不手术。如陷入深度超过 1cm,或陷入重要功能区,均应及时手术,整复凹陷的骨片。

3.颅底骨骨折伴脑脊液漏　不能填塞或冲洗,保证鼻腔和耳道的清洁,多在 1 个月内自愈。对经久不愈者可考虑手术修补。如碎骨片压迫视神经或面神经者,应尽早去除碎骨片。

【预后】

1.各种类型的开放性骨折均须及时做头皮清创缝合,大量使用抗生素预防颅内感染。

2.颅底骨折多为开放性骨折,必须使用易透过血-脑脊液屏障的广谱抗生素,预防颅内感染。

3.颅后窝骨折可以出现吞咽困难、声音嘶哑和舌肌瘫痪等症状,必须注意诊断和处理。

三、原发性脑损伤

原发性脑损伤是指暴力作用于头部时立即发生的脑损伤,其症状和体征在受伤当时就会出现,一般不需紧急手术治疗。

【临床表现】

1.脑震荡　是脑损伤中最轻的一种,表现为一过性脑功能障碍,昏迷时间不超过半小时。伤员清醒后大多不能回忆受伤当时乃至伤前一段时间内的情况,称之为逆行性遗忘。较重者伤后可有短时间皮肤苍白、血压下降、脉搏弱缓、呼吸浅慢等症状。在此后的一段时间内伤员可能有头痛、头晕、恶心、呕吐等表现,而各项辅助检查均无异常发现。

2.脑挫裂伤　是脑实质挫伤和裂伤的统称,既可发生于受力部位,也可发生于对冲部位。临床特点是意识障碍明显,持续时间长,绝大多数在半小时以上。有明显的神经定位体征,如偏瘫、失语等。由于继发出血、水肿和血肿,可表现为头痛、恶心、呕吐和脑膜刺激征。脑皮质挫伤可引起癫痫发作,包括局限性发作和大发作。

根据头部外伤史和伤后表现可以做出初步诊断,脑脊液检查可见血液,含血量的多少与脑挫裂伤的程度相关。CT 扫描可见脑组织水肿,脑实质内有散在或成片状低密度区,中间有高密度出血灶。脑室常受压变小,如一侧脑挫裂伤可引起中线结构移位。

3.原发性脑干损伤　脑干损伤分原发性和继发性两类。原发性脑干损伤是外力直接作用于脑干引起的损伤。单独的原发性脑干损伤较少见,常与其他部位的脑损伤并存。临床特点是受伤当时立即昏迷,多为持续时间长的深昏迷,四肢软瘫,腱反射消失。瞳孔变化多种多样或大小多变,对光反应无常。眼球位置不正,随受损部位不同而有多种变化。出现病理反射,肌张力增高和去皮质强直。累及延髓时,则出现严重的呼吸循环功能紊乱。

【诊断依据】

因为原发性脑干损伤多与其他部位的脑挫裂伤同时存在,所以单依靠体征很难做出定位诊断。CT 和MRI 有助于明确诊断,在肿胀的脑干内可见点片状密度增高区,四脑室有受压或闭塞。

【治疗】

1.非手术治疗　原发性脑损伤以非手术治疗为主。在对症处理的同时,注意观察病情变化,防止发生危及生命的颅内高压和脑疝。

(1)对于无明显器质性病变的脑震荡,可给予镇静止痛。恶心、呕吐严重,不能进食者,要适量补液。可用胞磷胆碱、ATP、维生素等药物治疗。

(2)昏迷患者要保持呼吸道通畅,通过鼻导管供氧。估计短时间内不能清醒者,要尽早行气管插管或气管切开,对呼吸减弱,潮气量不足者,要及早用呼吸机做辅助呼吸。长期昏迷患者要注意营养支持治疗。早期宜采用肠道外营养,待肠蠕动恢复后可通过鼻胃管向胃内灌注营养食物,如牛奶、蛋黄、糖等。凡需要长时间经肠道营养者可考虑做胃造口或空肠造口,定时滴入肠道营养液。

(3)脑损伤严重者都有不同程度的脑水肿和颅内高压,应及时给予脱水治疗。常用的脱水药有甘露醇、呋塞米、白蛋白。20％甘露醇和呋塞米联合应用,可增强疗效。肾上腺皮质激素可防治脑水肿,宜尽早短期使用,一般 3d 后停药。在脱水治疗的过程中,须适当补充液体与电解质,维持良好的周围循环和脑灌注压。

2.手术治疗　重度脑挫裂伤、脑水肿及出现脑疝危象时,要及时行手术治疗。手术原则是行内、外减压。内减压是清除血肿和失去生机的脑组织,解除脑受压;外减压是作大骨瓣去除,敞开硬脑膜。对病情严重的广泛脑挫裂伤,可考虑行两侧去骨瓣减压。

【预后】

1.GCS 评分　对于伤情轻重及预后的判断,目前国内外均采用格拉斯哥昏迷分级法(GCS)。

以上三项分数相加,总分为 13～15 分为轻伤,预后较好;9～12 分为中型伤,预后较差;3～8 分为重伤,预后最差。

2.伴丘脑或脑干损伤　可能会发生应激性溃疡和上消化道大出血,也可能发生尿崩症和神经源性肺水肿,应给予及时诊断和处理。

四、继发性脑损伤

继发性脑损伤是指受伤一段时间后出现的脑损伤，主要有脑水肿和颅内血肿。其临床表现有进行性加重趋势，多需要开颅手术治疗。

【临床表现】

1.硬膜外血肿　硬膜外血肿为血液凝聚于颅骨与硬脑膜之间。多为头部一侧着力所致，95％合并有颅骨骨折，其骨折线跨越脑膜血管沟或静脉窦，血肿的部位往往与颅骨骨折部位相一致。临床上分为三种类型：①当时有昏迷，清醒一段时间后再次出现昏迷，中间清醒期为数分钟到24h，清醒期内仍有颅内压增高症状，如头痛、头晕、恶心、呕吐等；②原发性脑损伤重或血肿形成迅速，来不及清醒昏迷又加重；③原发性脑损伤轻，早期无昏迷，血肿形成后才出现昏迷。属于第一种类型者占50％～70％，容易做出初步诊断。X线平片对定位诊断有帮助。CT扫描是最有价值的诊断手段，表现为梭形高密度区，边界清楚，向内压迫脑组织和脑室，使中线向对侧移位。

2.硬膜下血肿　硬膜下血肿是指出血积聚于硬脑膜下腔，较常见，占颅内血肿的50％～60％，两个以上的多发性血肿约占30％。急性硬膜下血肿的出血源多为脑挫裂伤或脑内血肿的血液流到硬脑膜下，故症状较重。多数原发性昏迷与继发性昏迷相重叠，表现为昏迷进行性加深。脑水肿、颅内高压和脑疝的征象多在1～3d内进行性加重，表现为恶心、呕吐、烦躁、血压增高、偏瘫、失语、瞳孔散大和去皮质强直等。确诊方法主要靠CT，在颅骨内板和脑表面间有新月形高密度区（急性）或等密度、低密度区（慢性）。血肿较大时，有脑室受压和中线结构移位。

3.脑内血肿　常合并有严重的脑挫裂伤或凹陷性颅骨骨折，是脑伤出血逐渐扩大而形成。临床表现以进行性昏迷加深为主，也有颅内高压和脑挫裂伤相同的症状。由凹陷性骨折所致者，可能有中间清醒期。仅根据症状和体征很难明确诊断。CT检查见脑挫裂伤附近有高密度血肿区和血肿周围的低密度水肿区。

【治疗】

1.非手术治疗

(1)适应证：颅内血肿较小，中线结构不移位，或移位不明显。无昏迷或仅有嗜睡，无颅内压增高表现。亚急性或慢性血肿伴轻微神经症状者。年老体弱或有严重其他系统疾病，不宜行开颅手术者。在非手术治疗期间要密切观察病情变化，一旦病情恶化要及时行手术治疗。

(2)方法：同原发性颅脑损伤。主要是对症处理和控制颅内压，应用止血药防止血肿扩大。

2.手术治疗　对术前CT检查已明确血肿部位者，可按CT提示的位置直接开颅，清除血肿，脑挫裂伤中的失活脑组织也要给予清除。破裂的脑血管可采用电凝、银夹夹闭或缝扎止血。已有明显脑疝症状或CT提示中线结构有明显移位者，应将硬脑膜敞开并去骨瓣减压，以减轻术后脑水肿引起的颅内压增高。对硬膜下血肿和脑组织内血肿，在血肿清除后仍有高颅压和脑组织膨隆者，要警惕有多发血肿，可在相应部位钻孔探查。血肿清除后要酌情置皮片或引流管引流。术后要常规使用脱水药、止血药和抗生素。

【预后】

伤后昏迷进行性加深或出现重度再昏迷，同时有其他体征证明脑疝已经形成者，这时已经没有时间去做CT检查，可在急诊手术室就地钻孔探颅。钻孔可选在瞳孔首先扩大的一侧，或肢体瘫痪的对侧。如果此时再去做辅助检查或者转科，将是很危险的。另外，在观察期间患者躁动不安，常为意识变化的先兆，提示有颅内血肿或脑水肿。必须寻找原因，做相应处理。这时如果轻率地使用镇静药也是很危险的。因为强行使患者镇静并不能阻止病情发展，反而会延误正确的诊断和处理。

五、开放性颅脑损伤

外力作用使头皮、颅骨和硬脑膜破裂,并伤及脑组织,使颅脑与外界相通,有脑脊液外流,甚至有脑组织外溢,称为开放性颅脑损伤。战时为火器伤,和平时期主要是由锐器砍伤和重钝器击伤。

【临床表现】

由锐器砍伤者,主要伤及颅脑的某一局部,很少引起脑震荡和弥漫性脑损伤,所以多无昏迷史。但钝器伤可引起脑挫裂伤和颅内血肿,可有不同程度昏迷。因有脑脊液外流和脑组织外露,脑水肿和颅内高压症状较轻。重要功能区的损伤可出现神经系统定位体征,如偏瘫、偏盲等。如果有颅内外大血管破裂,或者治疗不及时,可以发生失血性休克。

【诊断依据】

根据外伤史和体格检查就可以诊断开放性颅脑损伤。但必须与开放性颅骨骨折相鉴别。如果硬脑膜完整,就是开放性颅骨骨折。硬脑膜同时破裂,并有脑脊液外流或脑组织外露,就可确诊为开放性颅脑损伤。要想了解骨折范围和脑内有无异物存留,必须摄头颅部 X 线片。CT 扫描可显示创道的密度,了解有无脑内血肿及异物。

【治疗】

1.现场或急诊室救治　首先用敷料包扎伤口,然后行补液、输血等抗休克治疗。病情稳定后把伤员送到有条件的手术室,行彻底清创和止血。清创时间最好在 6h 以内,超过 6h 将会增加感染的机会。

2.清创处理　应扩大皮肤创口,在直视下逐层去除失去生机的碎骨片、血块和异物,对出血点进行彻底止血。如有失活的脑组织和脑内异物,也要给予取出,并做冲洗,争取一期缝合硬脑膜。如清创后仍有严重脑水肿和高颅内压,也可敞开硬脑膜。颅骨缺损不宜立即修补,头皮要严密缝合,皮下放置引流片。术后常规用抗生素预防感染。

【预后】

1.颅骨骨髓炎　由于污染严重或清创不彻底,术后可能引起颅骨骨髓炎。急性期有急性化脓性感染的表现,慢性期常有瘘管形成,经常从瘘管流脓。必须给予相应处理。

2.脑脓肿和脑内异物　如果异物残留于脑组织内,以后可能发生脑脓肿。患者有全身感染和颅内压增高症状。CT 可以帮助诊断。

(赵荣忠)

第二节　胸部损伤

一、胸壁骨折

胸壁骨折包括胸骨骨折和肋骨骨折两类,前者很少见,约占 5%。肋骨骨折是最常见的胸部损伤。单纯肋骨骨折系指 1 根或几根肋骨一处骨折,且无合并肺损伤。连枷胸是指多根多处肋骨骨折或肋骨肋软骨关节脱位造成的胸壁软化,形成浮动胸壁和反常呼吸运动,即吸气时软化的胸壁内陷,呼气时向外突出。

【临床表现】

1.疼痛　常在骨折处出现局限性胸痛,在深呼吸、咳嗽、体位改变时加重。

2.压痛　骨折处压痛明显,可有骨擦感或骨擦音,有时伴有局部肿胀和胸壁畸形。间接压痛呈阳性,据此可与软组织挫伤鉴别。

3.皮下气肿、气胸、血胸等　骨折断端可刺破肋间血管、胸膜和肺组织等,引起皮下气肿、气胸、血胸等表现。

4.连枷胸　有反常呼吸运动,严重时,则有纵隔摆动、呼吸困难和循环障碍。

【诊断依据】

根据受伤史和临床表现多可作出肋骨骨折的诊断。胸部 X 线片检查可显示骨折情况及有无血胸或气胸等并发症。

【急救措施】

1.止痛　是治疗肋骨骨折的重要环节。给予足够的但对呼吸无抑制作用的镇痛药,能够缓解疼痛、利于排痰、改善患者的呼吸。肋间神经阻滞也有较好的止痛效果。

2.固定　在患者伤侧胸壁于呼气末用叠瓦式宽胶布固定,可以缓解伤处疼痛,利于骨折愈合。但该法可限制胸廓的呼吸运动幅度,增加肺部并发症和低氧血症的发生率,尤其是老年患者,故目前已不主张采用。

3.防治肺部感染　鼓励患者咳痰及适当深呼吸运动,早期下床活动,适量应用抗生素。

4.开放性肋骨骨折　应及时行清创缝合术,根据具体情况决定是否固定肋骨断端。

5.连枷胸　现场急救时应镇痛并局部加压包扎,消除反常呼吸运动。在医院尽早应用巾钳重力牵引法或胸壁外固定架牵引法消除反常呼吸运动。如患者有呼吸衰竭表现,应做气管插管或气管切开实施机械辅助呼吸。近年来也有在胸腔镜下导入钢丝固定连枷胸者。

6.其他　合并气胸、血胸者,量少时无须特别处理,多可自行吸收;量多者则需行胸膜腔引流术。

【预后】

单纯肋骨骨折后一般无严重并发症,大多不需住院治疗,但应注意血胸或气胸等合并伤的诊治。下胸部肋骨骨折尚可伴肝、脾损伤,并常由其引起失血性休克,甚至死亡,诊治时需注意判别。连枷胸的病死率已由过去的 50% 降至目前的 5%～10%,但病情严重而需用机械辅助呼吸的病死率仍高达 30% 左右。

二、创伤性气胸

在胸部创伤中,气胸的发生率仅次于肋骨骨折。气胸系肺组织、支气管、食管破裂致空气进入胸膜腔,或胸腔开放性损伤时,外界空气经创口进入胸膜腔所形成。气胸形成后空气的通道随即封闭,胸膜腔不再与外界或呼吸道相通者,称为闭合性气胸。空气经胸膜腔与外界或呼吸道的裂口随呼吸而自由出入胸膜腔者,称为开放性气胸。肺或支气管破裂后,其裂口与胸膜腔相通且形成活瓣,吸气时空气可经裂口进入胸膜腔,呼气时活瓣则关闭,空气不能排出,使胸膜腔内积气不断增多,致胸膜腔内压力升高超过大气压者,称张力性气胸。

【临床表现】

1.胸痛　常可向同侧肩部放射。

2.胸闷和气促　肺萎陷 30% 以下的小量闭合性气胸可无此症状。开放性气胸由于纵隔扑动对呼吸和循环影响较大,患者胸闷、气促多较严重,甚至有呼吸困难、发绀或低血压、休克。张力性气胸患者可在伤后短时间内由胸闷、气促过渡到极度呼吸困难、明显发绀、烦躁或昏迷、休克,甚至死亡。

3.皮下及纵隔气肿   开放性气胸时,胸壁伤口有空气出入胸膜腔的声音。

4.其他   患侧胸廓饱满,肋间隙增宽,呼吸运动减弱,叩诊呈鼓音,呼吸音减弱或消失,气管、纵隔常向健侧移位。

【诊断依据】

根据外伤史和临床表现,创伤性气胸的诊断不难做出。经锁骨中线第2肋间做胸腔穿刺,抽出气体可进一步证实气胸的存在,并可测压以了解胸膜腔内压力,张力性气胸时,针头可被高压顶出。胸部X线检查可以明确气胸范围、肺萎陷程度、气管和纵隔向健侧移位情况以及有无肋骨骨折和胸腔积血等合并伤。

【急救措施】

1.闭合性气胸   胸腔少量积气且无明显胸闷、气促等不适症状者,一般无需特殊处理,1~2周后气体可自行吸收。胸腔积气较多时,则需做胸腔穿刺抽气或行胸腔闭式引流术。

2.开放性气胸   现场应做急救处理,迅速用尽可能清洁的敷料或布类封闭胸壁伤口并加压包扎,变开放性气胸为闭合性气胸;并立即在第2肋间锁骨中线做胸腔穿刺抽气减压。送至医院进行创口清创缝合并做闭式胸腔引流术。

3.张力性气胸   快速排气、降低胸腔内压是急救的关键措施。方法是于锁骨中线第2肋间向胸腔插入具有单向活瓣作用的胸腔穿刺针。也可向胸腔插入普通粗针头,将张力性气胸变为小口径的开放性气胸,既可解除胸膜腔内的高压,又不至于产生纵隔扑动。送至医院后行胸腔闭式引流。若患者症状仍不能改善,应尽早在气管内插管麻醉下做剖胸探查术,处理引起张力性气胸的破裂口。

4.其他治疗   不论哪种气胸,治疗时均应鼓励患者做深呼吸,帮助咳嗽排痰,使用抗生素和镇静、镇痛药,必要时吸氧。

【预后】

单纯创伤性气胸只要及时诊治,预后均较好。但创伤性气胸多合并有血胸、肋骨骨折等损伤,避免遗漏合并伤的诊治,是提高气胸患者治疗效果的重要措施。

三、创伤性血胸

胸部创伤引起胸膜腔积血,称为创伤性血胸,常与气胸同时存在。胸膜腔内血液有三种来源:①心脏及胸内大血管破裂,出血迅猛且量多,常在短时间内出现休克而死亡;②胸壁血管损伤,如肋间动脉、胸廓内动脉,出血多为持续性且不易自止;③肺组织裂伤出血,一般出血量少而缓慢,多能自行停止。由于心、肺和膈肌运动起着去纤维蛋白作用,胸膜腔内积血多不凝固。血胸发生后,可发生与气胸类似的呼吸和循环功能障碍。

【临床表现】

随出血速度、出血量、胸内脏器有无创伤及患者体质而有所差异。小量出血(500ml以下)多无明显症状,仅在X线下可见肋膈角消失。中量(500~1000ml)和大量(1000ml以上)血胸,可出现面色苍白、出冷汗、脉搏快弱、呼吸急促、血压下降等内出血征象和心肺受压征象。查体可见胸廓饱满、肋间隙增宽、呼吸运动减弱、叩诊呈浊音、呼吸音减弱或消失、气管和纵隔向健侧移位。由肺裂伤引起的血胸常有咯血表现。血胸并发感染时,可有发热等全身中毒表现。

【诊断依据】

根据胸部受伤史及上述临床表现即可诊断。胸腔穿刺抽出不凝固性血液可进一步确诊。X线检查可见肋膈角消失,下肺野不清晰;大量血胸时,伤侧有一片较密而均匀的积液阴影,纵隔向健侧移位;如合并气胸,则可见到液平面。B超可看到液平段,对积血量、穿刺部位的选择有帮助。积血涂片和细菌培养有助于鉴别是否合并感染。

【急救措施】

1.非手术治疗

(1)有休克者应首先进行输血、扩容等抗休克治疗。

(2)少量血胸不必穿刺抽吸,积血多可自行吸收。

(3)单纯血胸或血气胸量较大时,采用胸腔穿刺抽吸或胸腔闭式引流,以促进肺组织复张而改善呼吸功能。抽吸量每次不宜超过1000ml。

(4)鼓励患者咳痰、深呼吸、使用抗生素和止痛药,必要时吸氧。

2.手术治疗

(1)心脏或大血管损伤出血,除非在极短时间内获得手术,否则病死率很高。

(2)非手术治疗期间仍有活动性出血者(胸腔闭式引流量连续3h超过200ml/h),应及时剖胸探查,修补或部分切除破裂肺组织,胸壁血管出血者予以缝扎。

(3)非手术治疗不能使肺复张时,多主张尽早手术清除血块及附着于肺表面的纤维蛋白膜。血胸手术后常规放置胸腔闭式引流管,注意补液、输血、抗炎及营养支持治疗。

【预后】

血胸处理不当可发生脓胸而导致纤维胸,使患侧肺不能很好扩张,并会引起反复的呼吸道感染,若不及时做肺纤维板剥脱术,最终可引起支气管扩张症。

四、肺创伤

肺占据胸部的绝大部分,故胸部创伤时常累及肺组织。肺创伤可分为肺挫伤、肺裂伤、肺内血肿和肺内气囊肿四种类型。

【临床表现】

1.肺挫伤　较轻者,仅表现为胸痛、胸闷、泡沫样血性痰,常易被并发的胸部其他损伤所掩盖。肺严重挫伤患者可有烦躁不安、进行性呼吸困难、发绀、心慌甚至休克表现;体检时心率增快、肺部广泛湿啰音、局部叩诊实音、呼吸音减弱或消失。

2.肺裂伤　主要表现为血胸和气胸征象,并多有咯血。

3.肺内血肿或肺内气囊肿　较小者,可无明显症状和体征;较大者则可有咯血、咳嗽、低热等症状,但多不严重,且往往无阳性体征。

【诊断依据】

除外伤史和上述临床表现外,肺创伤的诊断多借助于辅助检查。

1.X线检查　肺挫伤显示肺叶实变、片状或线状不规则浸润阴影。肺裂伤则表现为血胸和(或)气胸征象。肺内血肿呈局限性密度增高阴影。肺内气囊肿呈含气的空腔影。

2.胸腔穿刺　抽出不凝固血液或气体有助于肺裂伤诊断。

3.CT检查　有助于肺创伤类型的确定。

【急救措施】

1.肺挫伤　引起的肺出血和水肿有自限性,轻度的单纯性肺挫伤无需特殊治疗,止痛、抗炎、鼓励排痰即可康复。伴有明显呼吸困难的较重肺挫伤,应清除呼吸道分泌物以保持呼吸道通畅,使用抗生素防治感染,吸氧,必要时给予机械通气,应用利尿药和肾上腺皮质激素有利于肺水肿的消退。

2.肺裂伤 治疗基本同血胸和气胸。

3.肺内血肿 经非手术治疗多能在2周至3个月内吸收消退。

4.肺内气囊肿 也多可非手术治愈,若继发感染、反复咯血及排脓痰者应予以手术切除。

【预后】

肺挫伤和肺裂伤多合并有胸部其他损伤,并成为影响其预后的重要因素,诊治时应给予足够的重视。目前肺挫伤和裂伤的病死率为15%～40%。肺内血肿和肺内气囊肿的预后多较好。

五、创伤性窒息

创伤性窒息,又称挤压伤发绀综合征,常见于房屋倒塌、车辆突然挤压胸部所致的声门突然紧闭,气管和肺内空气不能排出,同时胸腔内压骤然升高,导致上腔静脉血液回流障碍而被强行挤压逆流入无瓣膜的头颈部静脉,造成头面部、颈部、肩部和上胸部毛细血管过度充盈和血液淤滞。

【临床表现】

多数患者伤后有短暂意识障碍,清醒后有头晕、头胀、烦躁不安、胸闷、呼吸急促和窒息感。少数患者可有外耳道、鼻孔和口腔黏膜出血,耳鸣和暂时性耳聋,视力障碍甚至失明。个别重患者可发生窒息,甚至死亡。查体可见面部、颈部、肩部、上胸部皮肤均有不同程度的瘀斑和出血点;眼结膜和口腔黏膜均可见淤血、水肿和出血斑点,有时伴鼓膜穿孔;但在有帽子、帽带或背带等受压部位皮肤却往往正常。

【诊断依据】

根据胸部突然受挤压病史和上述临床表现,创伤性窒息的诊断容易确定。

【急救措施】

窒息者现场即时进行心肺复苏。呼吸困难者给予吸氧,必要时行机械辅助呼吸。有脑水肿表现者进行利尿、脱水治疗。皮下瘀斑及出血点无需特殊处理,多在1～2周内自行消退。其他治疗包括卧床休息、镇静、止痛和抗生素应用等。

【预后】

单纯创伤性窒息预后良好。但创伤性窒息多有胸部合并伤,如心、肺挫伤、膈肌破裂、肋骨骨折、血气胸等,并成为影响预后的主要因素。

六、心脏损伤

近年来,由于交通事故的剧增和锐器戳伤事件的频发,心脏损伤的发生率有所增加。根据致伤原因可将心脏损伤分为穿透性和闭合性两类。

【临床表现】

1.闭合性心脏损伤 轻者可无症状,较重者有心前区疼痛或不适、心慌、心悸,甚至可出现心脏压塞或类似心肌梗死的表现,有烦躁不安、发绀、呼吸困难等心衰或休克表现。查体有心律失常或心脏压塞的Beck三联征(低血压、心音遥远、颈静脉怒张),偶可闻及心包摩擦音。

2.穿透性心脏损伤 临床表现可分为三种类型:心脏裂口较小者主要表现为心脏压塞;裂口较大时常表现为血胸和失血性休克,甚至迅速死亡;有时两种表现并存。

【诊断依据】

胸部受伤后若有上述临床表现,应高度怀疑心脏损伤。下列检查有助于诊断的确立。

1.心包穿刺　在怀疑心脏压塞时可施行。

2.超声心动图　不仅能发现心包积血,并可对心肌及心内结构损伤作出诊断。

3.X线检查　以透视意义较大,轻度心脏压塞时即可见左心缘搏动减弱。胸部X线片在心包积血较多时方能显示。X线检查还能显示有无血气胸、肋骨骨折和肺损伤等。

4.心电图和心肌酶谱检查　有重要意义,但无特异性。

【急救措施】

1.闭合性心脏损伤　轻度损伤的治疗措施类似心肌梗死治疗,传导阻滞严重时需安置起搏器,避免输液过量增加心脏负荷,酌情使用激素和利尿药。治疗期间密切观察、心电监护。如患者出现急性心脏压塞,应高度怀疑心肌破裂,须争分夺秒行剖胸探查做心脏修补缝合术。

2.穿透性心脏损伤　根据受伤史和临床表现做出诊断后,应立即剖胸探查,不应做过多辅助检查以免延误救治时机。手术最好在急救室就地施行,转送手术室往往会加重病情而失去救治机会。急诊手术通常不治疗心内结构损伤,术后有临床表现者,待进一步检查明确诊断后,择期再做体外循环手术。

【预后】

在闭合性外伤致死患者中,最易被忽略的就是心脏损伤,如在车祸死亡患者中,15%～75%伴有心脏损伤。故所有胸部闭合伤均应考虑有心脏损伤的可能。闭合性心脏损伤可发展为室壁瘤,室壁瘤明确诊断后应及时手术,以免发生致命的延迟破裂。

穿透性心脏损伤患者在送至医院前有50%～85%已死亡。如能幸存到达医院,积极有效的治疗可使刀刺伤患者存活率达80%～90%,但枪弹伤患者的存活率只有20%左右。

七、胸内大血管损伤

胸内大血管主要包括胸主动脉及其主要分支,上、下腔静脉和肺动、静脉。胸内大血管损伤根据病因分为闭合性和开放性,大多数患者在伤后立即或在运送去医院途中死亡,仅少数患者能活着到达医院。

【临床表现】

由于短时间内大量失血,伤员有失血性休克、心脏压塞和大量血胸表现。纵隔血肿压迫交感、喉返神经,尚可有霍纳综合征、声嘶等。部分患者因供血不足而发生少尿或无尿、截瘫。有时可在心前区或肩胛间或锁骨下区闻及收缩期杂音。

【诊断依据】

胸部受伤后出现上述临床表现者,应高度警惕胸内大血管损伤的可能,在条件允许的情况下,做下列检查有助于确诊。

1.X线检查　主要表现为纵隔血肿,即上纵隔增宽;偏左者高度怀疑主动脉损伤,偏右者多为上腔静脉损伤。血肿破入胸膜腔者则有大量血胸征象。

2.主动脉造影　对于诊断胸内大血管损伤具有确定性意义。

【急救措施】

胸部创伤后有大量血胸伴休克或伤口大量涌血时,不必待辅助检查明确即应紧急剖胸探查,先用指压、侧方钳夹、阻断裂口远近端等方法控制出血,然后根据具体伤情进行侧壁缝合、静脉片贴补、对端吻合、自体或人造血管移植等手术修复血管,手术时间长或手术复杂者,需在体外循环下进行。

【预后】

胸内大血管损伤患者约80％在到达医院前死亡。到达医院后经手术治疗的病死率为15％左右，生存者的截瘫发生率为5％～7％。

八、胸腹联合伤

下胸部开放性或闭合性损伤同时合并腹腔内脏器损伤和（或）膈肌破裂时，称为胸腹联合伤，约占胸部外伤的10％。腹腔内脏损伤的临床表现在受伤初期有时并不明显，常被胸部外伤的症状和体征所掩盖，易造成漏诊而延误手术治疗时机，甚至威胁患者生命安全。因此，对所有下胸部外伤患者都要警惕胸腹联合伤的可能。

【临床表现】

同时有胸外伤和腹腔内脏损伤的表现，依损伤脏器、程度不同而表现不一。

【诊断依据】

根据胸腹部同时受伤史，患者有不同程度的胸痛、胸闷、呼吸困难或缺氧表现，同时伴腹部内出血和（或）腹膜炎表现，胸腹联合伤的诊断多不困难。诊断性胸、腹腔穿刺，胸、腹部X线检查以及B超或CT等检查有助于确诊。

【急救措施】

胸腹联合伤的治疗原则是先处理威胁患者生命的损伤。如胸腔内大血管或心脏损伤时，应先做剖胸探查止血，再切开膈肌探查腹腔。但大部分胸部损伤不需手术治疗，可放置胸腔闭式引流管引流胸腔积血、积气，改善呼吸和循环功能后，行剖腹探查重点处理腹腔内脏器损伤。胸、腹部损伤均严重时，则需同时手术。有些较轻的胸腹联合伤也可采用非手术治疗。

【预后】

胸腹联合伤的预后取决于损伤的程度、诊治的及时性和处理的顺序是否正确。

（赵荣忠）

第三节 腹部损伤

腹部损伤的发病率，在平时约占各种损伤的0.4％～2.0％；战争年代的发病率更高，达50％左右。多数腹部损伤同时有严重的内脏损伤，如果伴有腹腔实质脏器或大血管损伤，可因大出血而导致死亡；空腔脏器受损伤破裂时，可因发生严重的腹腔感染而威胁生命。因此，早期正确的诊断和及时合理的处理，是降低腹部创伤死亡的关键。腹部损伤可分为开放性和闭合性两大类。开放性损伤时，腹壁伤口穿破腹膜者为穿透伤（多伴内脏损伤），无腹膜穿破者为非穿透伤（有时伴内脏损伤）；其中投射物有入口、出口者为贯通伤，有入口无出口者为盲管伤。根据致伤源的性质不同，也有将腹部损伤分为锐器伤和钝性伤。锐器伤引起的腹部损伤均为开放性的；钝性伤一般为闭合性损伤。此外，临床上行穿刺、内镜、钡灌肠或刮宫等诊治措施引起的腹部搞伤，称医源性损伤。从临床诊治的角度来看，闭合性腹部损伤具有更重要的意义。因为，开放性损伤者腹壁均有伤口，一般需要剖腹手术（尤其是穿透伤或贯通伤），即使伴有内脏损伤，也比较容易发现；然而，闭合性腹部损伤时，由于体表无伤口，确定是否伴有内脏损伤，有时很难。

一、腹部闭合性损伤

腹部闭合性损伤常见于生产、交通和生活事故中。患者的预后决定于有无内脏损伤,常伴有其他部位伤,如脑外伤、胸外伤和骨折等,掩盖了病史和体征,而使其诊断不易明确;又因某些表现轻微的损伤,也可能有腹内脏器损伤。因此,对腹部闭合性损伤,必须密切观察,反复检查,妥善处理,以免延误诊断和治疗。

【诊断标准】

1.临床表现

(1)腹壁损伤:一般单纯腹壁损伤的症状和体征较轻,可表现为受伤部位疼痛,局限性腹壁肿胀、压痛,或有时可见皮下淤斑,它们的程度和范围并不随时间的推移而加重或扩大。

(2)实质性脏器破裂:主要表现是内出血。包括面色苍白、脉率加快,严重时脉搏微弱,血压不稳,甚至休克。腹痛呈持续性,脾损伤后一般腹痛和腹膜刺激征并不严重,但肝破裂导致肝内胆管损伤、胆囊或胰腺损伤腹膜刺激征和腹痛则较严重。体征最明显处一般即是损伤所在。

(3)空腔脏器破裂:有恶心、呕吐、便血、呕血等胃肠道症状,有时可有气腹征,稍后可出现全身感染的表现。查体压痛、反跳痛、肌紧张等腹膜刺激体征明显,肝浊音界缩小或消失。

2.诊断要点

(1)病因腹壁有直接或间接外伤史。

(2)主要临床表现:①腹壁挫伤有皮下淤血,皮肤青紫;腹壁血肿呈局限性隆起的包块。单纯腹壁创伤不伴有恶心呕吐和腹膜刺激征。②实质性脏器破裂主要表现是内出血。包括面色苍白、脉率加快,严重时脉搏微弱,血压不稳,甚至休克。腹痛呈持续性,体征最明显处一般即是损伤所在,可能有压痛,但是腹膜刺激征不明显。③空腔脏器破裂有恶心、呕吐、便血、呕血等胃肠道症状,查体压痛、反跳痛、肌紧张等腹膜刺激体征明显,肝浊音界缩小或消失。

(3)辅助检查:①白细胞计数可轻度升高或无改变。②腹腔穿刺和腹腔灌洗,有助于鉴别是否合并腹内脏器损伤。③腹部 B 超可探查血肿大小、范围、位置及是否有腹内脏器损伤。④腹腔动脉造影,腹腔内出血有阳性结果。⑤X 线检查,膈下可有游离气体。⑥诊断性腹腔穿刺或腹腔灌洗获得阳性结果。

(4)必要时需手术探查明确诊断如果诊断未能明确,在观察期间如出现下列情况者,应及时手术探查:腹痛或腹膜刺激征进行性加重或范围扩大;肠鸣音减弱或消失;全身情况恶化,红细胞数进行性下降,血压不稳定或下降;膈下出现游离气体,腹腔穿刺吸出气体。

(5)诊断要防漏诊和误诊首先需要明确有无内脏损伤(空腔脏器、实质脏器);其次是否存在多发损伤,如腹部多个脏器损伤、一个脏器多处损伤,以及是否合并腹部外器官损伤,如合并颅脑损伤、合并胸部损伤、合并骨折等。为避免误诊和漏诊需要详细询问病史,重视全身情况的观察,全面而有重点的体格检查,必要的辅助检查。

【治疗原则】

1.在患者观察期间,尽量不随便搬动伤者或轻柔搬动,以免病情加重。在患者未确诊前,不建议注射止痛剂,以免掩盖病情。

2.防治休克,纠正电解质紊乱。术前必须给予补液,必要时输血,防治休克及水电解质、酸碱紊乱,以提高手术耐受性。

3.抗生素治疗。术前、术中和术后均需应用抗生素,特别是腹腔脏器破裂腹腔炎时,更需联合应用。术后抗生素治疗,需定期检查血、尿常规,直到体温、血象恢复正常后 2～3 天为止。

4.腹腔内脏器损伤诊断明确或有探查指征,应尽快剖腹探查。①探查采用经腹直肌切口,暴露充分,探查次序一般为肝、脾、胃、十二指肠第一部、空肠、回肠、结肠、直肠及系膜,盆腔器官,胃后壁及胰腺,十二指肠第二、三、四段。一般选处理实质性脏器、在处理空腔脏器。②根据各脏器伤情,采用适当术式,做确定性处理。对于脾破裂,如果经快速输入600～800ml血液,血压脉搏仍无改善,则提示有活动性出血,需要在加压输血的同是进行剖腹探查。对于脾包膜裂伤或线性实质损伤,可试行脾修补术。而对于脾脏严重破裂或脾蒂断裂者则需行脾切除术。对于胰腺损伤,如果主胰管未断裂者,可间断缝合修补;体尾部断裂者,结扎头侧胰管断端并缝合其断面,尾侧胰体予以切除;头部断裂时,除结扎头侧主胰管断端和缝合断面外,尾侧与空肠行Y型吻合。注意清洗腹腔,并根据情况放置引流。

5.术后营养维持及对症治疗。术后禁食、胃肠减压期间,需经静脉输入液体、电解质、葡萄糖、维生素等。一般需2～3天,腹膜炎严重者需4～5天,以维持热量和水电解质平衡。病情重,术后不能进食及发生并发症的患者,需要积极给予营养支持。

二、腹部开放性损伤

腹部开放性损伤系由锐性外力致使腹壁裂开或穿通,腹腔与外界相通,并伴有内脏损伤。多处或多脏器损伤约占80%。既有外来的污染,如尘土、泥石、铁片、木屑、衣服碎片和子弹、弹片等异物的存留,又存在内脏破裂外溢的消化液、粪便所致的腹膜炎,实质脏器和血管破裂引起的出血。此种损伤战时多为火器伤、爆炸伤、枪弹伤和刺刀伤等。

【诊断标准】

1.病因　腹部有锐器、火器、事故等外伤史。

2.主要临床表现

(1)腹部有锐器或火器穿入伤史。

(2)腹壁有开放性伤口,如贯通伤有入口和出口,盲管伤只有入口。

(3)有内脏损伤时,除腹痛、腹部压痛、腹肌紧张等腹膜刺激征外,可从伤口渗出肠道内容物、胆汁、尿液和血液,可有大网膜或小肠脱出。

(4)损伤严重或有腹腔内出血者常合并有休克症状。

3.辅助检查

(1)白细胞计数正常或轻度升高,血红蛋白多正常或降低(合并腹部损伤)。

(2)腹腔穿刺和腹腔灌洗有助于除外腹内脏器损伤。

(3)腹部B超用于除外腹内脏器破裂和腹腔游离液体。

(4)X线检查,判断有无膈下游离气体,可协助确诊有无合并空腔脏器损伤。

【治疗原则】

1.首先处理穿透伤,如穿透伤内脏脱出(大网膜、小肠)者应先处理。

2.积极抗休克,同时进行手术探查。

3.一切开放性创伤都是污染的,不要经伤口做切口探查腹腔,以避免将腹壁污染带入腹内引起内感染。

4.对于非穿透伤要早期、彻底清创,变开放伤为闭合伤。按外科清创术原则做软组织创伤的清创,清除无生机的软组织,除去异物,彻底止血,用等渗盐水冲洗伤口后,放置烟卷引流,逐层缝合伤口。腹壁大块缺损者,清创后,如大网膜健全,将大网膜铺平覆盖肠管,用丝线将腹膜与大网膜间断缝合,外用凡士林纱布覆盖于大网膜,盖上消毒敷料,裹紧腹部,防止咳嗽或腹压增高后肠脱出。腹膜、大网膜均缺失则取患者自体阔肌膜移植或以人工合成材料移植修补缺损。

5.对于穿透性伤:①手术适应证腹部贯通伤或穿入腹膜的盲器伤;有小肠或大网膜脱出至腹壁伤口外者;原疑为腹壁伤,清创时发现伤口已通入腹腔者;腹肌紧张,腹部有压痛、反跳痛,而疑有内脏伤者;腹部战伤,有失血性休克,经抗休克后血压不升或升后复降而不能排除腹内脏器伤者;腹部X线检查有膈下积气或腹内脏器进入胸腔者;腹部伤肛门指检触及直肠穿孔或指套带血者。②剖腹探查术取正中切口进入腹腔后探查有无内脏损伤,有内脏伤者按不同脏器损伤处理原则处理。

三、腹腔脏器损伤

(一)肝脏损伤

肝脏损伤,也称为肝破裂,是腹部创伤中的常见病,右肝破裂较左肝为多。肝位于右侧膈下和季肋深面,受胸廓和膈肌保护,一般不易损伤,但由于肝脏质地脆弱,血管丰富,而且被周围的韧带固定,因而也容易受到外来暴力或锐器刺伤而引起破裂出血。在肝脏因病变而肿大时,受外力作用时更易受伤。肝损伤后常有严重的出血性休克,并因胆汁漏入腹腔引起汁性腹膜炎和继发感染。肝破裂在各种腹部损伤中约占15%左右。一般来说,右肝破裂较左肝为多。

【诊断标准】

1.临床表现 临床表现根据分型有所不同。肝破裂分为:有中央型破裂(破在肝实质深部)、被膜下破裂(破在肝实质周边部)和真性破裂(破损累及被膜)等3种。前两种因被膜完整,出血量受到限制,临床上并无明显内出血征象。真性破裂以内出血为主,见有胆汁性腹膜炎表现:右上腹疼痛,可向右胸及右肩放射,腹膜炎由右上腹开始渐累及全腹。表浅裂伤出血易自行停止,病情趋于平稳;深在肝破裂,病情加重,还渐表现为失血性休克;伴有大血管撕裂者,致严重出血和胆汁性腹膜炎,早期就出现休克。肝被膜下破裂也有转为真性破裂的可能,中央型肝破裂则更易发展为继发性肝脓肿。肝破裂后可能有胆汁溢入腹腔,故腹痛和腹膜刺激征较为明显;肝破裂后血液有时可能通过胆管进入十二指肠而出现黑粪或呕血。

2.诊断要点

(1)有肝损伤的原因 肝区直接暴力伤、战时火器伤、平时的刺伤、胸部穿透伤贯通横膈引起的肝损伤、交通事故等。

(2)主要临床表现:①肝包膜下出血和(或)肝实质挫裂伤肝区疼痛,肝肿大,腹膜刺激征不明显,疼痛程度渐减轻,生命体征渐平稳,有时张力很大的肝包膜下血肿,出现迟发性急性腹痛和内出血(伤后数小时,数天甚至更长时间)。②真性破裂以内出血为主,见有胆汁性腹膜炎表现:右上腹疼痛,可向右胸及右肩放射,腹膜炎由右上腹开始渐累及全腹。表浅裂伤出血易自行停止,病情趋于平稳;深在肝破裂,病情加重,还渐表现为失血性休克;伴有大血管撕裂者,致严重出血和胆汁性腹膜炎,早期就出现休克。③腹部平坦或高度膨隆,腹式呼吸减弱或消失,右上腹有局限性压痛,或全腹压痛,反跳痛,肌紧张。移动性浊音阳性或阴性,肠鸣音减弱或消失。血液经胆管进入十二指肠时,可出现呕血或黑便。

(3)实验室检查:①白细胞计数升高,动态测定红细胞、血红蛋白和红细胞比积逐渐下降。早期或表浅裂伤无明显变化。②腹腔穿刺抽出不凝血。腹腔灌洗肉眼血性液(25ml血可染红1000ml灌洗液),红细胞计数超过10000/mm^3。

(4)辅助检查:①腹部B超:肝包膜下血肿形成或腹腔游离液体。②X线检查:有膈升高,肝正常外形消失及右胸肋骨骨折。局限于肝裸区的实质破裂,腹膜后血肿形成,腰大肌影消失。肝损伤诊断明确,伴有休克者,应抓紧时间处理,不必再行X线检查。③CT检查:能更准确地揭示肝脏形态、大小、肝实质内出血。

【治疗原则】

1.保守治疗　钝性肝脏损伤或表浅裂伤可试行保守治疗,其指征如下。

(1)血流动力学稳定。

(2)腹部体征轻。

(3)神志清楚。

(4)CT 示创伤小。

(5)不伴有其他脏器损伤。

(6)输血少于 2 个单位。

(7)CT 示创伤随时间延长而改善或不加重。保守治疗包括卧床消息、控制饮食、止痛、应用抗生素等,借助 B 超、CT 对局部伤情进行动态观察。

2.手术治疗　处理肝破裂手术治疗的基本要求是彻底清创、确切止血、消除胆汁溢漏和建立通畅的引流。肝火器伤和累及空腔脏器的非火器伤都应手术治疗。其他的刺伤和钝性伤则主要根据伤员全身情况决定治疗方案。生命体征经补充血容量后仍不稳定或需大量输血才能维持血压者,说明有继续活动性出血,应尽早剖腹手术行手术治疗。

(1)暂时控制出血,尽快查明伤情:开腹后发现肝破裂并有凶猛出血时,可用纱布压迫创面暂时止血,同时用手指或橡皮管阻断肝十二指肠韧带控制出血,以利探查和处理。常温下每次阻断的时间不宜超过 30 分钟。肝硬化等病理情况时,肝血流阻断时间每次不宜超过 15 分钟。若需控制更长时间,应分次进行。

(2)肝单纯缝合:探明肝破裂伤情后,应对损伤的肝进行清创,清创后应对出血点和断裂的胆管逐一结扎。对于裂口不深、出血不多、创缘比较整齐的病例,在清创后可将裂口直接予以缝合。

(3)肝动脉结扎术:如果裂口内有不易控制的动脉性出血,可考虑行肝动脉结扎。结扎肝总动脉最安全,但止血效果有时不满意。结扎左肝或右肝动脉效果肯定,但手术后肝功能可能波动。结扎肝同有动脉有一定危险,故应慎用。

(4)肝切除术:对于有大块肝组织破损,特别是粉碎性肝破裂,或肝组织挫伤严重的患者应施行肝切除术。但不宜采用创伤大的规则性肝叶切除术,而是在充分考虑肝解剖特点的基础上做清创式肝切除术。即将损伤和失活的肝组织整块切除,并应尽量多保留健康肝组织,切面的血管和胆管均应予结扎。

(5)纱布块填塞法:对于裂口较深或肝组织已有大块缺损而止血不满意、又无条件进行较大手术的患者,仍有一定应用价值。

(6)肝损伤累及肝静脉主干或肝后段下腔静脉破裂的处理:出血多较汹涌,且有并发空气栓塞的可能,死亡率高达 80%。处理十分困难。通常需扩大为胸腹联合切口以改善显露,采用带蒂大网膜填塞后,用粗针线将肝破裂伤缝合、靠拢。如此法无效,则需实行全肝血流阻断(包括腹主动脉、肝门和肝上、下端的下腔静脉)后,缝补静脉破裂口。不论采用以上何种手术方式,外伤性肝破裂手术后,在创面或肝周应留置多孔硅胶双套管行负压吸引以引流出渗出的血液和胆汁。

(二)肝外胆管损伤

创伤所致肝外胆管损伤,是肝门损伤的一部分。由于肝外胆管的部位较深,周围有较多重要的血管和器官,在外力的作用下单纯胆管损伤较少见,多数伴有门静脉、下腔静脉、肝脏、胰腺、胃、十二指肠等的损伤。由于伴发内出血引起的休克或胃肠穿孔引起的腹膜炎,易掩盖胆管损伤的表现。一旦漏诊,会酿成严重的胆汁性腹膜炎,继发腹腔感染,危及生命,即便得到挽救,胆漏和胆道狭窄的处理也十分复杂。

【诊断标准】

1.临床表现　肝外胆管损伤引起的症状主要为胆汁外漏腹腔引起的发热、有上腹持续性绞痛,随时间推移,疼痛程度、范围逐渐扩展,甚至达全腹。如果胆道部分断裂或完全断裂或误扎时,表现梗阻性黄疸。查体可触及右上腹或全腹的压痛、反跳痛及肌紧张等明显腹膜炎体征。但外伤引起的肝外胆管损伤常伴随肝破裂、脾破裂等,引起由于伴发内出血引起的休克表现。

2.诊断要点

(1)病因外伤史:多由穿透伤引起,常伴邻近脏器损伤,如十二指肠、胰、大血管等损伤。医源性胆管损伤:有腹腔镜胆囊切除术、胃大部切除术、经内窥镜行十二指肠乳头切开术等手术史。

(2)主要临床表现:①有上腹持续性绞痛,随时间推移,疼痛程度、范围逐渐扩展,甚至达全腹。②黄疸:胆道部分断裂或完全断裂或误扎时,表现梗阻性黄疸。③查体:右上腹为甚的弥漫性腹膜炎或右上腹局限性腹膜炎。④严重胆管损伤可伴休克。

(3)实验室检查:白细胞计数明显升高,血清胆红素升高,尿胆红素阳性和血清酶学升高。

(4)辅助检查:①腹腔穿刺和腹腔灌洗:抽出胆汁样液体或血性胆汁。②腹部B超:见肝外胆管扩张或连续破坏,腹腔积液。③ERCP或MRCP:可确定诊断,胆管破裂部位和程度。

【治疗原则】

1.防治休克、纠正电解质紊乱。对损伤重、失血多的伤员应积极抗休克,同时迅速控制活动性出血,纠正水电解质紊乱。

2.抗生素预防感染。

3.手术治疗根据损伤的程度,采取不同的手术方式。①胆总管破裂在裂口上方或下方分别另开口,"T"管引流,将短臂放过裂口为支撑,进行修补。"T"管应留置至少半年。②胆总管完全断裂以"T"管为支架,行胆管两断端无张力吻合术。"T"管于吻合口下方$1\sim2cm$处,另开口放置,留置$9\sim12$个月。③不能修补的胆总管断裂时,做胆总管空肠Roux-Y式吻合;低位断裂者,作胆(肝)管十二指肠吻合,远侧端予以结缝扎。④病情严重或技术力量薄弱,无法完成一期修复,可置"T"管进行引流$3\sim4$个月后再做修复性手术。

(三)脾脏损伤

脏位是腹腔脏器中最易受损伤的器官之一,脾脏损伤的发生率在各种腹部创伤中可高达$40\%\sim50\%$。交通事故造成的脾破裂据首位(约占$50\%\sim60\%$),其他依次为坠落伤、打击伤、跌打伤、刀伤等。治疗显示,在腹部开发性损伤中,脾脏破裂约占10%,在腹部闭合性损伤中,脾破裂约占$20\%\sim40\%$,脾脏破裂病情比较凶险,又因常合并其他脏器的损伤,临床表现复杂,要求诊断及时,处理恰当,否则可危及生命,其死亡率为$3\%\sim23\%$,合并脾蒂或大血管损伤者死亡率可高70%。

【诊断标准】

1.临床表现

(1)症状:①低血压和失血性休克:随着失血量的增加,患者会出现烦躁、口渴、心悸、呼吸急促、皮肤苍白、四肢冰冷等失血性休克症状。体格检查会发现患者的血压进行性下降、脉搏快而弱等。②腹痛:是最常见的症状,多因外伤所致的腹部软组织损伤等引起,而脾脏损伤所致的脾被膜感觉神经刺激常不能引起患者的重视。如伤情严重者突发剧烈的腹痛,自左上腹扩展至全腹,此系脾破裂出血的扩散对腹腔产生刺激所致,提示病情严重,结局不良。③恶心、呕吐:较常见,尤其是发病初期。主要是由于出血刺激腹膜自主神经所致。如果症状明显加重,还提示可能合并消化道穿孔、腹膜炎。④腹胀:多因出血所致。少量出血早期可能没有明显的腹胀,但随着时间的延长,由于腹膜炎出现,可导致肠麻痹而加重腹胀。

(2)体征:患者弯腰曲背、神志淡漠、血压下降、脉搏增快,如腹腔出血量较多,可表现为腹胀,同时有腹部压痛、反跳痛和腹肌紧张。叩诊时腹部有移动性浊音,肠鸣音减弱。直肠指诊时Douglas窝饱满。有时因血液刺激左侧膈肌而有左肩牵涉痛,深呼吸时这种牵涉痛加重,此即 Kehr 征。

2.诊断要点

(1)病因:有外伤史,手术史和病理性脾肿大病史。

(2)主要临床表现:①腹痛,多以左上腹为甚,伴向左肩背部放射。脾挫裂伤被膜下出血,腹痛局限于左上腹。中央型破裂、被膜下破裂、真性破裂以内出血为主要表现。肛门指诊直肠膀胱陷凹(或女性直肠子宫陷凹)触及饱满感和触痛。②被膜下出血可于外伤 1～2 周后发生破裂。③真性脾破裂或延迟性脾破裂,腹痛由左上腹,渐遍及全腹。④腹膜刺激征,局限于左上腹或全腹。⑤早期休克见于粉碎性或累及脾门血管的脾破裂。

(3)实验室检查:①脾破裂出血时血常规红细胞计数、血红蛋白等呈进行性下降,白细胞可略微升高,其他检查如电解质、凝血功能、血型、淀粉酶等虽对诊断无特异性,但也应作为腹部外伤的常规检查,助于鉴别诊断其他合并伤,判断病情。②诊断性腹腔穿刺和腹腔灌洗属侵入性检查,阳性率 90% 以上,且对于诊断腹腔内有无脏器损伤和哪一类脏器损伤有很大帮助。如抽出液体为新鲜不凝血或血性液体,证明腹腔内脏器出血,如果抽出液体混浊则是胃肠破裂的特征。

(4)辅助检查:①超声检查:是首选方法,具有无创、经济、快捷等优点,能显示破碎的脾脏,较大的脾包膜下血肿及腹腔内积血。助于观察脾脏损伤的程度、分型等,可以帮助动态观察病情的发展。②X 线检查:有助于判断腹腔内出血的情况和有无合并胃肠道等空腔脏器的损伤。③CT 检查:能清楚地显示脾脏的形态和解剖结构,对诊断脾脏实质裂伤或包膜下血肿的准确性很高。④选择性腹腔动脉造影:这是一种侵入性检查,操作较复杂,有一定危险性。但诊断脾破裂的准确性颇高,能显示脾脏受损动脉和实质的部位。仅用于伤情稳定而其他方法未能明确诊断的闭合性损伤。⑤腹腔镜检查:诊断困难而剖腹指征不明确者可采用,可同时作为一种治疗手段。⑥诊断性剖腹探查术:少数病例既不能排除外腹部损伤,又不能进行特殊检查,病情有逐渐恶化趋势,为了明确诊断和及时治疗而采用。

【治疗原则】

1.非手术治疗

(1)非手术治疗适应证如下。①单纯性脾破裂。②伤后血液动力学稳定,输血量不多于 2～4 个单位。③非开放性损伤。④患者年龄小于 50 岁。⑤临床症状逐渐好转。

(2)非手术治疗方法:包括绝对卧床休息、严密的 ICU 监护、禁食、液体治疗、使用止血药物、预防性应用抗生素及 CT 或超声随诊等。失败的原因可为延迟出血、继发感染等。延迟性脾破裂一般发生在伤后 2 周以内。所以,非手术治疗期间应严格卧床休息 2 周以上,非手术治疗期间应避免咳嗽、大便用力等增加腹压因素,避免剧烈活动 6～8 周,避免肢体接触性体育运动至少 6 个月或直到 CT 显示陈旧病灶被完全吸收。

2.手术治疗

(1)在非手术治疗观察期间发现以下情况之一者,宜中转手术。①腹痛和(或)局部腹膜刺激征持续加重。②24 小时内输血量＞4 个单位而生命体征仍不稳定。③红细胞压积持续下降而通过输血仍不能迅速纠正。④通过观察不能排除腹内其他脏器损伤。

(2)常用的手术方式及适应证:①脾破裂缝合修补术:裂口边缘整齐,局限脾上极或下极的较小裂口的脾破裂可行保脾手术,可行单纯缝合。②部分脾切除术:适用于Ⅲ级脾破裂,损伤受局限,单纯修补难以止血或受损的脾组织已失去活力,部分脾切除后有半数以上的脾实质能保留者。③全脾切除术:国内采用较为广泛,尽管已经认识到脾切除术后会带来一系列不良后果,但是这一经典术式仍然具有不可替代的优势,其具有止血迅速彻底,适应证广泛等特点,在一些特殊情况下,仍然是唯一的选择。④全脾切除术＋自体脾组织片网膜囊内移植术:自 20 世纪 80 年代开始,已经被普遍认为是全脾切除术后弥补脾功能的有效方法。既满足了迅速切脾控制出血,确保患者生命安全的需要,又能安全可靠的补偿脾脏功能。⑤有介入治疗条件和经验的医院可用选择性动脉造影,继而用栓塞剂止住脾破裂的出血。

(四)胃损伤

胃损伤具有一定强度的各种致伤因素都可以引起胃损伤。然而,由于胃在腹腔内处于受保护的解剖位置,胃腔又多处于排空状态,并能在腹腔中一定范围内移动,所以因外界暴力而致伤的机会不多。即便受伤,亦常伴有腹内其他脏器损伤。

【诊断标准】

1.临床表现　胃损伤的临床表现取决于损伤的范围、程度,以及有无其他的脏器损伤。胃壁部分损伤可无明显症状。胃壁全层破裂,胃内容物具有很强的化学性刺激,进入腹腔后引起剧烈腹痛和腹膜刺激征象,可呕吐血性物,肝浊音界消失,膈下有游离气体。常由于损伤原因不同,损伤程度不同及有无合并症而有不同表现。

(1)上腹部疼痛。

(2)休克症状:出现较早,并在 80% 的严重病例中成为主要症状。若无其他脏器损伤,则主要是由于胃液对腹膜的化学性刺激和严重腹腔污染所造成。

(3)恶心、呕吐:呕吐物常为血性。

(4)腹膜炎表现:急性损伤造成胃壁破裂,胃内容物突然进入腹腔,可立即引起腹膜刺激征。

(5)合并症状:胃损伤合并肝脾及大血管损伤,大量出血可造成失血性休克,合并肾脏损伤可出现血尿,膈肌受伤可出现呼吸困难、呼吸衰竭等。

2.诊断要点

(1)病因有外伤史、锐器吞入史、腹部手术史。

(2)主要临床表现:①腹部剧痛,由上腹开始,弥漫到全腹,严重时呈"板状腹"。②查体肝浊音界消失。③胃管引流出血样物。

(3)实验室检查:①白细胞计数升高,中性粒细胞计数升高。②腹腔穿刺可见胃肠内容物样液体。

(4)辅助检查:①腹部 B 超示肝肾间隙,小网膜囊出现无同声带。②X 线检查:因游离气体的出现,腹平片表现为膈下新月形阴影、穹窿征、镰状韧带征和"双肠壁征"。

【治疗原则】

1.非手术治疗　胃损伤仅涉及黏膜层,并已获得确诊,出血量小,又无其他脏器合并伤,町经非手术治疗,包括禁食水、胃肠减压、抗生素,维持营养和水、电解质平衡等。

胃损伤的主要危险是穿孔引起的急性腹膜炎。

2.手术治疗

(1)适应证:在腹部贯通性戳伤或闭合性损伤中,凡有休克、弥漫性腹膜炎、消化道出血、腹腔内游离气体、伤口溢出胃内容物、气体,胃腔直接显露,以及并发有其他脏器损伤者,均应立即进行手术治疗。

(2)手术方式:①缝合:适于边缘整齐和边缘失活组织修剪后的裂口。单纯胃黏膜撕裂伤,出血量也可多达 2L,需手术切开胃壁在直视下寻找撕裂部位的出血点,缝扎胃黏膜血管或加用鱼肝油酸钠、明胶海绵压迫止血,然后缝合撕裂的胃黏膜。胃壁血肿可能伴有"透壁性穿孔",应切开血肿边缘浆膜层,清除血肿、止血,并根据胃壁损伤的深浅,采用胃壁全层或浆肌层缝合修补。整齐的裂口,止血后可直接缝合,边缘组织有挫伤或已失去生机者,宜修整后缝合。②胃部分切除用于治疗广泛胃损伤者。③手术探查注意事项:手术时应注意有无其他脏器合并伤,防止漏诊以免贻误治疗。胃前壁伤容易发现,但胃后壁、胃底及贲门部不完全性胃壁损伤可能被遗漏,探查应详尽。1/3 病例的胃前、后壁都有穿孔,应切开胃结肠韧带,显露胃后壁,特别注意大小网膜附着处,谨防遗漏小的穿孔。对每一可以受损的器官都不应遗漏。位于腹膜间位的空腔脏器如十二指肠、升降结肠疑有损伤时,应切开后腹膜进行探查。必须记住严重胃损伤多数伴有邻近脏器的损伤。

(刘明见)

第四节　骨骼肌肉创伤

一、危及生命的肢体创伤

(一)骨盆骨折出血

1.**创伤机制**　骨盆骨折合并出血通常是由于骶髂关节骨折或脱位导致腹膜后的韧带丛断裂所致,或由于骶骨骨折。暴力使骨盆环破开,撕裂骨盆静脉丛,有时撕裂髂内动脉的分支,尤其是前后挤压暴力。骨盆环的损伤多见于骑摩托车事故、车辆撞击行人、直接撞击骨盆或从 3.5m 以上高空的坠落伤。

在汽车事故中,常见的骨盆骨折是由于侧面撞击,暴力使半侧骨盆内旋,使骨盆容积缩小(侧面挤压伤)。骨盆的内旋使耻骨指向下泌尿生殖系统,常见有膀胱和尿道的损伤。侧面挤压伤很少因出血或其他并发症导致患者死亡。

2.**评估**　严重的骨盆失血由于失血量大,需要临床医师快速做出诊断,并开始复苏治疗。无法解释的低血压可能是骨盆破裂、后韧带丛撕裂的唯一表现。重要的体检发现可以是在腰部、阴囊、会阴的肿胀和瘀斑,而且患者的循环经容量复苏后不能维持稳定。开放性的骨盆骨折(尤其是创口在会阴、直肠、臀部)、前列腺不固定、尿道出血及体检发现骨盆不稳定都说明骨盆环的损伤。

骨盆环是否稳定的检查要靠医师用手操作,而且该项检只应进行一次,重复检查会加重出血。在下肢没有骨折时,明显的下肢长度差异和外旋畸形,提示骨盆不稳定骨折。由于肌肉牵拉的原因,创伤骨盆通常移向头侧,重力的因素使骨盆呈外旋位。我们可以在体表旋转骨盆使骨盆环闭和复位。用手抓紧髂前上嵴,先向内后向外推动断裂的骨盆(压-牵拉手法)。骨盆后部骨折时,断裂的骨盆可以是向头侧或尾侧移位,在推拉活动半侧骨盆时可以感到髂后上嵴或结节移位。患者的神经检查异常或腰部、会阴、直肠处的开放性骨折提示骨盆环不稳定,应摄 AP 位骨盆项发现骨折。

3.**处理**　骨盆骨折合并严重出血时,要在急诊室迅速进行止血和容量复苏。通过对骨盆固定和外压止血(如抗休克裤)可以减少出血量。如果患者所在医院存在人力物力所限,不能控制骨盆骨折合并的严重出血,最好对患者的骨盆进行简单固定然后进行转运。我们可以通过皮肤、骨骼进行轴向牵引,同时由于外伤导致受损骨盆外旋,内旋下肢也可以减少骨盆容积。同样,对骨盆的支持固定也有帮助,比如用床单包绕骨盆、用脊柱板固定、抗休克裤固定等方法,实现简单的固定。那些循环不稳定的患者,应根据患者情况召集创伤医师、骨科医师及相关专家进行下一步的治疗。

开放性骨盆骨折存在明显的活动性出血时,应局部加压包扎止血,并尽快召集外科医师协同诊治。

(二)大动脉出血

1.**创伤机制**　肢体的穿通伤可以直接损伤大大动脉血管,导致严重的失血;肢体的钝性伤导致骨折或关节脱位时,也可以导致邻近的血管破裂出血。存在类似的血管损伤时,通过开放的伤口或流道软组织间隙,失血量可以很大。

2.体检　检查受创肢体是否有外出血,是否有脉搏消失或搏动减弱,可以应用 Doppler 协助检查。肢体苍白、脉搏消失、温度下降都提示肢体的动脉血液供应受阻;迅速膨胀的血肿液体示明显的血管损伤。循环不稳定的患者出现以上征兆时,应特别重视并积极处理。

3.处理　在考虑或明显存在大的动脉血管损伤时,应及时请外科医师会诊。急诊的初步治疗包括对开放性伤口的外压止血和积极的容量复苏。应用各种充气止血带(如血压计的袖带)可以帮助有效地止血。除非可以看到浅表的血管后活动性出血,一般不赞成应用止血钳对创伤部位钳夹止血。当开放性骨折合并外出血时,应对骨折进行牵拉、复位、简单固定,然后进行压迫止血。当有关节脱位时,急诊医师通常只需进行简单的固定,因为急诊医师进行复位有一定的难度,最好由外科医师来执行。在患者循环不稳定的情况下,一般不进行血管造影或其他检查,而应进行积极的复苏,同时迅速召集血管或肢体创伤外科医师会诊。

(三)挤压综合征(创伤性横纹肌溶解)

1.创伤机制　挤压综合征是指由于肌肉创伤,释放出有毒物质,如果不进行积极的临床处理,会导致急性肾功能衰竭。此种情况通常见于挤压伤患者,或者大块肌肉持续的压迫所致,最常发生的部位是大腿和腓肠肌。肌肉遭受持续的压迫导致缺血,释放出肌红蛋白和其他有毒物质。

2.体检　肌红蛋白尿是尿色变深,尿检肌红蛋白阳性。临床确诊需要进行肌红蛋白检测。由于横纹肌溶解,机体可能出现低血容量、代谢性酸中毒、高钾血症、低钙血症、弥散性血管内凝血。

3.处理　在早期救治阶段,进行积极的容量复苏是减轻肾脏损害、避免急性肾功能衰竭的关键。通过积极的容量复苏和渗透性利尿,维持肾小管内较高的尿流量,可以避免由于肌红蛋白导致的急性肾衰。对于多数患者应同时进行尿液碱化,减少肌红蛋白在肾小管内的沉积。

二、危及肢体的创伤

(一)开放性骨折与关节创伤

1.创伤机制　开放性创伤是指骨骼暴露于外界环境,必然伴有不同程度的皮肤肌肉损伤。软组织损伤的程度与所受暴力的能量有关。由于损伤同时伴有细菌污染,因此开放性骨折常面临感染、愈合困难和遗留功能障碍等问题。

2.体检　通过询问病史、体检,发现患肢的开放性创伤,同时可能伴有严重的肌肉损伤、细菌污染或合并骨折,不难做出明确的诊断。根据创伤发生的机制及检查结果,确定进一步的治疗方案。

开放性创伤的治疗始于院前,院前救治人员应能向急诊室工作人员描述创伤的状态以及相关治疗,并提供文字性记录。如果情形描述得充分,急诊室医师不必重复进行这方面的检查。如果院前记录的情况不够充分,急诊室医师应尽可能在无菌的操作下去处包扎以便看清创伤的状况,然后用无菌的辅料包扎。急诊室医师切记不要对伤口进行深入的探查。一般情况下,在同一段肢体存在一处开放的伤口,同时又有骨折时,我们都假设该处骨折是开放的,留待外科医师进一步处理。

当一处开放的伤口处在或接近关节部位时,应假设该处创伤可能累及关节或进入关节,此时应请外科医师会诊。我们不赞成通过向关节腔内注射染料、生理盐水或其他物质已明确诊断的方法,最安全的方法是通过直视手术,确定关节腔是否与外界相通,并同时进行清创。

3.处理　急诊医师应能及时发现存在的开放性创伤和关节创伤,对创伤的状况进行准确的描述,包括相关的软组织损伤状况、血运与神经损伤的状况等,并进行适当的固定制动。及时召集外科医师会诊,进行积极的容量复苏以稳定患者的循环。此后的治疗包括外科医师进行清创固定，并注射破伤风免疫，给予适当的抗生素治疗。

（二）血管

1.病史与体检　当肢体受到钝器伤、挤压伤、扭伤、刺伤时，如果在肢体远端存在血运障碍时，应高度怀疑存在血管的损伤。当侧支循环能够向肢体远端提供充足的血运时，虽然有血管损伤，肢体可能不至于缺血坏死。部分血运障碍时，远端肢体可能表现为温度降低、毛细血管充盈时间延长、周围脉搏细弱等。当血运完全阻断时，远端肢体表现为温度降低、苍白、无脉。

2.处理　肢体丧失血液供应是非常严重的急症，急诊医师应迅速做出诊断并施予治疗。肌肉所能耐受的最长缺血时间为 6 小时，超过此时间则发生坏死。神经对于无氧环境也非常敏感。因此，应尽快施行手术，恢复远端肢体的动脉血运。如果血运障碍同时合并骨折畸形，可以通过牵引复位、夹板固定受伤的肢体，或许可以改善局部血运。

当我们对受伤的肢体进行夹板固定或打石膏时，有可能压迫到肢体的血管，表现为远端脉搏减弱或消失。此时应果断拆除夹板、石膏或其他环形束缚，重新评价肢体的血运情况。当血运障碍合并关节脱位时，有经验的医师可以实行手法关节复位。如一次操作不能成功，就应进行简单固定后请外科医师进行复位。在急诊治疗的过程中，迅速恢复血运是最重要的，只有在血管外科医师的要求下，才能进行必要的血管造影。

对于患者来说，截肢不仅是肢体的丧失，也是严重的精神打击。任何截肢术都应由外科医师会诊并施行。通常都是开放性创伤患者，发生了长时间的肢体缺血、神经损伤或肌肉损伤，此时为稳定患者的循环、挽救患者生命，截肢术是必需的。

尽管我们在救治患者时，要考虑到断肢再植，但是应综合评价患者的整体状况。多发创伤患者，需要进行积极复苏或紧急手术时，患者的状况往往不适合进行断肢再植。断肢再植通常适用于那些单独的肢体损伤。手指或膝、肘关节以远的断肢，伤口整齐、清洁，该情况适合断肢再植，应尽快将患者转运到有此技能的医院。

截断的肢体用等渗溶液清洗干净，如，用无菌纱布包裹，纱布用青霉素水溶液浸泡（10 万 U/50ml 林格液）。外面再用同样的无菌包裹包好，放在塑料袋内，置于冰盒内与患者一同转运。

（三）骨筋膜室综合征

1.创伤机制　在有筋膜包裹的任何部位，都可以发生骨筋膜室综合征。有时，皮肤的束缚也可以导致骨筋膜室综合征。临床常见的部位是小腿、前臂、足、手、臀部和大腿。当肌肉所处的骨筋膜腔室内的压力导致肌肉缺血坏死，临床即发生骨筋膜室综合征。导致缺血的原因既可以是腔室内容积增加，如缺血肢体再灌注时发生的肿胀，也可以是由于腔室容积减小，如加压包扎。这种神经肌肉的后期损伤被称为 Volkmann 缺血挛缩。

2.体检　任何肢体损伤都有可能发生骨筋膜室综合征，下列情况是最为常见的原因：胫骨或前臂的骨折、紧密加压包扎或石膏固定的损伤、严重的肌肉挤压伤、肢体局部受到长时间的外压、肌肉缺血再灌注导致毛细血管通透性增高、烧伤或剧烈运动等。临床医师应注意这些情况，尤其是被检查患者存在感觉障碍或意识障碍时，这些知识尤为重要。

骨筋膜室综合征的临床表现有：①剧烈的疼痛，尤其在被动牵拉手上肌肉时疼痛加剧；②受累周围神经分布区域感觉异常；③通过受累腔室的神经感觉功能减退或运动功能丧失；④受损区域张力增高并肿胀。骨筋膜综合征发展到后期，可以出现肢体完全瘫痪并脉搏消失，这是由于其内压力超过动脉收缩压所致。

急诊医师不能单纯依靠周围脉搏减弱或毛细血管丛反应时间延长,就诊断骨筋膜室综合征。临床诊断应依据病史中创伤发生的机制和相关的体格检查。在怀疑骨筋膜室综合征时,测量腔室内压力有助于做出临床诊断。组织内压力超过 $35\sim45$ mmHg 时,提示毛细血流减少,肌肉和神经可能受到缺氧性损伤。骨筋膜室综合征的发生与系统血压也有明显的关系,系统血压越低,诱发骨筋膜室综合征所需的腔室内压力就越低。因此对于那些痛刺激无反应的患者,应积极处理低血压状态。

3.处理 一旦做出骨筋膜室综合征的诊断或临床怀疑该病,应去除受累肢体的所有束缚,包括加压包扎、石膏、夹板等。在随后的 $30\sim60$ 分钟内严密观察患者的状态。如果没有明确的临床改善,应积极行筋膜切开。骨筋膜室综合征的后果与时间密切相关,腔室内压力越高、持续时间越长,所造成的神经肌肉损伤就越大,肢体功能丧失越严重。延迟进行筋膜切开术,可以导致肌红蛋白尿,进一步造成肾脏损伤。因此,急诊医师应对可疑的、或明确诊断的骨筋膜综合征,尽早请外科医师会诊,协同诊治。

(四)骨折脱位继发的神经损伤

1.创伤机制 由于解剖学的关系,神经与关节为位置接近,骨折或关节脱位可以造成严重的神经损伤,如髋关节后脱位可以压迫坐骨神经,肩关节受脱位使腋神经受压。如不能及时发现并处理这些神经损伤,可能导致严重的后果。

2.体检 对于骨骼肌肉损伤的患者,详细的神经系统检查非常重要。应观察记录神经受损的状况,并注意其进展。体检时,通常可以发现肢体的骨折畸形等,但神经系统的检查需要患者有清醒的意识并进行合作。对周围神经的检查,应包括其运动和感觉功能,检查运动功能时,可以把手放在肌肉上感知其收缩。

对于复合伤患者,在紧急救治时期通常很难进行详细的神经系统检查,但可以在患者生命体征稳定后,重复神经系统的检查。病历记录非常重要,神经功能的进行性改变更有临床意义,说明存在不断进展的神经压迫。外科医师也需要根据神经功能的改变,决定其手术时机。

3.处理 急诊医师应对创伤的肢体进行简单的固定,及时寻求外科医师会诊。如急诊医师具备相关知识,可以尝试进行复位,一旦恢复到解剖位置,应重新评价其神经功能,并再次用夹板固定。

三、其他肢体创伤

(一)挫伤与撕裂伤

在处理挫伤/撕裂伤者时,应注意检查有无血管、神经损伤。撕裂伤通常需要进行清创缝合。如果创伤深达筋膜,则需要进手术室进行细致的清创缝合,同时了解深部组织的损伤情况。

挫伤通常表现为局部疼痛和肢体功能障碍,肢体局部肿胀、触痛。由于疼痛患者被迫减少患肢的运动,严重时肢体完全丧失运动功能。处理挫伤时,应制动,早期冷敷。

处理钝性伤害的患者时,应注意哪些不是特别明显的伤口。这是因为当巨大的暴力缓慢地作用于肢体时,表面的伤口可能不大,但内部的血管、肌肉损伤可以非常严重。因此应根据钝性伤的机制探查可能发生的损伤。

以下情况发生破伤风的危险性增加:①伤口超过 6 小时;②挫伤或皮肤擦伤;③深度超过 1cm;④高速枪击伤;⑤烧伤或冻伤;⑥严重污染的伤口。

(二)关节损伤

1.创伤机制 当关节创伤没有明显的脱位,仅有一些韧带损伤时,通常不会导致截肢,但会造成肢体的功能障碍。

2.体检 这些损伤通常是由于外力作用于关节所致,比如:胫骨前部受到外力比膝关节向后推移,小腿外侧遭受外力导致膝关节外翻扭伤,上肢前伸受到来自上方的打击导致肘关节过度屈曲性损伤。

体检发现韧带触痛,一般都合并有关节内积血,除非关节囊破裂时血液流到软组织间隙。被动牵拉关节可以发现韧带受损导致关节不稳定,X线检查未见骨折脱位等异常,有时可见小的韧带附着点撕脱性骨折。

3.处理　固定受伤关节,观察关节远端的血运与神经功能。急诊医师通常需要外科医师的会诊。

(三)骨折

1.创伤机制　骨折是指骨皮质的连续性断裂,由于摩擦、疼痛导致活动功能异常。开放性或闭合性的骨折通常都合并邻近部位软组织的损伤。

2.体检　体检发现肢体触痛、肿胀、畸形、疼痛、骨折摩擦音及异常运动等。虽然有时检查骨折摩擦音或异常运动有助于诊断,应注意这些检查会导致患者疼痛并有进一步导致软组织损伤的可能。通常肿胀、触痛、畸形即足以做出骨折的诊断。相反,间断重复评价肢体的血管、神经功能状态是非常重要的,尤其是用夹板固定后,更应对患肢重新评估。

病史与体检发现的骨折最后要通过X线明确诊断。按照优先处理原则,拍片可能会等到患者循环稳定后进行,通常要求拍摄两张垂直位的片子,拍片应包括骨折部位的上、下关节,以便发现可能存在的关节损伤。

3.处理

(1)夹板固定骨折的上、下关节。固定后重新评价肢体的血运和神经功能。

(2)方案医师会诊确定进一步治疗方案。

四、固定的原则

除非有危及肢体存活的创伤,一般说来,夹板固定是在对患者进行二次评估时进行的。但在入院前,转运患者之前应先进行夹板固定。夹板固定或骨折简单复位后要重新评价肢体的血运和神经功能。

特殊情况下的骨折可能需要特殊的夹板固定方式。比如,抗休克裤不作为下肢骨折的常规固定方法,但当患者由于骨盆骨折或下肢骨折导致循环不稳定时,可以作为急救的方法。但是如果充气时间长(>2小时),患者有低血压,则可能导致骨筋膜综合征。

院前转运用的脊柱板可以用来固定可能存在脊柱损伤的多发创伤患者,但是其表面坚硬,有可能导致患者的枕部、肩胛、骶部、足跟等处受压产生压疮。因此,应及时把患者转移到有软垫并能固定的支具上,这需要多人把患者轴向翻转,避免导致脊髓的损伤。

(一)股骨骨折

股骨骨折通过牵引固定制动。远端牵引力通过踝部或皮肤施予,近端通过环形装置把力量作用于臀部、会阴和腹股沟区,牵引力过大会导致踝部、足部或会阴部位的皮肤损伤。股骨颈骨折也可以用相似的方法牵引固定,还可以用经皮或长筒靴牵引,膝部保持微屈姿势。当然,在院前或没有器具的情况下,可以简单地把患肢同好的肢体绑在一起,临时固定。

(二)膝部损伤

膝部固定装置或打长管状石膏都可以对膝部进行固定。下肢不要固定在完全伸直位,应保持10°屈曲,这样可以减轻对神经、血管的压力。

(三)胫骨骨折

胫骨骨折可以包有软垫的硬板固定,或用市售的支具固定。当然,也可以用石膏固定下肢,应包括踝关节、膝关节。

（四）踝部骨折

踝部骨折可以用有垫的硬板固定，注意避免骨性突起部位的压迫。

（五）上肢与手的损伤

手部的损伤应简单固定在其解剖和功能位，即腕部轻微背屈，手指在掌指关节屈曲 45°。让患者手握一大卷绷带，再用短的上肢夹板固定即可。

腕部和前臂的损伤固定在有软垫的夹板上。用三角巾或有垫的甲板把肘部固定在屈曲位。上臂骨折用夹板或三角巾固定于躯干。肩部骨折同样用三角巾悬吊。

五、疼痛处理

关节损伤或骨折患者通常需要镇痛药物。患者病情改善后逐渐减少药物剂量。通过夹板固定减少受伤部位的运动，可以减少镇痛药物的使用。

有明显的骨折存在，患者却没有强烈的疼痛感，此时可能存在其他的问题，比如：颅内损伤、缺氧或患者受伤前饮酒或服用麻醉品。

有效的镇痛通常应用鸦片类药物，小剂量静脉注射，必要时重复。当只有肢体损伤，或进行关节复位时，镇静药物和肌肉松弛剂的使用应谨慎。应注意镇痛药、肌松药和镇静药之间协同作用，有时导致呼吸抑制，一旦发生，应及时救治。

六、易遗漏损伤

在处理骨骼肌肉创伤患者时，常有些不明显的损伤被遗漏。可以通过以下步骤尽可能发现并处理那些不明显的损伤：

1. 回顾创伤病史，尤其是外力作用机制，考虑是否有导致其他创伤的可能。
2. 重复检查四肢，注意手部、腕部、足部，以及骨折、脱位的上、下关节。
3. 检查患者的背部，包括脊柱和骨盆。开放性或闭合性的软组织损伤头有可能提示不稳定的骨折存在。
4. 回顾在二次评估中的 X 线检查，以便发现被忽略的小的创伤。

七、不明显的损伤

在急诊室处理患者的早期阶段，很难对患者的全部创伤做出明确的诊断。深深包埋与肌群中的关节和骨骼可能有小的创伤未被发现，尤其是当患者不能清醒地配合检查时，一些非移位骨折或韧带损伤常很难发现，有时这些损伤在发病后数日，患者能行动时才被发觉。因此，在治疗的过程中，应不断重复检查，并告知患者家属此种可能性的存在，取得理解。

八、临床要点

骨骼肌肉损伤可以导致严重的失血，使患者的血流动力学不稳定。比如，不稳定骨盆环骨折导致的腹膜后出血,失血量通常较大,股骨干骨折导致大腿内出血,开放性骨折在救治前即有多量的失血。

骨筋膜综合征是严重危及肢体存活的情况,应尽早发现并及时处理。

尽管进行详细的检查,仍有可能在最初的救治中遗漏一些不明显的损伤。因此应间断重复进行体检,以便完善诊断和治疗。

(王换新)

第十二章　四肢骨折与关节损伤

一、概述

四肢骨折及关节的损伤在急诊患者中是常见多发病,病情的轻重程度差别很大,有的必须立即处理施行手术治疗,有的可在急诊室就地手法复位固定,有的如处理不当可造成严重的功能障碍。

所谓骨折是指骨或骨小梁的连续性发生断离。根据本身病理可分为稳定性与不稳定性骨折。无移位的不全或完全骨折,桡骨下端骨折,股骨颈及肱骨外科颈嵌插骨折,单纯椎体压缩骨折等,均为稳定性骨折。如无移位或嵌插时,仅需简单外固定。有移位的可采用手法整复,夹板或石膏外固定,也多可达到满意的结果。不稳定性骨折为一般骨干的斜面、螺旋、多段、粉碎或缺损骨折。股骨干亦属该类,不稳定性骨折处理复杂,有的需牵引,有的需手术整复内固定等方法才能愈合。

骨折又可根据周围软组织病理分为闭合性和开发性两类,骨折端不和外界相通者称为闭合性骨折。无其他软组织伤者为单纯闭合性骨折。合并神经、重要血管、肌腱损伤时称为复杂闭合性骨折。有时合并的软组织损伤比骨折本身的情况更为重要,多需与骨折同时进行处理,还需密切观察处理后的恢复情况。开放性骨折是骨折附近皮肤和软组织破裂,断端与外界相通。单纯开放性骨折必须在6～8小时内争取清创,转为闭合性骨折,然后根据稳定程度在骨折整复后,施行内固定或外固定。复杂开放性骨折处理十分困难,但首先应做到早期清创控制感染,再行骨折整复以及修复损伤的软组织。

急诊医师对骨折患者的正确处理将直接影响到患者的愈后情况。

二、锁骨骨折

锁骨骨折为常见骨折之一,多见青壮年与儿童。直接与间接暴力均可致骨折,后者更多见,如跌倒时手掌着地。

（一）诊断

1.外伤史。

2.临床表现　患者头偏向伤侧以缓解胸锁乳突肌的牵拉作用,健侧手托在伤侧前臂及肘部,以减少骨折端移位的疼痛,锁骨局部有肿胀及明显压痛。

3.X线检查　可进一步确定,在检查时应注意锁骨下神经和血管的损伤。

（二）处理

1.急诊处理

(1)适当的体检和明确诊断后可选择适当的止痛方案。

(2)锁骨骨折一般行8字绷带或双圈固定1～2周即可。

（3）需要时用抗生素及破伤风抗毒素。

2.会诊　有喙锁韧带断裂的锁骨外端或外 1/3 移位骨折、开放性骨折或合并有神经血管损伤时请专科会诊处理,行切开整复内固定。

3.愈合时间　成人多在 5～7 周愈合。

三、肩胛骨骨折

肩胛骨骨折较少见,在急诊外伤时常为多发伤的一部分。直接暴力如火器伤可致肩胛骨体部与肩峰的骨折,间接暴力如跌伤时可致肩胛颈及肩胛盂骨折。

（一）诊断

1.明确的外伤史。

2.临床表现

（1）肩胛体及肩胛区骨折处疼痛肿胀以肩后部为主,一般无移位。

（2）肩胛盂及肩胛颈骨折在明显移位时可见肩峰突出,呈方肩畸形,与肩关节脱位时颇为相似,活动比脱位时好,如托肘部向上,畸形可消失。

（3）如有突出锁骨下窝肿痛,伴呼吸及上肢活动时引起的牵拉性疼痛应注意喙突骨折。

3.X 线检查　进一步确诊。

（二）处理

1.院外处理　制动并就近入院。

2.急诊处理

（1）适当止痛。非甾体抗炎药如效果不佳时,可以使用对乙酰氨基酚或阿片类药物处理。

（2）无移位骨折一般用三角巾悬吊上肢即可。

（3）会诊:严重移位时,整复困难,并发症状及畸形愈合的移位骨折,应请专科医师进行切开复位＋内固定。若内固定不确实者应辅加外展架外固定或辅助三角巾悬吊等。

（4）注意:肩胛骨骨折多合并肋骨骨折,在诊断和处理肩胛骨骨折时,一定要注意有无肋骨骨折及液气胸的情况。

四、肩关节脱位

肩关节脱位发生率仅次于肘关节,是急诊常见的脱位之一。肩关节囊非常松弛,肩关节韧带少而弱,关节稳定性很大程度上是取决于周围骨骼肌,关节前下部是缺少韧带和肌腱加强的薄弱区,故前脱位几乎占全部脱位病例的 90％以上,后脱位及下方脱位等其他脱位少见。

（一）诊断

1.病史　明确外伤史。

2.症状　患者诉患处疼痛,多取坐位以健侧手托住患侧前臂,活动度减少。

3.体征　局部肿胀、肩部凸出,肩部呈方肩畸形,上臂处于轻度外展和外旋位,伤侧上臂弹性固定、关节盂空虚,可在腋窝、喙突、锁骨下或肩峰下可触及肱骨头,患者内收和内旋时有抵抗,Duga 证明 Bryant 征阳性。要注意腋神经损伤的情况,如有损伤可有三角肌瘫痪,肩外侧皮肤局部感觉障碍,同时肌皮神经和桡神经也应检查。同时应对比腋动、静脉等周围血管情况,以除外血管损伤。

4.X 线检查　应行前后位、肩胛"Y"像或穿胸像。前后位多可明确前脱位类型及是否伴骨性损伤,但难以发现后脱位。前脱位特征是在前后位像上肱骨头位于喙突下。肩胛"Y"像上,肱骨头在"Y"的前方,脱位更加明显。而在穿胸线上,肱骨夹掉入肩关节盂前面。后脱位前后位似手杖或灯泡状,肩胛"Y"像及穿胸像与前脱位表现相反。

(二)处理

1.院前处理

(1)制动,必要时上颈托。

(2)患肢与躯干间放置枕头。

2.急诊处理

(1)止痛:适当镇痛,可缓解患者的疼痛及取得复位要求的肌松。可局部注入 2%利多卡因或普鲁卡因溶液于关节内。

(2)复位:建议会诊请专科医师在 X 线辅助下进行复位,镇痛的效果有时是复位的一个关键因素,成功时有听觉及手感上的复位感,患者的疼痛明显缓解,活动度增加。嘱其触摸健侧肩部可以加以确定复位成功。

(3)复位成功后应行 X 线复查可以确认关节复位,并可发现新的或以前未发现的病变。然后多用三角巾悬吊将患侧关节固定 3 周。

(4)对于手法复位失败者或伴有肱骨头骨折、解剖颈骨折、肩袖断裂、肱骨外科颈骨折、关节囊内有游离小骨折碎块者,应手术治疗。

(5)如怀疑血管及神经损伤,可考虑行动脉造影及肌电图检查。

3.出院　随诊并进行适时适当的功能锻炼。

五、肱骨骨折

肱骨骨折好发于各个年龄阶段。肱骨干多见于成年人,好发于中部、下部而上部较少见。由于桡神经绕肱骨中段后侧,沿桡神经沟,贴肱骨干自内后向前外斜行。所以中下 1/3 交界处骨折易合并桡神经损伤。

肱骨外科颈骨折好发于壮年和老年人,而肱骨髁上骨折多见于儿童,肱骨下端骨骺分离则是儿童少见的骨折。

肱骨骨折后,由于骨折部位肌肉附着点的不同,以及多为直接或传导暴力所致,肱骨骨折可有不同的移位情况。

(一)诊断

1.临床表现

(1)肱骨干骨折:均有明确的外伤史,局部组织明显肿胀、疼痛及压痛剧烈,有上臂成角畸形,触摸有骨摩擦音和异常活动。需十分注意合并桡神经受损,如出现典型垂腕、伸拇和伸掌、指关节运动功能丧失以及第1~2掌骨间背侧皮肤感觉丧失时应加以考虑。合并肱动脉损伤时可有远端肢体循环障碍。

(2)肱骨外科颈骨折:有受伤病史,伤后肩部疼痛、肿胀,但并不失去其膨隆饱满的外观,肩部可见较大血肿出现,在大结节下部有明显的压痛,往往需与肩关节脱位进行鉴别或考虑骨折与脱位同时合并出现。

(3)肱骨髁上骨折:常为间接暴力外伤后肘部肿胀、疼痛、肘关节活动受限。髁上部位压痛明显及有异常活动。根据移位情况分型,伸直型多见,屈曲型少见。该部位骨折需仔细检查肱动脉损伤和前臂筋膜间室综合征,以及神经损伤的并发症。

(4)肱骨下端骨骺分离:临床表现与髁上骨折不易分辨。移位时可与肘关节后脱位类似,肘后三角关系却无变化。

(5)肱骨髁间骨折:伤后组织肿胀及疼痛较髁上骨折明显,多可见皮下淤血。肘后三角关系异常。

2.X线检查 肱骨前后位和侧位检查是必须的,肩关节穿胸位和轴位对诊断十分有帮助,并可明确骨折部位、类型及移位情况,是简单、易行的手段。

(二)一般处理

1.院前处理 骨折部位进行固定,减少移动患侧肢体。

2.适当止痛 适当的止痛有时十分重要,特别是老年患者。

3.急诊治疗 急诊室复位请专科大夫指导或由专科直接进行处理是必要的。

(三)各肱骨骨折处理

1.肱骨干骨折

(1)多数情况下局麻或臂丛麻醉下,通过手法复位外固定均能达到满意的复位。最好用夹板固定,没有必要进行骨折复位,可 30°～40°外展,此后用三角巾悬吊前臂于胸前。当伤者无明显痛苦后即可开始伤肢未固定关节的功能锻炼,并加强全身锻炼促进愈合。

(2)如有以下情况应考虑开放复位内固定治疗:

1)骨折间嵌入软组织,手法复位失败的闭合骨折。

2)开放性骨折。

3)同一肢体多处骨折合并关节损伤时。

4)合并血管或神经损伤者。

2.肱骨外科颈骨折 该处骨折接近肩关节,周围肌肉较发达,关节囊和韧带较松弛,骨折后局部的血肿与附近软组织易粘连。关节和肱二头肌长腱可直接受到影响。肱骨头因缺血致无菌性坏死的情况常有发生。

(1)多数病例通过手法整复,超关节夹板固定可达到良好的疗效。如血肿过大,肿胀明显时.可先悬吊于胸前待肿胀消退再行手法复位,但是不宜过久。一般情况下,在术后 3 周解除固定后可适当进行肩部活动。

(2)如有以下情况应考虑开放复位内固定治疗:

1)青壮年但不能手法复位,可能影响肩关节功能者。

2)完全移位,3～4 周末做整复。

(3)应该注意的是在手术中不要切开关节囊,以免对关节功能产生不利影响。

3.肱骨髁上骨折

(1)骨折无明显移位时,用长臂石膏后托固定 3 周。

(2)有明显移位时,可施行闭合复位。尽早地进行复位可减轻组织肿胀、改善血液循环,特别是对有桡动脉搏动减弱及末梢循环不佳者是很关键的治疗。如固定后有前臂缺血表现时,应放松屈肘角度重新进行固定,避免缺血性肌萎缩。

(3)如在以下情况应考虑切开整复内固定:开放骨折、有移位的髁间骨折、骨折合并有血管受压与损伤、软组织嵌插骨折端时应手术治疗,术后长臂石膏托固定 3～4 周。

4.肱骨下端骨骺分离 容易复位,根据情况用外固定,如陈旧性骨折或闭合整复失败时应手术治疗。

5.肱骨髁间骨折 根据 X 线所显示类型:

（1）对无移位者用超关节小夹板或石膏夹固定 3 周。

（2）两髁无明显旋转者可行闭合整复。整复后用小甲板固定或进行尺骨鹰嘴牵引。早期即可功能锻炼。

（3）闭合整复失败、粉碎骨折、两髁分离并旋转者应切开整复内固定，术后 2 周进行肘关节功能锻炼。

（四）愈合时间

1.肱骨干骨折：5～8 周。

2.肱骨外科颈骨折：4～6 周。

3.肱骨髁上骨折：3～4 周。

需注意的是复位后及随诊中均应复查 X 线片。

六、肘关节脱位

肘关节是一个复合关节，由肱骨下端和尺、桡骨上端构成。一个关节囊对三个关节包绕（肱桡部、肱尺部、桡尺部）。肘关节囊前后壁薄弱，受到暴力时常造成脱位，特别是后脱位。

肘关节桡侧返动脉和肱深动脉等动脉网进行血供。神经的分布主要是正中神经、桡神经、尺神经等，它们经肘关节时分支进关节囊。

肘关节脱位在各种大关节脱位中最常见，而且肘关节脱位时往往合并关节的骨折，在处置时应细致检查。

肘关节脱位后可分为前脱位和后脱位，其中后脱位最多见，多因为跌倒时，上肢伸直，手掌着地所致。同时关节囊可被撕裂形成血肿，尺骨出现不同部位的骨折。肱动脉及尺神经也可能受损伤。

（一）肘关节前脱位

肘关节前脱位少见，肘关节屈曲时被强力作用于肘后部，如摔倒时肘后部着地引起。患肢常合并鹰嘴骨折。

（二）肘关节后脱位

1.诊断

（1）病史：明确外伤史，尽可能对受伤的机制和疼痛部位、全身情况以及既往史等加以详细询问。

（2）临床表现

1）患侧肘部疼痛、肿胀，关节活动障碍。

2）肘部明显畸形，后脱位时多呈半伸直屈曲状。前脱位呈现过伸状况。

3）肘后三角失去正常关系，后脱位时肘前可摸到肱骨下端，而前脱位时肘前可摸到尺骨鹰嘴。

4）肱动脉受压时，则桡动脉搏动减弱，手部皮肤苍白。

5）正中神经及尺神经损伤时，手部相应区有感觉或运动障碍。

6）需要注意的是对血管及神经状况的体检应反复进行，详细记录。

（3）辅助检查

1）X 线检查：复位前和复位后均需摄片。注意前倾角及肱骨角。正、侧位 X 线片对脱位方向、移位、合并骨折有确定作用。

2）关节穿刺：对怀疑关节内出血、创伤后关节内骨折及滑膜炎的诊断有十分重要的作用。操作时注意尺神经。

3）CT、MRI 以及肌电图应根据专科意见在必要时进行。

4)血管造影:可疑有血管损伤者可联系血管外科进行该项检查。

2.处理

(1)院外处理:患肢原位固定,减少活动时神经及血管损伤的可能性。就近入院争取尽早复位。

(2)适当的镇痛、镇静治疗:可为复位提供必要的肌松,使得患者良好配合。

(3)争取早期复位:应请专科大夫实施或会诊指导复位。

(4)手法复位:坚持无痛操作原则,在局麻或臂丛麻醉下进行。复位成功时可闻及复位声,疼痛缓解,关节活动正常,肘后三角关系恢复。X线复查是必需的,同时对神经损伤的症状及血供表现的恢复状况加以复检,如未缓解需进行下一步探查。

七、前臂骨折

前臂骨折是最常见的四肢骨折之一,是急诊常见病,应熟悉。

(一)桡骨小头或桡骨颈骨折

该型发生率高。常由于跌倒时肘伸位,前臂旋前位手掌触地,暴力沿桡骨下端向上传导而发生骨折。骨折可为裂纹、塌陷、嵌入、粉碎及颈部横断骨折。有时合并内上髁、肱骨小头或 Monteggia 骨折。

其中桡骨小头骨折的发生率较高,临床检查易被忽略,若不及时治疗,到后期会造成前臂旋转功能障碍,或引起创伤性关节。凡肘部受伤时,在桡骨小头部位有肿胀、压痛,前臂旋转功能受限,如肘关节伸屈活动有障碍的病例,就应考虑到桡骨小头骨折的可能性。

1.诊断

(1)肘外侧轻度肿胀及疼痛。旋转前臂时疼痛加重,活动受限。

(2)可能触到骨摩擦音。

(3)骨折程度轻微时,仅有伸肘轻度受限。

(4)X线摄片:可明确诊断,并可分型如下:

Ⅰ型:裂纹骨折,骨折无移位或移位<1mm。

Ⅱ型:桡骨头纵行骨折,骨折块>1mm。

Ⅲ型:桡骨头粉碎,骨块无明显移位,仍保留关节面外形者。

Ⅳ型:桡骨头粉碎,有明显变形、移位。

Ⅴ型:桡骨颈部骨折,或桡骨头骨骺分离。其骨折线未通过桡骨头关节面。桡骨可倾斜或翻转。

Ⅵ型:有桡骨上端纵裂骨折者。

2.处理

(1)院前处理

1)现场固定患肢,避免血管神经损伤。

2)减低疼痛,老年人应积极观察生命体征。

(2)急诊处理

1)适当止痛。

2)请矫形外科会诊以指导下步治疗。

3)如急诊复位固定可按不同类型进行。

Ⅰ型:用石膏或夹板固定肘关节与腕关节于功能位2～3周。

Ⅱ型:可选用闭合复位,石膏制动,持续 3 周。然后练习功能,随诊时注意功能及疼痛情况,部分成人须行桡骨头切除术,应注意保留桡骨结节。

Ⅲ型:石膏制动 3 周,然后练习活动。如前臂旋转明显受限,对成人可行桡骨头切除术。

Ⅳ型:应早期行桡骨头切除术。

Ⅴ型:单纯桡骨头颈部骨折,断端嵌插者,无须特殊处理,仅短期制动。桡骨颈骨折后桡骨头节面倾斜大约 30°者,可试行闭合复位。闭合复位不成功者可行切开复位。一般不需内固定,必要时可用克氏针固定。术后用长臂石膏夹板固定 3 周。然后适当练习活动。

Ⅵ型:无移位者屈肘位外固定;移位显著,应用钢丝或粗丝线结扎。

4)需要时用破伤风类抗毒素针及抗生素。

(二)尺桡骨干双骨折

本病是最为常见骨折,多发生于青少年,直接暴力所致的骨折多在同一水平上,多为横断、粉碎骨折。间接暴力时,骨折的部位常不在同一平面,多呈斜形或螺旋形。在儿童患者多见青枝骨折,成人的骨折断端常有移位或旋转畸形等。

1.诊断

(1)局部肿胀、疼痛、肢体畸形,旋转功能障碍,完全骨折可有骨擦音。

(2)X 线摄片检查:可明确骨折类型及移位程度。摄片应包括上、下桡尺关节注意有无脱位。

2.处理

(1)院前处理:固定、止痛,转送医院。

(2)请专科会诊治疗。

(3)急诊处理

1)闭合性尺桡骨干骨折均可采用闭合整复。应根据桡骨近端的旋转位置,将前臂远端置于相应的旋转位置,然后采用牵引、分骨手法纠正重叠及侧方移位,使骨折端变为单一的掌、背方向的移位。如为横断骨折,可行折顶手法,有时亦可采用提按或回旋手法复位。

2)如双骨折不能同时整复时,一般可先使桡骨复位,再整复尺骨。

3)外固定器材可选用小夹板或石膏夹固定,固定时要注意及时调整压力及骨垫松紧度。

4)外固定持续时间为 6～10 周,并根据临床 X 线显示骨愈合情况,决定去除固定的适宜时间。

5)必要时应用 TAT 针及抗生素。

(4)以下情况可考虑手术治疗:

1)开放骨折。

2)多段骨折或不稳定骨折,不能得到满意的整复或不能持续复位者。

3)多发骨折,尤其同一肢体的多发骨折。

(三)Monteggia 骨折

尺骨上段骨折合并桡骨小头脱位称为 Monteggia 骨折,亦可分为伸直型和屈曲型,以伸直型较为多见。伸直型骨折的尺骨近侧断骨指向掌侧和桡侧与远侧断骨成角,桡骨头向前外方脱位。屈曲型骨折的尺骨近侧断骨指向背侧成角,桡骨头向后外方脱位。

1.诊断

(1)肘部及前臂肿胀,移位明显时尺骨成角畸形。可摸到尺骨骨折部位,肘外侧压痛。

(2)X 线摄片时可显示尺度近侧骨折及桡骨头脱位。分伸直型、屈曲型及内收型。

2.处理

(1)院前处理:制动、固定、止痛。

（2）急诊处理

1）伸直型：多可闭合整复。

一般在桡骨头复位后，尺骨骨折多可复位。然后以小夹板或长臂石膏外固定4周。

2）屈曲型：闭合复位后于伸肘、前臂旋前位固定。2～3周后可换前臂小夹板固定，并开始练习伸屈肘关节。

3）内收型：除整复桡骨头外，应以肘外翻力矫正尺骨上端向桡侧成角，以便防止脱位复发。

4）如手法整复失败或骨折不稳定者，对尺骨可以手术切开整复内固定，桡骨头仍可采取闭合复位。桡骨头不能手法复位时，可切开复位时行环状韧带修补术。

（四）Colles 骨折与 Smith 骨折

桡骨远端柯莱斯（Colles）骨折最为常见，老年患者尤多，亦见于青壮年，向前扑倒时手掌着地，骨折后手腕呈"叉子"畸形。常常合并尺骨茎突骨折，以横断骨折多见，少数粉碎骨折。骨折线可通达关节面，还可伴有下尺桡关节半脱位。

如桡骨远端所受暴力与前者相反，远侧断骨向掌侧移位者，情况恰恰与 Colles 骨折相反，称 Smith 骨折。

1.诊断

（1）Colles 骨折

1）多为跌倒时手掌着地引起。

2）局部肿痛、活动受限。典型畸形为手与腕偏向桡侧背侧，呈餐叉样或谓枪刺样。

3）X 线摄像：可显示骨折的移位情况。

（2）Smith 骨折与 Colles 骨折部位相同，外伤机制不同，故骨折的移位方向相反。根据临床症状、体征及 X 线可做出诊断。

2.处理

（1）固定患肢，适当止痛，注意神经及血管情况。

（2）专科会诊指导治疗。

（3）急诊复位

1）无移位骨折：用短臂石膏夹板或小夹板限制腕关节活动，持续3～4周。

2）有移位的骨折：Colles 骨折多采用闭合整复。复位前可先作血肿内麻醉，复位后，用腕背侧石膏夹板维持掌屈及尺偏位，10 天左右更换功能位石膏夹。一般持续固定4周。或用小夹板及前臂托板固定。

Smith 骨折亦可行闭合整复。整复手法与 Colles 骨折相反。使骨折复位后，用短臂石膏夹或小夹板固定腕关节在轻度背伸尺偏位，持续3～4周。

3）对手法整复困难的，经皮将骨圆针插入骨折间隙，将其撬开复位。

4）对畸形愈合，影响前臂功能者，可考虑手术治疗。

八、腕关节脱位

腕关节脱位损伤对手的功能影响很大，早期处理的正确与否往往对手的功能恢复有重要意义。腕关节脱位可包括：月骨周围脱位、经舟骨-月骨周围脱位、月骨脱位及腕骨不稳定。

月骨是维护腕骨稳定性的中心环节。在月骨的关节凹内有头骨，其对与桡骨相连接。近端的腕骨间由骨间韧带相连，韧带的损伤可导致脱位损伤。

（一）诊断

1.病史　患者多是在手腕处于外伸的位置对受重压、摔伤，手腕背屈着地后入院就诊。其主要病状往往就只有腕关节局部的疼痛。

2.体格检查

（1）月骨脱位时检查时可摸到桡骨运端隆起且压痛明显。

（2）正中神经所支配的皮肤区域的麻木，手指呈半屈位，腕关节功能障碍。

（3）在经舟骨—月骨周围脱位时还常合并有桡、尺骨茎突骨折需注意检查。

3.辅助检查　X线检查是必须进行的。

（1）前后位X线片上正常的月骨应呈四方形，其脱位时变为三角形。位于桡腕关节处的第一条弧线中断提示月骨脱位，而位于中间一排腕骨处的第二弧线的连续手滑中断应提示月骨周围脱位。

（2）侧位片上头状骨的头不在月状骨凹形关节面上，而是位于月骨背侧，月骨的凹形关节间向掌侧倾斜，还应注意桡骨、月骨和头骨的相对位置，其位置的改变可提示月骨或月骨周围脱位。

（二）处理

1.院前处理　固定患侧肢体可用小夹板等。值得注意的是不要凭经验在未经X线证实及辅助下盲目进行复位操作，以免产生不利影响。

2.急诊处理

（1）继续用石膏或夹板固定患肢，完成X线检查后，立即请手外科专科大夫会诊。

（2）适当止痛可能需要。

（3）急诊手法复位外固定。

所有的新鲜脱位均需早期整复，但是对3周以内的陈旧性骨折进行手法复位也有可能取得成功。

复位后将腕关节制动功能位一周，然后将腕关节再放在中立位制动2～3周。此后，可依照X线复治情况考虑手部练习活动。

3.手术复位

（1）若受伤已超过3周的时间，应考虑手术治疗。

（2）月骨脱位时，其血运情况不好，术中会进一步损伤血运，故可对陈旧的脱位进行月骨摘除。术后3周开始功能练习。

（3）经舟骨—月骨周围脱位常合并桡骨、尺骨茎突骨折，整复手法按舟骨骨折处理。除超过了3周以上的陈旧性骨折，对手法复位后仍有功能障碍者，应考虑手术复位，术中需考虑舟骨近端的切除，以免术后发生缺血性坏死，并可进行早期活动。

（4）若脱位时间更长及手法复位不易者中部分需行腕关节融合术。

九、腕骨骨折

多发生于跌倒时手掌先撑地时，其中以舟骨骨折最为多见。患者多因有局部肿痛的表现而急诊就治。

（一）诊断

1.临床表现　腕桡侧的局部肿胀、疼痛，活动受限。

2.X线检查　正位及斜位的X线片，多可对腕骨骨折进行肯定或排除，对于裂纹骨折可能需要在伤后2～3周进行复照确诊。

腕关节韧带�伤与腕骨骨折往往在临床表现上是相同的，对于掠伤患者的诊断一定要在X线摄片后。

（二）处理

1.院前处理：止动患侧关节后入院就治。

2.可口服解热镇病类止痛药物。

3.一般经专科大夫手法复位后固定8～10周即可。部分骨折在近侧端时，如出缺血的情况，为避免创伤性关节炎，应考虑手术摘除死骨。

十、手部损伤

手是十分精细与感觉灵敏的运动部位。外伤急诊就诊率高，处理十分复杂，容易影响功能，所以在急诊早期的准确及时处理尤为重要。

其损伤包括关节韧带的损伤，如指关节捩伤、腕关节节韧带捩伤、指关节韧带断裂、锤状指等。脱位包括指关节脱位、月骨脱位、月骨周围脱位、经舟骨—月骨周围脱位。骨折可有腕骨骨折、掌骨骨折、指骨骨折。

值得特别强调的是手部开性损伤的处理相对于其他部位的处理的要求也甚高的。急诊医师对手部损伤的处理要小心谨慎，由专科的会诊与处理是极其重要。

手部开放性损伤处理原则：

1.尽早清创，预防感染。只有尽早地彻底清创后闭合伤后，手部感染的几率才可减少。一般时限为12小时。

2.尽量恢复解剖连续性。

3.术后适时、适当的制动与功能锻炼相结合。

4.应用破伤风抗毒素及抗生素养。

5.注意伤指血运及神经支配的情况。

以下简述手部损伤的部分常见病表现及处理原则。

（一）指关节捩伤

指关节过度伸直或侧弯，可使关节韧带受过度牵拉，超过它的弹性程度，称为捩伤。伤侧关节肿胀、疼痛，局部有压痛，如用力侧弯手指，疼痛剧烈。大多发生于拇指掌指关节及其他手指的近侧关节。

治疗时，将手指固定于功能位1～3周，外敷中药、消肿药物。

（二）指关节韧带断裂

大多发生于指过伸或过度侧弯时，侧方暴力使韧带撕断，在侧副韧带的远端撕开或连同一块小骨片撕脱。手指关节出现局部肿胀，活动受限并疼痛。检查时须与健侧手指对比，侧弯时指关节不稳定性比较明显。

摄X线片，可以看出伤侧关节间隙加宽，有时可见碎骨片。手指近端关节侧副韧带撕裂，经制动于功能位，4～6周可愈。拇指基底关节韧带撕裂，必须经手术治疗。

（三）指关节脱位

末节或中节指骨可向背侧、掌侧或侧方脱位，畸形明显。治疗时可在局麻下经牵拉复位，须经X线复查是否完全整复。术后固定手指于功能位2周。

拇指基底关节脱位多于其他手指，近节指骨多脱向掌骨头的背侧。单纯牵拉不能整复，可在局麻下将拇指过伸，然后直接压指骨基底同时弯曲拇指，如感到或听到回纳声即为复位。

有时子骨进入或关节囊嵌入，手法复位失败，可手术治疗。术后自前臂中段到拇指末节用背侧石膏托固定3周。

（四）掌骨骨折

掌骨骨干骨折较为多见，可为单一多发骨折，由于直接暴力，如挤压、打击，易造成横断或粉碎骨折，由于扭转或传达暴力可造成螺旋或斜形骨折，由于屈肌和其他肌肉的牵拉作用，骨折多向背侧成角，掌骨的两端可发生头部及基底骨折。

掌骨干骨折可在牵引下于手背部按压骨折近端，在掌部按骨折远端即可复位，复位后可行背侧石膏托固定或小夹板固定，如有必要可行克氏针骨内固定。

掌骨颈骨折多发生于第 5 掌骨，整复时在掌侧按压头部，在背侧按压掌骨近端即可复位。复位后用掌背侧无垫石膏固定 4～6 周。

（五）指骨骨折

指骨骨折是最常见的手部骨折，多由直接暴力所引起，如轧伤、压伤或撞击伤，多为横断、粉碎骨折，移位少，可有成角畸形。当末节指骨过度屈曲，由于伸肌腱的牵引而引起末节指骨基底背侧小骨片的撕裂称为锤指。近侧指骨骨折多由传达暴力所引起，骨折端向掌侧成角畸形。

在治疗中如发生畸形愈合或关节僵直，对手的功能影响较大，因此应注意以下几点：①远端对位近端。尽量解剖复位。②固定在功能位后在不影响伤指时，其他手指应尽可能活动。③不稳定的斜形骨折或手法整复失败者，可采用切开复位内固定。

掌指骨骨折的愈合一般多在 4～8 周。

（六）甲部损伤

急诊多见，甲下血肿多经冷敷等一般处理可自行吸收，张力大时可钻孔，合并感染时拔甲治疗。甲根翘出常伴有末节指骨折，要慎重诊疗，做必要的 X 线检查后才可决定拔甲、修补等处理。

十一、股骨骨折

股骨骨折包括三部分：股骨近端（头、颈、转子骨折），股骨干骨折和股骨远端骨折。老年人因骨质疏松、股骨颈脆弱、轻微的外伤都可致骨折。股骨的神经血管并发症及疼痛的急诊处理是十分重要的，而且其血供丰富所以常出现休克表现。虽然股骨骨折多由巨大暴力引起，但病理性骨折不少见。

股骨颈骨折：股骨颈骨折常见于老年人。股骨头和颈部的血供来自关节囊附近血管和圆韧带血管，这些血管都较细小，易受外伤而中断，故股骨颈骨折愈合缓慢，易并发股骨头缺血坏死，在老年人中更不易愈合。

股骨颈骨折常为传递的暴力所致，如使股骨处于内收、外展或扭转状态下滑倒，或大粗隆触地等均可引起骨折。青年人的股骨颈骨折常发生于严重损伤如坠楼、翻车等情况。常并发其他部位骨折与脏器的损伤。骨折部位可为头下部、中央部和基底部，根据骨折后股骨所处位置可分为内收型和外展型。

股骨颈骨折时为了明确移位关系，需拍片，股骨颈骨折处理不当，很易发生股骨头缺血性坏死，坏死后股骨头密度趋向增白，成斑片状不均匀分布。后期可见股骨头变形，关节间隙狭窄以及囊性改变。

股骨粗隆间骨折：多为老年人，骨折线通过大小粗隆间，常因直接暴力所致，亦有使股骨过度内收或外展的间接暴力引起。骨折线的形态多数自大粗隆斜行向下至小粗隆，少数可成横断或自小粗隆向外下斜行的骨折。骨折常为粉碎型，因粗隆间大部是骨松质，血供较丰富，骨折愈合容易。

股骨干骨折：可发生在任何年龄，少年儿童更为多见。主要因强烈的直接外力所致，如撞车、重物打击、火器伤等。亦可因间接外力如自高处坠下，扭转性作用而引起。其发生多因强大暴力，故骨折断端的移位明显，软组织损伤也较严重。股骨干中部为其好发部位，可为横断、斜面、螺旋、粉碎和青枝骨折。

下 1/3 骨干骨折的远端因受腓肠肌牵引而向后屈曲移位,可能损伤后方的神经和血管。

股骨下端骨折:包括股骨髁上骨折、髁部骨折或崩骺分离等,均较少见。股骨髁部骨折多为 8～14 岁的男孩。髁间骨折较单纯髁骨折为多。患者多为壮年男性。股骨髁间骨折可能由于直接或间接暴力所致,如自高处坠下足先着地。骨折线若影响关节面,常有严重的损伤性关节炎或关节功能丧失等后遗症,也可损伤腘窝部的神经和血管。

(一)分型

1.股骨颈骨折分型

(1)按骨折部位分型

1)头下型:骨折线位于头颈交界处。

2)中央型:骨折线在股骨颈的中段。

3)基底型:骨折线位于股骨颈底部,大部在关节囊外,近侧伤之血供无重要影响,骨折愈合较快。

前两种为关节囊内骨折,后者为关节囊外骨折。

(2)按骨折端间关系分型

1)外展型:骨折之远侧外展,颈干角增大,骨折端常嵌插,可为稳定型骨折,愈合率较高。

2)内收型:较多见骨折端可完全移位,大粗隆上移,股骨干内收,颈干角变小,头侧血供受到严重损害,影响愈合或致晚期股骨头缺血坏死。

2.股骨干骨折分型(Muller 分类)

Ⅰ型:横型骨折或螺旋型骨折。

Ⅱ型:粉碎性骨折。

Ⅲ型:开放性骨折,多伴其他部位损伤。

3.股骨远端骨折分型

A 型:关节外骨折。

B 型:部分进入关节的骨折。

C 型:完全波及关节的骨折。

(二)临床表现

1.股骨颈骨折

(1)股骨颈骨折有移位时症状明显,髋部疼痛,活动受限。

(2)患侧髋轻度屈曲、内收,下肢外旋、缩短。

(3)大粗隆上移并有叩痛。

(4)股三角处压痛。

(5)X 线片可帮助诊断,一般正位片及摄侧位片即可显示骨折位置和移位情况。不明显的骨折线应短期内复查。

2.骨干骨折　股骨干骨折常为强大暴力造成,创伤刺激大,出血多,可引起休克,而且很多急诊患者常以休克的出现为主要表现,都属不稳定骨折。股骨干骨折的范围包括股骨小粗隆以下至股骨髁以上的骨干。

(1)患者有明显创伤史,伤后患肢局部肿胀、疼痛、畸形,股骨有异常活动。

(2)骨折断端的移位受暴力方向、肌群收缩及肢体重力的影响而不同:

1)股骨干上 1/3 骨折:近端屈曲、外旋、外展。远端向上、向内移位,出现成角缩短畸形。

2)股骨中 1/3 骨折:骨折远端向外成角,近端前屈,多有明显重叠移位,较多见。

3)股骨下 1/3 骨折:骨折远端由于腓肠肌的作用而后倾。

3.股粗隆间骨折　该骨折常见于 60 岁左右老人。

(1)临床表现与股骨颈骨折相似。

(2)局部表现及下肢外旋时短缩畸形更明显,而且皮下可见瘀斑。

(3)X 线检查必需。

4.股骨髁部骨折

(1)关节内骨折。伤后膝关节内有积血,局部肿胀、疼痛、活动障碍,畸形。

(2)常合并半月板韧带损伤。

(3)间接垂直暴力可造成 T 型或 Y 型骨折和单髁骨折。

(4)直接暴力多造成粉碎骨折或开放骨折。

(5)X 线片可明确骨折及其类型。

值得注意的是,对于股骨骨折的患者,应十分仔细检查血管损伤的情况和肢体远端的神经功能。如出现动脉搏动减弱或消失。膨胀性血肿、闭合性骨折有进行性神经功能障碍时应考虑行动脉造影。

（三）处理

1.院前处理

(1)在现场立即固定患肢,以免加重损伤。

(2)明确诊断后可适当止痛治疗。

(3)严密观察生命体证,注意休克表现。

(4)开放静脉通路。

(5)转送附近专科医院或综合医院。

2.急诊处理

(1)尽快完成血常规、血型以及配血等实验室常规检查。

(2)清创处理开放性骨折,上覆敷料待下一步处理。

(3)请矫形外科和(或)血管外科急诊指导抢救。

(4)尽快完成 X 线片检查。

3.一般处理原则

(1)股骨颈骨折患者,因股骨头缺血,不易愈合。要求准确复位、固定稳固,以利于血供恢复。

(2)股骨干骨折患者要注意休克的防止。

(3)股骨髁骨折如有膝关节韧带损伤应手术。

4.切开复位内固定的指征

(1)对于闭合复位不成功的病例。

(2)骨折不愈合或股骨头缺血坏死的高龄患者,如全身一般情况尚可者。

(3)年轻患者为良好复位、早期活动者。

(4)其他不稳定骨折、无手术禁忌证者。

(5)陈旧性骨折的股骨颈骨折患者。

(6)大、小粗隆骨折移位大者。

在请专科大夫会诊情况后酌情考虑手术切开复位内固定治疗。

（四）愈合时间

1.股骨颈骨折:12～24 周。

2.股骨干骨折:8～14 周。

3.粗隆间骨折:6～10 周。

十二、髋关节脱位

髋关节由髋臼与股骨头构成。髋臼为髋骨外侧中半球陷窝,中央骨壁较薄,外伤时可被股骨穿破,髋臼窝的周围为半月形的盂缘,有加深臼的深度和缩小臼的口径作用,使髋臼紧抱股骨头。髋臼下部盂缘有一宽而深的髋臼切迹,其上横跨髋臼横韧带,两者之间围成一孔,有血管和神经通过。股骨头呈球形,表面有光滑的关节面。头下方为股骨颈,向下移行于大、小转子。

髋关节囊厚而坚韧,纤维层前部与上部较厚,后下方较薄弱且缺少韧带加强,关节囊的滑膜层在股骨颈处形成皱襞,内有供应股骨头和股骨颈的血管通过。

髋关节囊周围有髂股韧带、耻骨囊韧带和坐骨囊韧带,囊内有髋臼横韧带和股骨头韧带,但后内下方缺韧带增强。

髋关节的动脉主要来自旋股内、外侧动脉、闭孔动脉和臀上、下动脉的分支。

髋关节的神经由来自股神经和闭孔神经,以及坐骨神经臀上神经分支支配。

按股骨头脱位后与髋臼的位置关系,髋关节脱位可分为前、后和中心脱位三种类型,其中以后脱位最常见。

(一)诊断

由于髋关节脱位多由严重暴力引起,所以细致的全身筛查是十分重要的,脏器的损伤往往更加严重。

1.髋关节后脱位

(1)病因:有明确的外伤史。多由间接暴力引起,常见于车祸及坠落伤患者。在经股骨干传来的暴力作用下,股骨头可穿破关节囊后下壁,脱出髋臼,形成后脱位,或者先造成髋臼后缘骨折后,再形成后脱位。

(2)临床表现

1)患者痛苦面容,髋部疼痛严重,活动功能障碍。

2)患肢呈缩短畸形,髋关节呈屈曲、内收、内旋畸形,并有弹性固定,被动活动时疼痛加重,臀部出现异常膨隆,其下可触及上移的股骨头。

3)Shoemaker 线检查:两线交点偏离脐中线并下移至脐下。

(3)X 线检查:正位 X 线片可见股骨头移位于髋臼外上方或坐骨上方,Shenton 线不连续。由于髋关节内收、内旋、小粗隆转向后侧,其影像变小或消失,大粗隆则更明显,合并髋臼后缘骨折者,常可在髋臼内见小骨折块。

2.髋关节前脱位

(1)病因:有明确外伤史。多为间接暴力引起股骨头从撕裂的关节囊前方脱出形成,有耻骨脱位和闭孔脱位两种类型。

(2)临床表现

1)患者痛苦面容,髋部疼痛严重。

2)检查可发现患髋处于外展、外旋和屈曲畸形位,并有弹性固定,患肢增长,腹股沟三角区肿胀,其深面可触及股骨头。

(3)X 线检查:正位 X 线片可显示股骨头向下移位,位于髋臼下方或与闭孔相重,股骨处外展位,Calre 线及 Shenton 线均不连续。

3.髋关节中心脱位

(1)病因:多为间接暴力使股骨头撞击髋臼骨折,并连同骨折片向盆腔移位。严重时髋臼底可发生粉碎骨折,股骨头全部进入盆腔内。

(2)临床表现

1)股骨头移位不多时,可仅有局部疼痛、肿胀,活动髋部时疼痛加重。

2)体检时捶跟试验阳性,而无畸形等特殊体征。

3)如股骨头移位明显,除有上述表现外,患肢呈缩短畸形,髋关节功能活动严重受限,大转子向内上移位。

4)常伴有其他部位脏器损伤。

(3)X线检查:正位X线片一般可明显显示髋臼底骨折及股骨头移位情况。

(4)其他辅助检查:在髋关节脱位的诊断中,必要时应该根据矫形外科专科意见进行如MRI成像、CT扫描、B超、关节镜、核素扫描等。

(5)十分值得注意的是全身其他部位的必要检查一定要同时进行,如腹部B超、血常规、血型。

(二)处理

1.院前急救

(1)制动、固定患侧肢体。

(2)硬板搬运。

(3)立即开放静脉通路。

(4)就近转送医院。

(5)安抚患者情绪,积极观察监测生命体征。

2.急诊处理

(1)尽快完善必要的检查如X线摄片。

(2)做必要的筛选性检查,如腹部穿刺、B超、胸片、腰椎片、定血型等。在处理脱位时切不可忽视其他脏器的损伤,因为其可能是致命性的。

(3)请矫形外科大夫会诊指导或参加治疗,如有考虑有血管及神经的损伤时,要请血管外科做造影检查的准备。

(4)必要的止痛或麻醉是复位时获得满意肌松的关键,手法复位的成功与否与之密切相关。必要时全麻都是需要进行的。

3.手法复位

(1)髋关节后脱位:尽早进行手法复位,可采用Allis法、Bielow法、Stimoson法。复位后X线检查加以证实。复位后患肢应皮牵引4周,8周后开始负重行走。

(2)髋关节前脱位:尽快手法复位,复位后需皮牵引3～4周,3个月内患肢不能负重行走。

(3)髋关节中心脱位:对髋臼骨折程度轻、股骨头移位不多者,可行下肢胫骨结节合力牵引,疼痛缓解后逐渐加强髋关节活动功能的锻炼。对髋臼骨折严重、股骨头向盆腔移位较多者,应行股骨髁上的骨牵引。若能够成功复位,经X线片证实后,应减轻牵引重量,维护8周,以后应加强功能锻炼,12周后负重行走。

4.切开复位

(1)髋关节后脱位如伴有臼缘骨折、臼内骨折碎块时,手法复位难以成功时应手术治疗。

(2)髋关节中心脱位时如果股骨头突入盆腔内,牵引复位不能满意时,应考虑切开复位。

（3）髋关节脱位合并骨折时原则上仍需先手法闭合复位，再行处理骨折情况，如股骨颈移位骨折。即使合并股骨干骨折时仍可先行在麻醉下手法复位脱位。只有在手法整复后骨折片未能随着脱位的复位而到达理想对合或者骨折片较大，以及出现难复性脱位时，再考虑切开复位，并同时进行骨折复位加内固定。

十三、膝关节损伤

膝关节是全身最大和结构最复杂的持重关节，除一般关节所具有关节囊及关节面软骨外，还有半月板及韧带等以加强关节的稳定并保持功能。

膝关节囊薄而且松弛，周围有许多黏液囊，主要血供是由股动脉、腘动脉、胫前动脉及股深动脉的分支组成动脉网。神经分布来自股神经、闭孔神经、腓总神经、胫神经分支。

（一）病因和临床表现

1.半月板损伤　常见于青年人，是临床膝关节损伤中最常见的损伤。

（1）病因：多有明确的外伤史，多为间接暴力的作用。

（2）临床表现

1）患者膝部疼痛、肿胀、运动受限。

2）下楼时觉膝软，间断发作膝关节交锁而使膝关节固定在一个半屈曲位上，患者反复伸屈膝关节，常在听到一声弹响声后，关节解锁。

3）检查可发现膝关节肿胀，浮髌征可为阳性，损伤时间长者可以股四头肌萎缩，膝关节间隙有压痛，McMurray 试验及 Apley 试验均为阳性。

2.膝关节脱位

（1）病因：多因直接暴力所致，也可由间接暴力使膝关节过伸或过度旋转所造成，常见于车祸伤。

（2）临床表现

1）患者膝部疼痛严重，关节活动受限。

2）检查可发现膝关节肿胀明显，压痛明显，有脱位畸形，前后抽屉试验阳性。

3）伴腘动脉损伤时，足背动脉搏动消失，足部苍白。

3.膝内侧副韧带损伤

（1）病因：多数为间接暴力引起，也可由直接暴力造成，以运动损伤最多见。

（2）临床表现

1）患者受伤时，常听到膝内侧突然响一声，随后发生剧烈疼痛，很快又减轻，行走活动可使疼痛加重。

2）检查可见局部肿胀，部分皮下附瘀斑，膝关节伸直有抵抗，压痛点多在股骨内髁，也有些在胫骨附着处。侧方挤压试验及 Apley 试验均为阳性。

3）值得注意的是单纯的内侧副韧带损伤并不多见，其常常合并有膝关节囊、交叉韧带或半月板的同时损伤。

4.前头交叉韧带损伤

（1）病因：均为间接暴力所致，常发生于膝关节过伸位时。

（2）临床表现

1）关节疼痛，多采取轻度的屈曲位，活动明显受限。

2）关节肿胀，前抽屉试验阳性。

3）可伴有撕脱骨折表现。

5.后交叉韧带损伤

(1)病因:多为间接暴力所致,肢体关节常在发生时处于屈曲位。

(2)临床表现

1)膝关节肿胀、疼痛。

2)腓肠肌疼痛。

3)后抽屉试验阳性。

4)可能有胫骨处撕脱骨折的表现。

(二)辅助检查

1.X 线检查　常摄正位片、斜位片以及应力位等,对膝关节损伤时的骨折、脱位或畸形具有确诊价值。

2.膝关节穿刺　在前、后交叉韧带损伤时可抽吸出血染液体。

3.膝关节造影　对疑有半月板损伤以及关节软骨、韧带和滑膜的损伤时可进行造影摄像。对前、后交叉韧带损伤及半月板损伤常可清晰显示。

4.膝关节镜　直视检查关节腔内情况,并可进行治疗。

病情需要时,依据专科大夫会诊意见可选用 MRI、CT、肌电图、B 超等项目以提高确诊率。

(三)处理

1.院前处理

(1)在现场可进行关节固定后转运。

(2)适时、适当止痛。

2.请专科医师指导检查及指导、参与处理患者。

(四)各类损伤处理

1.半月板损伤

(1)急性期时,以保守治疗为主,局部制动 24 小时内可做冷敷,以后热敷或理疗,部分边缘性半月板损伤经休息后可自然愈合。

(2)有关节交锁者可用手法解锁。

(3)若手法解锁失败,应行手术治疗。

(4)对急性期过后,膝部仍疼痛、膝软及复发关节积液者,也应行手术治疗。

2.膝关节脱位

(1)多以手法复位+外固定治疗为主手段,可用长腿管石膏将膝关节固定于屈曲 20°～30°位,固定期要进行股四头肌的锻炼,6～8 周后拆石膏,加强膝关节功能锻炼。

(2)对于手法复位失败者,或有大血管损伤者应立即行手术探查。手法复位困难的原因常常是关节囊和韧带翻折入关节内。手术可对其剥离以便复位,对损伤的血管同时予以修补。

3.膝内侧副韧带损伤

(1)对轻度损伤者,可行保守治疗,采用包扎固定。

(2)疼痛缓解后,逐步加强功能锻炼。

(3)对损伤较重且造成关节不稳定者,应行手术修补术。手术后应将患肢用石膏固定于屈膝 30°～40°位,6～8 周后去石膏,逐步加强功能锻炼。

4.前、后交叉韧带损伤

(1)尽早手术治疗为宜,以免导致关节功能的恢复。

(2)对伴有撕脱骨折者应对骨折片固定。

(3)术后用石膏固定屈肢于 20°位 6 周左右,要及时进行股四头肌锻炼。

十四、髌骨骨折

髌骨骨折较常见,多见于成人。

(一)诊断

1.病因　由直接暴力打击引起者多为粉碎型骨折,间接暴力引起股四头肌强烈收缩后骨折者也较常见,常为横断骨折,上下骨折碎片可有轻度上下移位而分离。

2.临床表现　外伤后膝部组织肿胀、疼痛,不能做主动伸膝动作,浮髌征阳性,有时还可触及骨折裂隙。

3.X线检查　照轴位片可显示清楚骨折线,外旋斜位片及侧位片可确定骨折的类型。

(二)处理

1.制动及止痛。

2.外固定　对于无移位或移位轻微者,以及有手术禁忌证时,可试用长腿石膏固定4～6周,复查X线片后在允许情况下开始功能活动。

3.切开复位内固定

(1)术后不需要外固定,有利于骨愈合及软骨面的塑造,恢复关节功能。

(2)如为严重粉碎性骨折、明显移位的骨折、陈旧性骨折、畸形愈合以及合并骨关节炎时可考虑行髌骨全节除术。

(3)如髌骨部分粉碎性骨折或上、下极撕脱骨折可考虑部分切除。

十五、胫腓骨骨折

胫腓骨的骨干骨折在全身骨折中最为多见,其中尤以胫骨骨折最多,胫腓骨骨干双骨折次之,腓骨干单独骨折最少见。多由直接暴力作用于小腿外前侧,如重物打击、踢伤、撞伤或车轮轧伤所造成。间接暴力,如由高处跌、扭伤或滑倒亦能引起。

直接暴力所致的骨折,以横断或短斜面为多,亦可为粉碎型。扭转伤所致之骨折多为螺旋或长斜面型。胫腓骨干双骨折以中下1/3交界处最多。直接暴力所致之骨折,两骨的骨折线多在同一水平,而间接暴力所致之骨折,腓骨的骨折线常较胫骨骨折线为高。骨折后常有成角和旋转畸形。在胫骨下1/3骨折,因局部血循环不良,易发生迟缓愈合或不愈合的情况。

胫腓骨下端(踝部)骨折相当常见,一般都在踝部强烈的外转、外翻和内翻暴力作用下发生内踝或外踝关节,部分亦可见垂直暴力(高处跌下)作用下发生胫骨下端前缘与后缘骨折。骨折形态常为斜形或撕脱骨折,强大暴力亦可引起粉碎骨折,骨折线可通过关节面或并发踝关节半脱位。如不及时处理将会严重影响踝关节功能。

胫骨髁骨折相对少见,多因为高处坠落,容易漏诊。有时可合并有半月板的损伤。

值得注意的是,当小腿严重肿胀时,尤其是被轧压者,软组织的损伤往往可能较骨折更加严重,十分容易出现挤压综合征或骨筋膜缩合征、脂肪栓塞,另外其常合并有神经血管的合并症、腘动脉损伤、严重的感染等情况,从而导致截肢。胫骨骨折还是全身长骨骨折不愈合中最为常见的部位。

(一)诊断

1.明确外伤史。

2.临床表现

（1）局部肿胀,有压痛,可触及骨摩擦。

（2）肢体短缩、成角、足外旋畸形。

（3）单纯腓骨骨折时可以行走,胫骨骨折时则不可行走。

（4）常为开放性骨折,严重时出现假关节形成,伤口的情况以及是否有水肿、皮下捻发音等都应加以关注。

3.X线摄片　应摄小腿前后和侧位片。

（二）处理

1.胫腓骨干骨折

（1）院前处理

1）轻柔牵拉及固定患肢。

2）止痛:在血流动力学稳定时可用。

3）简单地冲洗覆盖开放性伤口。

4）监测生命体征及神经血管的状态。

5）开放静脉输液通路。

（2）一般处理

1）尽快完善常规的各项检查包括血型等。

2）请矫形外科大夫会诊处理。

（3）处理开放性骨折

1）彻底清创,不可为了闭合伤口而保留一些活的和明显污染的组织,造成创口坏死和感染。

2）骨折断端根据不同类型选用内固定物。

3）闭合创口时皮肤应无张力,可作两侧减张节口,或后正中减张切口,然后缝合创口,局部转移皮瓣,远处带血管的皮瓣转移等处理。

4）复杂的开放骨折,常伴有软组织缺损,可请显微外科进行带血管蒂的皮瓣,或复合组织瓣移植,施行一期修复。

5）预防性予以破伤风抗毒素,如有感染应用抗生素。

（4）无移位胫腓骨骨折,以及有移位的稳定型骨折,如横断或锯齿状骨折,闭合复位后可采用"U"型石膏夹或小夹板固定。无移位者固定6～8周,但负重宜在伤后10～12周后。

（5）有移位的长斜型或螺旋型骨折,为防止骨折端发生短缩畸形,可作跟骨牵引,同时小夹板固定3～4周,在对位满意时改用下肢石膏固定至愈合。

（6）切开复位内固定:对不稳定骨折手法行复位或外固定维持失败者,可行切开复位。用接骨板螺丝钉进行内固定,辅以外固定。对多段胫骨骨折仍可闭合复位,自胫骨结节处打入髓内钉固定。

2.孤立的腓骨干或腓骨近端骨折　多不需进行常规的固定,一般经休息不负重数日后即可在允许时活动。

3.胫骨髁骨折　多可经加压包扎后长腿石膏夹固定3～4周,同时关节功能锻炼。

不稳定骨折如果韧带完整,仍然可以考虑手法复位。骨折严重有明显分离,韧带损伤和胫骨髁粉碎时,要进行手术治疗。

（三）愈合时间

胫腓骨干骨折多需10周左右。

十六、踝关节损伤

踝关节是由胫、腓骨下端关节与距骨滑车构成的距骨小腿关节。由内外韧带与胫骨、腓骨维持关节的稳定性,关节囊前后较薄而松弛。血供由胫前、后动脉、腓动脉穿支以及踝后动脉供应。神经支配主要是胫神经、腓深神经、隐神经和腓肠神经。

踝关节的功能是负重与运动两种功能。日常的活动特别是体育活动中,踝关节的损伤是最为常见的急诊损伤就诊原因之一。

踝关节的损伤中韧带损伤占全身各关节的韧带损伤之首,且常伴有踝骨骨折和关节的脱位的情况。

(一)踝关节脱位

距骨受较强大的间接或直接暴力时,形成脱位,多伴有踝关节的骨折及关节囊和韧带的撕裂。临床上患者多因车祸或坠落伤入急诊室,脱位后容易发生继发性骨关节炎及缺血性骨坏死。

1.诊断

(1)病因:有明确的严重外伤史。

(2)临床表现

1)不能行走。

2)踝关节局部疼痛剧烈。关节畸形,距骨脱出处皮肤有撕裂或皮肤紧张,胫腓骨下端在皮下明显突出。

3)踝关节主动及被动活动均丧失。

4)向后脱位时,内、外踝至足跟的距离增大,Keen 征阳性。

(3)X 线检查:正、侧位 X 线片可明确显示距骨脱位的情况。

2.处理

(1)院前处理。

(2)就地固定患肢,制动并转送医院。

(3)应及时在麻醉下手法复位,可选用硬膜外麻醉、腰麻或全麻。后脱位时应使足呈跖屈位牵引,前脱位时则使足背屈牵引。复位后,摄 X 线片证实,若对合良好,用长腿石膏固定踝关节于中立位,膝关节于屈曲 30°位 5~6 周,伴有骨折者,固定时间应延长至 8~12 周。

(二)踝部软组织损伤

韧带是损伤的主要部位,大多数是踝关节跖屈内翻损伤累及外侧副韧带,其中近 2/3 只损伤了距腓前韧带,少部分同时伴有跟腓韧带的损伤,而内侧副韧带的单独损伤少见,但其发生损伤时通常合并有踝部骨折的发生。

踝部背屈外翻位时发生的远侧胫腓韧带损伤同样很少见,一旦发生,恢复时间比较长。腓骨肌上支持带的断裂可引起肌腱的脱位与半脱位。

1.诊断

(1)病史:有踝关节外伤史,对损伤机制以及既往损伤、疼痛或功能障碍的情况应尽量详细记录。

(2)临床表现

1)局部疼痛伴有跛行。

2)局部肿胀、畸形或有瘀斑。

3)压痛点检查:外侧副韧带损伤时在外踝尖下或前下方,内侧副韧带损伤时在内踝炎处或其前部。

4)关节主动及被动活动时疼痛加重,负重能力减低。

(3)分级

1)Ⅰ度损伤:韧带损伤无肉眼撕裂,稍有肿胀,功能几无影响,关节稳定。

2)Ⅱ度损伤:韧带部分撕裂,中重度肿胀伴出血。功能中度受损,关节不稳定性轻至中度。

3)Ⅲ度损伤:韧带安全损伤。严重的肿胀伴出血,不能负重运动,中重度关节不稳定。

(4)X线检查:常规应摄踝部X线片包括10°～15°外展正侧位像、标准侧位像和45°背屈位斜位像。

接诊时需注意的是踝关节软组织损伤者中1/3～1/2为慢性损伤,其临床表现中的疼痛与肿胀常常反复发作,并且存在着一定的功能及稳定性障碍的情况。就诊的老年患者应仔细排除骨折及韧带的断裂。

2.处理

(1)院外处理:现场进行患侧夹板固定转送医院,尽量避免不必要的活动。

(2)急诊处理

1)Ⅰ度和轻Ⅱ度损伤者可采取 RICE 治疗:①休息卧床;②冷敷,并在24小时后改用热敷及理疗;③用绷带或蹬形夹板加压包扎;④抬高患肢。

2)单纯的韧带损伤经休息多在2～3周即可恢复,期间适时适当的功能锻炼可以减少复发及预防功能性不稳。

3)抗炎镇痛药物治疗,非甾体抗炎药物的口服是合适的。

4)重Ⅱ度及Ⅲ度损伤或怀疑合并骨折者,应请矫形外科专科大夫会诊处理,部分患者需手术修复韧带及术后小腿石膏托固定。

(三)踝骨骨折

多为间接暴力引起,各种性质的作用力如垂直、旋转等等,均可引起骨折发生,其中外踝突骨折最为常见。

临床上采用 Lauge-Hansen 分类法,它包括了受伤时足的位置和暴力作用于踝部的方向。

1.分型

(1)旋后外旋型:简称 S-E 型。是足在旋后位时,距骨受到外旋暴力所致。此时足处内翻位,是临位最常见的损伤。

Ⅰ度:为下胫腓前韧带撕裂或胫骨的腓骨切迹的前线撕脱位骨折。

Ⅱ度:为Ⅰ度损伤加外踝螺旋性骨折。

Ⅲ度:为Ⅱ度损伤加后踝撕脱骨折或下胫腓后韧带断裂。

Ⅳ度:为Ⅲ度损伤加内侧韧带撕裂或内踝骨折。

(2)旋前外旋型:简称 P-E 型。是足在旋前时,距骨滑车在踝穴内受到外旋的暴力所致。

Ⅰ度:为内踝撕脱性骨折或内侧韧带撕裂。

Ⅱ度:为Ⅰ度损伤加下胫腓韧带及骨间韧带的撕裂。

Ⅲ度:为Ⅱ度损伤加高位腓骨的螺旋性骨折(称 Masonneuve 骨折)和骨间膜的撕裂。

Ⅳ度:为Ⅲ度损伤加后踝撕脱骨折或下胫腓韧带联合的完全分离。

(3)旋后内收型:简称 S-A 型。是足在旋后位(足尖向内为旋后)时,暴力使距骨过度内收所致。

Ⅰ度:为外侧副韧带损伤或外踝撕脱性骨折。

Ⅱ度:为Ⅰ度损伤加内踝骨折。

(4)旋前外展型:简称 P-A 型。是足在旋前位(足尖向外为旋前)时,距骨滑车在踝穴内受到外展暴力所致。

Ⅰ度:为内踝撕脱性骨折或内侧韧带撕裂。

Ⅱ度:为Ⅰ度损伤加下胫腓韧带撕裂或后踝撕脱骨折。

Ⅲ度:为Ⅱ度损伤加外踝损伤。

(5)旋前背屈型:简称 P-D 型。是垂直压缩性骨折,常发生在足处旋前或中立位时,足底遭受向上冲击的暴力,使踝关节背屈,距骨滑车前面较宽大的部分进入踝穴,对两踝造成压力,可出现内踝、胫骨下端前缘及外踝的骨折,暴力强大时,距骨滑车可将胫骨下关节面撞成碎块,并可嵌入胫骨干骺端的骨松质中。

Danis-Weber 分类也是常用分类法之一,其主要是基于骨折部位和腓骨部分的表现。可分为三类:

类型 A:在骨内旋及内收状态下,腓骨水平撕裂及内踝斜性骨折。

类型 B:在外旋状态下,外踝骨折,可合并有或无内踝骨折和内侧韧带撕裂、胫腓韧带联合撕裂。

类型 C:外旋和内收或外展时,高位腓骨骨折、胫腓韧带撕裂,内踝骨水平撕脱性骨折,且多合并广泛韧带损伤。

2.诊断

(1)明确的足部外伤史。

(2)临床表现

1)望诊:跛行,伤足不能负重。皮下瘀血局部肿胀。关节外观畸形,内外踝两侧凸起的轮廓及跟腱两侧的凹陷区消失。

2)触诊:局部有明显的触痛及骨摩擦感。

3)动诊:关节活动度受限,被动活动诱发疼痛加重。

4)特殊检查:Keen 征阳性即内外踝之间横径增大。

(3)辅助检查

1)X 线检查:常规进行踝部三位像:前后位、外侧位、Mortise 位。如仍确诊有困难可考虑加拍内外斜位、略外位像。

2)踝关节穿刺:反映关节损伤血管情况。

3)根据专科会诊意见选择其他辅助检查方法有 CT 扫描、B 超、放射性核素、MRI 成像等,病情需要时,可选用之。

3.处理

(1)院前处理:用夹板等固定患肢,减轻疼痛及避免损伤加重,不盲目复位。

(2)适当选用止痛及镇静药物。

(3)急诊处理

1)请矫形外科大夫会诊指导治疗及进行一些有创检查。

2)无移位的踝关节骨折:小腿石膏管型或石膏托固定踝关节于中立位 4～6 周,去石膏后进行踝关节功能锻炼,伤后 10～12 周开始负重行走。

3)有移位的踝关节骨折:争取闭合解剖复位,以保证踝关节的负重功能正常。复位前应确定 Lauge-Hansen 分类法的类型,然后采用与受伤机制相反方向的手法去复位。经 X 线片复查,证实复位后,可用小腿管型石膏或前后托将踝关节固定于中立位 6～8 周。去石膏后,加强踝关节功能锻炼,伤后 12 周开始练习负重行走。

4)P-D 型骨折损伤:可采用跟骨牵引 4～6 周,去牵引后练习踝关节活动功能,12 周后逐步负重行走。

(4)手术治疗指征

1)手法闭合复位失败。

2)骨折不稳定,断端间有软组织嵌夹。

3)后踝或胫骨下前缘骨折块大于胫骨下关节面 1/4。

4)开放性骨折。

5)关节内有游离骨片。

4.愈合时间　踝骨骨折 4～6 周时间愈合。

（王换新）

第十三章　眼科急诊

第一节　眼外伤

眼部结构复杂。眼球、眼附属器及其周围组织联系密切。因此眼外伤常伴随眼外其他组织损伤。只有对眼外伤患者的眼眶及其周围结构进行整体评估，才能全面了解病情。眼球穿通伤和钝挫伤都可能影响眼部多个结构，诊断和治疗时注意不要遗漏。

一、非穿通性眼外伤

（一）眼眶及眼睑

1.挫伤　由于眼睑血管丰富、皮下组织疏松，当眼眶及周围组织受钝挫伤后，眼睑会出现水肿、皮下淤血，呈青紫色，但其结构和表皮完整。眶壁和颅底骨折会间接导致眼睑出血，故应考虑到存在更严重的损伤。颅底骨折常伴发双侧眶部皮下淤血，出现"熊猫眼"征，一般出现在骨折后 12 小时左右。眼睑高度肿胀的患者睁眼困难，不利于眼部深入检查。但急诊医师必须尽量检查眼睑内所有组织结构和功能，并确切了解视力情况。应在患者就诊当时尽快检查，以免眼睑进一步肿胀，影响观察。为避免检查时挤压合并破裂伤的眼球，可使用霰粒肿夹。

眼睑及其周围软组织的单纯挫伤只需对症治疗。伤后局部冷敷 48 小时，待出血停止后改热敷，并高枕卧位，可以减轻疼痛和水肿。约 2～3 周完全恢复正常。嘱咐患者当出现疼痛或水肿加重、视力下降、复视、有明显闪光感或眼前漂浮物时，应及时复查。

2.眶壁骨折　其中爆裂性骨折最为常见，由间接外力引起。冲击力使眶内压急骤升高，导致菲薄的眶骨壁发生骨折。根据受力方向不同，骨折的部位不同。眶底较薄弱，最易发生骨折，眶部软组织常脱出并嵌顿入上颌窦内。内直肌、下直肌、眶脂肪和结缔组织嵌顿造成眼球内陷、睑裂缩小、复视及眼球上转受限，若伤及眶下神经，会造成同侧颧面部及上睑感觉缺失。眼眶部可触及皮下积气。眶壁骨折患者中约有10％～25％合并眼球损伤。颌面部 X 线有助于诊断，但不易发现细微病变，可出现假阴性结果。眶部计算机断层成像扫描（CT）检查可以在不同层次上了解眼眶损伤情况，特别对于视神经管的成像清晰，因此推荐应用。X 线出现"泪滴征"、眼眶内组织突入上颌窦内，上颌窦内出现气液平面等现象都间接提示存在眶壁损伤。由于眼眶、鼻旁窦和颅腔仅有菲薄眶壁相隔，眶内静脉、海绵窦等无静脉瓣，如果受骨折累及的鼻旁窦有感染，易延及眶内和颅内，因此需使用局部鼻黏膜血管收缩剂、口服广谱抗生素、眼眶部冷敷 48 小时。一些眼科医师建议使用激素减轻水肿。眶壁骨折早期由于组织水肿和出血，一般不出现复视和眼球内陷。在伤后 7～10 天水肿消退后，复视持续存在或眼球内陷明显时，可进行手术修复。伤后 1～2 周内复查。

当鼻窦手术损伤筛骨纸板引起医源性眶壁骨折时,眼眶软组织嵌入筛窦内。临床表现为眼眶部皮下积气、鼻出血。内直肌损伤产生复视。一旦发现眼眶皮下积气,应查找相应损伤部位。严重皮下积气压迫视神经并导致急性视力丧失的情况十分罕见。随时间延长,皮下积气可逐渐消失,大多数病例不会造成严重后果。如果眶壁骨折不累及感染的鼻旁窦,无需预防性应用抗生素。外伤性或医源性眶壁骨折患者应避免擤鼻和做咽鼓管充气检查(Valsalva检查),以免加重皮下积气。

眶缘骨折也较常见,通常由直接冲击力引起。

总之,急诊处理眶壁骨折时应注意其他部位及全身情况,特别是合并颅脑外伤者,要密切观察生命体征,必要时请眼科、神经外科、耳鼻咽喉科医师会诊。

3.球后出血　钝挫伤损害眼眶血管,造成眶内眼球周围潜在腔隙出血。严重情况下致使眶内压力突然升高,并传导至眼球和视神经,发生视网膜中央动脉阻塞。临床表现为眼球突出、转动受限、视力丧失及眼压升高。眼眶CT检查可提示出血。

如果球后出血阻碍视网膜循环,应立即请眼科医师会诊进行降眼压处理。治疗措施包括碳酸酐酶抑制剂、局部应用β受体阻滞剂、静脉给予甘露醇。在开始降眼压治疗前,可行外眦切开作为应急处理。

(二)角膜与结膜

1.化学烧伤　眼部直接接触化学物质造成损伤属于眼科急症。碱性物质既可与蛋白质反应生成水溶性的碱性蛋白,又可与细胞中的脂肪产生皂化反应。因此接触强碱性物质,如下水道清洁剂、化学洗涤剂、工业溶剂及水泥和石膏中的石灰等,如未得到及时冲洗,会发生液化性坏死,导致组织溶解和穿透。酸性物质通常为水溶性,不易通过嗜脂性的角膜上皮。且酸烧伤导致的凝固性坏死使组织蛋白沉积,形成焦痂,可阻止损伤进一步深入,因此碱烧伤较酸烧伤更为严重。

一旦发生化学烧伤,首先应立即用大量清水冲洗。在就医之前应冲洗至少30分钟。同时尽量用棉棒去除局部残留的所有化学颗粒。

到医院后,患眼局部滴表面麻醉药物,翻开上眼睑,边转动眼球边继续充分冲洗,直至在下穹隆结膜内放置的酸碱度试纸显示泪膜pH呈中性为止。冲洗时加用胶原酶抑制剂如半胱氨酸或枸橼酸钠,可防止角膜穿孔;碱烧伤患者可加用螯合剂如依地酸二钠(EDTA)。如果冲洗后pH检测仍为碱性,应继续冲洗。冲洗停止后10分钟开始,反复检测pH均正常,提示已完全冲洗干净。可滴睫状肌麻痹剂(脱羟肾上腺素除外)、抗生素滴眼液,如果眼压升高应采取降眼压措施,并对症止痛治疗。

所有确诊的眼部化学烧伤病例都需眼科医师会诊。了解致伤化学物质的类型、浓度、接触量、接触时间和pH至关重要。一般而言,pH小于12的碱性物质和pH高于2的酸性物质不会产生严重损害。当然,如果化学物浓度较高或接触时间较长,也可能造成严重后果。

角膜浑浊和巩膜变白的程度有助于判断损伤的严重性。化学烧伤的远期并发症包括角膜穿孔、瘢痕和新生血管形成、睑球粘连、青光眼、白内障、葡萄膜炎、视网膜损伤甚至眼球萎缩。

其他刺激性物质、溶剂、洗涤剂和胶类:如果致伤化学物的性质不明确,均应当作酸性或碱性物质进行处理,立即用清水彻底冲洗。洗涤剂通常仅产生结膜刺激症状。刺激性更强的物质会导致角膜上皮缺损和前房炎症反应。彻底冲洗后,治疗原则与角膜擦伤相同。

气溶胶引起的烧伤较常见,推进燃料可产生眼球内异物。一些混合物(如防身用喷雾剂)所致的眼部烧伤治疗原则与其他化学烧伤类似。

强力胶(氰基丙烯酸盐黏合剂)烧伤也很常见。这些物质可迅速变硬,造成眼睑粘连。位置异常的睫毛和变硬的胶体成为异物,对角膜产生损伤。轻轻扒开眼睑并分离粘连的睫毛可重新张开睑裂。如果粘连牢固,暂时无法分开,而眼睑处于正常解剖位置,可暂不处理,待数天后强力胶自行溶解;如果眼睑处于内翻位置,则需手术切开。切勿尝试使用其他溶剂进行溶解。建议请眼科医师会诊。

2.热烧伤 直接接触高温物体或热源周围高温气体传导所致眼部损伤,称为热烧伤。受伤时出现的瞬目反射和 Bell 氏现象,可保护角膜和结膜,因此眼睑的损伤比眼球更为严重。眼睑浅表烧伤可以进行局部冲洗和涂抹抗生素眼膏。Ⅱ 或 Ⅲ 度烧伤需请眼科医师会诊。由热水或烟灰造成的角膜上皮损伤,治疗原则与角膜擦伤一致。熔化的金属和其他灼热物质常造成眼球穿破。

3.辐射性眼损伤(电光性眼炎) 紫外线电离损伤最为常见。日光灯、美容晒肤装置、高纬度环境和电弧光产生的紫外线直接损伤角膜上皮。潜伏期 6～10 小时,患者出现流泪、严重异物感、眼部刺痛、畏光、眼睑痉挛等症状。局部滴表面麻醉药可缓解症状,有助于眼部检查。查体发现视力下降、结膜充血、角膜上皮弥漫性点状剥脱,荧光素染色阳性,病变区与正常角膜之间以下睑缘为界。治疗包括短效睫状肌麻痹剂、广谱抗生素眼膏。症状较重的眼可遮盖。如需要可以口服止痛药对症治疗。24～48 小时后角膜上皮愈合,症状缓解。局部频繁滴用表面麻醉药会延缓角膜上皮修复,并形成角膜溃疡,因此应避免使用此类药物。患者需在伤后 24 小时内复查。

4.机械性角膜擦伤 患者主诉异物感、疼痛、畏光及视力下降。表面麻醉药可使症状明显缓解,这一特点可用与其他产生眼部急性疼痛的疾病相鉴别。眼部检查见结膜充血,如果损伤面积较大或位于视轴会出现视力下降,经荧光素染色裂隙灯下检查可见角膜上皮缺损。应与睑结膜异物相鉴别。治疗药物包括睫状肌麻痹剂、非甾体抗炎眼药和抗生素眼药。佩戴接触镜的患者应加用抗假单孢杆菌药物。调查数据显示,遮盖患眼对小面积或单纯角膜擦伤的修复没有促进作用。因此,切勿遮盖患眼,特别对于佩戴接触镜或由植物引起损伤的患者。患者应停止佩戴接触镜。如需要可口服止痛药。伤后 24 小时内应复查。

5.角膜异物 患者出现异物感、疼痛、结膜充血、流泪和眼睑痉挛。局部滴用表麻药后易于检查。通过裂隙灯检查可明确诊断。局部滴表麻药后,先试用消毒生理盐水冲洗去除异物。如无效,将眼科铲或 25G 针头安装在 1～3ml 注射器上,放大裂隙灯目镜倍数,将异物拔出。操作过程中患者必须完全配合,始终将头部固定于裂隙灯上。或用一根 20G 短塑料导管装在注射器上,在裂隙灯下进行冲洗,将异物冲去。

角膜含铁异物会遗留锈环。受累的角膜逐渐软化,可在 24 小时后复查时由眼科医师取出锈环,因铁锈可向角膜表面迁移,因此较易取出。

角膜异物累及瞳孔区面积较大、异物位置较深,可能发生角膜穿孔或多发性异物等情况下,应请眼科医师会诊。异物取出后的治疗原则与角膜擦伤相同,24 小时内应到眼科复查。急诊医师应注意,有使用高速钻头、打磨作业、接触锯末、粉末物质等历史及爆炸伤患者可能存在眼球破裂伤和眼内异物。

6.结膜异物 眼球表面滴麻醉药后,用棉棒或显微镊子将异物取出。局部滴用脱羟肾上腺素有利于减轻结膜出血。

7.结膜下出血 结膜下小血管破裂是一种常见现象,多发生于外伤、Valsalva 动作后,或者无明显诱因。患者常主诉影响外貌。如伴有疼痛、视力减退或畏光,提示病变较严重。结膜下出血表现为鲜红色,表面光滑呈扁平状,以角膜缘为界、局限在球结膜。结膜下出血必须与球结膜血肿相鉴别,后者提示更为严重的眼球损伤。双眼或反复结膜下出血需检查出凝血功能。可局部加压冷敷 24 小时,待 2～3 周后出血自行吸收。

(三)前房与虹膜

1.外伤性前房积血 虹膜或睫状体血管破裂导致前房积血。如果患者处于坐位,积血下沉呈新月状,与房水形成分界线。微量出血仅在裂隙灯下可见,大量出血时,血凝块甚至充满整个前房。急诊医师可通过肉眼或裂隙灯观察到出血。通常不会出现瞳孔传入障碍。眼压有可能升高。

对前房积血的处理要视病情而定。出血量少、依从性好的部分患者可门诊观察；其他患者均应住院治疗。一般处理包括将床头抬高30°～40°,卧床休息,眼球制动(避免阅读等行为)。合理使用止痛药,勿服阿司匹林和其他血小板抑制剂。慎用止吐药和镇静剂。房水流出道被血细胞阻塞后,眼压升高。不合并镰状细胞贫血的患者,首选局部β受体阻滞剂,如需要可加用α受体激动剂或碳酸酐酶抑制剂。也可口服乙酰唑胺或静脉给予露醇。

某些特殊情况下,可使用缩瞳剂、扩瞳剂、睫状肌麻痹剂、激素和抗纤溶药物如氨基己酸等,最好由眼科医师来决定。药物无法控制的高眼压,血凝块较大而无法溶解,或出现角膜血染,都是手术指征。有报道前房内使用纤溶剂可治疗不易溶解的较大血凝块。

前房积血的主要并发症是再次出血,多在伤后2～5天发生,此时原血凝块已经收缩和松解。视力低于20/200,出血遮挡超过1/3前房,伤后超过1天以上才进行治疗,首诊眼压升高的患者易发生再次出血。其他并发症还包括角膜血染、急性或慢性青光眼、虹膜前或后粘连。

血红蛋白异常(如镰状细胞贫血,地中海贫血)患者前房积血出现并发症的危险性升高。红细胞在前房内处于相对缺氧和酸性环境下,变形呈镰刀状,阻止了房水外引流,使眼压急性升高。合并镰状细胞贫血的前房积血患者,如发生眼压升高,应局部使用β受体阻滞剂。其他抗青光眼药物由眼科医师开具。如需要,口服醋甲唑胺,而非乙酰唑胺。

2.外伤性虹膜睫状体炎　眼球钝挫伤使虹膜和睫状体受到冲击并产生炎症反应,导致睫状肌痉挛。患者主诉畏光、眼球深部疼痛。眼部检查发现睫状充血,前房内浮游细胞和房水闪辉阳性,瞳孔缩小且不易散大。上述表现提示炎症引起白细胞和蛋白增加。

治疗包括长效睫状肌麻痹剂松弛睫状体和虹膜,如5%溴甲基后马托品,每日4次,用7～10天。如果用药5～7天仍无好转,可用1%醋酸泼尼松龙减轻炎症反应,角膜上皮缺损者禁用。用药1周内可缓解病情。

3.外伤性瞳孔散大和瞳孔缩小　钝挫伤可造成持续数天的瞳孔扩大或缩小。如合并头部严重创伤,出现神志异常,应首先除外脑神经麻痹,再考虑局部瞳孔损伤。瞳孔括约肌放射状撕裂导致持续性瞳孔散大。瞳孔缘呈不规则或锯齿状。无需特殊治疗。

4.虹膜根部断离　外伤性虹膜根部断离指虹膜根部从睫状体附着部撕脱,造成"双瞳征"。通常会引起前房积血。不合并前房积血的病例,无需特殊治疗。断离范围较大导致单眼复视,则需手术治疗。合并前房积血或视力下降者,应立即检查眼底。

5.前房角后退　睫状体钝挫伤可导致虹膜及周围组织后退,前房加深,前房角增宽,小梁网结构遭到破坏时,房水引流受阻。严重损伤会造成急性青光眼。

(四)巩膜和晶状体损伤

1.白内障　眼球钝挫伤或穿通伤造成晶体囊袋破裂,晶体皮质会吸收水分而膨胀、浑浊。因瞳孔阻滞造成的急性青光眼需手术治疗。如果损伤不严重,可在伤后数周至数月形成白内障。

2.晶状体半脱位和全脱位　钝挫伤使晶状体悬韧带完全断裂,造成晶状体向前或向后移位。悬韧带纤维不完全断裂常形成晶体半脱位。马方综合征、同型胱氨酸尿症、Ⅲ期梅毒及其他高危患者即使仅受轻微创伤,也会发生晶体移位。患者常主诉由晶体半脱位引起的单眼复视或视物变形,晶体移位造成严重视物模糊。眼部检查发现视力下降。通过散大的瞳孔可见半脱位晶体的边缘。虹膜震颤指眼球迅速转动时虹膜颤抖或闪微光的现象,这是晶体移位的重要指征。根据病情和晶体所在位置的不同,可选择暂时观察或手术摘除。要求眼科医师立即会诊。

3.巩膜破裂伤　钝挫伤使眼压突然升高,可造成巩膜破裂伤。伤口最常见于眼外肌附着处和角巩膜缘,因这些部位巩膜最薄。如有眼内容脱出,易于诊断。隐匿性巩膜破裂伤较难诊断。患者多主诉眼痛、视力下降。眼部检查可见球结膜血肿和严重结膜下出血,常位于巩膜伤口处。也可见脉络膜自巩膜伤口脱出,呈污秽的棕黑色。虽然低眼压可作为巩膜破裂伤的重要指征,但我们不建议对疑似患者进行眼压检查。严禁任何可能升高眼压的操作或治疗。利用CT、超声波和间接检眼镜检查均有助于诊断隐匿性巩膜破裂伤。

已确诊巩膜破裂伤的急诊处理包括:避免进一步检查操作、患眼遮盖金属眼罩以免眼球意外受压。患者禁食、水,如需要可注射破伤风疫苗。感恶心者可服用止吐药。并使用第四代头孢菌素类广谱抗生素。

传统教科书上曾提出,在理论上此类患者可使用琥珀酰胆碱,但因该药物可能造成升高眼压和眼球突出,故在眼球破裂伤中禁忌使用。使用琥珀酰胆碱后1～4分钟眼压即可升高,7分钟后恢复至基线水平。关于使用琥珀酰胆碱前预防性应用非去极化肌肉松弛剂、加拉明、d-筒箭毒碱、地西泮及其他降低眼压或缓解眼压升高的药物是否有效的问题,各种文献报道相互矛盾。一项对100例眼球破裂伤患者使用琥珀酰胆碱前预防性应用非去极化肌松剂的研究证实,未出现不良反应。如果患者需要立即气管插管,可先使用非去极化肌松剂和镇静剂,再用琥珀酰胆碱辅助插管。

所有疑似或已确诊巩膜破裂伤患者均需眼科医师会诊。

(五)眼后节损伤

1.玻璃体积血　视网膜和脉络膜及其血管组织受损伤后,出血进入玻璃体腔。患者主诉视力下降及眼前漂浮物。这种漂浮物由玻璃体积血引起,一般出现在眼球运动方向视野内,呈黑点或线条状。直接检眼镜检查可见红光反射消失、视盘模糊不清。此时可通过B超了解视网膜受损情况,以决定是否手术治疗。

治疗包括高枕卧位,使血液下沉,避免使用血小板抑制剂和Valsalva动作。如合并视网膜脱离,行玻璃体切除术。急性外伤性玻璃体积血患者需眼科医师会诊。

2.视网膜损伤　视网膜钝挫伤引起视网膜出血、裂孔形成及视网膜脱离,或视网膜震荡。

出血可以位于视网膜前(玻璃体皮质下)、浅层视网膜或视网膜下。视网膜前出血呈船状,视网膜浅层出血呈火焰状视网膜深层出血呈圆形、紫黑色。

视网膜裂孔和视网膜脱离在钝挫伤中较常见。症状包括出血引起的眼前漂浮物、刺激视网膜神经元引起的闪光感,视野缺损或视力下降。视网膜裂孔或脱离无疼痛感觉。眼部检查发现视网膜向前隆起呈青灰色。由于很多裂孔位于周边,直接检眼镜无法查到。若黄斑未受累,视力可正常。病史如果提示有发生视网膜裂孔的可能性,要进行间接检眼镜检查。

所有可疑或已确诊的视网膜脱离病例均需眼科医师会诊。治疗方法包括光凝或手术,视力预后由黄斑区受累情况决定。

视网膜震荡多发生于外伤后早期。患者视力下降或无症状。眼部检查可见损伤部位呈白色浑浊,数周后恢复正常,无需治疗。应定期复查,特别注意是否存在视网膜裂孔或视网膜脱离。

3.视神经损伤　眶内容物受强大冲击力后,造成视神经撕脱、横断、受压迫或挫伤。视神经管骨折导致视神经损伤。患者主诉视野缺损或视力下降。眼部检查可见传入性瞳孔障碍,象限性视野缺损,视力下降或全盲。视盘在损伤早期可表现正常,最终颜色苍白。眼眶CT检查有助于损伤定位和估计预后。关于外伤性视神经病变的治疗目前仍存在争论。大剂量甲泼尼龙和减压手术一定程度上可获得满意效果。出现视神经水肿、出血或伴严重视力下降,需应用大剂量激素。经证实由视神经管骨折导致的视力下降,可行视神经管减压手术。

二、穿通性眼外伤

(一)眼睑撕裂伤

累及眼睑的任何撕裂伤都必须立即进行检查,了解是否存在眼球穿通伤,一经证实,要进一步明确是否存在异物。不要采用柔软的眼敷料,以免使眼压升高。简单的水平或斜行眼睑板层裂伤可由急诊医师处理。用6-0或7-0尼龙线间断缝合伤口。术后3～5天拆线。涉及整形或眼睑功能修复的特殊创伤,需眼科或整形科医师处理。

下面列出的复杂眼睑裂伤,需专科治疗:①合并睑缘断裂;②合并泪道损伤;③下睑内侧的裂伤应怀疑泪道损伤;④损伤累及提上睑肌或内、外眦韧带;⑤伤口穿过眶隔,眶脂肪自破损的眶隔突出到伤口外,因眼睑无皮下脂肪,眼睑裂伤中见到脂肪组织便可确诊。

以上损伤合并眼球穿通伤和眶内异物的几率较高。

(二)结膜裂伤

球结膜裂伤通常合并眼内异物或隐匿性巩膜穿通伤。较小的浅表裂伤可很快自愈,无需缝合。预防性使用抗生素滴眼液。较大(>1cm)且较深的裂伤需要眼科医师进行缝合。

(三)角膜及巩膜裂伤

1.角膜裂伤　角膜贯通伤(全层裂伤)的体征包括前房变浅或消失,部分虹膜自伤口处脱出,瞳孔呈"梨形",前房积血,较小角膜裂伤不易诊断。如果房水自角膜伤口渗出,荧光素染色后在裂隙灯下可观察到荧光素染料呈溪流样(即Seidel试验)。全层角膜裂伤的处理见钝挫伤所致眼球裂伤。

表浅板层角膜裂伤且伤口闭合好,可使用睫状肌麻痹剂、抗生素滴眼液并用眼罩遮盖患眼。缝合伤口应在手术室进行。

2.巩膜破裂伤　巩膜破裂伤常伴随眼球钝挫伤而出现。眼部检查不易发现明确体征,易漏诊。

(四)眼眶内及眼内异物

任何眼眶部或眼球穿通伤均应考虑到颅内损伤可能性。

眼部任何穿通伤均可出现微小的眼球内或眼眶内异物,诊断较为困难。首诊时眼部检查可完全正常。任何接触机械粉末、砂粒、钻头和锤击的穿通伤均应考虑可能存在隐匿性异物。眼眶X线片、CT扫描、磁共振扫描(MRI)和超声检查有助于诊断。尽管不同病例适用的检查手段可能各异,但普遍认为CT是最有效的诊断方法。如怀疑铁性异物,不能进行MRI检查。

由眼科医师根据具体情况,对眼内异物采取相应治疗。急性期患者需住院观察,眼罩遮盖患眼,局部给予抗生素滴眼液,无需口服药物。一般来讲,急性期的眼内异物需手术取出。塑料、玻璃和很多惰性金属本身对眼部危害较轻,而急诊手术的损伤相对较大,因此无需立即手术取出。有机异物易造成感染,必须尽快手术取出。铁质沉着症是铁性异物的晚期并发症,常导致视力丧失。铜质沉着症是一种无菌性炎症反应,由含铜化合物引起,需手术取出刺激物。

(五)眼外伤的合并症

1.外伤后角膜溃疡　角膜上皮缺损有可能发生细菌或真菌感染。溃疡周围角膜组织呈白色或灰色浑浊。出现反应性无菌性前房积脓。上述情况应紧急请眼科医师会诊。治疗方法包括睫状肌麻痹剂、抗生素滴眼液,患者一般需住院观察。有可能并发角膜穿孔。

2.眼内炎　眼内炎是一种累及眼球深层结构,如前房、后房、玻璃体腔的感染性炎症。患者主诉眼痛、视力丧失。眼科检查发现视力下降、球结膜水肿、充血及受感染的屈光间质浑浊。眼内炎是钝挫性眼球破裂伤、眼球穿通伤、眼内异物的并发症,需手术治疗。及时诊断和早期治疗(包括眼内和全身应用抗生素)是外伤性眼内炎成功治疗的关键。常见病原体是葡萄球菌、链球菌和芽孢杆菌。应通过局部、玻璃体腔和全身抗生素进行治疗。

3.交感性眼炎　交感性眼炎是一种特殊类型的眼炎,一眼遭受穿通性眼外伤后引起双眼的非化脓性葡萄膜炎。健眼的葡萄膜也发生同样性质的急性弥漫性的炎症,受伤眼称为刺激眼,未受伤眼称为交感眼,交感性眼炎为其总称。临床表现交感性眼炎在外伤后的潜伏时间,短者几小时,长者可达 40 年以上。常用治疗方法如下。

(1)局部及全身应用激素:为交感性眼炎的首选方法。一旦诊断明确,就应立即治疗。第一周,每天给以 100～200mg 泼尼松口服,然后减为隔日剂量,在炎症好转后逐渐减量。在全身用药的同时,结膜下注射、点眼,散瞳药也应同时使用。

(2)抗生素治疗:常选用广谱抗生素,如先锋霉素静脉滴注 2～3g,每日 2 次。

(3)免疫抑制剂及维生素类药物的应用:近年来有报道应用环磷酰胺 25mg,每日 3 次口服,取得了一定的效果。辅以维生素 B_1、B 维生素 B_6、B_{12}、C 等。

(4)改善微循环及支持疗法:常见复方丹参注射液太阳穴皮下注射;支持疗法用 ATP 肌内注射或口服,也可用丙种球蛋白肌内注射,增加机体抵抗力。

(5)中医中药治疗:中医认为本病证属阴虚火旺,方选知柏地黄丸加减,并配合石斛夜光丸、六味地黄丸口服。

(李艳丽)

第二节　结膜疾病

一、急性细菌性结膜炎

(一)急性卡他性结膜炎

急性流行性眼病,主要特征为结膜明显充血黏液脓性分泌物,通常为自限性。

1.病因　致病菌为肺炎链球菌、葡萄球菌、Koch-Weeks 杆菌和流行性感冒杆菌等。

2.诊断依据

(1)病史:起病急,单眼或双眼发病。

(2)症状:畏光流泪,异物感、灼烧样感,黏液脓性分泌物多。

(3)体征:眼睑红肿,睑、球结膜充血水肿,有的结膜下出血重者可累及角膜;分泌物为黏液脓性,涂片检查可见多形核白细胞。

3.治疗　3～4 天为高峰期,随后渐轻,10～14 天痊愈。

(1)冲洗结膜囊:生理盐水或 3％硼酸水冲洗局部冷敷,切忌热敷及遮盖眼垫。

(2)抗生素眼液点眼:可选择广谱抗菌药如喹诺酮类(诺氟沙星、氧氟沙星、环丙沙星、洛美沙星、0.3％左旋氧氟沙星敏感性高)或者氨基糖苷类(0.3％妥布霉素),急性期 1～2 小时 1 次,以后可改为每天 4～6 次;晚上加用 0.5％四环素、0.5％红霉素、0.3％妥布霉素、0.3％氧氟沙星眼药膏。

(3)严重病例可行结膜囊分泌物细菌培养,然后选择敏感的抗生素眼液和眼膏局部应用。

4.预防　十分重要,消毒隔离切断传播途径。

（二）淋菌性结膜炎

超急性化脓性结膜炎,如未及时治疗,短时间内发生角膜溃疡和穿孔。

1.病因　由淋球菌感染引起。

2.诊断依据

(1)病史:淋球菌接触史,发病急(成人数小时至 3 天,新生儿 2～4 天),双眼常同时发病,来势迅猛。

(2)症状:畏光流泪、眼痛、有烧灼感,有大量脓性分泌物,3～5 日形成典型的脓漏现象。

(3)体征:眼睑高度水肿、痉挛;球结膜高度充血、水肿,有时有点状出血和假膜;耳前淋巴结可有肿大。结膜刮片见上皮细胞浆双球菌。

3.治疗原则　局部抗菌药物的同时全身用药。

(1)局部治疗:

1)冲洗结膜囊:用生理盐水或 3％硼酸水或 1：5000 高锰酸钾液冲洗结膜囊开始时 5～10 分钟 1 次,逐渐减为 15～30 分钟 1 次,一日后 1 小时 1 次,以后改为 2 小时 1 次;如为单眼发病,冲洗时头偏向患侧;可多次冲洗,使分泌物减少或消失。

2)药物治疗:用 10 万～30 万 U/ml 的水剂青霉素 G 或 0.3％诺氟沙星眼液滴眼;开始 1 分钟 1 次,半小时后 3～5 分钟 1 次,2～4 小时后改为 30～60 分钟滴 1 次,持续约两周时间,直到症状消退再持续点眼 2～3 天;青霉素过敏者可选用磺胺类或者妥布霉素眼水,用法同上。

3)有角膜溃疡者要散瞳。按角膜溃疡治疗。

(2)全身治疗:可选用以下几种药物:成人水剂青霉素 G600 万～1000 万单位静脉滴注,每日 1 次,连续 5 天(新生儿用量为 5 万单位/kg 体重),分 2 次静脉滴注,连续 7 天;头孢曲松每日 1g 静脉滴注;头孢噻亏 500mg 静脉滴注每日 4 次;诺氟沙星 200mg,每日 2～3 次(儿童禁用)。

4.预防　发现此类患者,要立即隔离,患者的一切用物要消毒处理;新生儿的预防;产前检查,治疗淋病孕妇,婴儿出生后 0.5％～1％硝酸银眼水或 0.3％诺氟沙星眼液滴眼。

二、病毒性结膜炎

（一）流行性出血性结膜炎

自限性、接触传染性眼病,暴发流行于夏秋季,特点是急性滤泡性结膜炎,点片状结膜下出血。

1.病因　由微小 RNA 病毒、肠道病毒 70 型引起柯萨奇病毒 A_{24} 变异株。

2.诊断依据　自然病程为 7～10 天。

(1)病史:起病急,潜伏期短 2～3 小时,常双眼发病。

(2)症状:眼刺痛、异物感、灼热感、畏光、流泪等,水样分泌物。

(3)体征:眼睑红肿、结膜充血水肿,睑结膜滤泡增生,球结膜下有点片状出血;角膜有点状浸润;耳前淋巴结肿大;少数人有发热、肌痛等全身症状。

(4)病毒分离或 PCR 检测,血清学检查。

3.治疗　无特异治疗。

(1)抗病毒药:4％吗啉胍,0.5％碘苷,0.1％阿昔洛韦眼水点眼 1～2 小时 1 次,可加用更昔洛韦凝胶晚用。

(2)预防细菌感染:如 0.25％氯霉素眼水联合应用。

4.预防　严格消毒隔离,切断传播途径。

（二）流行性角结膜炎

夏季爆发流行,特征为急性滤泡性结膜炎同时伴有晚期角膜上皮下点状浸润。

1.病因　由腺病毒 8 型、19 型、29 型、37 型感染引起。

2.诊断依据

(1)病史:病原体接触史,发病急(5～12 天),双眼先后或同时发病。

(2)症状:畏光、流泪、眼刺痛、刺痒、异物感。

(3)体征:眼睑肿胀、结膜充血水肿、睑及穹结膜大量滤泡增生;分泌物不多且呈水样;角膜中央有上皮下点状浸润。

3.治疗　同流行性出血性结膜炎。

（三）急性咽结膜热

传染性,急性非化脓性滤泡性结膜炎,夏季流行发病,特点是高热、咽痛、急性滤泡性结膜。预后良好,不留痕迹,不影响视力。

1.病因　由腺病毒 3 型、偶可由 4 型、7 型感染引起。儿童发病多见。

2.诊断依据

(1)病史:发病急,可双眼同时或先后发病,多侵犯 5～9 岁儿童。

(2)症状:畏光、流泪、异物感、烧灼样感;头痛、咽痛、肌肉酸痛、高热、腹泻等。

(3)体征:眼睑肿胀;结膜充血;睑结膜及穹结膜滤泡增生;分泌物少,为浆液性。

3.治疗

(1)眼部治疗同流行性出血性结膜炎。

(2)咽部病症必要时应请耳鼻咽喉科医师会诊。

(3)全身症状对症处理。

4.预防　严格消毒隔离,切断传播途径。

三、其他类型结膜炎

（一）春季结膜炎

季节性,反复发作的免疫性结膜炎。春夏发病,多见于 20 岁以下的青春前期的儿童和青少年。

1.病因　病因迄今不明,可能与人体对光、热或空气中的污染物过敏有关,也可能与某些花粉过敏有关。过敏原为植物的花粉,各种微生物的抗原成分、污尘、动物的皮毛、阳光等导致肥大细胞以及嗜酸粒细胞释放炎性介质引起。

2.诊断依据

(1)病史:首次发病多 10 岁以下,女孩多见。起病急,每年大约于相同时节发病(春夏)季。

(2)症状:眼部奇痒,有畏光、流泪、异物感。分泌物多而黏稠。

(3)体征

1)睑结膜型:主要病变在上睑结膜,睑结膜有许多硬而扁平的、大(>1mm)小不等的浅红色、浑浊的增生乳头,排列如铺路石,其表面有一层乳样膜,分泌物多呈黏丝状;可导致眼睑增厚或者假性眼睑下垂。

2)角膜缘型:角膜缘附近球结膜有颗粒状小结节,数个呈堤状围绕角膜四周;睑裂区可见黄褐色或暗红色半透明胶样小结。

3)混合型:为以上二型之综合存在。

(4)分泌物涂片可见嗜酸粒细胞增多。

3.治疗 具自限性,5～8 年或者青春期后期缓解。治疗目的为减轻症状及减少并发症。

(1)尽量避开过敏原;配戴有色眼镜、减少光刺激,眼睑冷敷。

(2)如过敏原清楚,可用脱敏疗法。

(3)抗组胺药、肥大细胞稳定剂、血管收缩剂、非甾体抗炎药以及糖皮质激素点眼;葡萄糖酸钙、氯化钙静脉注射;0.5%硫酸锌眼液点眼止痒;分泌物多时用 3%碳酸氢钠液洗眼;易发季节滴用肥大细胞稳定剂 4～5 次每天预防;严重者上睑局部注射激素;局部 2%环孢霉素对严重的病例可控制炎症。

(4)与抗生素合用预防细菌感染。

(5)结膜乳头肥大者可给予冷冻疗法。

(二)过敏性结膜炎

1.病因 因花粉、药物或化学物品过敏所致。

2.诊断依据

(1)病史:发病急者多与花粉过敏或接触眼镜过敏有关;迟发型者多与接触化学品和某些药物(如阿托品、缩瞳剂等)有关。

(2)症状:畏光、流泪、奇痒、分泌物多。

(3)体征:眼睑水肿;结膜充血及水肿;分泌物为黏液性。

3.治疗

(1)除去过敏原。

(2)如过敏原清楚,可用脱敏疗法。

(3)同春季结膜炎的治疗措施。

(三)沙眼

1.病因 沙眼衣原体(12 型)A、B、Ba C 型。

2.诊断依据

(1)病史:与沙眼患者密切接触史。

(2)症状:急性期儿童多见,双眼异物感,畏光,流泪,黏液或黏液脓性分泌物;慢性期仅有眼异物感,不适。

(3)体征:急性期睑球结膜充血,乳头增生,穹隆部滤泡,角膜上皮炎;慢性期结膜肥厚,乳头滤泡融合,逐渐发展为网状瘢痕,角膜血管翳,角膜缘 Herbert 小凹;晚期并发症的体征如眼睑内翻,倒睫,上睑下垂,角膜浑浊,睑球粘连等。

(4)实验室检查:结膜刮片可查到沙眼包涵体。

3.治疗

(1)药物治疗:局部点用 0.1%利福平,0.5%氯霉素,10%～15%磺胺醋酰钠。红霉素眼膏,连续用药 3 个月。全身用红霉素,磺胺用于急性或者重型沙眼。

(2)手术治疗:针对并发症,有沙眼挤压术、电解倒睫、内翻矫正、泪囊摘除以及角膜移植术。

4.预防 防止接触感染,加强卫生宣教,改善环境卫生。

(四)新生儿眼炎

出生后一个月内单眼或者双眼弥漫性结膜充血,并有脓性或者黏液脓性分泌物。

1.病因 病原体为奈瑟球菌、沙眼衣原体、葡萄球菌、链球菌以及单纯疱疹病毒等。

2.诊断依据

(1)病史:母亲又无性病史,有无孕期宫颈刮片检查以及结果。

(2)症状体征:眼睑水肿,结膜水肿充血以及大量的脓性或者黏液性分泌物。

(3)实验室检查:结膜刮片行 Gram 和 Giemsa 染色,分泌物行微生物培养,或者行病毒培养分离。

3.治疗　初期根据涂片结果给予抗生素治疗,以后结合培养和药敏反应调整用药。

(1)涂片无细菌生长:局部应用红霉素眼膏,4 次/日,全身应用红霉素制剂 50mg/(kg·d),按婴儿剂量分 4 次服用,治疗 2～3 周。

(2)衣原体感染:局部应用红霉素眼膏,0.1％利福平,4 次/日。全身应用红霉素制剂 40mg/(kg·d),分 4 次服用,治疗 2～3 周。患儿父母同时治疗,四环素 250～500mg,口服,4 次/日,或多西环素 100mg,口服 2 次/日,共 7 日。

(3)奈瑟淋球菌感染:①冲洗结膜囊:用生理盐水或 3％硼酸水或 1:5000 高锰酸钾液冲洗结膜囊开始时 5～10 分钟 1 次,逐渐减为 15～30 分钟 1 次,一日后 1 小时 1 次,以后改为 2 小时 1 次;如为单眼发病,冲洗时头偏向患侧;可多次冲洗,使分泌物减少或消失。②药物治疗:用 10 万～30 万 U/ml 的水剂青霉素 G 或 0.3％诺氟沙星眼液滴眼;开始 1 分钟 1 次,半小时后 3～5 分钟 1 次,2～4 小时后改为 30～60 分钟滴 1 次,持续约两周时间,直到症状消退再持续点眼 2～3 天;青霉素过敏者可选用磺胺类或者妥布霉素眼水,用法同上。③有角膜溃疡者要散瞳。按角膜溃疡治疗。④全身治疗:可选用以下几种药物:成人水剂青霉素 G600 万～1000 万单位静脉滴注,每日 1 次,连续 5 天(新生儿用量为 5 万单位/kg 体重),分 2 次静脉滴注,连续 7 天;头孢曲松每日 1g 静脉滴注;头孢噻亏 500mg 静脉滴注,每日 4 次;诺氟沙星 200mg,每日 2～3 次(儿童禁用)。

(4)单纯疱疹病毒感染:首选 0.1％碘苷,0.5％阿昔洛韦或者 0.2％阿糖胞苷眼水 1～2 小时点眼一次,睡前涂抗生素眼膏。合并全身感染时可口服阿昔洛韦。

(李艳丽)

第三节　角膜疾病

一、翼状胬肉

1.病因　暴露于太阳光和紫外线使深层结膜组织变性,炎性细胞增生。

2.诊断依据

(1)症状:刺激征,眼红,可有视力下降。

(2)体征:内侧睑裂部结膜组织增厚形成翼状纤维血管组织长入角膜。

3.治疗

(1)眼部配戴太阳镜或者风镜等防护太阳光或者风尘等。

(2)人工泪液润滑眼球 4～6 次/自,减轻眼部刺激症状。

(3)对反复眼部充血、眼部刺激征者给予氧氟沙星眼水点眼,4 次/日。

(4)手术切除:适于刺激症状明显且药物效果差;翼状胬肉生长快,侵及视轴者。

二、浅层点状角膜炎

1.病因　眼干燥综合征,睑缘炎,慢性角膜擦伤,暴露性角膜病变,滴眼液药物毒性作用,紫外线或者光学角膜病变,结膜炎,接触镜配戴等。

2.诊断依据

(1)病史:外伤史,接触镜配戴史,滴眼液应用或化学以及紫外线暴露史。

(2)症状:疼痛,畏光,眼红,异物感。

(3)体征:荧光素染色示角膜上皮点状缺损,严重时融合成片,同时伴有结膜或者混合充血,以及水样或黏液性分泌物。

3.治疗

(1)治疗潜在的病因最重要。

(2)人工泪液 4 次/日,可加用润滑眼膏如卡波姆滴眼液 1 次/晚。

(3)抗菌药物如喹诺酮类滴眼液 4 次/日、眼膏晚用或者妥布霉素眼液或者眼膏。

(4)适当加用角膜营养药如贝复舒 4 次/日,和睫状体麻痹剂如托品卡胺缓解疼痛和畏光。

三、角膜溃疡与角膜浸润

(一)细菌性角膜溃疡

1.肺炎链球菌性角膜炎

(1)病因

1)致病菌:肺炎链球菌,革兰阳性双球菌。

2)危险因素:角膜上皮外伤史、异物、上皮擦伤;长期应用糖皮质激素;慢性泪囊炎和角膜接触镜。

(2)诊断依据

1)病史:如上危险因素。

2)症状:起病急,突然发生眼痛、视力障碍、畏光、流泪、眼睑痉挛伴较多脓性分泌物等。

3)体征:球结膜水肿,角膜缘混合充血,椭圆形,带匍行性边缘的中央基质较深的溃疡,后弹力层可有放射状皱褶,常有前房积脓和角膜后纤维蛋白沉着。

4)病灶刮片示革兰阳性双球菌。

(3)治疗

1)去除诱因:慢性泪囊炎可给予清洁处置或者摘除;停用或减量糖皮质激素;更换角膜接触镜。

2)药物治疗:首选青霉素类(1%黄苄青霉素)、头孢菌素类(0.5%头孢噻亏)频繁点眼;氨基糖苷类(妥布霉素)容易产生耐药性;重症者可加用结膜下注射或全身用药。

3)药物不能控制或者角膜穿孔者可行治疗性角膜移植术。

2.葡萄球菌性角膜炎

(1)病因

1)致病菌:金黄色葡萄球菌,表皮葡萄球菌。

2)危险因素:同肺炎链球菌性角膜炎。

(2)诊断依据

1)病史:如上危险因素。

2)症状:起病急,突然发生眼痛、视力障碍、畏光、流泪、眼睑痉挛伴较多脓性分泌物等。

3)体征:眼睑水肿,结膜水肿,睫状或者混合充血;圆形或者椭圆形局灶性脓肿病灶,并有边界明显的或白色基质浸润以及小范围的周围上皮水肿。

(3)分型

1)金黄色葡萄球菌:急性化脓性,局限性圆形灰白溃疡,边缘清楚,可有卫星灶,溃疡表浅。

2)表皮葡萄球菌:凝固酶阴性,医源性角膜溃疡(眼局部免疫功能障碍、糖尿病、长期糖皮质激素、眼科手术后)发病缓慢,病变局限溃疡范围小而局限。

3)耐甲氧西林金葡菌和耐表皮葡萄球菌(MRSAK MRSEK):多为机会感染,如眼外伤、干眼、角膜接触镜等。

4)葡萄球菌边缘性:葡萄球菌性眼睑结膜炎者,葡萄球菌外毒素引起的变态反应,结膜充血和异物感,常发生于眼睑与角膜接触者 2、4、8、10 点,呈孤立的圆形或者弧形浸润,反复发作后角膜缘可有浅层血管翳长入。

(4)治疗

1)葡萄球菌性:头孢菌素类(0.5%头孢噻亏)、青霉素类(1%黄苄青霉素)或者氟喹诺酮类(0.3%氧氟沙星)频繁滴眼,注意氨基糖苷类药物效果差。

2)MRSAK 或 MRSEK:米诺环素、头孢美唑。文献采用 0.5%万古霉素溶于翳磷酸盐作为缓冲液的人工泪液中频繁滴眼或者万古霉素 25mg 结膜下注射每日 1 次,或者每日 2 次口服,每次 1g。

3)葡萄球菌边缘性角膜炎:糖皮质激素 0.1%氟米龙、1%黄苄青霉素、0.3%氧氟沙星交替点眼,重者可联合结膜下或者口服激素。

4)重者具有角膜穿孔倾向者可及早施行治疗性角膜移植术。

3.铜绿假单胞菌性角膜溃疡

(1)病因

1)致病菌:铜绿假单胞菌(绿脓杆菌)。

2)危险因素:各种形式的角膜外伤,角膜炎症、角膜软化症化学伤以及暴露性角膜炎等因素造成的角膜上皮不健康。

(2)诊断依据

1)病史:发病急,进展快(6~24 小时)。

2)症状:眼剧痛,视力骤降,畏光流泪。

3)体征:眼睑肿胀、球结膜混合充血及水肿、角膜浸润,典型的环形溃疡或浸润以及前房积脓,有大量黄绿色黏稠状分泌物。

4)涂片发现革兰阴性杆菌,培养证实为绿脓杆菌。

(3)治疗

1)局部点眼:首选氨基糖苷类(0.4%~1%庆大霉素、妥布霉素)或者氟喹诺酮类(氧氟沙星、环丙沙星)或 2.5~10mg/ml 多黏菌素 B,频繁点眼,15~30 分钟 1 次。或用上述药物球结膜下注射。

2)散瞳:用 1%阿托品眼液或眼膏。

3)胶原酶抑制剂:2.5%~10%半胱氨酸滴眼液每日 4~6 次。

4)药物治疗无好转可行角膜板层或者穿透角膜移植术,继发眼内感染者行眼球摘除或者眼内容挖出术。

（4）预防：注意接触隔离，防止交叉感染；患者换药用的眼垫、棉签、棉球等要严格单独处理，器械要严格消毒。

（二）病毒性角膜炎

1.单纯疱疹性角膜炎

（1）病因

1）致病菌：单纯疱疹病毒Ⅰ型或Ⅱ型。

2）诱因：感冒、发热、疲劳、焦虑局部药物以及创伤刺激导致全身或者局部的免疫功能受损，潜伏的病毒开始活化，导致疾病复发。

（2）诊断依据

1）病史：反复发作，起病急，发展快。

2）症状：畏光、流泪、异物感、眼痛、眼睑痉挛。

3）体征：结膜混合充血，角膜上皮出现树枝状、地图样炎症或者表现为角膜中央区的基质层的盘状水肿；幼儿可合并全身发热和耳前淋巴结肿痛，唇部和皮肤单纯疱疹感染。

4）实验室检查：血清学检查、病毒分离。

（3）治疗原则：不同的病变阶段采用不同的治疗方法。

早期：角膜疱疹或者浅层炎症，迅速控制炎症和防止炎症扩散到深层。

深层炎症：采用抗病毒联合激素。

1）药物治疗：①抗病毒药物。0.1％碘苷（疱疹净）眼水，浅层病变有效，药物毒性大；无环鸟苷（阿昔洛韦）比较有效的选择性抗病毒药，3％药膏、1％药水；0.1％～3％丙氧鸟苷的眼水。以上眼水早期1～2小时1次，以后可改为每日4～6次。②肾上腺皮质激素。1％地塞米松眼水和眼膏，每日2～4次。③免疫调节剂。用干扰素8万～16万 Uml 溶液点眼，4～6次/日，或5万～40万 U 结膜下注射，1次/日或1次/隔日。

2）手术治疗：药物治疗无效已经出现角膜明显变薄或者穿孔进行治疗性角膜移植或结膜瓣遮盖、羊膜遮盖、清创治疗等。

2.带状疱疹性角膜炎

（1）病因：由水痘带状疱疹病毒引起。

（2）诊断依据

1）病史：发病前1～8个月有感染水痘的病史，发病急，视力下降。

2）症状：眼痛、畏光、流泪、眼睑痉挛、头痛、神经痛。

3）体征：疱疹出现（沿三叉神经第一支支配区皮肤上出现成簇疱疹，一般不过中线），结膜混合充血、水肿，角膜可出现点状、树枝状上皮浸润，可发展为基质层角膜溃疡，角膜知觉减退或消失。

4）实验室检查，荧光抗体染色技术。

（3）治疗

1）结膜损害：阿昔洛韦或安西他滨滴眼液1～2小时1次，阿昔洛韦或安西他滨眼膏2次/日，眼部冷敷，红霉素眼膏涂眼2次/日。

2）角膜假树枝或浅层角膜病变：同结膜损害者；干扰素滴眼液4～6次/日，人工泪液1～2次/小时。

3）免疫性角膜基质炎：局部糖皮质激素眼水点眼如1％泼尼松龙1次/1～6小时，重症者结膜下注射0.2％阿昔洛韦0.5ml＋地塞米松1mg，1次/日，连续7～10日。

4）并发葡萄膜炎者：阿昔洛韦或安西他滨滴眼液、眼膏用法如前；口服阿昔洛韦400mg，4次/日；局部加用散瞳剂和1‰泼尼松龙1次/1～6小时。

5)神经营养性角膜炎:红霉素眼膏,不含防腐剂的人工泪液4次/日,发生角膜无菌性溃疡者可采取睑缘缝合或结膜瓣遮盖法。

(三)真菌性角膜溃疡

1.病因

(1)由真菌感染所引起,常见的有镰刀菌属、曲霉菌属、青霉菌属、酒曲菌属、酵母菌、白色念珠菌、隐球菌、放线菌等。

(2)植物性角膜外伤后,全身或者眼局部长期大量应用广谱抗生素、糖皮质激素或者免疫抑制剂等。

2.诊断依据

(1)病史:有眼外伤史,病情进展慢。

(2)症状:畏光、流泪、眼痛、眼睑痉挛、视力下降。

(3)体征:球结膜混合性充血,角膜上皮出现灰白色浸润或溃疡灶。溃疡边界清楚、表面粗糙、干燥、微隆起,溃疡周围常出现卫星灶和免疫环;病情重者可出现黏稠的前房积脓。

(4)角膜刮片 Gram 染色和 Giemsa 染色;角膜活检联合共聚焦显微镜。

3.治疗

(1)抗真菌药物治疗:多烯类(0.3%两性霉素 B),咪唑类(0.2%氟康唑、0.5%咪康唑),嘧啶类(1%氟胞嘧啶),1次/小时;也可以结膜下注射抗真菌药如两性霉素 B 0.1mg、咪康唑 5～10mg,每日或隔日 1 次;可全身应用抗真菌药如静脉滴注咪康唑 10～30mg/(kg·d)分 3 次给药,每次用量一般不超过 600mg,在 30～60 分钟内滴注。

(2)散瞳:有色素膜炎者用1%阿托品散瞳。

(3)角膜移植:缺抗真菌药或药物治疗无效时可行角膜移植手术清创术,结膜瓣覆盖术。

注意:禁用皮质激素。

(四)棘阿米巴角膜炎

1.病因 棘阿米巴原虫感染引起。慢性进行性角膜溃疡,角膜接触棘阿米巴污染的水源,特别是通过污染了的接触镜或者清晰镜片的药液感染发病。

2.诊断依据

(1)病史:起病急,多单眼发病。

(2)症状:畏光、流泪、异物感、眼痛、视力下降。

(3)体征:球结膜混合性充血,角膜上皮有散在或成簇的灰白色点状浸润或辐射状、树枝状浸润,角膜后弹力层出现皱褶,KP(+),前房积脓。

(4)角膜病灶取材后涂片,可找到或者培养出棘阿米巴,必要时角膜活检。

3.治疗

(1)抗阿米巴药物,二咪或者联咪类(0.15%羟乙磺酸双溴丙脒眼膏)涂眼。咪唑类(10mg/ml 咪康唑)。

(2)0.5%新霉素眼液点眼,1次/小时。

(3)应用抗生素,预防继发感染。

(4)清创:早期清除受损的角膜上皮。

(5)角膜移植:药物治疗无效或角膜有穿孔危险者可行角膜移植。

注意:禁用糖皮质激素,治疗性角膜手术后应该继续药物治疗一段时间减少复发。

四、角膜接触镜引起的眼部并发症

1.角膜溃疡

(1)病因:配戴角膜接触镜方法不当或时间过长引起角膜上皮损害继发病原体感染如细菌、病毒、真菌等。

(2)诊断依据

1)眼痛、畏光、流泪、视力减退异物感等。

2)结膜或混合充血,角膜荧光染色示角膜上皮损伤,或白色角膜病变。可有脓性或者黏液脓性分泌物。

(3)治疗

1)立即去掉隐形眼镜。

2)立即涂片检查、细菌培养和药物过敏试验,及时应用敏感性药物。

3)抗生素眼水或药膏如氧氟沙星、诺氟沙星或妥布霉素等4～6次/日,晚上用药膏。溃疡严重者,可结膜下注射敏感性药物。

4)有穿孔危险者可做结膜瓣保护或角膜移植术。同时降低眼压;如有咳嗽或便秘者,采取相应抢救措施。

5)主要预防措施是尽量不戴角膜接触镜;必须配戴者要选用正规厂家产品,并注意局部卫生。

2.角膜水肿及角膜上皮剥脱

(1)病因

1)有配戴角膜接触镜史。

2)长时间配戴使角膜组织缺氧,角膜上皮细胞内 ATP 和糖原减少,有丝分裂受抑制,乳酸增加,致使角膜上皮水肿和脱落。

(2)诊断依据

1)接触镜配戴史;眼红、痛、视力下降、睁眼困难。

2)体征:角膜水肿及上皮脱落。

(3)治疗

1)立即取下角膜接触镜。

2)抗生素眼药水及眼膏如氧氟沙星、诺氟沙星或妥布霉素等4～6次/日,晚上用药膏。必要时加用散瞳剂和角膜营养药水乳贝复舒4～6次/日。

3)尽量不戴角膜接触镜,非戴不可时要选合格产品并注意局部卫生。

3.巨乳头性结膜炎

(1)病因:不能耐受角膜接触镜。

(2)诊断依据

1)接触镜配戴史。

2)眼部奇痒,黏液性分泌物。

3)睑结膜充血、巨大乳头增生(上穹结膜类似春季结膜炎改变)。

(3)治疗

1)立即停戴角膜接触镜;

2)应用肥大细胞稳定剂如 4％色甘酸钠滴眼液 4 次/日,可加用皮质类固醇类滴眼液效果更佳。

（李艳丽）

第四节　青光眼

一、概述

青光眼是眼科临床中一组常见而复杂的疾病,其中相当一部分进展迅速、病情危重,可在短期内造成不可逆的视力损害。值得注意的是,引起青光眼的病因各不相同,与眼部外伤、全身抢救甚至全麻手术相关,青光眼的某些临床表现又容易与消化系统和神经系统疾病互相混淆,是急诊医学中不可忽视的疾病。

青光眼并不罕见,我国的流行病学资料显示,青光眼的患病率为 0.89％～2.6％。是我国的主要致盲性眼病,约有 20％的盲人为青光眼所致。

青光眼是由于病理性的高眼压超过了个体眼球内组织所能耐受的限度,而引起视神经损害和视野缺损。这些损害一般是不可逆的。正常人的眼压是 10～21mmHg,但不同人的视神经对高眼压的耐受程度各不相同。正常人可有少数超过这一限度而不引起视神经损害,这类人可以称为高眼压症;相反也有少数人眼压处于正常范围,却发生了典型的视神经损害,称为正常眼压性青光眼。

根据前房角的形态、发病机制和发病的年龄,我国对青光眼的分类如下:

- 原发性青光眼

　　闭角型青光眼

　　　　急性闭角型青光眼

　　　　慢性闭角型青光眼

　　开角型青光眼

- 继发性青光眼

- 先天性青光眼

(一)病史要点

1.眼压急剧升高　眼压急剧升高可有一些特征性的临床表现,如眼部胀痛、结膜充血、同侧头痛、恶心、呕吐,一部分人为眼眶、鼻根酸胀不适,相当一部分人首诊于神经科或消化科,延误治疗时机,造成不可逆的视力损伤。

2.视力下降　视力下降包括雾视、虹视、视野缺损。

3.注意诱因　如外伤、情绪激动、季节变换、环境变暗、使用糖皮质激素等,症状持续还是间断,之前有无类似发作等。

4.相关眼病史　如屈光状态、葡萄膜炎史、白内障史、眼底疾病。

5.青光眼家族史。

6.全身情况　高血压、糖尿病、血管疾病、甲状腺疾病。

(二)急诊检查要点

1.视力。

2.眼压　急诊常备非接触眼压计,简单无创,较为方便。双眼差异大于 5mmHg 为异常。角膜浑浊的患者可使用压陷式眼压计。正常人的眼压常在一日内波动,昼夜波动大于 8mmHg 也为异常。必要时需要查 24 小时眼压。

3.外眼　创伤表现、眼球突出、上睑退缩、结膜充血等。

4.角膜　是否水肿、KP、角膜大疱、睫状充血等。

5.前房　周边前房深度:观察 6 点位前房深度,前房深度如果小于 2/3 角膜厚度者易于出现房角关闭。中轴深度(小于 2.5mm 者为浅前房):是否前房深浅不一。房角镜检查:房角形态、宽窄、有无粘连关闭、色素分布、有无新生血管和房角后退。Scheie 房角分级如下:宽能看见所有房角结构窄 I 动态下能看见睫状体带窄 II 动态下能看见巩膜突窄 III 动态下能看见前部小梁窄 IV 动态下只能看见 Schwalbe 线

6.虹膜　注意是否有前后粘连,有无膨隆、萎缩、异色、虹膜新生血管,根部是否完整。

7.瞳孔　大小、对光反射、色素外翻、瞳孔移位等。

8.晶状体　是否有膨胀、溶解、脱位、脱屑,前囊处有无色素粘连和青光眼斑。

9.玻璃体和视网膜　注意是否有出血、渗出、血管阻塞、新生血管膜等。

10.视盘　注意色调、盘沿面积、切迹、出血、神经纤维层损害,凹陷大小和杯/盘比。凡是杯/盘比大于 0.5、双眼差值大于 0.2 者,均为阳性发现。

(三)急诊后检查

1.B 超　注意眼轴、眼内肿瘤、玻璃体积血等。

2.超声生物显微镜(UBM)　可测量前房深度、虹膜位置、晶体厚度、晶体是否脱位,房角开放程度和睫状体的位置等。

3.视野检查　可选用静态视野,有利于动态评估。

4.眼底立体照相/其他计算机图像分析检查　对视盘形态、神经纤维层厚度进行定量测定。可以动态评估病情。

(四)治疗方案

1.非手术治疗

(1)治疗原发疾病

(2)局部眼药水

1)β 肾上腺素能受体阻滞剂:0.5% 噻吗洛尔眼药水,0.25% 倍他洛尔,2% 卡替洛尔或 0.5% 左布诺洛尔,每日 2 次,白天有效。有心力衰竭、房室传导阻滞、心动过缓、哮喘、阻塞性肺气肿者忌用。

2)α 肾上腺素能激动剂:0.1% 地匹福林:常用于炎症、外伤等继发性青光眼。闭角型青光眼禁用。

3)前列腺素制剂:0.005% 拉坦前列腺素,每日 1 次,夜间使用为好,不宜与缩瞳剂合用。

4)缩瞳剂:1%~4% 毛果芸香碱。

(3)全身用药

1)碳酸酐酶抑制剂:乙酰唑胺,每次 0.25g,需要与碳酸氢钠 0.5g 合用,有泌尿系结石和磺胺过敏者忌用,同时注意补钾。

2)高渗剂:20% 甘露醇和 50% 甘油盐水:有严重心血管疾病和脑部疾病者应该请相关科室会诊后再使用,注意血电解质紊乱和肾功能变化,糖尿病患者禁用甘油盐水。

2.手术治疗

(1)解除瞳孔阻滞:周边虹膜切除、激光周边虹膜切除、晶状体摘除术等,主要适用于房角尚未广泛粘连的闭角型青光眼。

(2)解除小梁阻塞:房角切开、小梁切开术,适用于先天性青光眼,激光小梁成型术适用于早期的原发

性开角型青光眼。

（3）滤过性手术：即重新建立房水外流的通道，使房水流到结膜下间隙，形成滤过泡，并由结膜血管和淋巴管吸收。如小梁切除、巩膜造瘘、引流阀植入等。

（4）减少房水生成的手术：属于破坏性手术，如睫状体激光光凝、冷冻术。主要用于疼痛明显、眼压难降的晚期青光眼。可能引起永久性房水低分泌和低眼压，甚至眼球萎缩。

二、急性闭角型青光眼

急性闭角型青光眼急诊诊治要点。

（一）病因

这类患者通常前房浅，晶体相对厚，眼轴短小，这样房水流经晶体和虹膜之间阻力加大，即瞳孔相对阻滞，这样后房压力升高，促使虹膜膨隆，前房角进一步变窄，甚至房角关闭影响房水流出，引起眼压升高。

（二）危险因素

①年龄大于 40 岁；②远视眼；③季节变化、黑暗环境、瞳孔散大、低头位；④情绪波动和疲劳；⑤短期快速大量输液。

（三）分期

1.临床前期　无症状，但需要治疗。

（1）一眼曾经发作过，另一眼也具浅前房者。

（2）双眼未发作，具有家族史及激发试验阳性者。

2.前驱期　轻度眼痛，鼻根眼眶酸胀不适，轻度睫状充血，眼压稍高。通常于情绪波动和天色阴暗时诱发。有的患者可自行缓解，也有经过多次小发作后症状渐加重进入急性发作期。

3.急性发作期　急性发作是急诊收治眼压升高的首要构成原因。需要认真鉴别。

（1）症状：剧烈眼痛、视力急剧下降、同侧头痛、恶心、呕吐，甚至脉率加快。

（2）体征：结膜睫状充血或混合充血，角膜上皮水肿，角膜后棕色沉着物，前房浅甚至消失，可以有闪辉甚至浮游细胞。虹膜水肿，部分缺血萎缩，瞳孔中等扩大，呈竖椭圆形，晶状体前囊下白色浑浊，特称为青光眼斑。房角关闭，甚至部分粘连。眼压升高，多超过 50mmHg。

4.间歇期　急性期经过治疗或者自然缓解后，眼压降至正常，房角开放，病情暂时缓解，但是随时可能复发。

5.慢性期　急性期的病情没有得到控制，房角持续粘连，眼压仍然增高。

（1）症状：慢性期的早期可能有眼疼和眼胀、视物模糊等，后期则可能无症状。

（2）体征：可有急性高眼压发作的遗留体征，如虹膜萎缩、瞳孔大、青光眼斑。房角粘连关闭，如果房角粘连范围大于180°，则可出现房水流出不畅，引起眼压升高。若长期眼压不降，可引起视盘病理性凹陷。视野出现缺损，甚至渐进展直至完全失明。

6.绝对期　绝对期指青光眼进展到视力丧失。

（1）症状：此时往往患者已经耐受了高眼压，自觉症状可以不明显。

（2）体征：角膜浑浊，出现角膜大疱，上皮剥脱，晶体浑浊。晚期由于整个眼球变性，眼压可以变低，甚至萎缩。此时眼球薄弱，角膜易于溃疡和穿孔。

（四）诊断要点

1.眼压升高。

2.眼痛、眼胀、头痛。

3.角膜水肿、前房浅、房角狭窄。

（五）鉴别诊断

此外,急性闭角型青光眼常伴有头痛、恶心、呕吐等症状,可被误诊为神经系统疾病和急性胃肠炎等,忽略眼部检查而延误病情,最后造成严重后果甚至失明。

（六）治疗原则

必须尽快降低眼压,首先用药物治疗,待前段炎症消退后采用手术的方法解除房角关闭的诱因。

第一阶段:尽快降眼压。

1.全身用药　由于上述药物具有高渗利尿、抑制房水生成的作用,使用时应该限制患者饮水量,并注意水、电解质平衡,适当补充钾盐。

2.眼部用药

(1)1%～2%毛果芸香碱滴眼液(匹罗卡品):应该在眼压初步控制时使用,开始一小时每15分钟1次,以后可每30分钟、每小时1次,后渐减量到每日4次。注意新生血管青光眼禁用。

(2)0.5%噻吗洛尔滴眼液,2%卡替洛尔:每日2次,该药物主要在白天起效。注意有心率过缓、传导阻滞、肺心病、阻塞性肺气肿等患者禁用。

(3)2%利多卡因溶液1.5～2.0ml,球后注射:可以阻滞睫状神经节、减少房水生成,并有镇痛作用。

3.前房穿刺　前房穿刺是药物难以降低眼压的一种措施,可用针头在角膜缘刺入前房,放出少许房水,通常降压效果良好,但效果持续时间较短,一旦房水重新分泌,瞳孔阻滞又没有能够及时解除,眼压就可迅速升高。禁忌证:新生血管青光眼。

第二阶段:手术解除病因。

一般通过药物降眼压,使眼前段炎症消退后行手术治疗效果较好,但如果眼压难以控制,则应该尽早采取急诊手术方法治疗。这是因为通过药物降低眼压只是暂时的,只要病因没有解除,患者可能随时发生眼压升高。

1.激光周边虹膜切开术　一般在接触镜下进行,使用氩激光或者YAG激光,操作简单快捷,创伤小,是实际可行的急诊手术。主要通过沟通前后房,缓解虹膜膨隆和促进房角开放。

2.周边虹膜切除术　使用手术的方法,在角膜缘穿刺,并切除周边虹膜,不需要激光设备,操作较简单。

3.小梁切除术　如果在使用缩瞳药情况下眼压难以控制,且房角关闭超过1/2～2/3圆周时,需要进行滤过性手术,即通过适当的通路将房水引流至前房以外,通过结膜下吸收。主要的代表术式是小梁切除术。

需要注意的是,急性闭角型青光眼是双眼疾病,一侧眼发病,另一侧眼需要适当治疗,以防急性发作,具体可使用缩瞳药或虹膜切开等。

三、晶体膨胀性青光眼

老年性白内障在膨胀期时可引起晶体显著膨胀,使虹膜前移,这样使得前房变浅、房角关闭,这样就可发生类似急性闭角性青光眼的病理变化,引起眼压升高。治疗原则是紧急行白内障超声乳化摘除术并植入人工晶体,如果晶体膨胀明显,与角膜距离很小,估计超声乳化的风险较大时,可行白内障囊外摘除术。如果房角粘连范围广,则应该行白内障和青光眼联合手术。

四、晶体（半）脱位所致青光眼

由于先天的、外伤等因素导致悬韧带松弛断裂所致晶体（半）脱位，可引起晶体在后房、虹膜之间嵌顿，这样也可引起房水流出不畅，引起高眼压的发生。有的患者可于数月前的外伤引发高眼压，有的虹膜震颤不甚明显，须注意观察各象限前房深度不一致，超声生物显微镜（UBM）可以准确检查出隐匿的晶体脱位。治疗：诊断清楚后不宜盲目缩瞳，因该手术摘除白内障，如果脱位不超过180°，可使用晶体张力环帮助植入人工晶体。如果脱位范围大，可采用悬吊式晶体植入。

五、晶体溶解性青光眼

白内障过熟期时，可引起皮质溶解，晶体的蛋白质阻塞小梁网，引起房水流出不畅和高眼压。检查时可发现前房闪辉，有明显胆固醇结晶；晶体皮质溶解，核漂浮，囊膜上有白色斑点。即使晶体破裂脱位至玻璃体腔，也可引起此种类型青光眼。

治疗措施：尽量使用药物降低眼压，注意使用糖皮质激素控制炎症反应；然后尽早使用手术方式摘除白内障，一般术后眼压可得到良好控制，很少需要单独的抗青光眼手术。

六、晶体过敏性青光眼

临床上可见于外伤、手术或者晶体自发破裂后。晶体过敏是一种免疫复合性疾病，当机体对晶体的蛋白质的正常耐受丧失时即可发生。组织学上是一种肉芽肿性炎症，引起小梁网阻塞。可观察到前葡萄膜炎，有时相当严重，甚至引起周边虹膜前粘连和瞳孔后粘连，所以发病机制上既有开角型青光眼的因素，又有闭角型青光眼的因素。

治疗措施：对糖皮质激素的反应差。需要行手术清除残余晶状体和囊膜，最好施行经睫状体扁平部的晶体切除术。切除标本应行病理检查，以鉴别眼内炎、异物反应和原有的葡萄膜炎。

七、眼部顿挫伤后的青光眼

眼部顿挫伤后，可引起瞳孔、虹膜根部、睫状体带、巩膜突、小梁网、晶体悬韧带、锯齿缘等处的撕裂，影响房水的生成和流向，同时促发眼部炎症反应，最终可导致眼压升高或者降低，需要全面仔细的检查、周密的分析，抓住主要矛盾，进行积极治疗。

前房积血：血液凝块直接阻滞瞳孔和红细胞阻塞小梁是主要原因，通常伴有明显的炎症反应。

治疗原则：①半卧位，包扎双眼，限制活动。②适当运用止血药物和激素。③降眼压治疗：控制房水生成。④难以吸收的血块和难以控制的眼压，可采用滤过性手术。

八、血影细胞性青光眼

出血后的红细胞变性，成为球形、黄色，难以通过小梁网，阻碍房水流出。一般在玻璃体积血后10天发生，一般前段炎症轻微，病史对诊断很重要。

治疗原则:药物控制眼压,然后反复前房冲洗。如果玻璃体积血严重者,可通过玻璃体切除术解除病因。一般不需要特别的抗青光眼手术。

九、房角后退性青光眼

由于受到顿挫伤的瞬间,瞳孔发生阻滞,周边巩膜膨胀,滞留于前房的房水向无晶体支撑的周边虹膜冲击,导致睫状肌的环形纤维和纵形纤维分离,虹膜根部后退,亦即房角后退。伴有前房积血的伤眼,发生房角后退的几率为20%～90%,这之中日后约有1.3%～7%发生青光眼。

(一)病史要点

顿挫伤后,往往有前房积血史。家族中有开角型青光眼史。

(二)检查要点

①前房加深。②虹膜:震颤提示晶体脱位、虹膜根部离断等。③晶体位置,睫状小带的情况,是否有玻璃体疝出。④眼压升高。⑤房角镜检查:睫状体带的深棕色加宽是可靠的证据,通常需要360°范围观察,双眼对比可以提高准确率。在严重的病例可以出现睫状肌的裂隙。⑥超声生物显微镜(UBM):在有条件的医院可选用这项检查,尤其在角膜水肿不能进行房角镜观察时显得很有帮助。可观察到虹膜根部与巩膜分离,房角变得圆钝,睫状体内部裂隙形成。是有力而可靠的检查手段。

(三)诊断

房角后退导致眼压升高的时间可能是伤后的1～30年,故敦促外伤后的患者监测眼压很有必要。发病有两个高峰:即伤后1年内和10年后。

(四)治疗要点

尽量采用眼部用药,避免早期手术。

1.药物治疗　毛果芸香碱每日4次或者噻吗洛尔每日2次。

2.手术治疗　有学者认为本病对药物治疗效果欠佳,最终需要小梁切除术,并需要在术中使用抗代谢药物。

十、新生血管性青光眼

本病是一组由于其他疾病导致视网膜缺血缺氧而导致的继发性青光眼。属于难治性青光眼范畴,病情顽固,患者症状突出,治疗相当棘手。

(一)病史要点

最常见的病因是糖尿病视网膜病变、视网膜中央静脉阻塞和其他疾病(眼缺血综合征、动脉阻塞、眼内肿瘤、慢性葡萄膜炎、玻璃体手术后)。增殖期糖尿病视网膜病变约有22%发生该疾病。缺血型视网膜中央静脉阻塞约有18%～60%发生该疾病,多在静脉阻塞后的2～3个月发生。

(二)临床表现

1.通常眼痛、畏光明显,视力下降严重。

2.虹膜新生血管:应该在散瞳前检查。一般由静脉阻塞引起的血管要比糖尿病视网膜病变者粗大不规则。早期的病例在瞳孔周围出现细小的血管。晚期整个虹膜呈现红色,新生血管可蔓延到房角。血管生长的速度变异很大,可以数天就发展到覆盖全部虹膜,也可长期稳定而不波及房角;甚至可以完全消退。

3.瞳孔缘的色素外翻,说明该处的房角也有新生血管,伴有房角粘连。发作时瞳孔散大固定。

4.眼压通常很高,可达50mmHg以上,对药物治疗效果差。

(三)临床分期

1.青光眼前期　有新生血管生成,眼压不高。

2.开角型青光眼期　房角仍开放,眼压升高。

3.闭角型青光眼期　虹膜与房角的新生血管膜收缩,形成广泛虹膜前粘连。瞳孔色素外翻,固定。眼压持续升高。

(四)治疗方案

1.治疗原则

(1)预防新生血管生成,早期治疗原发病。

(2)已发生青光眼者,力争降低眼压同时治疗原发病,保存视力。

(3)无光感者,应解除患者痛苦和提高其生活质量。

2.治疗

(1)急诊前治疗

1)全视网膜光凝:对眼底广泛缺血和无关注区的患者,应该尽早全视网膜光凝。

2)屈光间质浑浊者,可行视网膜冷冻术。

(2)急诊治疗

1)药物降低眼压:全身治疗(甘露醇、乙酰唑胺)和局部治疗(可选用三种降眼压药,如β受体阻滞剂、α受体激动剂、前列腺素拟似药,禁忌使用缩瞳药)。

2)使用激素或1%阿托品滴眼,减轻炎症反应和疼痛。如果出现角膜大疱时,可使用软性角膜接触镜。

3)药物可控制眼压者,应尽早完成全视网膜光凝。

4)药物难以降低眼压者,如果仍有视力,应该使用滤过性手术联合抗代谢药、引流阀植入等抗青光眼手术,术后可结膜下注射抗代谢药,一般需要多次手术,成功率较低。不少患者需要睫状体光凝、冷冻术,以控制房水分泌,这属于破坏性手术,应警惕眼压低、眼球萎缩的可能。一般禁忌使用前房穿刺术。同时尽量完成眼底光凝,以控制原发病。

5)晚期无光感者,使用β受体阻滞剂、散瞳剂、球后注射2%利多卡因2ml等,如果疼痛难以控制,应该行睫状体光凝、冷冻术,以控制房水分泌、降低眼压。有的患者病情相当顽固,可选用眼球摘除并义眼植入术。

(3)急诊后治疗

1)完善视网膜疾病的治疗,积极控制病因。

2)观察眼压,注意虹膜新生血管的情况,如果原发疾病得到控制,可发现新生血管退行,一般完成视网膜光凝后3周~3个月可以使眼压降低。

3)注意角膜病变,可选用高渗剂滴眼和角膜软镜。

十一、青光眼睫状体炎综合征

青光眼睫状体炎综合征是睫状体炎伴有青光眼的一种特殊形式,主要见于中青年男性,单眼受累,可反复发病,具有自限性,临床上约有1/3合并原发性开角型青光眼。

(一)发病机制

不甚明了。发作期房水内前列腺素含量高,可以认为是一种炎症反应的介质使小梁网水肿及功能素乱。

（二）病史要点

1.单眼多见,可以双眼同时或者交替起病。

2.中青年男性多见,男：女＝1.7：1。

3.注意排除葡萄膜炎和开角型青光眼的病史。

4.单眼发作者有青光眼家族史者占10%,双眼者具有青光眼家族史者占25%。

（三）表现

1.与劳累和情绪波动有关。

2.起病急骤,可以有视物模糊、虹视等,视力下降的程度和眼压升高不匹配。少有眼胀、恶心、头痛。

3.眼压升高,一周左右可自行缓解。

4.炎症反应轻微,闪辉不明显。发作数日内出现粗大的羊脂状白色KP,数目不多,约1～10个不等,在角膜的下1/3区域。炎症缓解后KP也消退。

(5)瞳孔中度散大,即使多次发作者也无虹膜后粘连。

（四）诊断

根据反复发作的病史、眼压、KP和自发缓解的现象容易诊断。

（五）鉴别诊断

1.继发于葡萄膜炎的青光眼　结膜充血、前房炎症反应重,多量灰白尘状KP,虹膜前后粘连。

2.急性闭角型青光眼　老年多见,症状剧烈,前房浅,色素性KP多见。

（六）治疗原则

兼顾眼压和睫状体炎,尽快终止发作。

1.发作期

(1)降低眼压:局部使用β受体阻滞剂,如0.5%噻吗洛尔眼药水,每日2次;α受体激动剂,如酒石酸溴莫尼定眼药水,每日2次。全身用药,如20%甘露醇250～500ml快速滴注,可联合乙酰唑胺0.25g、碳酸氢钠0.5g等口服。

(2)针对炎症:可使用糖皮质激素如醋酸泼尼松龙眼药水每日4～6次,非甾体抗炎药如双氯芬酸钠或者普拉洛芬眼药水每日4～6次。结膜下注射地塞米松磷酸钠2.5～5mg,每日1次,效果明显。

(3)充血和眼痛明显的患者,可给予睫状肌麻痹剂。

2.发作间歇期　无需治疗。

抗青光眼手术不是首选的治疗方式。合并原发性开角型青光眼者,如果药物难以控制、视野持续恶化的,可以考虑小梁切除术。

3.急诊后处理

(1)糖皮质激素使用在1周内可快速停药,1周以上者应该逐渐减量。

(2)发作间期:不需要治疗,但要积极检查眼压、视野和评价视神经损害情况,注意排除合并原发性开角性青光眼的可能。

十二、恶性青光眼

（一）发病机制

多见于小眼球、眼轴短和闭角型青光眼的患者。睫状体肿胀肥大、前转,晶体悬韧带松弛,导致晶体虹膜隔前移,瞳孔被后面的晶体顶住,并且将整个虹膜推向角膜,由于房水在睫状体和晶体赤道部流出受限,逆向流入玻璃体并蓄积,导致后房压力增高,这样又促进了晶体和虹膜不断前移,继而引起前房变浅,房角关闭和眼压升高。故又称作睫状环阻滞性青光眼和房水逆流性青光眼。

(二)病史要点

1.临床上多见于眼前段手术之后,甚至眼前段激光手术后,通常为术后早期约 1 周内。而外伤后、葡萄膜炎、泛用缩瞳剂也可导致本病的发生。少数患者可以无任何诱因而发生。可发生于有晶体眼、无晶体眼和人工晶体眼。

2.急性起病。

3.滴用缩瞳剂无效,甚至加重病情。

4.既往远视、小眼球、小角膜患者为高危因素,术前难以控制的高眼压、伴有白内障膨胀期者更易发病。

5.一眼已经发生恶性青光眼者,另一眼应该高度警惕本病的发生。

(三)体格检查要点

1.眼压高。

2.前房浅至消失,晶体虹膜前移。

3.裂隙灯检查可见玻璃体内的积液区。

(四)辅助检查

1.B超　眼轴短小,通常小于 21mm。

2.UBM　前房浅至消失,睫状突向前转位,晶体位置前,脉络膜上腔渗漏。

(五)诊断

根据病史、高眼压、浅前房以及缩瞳剂治疗无效,则诊断不难确立。

(六)鉴别诊断

1.术后引流过强的浅前房:可发现滤过泡漏、眼压低,溪流征阳性。

2.术后脉络膜脱离:低眼压、浅前房,检眼镜发现棕色圆形隆起,B超检查可鉴别。

3.脉络膜上腔出血:前房浅、高眼压、眼痛。B超可鉴别。

4.瞳孔阻滞型青光眼:通过周边虹膜切除术,可恢复前房和降低眼压。

(七)治疗

积极建立房水循环通路,建立前房,降低眼压。

1.药物治疗　约半数患者有效。

(1)眼部用药:1%阿托品眼药水和4%去氧肾上腺素联合运用,每日 4 次。糖皮质激素滴眼或者地塞米松 5mg 结膜下注射。

(2)口服乙酰唑胺:每次 0.25g,配合碳酸氢钠 0.5g,每日 3 次。

(3)静脉滴注 20%甘露醇(按每千克体重,给予 1～1.5g 甘露醇)。

若药物有效,应该逐渐停药,先停甘露醇,再停乙酰唑胺,最后停阿托品。

2.激光治疗　适用于无晶体眼或者人工晶体眼,用 YAG 激光切开玻璃体前界膜,促进液体向前部流动。

3.手术治疗　药物治疗 4～5 天无效时应该使用手术治疗。

(1)玻璃体水囊抽吸和前房成形:相对简单安全,可反复操作。

(2)玻璃体穿刺抽吸术:取睫状体扁平部切口,用 18 号针头朝视盘方向进针约 12mm,吸出 1.0～1.5ml 玻璃体,从原路退针。穿刺切口如果大于 3mm 可以缝合 1 针。

术后注意使用阿托品。

（3）晶状体摘除和前部玻璃体切除：解决房水流出通路狭窄，并打开玻璃体前界膜，是较为彻底的治疗方法。

4.急诊后处理

（1）激素和阿托品应该缓慢减量。

（2）少数患者需要长期点用阿托品。

（3）本病是双眼病，如果一眼发生恶性青光眼，则另一眼应该尽早行周边虹膜切除术。并避免各类诱因的出现。

（李艳丽）

第五节　眼科急诊检查

急诊患者中约2%主诉有眼部不适，病情从轻微异常到视力障碍程度不等。急诊医师应能够对简单眼部疾病、感染和外伤进行初步诊断和治疗。除少数眼科急症需要立即请眼科医师会诊外，大部分病例的诊治无需眼科医师参与。眼部接触腐蚀性物质及视网膜中央动脉阻塞等特殊情况一旦确诊须立即治疗。其他疾病可先询问病史并进行体格检查，充分了解病情后再进行治疗。

一、急性视力下降

急性视力下降属于眼科急症，发生时间可以从几秒钟至1天，视力可以低于0.1或者更差。很多疾病可以引起急性视力下降，如角膜病、青光眼、眼外伤等，这里指的急性视力下降，是指眼后段疾病，包括玻璃体疾病（如玻璃体后脱离、玻璃体积血等）、视网膜疾病（如视网膜裂孔和脱离、视网膜血管性疾病、黄斑疾病等）和视神经疾病（如视神经炎、缺血性视神经病变等）所导致的视力骤降。

（一）玻璃体疾病

1.玻璃体后脱离

（1）病因：PVD是指玻璃体后皮质从视网膜表面分离。PVD通常是在玻璃体液化的基础上发生的，随着玻璃体中央部的液化腔扩大，玻璃体后皮质层变薄并出现裂口，液化的玻璃体通过裂口进入玻璃体后间隙，促使后皮质与视网膜迅速分离。由于周边视网膜和黄斑较薄弱，易于在分离过程中于粘连较紧处发生视网膜裂孔，继之发生孔源性视网膜脱离。

（2）临床特点：PVD多发生于中老年人或者合并高度近视的年轻人。临床表现为突然视物模糊（视力也可以不受累），眼前有闪光感、飞蚊症或不同形状的漂浮物。眼底检查可以发现一个或多个分散的玻璃体浑浊物，常呈环性（Weiss环）悬浮于视盘之前，眼球运动时玻璃体内的浑浊物可以来回移动，它是由于玻璃体与视盘边缘有紧密的粘连，因此分离后在视网膜前出现如视盘大小的环形浑浊物，Weiss环的存在是PVD存在的确切证据。此外，PVD还可以合并玻璃体积血、视网膜裂孔或脱离（大约有3%～5%的急性PVD会发展为视网膜裂孔，所以它是孔源性视网膜脱离的危险因素）。全面的检查眼底周边部，或者结合眼部超声检查有助于诊断。

（3）治疗：单纯的PVD一般不需要治疗，但是如果发现急性视网膜裂孔，要尽快接受激光或冷凝治疗，以免形成视网膜脱离。PVD如果出现严重的玻璃体积血，在眼部超声检查没有视网膜脱离的情况下，按照玻璃体积血进行治疗。

2.玻璃体积血

(1)病因:玻璃体积血是最常见的玻璃体病变,因为正常情况下玻璃体内并没有血管,所以玻璃体积血并非原发性疾病,多是由于眼内附近组织疾患或外伤导致血管破裂出血进入玻璃体腔内引起。玻璃体积血的病因很多,最常见的原因包括视网膜血管性疾病,如糖尿病视网膜病变、视网膜静脉阻塞、视网膜静脉周围炎,其他常见原因为年龄相关性黄斑变性、视网膜裂孔和脱离、玻璃体后脱离、眼外伤等,少见的原因包括全身疾病,如白血病、再生障碍性贫血、蛛网膜下腔出血进入玻璃体(Terson 综合征)等也可以引起玻璃体积血。

(2)临床特点:突然出现无痛性视力下降,或出现眼前闪光的黑点。少量积血者,患者仅有飞蚊症状,或有不同程度的视力下降。大量积血时视力严重下降甚至仅存光感。眼底检查:轻微的出血可以朦胧地看到视盘、视网膜及视网膜血管;严重的玻璃体积血可以没有红光反射,完全看不见眼底。

(3)治疗:应该积极寻找出血的原因,如果玻璃体积血的病因不明,并且通过眼部超声检查能除外视网膜脱离,可以密切观察,采取高枕卧位,必要时双眼包扎几天,以减少再次出血的机会并促进血液下沉。少量的积血可以迅速吸收,大量的积血则可能需要几个月才能够吸收。早期可以给予止血药物,出血稳定后可以使用促进血液吸收的中药或者碘制剂等。如果玻璃体积血长期不吸收已经持续超过 3～6 个月,或者玻璃体积血合并视网膜脱离、或者玻璃体积血合并继发性青光眼者,应该立即进行玻璃体切割术,这样既有利于改善视功能,又可以查清眼底进一步找到出血的原因并采取有针对性的治疗。

对于外伤导致的玻璃体积血,建议 2～3 周内进行玻璃体切割术,因为此时玻璃体已经开始液化,且玻璃体发生后脱离,有利于操作,减少术后并发症,同时也减少长期积血引起的其他病变,如牵拉性视网膜脱离等。

(二)视网膜疾病

1.视网膜裂孔和脱离

(1)病因:视网膜脱离是指视网膜神经上皮质与色素上皮质的分离。根据发生的原因不同分为孔源性视网膜脱离和非孔源性视网膜脱离(包括渗出性视网膜脱离和牵拉性视网膜脱离)。其中孔源性视网膜脱离是最常见的类型,高度近视、无晶状体眼、视网膜格子样变性和眼外伤等是其常见原因,由于视网膜的萎缩变性或玻璃体的牵拉,形成视网膜神经上皮质的裂孔,液化的玻璃体通过裂孔进入视网膜下形成视网膜脱离。

(2)临床特点:突然视力下降,眼前出现闪光感、漂浮物或视物遮挡感,范围可以逐渐扩大,累及黄斑时可以出现视物变形、变色或变暗。眼底检查见脱离的视网膜呈灰白色隆起,视网膜血管爬行其上,新鲜的视网膜脱离形态较柔软,陈旧的视网膜脱离形态僵硬,可以出现视网膜固定皱褶及视网膜下增殖线条。眼压可以降低,前房加深,前部玻璃体可见色素颗粒。位于周边的小裂孔有时很难被发现,所以在眼底检查时可以使用三面镜,或间接眼底镜配合巩膜压迫器进行双眼散瞳检查仔细寻找裂孔。为了除外眼部肿瘤等继发的视网膜脱离,可以进行眼部超声检查。

(3)治疗:应该尽早进行视网膜复位手术,治疗越早,预后越好。仔细找到全部裂孔,并通过激光或手术封闭,是视网膜脱离手术治疗的关键。根据裂孔的部位、范围、脱离的时间和有无玻璃体的牵引可以采取巩膜扣带术或玻璃体切割术。大多数可以选择扣带术,对于位于黄斑的裂孔、脱离时间长或有明显的玻璃体增殖的患者可以采取玻璃体切割术。视力预后与术前黄斑是否脱离、脱离时间的长短密切相关。

2.视网膜血管疾病

(1)视网膜中央动脉阻塞:

1)病因:多发生于老年人,病因主要包括血管栓塞(栓子主要来自颈动脉粥样硬化斑或心脏瓣膜的赘生物）、血栓形成（如巨细胞动脉炎、红细胞增多症、镰状细胞贫血等）、血管外的压迫（如眼压或眶压升高）、血管痉挛等。还可以见于眼科手术的并发症，如玻璃体视网膜手术、眼眶手术等术中及术后的高眼压。本病是导致盲目的眼科急症之一，能否及时诊治直接影响患者的视力预后。

2）临床特点：发病前有一过性黑矇，单眼出现无痛性急剧而严重的视力下降，可以在数秒内视力降至数指或手动，甚至仅存光感。眼底检查视盘颜色变淡，边界模糊，动脉变细且管径不均匀，血柱呈节段样，有时在视盘表面或其分叉处可以见到栓子。后极部视网膜水肿苍白，黄斑中心凹呈樱桃红点，这是因为黄斑没有神经纤维层，视网膜水肿相对较轻，透见脉络膜血管所致。如果有视网膜睫状动脉存在，在视盘与黄斑区之间可见一舌状红色区。FFA检查见视网膜中央动脉充盈时间延长，或者无荧光灌注，动静脉血流变细。视野检查动脉栓塞区相应部位视野缺损，或颞侧仅存留岛状视野。视网膜分支动脉阻塞则只限于受累区域。

3）治疗：视网膜缺血超过90分钟光感受器的死亡将不可逆转，所以视网膜动脉阻塞必须急诊处理，发病1小时内阻塞得到缓解者可以恢复视力，如果超过2个小时则很难恢复。

具体治疗方法包括立刻进行指压眼球按摩，改善灌注，促进栓子向远端移动；降低眼压，可以使用前房穿刺，或者口服乙酰唑胺、点局部降眼压眼药水；使用扩张血管的药物（包括口服药，如亚硝酸异戊酯或硝酸甘油片舌下含服；球后注射妥拉唑啉；静脉用扩张血管药物如烟酸、丹参或葛根素等）；间断低流量吸氧（吸入95%的氧气和5%的二氧化碳的混合气体，每小时1次，每次10分钟）。此外对于可视的明确栓子也可以考虑行Nd-YAG激光将栓子击碎；还可以进行放射介入条件下的选择性动脉溶栓术；寻找全身病因，完善颈动脉和心脏的彩色多普勒超声检查，治疗原发病。

（2）视网膜中央静脉阻塞

1）病因：视网膜静脉阻塞是临床最常见的视网膜出血性疾病，它的发病有多种因素：视网膜动脉硬化，动脉压迫静脉，导致静脉血栓形成引起出血；视网膜静脉周围炎；血液处于高凝状态，如白血病、镰状细胞贫血；眼压或眶压升高，如青光眼和眶内肿瘤等都是视网膜静脉阻塞的原因。

2）临床特点：包括缺血型CRVO和非缺血型CRVO。患者突然出现无痛性视力下降，通常为单眼，眼底检查可见视网膜静脉迂曲、怒张，沿视网膜血管出现散在的火焰状及片状出血，视网膜水肿，视网膜上散在分布棉绒斑，视盘、视网膜出现新生血管。大量出血进入玻璃体，引起玻璃体的浑浊机化，严重者牵拉视网膜造成视网膜脱离。部分患者发生虹膜新生血管，蔓延到房角导致新生血管性青光眼的发生。牵拉性视网膜脱离和新生血管性青光眼是致盲的主要原因。FFA检查很重要，可以显示静脉充盈时间延长、毛细血管扩张迂曲及大量的微血管瘤，部分病例出现大片的毛细血管无灌注区。视网膜分支静脉阻塞则只限于受累区域。

3）治疗：治疗存在的内科疾病，如高血压、高血脂、高血黏滞状态、动脉硬化等，青年型CRVO多与炎症有关，可以考虑应用糖皮质激素。迄今为止，CRVO尚无有效药物治疗，临床上可以使用纤溶剂、抗凝剂、血管扩张剂、活血化瘀的药物促进血液吸收。对于FFA显示有大面积无灌注区的缺血型CRVO，要立即进行广泛的视网膜光凝术，以预防发生玻璃体积血和新生血管性青光眼；近年来也有应用激光诱导脉络膜视网膜血管吻合的治疗方法；对于长期玻璃体积血不吸收或者发生牵拉性视网膜脱离者要进行玻璃体切除术。

（3）视网膜静脉周围炎

1）病因：又称Eales病，病因不清。可能与结核及病灶感染（如化脓性中耳炎、副鼻窦炎、牙周脓肿）或自身免疫反应有关。

2）临床特点患者多为20～30岁的青年男性，常双眼发病，但两眼的发病时间和严重程度可以不一致，其特点是反复发生的视网膜玻璃体积血。临床上表现为突然发病,双眼先后发生,患眼无痛性急剧视力减退,因大量的玻璃体积血,视力可仅存数指、手动、甚至光感。眼底检查无法透见。当积血部分吸收时,可以见到视网膜静脉充盈,病变主要位于视网膜周边部,受累的视网膜小静脉迂曲扩张,视网膜有浅层出血,静脉血管旁出现白鞘,晚期血管闭塞,反复多次的大量出血,形成机化条索,可以牵拉视网膜导致视网膜脱离。FFA 显示受累的视网膜小静脉管壁染色,荧光素渗漏,毛细血管扩张,可见微动脉瘤,周边可见无灌注区和严重荧光素渗漏的新生血管。

3)治疗:新鲜的出血要安静休息,同时应用止血药物。在玻璃体浑浊基本吸收的情况下,可以激光光凝病变区和无灌注区,减少再次出血的机会。出血 6 个月仍不吸收,或者已经发生视网膜脱离者,可行玻璃体切除术,并联合眼内激光光凝治疗。

3.黄斑疾病

(1)中心性浆液性脉络膜视网膜病变

1)病因:简称"中浆"。病因不清。常见的诱发因素包括睡眠不足、紧张、劳累、情绪波动等。一般出现在 20~50 岁的中青年男性,女性的发病年龄略大,该病可能与妊娠有关,应用激素可能加重病情。

2)临床特点:突然出现单眼视力下降,视物变形、变小、变色或变暗,出现中心暗点。眼底检查可见黄斑部盘状浆液性浅脱离,中心凹反光消失,有黄白色的渗出小点。FFA 显示病变区早期出现一个点状高荧光,随着时间的推移,病变边界变模糊呈炊烟状或墨迹状。通过 OCT 和 FFA 可以帮助与年龄相关性黄斑变性、视网膜脱离、脉络膜肿瘤等相鉴别。

3)治疗:本病具有自限性,有自愈趋势,自然病程约 3~6 个月,预后良好,不需要药物治疗。但是少数复发性、多病灶或病程迁延的病例预后很差。要求患者保证良好的睡眠,注意休息,戒烟戒酒。长时间未愈或者多次复发者,可以行激光封闭渗漏点,以缩短病程、提高视力。值得注意使用糖皮质激素治疗有害无益。

(2)中心性渗出性脉络膜视网膜病变

1)病因:不完全清楚,可能与炎症有关系,如结核、弓形虫病、组织胞浆菌病等。年轻人多见。

2)临床特点:单眼发病,急性期视力突然下降,可以有视物变形、变色、变小等。眼底表现类似于年龄相关性黄斑变性,所以曾被称为青年性黄斑变性。但病灶相对较小。眼底可见黄斑部出血、渗出,伴有病灶部位的视网膜浅脱离,晚期出现色素增殖、紊乱。血管造影显示脉络膜的新生血管,血管壁渗漏形成高荧光。视野可以有中心暗点。

3)治疗:针对病因治疗。如有结核要规范的抗结核治疗。一般不用激素治疗。对于脉络膜新生血管可以采取激光、TTT 或 PDT 治疗,随着抗新生血管生物制剂的不断出现(如 Avastin、Lucentis、Macugen 等),将为脉络膜新生血管的治疗提供更多选择。

(3)黄斑裂孔

1)病因:是指黄斑的神经上皮质的全层缺失。包括外伤性、继发性(继发于黄斑囊样水肿和囊样变性)和特发性(一般认为与玻璃体的牵拉有关)。

2)临床特点:中老年女性多见。视力下降,典型的全层裂孔视力一般在 0.1 左右,非全层裂孔的视力较好,有时有视物变形。眼底检查显示在黄斑的中心处出现一个圆形的红色斑,周围环绕灰色的晕轮,早期的黄斑裂孔显示正常的中心凹反光消失,在黄斑中心处有一个黄色斑或环,逐渐发展为全层裂孔并伴有玻璃体后脱离。OCT 检查可以显示视网膜神经上皮质的断裂。

3)治疗:绝大部分特发性和外伤性黄斑裂孔很少继发视网膜脱离,并可以长期保持视力稳定,因此可以长期随访。继发性黄斑裂孔及有高度近视和视网膜脱离病史的特发性黄斑裂孔患者,如无手术条件,可行激光封闭视网膜裂孔。对于新近发生的、特别是裂孔周围有晕轮的黄斑孔,如果全身情况允许,可以行玻璃体切除术。

(三)视神经疾病

1.视盘水肿　视盘表现出的视盘水肿指颅压增高。原因包括颅内肿瘤,大脑假瘤,继发于创伤的颅内血肿,蛛网膜下腔出血,脑脓肿,脑膜炎或脑炎。表现为视盘肿胀,边界不清,充血和生理凹陷消失。随着水肿的进展在视盘周围还会出现火焰状出血和黄白色渗出。患者可以有较明显的头痛症状或完全没有不适。视力通常不受影响,除非视盘水肿持续很长时间。视力轻度下降,生理盲点扩大,鼻下视野缺损最为常见。视盘水肿是一种双向的病程,但是患者可能没有临床表现。新近诊断为视盘水肿的患者应当立即到医院进行神经影像学检查。

许多疾病都类似视盘水肿,如视网膜中央静脉阻塞、视盘炎、高血压视网膜疾病、缺血性神经病变、视盘血管炎,以及糖尿病视盘炎伴视网膜病变。

2.视神经炎

(1)视盘炎

1)病因:视神经分为球内段、眶内段、管内段和颅内段。其中球内段视神经的炎症又称为视盘炎。病因复杂,原因不明者大约占一半。可能的原因包括眼内炎症(如葡萄膜炎、视网膜炎等);多发性硬化等脱髓鞘性疾病(视神经炎常为首发症状);儿童时期的传染性疾病(如麻疹、水痘、腮腺炎等);肉芽肿性炎症(如结核、梅毒、肉样瘤病、隐球菌病、莱姆病等);眼眶、鼻旁窦或脑膜的炎症(如单核细胞增多症、带状疱疹病毒感染、脑炎等)。

2)临床特点:儿童和青壮年多见。多累及双眼,可以先后发病,突然视力急剧下降,可以在数小时至数天内丧失视力,严重者可以无光感。有眼眶痛及眼球运动痛,在发病 1 周内最严重。眼底表现为视盘水肿,可伴有视盘周围出血,动脉正常或变细,视网膜静脉迂曲扩张,有时可以累及邻近的视网膜,出现视网膜水肿、渗出和出血,称为视神经网膜炎。视野出现中心暗点、哑铃形暗点或弓形暗点等,并有色觉改变。VEP 检查 P_{100} 波潜伏期延长,振幅降低。视神经炎需要与缺血性视神经病变、视盘水肿、高血压性视网膜病变、眼眶肿瘤或颅内肿物压迫视神经、Leber 视神经病变、中毒性或代谢性视神经病变等疾病鉴别,患者的病史、眼底、视野、VEP 和影像学检查有重要参考价值。

3)治疗:积极寻找病因,根据病因治疗。现在仍主张早期大剂量糖皮质激素冲击治疗,开始静脉给药,有效后逐渐减量,然后改为口服,治疗时间不要太短,可以维持 2 个月左右,同时也可以使用眼局部注射激素的方法,并配合使用抗生素、维生素类药物、神经营养药物、扩张血管改善微循环的药物、活血化瘀的中药等辅助治疗。

(2)球后视神经炎

1)病因:球后的眶内段、管内段、颅内段的视神经炎症统称为球后视神经炎。病因与视盘炎相似。

2)临床特点:成年人常见,多单眼发病,也可以累及双眼。临床表现与视盘炎相似,表现为单眼或双眼视力迅速减退,严重者视力完全丧失,可伴有眼球运动痛。球后视神经炎早期眼底一般正常。视野检查有中心、旁中心及哑铃状暗点,也可以出现周边视野缩小。根据视力、眼底、视野检查一般可以确诊。辅助检查如 VEP 有辅助诊断价值,表现为 P_{100} 波潜伏期延长、振幅降低。

3)治疗:球后视神经炎的治疗原则与视神经炎的治疗原则相似,首先针对病因治疗。对急性球后视神经炎患者全身给予大剂量的糖皮质激素,以后根据病情逐渐减量。有感染者应用抗菌药物。病因不明者,采取中西医结合治疗,应用维生素 B 族药物、神经营养药物和扩张血管药物治疗。

3.缺血性视神经病变

(1)前部缺血性视神经病变

1)病因:是供应视盘的睫状后短动脉阻塞引起的视盘急性缺血性改变。巨细胞性动脉炎、高血压、动脉硬化、糖尿病、高血脂等是血管病变的高危因素。血流动力学的改变,如大出血或休克使血压过低、青光眼等使眼压过高,均可导致后睫状动脉灌注压降低。血液成分的改变,如贫血和血液黏滞度过高等,也可以导致组织局部缺氧。

2)临床特点:好发于老年患者,多双眼受累,先后发病但时间不一,表现为突发的无痛性中等程度的视力丧失。无眼痛和眼球运动痛,一眼发病后另一眼在数周或数年后发病。眼底检查可见视盘轻度水肿、边界模糊,有局限性苍白的区域,视盘旁有小的出血点,晚期可有节段性或弥漫性视神经萎缩。视野检查表现为与生理盲点相连的弓形或扇形视野缺损,可以为象限性或占一半视野,但不以水平或垂直中线为界,常无中心暗点。FFA 显示视盘弱荧光或荧光迟缓充盈。眼血流图出现灌注异常。

3)治疗:病因治疗,积极治疗原发病:颞动脉炎患者可以给予全身激素治疗;对于非颞动脉炎者不建议使用激素,可以使用复方樟柳碱注射剂颞浅动脉旁皮下注射,同时配合其他扩血管药物、能量合剂等神经营养药物、维生素 B 族类药物、降眼压药物(以相对提高眼部组织的灌注压)等。

(2)后部缺血性视神经病变

1)病因:因筛板后至视交叉间(包括眶内段、管内段、颅内段)的视神经血管(主要是软脑膜血管网)发生急性循环障碍,因缺血导致视神经功能的损害。

2)临床特点:绝大多数患者有前驱症状,发病前有一过性黑矇,其后视力突然减退,没有眼球运动痛。眼底检查早期视盘和视网膜正常,4~6 周后视盘颜色变淡,逐渐出现视神经萎缩。视野检查出现与生理盲点相连的暗点。FFA 检查出现臂—视网膜循环时间延长(正常 10~15 秒)。

3)治疗:同前部缺血性视神经病变。

4.中毒性和代谢性视神经病变

(1)病因:不良的生活习惯,如过度吸烟、酗酒;严重的营养不良,如维生素 B_1 缺乏;恶性贫血,常由维生素 B_{12} 吸收不良所致;中毒,如一氧化碳、甲醇、氯霉素、链霉素、乙胺丁醇、异烟肼、洋地黄、氯喹、铅、汞等。

(2)临床特点:无痛性双眼视力下降。眼底检查早期视盘正常,晚期视神经萎缩苍白。视野检查可以出现双侧中心暗点或旁中心暗点。

(3)治疗:改变不良的生活习惯,戒烟戒酒,停用可能导致神经损害的药物,应用维生素和营养神经的药物。

5.视交叉后视力损失　视交叉后病变代表第三类神经眼科性的视力损失。最常见的原因是缺血,肿瘤,动静脉畸形和偏头痛等。患者通常以某一种行为障碍如阅读困难为主诉。病变通常位于视交叉以后到枕叶皮质之间的区域。典型的视野损害表现为同向性偏盲。具有这种视野损害的患者具有局部神经性病损,因此需要神经科会诊。皮质盲是一种特异的神经眼科性视力损失,通常由双侧枕叶皮质梗死所致。皮质盲通常与功能性盲相混淆,因为两种疾病的患者眼底检查都正常,瞳孔对光反射都完整。Anton 综合征的典型表现是双侧盲,瞳孔对光反射都完整,双侧枕叶皮质病变,以及患者对自己失明的否认。这种否认可能会被错认为是一种功能性失明的诊断依据。

(四)功能性视力损失

具有功能性视觉障碍的患者可以分为两大类:癔病性转化反应和伪盲。具有癔病性转化反应的患者是非蓄意的,假想的视觉障碍。患者在急性视力丧失的情况下会有一种超乎常人想象的满足感。患者的情绪可能完全不受急性视力丧失的影响。另一方面,伪盲则是一个明知自己视觉功能良好的患者为了达到某些目的而蓄意假装视力丧失。这种患者的特点是过分地关注自己视力丧失的问题。

对于可疑功能性视觉障碍的患者同样应当进行每一项眼科学相关检查,同时要特别注意有没有神经眼科学损伤的可能。瞳孔对光反射正常,没有传入性瞳孔障碍,同时眼底检查正常都支持功能性视觉障碍的诊断。很多检查都有助于明确患者的视力丧失是功能性的还是器质性的。伪盲的患者在伸出示指的时候通常表现得比较犹豫,他们通常会错误地写出自己的名字,而真正失明的患者能够毫无障碍地写出自己的名字。一个有效的检查是在患者面前放置一面大镜子并让患者直视前方,然后轻微地来回倾斜镜子。大部分患者的眼睛在镜子改变位置的时候都会随着镜像的运动而运动,这就表明他是伪盲。一些复杂的病例需要更多精细的检查。如果伪盲的诊断不能很肯定地确立,需要请会诊以除外神经眼科性视觉障碍。

二、瞳孔大小不等

头颅外伤或意识水平下降的患者出现瞳孔不等大的表现时需要及时有效的评估和干预,因为这种情况可能是由于颅内压增高引起的。如果患者神清语利,并没有创伤的迹象,出现了不明原因的瞳孔大小不等则没有那么紧急。第一步是检查哪一只眼的瞳孔出了问题。如果哪只眼直接瞳孔对光反射减弱,这只眼可能有问题。在暗处瞳孔不等大更加明显提示较小的瞳孔异常,反之在明处瞳孔不等大更加明显提示较大的瞳孔异常。如果一个传入视觉系统正常的患者出现瞳孔不等大,则该患者的虹膜括约肌不存在神经支配性或结构性的病损。大部分虹膜的结构性损伤可以通过裂隙灯检查来发现。如果双侧瞳孔对光反射良好,裂隙灯检查未见异常,下一步是确定瞳孔大小不等的状况是否会在明处或暗处加重。Adie 强直性瞳孔、药理学阻断和动眼神经麻痹都与在明处加重的瞳孔不等大有关,而良性瞳孔不等大与 Horner 综合征的瞳孔大小不等在暗处比较明显。最简单的方法是用明亮的窄裂隙观察比较瞳孔大小,以评估瞳孔不等大对于光照的反应。

1.Adie 强直性瞳孔　Adie 强直性瞳孔的患者通常主诉视近物不清,但远视力正常。Adie 综合征多见于年轻女性,常伴有对称性肌腱深反射减弱。眼科视近反射检查显示调节减退,瞳孔收缩缓慢,再次视远时瞳孔扩张也很缓慢。裂隙灯检查常显示虹膜扇形麻痹。如果患者使用弱胆碱能药物(0.1%匹鲁卡品)后强直性瞳孔因为对胆碱能药物的超敏感性而引起比正常瞳孔更为强烈的收缩时可以确立诊断。这些患者需要去眼科门诊找大夫寻求胆碱能药物治疗。

2.药物性瞳孔散大　药物性散瞳可能因故意或无意的在眼睛局部使用拟交感和副交感药物。去氧肾上腺素和可卡因是两种拟交感药物,通常作为鼻部术前用药用于经鼻气管插管,随意的使用可能导致瞳孔散大。副交感类药物,如阿托品和东莨菪碱与瞳孔不等大有关。治疗晕动病的东莨菪碱可能会导致瞳孔大小不等。1%毛果芸香碱在某些特定的情况可用于鉴别动眼神经麻痹和药物性散瞳。使用 1%毛果芸香碱后,因动眼神经麻痹而散大的瞳孔会迅速缩小,而因抗胆碱能药物散大的瞳孔不会缩小。

3.Horner 综合征　Horner 综合征是因交感神经支配中断引起的,包括上睑下垂、瞳孔缩小、面部无汗等症状。Horner 综合征中的一个特征性表现是散瞳延迟,表现为瞳孔需要 15 秒才能完全散开。瞳孔大小不等的表现在暗处 3~5 秒时比暗处 15 秒时更为明显,尽管暗处瞳孔大小不等比明处要明显很多。10%可卡因点眼有助于诊断。可卡因点眼后,Horner 综合征瞳孔的散大效果比正常眼弱。中枢神经系统中风和肿瘤,肺癌,甲状腺癌,Pancost 癌,头痛综合征,颈动脉窦切开,带状疱疹,中耳炎和遗传性 Horner 综合征(产伤)都是 Horner 综合征的病因。可卡因点眼 24 小时后用 1%羟化苯丙胺点眼有助于确定交感神经中断的水平及相应的检查方式。总体来说,初发的 Horner 综合征患者应当接受全面及时的检查,以确定病因。

4.生理性瞳孔不等大 大约有20％的人群双侧瞳孔直径存在大于0.4cm的差异。这种状况可能暂时的也可能是持久的,而且可能在双眼之间交替出现。尽管这种瞳孔不等大在暗处更为明显,却不会出现Horner综合征中典型的散大延迟。

三、眼球震颤

具有临床意义的眼球震颤是眼球在中线30°以内振动。钟摆型眼震双向运动速度相等。痉挛性眼震某一方向速度更快。病变常位于速度慢的一侧,但是眼球震颤以速度较快的方向命名。眼球震颤也可以分为单眼或双眼,协调型(双眼同向运动)或不谐调型(双眼背向运动),以及原发型注视或注视眼震。重要的问题包括出现耳鸣、恶心、呕吐、震动幻觉和眩晕。

遗传性眼球震颤在出生时或围生期时就会出现,通常为水平性、协调性、双侧对称钟摆型眼震。侧向注视时眼球震颤可能会变为痉挛性,但是依然是水平方向而非上下运动。遗传性眼球震颤在内聚时减轻,在固视时加重,在遮盖一眼时加强,在睡眠时完全消失。这些患者通常都没有震动幻觉或其他神经学相关主诉。几乎所有的遗传性眼震患者之前就已经意识到眼震的存在,所以诊断是顺水推舟。

获得性眼球震颤的原因很多。大体的疾病分类包括毒性物质暴露,视网膜神经冲动缺陷,迷路或前庭核的疾病,或脑干、小脑的病变。检查包括药物和毒物筛查、CT或MRI的神经学检查。

(李艳丽)

现代重症医学与麻醉技术

（下）

韩国哲等◎编著

吉林科学技术出版社

麻醉医学篇

第十四章　麻醉前准备

第一节　体格检查与辅助检查

一、体格检查

（一）总论

麻醉/镇静之前的评估着眼于生命体征、气道以及心肺功能的检查，但可能包括所有的系统，其范围决定于患者的临床状态以及预计进行的手术操作类型。术前体格检查发现的异常可能需要进一步的检查。

（二）生命体征与一般情况

1.身高、体重及生命体征。

2.总的外观（例如，虚弱、肥胖与实际年龄的相符情况等）。

3.精神功能分级（例如，觉醒、警觉、定向力、混淆及不能配合等）。

4.疼痛部位的定位。

（三）气道评估

1.Mallampati 评分。

2.张口度（以手指宽度为单位）。

3.颏下颌距离（以手指宽度为单位）。

4.颈部活动度（正常、受限或固定，前屈与后仰）。

5.牙齿情况（松动牙齿、牙冠、牙龋齿、义齿、牙缺齿）。

6.有络腮胡须。

（四）心脏查体

1.心率。

2.额外心音（S_3、S_4）。

3.心律失常或逸搏心律。

4.心脏杂音。

（五）肺部查体

1.呼吸音性质

2.鼾音、湿啰音或哮鸣音是否存在

（六）神经系统查体（对那些合并有潜在神经系统疾病的患者）

1.肢体肌力。

2.感觉丧失区域。

3.神经功能（同上）。

（七）血管查体

1.颈静脉怒张。

2.颈动脉杂音。

3.评估静脉通路部位的条件。

（八）局部阻滞技术的评估

1.对于行椎管内麻醉（脊髓或硬膜外）或周围神经阻滞的患者：

(1)检查预行阻滞操作的区域，以保证其未发生感染同时无解剖异常。

(2)检查患者是否有出血倾向的体征（瘀斑、紫癜）。

2.对于已经存在神经功能缺陷的患者，应在其使用任何局部阻滞技术之前有一个记录在案的神经系统查体。

二、辅助检查

（一）总论

1.辅助检查应当是在患者病情和手术类型的基础上有选择地进行。

2.对于所有分类为低危或中危手术的患者，仅有下面的辅助检查是必要的：

(1)对于所有的育龄妇女：Hb/HCT（血红蛋白及血细胞比容）。

(2)对于所有的育龄妇女：在手术当天早上的尿早孕检查。

(3)任何超过50岁的患者均应行心电图检查，除非其可以提供1年内的正常检查结果。若患者有心脏病史或之前的心电图检查有明确的异常提示，应在术前1个月之内有一次复查的结果。

（二）全血细胞计数（HEME-8，血常规）

1.贫血或其他血液系统疾病（例如，镰状细胞型疾病），凝血异常疾病，恶性肿瘤，慢性疾病状态。

2.下列门诊手术的患者需查血红蛋白：

(1)孕龄<60周的婴儿。

(2)育龄妇女。

（三）凝血功能检查

1.PT

(1)已知的患者本人或其家庭成员的凝血功能异常。

(2)易发生擦伤或过度出血的病史。

(3)应用华法林（INR）。

(4)肝脏疾病。

2.PTT　若患者有应用肝素的病史时，安排检查。

3.出血时间(BT)

(1)若病史提示存在可能的出血风险升高,而 PT 与 PTT 检查结果都正常(例如,使用阿司匹林的患者)。

(2)出血时间并非是一个可靠的检查。

(3)应考虑血小板功能的分析。

(四)代谢功能检查

1.基础代谢检查

(1)肾脏疾病:对于肾衰竭的患者,在手术当天的早晨检查血清钾离子水平。

(2)利尿药应用:接受补钾治疗的患者。

(3)地高辛或慢性类固醇疗法。

(4)糖尿病患者或表现有明确低血糖病史的患者,在手术当日的早晨检查血糖。

2.复杂代谢检查

(1)慢性肾脏疾病。

(2)心血管系统疾病。

(3)肝脏疾病。

(4)颅内疾病。

(五)心电图

1.心血管系统既往病史

(1)冠心病

(2)瓣膜病

(3)心律失常病史

(4)高血压病

(5)活动耐量差

(6)若患者有任何心脏病史或既往心电图的显著异常发现,在术前 1 个月内复查心电图。

2.年龄＞50 岁,同时缺乏一年内正常结果的患者。

3.年龄＞20 岁的糖尿病患者。

4.病态肥胖,寻找右心负荷过重的体征(Pickwickian 综合征)。

(六)早孕检查

育龄期未行绝育手术的妇女。

(七)X 线检查

1.目前有心肺功能疾病的症状或体征者。

2.患者有肺功能不全但是缺乏 1 年内的 X 线检查结果。

(八)肺功能检查

1.在肺部疾病已出现显著肺部综合征时,评估其严重程度。

2.评估其对支气管扩张药的反应。

3.那些合并有未诊断的呼吸困难或气短的患者。

(马　辉)

第二节　各系统评估

一、心血管系统

1.接受非心脏手术的冠心病患者存在因缺血性心脏事件引起的围术期并发症及死亡风险。

2.围术期心脏事件,例如心肌梗死、不稳定型心绞痛、充血性心力衰竭及心律失常等,是导致围术期死亡的首要原因。

3.能储备可以通过 MET(代谢当量)值来表示。

(1)一个 MET 表示静息状态下的氧耗。

(2)当活动耐量＜4 个 MET 时,定义为功能储备差。

4.为了进一步地探究病情,心脏科会诊可能是必要的。

(1)行运动负荷试验以评估功能储备、ECG 改变以及血流动力学反应(框 4-2)。

(2)心肌核素显像以评估心肌灌注、梗死及功能。

1)铊试验。

①铊再分布的延迟显像区域显示了有风险的心肌。

②固定的缺损(分布不随时间改变)代表瘢痕组织(陈旧性心肌梗死)。

③冠脉狭窄＞90％将很可能在静息状态下产生灌注异常,而≥50％的狭窄仅在负荷增加或活动情况下能被发现。

2)^{99m}锝标记的甲氧异腈:在运动过程中,区域性室壁运动异常的表现及左心室射血分数无法升高均提示心肌缺血。

3)结合以心肌核素显像的药物负荷试验适用于那些不能够完成运动耐量试验的患者。

①双嘧达莫或腺苷被用于冠脉扩张。

②再分布区域的存在与围术期心脏风险增加紧密相关。

(3)超声心动图

1)评估全面及局部的心室功能、心脏周围血流以及先天性异常。

2)评估瓣膜功能、室壁或心房血栓以及主动脉微动脉瘤时,经食管超声心动图可能是必要的。

3)若初始的负荷 ECG 无法诊断、基础 ECG 表现异常或表现出不典型的症状,负荷超声心动图可能有效。

(二)呼吸系统

1.哮喘

(1)在术前 4 周内报告过加重或新发作喘鸣的患者,可能需要推迟择期手术。

(2)哮喘控制不良的术前患者可能需要首先联系首诊的内科医生或呼吸科医生以改善其情况。

(3)相关病史

1)您吸入性药物的应用频率?

2）您近期是否有发生任何喘鸣？

3）您多久需要因哮喘急诊或住院一次？

4）您是否曾使用类固醇药物？

5）您是否曾因哮喘行气管插管？

2.慢性阻塞性肺疾病（COPD）

（1）麻醉实践中最为常见的肺部异常。

（2）相关病史：

1）您是否使用辅助氧疗？量是多少？

2）您吸烟史是怎样的？

3）您是否感到气短？

4）您的呼吸困难症状有无加重？

5）您是否曾在连续 3 个月的多数日子里咳嗽合并有咳痰？

6）您近期痰量是否有所增加？

（3）术前 COPD 控制

1）戒烟至少 2 个月。

2）支气管扩张药疗法（例如，吸入性 β_2 肾上腺素受体激动药、糖皮质激素、溴化异丙托铵）。

3）合并有慢性支气管炎加重的患者可能需要抗生素。

4）参考呼吸科医生或患者首诊内科医生的意见以改善患者呼吸状态。

3.吸烟

（1）患者插管时可能有喘鸣。

（2）吸烟者因分泌物有更高的肺不张风险。

（3）吸烟者术后可能出现更多咳嗽。

（4）相关病史

1）吸烟的量以及时间？

2）您最近是否仍吸烟？

3）您今天是否仍吸烟？

4）您是否有慢性/活动性咳嗽？是否有痰？

（5）术前吸烟者的控制：术前减少或停止吸烟至少 2 个月。

1）减少分泌物。

2）改善毛细和小气道的功能。

3）减少肺部并发症。

4）减少碳氧血红蛋白水平，能提高组织的氧利用度。

4.上呼吸道感染（URI）

（1）URI 可能增加黏液阻塞、肺不张和去饱和作用的风险。

（2）不发热及肺功能测试良好的 URI（无鼻塞），并非全麻的禁忌证。

（3）若 URI 合并以下情况，手术需被推迟：

1）脓性（黄或绿）鼻涕。

2)咳嗽咳痰。

3)发热。

4)鼾音、喘鸣或明显哮喘病史。

5.阻塞性睡眠呼吸暂停(OSA)

(1)气道坍塌、对镇静药物敏感以及镇静药物、阿片类药物及吸入性麻醉药物的气道影响的风险增加。

(2)术前应仔细评估 OSA 的严重程度以预测术中管理方式以及术后预留 ICU 床位以利监护。

(3)相关病史。

1)您打鼾么?

2)您白天觉得嗜睡么?

3)您曾经被告知过在睡眠期间出现呼吸暂停么?

4)您在睡眠过程中是否曾出现呼吸困难?

5)您是否经常发现自己从睡眠中醒来?

6)您是否做过睡眠呼吸监测? 如果做过,结果怎么样?

7)若曾证实诊断为 OSA:

①OSA 为轻度或严重的?

②是否应用 CPAP 或 BiPAP?

(4)OSA 患者的体格检查可能出现:

1)BMI 增加(大于同年龄 95 百分位)

2)颈围增加

3)软腭不可见

4)舌肥大

5)扁桃体肥大

(5)儿童 OSA 的生理学指标与成人 OSA 不同。

(6)术前控制

1)可考虑术前开始 CPAP。

2)对于使用 CPAP 反应不佳的严重 OSA 患者可考虑负性吸入正压通气。

3)根据术式和术后阿片类药物的使用,可计划安排术后监护病床。

6.合并有肺疾病患者的试验或检查

(1)下列情况需行胸片(CXR)检查:

1)疑有感染的(例如,URI、肺炎)。

2)肺部体格检查发现有喘鸣或捻发音或既往肺功能不全病史

(例如,COPD)而 1 年内无既往 CXR。

(2)基础动脉血气(ABG)极少需要,但可能有帮助:

1)严重 OSA 的患者以确定 CO_2 潴留和代偿的程度。

2)确定 COPD 患者通气是否充分以及动脉氧合水平。

3)欲行急诊手术的合并有活动性支气管痉挛的哮喘患者。

(3)若肺部症状体征明显,可行肺功能测试(PFT):严重 COPD 以及 PFT 结果<50%预测值的患者,

在术后肺部并发症方面有极大风险

（4）OSA患者的睡眠呼吸监测结果。

（三）中枢神经系统

1.癫痫

（1）苯二氮䓬类药物有明确的提高癫痫的阈值作用。

（2）在癫痫患者身上应小心使用七氟醚。七氟醚的应用与癫痫相关,于小儿和成人均有证据。

（3）相关病史

1）最近一次癫痫发作是何时?

2）在您近期的治疗计划下癫痫发作的控制情况?

3）若患者使用苯妥英、卡马西平或苯巴比妥,应查对药物的血药浓度;尤其是当癫痫尚未良好控制或考虑到药物毒性时。

2.重症肌无力

（1）肌松药物可能导致重症肌无力患者过于虚弱以致无法拔管,同时需要术后机械通气。

（2）相关病史

1）您近期是否有发作?

2）哪些肌群典型受累?

3）您呼吸情况怎样?

4）在您近期的治疗计划下症状的控制情况?

（3）肌力减弱的体格检查体征

1）眼肌:①上睑下垂;②复视。

2）延髓肌:①构音困难;②咀嚼及吞咽困难;③颈肩部的近端肌肉无力;④呼吸肌无力。

（4）血浆交换及静脉注射免疫球蛋白的应用指征是术前呼吸及口咽受累的重症肌无力患者。

3.帕金森病（PD）

（1）避免使用吩噻嗪、苯丁酮类（氟哌利多）以及甲氧氯普胺,因其抗多巴胺能活性可能导致PD患者症状的加重。

（2）相关病史

1）您的症状是怎样?

2）在您近期的治疗计划下症状的控制情况?

4.多发性硬化

（1）手术及麻醉的负荷可能加重多发性硬化患者的症状,或使他们的基础功能水平较术前降低。

（2）在多发性硬化加重的情况下,应避免行择期手术。

5.脑血管病

（1）脑血管病患者存在脑血管事件风险。

（2）术前及围术期的最佳血压控制是必要的。

（3）相关病史

1）您是否曾有卒中或短暂性脑缺血发作（TIA）?

2）您的卒中是哪种类型的?

3）您是否有残余的神经障碍？

4）您是否应用抗凝治疗？

5）最近一次抗凝药物是何时？

6）您血压的控制如何？

（4）脑血管病患者应当检查颈动脉杂音是否存在。

（5）对于梗死性疾病的患者，如有 TIA 或卒中病史，行颈动脉超声检查。

（6）对于有卒中及 TIA 病史同时应用慢性治疗的患者，凝血检查（例如，PT、PTT、INR）以确定残留的抗凝及抗血小板治疗。

6.颅内肿瘤和（或）颅内压（ICP）升高

（1）相关病史

1）您最近是否有头痛和（或）癫痫的问题？

2）您的认知功能是否有改变？

3）任何新发的神经功能障碍？

4）颅压升高的体征/症状，例如，恶心/呕吐。

5）人格改变及意识水平改变。

6）呼吸模式的改变。

7）分流术的病史。

（2）合并有颅内肿瘤的患者的 CT 以及 MRI 扫描及报告，以评估可能存在的颅内高压（例如，脑水肿证据，中线移位＞0.5cm，脑室体积增大）。

7.其他：

（1）脊髓损伤，脑卒中，智力减退。

（2）慢性疼痛，神经病理性疼痛/感觉异常。

（3）肌病，肌萎缩，多发性硬化。

（4）晕厥。

（5）听力或视力缺损。

（四）肾脏

1.约 5％的人群患有肾脏疾病，同时肾功能障碍将增加并发症发生率及病死率。

2.急性肾衰竭的定义

（1）血清肌酐水平上升 0.5mg/dl 或 50％，或血清肌酐水平＞2mg/dl。

（2）肌酐清除率是评估剩余肾功能水平的最优方案。

（3）术后肾功能不全与消化道出血、呼吸系统感染及败血症相关。

（4）急性肾功能不全的病因：

1）肾前性：①循环血容量降低（血容量过低）或循环血容量的显著减少（心排血量减少或低血压）。②早期纠正病因常常可以使肾功能不全恢复，但是持续肾脏低灌注可能造成肾脏损害。

2）肾性：①最常见的原因是急性缺血性肾小管坏死。②其他原因，如中毒、急性肾小球肾炎以及间质性肾炎。

3）肾后性：梗阻性病变——肾结石、神经源性膀胱、前列腺疾病及肿瘤。

（5）肾功能不全或衰竭的临床表现：

1）血容量过高。

2）高血压。

3）外周水肿。

4）钾潴留。

5）药物排出障碍。

3.慢性肾病

（1）慢性肾病的病因

1）高血压。

2）糖尿病。

3）慢性肾小球肾炎。

4）小管间质性疾病。

5）肾血管疾病。

6）多囊肾。

（2）慢性肾病的临床特征

1）心脏方面：血容量过高、高血压、慢性心力衰竭（CHF）、水肿、加速动脉粥样硬化、冠脉疾病、心包炎以及心包积液。

2）代谢方面：高钾血症、高镁血症、低钠血症、低钙血症、高磷血症、代谢性酸中毒、葡萄糖不耐受、高三酰甘油血症。

3）血液方面：慢性贫血、血小板功能障碍。

4）胃肠方面（GI）：胃容量及酸性产物增加、胃排空延迟、恶心和呕吐、消化性溃疡。

5）神经系统方面：神志改变、脑病、水肿、外周及自主神经系统

病变。

6）感染方面：易感性增加。

4.相关病史

（1）症状：

1）多尿。

2）多饮。

3）排尿困难。

4）少尿。

5）水肿。

6）呼吸困难。

（2）应注意血液透析的时间表与部位，以便患者将其择期手术安排在行透析治疗后一日。

5.体格检查

（1）应耐心评估动静脉瘘（检查震颤或传导是否存在）。

（2）静脉通路的建立及血压的测量应在动静脉瘘的对侧肢体进行。

6.实验室检查

（1）尿及血清的检查——以确定肾前性/肾性/肾后性的病因。

（2）除非患者无尿，否则均应行尿液检测。

1)因肾脏疾病导致的异常结果表现为:蛋白尿、脓尿、血尿、管型尿以及异常比重尿。

2)尿电解质、渗透压以及尿肌酐水平提示血容量状态及肾浓缩能力,并可用于鉴别肾前性及肾性疾病。

(3)血尿素氮(BUN)是肾小球滤过率(GFR)一个不敏感的指标,因为其易受容量状态、心输出量、节食以及体质的影响。

1)BUN/血肌酐的比值正常为(10~20)∶1。

2)BUN 不成比例的升高常受到血容量过低、低心输出量、消化道出血或类固醇类药物使用的影响。

(4)血清肌酐水平通常在 0.6~1.2mg/dl,但是受到患者骨骼肌容量及活动水平的影响。

(5)肌酐清除率可用于评估 GFR,并且提供了对肾脏储备的最佳评估手段(正常值 80~120ml/min)。

1)可通过以下经验公式进行估算:$\{[140-\text{年龄(岁)}] \times \text{体重(kg)}\} \div [72 \times \text{血清肌酐(mg/dl)}]$

2)女性则再乘以 0.85。

(6)除非是严重的肾衰竭,血清 Na^+、K^+、Cl^- 及 HCO_3^- 浓度保持正常。

(7)钠分次排泄率(FENa)的计算可以用于鉴别那些由肾前性因素导致的肾功能紊乱。

(8)FENa$=[(\text{尿 Na} \times \text{血清肌酐}) \div (\text{血清 Na} \times \text{尿肌酐})] \times 100$。

1)<1 提示肾前性疾病。

2)>2 提示肾性疾病。

3)对于使用利尿药治疗的患者,该判断方法不成立。

(9)当血清钠离子浓度>150mEq/L 或钾离子浓度>5.9mEq/L 时,应当仔细评估择期手术的风险与收益。

(10)血液学检查可能显示贫血及凝血异常。

(11)ECG 可以提示心肌缺血/梗死、心包炎以及电解质紊乱。

(12)CXR 可以显示液体超负荷、心包积液、感染、尿毒症肺病或心影增大。

7.肾病患者的最优选择

(1)行血液透析的患者应在术前安排一次血液透析。

(2)若患者应用连续性肾脏替代疗法(CRRT),在手术过程中是否继续治疗的决定应当基于应用 CRRT 的原因、手术的时间长短以及手术的类型。

(3)大部分患者可以耐受 CRRT 在术前中断并于术后恢复。

(4)大手术或时间很长的手术可能需要术中 CRRT。

(五)内分泌系统

1.糖尿病

(1)围术期最常遇见的内分泌功能紊乱。

(2)由于各类应激激素的释放,血糖水平在术中及术后常常升高。

(3)围术期血糖水平的控制对于伤口的愈合及最小化感染风险至关重要。

(4)相关病史

1)您是否曾诊断过糖尿病的其他并发症(如,眼、肾、手足的感觉障碍)?

2)在目前的治疗方案下,您的血糖水平控制得如何?

3)您是否有胃食管反流病(GERD)或烧心?

(5)合并有慢性高血糖体的 1 型糖尿病患者可能发生以活动受限为表现的关节综合征。

(6)在麻醉时,糖尿病患者易表现出血流动力学不稳(需要升压药物治疗的低血压,阿托品无效的心动过缓）。

（7）＞20 岁的糖尿病患者,应行 ECG。

糖尿病患者术前 ECG 检查显示 ST-T 异常、无症状的心肌缺血及心肌梗死的发生率升高。

（8）在术前和术后立即测定其血糖水平。

（9）术前也可以测定血液糖化血红蛋白(HbAIC)水平。

（10）在评估肾脏灌注不足的程度时,BUN 及血肌酐的水平有一定提示。

2.肾上腺皮质功能紊乱或慢性类固醇药物治疗史

（1）在过去的 6～12 个月中,因各类不同的非内分泌紊乱治疗需要而曾使用类固醇药物＞1 个月的患者,在术中可能需要静脉应用"应激剂量"的类固醇药物。

对于时间短、创伤小的手术,继续口服日常剂量的类固醇激素常常就足够了。

（2）真性肾上腺功能减退的患者术前必须接受糖皮质激素的补

充治疗和(或)盐皮质激素的替代治疗。

氢化可的松最常规的用法:术前 50～100mg,根据手术应激大小,术后 1～3 天 100mg q8h。

（3）血清生化检查结果可提示患者合并有肾上腺功能紊乱。

由于糖皮质激素的盐皮质激素活性,库欣综合征患者可合并有低钾代谢性酸中毒。

3.甲状腺功能障碍

（1）应当推迟择期手术,直至通过药物治疗患者临床及血液学检

查均显示甲状腺功能正常。

（2）采集相关病史。

（3）合并有上气道挤压的巨大甲状腺肿增加了困难气道的风险。可能需要 CXR 或胸部 CT 以确定巨大甲状腺患者是否合并气道受压(例如,气管偏移/塌陷)。

（4）合并有系统性甲状腺功能不足的患者,复查其 TSH、T_3、总的及游离 T_4 水平,以确定是否需要进行药物控制。术前,这些检查结果都应当是正常的。

（5）甲亢患者应行 ECG 检查以评估其是否合并窦性心动过速或心房纤颤,而甲状腺功能减退患者则合并心动过缓或交界性心律。

（六）肝脏

1.对有酗酒史的患者,始终应考虑到酒精性心肌病的可能性。

2.风险评估。

3.相关病史

（1）黄疸、瘙痒、全身乏力、食欲减退及出血倾向的病史。

（2）肝炎或肝硬化病史。

（3）药物、酒精及肝炎病毒的暴露史。

4.体格检查

（1）寻找肝脏疾病的特征性表现:

1）肝大脾大

2）黄疸/巩膜黄染

3）腹水

4）外周水肿

5）蜘蛛痣

6）睾丸萎缩

7）海蛇头

8）痔

9）扑翼样震颤

10）男子乳腺发育

11）消瘦

（2）同时亦关注前面曾提到的那些因肝脏功能障碍而引起的其他系统受累。

5.实验室检查

（1）肝功能

1）血清胆红素

2）白蛋白

3）凝血酶原时间（PT）

4）总蛋白

（2）转氨酶

（3）碱性磷酸酶

（4）血液学检查

（5）肝炎血清学检查

（6）心/肺/肾状态的评估：依据患者的年龄、疾病的严重程度以及肝脏疾病的患病时间，ECG、CXR、肾功能测试也许是必要的。

（七）消化道（GI）

1.上消化道出血

（1）病因学

1）食管炎

2）胃炎

3）胃溃疡及十二指肠溃疡

4）静脉曲张

5）食管贲门黏膜撕裂

（2）假设患者存在误吸风险。

（3）诱导前确认血红蛋白（Hb）水平，尤其是那些尚存在活动性出血的患者。

2.误吸

（1）误吸高风险的患者：胃体积＞25ml（0.4ml/kg）以及胃部 pH＜2.5。

（2）行 GI 预防的患者包括：

1）与被动胃液反流相关的症状，例如酸性或感觉到口中的反流性液体。

2）异常咽部或食管解剖（例如，大食管裂孔疝、咽食管憩室、硬皮病）。

3）胃部承受来自外部的压力（腹水、怀孕、肥胖）。

4）饱食胃（急诊手术前刚刚有过进食）。

5）胃排空减慢的患者（糖尿病、应激、疼痛）。

6）肠梗阻的患者。

7）上消化道出血的患者。

（3）预防误吸的用药：H_2 受体拮抗药

（4）减少胃酸的分泌。

（5）抑制胃酸的进一步产生。

（6）不影响已在胃中的胃内容物。

（7）不促进胃排空。

甲氧氯普胺

（8）刺激胃排空。

（9）缩短胃排空时间。

（10）增加下段食管括约肌张力。

（11）可能具有止吐作用。

（12）不影响胃内 pH 水平。

（13）无法在短时间内清除大量食物。

（14）高危患者，常与 H_2 受体拮抗药联合应用。

抗酸药

（15）增加胃液 pH 至＞2.5。

（16）增加胃液量。

（17）立即起效并可以改变目前胃内容物的酸度。

（18）在紧急情况下有用。

质子泵抑制药

（19）被认为像 H_2 受体拮抗药一样有效。

3.类癌肿物

（1）分泌血清素及缓激肽。

（2）有明显症状的患者应应用奥曲肽以防止类癌综合征及危象。

（3）合并有类癌肿物的患者，消化性溃疡发病率升高。

（八）血液系统及肿瘤

1.凝血异常

（1）可以是获得性的、遗传性的或由于药物治疗导致的结果。

（2）使用慢性抗凝治疗的患者建议在术前停药。

（3）必须继续其抗凝治疗的患者（例如，人工心脏瓣膜患者）需特别地提前入院，以行肝素注射替代治疗，在术前 4～6h 暂停。

（4）由于硬膜外血肿风险，对于接受抗凝治疗或血小板减少/功能异常的患者，避免应用中枢神经阻滞。

（5）麻醉医生应当评估者术前及术中的血液制品需求。

（6）相关病史

1）您是否有出血或易淤血的病史？

2）您最后一次使用抗凝治疗是何时？

3）您过去是否接受过任何输血治疗？

4）您是否接受输血治疗？

（7）体格检查

应检查患者是否有渗出和（或）淤血的部位。

（8）实验室检查

全血细胞计数（CBC）、部分凝血酶原激酶时间（PTT）、凝血酶原时间/国际标准化比值（PT/INR）、血小板计数。

2.贫血

（1）贫血病史

1）检查黏膜是否苍白

2）检测 Hb

（2）合并有镰状细胞疾病的患者（例如，镰状细胞贫血-HbS，镰状细胞贫血-HbC），建议请血液科会诊。若为镰状细胞贫血-HbS，测定 Hb 及异常血红蛋白 S 百分比（％HbS）（目标：血红蛋白≥10g/dl 或％HbS＜30）

3.放化疗病史

（1）若患者接受过有心脏毒性的药物治疗，获取超声心动检查的结果以评估心室功能。

（2）CBC、PTT、PT/INR、血小板计数。

（韩国哲）

第三节　麻醉选择与麻醉前用药

手术治疗的质量、效果和预后在很大程度上取决于麻醉方法。正确麻醉方法的选择也是麻醉质量、手术患者内环境保持稳定和麻醉前评估与处理正确的前提和标志。由麻醉医师决定每例手术用何种麻醉方法。

一、麻醉选择原则

（一）选择原则

临床麻醉的方法和药物选择十分重要，总的原则是既要达到无痛，便于手术操作，为手术创造必要的条件，满足手术的需要，又要保证患者安全、减少麻醉意外和并发症、主动维护和控制患者的生命体征。在保证麻醉期间呼吸循环生理功能稳定的前提下，达到镇痛良好、安全、舒适、简便，为满足手术需要创造必要的条件。

（二）评价标准

1.安全　掌握适应证和禁忌证恰当，麻醉药和方法不危及患者的生命和健康，麻醉意外少，无麻醉致死或其他不良后果。

2.无痛　能够保证麻醉效果，使手术能在完全无痛（基本无痛）和无紧张的情况下实施。

3.无害　麻醉药作用快，毒性小，无蓄积作用。对患者生理功能的影响限制在最小范围。能维持正常的生理功能，或对生理干扰小，即对心率、呼吸、血压影响小，对重要脏器损伤轻。将所产生的毒性和并发症能降到最低限度，且影响是可逆的。万一发生意外，能及时抢救，能快速有效地排除干扰，使手术自始至终地安全进行。

4.满足手术要求　麻醉效果能达到预期目的,能为疑难手术创造良好的条件,包括时间、深度、手术部位、范围等。例如心脏、大血管手术的低温;胸腔手术的控制呼吸,便于手术操作;腹腔手术有足够的肌肉松弛;高血压患者手术及出血多的手术要及时控制降压等。使既往不能施行的手术成为可行,使不能耐受手术(或麻醉)的患者变得可以耐受。

5.睡眠无记忆　防止觉醒,因为术中觉醒给患者带来潜在的心理障碍性后遗症,听觉模糊记忆影响术后行为。

6.保持适当应激反应　能降低应激反应,阻断向心性手术刺激,血流动力学稳定,减少术中、术后出血,减少输血及其并发症,预防负氮平衡,降低病死率。

7.术后恢复快　麻醉中合理地利用了各药物之间的协同和拮抗作用,麻醉结束患者即醒,可以早期拔管,并在短时间内尽早完全恢复。

8.简便易行　麻醉技术难度不高,方法实用,使用简便,麻药花费不过大,容易掌握,平战能结合。

(三)选择参考依据

1.患者一般情况　依据患者年龄、性别、体格及心、肺、肝肾功能等情况、病理生理改变、患者意见,手术患者病理和病情是主要的参考因素。

2.手术的性质和意图　取决于手术部位、切口、手术卧位、范围、深浅、繁简、创伤和刺激大小、手术时间的长短、是否需要肌肉松弛及手术时可能发生的意外等,如施行胸椎手术、胸壁手术、肾及肾上腺手术等,易误伤胸膜而发生气胸,故采用气管内插管全麻。

3.麻醉设备条件　包括器械设备、药品条件和麻醉医师的技术水平条件(能力和熟练程度)。

4.麻醉药及麻醉方法　根据麻醉药的药理作用、性能和对患者病情的影响、麻醉方法本身的优缺点等,正确选择适当的麻醉药和麻醉方法,达到灵活机动,及时调整。

5.麻醉医师技术能力和经验　根据麻醉医师的技术能力、理论水平和经验:①充分参考术者的意见,选择安全性最大、对机体干扰最小的麻醉方法;②选择自己操作最熟练的方法;③若是危重患者或急症患者时,术前讨论或向上级请示,以保证患者的安全,减少麻醉意外和并发症;④用新的麻醉方法时,要了解新方法的优缺点,还要注意选年轻、健壮的受术者作为对象。

二、根据手术部位选择麻醉

(一)头部

可选局麻或支气管内插管吸入全麻。如颌面、耳鼻喉和颅脑手术。颌面外科患者,常因颞下颌关节疾病、瘢痕挛缩、肿瘤阻碍或对组织器官的推移、变位等,造成张口困难、头后仰受限、上气道的正常解剖位置异常等因素,往往导致气管内插管困难,故需要用鼻腔盲探插管法。颅内手术的麻醉选择,应考虑以对颅内压的影响最小的原则,去选用各种麻醉药和麻醉方法,并根据手术的具体要求及患者全身情况等,来权衡其利弊。

(二)颈部

最常见的是甲状腺手术,包括甲亢手术。可考虑颈丛或硬膜外阻滞。若颈部肿块过大,气道已有压迫或推移,致气管扭曲等已有呼吸困难者,或精神过于紧张而不合作者,可考虑选择气管内插管、复合全麻,以策安全。此类患者如有气管插管困难者,宜采取清醒气管内插管较安全。

(三)胸部手术

1.胸壁　可选局麻、硬膜外或肋间神经阻滞、静脉复合或吸入麻醉。

2.胸内手术　以气管内插管静脉复合或吸入静脉复合麻醉为佳。也可选局麻或硬膜外阻滞,但应注意开胸后对呼吸生理的扰乱,肺部病变对呼吸功能的影响,肺内分泌物的控制。

（四）腹部

硬膜外或腰硬膜联合阻滞比较理想而常选用。也可选腰麻。患者对硬膜外阻滞有禁忌、过度肥胖、过分紧张或全身情况较差、或有危重休克、感染或内出血性患者,可用静脉复合或静吸复合、气管内插管全麻。达到无痛、肌松良好、抑制自主神经反射,术后对胃肠功能扰乱少。全麻时,配合肌松药,可减少对循环及肝、肾等功能影响,能提高麻醉手术的安全性。

（五）肛门会阴部

可选鞍麻或骶管麻醉较满意。有时选硬膜外阻滞,静脉复合全麻或静吸复合全麻。盆腔与妇产科手术绝大部分可在骶管麻醉、鞍麻或持续硬膜外麻醉下完成。

（六）脊柱四肢手术

1.脊柱手术　选局麻往往效果不佳,可用硬膜外阻滞或气管内插管静脉复合或静吸复合全麻。

2.上肢　臂丛阻滞和硬膜外阻滞最常用。高位硬膜外阻滞不如臂丛阻滞安全,臂丛阻滞也要预防气胸等并发症。必要时选气管内插管,静脉复合全麻或静吸复合全麻。

3.下肢　可选用腰麻、腰硬膜联合或硬膜外阻滞,能满足手术需要;气管内插管静脉复合或静吸复合少用。

4.断肢再植　该手术时间甚长,要求循环功能稳定,血管不发生痉挛,使再植的肢体供血良好,避免血栓形成。因患者失血量较多,血容量不足,常有代偿性的血管痉挛。要预防休克、补充血容量、输右旋糖酐-40等胶体液;改善微循环、预防血栓形成;纠正酸中毒,补充碱性药,防止发生毛细血管内凝血,减少血栓形成的机会。患者要处在比较安静的状态下,以保证手术的顺利进行及再植血管、神经的功能。麻醉的选择必须全面考虑,并作必要及时的处理。上肢选用持续臂丛阻滞或硬膜外阻滞,下肢选用硬膜外阻滞,麻醉要辅以足够的镇静或麻醉性镇痛药,减少患者因紧张情绪或疼痛刺激,所致的血管痉挛,满足手术要求。个别精神紧张或重度创伤,或严重休克者,可选用气管内插管,静脉复合或静吸复合全麻,但手术时间冗长,要控制麻药量,以防药物蓄积作用。术中应尽量避免用升压药物,要保温,避免室温过低刺激血管痉挛。

（七）烧伤及瘢痕整形手术

患者曾经过多次手术,对疼痛敏感,上肢可选用臂丛或硬膜外阻滞,下肢可选用硬膜外阻滞,麻醉中辅助一定量的镇痛、镇静药物,均可满意完成手术。手术面积大者或病情严重者,可选用气管内插管,静脉复合或静吸复合全麻。早期创面渗液丢失多,要及时补充血容量,预防休克。特别是头面部烧伤、颈胸或颈颏瘢痕粘连手术者,存在张口困难或颈部不能活动、头向前倾、呼吸困难等病理改变者,往往气管内插管操作十分困难。先要用鼻腔插管或行气管切开或瘢痕松解后方可上麻醉药。气道烧伤、呼吸困难者,应气管造口术。

三、特殊患者的麻醉选择

（一）常见特殊患者

1.有过敏史患者　即使选用局麻,也应注意过敏问题。对静脉麻醉药或吸入麻醉药发生过敏者少见。

2.贫血患者　用腰麻或硬膜外阻滞时,应预防血压下降。严重贫血或大失血者应禁用腰麻或硬膜外阻滞。以选气管内插管静脉复合全麻较安全。应给予较正常浓度高的氧气吸入。

3.癫痫患者　注意避免抽搐的因素,麻醉前苯妥英钠 0.1～0.2g 或地西泮 10～20mg 口服,以预防发作。选气管内插管,硫喷妥钠加琥珀胆碱诱导,维持麻醉不选用普鲁卡因或利多卡因静脉注射。

4.发热患者　无论采取何种麻醉方法,都应采取降温措施并充分供氧。

(二)高危及危重患者

1.全身衰竭　宜用局麻或神经阻滞,禁用腰麻,包括硬膜外阻滞。需用气管内插管,以浅全麻为妥。硫喷妥钠诱导时应减量,或清醒气管内插管,或用咪达唑仑、芬太尼、维库溴铵、丙泊酚静注诱导,气管内插管,浅全麻加肌松药维持,是安全、常用的方法。也可用气管内插管加硬膜外麻醉方法。

2.休克　由于休克患者对麻醉药的耐量低,对巴比妥类药物较敏感。创伤性休克要充分补充血容量,近年来,应用高渗盐水和右旋糖酐溶液有较好的疗效。严重休克时肾过滤率减低,肾排药物不宜应用。一般选用气管内插管、浅全麻维持,用对循环功能影响小的药物,并保持适当的呼吸交换量及供氧。禁忌椎管内麻醉方法。也可用气管内插管加硬膜外麻醉方法。

3.瘫痪　由于患者长期卧床,血容量潜在不足,循环代偿功能差,瘫痪平面高者,影响呼吸功能,或并发坠积性肺炎。胸$_7$ 以上损伤或病情严重者宜选气管内全麻,尽量不用琥珀胆碱,因其诱发高血钾;保证足够通气和循环稳定。胸$_7$ 以下损伤或病情较好者,可选硬膜外阻滞。

4.呼吸系统疾病　应根据以下情况选择。

(1)气道炎症:不宜选用吸入麻醉药,以静脉复合麻醉较理想。

(2)哮喘:术前应用色甘酸钠进行有效的药物控制,宜选哌替啶,均不宜用吗啡、硫喷妥钠和筒箭毒碱等,腰麻及高位硬膜外阻滞均应慎重。

(3)"湿肺"及活动性肺结核:由于有大量分泌物或咯血(肺结核活动期、肺炎、支气管感染、支气管扩张、肺脓疡和肺肿瘤等),应选支气管内插管。如用双腔管插管,可保证术中安全,并防止下气道阻塞和感染扩散。肺叶切除范围较大者,选用对气道刺激小的麻醉药。注意气道的管理。

5.心血管疾病

(1)非心脏手术:应把重点放在心脏问题上。若心脏功能差,术前、术中应适当地应用强心药物。心脏代偿功能较差的心脏病患者,只要不过分紧张,尽量采用局麻,或神经阻滞,配合镇静药。若选用气管内插管,静脉复合全麻时,深度应浅,肌松药均可选用。不宜使用抑制心脏功能的麻醉药和麻醉方法。心脏功能代偿较好的患者,仍可选用硬膜外阻滞,但应慎重。

(2)心血管手术:大而复杂的手术,如心内直视手术,应考虑气管内插管静脉复合全麻、低温麻醉和体外循环。选用药物及方法应避免导致缺氧、CO_2 蓄积和低血压,诱导应避免兴奋和挣扎。

(3)病态窦房结综合征患者:均选用静脉复合全麻,心率缓慢用阿托品等对抗,术中监测心电和血压,术前备好起搏器;经食管心房起搏安全。

6.神经系统疾病　包括颅脑外伤、颅内肿瘤摘除及脊髓手术,禁用腰麻,宜选气管内插管,适宜用效能微弱的麻药,如氧化亚氮、羟丁酸钠、氯胺酮或局麻比较安全。颅内术中充分供氧,预防脑肿胀、颅内压剧增。

7.肝病　对肝功不全者,应选择对肝功能影响小的麻醉药或麻醉方法。避免用毒性较大的全身麻醉。用局麻、腰麻或硬膜外阻滞较好。全身情况差者在气管内插管下静脉复合全麻。选用羟丁酸钠、芬太尼、氟哌利多、地西泮及氯胺酮等对肝功能影响小的药物,全麻中应防止缺血、CO_2 蓄积和低血压。肝功能障碍者手术选用低温麻醉时,可加重凝血机制的扰乱,应十分审慎。

8.肾病　免用对肾有毒害、由肾脏排泄药物的麻醉方法。如戈拉碘铵、溴己氨胆碱和地高辛等。局麻、腰麻和硬膜外阻滞常用,全身情况差者,在气管内插管下静脉复合全麻。肾炎有水肿、尿少、严重贫血、血浆蛋白低下、腹水,并常有血压的变化,均与麻醉有关,应避免选择影响血液酸碱平衡及易造成缺氧、CO_2蓄积、血压波动大的麻醉药及麻醉方法。尿毒症患者,伴有昏迷、酸中毒和抽搐等,宜选局麻、神经阻滞;气管内插管静脉复合全麻时,可选用羟丁酸钠、氟哌利多、芬太尼等静脉麻醉药;选用不从肾排泄的肌松药,不选用硫喷妥钠。硬膜外阻滞及腰麻平面应控制得当,可慎选。

9.孕妇 忌全麻。腰麻要慎重,因为麻醉平面不好控制。宜选硬膜外阻滞(临产的平面最好不超过脐部)和局麻。

10.小儿 在基础麻醉下加局麻。较复杂、较大的手术用静脉复合全麻也较恰当。腰麻、硬膜外阻滞或神经阻滞,只要施用得法,效果很好,但必须慎用,骶管阻滞效果也好。但要配合基础麻醉。

11.老年人 选用局麻或硬膜外阻滞(慎用,麻醉平面妥为掌握,麻药小剂量、分次)为妥。也选腰硬联合麻。全麻以静脉复合为宜。高血压患者若无心脑肾的并发症,麻醉的选择无问题。凡顽固性高血压经治疗不易下降者,血管弹性较差,血压波动较大,应注意麻醉对血压的影响。全身麻醉掌握得当,对循环影响较小,否则使血压波动剧烈,增加麻醉中的险情。长期服用降压药的患者,术中可能出现严重低血压,不宜选腰硬联合麻。

12.糖尿病 以选局麻及神经阻滞较安全,也可首选硬膜外阻滞。硬膜外麻醉可减少神经内分泌的应激反应,减少分解代谢并发症,增加代谢稳定性。尽量避免全麻。若选全麻时,要注意控制血糖浓度,大剂量强效阿片类药可阻断应激反应,大剂量芬太尼能有效控制血糖,但要限制使用阿片类药物。选氧化亚氮、硫喷妥钠等对血糖影响小的全麻药。术前、术中应给予胰岛素。

(三)急症手术

1.全身麻醉 主要用于颅脑外科、心包填塞、心胸外科、五官科的急症手术或多发性复杂性外伤患者。静脉复合或静吸复合全麻。注意防治休克,维持一定的血压等。

2.硬膜外阻滞 禁忌急症手术,相对禁忌证慎用。注意麻醉管理。

3.部位麻醉 局麻、颈丛、臂丛用于颈部、颌面部、上肢手术等。

4.小儿 选基础麻醉加局麻、部位麻醉或椎管内麻醉。

四、麻醉药选择

(一)一般要求

1.用良好的麻醉药 良好麻醉药应具备以下标准。但目前尚无一种麻醉药能满足以下要求。

(1)诱导快:无刺激性、患者舒适、乐于接受。

(2)不影响生理:对生理无不良影响,在病情危重情况下也能使用。

(3)物理性能稳定:能与钠石灰接触,与光接触或长期贮存均不起变化。

(4)不燃烧爆炸:可用于多种麻醉方法。

(5)无蓄积:无个体差异或个体差异很小。

(6)作用强:麻醉效力强,能产生良好的催眠、止痛作用,并能随意控制麻醉深浅、苏醒快,安全可靠。

(7)对呼吸循环无影响:对呼吸无影响,循环易维持平稳。

(8)满足手术要求:如提供满足手术要求的肌肉松弛及其他特殊手术要求等。

2.联合用药 在目前尚未发现单一麻醉药具备以上标准之前,临床上多采用两种以上的麻醉药联合应用,取长补短,发挥其各自优点,减少不良反应和危害,尽可能满足手术要求,是目前广泛应用的方法。近年来,国内外麻醉发展较快,众多新药物的引进,为麻醉药的多种选择提供了条件,但要达到最佳选择。

（二）吸入麻醉药

1.安全　从患者生存利益出发,首先考虑吸入麻醉的安全性。

（1）麻醉药所需的浓度与氧浓度比例:如氧化亚氮需要高浓度时,氧浓度降低,易致缺氧。

（2）燃烧爆炸性能:目前应用氧化亚氮及氟类吸入全麻药,无燃烧爆炸的危险。

（3）稳定性:氟烷与加热的钠石灰接触即变质,产生剧毒物,说明化学性质不稳定;物理性质也不稳定,在蒸气饱和下,腐蚀锡、铝、黄铜和铅,又能溶解于橡胶和塑料,而后徐徐释出。

（4）安全性:氟烷安全界限小,扰乱心肌正常的应激性,对肝有毒性,肝炎、休克、心功能不全、心肌损害患者禁用。

（5）对自主神经系统功能:氟烷易使血压下降;恩氟烷吸入高浓度时,心排血量减少、血压下降、心率减慢等严重心肺功能不全、肝肾功能损害、癫痫、颅内压高患者勿用。控制性降压时,可选用氟烷配合。重危、重症肌无力和嗜铬细胞瘤患者皆选用恩氟烷。异氟烷心律稳定,增加脑血流量轻微,癫痫患者和颅脑外科首选异氟烷。

（6）对机体的毒性:氧化亚氮在无缺氧时无毒,对肝肾功能则无影响,肝肾功能不全者选用适宜。恩氟烷对肝肾功能损害的危险性存在,肝肾功能不全患者慎用。异氟烷是不引起肝损害的。

（7）对代谢与酸碱平衡的影响:氧化亚氮对大脑代谢有轻度刺激作用,并增加脑血流量（CBF）;氟烷对肝的代谢明显抑制;七氟烷麻醉时 CBF 及脑代谢率（$CMRO_2$）明显减少,分别下降 34％和 52％;地氟烷使脑氧代谢下降,抗分解代谢强作用等。注意氟离子释放后的多尿性肾衰。

（8）麻醉后反应:氟烷、恩氟烷、异氟烷、七氟烷及地氟烷等苏醒后无呕吐反应。

（9）环境污染:废气排放虽可减少空气中麻醉气体浓度,但污染仍存在。

2.患者易接受　吸入全麻药的气味和刺激性常使患者不乐意接受。氟烷有水果样香味,七氟烷易被患儿乐于接受,氟类麻醉药对气道黏膜无刺激,分泌物不增多,地氟烷对气道有轻度刺激作用。

3.麻醉效能强

（1）镇痛及麻醉效力:氧化亚氮麻醉效力弱,常作为辅助麻醉并用,氟烷、恩氟烷、七氟烷和地氟烷等效能强,可以单独使用。

（2）作用快慢:氟烷、恩氟烷、异氟烷、七氟烷和地氟烷作用快,诱导快。

（3）苏醒时间:氟类吸入全麻药苏醒快,可减少术后并发症的发生率。

（4）肌肉松弛效果:氧化亚氮肌松作用较差,氟类吸入全麻药中,地氟烷肌松作用最强。氟烷肌松作用最差。

4.药物价格高　恩氟烷、异氟烷、七氟烷和地氟烷效果好,但价格昂贵,广泛应用受到限制。

（三）静脉麻醉药

1.速效药　静脉麻醉药有对气道无刺激性、无燃烧爆炸危险等优点,适应证广,已被广泛接受。速效静脉药包括硫喷妥钠、丙泮尼地、阿法多龙、依托咪酯和丙泊酚等。

2.缓效药　包括有氯胺酮、地西泮、氟硝西泮、咪达唑仑、吗啡、哌替啶、芬太尼、阿芬太尼、神经安定镇痛药和羟丁酸钠等。

3.肌松药　胸部和上腹部手术完全需要肌松药。最适宜的肌松药是阿曲库铵、维库溴铵和米库氯铵等短效肌松药。

四、麻醉前用药

为了减轻手术患者精神负担和提高麻醉效果,在病室内预先使用一些药物,称狭义的麻醉前用药。凡是为了手术顺利和麻醉效果完善及保证患者安全,麻醉前在病室内预先给患者使用的所有药物,为广义的麻醉前用药。包括止血药、抗生素及特殊用药等。

【基本原则】

1.必须用药 任何一种麻醉方法都必须有麻醉前用药。

2.按时投药 任何麻醉前用药都应按时给予,根据患者具体病情需要而适当掌握用量。麻醉前有疼痛的患者,宜加用吗啡或哌替啶等镇痛药。2岁左右的小儿需用较大剂量的镇静药。

3.灵活运用 遇有年老、体弱、久病、孕妇、休克、糖尿病、酸中毒及毒血症等患者,若用强效麻醉药时,镇静药用量酌减或免用。麻醉前需多种药物复合应用时,因其有协同作用给予减量。急症、休克患者应在入手术室后静脉给药。如患者体温高、甲状腺功能亢进、身强力壮、过度兴奋、情绪紧张、长期嗜酒或经常使用催眠药时,或用局部神经阻滞或使用效能较弱的全身麻醉剂时,镇静药的用量宜酌增。

4.及时补充 麻醉开始前,如麻醉前用药量不足时,则及时从静脉补充,特别是休克患者。

5.特殊者减量 对老年、体弱和肝功能有严重损害者,哌替啶或吗啡用量应减少 $1/2 \sim 1/3$。心脏病和高血压患者,宜用适量的吗啡或哌替啶。哮喘患者宜用异丙嗪。

6.禁用中枢性镇痛药者 颅内压增高、严重肺感染、肺气肿、支气管哮喘、呼吸受抑制、急性气道梗阻(如巨大甲状腺囊肿压迫气管)、产妇、口腔手术及<两岁小儿,禁用吗啡等中枢性镇痛药。

7.颠茄类药的用药原则 对老人、小儿、迷走神经紧张症、消化道手术、口腔手术、硫喷妥钠麻醉等,麻醉前给药应给予阿托品。而高热、严重脱水、甲状腺功能亢进、高血压病、心脏病及心动过速等,应给予东莨菪碱,而不用阿托品。对青光眼患者,颠茄类药应减量应用。对气道有浓稠痰液者,术前应充分清除分泌物,清除后再给予颠茄类药物,其用量可适当减少。

8.丙嗪类禁忌 凡术前应用利血平等类药,或年老体弱、有失血性或中毒性休克及严重脱水未纠正者,麻醉中易于产生严重低血压,麻醉前用药中,丙嗪类应列为禁忌。即使是体质健壮的年轻患者,也宜谨慎。必须使用时,用药后严密观察血压,注意体位性低血压的发生,一旦低血压时,应及时予以处理。

9.防止用药过量 若术中呼吸循环受抑制是因麻醉前用药过量时,应暂停手术,或以局麻进行手术。

10.门诊手术 应按上述要求进行准备,术后若需要观察者,留门诊观察室观察。

11.小儿 应按年龄、体重和体表面积(m^2)计算。

【麻醉前用药目的】

1.充分镇静 患者麻醉前得到充分镇静,可减低患者对手术和麻醉的紧张情绪和恐惧心理,使麻醉诱导平稳,也便于麻醉操作的顺利进行。

2.减少麻醉药用量 降低患者麻醉前新陈代谢,提高机体对手术的耐受力,减少麻药用量和氧的消耗,使麻醉的安全性增加。

3.降低应激性 降低患者麻醉前的应激性,预防某些麻药或麻醉方法引起的不良反应,减低和对抗麻醉药毒性。如巴比妥可对抗局麻药的毒性。

4.加强麻醉作用 提高痛阈,辅助某些麻醉效力不强的麻醉药(如氧化亚氮麻醉)的作用,增强镇痛,以便获得满意的麻醉效果。

5.减少分泌 减少口腔、气道和消化道腺体分泌,保证气道通畅,防止窒息。降低胃反流和误吸的危险,便于术中呼吸管理,减少术后肺并发症的发生。

6.保持自主神经平衡 降低麻醉中副交感神经过度兴奋,保持自主神经的平衡及稳定性,避免迷走神经的反射而发生心律失常和心搏骤停。

【麻醉前用药方法】

根据麻醉方法、患者的精神状态、全身情况、是否伴有并发症和手术的性质等原则,恰当合理地选用麻醉前用药,以达到预期效果。

【常用药物】

1.麻醉镇痛药(阿片类)

(1)吗啡:5～10mg/次,术前30～60min,皮下或肌注。

(2)哌替啶:50～100mg/次,术前30～60min,皮下或肌注。

(3)芬太尼0.1mg/次,术前30min,肌注。

2.颠茄类

(1)阿托品:0.4～0.8mg/次,术前30～60min,皮下或肌注。

(2)东莨菪碱:0.3～0.4mg/次,术前30～60min皮下,或肌注。

3.镇静药

(1)巴比妥类:长效和短效巴比妥类多用。苯巴比妥0.2～0.3g,术前晚或术前60～120min,口服;阿米妥(异戊巴比妥)0.1～0.2g,术前晚或术前60～120min,口服;速可眠(丙烯戊巴比妥)0.1～0.2g,术前60～120min,口服;苯巴比妥钠0.1～0.2g,术前30～60min,皮下或肌注;阿米妥钠0.1～0.2g,术前60min,皮下或肌注。

(2)丙嗪类:氯丙嗪25～50mg,术前60min,深部肌注,6.25～25mg,静脉注射,麻醉前15～20min;异丙嗪25～50mg,术前60min,肌注或12.5～25mg麻醉前15～20min,静注;乙酰丙嗪10～20mg,术前60min肌注,或5～10mg,术前15～20min,静注。临床应用中将两者或三者合用,减少用量,副作用小,作用更全面;或组成冬眠合剂,肌注或静注较常用。

(3)丁酰苯类:氟哌利多5mg/次,术前30min,肌注;氟哌啶醇5mg/次,术前30min,肌注。

(4)地西泮10～20mg/次,术前30～60min肌注或静注。或5～7.5mg,术前晚口服。长效如劳拉西泮等。咪达唑仑2.5～5mg,术前30～60min,肌注。

(5)萝芙木类:利血平不单独作麻醉前用药,但长期服用利血平治疗者,其他镇静药应减量或免用。

(罗志军)

第四节　麻醉器械的准备与管理

一、准备内容

无论采用何种麻醉方法,术前都应对麻醉器械做好各项准备和检查。准备导管、喉镜、氧气、麻醉机、监测仪器、吸引器、听诊器、牙垫、光源、气管导丝、通气道、面罩和麻醉药、麻醉中用药、特殊用药、抢救用药等,充分齐全,备好的药品标签应明确,钠石灰罐避免遗漏和钠石灰效果失灵,保证能正常使用。

二、无菌管理

为了预防切口和肺部等组织器官感染及院内交叉感染,一切麻醉用具和器械均应于术前、术后按常规进行清洗处理和灭菌消毒,叫作麻醉器械的无菌处理。

1.氧气筒　进入手术室前必须擦拭干净。

2.麻醉机　应于手术后清拭干净,必要时加用肥皂粉和去污粉,要求拭净所有污物血迹、灰尘后,然后用紫外线或电子灭菌器照射消毒 60min。

3.蒸发罐　每次麻醉后将罐内剩余的吸入麻醉剂倒出,内外清拭干净。用线芯挥发罐时,将杆芯用自来水洗净后晾干。

4.呼吸回路　麻醉机的贮气囊、螺纹管、活瓣和四头固定带于术后清洗(必要时加用肥皂)净后,投入 1∶2000 汞或 0.05％聚维酮碘(碘伏)液或灭菌王液中灭菌 30min,而后用清水冲净、晾干备用;或甲醛蒸气熏蒸 12h 后备用。加热水的湿化器,应每隔 48～72h 进行清洗,干燥处理,备用。喷雾器隔 48h 清洗后,用乙醇消毒。

5.附属设备　橡皮面罩、三通接管、双腔支气管导管之接头等,先刷洗干净,以 70％乙醇浸泡 30min 或按上述方法处理。

6.抢救器材等　开口器、金属口咽通气道、舌钳子、插管、金属开放点滴口罩、吸痰缸等金属质的用具,洗净后用 70％乙醇浸泡 30min,或高压蒸汽消毒后,才可使用,或用液状石蜡涂抹保护备用。

7.气管导管等　气管内导管、牙垫、吸痰管等,均于术后用血管钳、细刷子,将其内外彻底清除干净一切痰迹,尤其是靠近斜面开口的内外、吸引管内腔等处不易清洗干净,先经吸引器多次吸引清水,将分泌物吸冲干净,洗净污垢后,用 70％乙醇浸泡 30min,或同第 4 条处理。特别是小儿用品。

8.麻醉喉镜　喉镜、喉镜片用后先清洗擦拭,重点是后侧接电柄附近,干净后,用 75％乙醇浸泡 30min。喷雾器的置入口腔部分,用 75％乙醇浸泡 30min。

9.支气管导管　气管内或支气管内导管在用前先装上气套囊(大小松紧必须合适),而后再用 70％乙醇浸泡 30min。气套囊的小管不能浸入,防止酒精等消毒液进入不易晾干而粘着。或同第 4 条处理。目前多选用一次性导管。

10.血压计袖带　血压计气囊套污染时,用肥皂洗净。

11.麻醉设备　使用过的麻醉机、麻醉桌、病历牌、血压计于每次手术后擦拭干净。用紫外线或电子灭菌器消毒 20～30min。

12.滑润剂　气管内导管上应用的滑润剂应高压灭菌。

13.一般感染者术后　凡气道感染者术后,一般不易灭菌的部分,如麻醉机、桌等均用 2％甲酚水擦拭,而后用清水清洗。结核病患者用具要专用或作特殊灭菌处理,消毒液浸泡要酌情延长至 2h 以上。尔后用清水冲洗,再放入甲醛熏箱内消毒 12h。

14.特殊感染者术后　破伤风和气性坏疽患者术后的麻醉器械,可留置在手术间内,用甲醛-高锰酸钾(20ml 甲醛加入 10g 高锰酸钾)蒸气消毒后再取出。破伤风患者用过的麻醉器具,用 1/2000 高锰酸钾液浸泡;气性坏疽患者用过的,泡入 1/1000 氯己定液中,再按一般清洁消毒处理。

15.肺棘球蚴病(包虫病)术后　所用的各种用具,如气管导管、咽喉镜、吸痰管、牙垫等,均应在 5％甲醛液中浸泡 30min 以上,管腔内也应充满消毒液,然后清水冲洗、消毒。不便于浸泡的物件,均以 5％甲醛溶液纱布擦洗处理。

16.硬膜外或腰麻穿刺针　用后用清水冲洗干净,置于常规穿刺包内高压蒸汽消毒后备用。急用时可煮沸 10min 或 0.05％聚维酮碘(碘伏)中浸泡 2h 后备用。

17.硬膜外导管　用清水冲洗管腔内外,煮沸法灭菌 5min 后,浸泡于 0.05％聚维酮碘或 70％乙醇瓶中备用。或高压灭菌最为实用。临使用前用无菌蒸馏水或生理盐水冲洗管腔内外后再用。

18.橡胶类用品术后　　不经常使用的橡胶类用品,如双腔导管应于清拭或灭菌后,涂上滑石粉,存放阴凉处妥善保管备用。

19.金属类用具术后　　不经常使用的金属类用具,应于清拭后灭菌涂以油类,妥善保管备用。

20.呼吸器用后处理　　呼吸器用后用清水冲洗管道,在 0.05% 聚维酮碘中浸泡 30min,清水冲洗、晾干后备用。

（马　辉）

第十五章　麻醉方法

第一节　局部麻醉与基础麻醉

利用药物阻滞神经传导的功能,使麻醉作用局限于躯体某一部分称为局部麻醉。局部麻醉包括局部表面麻醉、局部浸润麻醉、局部静脉麻醉和局部神经阻滞。

一、局部麻醉

(一)一般原则

1.局部麻醉一般由手术者或麻醉医师实施。因此,操作者应熟悉所用局麻药的药理性质和不良反应,并具有处理意外事件的能力。

2.麻醉前患者应禁食 8h、禁饮 4h 以上。对于不能合作而又必须行局部麻醉者,可在基础麻醉下施行。

3.麻醉前应询问患者对局麻药有无不良反应,并根据需要选择适当的局麻药及其浓度和用量。用药前应至少有两人对药物名称和浓度进行核对。

4.麻醉应完善,完全阻滞疼痛传导径路以达到无痛和避免疼痛刺激引起的全身反应。

5.麻醉前或麻醉期间可适当应用镇静、镇痛药以降低大脑皮质的兴奋性。

(二)表面麻醉

局麻药直接与黏膜接触后,穿透黏膜作用于神经末梢而产生局部麻醉作用。

1.适应证　眼、耳鼻喉、气管、尿道等部位的黏膜麻醉。不同部位应选择不同药物浓度,如角膜选用较低浓度的药物。

2.给药方法　用喷雾器喷于黏膜表面;用棉球涂抹在黏膜表面;以棉球或纱条填充。为达到完善的麻醉作用,须重复给药,一般 2～3 次,每次相隔 5min 左右。

3.常用药物　2%～4%利多卡因,1%～2%丁卡因。

4.不良反应　局麻药毒性反应、局部组织刺激、过敏反应等。

(三)局部浸润麻醉和局部神经阻滞麻醉

将局麻药注入手术区域的组织内,阻滞神经末梢而达到局部麻醉效果,称为局部浸润麻醉。将局麻药注入支配手术区域的外周神经周围,达到局部麻醉效果,称为局部神经阻滞麻醉。

1.适应证　体表短小手术、有创性检查和治疗术。

2.禁忌证

(1)注药区域感染。

(2)不合作的患者或精神异常者。

(3)对局麻药过敏者。

（四）局部静脉麻醉

将手术区域的静脉回流阻断,将局麻药注入,通过弥散而阻滞神经末梢,达到局部麻醉效果,称为局部静脉麻醉。

1.适应证

(1)肢体远端短小手术。

(2)治疗局限于肢体远端的反射交感性营养不良性疼痛。

2.操作方法

(1)患者仰卧位。在需要行治疗的肢端留置静脉内导管。抬高肢端使血液尽量回流。用弹力绷带对肢体驱血。在肢体近端放置双止血带。将上面的止血带充气至高于患者收缩压 100mmHg 的压力。

(2)将 0.5% 利多卡因 30~50ml 注入患肢静脉。

(3)注入药物约 10min 后,将下面的一根止血带充气,将上面的止血带放气。下面的止血带充好气后等待 10~15min。将止血带放气至压力刚刚低于收缩压,几秒钟后重新充气并密切观察有无局麻药中毒反应。不断重复此操作的同时逐渐降低袖带压力使局麻药缓慢流出。一旦出现局麻药中毒迹象,立即将袖带重新充气 5min 或直至局麻药中毒迹象减轻。止血带彻底放气后,移除止血带和静脉内导管。

(4)局部麻醉作用持续 1~2h。

3.注意事项

(1)静脉内局部麻醉的主要副作用是注射部位和邻近静脉的静脉炎。应用酯类局麻药并伍用其他药物时更易出现。

(2)服用阿司匹林的患者,可能在止血带远端出现点状皮下出血。

(3)静脉内局部麻醉的主要并发症是继发于止血带失效或不适当的操作导致的局麻药中毒反应。因此,静脉内局部麻醉绝不能在设备及人员没有做好充分复苏准备的情况下实施。

（五）并发症及其防治

1.局麻药中毒反应　局麻过程中,如果发现患者烦躁不安、面色苍白、恶心、呕吐时,应立即停止注药,给氧,保持呼吸道通畅,必要时给予镇静药。若出现惊厥,立即止痉:可静脉滴注咪达唑仑 0.05~0.1mg/kg 或 2% 硫喷妥钠 1~2mg/kg 或地西泮 5~10mg;惊厥仍未能控制,可静脉注射琥珀胆碱 1~2mg/kg,并同时实行人工控制呼吸。积极维持循环功能,例如用血管收缩药维持血压于正常范围。一旦发生呼吸、心搏骤停,立即施行有效的心肺复苏术。

2.局麻药变态反应　局麻药变态反应的发生率虽很低,但亦应有所警惕。一旦发生应立即对症治疗。

（六）注意事项

1.严格执行药品查对制度。

2.严格掌握单位时间内局麻药的安全用量,杜绝逾量。

3.对缩血管药物无禁忌证者,局麻药液中宜加入适量肾上腺素(1∶20 万~1∶50 万),以收缩局部血管,延长麻醉作用时间,减少局麻药毒性反应。但于指、趾、耳廓或阴茎根部注射时禁忌加入肾上腺素或其他血管收缩药。

4.为避免局麻药误入血流,注药前或改变针尖位置后均需先做回吸试验,无血液回流时才能注药。

5.麻醉手术期间应严密观察病情,并备有人工呼吸等急救物品。

二、基础麻醉

（一）适应证与禁忌证

1.适应证

(1)不合作的小儿或精神极度紧张的患者。

(2)全麻诱导前用以缩短或缓解麻醉兴奋期,减少麻醉药用量。

2.禁忌证

(1)呼吸道有急性炎症的患者慎用。

(2)严重肝、肾功能不全者慎用。

(3)对静脉麻醉药过敏者禁用。

（二）麻醉前准备

（三）常用药物及给药途径

1.依托咪酯 $0.15 \sim 0.3 mg/kg$ 静脉注射。

2.1%丙泊酚 $1 \sim 2 mg/kg$ 静脉注射;维持可用 $67 \sim 100 \mu g/(kg \cdot min)$ 静脉输注。

3.氯胺酮 $4 \sim 6 mg/kg$,肌内注射。

4.咪达唑仑 $0.01 \sim 0.03 mg/kg$,静脉注射。

（四）注意事项

1.基础麻醉用药量需因人而异,以达到睡眠状态,但不影响呼吸、循环为限;静脉注射时应适当稀释缓注。

2.除氯胺酮外,用于基础麻醉的药物均无明显镇痛作用,手术和气管插管等操作不能在单纯基础麻醉下施行。氯胺酮基础麻醉下也只能施行体表短小手术,且宜与其他静脉麻醉药复合应用。

3.给药时注意血流动力学及呼吸状态的变化。

（马　龙）

第二节　神经（丛）阻滞麻醉

神经（丛）阻滞属于局麻或区域麻醉的一种,是在患者保持意识的情况下施行麻醉,麻醉前患者要有充分的思想准备,并要求其合作,能顺利完成阻滞麻醉操作。术前给予患者充足的镇静药和足量的麻醉性镇痛药。

由于局麻药的浓度比较高,若阻滞成功,麻醉效果优于局麻。但穿刺中应避免误入血管,注射前应先回抽注射器芯,无回血后再注入,注射后注意观察毒性反应。若注射器内有回血时,将针尖拔出少许,再回抽无血液时即可注入,边推注边问患者有无异感,并说明异感放射的部位。术前准备皮肤时,毛发部位剃毛(如经腋路臂丛阻滞)。穿刺入路正确定位,患者的体位必须正确。在严格无菌操作下,先做皮内小泡,充分局部浸润麻醉后,再做阻滞穿刺,既减少痛苦,也使患者保持良好的体位,为麻醉成功创造条件。

一、颈神经丛（颈丛）阻滞

【解剖部位】

颈丛由颈 $1 \sim 4$ 脊神经的前支组成。每一神经出椎间孔后,经过椎动脉之后的前支到横突尖,位于横突尖前、后节间的沟内。离开横突后,分为上、下二支,与邻近的分支互相联合组成网状的颈神经丛。自每一联络网又发出浅支(皮支)和深支(运动支)。浅支自胸锁乳头肌中点后缘穿肌层分支为颈皮神经、锁骨上神经、枕小神经和耳大神经共 4 支,称为颈浅丛;深支分布于颈深层肌肉和组织,并分出舌下神经到舌骨下肌群,总称颈深丛。故颈丛麻醉适用于甲状腺、枕部头皮的一切手术和疼痛治疗。

【操作方法】

患者去枕平卧,头偏向对侧,后仰位,双手自然放于身体两侧。医师立于患侧的对侧。

1.颈深丛多点阻滞法　在患者乳突尖下 1~1.5cm 处为颈 2 横突尖,用 6~7 号注射针头做皮丘,经皮丘垂直向下刺入,触到骨质感即为颈 2 横突,针尖稍后退注入局麻药 5~7ml。并于胸锁乳突肌后缘,与颈外静脉交界后约 1cm 处做一皮丘,垂直下针,刺到骨质即颈 4 横突,注入麻药 5~7ml。在颈 2 与颈 4 中点间做一皮丘,垂直下针,刺到骨质,即颈 3 横突,注药 5~7ml。即完成颈丛一侧麻醉。如上步骤完成对侧麻醉。可获得双颈深丛阻滞。颈部手术,一般阻滞 6 个(双侧)点即可满足手术要求。

2.颈深丛一点阻滞法　体位同上。自胸锁乳突肌后缘中点后 1.5cm 处,做皮丘,垂直刺入,有骨质感停进针,即为颈 4 横突,回抽无血或液体,注药 12~15ml。如上完成对侧穿刺并注药 12~15ml。

3.颈浅丛阻滞法　体位同上。自胸锁乳突肌后缘中点做皮丘,以 5~6cm 之针头垂直刺入深达肌膜下,分别向头侧及足侧、向对侧做一扇形阻滞。注射药量为 10~15ml。切口处也以少量麻药做皮内、皮下浸润,以阻滞面神经分布支及颈阔肌的颈支,使麻醉更完全。

【并发症】

1.高位硬膜外麻醉　药液误入硬膜外隙即引起高位硬膜外麻醉。注药后要严密观察,给氧,必要时辅助呼吸,并注意维持循环的稳定。

2.全脊麻　药液误入蛛网膜下隙后,引起全脊麻,是最严重的并发症,非常危险,一旦发生,按常规抢救处理。

3.局麻药中毒反应　注射针头刺入血管内致药液入血或因颈部血供丰富,药液吸收过快所致。

4.膈神经麻痹　阻滞时累及膈神经(由颈 4 及颈 3、5 小分支组成)所致,出现胸闷、呼吸困难症状,吸氧即缓解。

5.喉返神经麻痹　喉返神经被阻滞后,出现声嘶或失声,呼吸困难。呼吸困难时,可吸氧。

6.Horner 综合征　表现为患侧眼睑下垂,瞳孔缩小,眼球下陷,眼结膜充血,鼻塞、面微红、不出汗等。系颈交感神经(星状神经节)被阻滞的结果。

7.出血　椎动脉被刺伤出血所致。

【麻醉管理】

1.注药前回抽　注药前反复回抽注射器芯,是预防刺入硬膜外腔、蛛网膜下腔和入血管的好办法。当回抽无血或液体时方可注药。

2.及时抢救　边注药边询问患者的感觉或有何不适,边严密观察患者。如注药中患者突然问话不答时,或患者出现昏迷,是局麻药入血中毒的表现。即停注药,进行抢救,吸氧,立刻静注咪达唑仑 10~20mg。如注药中突然出现惊厥,也如上处理。静注琥珀胆碱制止惊厥,必要时,行气管内插管,通气供氧,直至自主呼吸恢复。

3.明确注药标志　穿刺针刺入,碰到骨质(即颈椎横突),即可注药,如实在难以碰到时,可按穿刺方向和深度(2~3cm)注入药物。

4.禁忌证　特别危重患者、局部感染、严重高血压等为禁忌证。

5.辅助用药　区域麻醉有一定的失败率,当效果不满意时,或手术时间长、麻醉作用已渐消失时,可用强化或局麻等辅助。

6.做好麻醉前准备　麻醉前备好急救用品、氧气等,

7.不能使用肾上腺素　对毒性甲状腺肿瘤及甲亢患者,不用血管收缩药。

二、臂神经丛(臂丛)阻滞

臂丛由颈5～8及胸1脊神经节前支组成,有时颈4及胸。脊神经的小分支也加入。汇入前中斜角肌间沟,到上肢形成4个终末分支:肌皮神经、正中神经、尺神经和桡神经。臂丛神经阻滞是一种简单、实用的麻醉方法,但阻滞作用往往不全。适用于肩部以下的上肢手术的麻醉及上肢疼痛治疗。以手部及前臂的手术效果最佳。穿刺处有感染及不合作的患者不宜应用。臂丛有肌间沟、锁骨上及腋窝内等多种阻滞方法,但以肌沟法应用最多、且效果好,以腋路法最安全。

(一)腋路(腋窝臂丛阻滞)法
上臂、前臂内侧及手的尺侧手术可选择腋路法,以肘关节以下手术更为有效。

【体位与标志】

患者仰卧,上肢外展90°,肘屈曲,前臂外旋90°,使手背靠近台面、腋窝完全暴露。似行军礼姿态。常规消毒,铺巾后,麻醉科医师用左示指摸到腋动脉搏动处作为标志,并以左示、中指固定动脉,准备穿刺。

【操作方法】

局麻皮丘(或不做),以4.5～6号针头沿动脉一侧向肱骨垂直刺入,当有阻力消失感或破膜感,将手指松开针柄时,针柄随动脉搏动而摆动,即进入腋鞘内。有少部分患者有异感,故不必寻求触电感。固定针头,回抽无血液,分别在动脉的上、下缘各注入局麻药15～20ml。注完药见腋窝有棱形肿胀。

【麻醉管理】

为了提高效果,穿刺时的过鞘感、异感及针头摆动只能作参考,麻醉科医师必须熟悉臂丛的解剖,还要注意:

1.阻滞效果分析　穿刺点部位越高时,麻醉效果越好。腋路法进针点较低,常不能阻断腋神经、肌皮神经及肋间臂神经,是作用不全的主要原因。而上臂内侧及前臂内侧、肘部以下的尺侧手术麻醉效果都满意。肱骨部位手术阻滞效果欠佳。可选择肌沟法效好。

2.多点阻滞　一般将麻药先从动脉的上缘,后从动脉的下缘分两次注入,注射在腋动脉周围,使局麻药液与神经分支密切接触。多点小量局麻药注药,麻醉效果完全有效的注药法。有异感出现,则效果会更好。但常因从腋动脉上缘注入麻药后,大部分神经分支已被麻醉,患者不出现异感,以及局部肿胀等影响从动脉下缘穿刺注药时,故有以下两点改进:①用两个穿刺针,分别从动脉上、下缘刺入腋神经鞘后,再分别注入麻药到腋动脉周围;②从动脉上或下缘穿刺入腋鞘,一次穿刺成功后,将诱导量局麻药全部注入。不过,要根据手术部位决定从腋动脉上还是下缘进针,例如,桡侧部位的手术,桡神经在腋动脉的后方,若从动脉上缘刺入进针,就比下缘进针效果较好。

3.二次穿刺　当手术时间超过2h时或麻醉效果逐渐消失时,可重复穿刺,追加注药一次,用药量为首次的1/3～1/2。

4.严格用药量　两侧臂丛同时阻滞时,只能用一个剂量,若要用两个剂量,两侧阻滞时间应先后相隔30～45min,避免药物过量中毒。

5.辅助用药　当效果不满意时,且在肢体扎有止血带情况下,可用局部静脉麻醉辅助,或用局麻药及其他麻醉药辅助。

6.扎止血带时间　凡扎止血带的时间超过 40～60min,要放松 5min 后再用,可减轻患者不适和疼痛。

7.提高效果弥补办法　用腋路法做肘部以上部位的手术麻醉效果欠佳时,弥补的办法是环绕上臂内侧做半圈的皮内、皮下组织浸润。局部手术,还应沿锁骨、斜方肌边缘、腋窝做皮内、皮下组织的半周浸润,才能将所有的分支阻断。

【优点】

1.在腋窝部臂丛与腋动脉走行平行,其位置浅表,动脉搏动明显,易于阻滞成功。

2.最安全,不会引起气胸并发症。

3.无膈神经、迷走神经或喉返神经被阻滞后的并发症。

4.无误入硬膜外隙或蛛网膜下隙的危险。

【缺点】

1.局部感染、肿瘤或上肢不能外展的患者不能用此法。

2.局麻药中毒反应率高、注药前要反复回抽。

3.阻滞范围有限,肩部、上臂手术最好选肌沟法,前臂桡侧手术最好选择肌沟法或锁骨上路法,可大大提高阻滞的效果。

(二)锁骨上(臂丛阻滞)路法

前臂外侧及手部手术选锁骨上路法效果好。

【体位】

患者平卧,去枕,两肩平放,头转对侧,双臂靠于身侧。

【标志】

于锁骨中点以上 1～2cm 处,在锁骨下动脉搏动最明显处做皮丘。左手按压动脉并将其牵开,右手持 3～5cm 细针头经皮丘向足、向内、向背的方向徐徐刺入,碰到骨质(第 1 肋骨),并注意患者是否出现异感,有异感后,将针头固定,抽吸无血液及气体时,将注入局麻药 20～25ml。

【操作方法】

如果触及第 1 肋骨时无异感出现,可沿其骨面向内、向外寻找,若不能找到异感时,可将局麻药 30～35ml 注入到第 1 肋骨骨面上,亦可得到麻醉作用。

【防治并发症】

1.气胸　上臂中 1/3 以下手术的麻醉成功率较高,但穿刺针应紧贴骨面寻找异感,深度切勿超过第 1 肋骨内缘或进针过深,以避免损伤肺尖胸膜,引起气胸;进针过深,还可刺伤肺脏而出现咯血。一旦发生气胸,引起呼吸困难者,施行胸穿抽气或胸腔闭式引流处理。

2.血肿　注意勿损伤锁骨下动脉,以免发生血肿。

3.膈神经麻痹　当膈神经麻痹时,患者有胸闷、气急,听诊时同侧呼吸音减低。给氧吸入处理。

4.霍纳综合征　霍纳综合征(Horner)无须处理。

(三)肌间沟(臂丛阻滞)路法

对于肩部、肘以上手术、前臂桡侧手术麻醉效果特好。其优点:①麻醉效果好。肌间沟法穿刺点较高,将腋神经和上臂外侧皮神经(为颈$_{5～6}$)分支、肌皮神经(颈$_{5～7}$)分支均被阻滞,所以效果好,麻醉范围比腋路和锁骨上路均广,适用于肩部以下的手术和疼痛治疗。②操作简便,易于掌握,对肥胖和不易合作的小儿较为适用。③此阻滞可在任何体位下完成。适应于上肢手术时间冗长,且需要重复追加药液臂丛阻滞者。

【操作方法】

患者体位和锁骨上法相同。在锁骨上 2 横指处,于前斜角肌与中斜角肌之间的肌沟内,呈垂直向内、向尾和向背方向进针,穿过浅筋膜后有突破感。对准对侧肩部、乳腺或尾骨寻找异感。大部分患者有异感或神经刺激器引出刺激症状,深 1～2cm,当回抽无血液、无液体和无气体时,注入利多卡因,或布比卡因或罗哌卡因等局麻药 15～30ml。

【麻醉管理】

1.霍纳综合征,无须处理。

2.用药的浓度和药量按体重计算,操作时细心,进针切勿过深,注药后严密观察患者,避免局麻药误注血管内、气胸和膈神经阻滞等并发症。一旦出现高位脊麻或颈胸段硬膜外麻醉时,立即插管抢救,详见麻醉并发症常规抢救处理。

3.喉返神经麻痹,不必处理。

4.神经损伤比较少见。避免进针过深,大部分穿刺并发症可避免。

(四)连续臂丛阻滞麻醉

通常采用单次注射法;如遇断臂、断指再植与指再造等上肢复杂手术及时间冗长的手术时,为延长麻醉时间,扩大其手术范围,方便术中麻醉持续给药,可选用连续臂丛阻滞麻醉。或为了术后镇痛,并适应慢性疼痛患者的长期镇痛要求。

1.入路　腋路、锁骨上及肌沟法均可选用。但肌沟法穿刺置管位点较表浅,操作方便,效果可靠;腋路法较安全,操作法同腋路臂丛阻滞法。与一般臂丛所不同的是,仅将细短针头换为 16～18 号硬膜外穿刺针。穿刺针入腋鞘并出现异感后,取出针芯,单次注入负荷诱导量局麻药后,置入硬膜外管,深度为鞘内 1～2cm,退出硬膜外套管针,固定导管。按药物作用时间,按时追加维持药量。注意事项同腋路法。有报道细针、细导管效果更好,可防止药液经穿刺针孔溢出。

2.新方法　锁骨上或肌间沟可常规用静脉留置针,穿刺成功后可拔除针芯,将其固定在第 1 肋骨表面,可注入负荷诱导量,连续维持给药,对循环、呼吸影响小。不致发生局麻药中毒的意外,负荷诱导量可预测麻醉成败。

(五)臂丛神经阻滞新技术

近年来临床应用新技术较多。

1.应用静脉留置针施行臂丛阻滞　如上所述,现已有锁骨上路、腋路连续和肌间沟单次应用静脉留置针法的报道。除上述的优点外,还有出血率、对组织损伤率大为降低,不必寻找异感,仅凭落空感就能确保阻滞成功。

2.神经刺激器用于施行臂丛阻滞　采用神经刺激器先进技术,肌沟法以静脉留置针穿刺入鞘,针尖触到神经时,相应肌肉发生节律性收缩。即将局麻药注入,手术时间长者行连续臂丛阻滞。增加穿刺的精确度,有客观指标明确、便于教学、成功率高、准确地刺中神经鞘、减少局麻药用量、减少局麻药中毒机会等优点。

3.低温利多卡因臂丛阻滞　选用温度为 2～4℃ 的 2%利多卡因 20ml,行肌沟法穿刺,有异感后,一次注入诱导量,有显效快、镇痛时间增长及效果完善率高等优点。

4.局麻药中加用吗啡等　局麻药中加入 2mg 吗啡(或芬太尼),可加强阻滞作用,明显缩短起效时间,延长镇痛时间。

三、肋间神经阻滞

这是较常用、较实用的麻醉方法之一。适用于下胸、腹部各种手术及疼痛治疗。尤以上腹部手术效果最好。对休克、循环代偿功能差或体质衰弱的患者，与其他麻醉复合使用，可起到良好的止痛和肌松效果。

【操作方法】

一般于腋后线（或肋骨角）处选择穿刺点，阻滞效果最好。患者侧卧屈膝位，术侧向上，常规消毒皮肤，在距后正中线 3～6cm 的肋骨角处，或腋后线相应的肋骨下缘稍上作标志做皮丘，穿刺针触到肋骨后，稍退出，再改变针尖方向向下，进针 0.2～0.3cm 至肋骨下缘时，有阻力消失感，同时患者出现异感，回抽无血液、无气体，注麻药 3～7ml 无阻力。依次按此法阻滞所要麻醉的每一肋间神经。若沿腋后线阻滞，患者取侧卧位，但切皮时效果不充分，须辅助局麻。

【局麻药】

2％利多卡因 20ml＋0.3％丁卡因 20ml。或 1％罗哌卡因 10ml＋2％利多因 10ml。

【麻醉管理】

1.进针勿过深　进针要掌握深度，勿过深，以免刺破胸膜引起气胸。先回抽针芯，无血液、无气体后方可注药。

2.以手术部位确定阻滞范围　即阻滞手术野涉及的神经及超过手术区域上下各一肋间神经，才易获得满意效果。例如，施行肋骨切除术，可阻滞拟切除肋骨的肋间神经，及上、下各一肋间神经。上腹部手术阻滞双侧胸$_{6～11}$肋间神经。下腹部手术阻滞双侧胸$_{8～12}$肋间加双腰$_1$椎旁阻滞。凡手术范围超过中线应行双侧阻滞。

3.提高阻滞效果　一般不选用上胸部和下腹部，因效果不佳。若要选用时，对浅颈丛、锁骨中、内、外神经支及髂腹股沟神经及髂腹下神经亦应阻滞。

4.用药量　局麻药总量不应超过一次极量。

四、股神经阻滞

【解剖部位】

股神经由腰$_{2～4}$脊神经前支分出的背侧分支组成。适用于股内侧前部小手术及大隐静脉手术或疼痛治疗。

【操作方法】

仰卧位，双手置于枕后。常规消毒。以左示指于腹股沟韧带中点下方 1～1.5cm 处作标志，触到股动脉搏动后，在其外侧做皮丘，固定股动脉，从皮丘刺入出现异感后，回抽无血，注药 5～10ml。无异感时，可在股动脉外侧做一扇形浸润，注药 15～20ml，也可获得满意麻醉效果。

五、坐骨神经阻滞

坐骨神经由腰$_{4～5}$，骶$_{1～3}$的脊神经前支发出。为人体最粗大的神经干，直径近 2cm。

【适应证】

主要适用于大腿后正中及小腿外侧、足部手术及疼痛治疗。或踝关节附近的骨折复位，坐骨神经痛的诊断和治疗。

【操作方法】

患者侧卧,患侧向上,大腿屈曲30°～50°,膝关节屈曲90°,健侧伸直。于大转子与髂后上棘之连线中点下方3cm处作标志,常规消毒后做皮丘,用10cm长针头做垂直穿刺,出现异感后,可注药10～20ml。也可在坐骨结节与大转子连线中内1/3交界处垂直穿刺,获得异感后注药,可取得阻滞效果。

六、腹腔神经丛阻滞

【解剖部位】

腹腔神经丛由内脏大、小神经和右迷走神经在腰椎$_1$椎体前面组成左、右腹腔神经节,二者间有致密的神经纤维网相连接,并包绕腹腔动脉和肠系膜上动脉的根部,形成腹腔神经丛,支配内脏各处。

【适应证】

适用于盆腔以上的腹内手术,以解除手术引起的牵引、不适及不良反应,保持患者术中血压、脉搏和呼吸的平稳,即使在全麻下,给予内脏神经阻滞也可减轻应激反应。亦适于腹腔内脏的疼痛及癌性疼痛的治疗。

【操作方法】

腹腔神经丛阻滞的方法分闭合性和开放性。

1.闭合性　取俯卧位,由正中旁开6.5～7cm与第12肋下缘的交点处作标志,垂直刺入达腰$_1$椎体侧方,再向其前方,距皮肤7～8cm处注入局麻药20～30ml(单侧),注药无阻力。若阻力大,应重新调整方向,再刺入。回抽无血、无脑脊液再注药。以同法行另一侧阻滞。

2.开放性　开腹后,用深板钩将肝右叶拉向上方,术者左示指下压小网膜,触及腰$_1$椎体前面,将腹主动脉推向左侧,下腔静脉推向右侧,以长针头沿示指向椎体方向刺入,在前纵韧带前注入麻药70～80ml。

【并发症防治】

腹腔神经丛阻滞有3大并发症。

1.误入大血管　回抽是判断和预防的好方法。

2.低血压　必要时升压。

3.腰麻　局麻药误注入蛛网膜下隙成为腰麻。是经腰椎棘突间隙注入的。

七、胸长神经阻滞

胸长神经发自颈$_5$、颈$_6$和颈$_7$神经根的前支,少数发自颈$_8$。支配前锯肌,不向皮肤分布。方法:去枕平卧,抬头使胸锁乳突肌更突出。操作者用示指触摸胸锁乳突肌后缘,让患者低头,放松颈部肌肉。用示指和中指置于中斜角肌,用22号3cm长的针头,在颈$_6$水平进针,沿与中斜角肌长轴平行的方向缓慢进针,观察前锯肌产生最大收缩时停进针。回吸阴性后注入15ml局麻药。适用于诊断和治疗前锯肌疼痛。

八、腰骶神经丛阻滞

这种方法是腰骶丛联合阻滞,局麻药注入腰方肌和腰大肌间的筋膜间隙,向上下两端扩散,使该间隙内的腰丛、骶丛均被阻滞。

【适应证】

此法适用于下肢手术。手术部位在大腿后与小腿下部,应并用同侧坐骨神经阻滞,麻醉效果更为完全。需加用时,腰骶丛联合阻滞用药量<25ml,坐骨神经阻滞用药量为15ml。

【操作方法】

患者侧卧,术侧在上,在两髂嵴连线与术侧髂后上棘和脊柱平行线的交点处作标志做皮丘,用22号长10cm的长穿刺针垂直刺入,稍偏中(向内)线,如碰到横突则转向尾侧进针,直至出现异感(深4~6cm),注入局麻药30~40ml,宜保持此体位5min。应注意针头不能过于偏向中线(内),因可误入蛛网膜下隙或硬脊膜外隙而导致严重并发症。

九、腰神经丛阻滞

将局麻药注入腰大肌间隙以阻滞腰丛,称为腰大肌间沟腰丛阻滞。

【定位】

髂嵴连线中点向尾侧3cm,外侧5cm处做皮丘。

【操作方法】

经皮丘垂直刺入,直达腰4横突,针尖向头端倾斜,滑过腰4横突上缘,再垂直进针约0.5cm,有落空感,刺入腰大肌间隙,注局麻药35ml。还可选用腹股沟血管旁腰丛阻滞。

十、椎旁神经阻滞

在胸或腰脊神经丛椎间孔突出处进行阻滞,称为椎旁脊神经阻滞。

(一)胸椎旁阻滞

在棘突尖旁开3~3.5cm(根据患者胖瘦)处做皮丘,以长22号之10cm穿刺针,从皮丘垂直刺入至横突(下一胸椎横突),深度2.5~3cm,稍退针后,再将针头斜向头端推进,使针头滑过横突上缘,推进约2cm,回抽无血液、无脑脊液,注入局麻药5~8ml。注意预防气胸、局麻药中毒反应、误入蛛网膜下腔或低血压等并发症。

(二)腰椎旁阻滞

在棘突尖上缘旁开3.5~4cm做皮丘,用22号之10cm穿刺针,从皮丘垂直刺达横突(同一腰椎的横突),同上法进针,但方向向足端滑过横突2~2.5cm处,为同一脊神经通过处,注入局麻药5~8ml。并发症为局麻药中毒反应、脊麻或低血压。

(罗志军)

第三节　椎管内麻醉

一、腰麻

腰麻,或称脊麻,是蛛网膜下腔阻滞麻醉或脊椎麻醉的简称。是将局麻药注入蛛网膜下腔以使神经前后根受阻滞而产生麻醉效果的技术。腰麻设备简单,用药量少而麻醉效果确实,止痛完善,肌肉松弛好,为手术操作能创造良好的条件为其特点。

【适应证】

临床上主要适用于膈平面以下的手术,以下腹部、下肢、盆腔及会阴部手术效果较好,最常用。是甲亢、气道炎症、肝肾疾患及妇产科肥胖者患者的最适宜的麻醉。由于穿刺针制作越来越微细,细针、细导管对组织损伤小,用药量少,使脊麻在临床上的应用正在不断扩大。

【禁忌证】

对于不合作者;中枢神经疾病,如颅内高压症、癫痫、脊髓肿瘤;穿刺部位有感染;腰椎有畸形;严重毒血症(如晚期肠梗阻)、全身衰竭及各种休克等患者禁用腰麻。长期用降压药者、严重高血压、严重动脉硬化、心脏病(尤其心力衰竭、心功能在Ⅱ级以上)、严重贫血($Hb < 60g/L$)及外伤大出血、血容量不足等患者,一般不宜选用。年龄过大(>70 岁)、小儿(<6 岁)、呼吸困难、腹内巨大肿瘤及产妇患者慎用。

【麻醉前准备】

术前 12h 禁食。术前晚灌肠。麻醉前镇静药量要重。阿托品可减轻腰麻的反应。患者入手术室后监测血压、脉搏、呼吸和 SpO_2。

【方法】

1.类型　根据手术野所要求的麻醉范围,可分为如下几类。

(1)高位腰麻:麻醉平面在胸$_6$以上,在胸$_{4\sim5}$神经之间。

(2)中位腰麻:麻醉平面在胸$_{6\sim10}$之间。

(3)低位腰麻:麻醉平面在胸$_{10}$以下。用于盆腔及下肢手术。

(4)单侧腰麻:麻醉范围仅局限于患侧。

(5)鞍麻:又叫鞍区麻醉。仅骶尾神经被阻滞。仅适用于肛门、会阴部手术。

(6)连续腰麻:穿刺成功后,置以腰麻导管。近年应用有增多趋势。

2.穿刺部位　成人不得高于腰$_2$,小儿不得高于腰$_3$。常选用腰$_{3\sim4}$间隙,此处蛛网膜下腔最宽(终池),脊髓也在此形成终丝,穿刺较易成功。腰$_{2\sim3}$或腰$_{4\sim5}$间隙成功率相对较低,故少用。

取两髂嵴连线与脊柱相交点为腰$_4$棘突或腰$4\sim5$间隙。穿刺体位取侧卧位和坐位。

(1)侧卧位:背部靠近手术台边缘,并与地面垂直,肩关节与髋关节在一条直线上,患者头尽量前屈,头下垫枕,双手抱屈膝,脊柱强度屈曲,使腰部尽量后突、腰椎间隙增宽。

(2)坐位:于鞍麻和特殊情况时,取坐位,弯腰,胸前伏,腹内收,双足最好放在手术床上,低头,双手抱膝。手术床应为水平位,麻醉药液注入后根据手术需要,于患者转为仰卧时调整平面至固定为止。

3.操作技术　打开腰麻包,戴消毒手套,要严格执行无菌操作,消毒皮肤范围合乎要求,上至肩胛下角,下至尾骨尖。拿、接、穿刺、注药注意无菌观念。穿刺点用 0.5%～1%普鲁卡因或 0.5%～1%利多卡因做皮丘,并浸润皮下、骶棘肌和棘间韧带等,常采用直入法,侧入法少用。

(1)直入穿刺法:用左手拇、示指固定皮肤,右手把握持针穿刺,当针尖刺入棘上韧带后,换手持针,左手持针身,右手持针柄,于患者背部垂直推针前进,左手背紧紧贴住患者皮肤,给进针以对抗力量,以防"失手",穿刺过快过猛,而造成刺伤脊髓或马尾神经。穿刺针经过皮肤、皮肤下组织、骶棘肌、棘上韧带、棘间韧带、黄韧带、硬膜外腔、硬脊膜、硬脊膜下腔、蛛网膜、蛛网膜下腔。当针尖刺入黄韧带后阻力增加,随后突然感阻力消失(第 1 次落空感),示针尖已进入硬膜外腔,再前进穿过硬脊膜及蛛网膜(二者粘为一层),又出现阻力消失感(第 2 次落空感),即进入蛛网膜下腔。拔出针芯,如有脑脊液(CSF)流出,即穿刺成功。若进针较快时,仅能感到一次落空感,即已进入蛛网膜下腔。

(2)侧入穿刺法:于棘突间隙中点旁开 1.5cm,做皮丘并浸润各层,穿刺针与皮肤成 75°角,对准棘突间孔刺入,经黄韧带、硬脊膜而达蛛网膜下腔。本法可避开棘上韧带及棘间韧带,适用于韧带钙化的老年人、脊椎畸形或椎间隙不清的肥胖患者。当直入法失败时,也可改用本法。

4.注药前核对　注药前应经两人核对药名、浓度、剂量及有无变质等,了解其比重,以便根据手术需要给药量,然后抽取所需剂量。

5.腰麻局麻药比重　系药液与 CSF 比重的关系。CSF 比重为 1.006～1.009。将腰麻药比重分为重、轻和等比重 3 种。每种局麻药用于腰麻都可起作用。

6.注入局麻药　若 CSF 回流通畅后,左手固定穿刺针,右手将重比重局麻药在 20～30s 缓慢注入。轻轻翻身仰卧;单侧腰麻采取侧卧位,患肢向下;鞍麻采取坐位。应以针刺法测定麻醉平面,即用细针头从下肢向腹、胸方向轻刺,以痛觉的改变与消失,测定麻醉平面的高低,并尽快(在 5min 内)按手术需要适当调节体位,达到满意的麻醉范围。

7.调节麻醉平面　麻醉平面是指腰麻后皮肤痛觉消失的最高界限。麻醉平面的调节是麻醉医师的基本功,要求在短时间内,将麻醉平面限制在手术所需范围内,以避免发生意外。腰麻平面最高以不超过胸$_4$为宜。除病人的身高、腰部弯曲度、腹内压力和妊娠等因素外,调节麻醉平面应考虑以下的影响因素。

(1)局麻药比重与体位的关系:局麻药比重是影响脊麻平面的重要因素之一。2.5%普鲁卡因,0.75%布比卡因,0.5%辛可卡因生理盐水,1%丁卡因溶于生理盐水与脑脊液的比重相等,故称为等比重溶液。高于此浓度为重比重溶液;低于此浓度的为轻比重溶液。脊麻大都使用重比重液,目前多用等比重液。如用重比重液时,床头摇低 15°～20°,使药液在蛛网膜下腔迅速移动,平面升高;当平面升至低于所需手术平面 2 个脊神经节段时,即将床头摇平。若头低位过久或斜面过大时,易使平面上升过高而出现险情。丁卡因即使在 30min、布比卡因 2h 左右,麻醉平面仍有可能因体位变动而向头端扩散,应予注意。这是利用重比重液下沉,轻比重液上浮的特性和原理,体位的变动,可使蛛网膜下腔的局麻药液在一定范围内移动。37℃体温,CSF 比重为 1.003(0.003 偏高),＞1.015 属重比重。要使局麻药变为重比重液,可加入 10%的葡萄糖液 0.3～0.5ml。临床上常用重比重液,便于控制和调节平面。0.75%布比卡因加入 5%～10%葡萄糖,配成 0.5%布比卡因,比重略高于 CSF,使平面不致过高。若用轻比重液,只将床尾摇低 15°～20°,可使平面升高,其方法与重比重液正好相反。

(2)局麻药剂量与平面的关系:即同一药物,剂量大时,平面高;反之亦然。

(3)局麻药的浓度与平面的关系:当药液的容积固定时,浓度越大,平面越高;反之亦然。

(4)局麻药的容积(量)与平面的关系:当麻药的浓度固定时,容积越大,平面越高;反之亦然。

(5)穿刺针的斜面朝向:向头侧时,平面较高;反之就低。

(6)注药速度与平面的关系:若过快时,所得麻醉平面高,消失亦快;反之亦然。

(7)穿刺椎间隙的高低与平面的关系:穿刺部位高,所得麻醉平面高;反之亦然。

(8)穿刺针粗细与平面的关系:穿刺针细,平面易升高;反之则低。

(9)局麻药的效能:局麻药的性能不同,平面高低不同。如利多卡因,浸润扩散性能强,平面易升高。

(10)年龄与平面的关系:年龄越小,平面越高。青少年的麻醉平面较成人为高。

【麻醉管理】

1.加强监测　常规监测血压、脉搏、呼吸,每 5～10min 一次,用监测仪连续监测。

2.防治心血管副作用　凡恶心呕吐者,并脉细者,大多是血压下降或平面过高而使中枢缺氧所致,应排除腹内探查引起牵拉反应等原因,及时、主动处理。

(1)低血压的处理:除控制性低血压外,当血压有下降时,加快输液、输血速度,或麻黄碱 15～30mg、静注或肌注,面罩吸氧。如麻黄碱效果不佳时,改用苯福林 0.3～0.5mg 静注,使收缩压维持在 80mmHg 以上。必要时,要告诉手术医师,共同处理,包括暂停手术,以保证术中安全。

(2)预防血压下降措施:①局麻药中加血管收缩药,局麻药皮丘时加用麻黄碱 5～15mg,以对抗血压下降。②预防体位性低血压,麻醉操作完后,协助患者轻轻翻身平卧,不使体位发生大的变动。③头高位,平面过高时,摇高床头。④麻醉操作前应先输液,术中及时补充液体和血容量等。

3.严密观察呼吸　如出现呼吸困难、发绀等呼吸受抑制或平面超过胸。以上时,面罩吸氧或行辅助呼吸。如呼吸停止时,则行气管内插管,人工呼吸,及对症处理。

4.填写麻醉记录单　填写麻醉记录单要求:

(1)麻醉最高平面栏:至少有 3 次以上的麻醉平面测定记录(术前、术中和术后)。

(2)局麻药栏:麻醉药应写清药名、辅助剂、比重和重量等。例如:0.75％布比卡因 1.5ml＋10％葡萄糖 1ml;重比重;即 0.45％布比卡因(11.25mg)。

(3)麻药方法栏:写清麻醉方法、患者体位、穿刺部位、穿刺针斜面方向、注射速度时间、注药后体位及维持时间(依次顺序用简明符号记录)。例如:腰麻(方法)→侧(体位)→腰 3～4(穿刺点)→头(针斜面)→30s(注药时间)→头低 15°(注射后体位)→2°(维持时间)。

(4)作用范围栏:麻醉范围测定。脊神经在躯体皮肤上具有一定的支配范围,腰麻时,可借助躯体皮肤痛觉消失的范围,以判断脊神经麻痹的范围。

5.腰麻后头痛防治　头痛多在麻醉作用消失后 24h 内出现,2～3d 最剧烈,7～14d 消失,一般认为是脑脊液通过针孔丢失,使颅内压降低所致。也可能与局麻药中含的杂质刺激有关,目前仍不清。

(1)预防方法:为降低脊麻头痛发生率,应采取:①选细穿刺针,针孔小,脑脊液外漏少。也可使用微细导管做连续腰麻,使用最低有效浓度,略高于等比重液,徐徐注入,术后头痛发生率显著减少,脑脊液的丢失又能以注入容量取代,故目前倡导应用。新推荐用 25～27G 细针(Whitacre 脊麻针),使头痛发生率从 10％降至 2.5％～3％。②避免反复穿刺。③麻药浓度不要过高。④术中适当补充液体。⑤麻醉送回病房后,去枕平卧 6～8h。

(2)治疗:腰麻后头痛的治疗方法:①平卧,平卧时症状减轻;坐、立、活动加剧。②补液,2000～3000ml/d,会减轻头痛。③对症,针刺太阳、风池等穴;服镇痛镇静药物。如可待因 0.03g,阿司匹林 0.6g 合用。④腰部硬膜外腔充填,硬膜外穿刺成功后,注入生理盐水 30ml,1/d,2 或 3 次有效。自家血 3～25ml 注入硬膜外隙,也有效。但要注意无菌,应用时慎重。

6.尿潴留的处理　肛门、会阴、下腹及盆腔手术的患者常发生,与手术刺激有关。若发生尿潴留,改变体位,精神疗法,鼓励患者自行排尿;热敷下腹部;针刺中极、关元、三阴交等穴;一般经以上处理可自行排尿,若上述方法无效时导尿。

7.神经并发症的防治　神经损伤和下肢瘫痪也称马尾综合征。是腰麻少见的并发症,一旦发生后果十分严重。表现为下肢运动、感觉长时间不恢复,大小便失禁,尿道括约肌麻痹,恢复缓慢。处理如下。

(1)机械性损伤:因技术性问题,直接神经损伤少见,可能多为药物粘连性蛛网膜炎所造成。亦可为无菌操作不当引起。预防:①注意局麻药物配制的浓度、渗透压和药物的纯度;②严格无菌技术,尽量减少对穿刺针的接触。药液中尽量不要应用肾上腺素;③麻醉中不要使血压长时间处于低水平状态;④腰麻操作要轻柔,勿使用暴力,针尖进蛛网膜下腔要防止手失控。详细记录穿刺操作时感觉异常及注射局麻药时有无痛觉,有助于术后判断神经症状的原因。治疗:①在精神疗法的基础上大量用维生素 B_1、维生素 B_{12};②有急性炎症时可给予激素治疗;③理疗、推拿、按摩和锻炼走路等。

(2)脑神经麻痹:偶尔发生,外展神经失能多见。发生在腰麻后 3～12d,脑脊液丢失,使颅内压降低为其主要原因。一旦发生,对症处理,主要是复视,多数患者 1 个月内恢复。

【失败原因及对策】

腰麻的失败率较高,为 2%～5%,其原因如下。

1.穿刺困难　多见于老年、肥胖和脊椎畸形者。可用侧入法穿刺,多易成功。

2.高平面脊麻　若腰麻麻醉平面超过胸。脊神经称高平面脊麻。

(1)原因:①患者脊柱短小,而腰麻药剂量仍用成人量,没有减量;②麻药剂量大;③麻醉容积大;④患者应用重比重麻醉时,患者头部过低;⑤注药速度过快;⑥穿刺针口斜面向头端;⑦患者的身体情况差,准备不足等;⑧麻醉平面控制不当;麻醉平面的调节和固定不熟悉或没掌握好。

(2)临床表现:高平面脊麻使胸脊神经和膈神经遭受抑制,有血压下降,心动徐缓,呼吸抑制;如麻醉平面超过颈。膈神经受阻滞时,则呼吸停止。恶心呕吐为腰麻并发症,较常见,如麻醉平面过高,发生率也提高。

(3)处理:麻醉平面过高一出现,立即处理。①吸氧,必要时辅助呼吸,或气管内插管辅助呼吸。②输液输血,血压降低时,加快输液输血速度。③升压药,如麻黄碱 10～15mg,静注,或甲氧明 5～10mg,滴注,必要时,多巴胺输注。心搏骤停时,心肺脑复苏。

3.平面不当　平面过高作用易在短时间内消失,平面过低则达不到手术要求,或有手术操作牵拉反应,患者不适。可应用麻醉性辅助药物,如哌替啶 50mg 加异丙嗪 25mg 静注等。

4.药物不当　因药物方面造成麻醉失败的病例很多。

(1)药物失效:药物失效或错用。用前要仔细检查核对。

(2)剂量不足:药量不足,或药物未完全注入蛛网膜下腔。针斜面没有完全在脊髓腔内,脑脊液回流不畅。注药前后,都要轻轻回抽,如脑脊液回流通畅,可证明药液确实完全注入蛛网膜下腔。

(3)加入血管收缩药过多:加入血管收缩药确有延长药效之功能,但加用血管收缩药过多时,也影响麻醉效果。要切实精确掌握血管收缩药剂量。

5.患者情况　患者也是影响麻醉效果的因素。

(1)精神刺激:精神所受刺激大,如截肢患者,要用辅助药配合呈睡眠状态,可取得满意效果。

(2)产妇:产妇用药量要小,且在麻醉操作时,将床头摇高 10°～15°。

(3)拮抗局麻药:碱性脑脊液可破坏或对抗局麻药的作用。

6.环境的影响　如室温过高,易发生药物吸收过快而致中毒反应。应注意调整室温。

二、硬脊膜外麻醉

将局麻药注入硬脊膜外腔,使脊神经根被阻滞,其支配的区域产生暂时性麻痹,叫作硬膜外阻滞麻醉或硬膜外麻醉。这种麻醉,自 1933 年,由意大利外科医师 Dogliotti A.M.创始,距今已有 80 多年历史,近 40 年,得到广泛的应用,已成为我国临床应用最多的主要麻醉方法之一。

【适应证】

适用于颈部以下的手术。如颈部、胸壁、腹部、盆腔、会阴、脊柱及四肢手术。亦可用于相应部位的疼痛或其他疾病的诊断治疗。不仅可用于老年人,也可用于婴幼儿。临床适应证广,对呼吸肌麻痹作用不明显,麻醉效果确切,且麻醉持续时间可根据手术需要延长,对血液循环系统影响也较轻微,对肝肾功能影响小。

【禁忌证】

脊柱畸形,穿刺部位有感染,严重大失血、休克、垂危、脱水、循环功能不全、严重高血压、严重贫血、出血倾向、脊髓腔内有肿瘤者,应为禁忌证。过度肥胖,穿刺有困难者,精神病以及精神紧张,不合作者,为相对禁忌证。

【麻醉前准备】

1.急救复苏准备　术前做好急救准备,必须将麻醉机、氧气、气管插管、急救药品等急救复苏用具,准备齐全。

2.麻醉前准备　术前准备同腰麻。入手术室后监测血压、脉搏和 SpO_2。连续心电监测等。开放静脉输液通路。

3.穿刺物品准备　穿刺准备同腰麻。

【硬膜外方法】

硬膜外麻醉分为单次法和连续法两种。单次法少用,主因其缺乏可控性。也不宜用于老年人、小儿和体质差者,因其平面较高,对血压、呼吸有影响。连续法失败率较高,牵拉反应明显。单次法加连续法有缩短诱导时间、平面适宜、减少手术牵拉反应和辅助用药后效果确切、麻醉平稳等优点。临床上主要用连续法或单次法加连续法。

1.穿刺路径　一般采取棘突中线(直入法)穿刺及棘突旁(侧入法)穿刺,前者定位明确,方向易掌握,较易成功,已被多数认定。还有正中旁法,但临床上少用。

(1)直入法:体位取侧卧,使穿刺部位的脊椎强力后突,以利于椎间隙开大后穿刺顺利。并有一助手协助扶持正确体位。

穿刺点:以手术部位为中心,依据脊神经的体表分布,选好穿刺点。

穿刺技术:严格执行无菌原则,消毒范围以穿刺点为中心,半径至少 15cm。铺无菌巾要规范。用 0.5%～1%普鲁卡因或 0.5%～1%利多卡因做皮丘,并分层浸润。穿刺针斜面与身体纵轴平行,进针方向在颈、上胸和腰部与脊柱几乎垂直(80°～90°),在胸部将针向头倾斜 30°～60°。穿刺针进入棘间韧带后,应缓缓进针,抵达黄韧带时,取下针芯,针内充满生理盐水,并有一滴悬垂于针蒂,继续向前推进,体会阻力突然消失,同时水滴被吸入,即针达硬膜外腔。判断要确切。

判断针尖进入硬膜外腔的指征:①突破感,针通过黄韧带时阻力消失感(落空感)。②负压法,一般有负压现象,水滴试验阳性,针蒂上水滴随呼吸而波动(50%)或水滴被吸入。或以小玻璃管法或 2ml 注射器接于针蒂(毛细玻管法)管内水柱被吸入。颈胸段最明显,腰椎段不明显。③阻力消失法,注射器注入空气或生理盐水时无阻力。④抽吸无血和 CSF 流出。⑤气泡试验法,无气泡压缩现象。⑥患者感觉法,注入空气或生理盐水时患者感觉脊柱部位发紧发凉,或下肢发热、发胀、轻痛等感觉。⑦置管无困难法,试行置入导管,无阻力而顺利插入。⑧测试有麻醉平面,注入试验量局麻药,5～15min 出现平面。以上方法都无特异性,符合的特征越多,成功的可能性越大。

导管置入长度:综上所述,判断穿刺针确实在硬膜外腔内,然后测量进针深度,置入硬膜外导管,用右手顶住导管,左手将针拔出。导管留入硬膜外腔的长度为 3～5cm。胶布固定导管于背部皮肤,以防脱出。将患者转为平卧位。

用好试验量:置管前或后先注入 3～5ml 局麻药的试验量。观察 5～10min,后测试平面,利用试验量的麻醉效果,了解患者对局麻药的耐量及导管的位置。监测血压后无明显异常,询问患者否有下腹部发热感,无脊麻征象及其他不良反应时,将麻药诱导量分次注入或一次注入(单次法)。

注药中的技巧:在置管前注药时,左手固定针头,并以手背紧靠患者的背部,固定针头牢靠,使之不来回进退,保持在原位,以免穿破硬脊膜或脱出。应用辅助药物:于手术野皮肤消毒时,静注哌替啶50mg、氟哌利多2.5mg。术中必要时追加药量的1/2。

(2)侧入法:上胸部多选用,或直入法穿刺有困难时,可采用侧入法穿刺较易成功。在棘突旁约1.5cm处经皮肤、皮下、肌肉和黄韧带抵硬膜外腔。穿刺点先做皮丘,穿刺针进入皮下后,先找上下椎板,然后针尖偏向正中线自椎板间倾斜进针,力争针尖在近正中线处进入黄韧带,再入硬膜外腔,有阻力消失(落空感)。阻力消失,勿过多注入液体或空气,穿刺成功后置管顺利。因针与身体矢状面呈一定的角度,导管进入硬膜外腔后易至侧方,有可能进入椎间孔而失败。

2.意外处理　硬膜外麻醉技术要求高,需要一定的条件,特别是颈部、上胸部、上肢手术,穿刺操作较困难。

(1)若操作中不慎,极易穿破硬膜误入蛛网膜下腔,造成严重麻醉事故。应恰当选择适应证。操作必须慎重、仔细,加强责任心。只要严格按照操作规程施行,麻醉意外是可以避免的。万一穿破硬脊膜,则CSF流出。必须向上级医师汇报,以决定是否改换其他麻醉方法。有人报道可改换上一椎间隙,再行穿刺,穿刺成功后,导管放的位置较高,注药量要少,速度要慢,密切观察患者病情和测试平面。如出现过快、过宽平面,应考虑改换全身麻醉方法。因其既增加危险又浪费时间,不如早改为全身麻醉比较安全。注药后5～10min出现麻醉范围,测试并调整至满足手术范围要求。

(2)穿刺针或导管误入血管:局麻药直接注入血管发生毒性反应。

(3)空气栓塞:注气试验将气体通过损伤硬膜外血管进入血循环,进气量＞10ml有致死可能。

(4)穿破胸膜。

(5)全脊麻。

(6)异常广泛的阻滞。

(7)脊神经根或脊髓损伤。

(8)硬膜外血肿。

(9)硬膜外腔感染。

【麻醉管理】

1.认真操作　连续法应用硅胶塑料硬膜外导管质量优良,软硬度适宜,不易打折或穿破硬膜,同时可看到管内是否有出血。置管方向一般向头,会阴、下肢及盆腔手术向足。或根据所选穿刺点的高低与手术部位的高低而决定置管方向。置入导管长度以3～5cm为宜。太短易被带出,太深时影响麻醉平面和效果。试验剂量不可缺少,用药前要回抽,回抽无液体、血液,以鉴别导管是否误入蛛网膜下腔或血管内。注药有阻力时,可将导管拔出0.5cm,再注药,可能好转,是管尖端打折引起;也可能是导管被凝血块堵塞,可用5～20ml注射器内生理盐水,加压推入,若阻力减小就说明是血块堵管的问题。置入导管越过针斜面之后,导管不能从针内退出,以防导管被针斜面割断,而遗留在硬脊膜腔内。手术结束拔管时应谨慎,不能强行硬拔,以免管断后遗留体内。

2.导管消毒　硬膜外导管可用高压蒸汽消毒30min,或用75％乙醇浸泡消毒(管腔内应充满乙醇),或0.05％聚维酮碘(管腔内注满)浸泡消毒,分别为30～50min。应用前以生理盐水将乙醇和聚维酮碘等冲洗干净。当今多用一次性导管。

3.严密注意呼吸管理　如麻醉平面过高,超过胸。以上,出现呼吸抑制时,面罩给氧吸入,或辅助呼吸,并随时观察记录呼吸情况。若患者出现呼吸幅度变小,呼吸困难,喉发音不响,心慌、胸闷、恶心、呕吐等,为全脊麻的先兆或药物毒性反应。立即辅助呼吸,监测、提升和维持血压,做好急救准备,如气管内插管等。并查明病因,予以处理。

4.维持血流动力学稳定　穿刺前要建立两个静脉通路,注意和防止血压大幅度下降,若收缩压降至80mmHg,面罩吸氧,加快输液速度,或使用血管收缩药等提升血压。若老年患者,收缩压不宜低于90~100mmHg。升压药用法详见本节并发症防治内容。

5.维护脉率　注意脉搏强弱及速率的观察,若心率<50/min 时,应给麻黄碱或阿托品纠正。

6.预防药物毒性反应　局麻药进入血管内引起毒性反应,约为 0.2%。一旦发现时,要及时处理,如苯巴比妥 0.1g 肌注,或咪达唑仑 2.5~20mg 静注。特别是判断穿刺针是否进入硬膜外腔,用 1%普鲁卡因或1%利多卡因反复进行负压试验时,要防止麻药注入过多而发生中毒反应。为了预防麻药中毒,延长麻药时间,局麻药内加 1/20 万肾上腺素 0.1~0.2ml。10%葡萄糖、6%右旋糖酐-40 或自身静脉血(又名填充法)均可达到延长麻药时间,以预防麻药中毒反应的目的,都可加入,但加用以上液体时,不要改变麻药的浓度。

7.观察麻醉平面　麻醉中至少测试 3 次麻醉平面。一般麻醉后 30min 内用针刺法测定一次,术中及术后各测定一次,并记入麻醉单上,如胸$_8$ 等。

8.防治误入蛛网膜下腔　如有局麻药进入蛛网膜下腔而引起全脊麻,一旦下肢麻痹,呼吸困难,发绀,血压下降,脉搏变快、变弱时,必须迅速抢救,不误时间。临床上有处理不当致死亡的报道。

(1)抢救方法:为患者取头低位,面罩加压给氧,静注麻黄碱 15~30mg 等药升压;呼吸停止时行气管内插管,辅助呼吸加压给氧;循环停止者立即行心脏胸外按压等心肺复苏处理。

(2)预防全脊麻:①置管时勿用力过大;②注药前回抽,反复检验无脑脊液回抽到注射器内方可注药;③硬膜外导管质软而韧,用透明硅胶管质量很好;④按操作规程操作,先用试验量后置管,好处:先注入试验量后,硬膜外腔被相对被撑开,导管易通畅地置入;缩短了麻醉诱导时间;缩短了手术医师等待麻醉的时间,增加患者的舒适感和安全感;可取得更广泛的平面;减少穿刺针和置管刺破硬膜的机会。观察呼吸和平面,无异常问题时再注入全部诱导量药物。

9.用药量要科学准确　一般认为诱导用药量,颈或胸段的每一脊神经分节,需要麻药 1.5~2.0ml,腰骶部阻滞,每一分节则需要 2.0~2.5ml。追加药物的时间,要在首次诱导用药 30min 后,其药量为首次量的1/3~1/2。以患者的个体情况来确定,年轻体壮,除原有手术的疾病外,无其他并发症者,可给 1/2,且用药浓度要大;老年、垂危、体弱、久病、脱水或中位胸部以上的硬膜外麻醉,用药浓度要淡、用量要小;择期手术的低位手术用药浓度要浓,用量要大;联合用药,即将长效与短效局麻药、起效快与起效慢的局麻药联合用药,以求取长补短,提高效果。小儿硬膜外要按千克体重给药。

公式一:小儿首次用量(1%利多卡因总毫升数)$=(\dfrac{kg}{3}-1)\times 2+4$

或按 8mg/kg 利多卡因计算总量,可先给总量的 1/3~1/2,以后酌情追加。

公式二:小儿首次用量(总毫升数)$=2+\dfrac{颈_7\sim骶_5\ 长度(cm)-20}{5}+\dfrac{kg-3}{5}$

即采用椎管长度与体重两个因素,来估计小儿硬膜外麻醉的用量。1 个月内的婴儿,持续硬膜外麻醉的浓度,为 0.5%~0.75%的利多卡因,容量平均为 2~3ml,即可以满足 4 个节段左右的麻醉需要。两个公式中药物的浓度和用量也不是硬性规定,需根据病儿个体情况灵活掌握。6 个月至 12 岁的小儿,一般不予合作,可先做基础麻醉后进行硬膜外穿刺操作,用药后吸氧,随时注意呼吸的变化。

【失败原因及处理】

注入局麻药(15~30ml)后,观察 20~30min,无阻滞平面或切口上下缘疼痛,或镇痛不全、肌松不良,经追加局麻药或辅助用药仍不能完成手术者,为阻滞不全或失败。

1.**原因** 连续硬膜外阻滞失败的原因如下。

(1)穿刺困难:穿刺针进不到硬膜外腔,无法置管和注药,除操作技术因素外,可因患者肥胖、韧带钙化、椎间变窄、老年性脊椎骨质增生、强直性脊柱炎、脊椎外伤史、先天脊椎畸形及患者穿刺时的体位不好等,增加了穿刺的困难性。

(2)出现阻滞不全和神经根阻滞现象:其表现为斑块状麻醉或单侧麻醉。因置管或置入管太长时,导管自椎间孔穿出,或由一侧神经根后方转向前方,或导入脊神经孔。或因个别患者某一神经根附近的结缔组织较致密,局麻药难以向该处扩散。

(3)麻醉平面不够:由于阻滞平面不够高而使硬膜外阻滞不完善或失败。麻醉平面过低,满足不了手术要求。因硬膜外腔粘连,致局麻药扩散受阻,或穿刺点取得过低所致。麻醉平面过高,满足不了手术要求。因放管过长或穿刺点取得过高所致。

(4)局麻药未注入硬膜外腔:穿刺针不在硬膜外腔或导管未进入硬膜外腔,留于软组织中。见于肥胖或软组织疏松的患者,或导管置于硬膜外腔过短,退针时或患者体位改变等,使导管脱出到软组织中,测试无麻醉平面出现,当针刺法测试手术野区皮肤时,患者的疼痛阈无减低或消失。

(5)局麻药因素:局麻药扩散不良,或过分分散给药操作,局麻药浓度剂量不足等。当及时追加局麻药无效时,说明患者产生快速耐药性,若对利多卡因已产生快速耐药时,可改用布比卡因或哌卡因,或罗哌卡因。注入药量浓度太低,或药量太少,或容积过小等,也会致使麻醉范围较低,扩散范围不够。分次(追加)注药间隔时间过长,首次诱导或前次追加药物阻滞作用已消失。局麻药效价太低或失效。药物性能不佳,弥散性、穿透性弱等均影响麻醉效果。

(6)导管因素:当置管顺利时,失败多与硬膜外导管有关。置管过深或用力过大使导管折叠,折成锐角,扭转改变方向,是导管质量不好或多次使用后塑料老化、脆性增加,以致有平面与手术范围不相符合的结果。导管误入静脉血管,或误入血循环,造成麻醉无效或效果不佳。因导管被血液回流或血块堵塞。

(7)麻醉诱导期过短:手术开始过早,硬膜外麻醉阻滞效果不完善。

(8)肌肉不松弛:影响手术操作。若效果不佳时,则应及早改全麻。

(9)内脏牵拉反应:胆心反射,一是因麻醉平面低,二是即使麻醉平面过高,但内脏迷走神经未被阻滞,术中因仍有明显的牵拉反应,患者出现上腹部牵拉不适、恶心、呕吐,甚至心搏骤停等。

(10)导管进入血管:注药后可发生局麻药的寒战反应或毒性反应。

2.**处理** 麻醉效果不好或失败时,应尽快处理。

(1)麻醉前做好充分的评估:凡脊椎畸形、过度肥胖,穿刺点定位困难者,不宜选择硬膜外麻醉。凡选用硬膜外麻醉的患者,麻醉前应向患者讲清配合要求,强调穿刺时体位得当与麻醉成功的关系。麻醉穿刺操作时,正确指导患者如何配合,保持正确体位,保持体位不动,诱导局麻药量要充足,效果确切,穿刺进针方向和角度要正确。

(2)针对原因处理:根据作用不完善的原因予以处理。

主动放弃:多次穿刺不成功者应放弃硬膜外麻醉。出现斑块状麻醉或单侧麻醉时,可将导管退出0.5cm以测试平面;或用辅助药或改全身麻醉。

灵活处理:①选好穿刺点,不要离手术部位中心太远;置管长度勿太长或太短,以3~5cm为佳。反复多次使用硬膜外麻醉者,应上移椎间隙穿刺;②要准确判断穿刺针在硬膜外腔,置管困难要检查原因。硬膜外导管要牢靠固定;③快速耐药性产生时,一是加大剂量;二是换用另一种局麻药;④导管要选优质的,劣质的坚决淘汰掉;⑤置管动作要轻巧,勿使暴力;⑥追加局麻药要及时,最好给予提前量,使阻滞作用连续不断线或作用不减退;⑦局麻药量要充足、容积够大、浓度合适,如腹部手术或低位硬膜外,或年轻力壮者应选 2％利多卡因或 0.75％罗哌卡因。效价低或失效的药物应弃掉；⑧诱导时间要足够，诱导不到时间可让手术医师稍等候；⑨注药前反复回抽，有回血时不能给药，应将导管外退少许，无回血时方可注药。当血块堵管时，可用 5～10ml 注射器，加压向导管内注入生理盐水或局麻药液将血块冲开，可使导管通畅；⑩扩散力和穿透性强的局麻药物，如利多卡因或罗哌卡因，扩散范围比丁卡因要广泛些。

（3）重视腹部手术麻醉效果：硬膜外麻醉施行腹部手术时，要用较高浓度局麻药，麻醉平面要满足手术所需；上腹部需阻滞胸$_{4～0}$～腰$_{1～2}$范围，手术开始前要使用麻醉辅助药。

（4）预防性静脉辅助用药正确处理牵拉反应：单凭硬膜外麻醉，难以让患者安全舒适地度过手术期，内脏牵拉反应仍然存在，是阻滞效果不完善，麻醉平面过低所致；如出现牵拉反应时，再加用辅助药其剂量必然明显高于预防性用药量。如无禁忌，在出现阻滞平面后，必须适量给予以下辅助药。①镇痛药，哌替啶 50mg 加异丙嗪 25mg，静注。②镇静药或神经安定药：γ-OH 2.5～5g，静注。③局部神经丛浸润阻滞：如 1％普鲁卡因或 0.5％利多卡因，腹腔神经丛封闭等。

（5）导管插入硬膜外腔血管：导管有血液时，将导管拔出 0.5cm 后，继续送管少许，以避过出血部位，回抽无回血时再注药。若往外拔管 0.5cm 后，仍有回血时，可将导管拔出重新穿刺。一旦导管插入静脉丛，未能及时发现，注药时或注药后心慌、头晕、暂时神志消失，发生中毒反应，甚至惊厥等险情，应及早停止注药，进行急救和处理。

（6）患者多次接受硬膜外麻醉之后硬膜外麻醉效果问题：一般硬膜外腔穿刺是不容易发生广泛粘连的。不能认为有过前次硬膜外麻醉，就会引起硬膜外腔粘连，而影响这次的麻醉效果。应做好具体问题具体分析。

【并发症防治】

1.血压下降　血压下降最常见，多发生于胸段硬膜外，主要是由于胸段阻滞使内脏大、小神经麻痹，腹内血管扩张、血液淤滞，回心血量减少，血压下降；一般多在用药后 15～30min 出现，当下降到 80mmHg 或降至术前血压的 2/3 时，应及时处理：麻黄碱 15～30mg，或甲氧胺 10～20mg，静注或加快输液输血；吸氧，当以上处理不佳时，可静注去氧肾上腺素 3～5mg，或间羟胺 2～5mg，使血压回升。

2.呼吸困难　硬膜外麻醉易发生不同程度的呼吸抑制，尤其颈及上胸段硬膜外麻醉时，故颈和上胸段麻药浓度不能过高。

3.神经并发症或截瘫　神经并发症及截瘫是硬膜外麻醉后的严重并发症。国内硬膜外麻醉后脊神经根损伤并发截瘫的发生率，为 0.14/10 万和 3.9/10 万。血肿压迫占 30.6％。

（1）原因：硬膜外麻醉导致脊髓严重损伤的原因有：①损伤性，穿刺针或置管时直接损伤神经根、干或脊髓；②压迫性，如术后硬膜外血肿形成，压迫神经根、干或脊髓；③感染性，如术后硬膜外腔感染、炎症、脓肿或水肿压迫；④偶合性，并发脊髓肿瘤的偶合性等压迫引起；⑤缺血性，麻醉期间的低血压时间过久，尤其老年人，或局麻药加入较多的肾上腺素反应等因素的影响，出现"脊髓前动脉综合征"；⑥中毒性，脊髓后动脉受局麻药的压力、肾上腺素反应的影响，发生病理改变，使脊髓局部缺血和血供障碍；⑦骨质性，并发椎管狭窄症；⑧医源性，硬膜外腔误注腐蚀性药物，如误注 10％甲醛（福尔马林）；⑨并发其他疾病发生。

（2）防治：应加强麻醉后随访，及时确诊和尽早处理是关键。

①预防为主：不提倡在成人 L$_{2～3}$ 间隙进行硬膜外阻滞和 CSEA 穿刺。穿刺方向要在正中，操作时勿使暴力，以免穿刺时手法失控，使穿刺针进入硬膜外腔过猛、力量过大，以减少穿刺针直接损伤神经的机会。当患者诉说某侧下肢有触电样痛或下肢有不自主的抽动时，不能强行进针、置管，应退出针、管，稍调整进针方向，以免伤及神经根等。②心理治疗：麻醉前应注意患者心理和情绪，不要因惧怕麻醉手术而过分紧张。③严选适应证：对凝血障碍或出血不止患者，应放弃硬膜外麻醉；当穿刺针进入硬膜外腔不断向外滴

血时,可换椎间隙重新穿刺,换穿刺点再次穿刺后,仍出血不止时,应放弃硬膜外麻醉。④积极诊断和治疗:当操作失控,出现强行进针或进针过深,怀疑或已证实损伤脊髓或神经根时,应放弃硬膜外麻醉。穿刺时,出现痛觉过敏或麻木现象,或出现同一侧麻醉区域与对侧平面较低的另一区域有皮肤过敏现象,或术后有难以忍受的疼痛,或因疼痛而术后彻夜不眠,说明已损伤神经根或脊髓。若麻醉后肢体运动、感觉和反射等未能如常恢复,或恢复后又出现神经功能障碍时,即应急行椎管内造影、CT 或 MR 等检查。发现有截瘫或脊髓损伤症状时,应仔细检查,找出截瘫时的直接原因,积极进行治疗。主要措施:对症和支持疗法;大量抗生素疗法;用促进神经损伤恢复的药物,如维生素 B_1、维生素 B_{12}、ATP、辅酶 A、理疗等。⑤局麻药中少加或免加肾上腺素:局麻药中加肾上腺素浓度,不能过大,常用 1：20 万或 1：40 万,或 1：75 万。1：20 万,即 20ml 局麻药液中,加 0.1％肾上腺素 0.1ml。高血压等患者用 1：40 万或 1：75 万较安全。⑥绝对禁忌:有血液凝血机制障碍或正施行抗凝治疗的患者,绝对禁忌选用硬膜外麻醉,因其易并发术后硬膜外血肿。必须应用时,应早停药,使凝血机制恢复正常后,采用直入法,避免反复穿刺,可减少血肿发生的机会。如怀疑或确诊为血肿或椎管狭窄者,且经 CT 等诊断明确时,应在<8h 内行手术探查,手术清除血肿或脊椎板减压,以减轻血肿或狭窄椎板对脊髓组织的持续性压迫,解压以保护脊髓,预防脊髓组织的软化和变性。如截瘫持续 8h 以上,即使行减压手术,但也难以恢复正常神经功能。⑦脓肿处理:如截瘫为数日后出现,为操作时未严格遵照无菌操作规程,使硬膜外腔感染,若诊断一旦确立,立即进行手术切除引流。

4.导管拔出困难或折断 偶尔(发生率约 0.1％)也会碰到导管拔出困难或导管折断在硬膜外腔内。原因:一是导管置入过长,太长的导管在硬膜外腔扭折、打圈后,自成一结,使拔管困难。二是患者体位使脊柱挺直或扭曲,棘突互相挤压,导管被紧压在棘突和韧带间,拔出困难。三是导管质量问题,经反复消毒使用的导管韧性减退,脆性增加,经不住拉力,或拉力过猛,将导管断在组织内。处理措施如下。

(1)调整体位:若遇手术结束拔管困难时,应让患者恢复至穿刺时的体位,常可拔出。否则,强行拔管,可能将导管断在体内。必要时采取局部按摩、注射局麻药、注射肌松药、骨盆牵引等,以减轻拔管困难。实在拔不出时,可带管送回病房,1～3d 后到病区拔管,即可顺利拔出。

(2)做好预防:若导管变质、较脆,塑料老化或已有折痕、破口,应予弃用。换质量好的新管应用。

(3)一旦发生断管后应严密观察:万一导管拔断,残端留在硬膜外腔或组织间,也不是很长,只有 1～2cm,如无感染、无局部化脓感染、无全身炎性反应、无神经压迫症状或刺激症状,无后遗症,可不处理,不做手术取出。可暂时或出院继续观察。如一旦有症状,或断端留入较长,且浅表,可做一小切口探查取出。若导管已通过穿刺针尖斜面后,又需要退出时,应与针体一起退出,避免导管被锐利的针斜面割断。重做穿刺。

5.硬膜穿破后头痛

(1)发生率:硬膜穿破率,为 2.3％～2.5％。穿破后脑脊液(CSF)外漏使颅内压降低,脑组织向枕骨大孔下降,牵动了脑神经及大血管伴行的神经,发生头痛。亦称为体位性头痛。属于血管性,以前额与枕部疼痛为主,当直立和坐位时加重,平卧时减轻。严重者呈爆炸性,并伴听力、视觉障碍。女性高于男性,年轻人高于老年人。

(2)治疗:减少 CSF 漏出,促使 CSF 压力恢复正常范围。防治措施:①平卧休息,术后平卧去枕 8h。②腹带捆扎,减少 CSF 外漏。③持续输液,增加 CSF 循环。④镇痛,服用镇痛药或针灸治疗等。口服咖啡因 300mg,4h 可缓解。⑤自身血液硬膜外腔填充,10ml 自身血,注入硬膜外腔,1～2 次,有效率 90％;无效时,硬膜外腔持续输入生理盐水,24h(30ml/h)有满意效果。

【特殊硬膜外麻醉】

1.单侧硬膜外麻醉　利用穿刺及置管技术,使麻醉选择性控制在手术一侧。即控制性单侧上肢或下肢硬膜外麻醉。患者侧卧,患肢向下,从正中棘突间隙穿刺,穿刺针斜面可半对向患侧,半对向头(或尾),使导管插入后能偏向患肢。人为地将导管置入侧腔,达到单侧阻滞目的。放置 10~20min,或按不同麻药的起效时间,稍微延长,然后摆成手术卧位。一般患肢较健肢的麻醉范围,高 2~3 脊神经节段。

2.两点穿刺　在硬膜外麻醉实践中,应用两点穿刺的机会不少。

(1)适应证:根据手术部位要求的麻醉范围较广泛,或两个部位同时进行手术操作。

(2)穿刺点的选择:根据手术部位要求的麻醉范围选择。①乳腺癌根治术:选颈$_{3~4}$向头及胸$_{7~8}$向头两点分别穿刺,分别置管,即可满足手术要求。②腹部手术:手术范围过于广泛,如胆囊手术加阑尾手术,选胸$_{8~9}$及胸$_{12}$~腰$_1$两穿刺点。③脊柱手术:手术范围广泛选用胸$_{3~4}$向尾及胸$_{10~11}$两点穿刺。④腹部会阴联合切口:腹部及会阴同时开始手术,选胸$_{12}$~腰$_1$和腰$_{4~5}$两点穿刺,导管分别向头和向足置入。⑤盆腔内手术:如子宫、膀胱和直肠手术,均应选胸$_{12}$~腰$_1$和腰$_{4~5}$两点穿刺,分别向头和向尾置管,均可达到术中无痛。

(3)局麻药用量:两点穿刺的局麻药用量与一管法总量相接近。大于一点穿刺法的一次剂量。若两个部位的手术操作有先后之别,即先做的手术部位先注药,后做的手术开始与先做的手术只要相差 30min 以上,即可用一点穿刺的一次局麻量。

(4)试验量:试验量可每管各用 3ml,或先试一点,隔 15~20min 再试另一点。可以判断和确定是哪一点穿破硬膜。

(5)一针双向注药阻滞法:硬膜外穿刺针到达硬膜外腔后,针口向尾或向患侧注入试验量,然后将硬膜外穿刺针口转向头侧,置入硬膜外导管长 3~4cm,测试麻醉平面,将诱导量的局麻药全部注入。实验证明该阻滞法可提高麻醉效果,对腹部、盆腔和下肢手术效果满意。是两点穿刺的一种改良方法。

3.硬膜外麻醉与气管内插管全麻联合　根据手术部位选择硬膜外穿刺部位,行硬膜外穿刺置管,注入试验量局麻药。再行快速诱导,气管内插管,控制呼吸,进行麻醉管理。静吸复合麻醉维持。麻醉监测。按时分头追加用药。适应证为心胸部手术,如肺叶切除或食管癌根治手术;心血管手术;如需要全身麻醉的上腹部手术;骨科,如脊柱侧弯矫正术;盆腔巨大手术,老年患者手术、高危患者和小儿外科手术等,麻醉后还可用硬膜外止痛。此法国内外目前用得较多,如心内直视手术、冠状动脉旁路移植术、胸和胸腹主动脉瘤手术、动脉导管手术等。优点如下。

(1)减少全麻药及辅助药、局麻药用量,患者早醒。

(2)互补彼此不足,减少全麻的并发症,有利于缓解术中、术后的应激反应,减少其对机体的不良反应。

(3)协同满足麻醉要求:可行控制性降压,有利于对血流动力学调控和保持稳定。

(4)麻醉中呼吸管理容易,呼吸平稳。是颇为安全的麻醉方法。

(5)止痛完善,肌松好,麻醉效果满意。麻醉深度易控制。

(6)术后恢复快:术后镇痛可靠,留置硬膜外导管进行术后镇痛。

(7)适应证宽,适用于小儿、老年人、危重患者等。

4.硬膜外麻醉配合降压麻醉　利用硬膜外麻醉的降压作用,可作为控制性低血压的配合措施,对手术有利。

5.术后止痛　做连续硬脊膜外麻醉的患者,将导管带回病房,患者出现切口疼痛时,按常规分次注入局麻药或接备用的镇痛微泵,效果可靠。避免术后应用大量的镇痛药。腰背上留置的导管要固定牢,注意无菌操作,管端要保持绝对无菌,以防污染。低浓度、小剂量的局麻药即可达到无痛要求。

6.癌症止痛　　根据疼痛部位选择硬膜外穿刺点,置入导管,用局麻药及生理盐水稀释的麻醉性镇痛药,如吗啡 2mg,哌替啶 20mg 或芬太尼 0.025mg,稀释成 10ml 一次性注入;注药后须注意观察并发症。或接硬膜外 PCEA。

7.其他治疗　　硬膜外止痛分娩止痛、下肢血栓性闭塞性脉管炎、胆结石排除、肠梗阻、椎间盘脱出及增生性脊柱炎等治疗。

【新技术进展】

为了提高连续硬膜外阻滞的成功率,减少不良反应和局麻药用量,新技术不断应用到临床。

1.硬膜外泵输注局麻药麻醉　　将硬膜外导管连接微电脑输液泵,以 1ml/min 持续输入 2% 的利多卡因 15ml,不给试验量,局麻药不加肾上腺素。15min 中止给药。麻醉效果满意。节省麻药,降低利多卡因中毒的潜在危险。

2.三孔硬膜外导管　　白色透明导管,质地韧而软,全长 100cm,内径 0.7mm,外径 1mm,盲端闭塞,距盲端 0.6mm、10mm、14mm 处分别有一小孔,分布于三个不同方向,孔间距 4mm。又叫多孔导管。在导管的 10cm、15cm、20cm 处有蓝色标记,并携带细菌过滤器,能防止 0.2μm 以下的细菌和微粒进入,可保持局麻药的纯度,有效地预防感染。置管深度 3~4cm。一组资料表明阻滞完善 98.6%,阻滞不全 1.3%。具有药液用量少、平面阻滞广泛、完善、腹肌松弛、并发症少,能有效地预防感染,患者安全、舒适等优点,值得临床推广应用。

3.硬膜外腔注入晶体液逆转局麻药　　对术中麻醉效果满意,100% 运动神经阻滞的术毕患者,经硬膜外腔 2 次、以 10ml/min 速度推注生理盐水(首次 20ml,间隔 15min 再注入 20ml)。可使硬膜外阻滞术后,100% 运动阻滞完全消退的时间缩短一半。表明晶体液能有效地逆转局麻药的运动神经阻滞,对消除术后患者忧虑、促进康复、减轻护理负担很有利,不影响术后镇痛时间,无不良反应和并发症。

4.局麻药内加阿片类药　　如加入哌替啶 0.5mg/kg,可延长阻滞时间。

三、骶管阻滞麻醉

局麻药从骶裂孔注入骶管腔内,以阻滞骶神经的方法,叫作骶管阻滞麻醉,又称骶部硬膜外麻醉,简称骶麻。骶麻为最早开始应用的硬膜外阻滞,除麻醉骶脊神经外,还可麻醉部分腰段、胸段脊神经。分为单次法和持续法。由于较为安全,效果确实,伤及硬脊膜和脊髓的危险性很小,目前在会阴部手术麻醉、小儿外科麻醉和疼痛治疗等应用广泛。

【适应证】

适用于肛门直肠、阴道、会阴部、下肢、尿道手术,以及婴幼儿及学龄前儿童的腹部手术及术后镇痛,产科镇痛及慢性疼痛治疗等。

【禁忌证】

穿刺部位感染,凝血机制障碍或应用抗凝剂及解剖标志不清等。

【解剖部位】

骶裂孔和骶角是骶管穿刺术的重要解剖标志。

1.定位法　　先扪清尾骨尖,沿中线向头端摸,距尾骨尖 4~8cm 处,可触及一弹性的凹陷,即为骶裂孔。其两侧可触及突起如豆状物的骨质隆起,即为骶角。两骶角连线中点的凹陷点即为穿刺点。此点相当于第 4、第 5 两块骶骨的背面正中。髂后上棘联线在第 2 骶椎平面,是硬脊膜囊的终止部位,骶麻穿刺如超过此线,即误入蛛网膜下腔,而有发生全脊麻的危险。从骶裂孔到此线的距离平均 47mm,最长 75mm,最短 19mm。骶裂孔与髂后上棘呈一等边三角形。

2.穿刺法 骶裂孔穿刺,由浅入深分别经过皮肤、皮下组织、骶尾韧带、骶骨。骶管容积 12～65ml,平均 25～30ml。须注意在成人中有较大个体差异。

【麻醉前准备】

同腰麻。即禁食,复苏设备准备,抗惊厥药物,麻醉前颠茄类药物准备,开放上肢静脉通路等。

【操作方法】

1.单次骶管阻滞 是经骶裂孔一次将局麻药注入骶管腔。

(1)体位:患者侧卧位,膝关节尽量向腹部屈曲;或俯卧位,在耻骨联合下垫枕头,让患者两腿略分开,内旋双踝,可使骶部突起更高一些,臀部肌肉放松。或利用手术台将躯体和下肢放低,使骶部突出,便于穿刺。

(2)穿刺:严格无菌操作,戴消毒手套,皮肤严格消毒后铺巾,局麻药做皮丘,以 7 号针头垂直刺进皮肤,针尖向头改变方向,与皮肤呈 45°刺入,经皮下、骶尾韧带有阻力突然消失的感觉(落空感),即示进入骶管腔,将针尖减至与皮肤成 10°～15°,再向前推进 2cm 即可。

(3)注药:抽吸无回血、无脑脊液,将针尖固定,注射空气或生理盐水无阻力时,可注入试验量 3～5ml,观察 5min,无腰麻征象,即可将其余诱导量局麻药,全部缓慢注入。注速不宜过快。每 30s 注入 10ml,边注药边时刻观察是否出现急性药物毒性征象。

2.持续骶管阻滞 方法与硬膜外法相同。穿刺点选腰$_{4～5}$或腰$_5$～骶$_1$间隙,导管置入骶管腔即可。也可用 16 号直针将针斜面磨短,边缘不过于锐利,自骶裂孔穿刺,与单次法穿刺操作相同,然后置入导管。

【用药】

选用作用时间长、不良反应少的局麻药,常用药浓度较胸腰段硬膜外麻醉为低。1％～1.5％利多卡因 15～20ml 或 0.2％～0.25％丁卡因 20～30ml 或 0.25％丁哌卡因 10～15ml;或 0.5％耐乐品 10～20ml。若经腰$_{4～5}$或腰$_5$～骶$_1$持续骶麻,如腹会阴联合切口或子宫全切等手术,采用两点穿刺时,药量较小,仅 10～15ml 即可;若经阴道做子宫全切手术,有良好的肌松条件,才能方便手术操作,用药浓度要高,可用 2％利多卡因 15～20ml 或 0.2％～0.33％丁卡因 15～20ml;若为单次骶麻需 25～30ml,但不能超过一次局麻药的极量;老年人、体弱者用药量酌减。小儿按年龄和体重计算药量。

【注意事项】

1.穿刺困难或失败 骶裂孔大小和形状变异较多,易造成穿刺困难或失败,应注意穿刺部位骨性标志的确定和操作要领。

2.出现腰麻症状 注药后出现腰麻症状,主要是骶管腔的终止部位低于髂后上棘,穿刺针虽然进入骶管不深,也可穿破硬脊膜囊。将骶麻诱导剂量的局麻药误注入蛛网膜下腔引起。故注药前要先用试验量,无腰麻症状时,再注入诱导总药量,决不可忽视,以免造成意外。一旦发生全脊麻,患者很快呼吸停止,血压极度下降,应维持气道通畅,控制呼吸,静脉输液,升压药物如麻黄碱等升压。

3.骶麻阻滞范围有限 较高手术范围的麻醉难以达到。临床上也有用大诱导容量的麻醉药物做骶麻,获得较高的麻醉平面,行下腹部手术,这在小儿成功率较高,而成人则失败率高,难以保证患者的麻醉效果和安全,还是选下腹部硬膜外麻醉为好。

4.骶管反应 单次法骶麻时,用试验量无反应,但当注入诱导量药液时,注后立即或于数分钟内出现毒性反应,称为骶管反应。患者头昏头胀、意识消失及牙关紧闭等表现,或肌张力高度增加,或惊厥、抽搐等,甚至发绀,屏气。立即给予吸氧、平卧,可于数分钟后自行缓解、意识恢复。重者应立即给予镇静、镇痛药物,如咪达唑仑 10mg 或哌替啶 50mg 静注。有发绀者,应面罩下吸氧或辅助呼吸。发生原因可能是注药速度较快,或注入量较大,迅速进入血循环,出现毒性反应。或是注药过敏,因刚注完药即发生以上反应。也可能为骶管内压力过大所引起的神经反射。故推注药物时速度应缓慢,可预防骶管反应。

5.血压下降　骶麻时血压下降轻微,持续时间也较短。处理同腰麻或硬膜外麻醉。

6.尿闭　尿潴留是骶麻常见的并发症,同腰麻处理。

7.骶管感染　骶管位置近肛门,卫生环境较差。若消毒不严,可引起感染、发热、骶骨疼痛。按感染予以处理。

8.阻滞范围局限　一般阻滞范围比较局限,对较高手术范围的麻醉要求难以达到。

9.骶管反应率高　全身中毒发生率较高。

10.局麻药用量较大　如丁哌卡因的最大剂量 2mg/kg,利多卡因 4mg/kg,为注射无误时的最大剂量。

11.失败率高　达 5%～10%。

四、脊麻-硬膜外联合麻醉

脊麻-硬膜外联合麻醉(CSEA),于 1981 年 Brownridge 首先应用,是近十几年来兴起的一种椎管内阻滞的新技术,正在国内外麻醉中日益普及。因为 CSEA 综合了脊麻(SA)和硬膜外麻醉(EA)的优点,弥补了两种麻醉方法的各自弊端。将"可靠"的脊麻与"灵活"的硬膜外麻醉技术联合应用,达到取长补短的功效。

【效果评价】

1.脊麻的优缺点

(1)优点:①操作简单,容易掌握;②腰骶神经根阻滞充分,成功率高,在 99% 以上;③起效快;④局麻药用量少,减少了局麻药对心血管及神经系统毒性的潜在危险;⑤效果可靠,阻滞完善,肌肉松弛满意;⑥经济,是目前临床麻醉技术中最具经济效益者。

(2)缺点:①麻醉时间有限,不能随意延长;②平面不易控制,出现高平面或低平面阻滞;③术后头痛发生率高;④不能行术后镇痛等。

2.硬膜外麻醉的优缺点

(1)优点:①节段性麻醉,使麻醉范围限制在手术区域;②无头痛;③血压下降较轻,引起的心血管副作用小;④可控性强,麻醉时间长,麻醉有可延时性,满足长时间手术的需要;⑤术后镇痛,可留管行疼痛治疗。

(2)缺点:①起效慢,诱导时间长;②操作技术要求高,技术掌握较有难度,且有骶神经阻滞不全;③药物用量大,达到麻醉的剂量为脊麻的 4～10 倍;④有一定的阻滞不全发生率;常需用辅助药;局麻药再吸收可能出现寒战及中毒性全身反应;⑤可发生致命的严重并发症——全脊麻。

3.CSEA 优点　CSEA 是将脊麻与硬膜外麻醉有机结合的一种新麻醉技术。综合了 SA 与 EA 两种麻醉方法的优点,与单纯脊麻与硬膜外麻醉比较,CSEA 特点如下。

(1)起效快,作用迅速可靠,缩短了麻醉诱导时间。

(2)阻滞完善,肌肉松弛完全,效果确切。

(3)用药量少,减少了局麻药用量过大引起的不良反应。

(4)可控性强,麻醉时间不受限制。

(5)并发症少,术后头痛发生率降低,心血管副作用的发生率也降低。

(6)阻滞平面的可控性强,易于控制。

(7)对机体生理干扰轻,镇痛完善,呼吸、循环平稳,牵拉应激反应少。

(8)术后镇痛方便、效果良好。

4.CSEA 存在问题和争议　CSEA 作为一种新技术,具有许多优点,但也存在着以下问题和争议。

(1)设备上要求较高:对穿刺针的选择有一定要求。脊麻针长度比硬膜外针长 12mm。

(2)操作复杂:操作较单纯脊麻或硬膜外麻醉复杂,有一定难度。

(3)脊麻针尖受损或脱落金属粒子:脊麻针通过硬膜外针时,有可能使脊麻针尖受到损伤、折断或有金属粒子脱落,但未见临床和实验报告。

(4)导管误入蛛网膜下腔:导管经脊麻针穿破孔处误入蛛网膜下腔。已有类似报道。

(5)局麻药漏入蛛网膜下腔:硬膜外腔的局麻药有可能通过脊麻针穿孔漏入蛛网膜下腔。

(6)无脑脊液回流:硬膜外穿刺针不在硬膜外腔,腰穿针自硬膜外侧腔通过;或是腰麻针被神经根或结缔组织阻塞等。也有硬膜外腔置管困难出现。

【适应证】

CSEA 在临床上有较好的应用前景,是安全、可靠的麻醉方法之一。保证了安全,提高了麻醉质量。据文献报道,目前应用在以下手术。

1.肾移植　在泌尿外科同种异体肾移植术中应用。

2.产科　剖宫产中应用最多,也是首先在产科开始应用的新型椎管内阻滞法技术。

3.妇科　子宫切除术等腹盆腔手术。

4.骨科　髋及下肢骨科手术。

5.其他　结肠、直肠手术、前列腺手术、疝修补术、外周血管手术、截肢等脐以下长时间手术。

6.术后镇痛　适用于术后镇痛病例。

【禁忌证】

同腰麻及硬膜外麻醉。

【麻醉前准备】

麻醉前用药及准备同"脊麻"和"硬膜外麻醉"。

【操作技术】

1.CSEA 发展　1982 年 Coates 推广 CSEA。1992 年 Lifschitz 和 Jedeikin 发明"背扎"Tuohy 针,使 CSEA 技术逐渐成熟。2004 年 Abenstein 在美国第 55 届 ASA 年会上评价优点较多。从历史上看有 4 种方法。

(1)单针单椎间隙穿刺法:为向硬膜外腔插入细针,给局麻药后将针再刺入脊椎蛛网膜下腔,再注入局麻药。

(2)双针双椎间隙穿刺法:在一椎间隙置入硬膜外导管,而在另一椎间隙(一般为相邻椎间隙),进行脊麻,近年来也有在同一椎间隙分别进行硬膜外和脊麻穿刺。

(3)针内针(双针)单椎间隙穿刺法:1982 年首先用于骨科,1984 年用于妇产科,1991 年用于产科止痛,最近又发展了双导管单椎间隙技术,目前推荐用 Whitacre 针,经硬膜外针内用脊麻针穿刺至蛛网膜下腔,腰麻后拔出脊麻针,向头向置入硬膜外导管 3~4cm。为目前临床上常用方法。

(4)针旁针(针并针)单椎间隙穿刺法:使用一特殊装置,在硬膜外针侧方焊接或在硬膜外针管上附一腰麻针导引管,可避免硬膜外导管误经脊麻针穿破的硬膜外孔误入蛛网膜下腔,也可避免腰麻针通过硬膜外针时金属小粒脱落或针尖损伤。

2.CSEA 设备的改进　为了避免 CSEA 上述的缺点发生,对其进行了改进。

(1)降低穿刺针的直径:采用 25 号以下细针,尤其是铅笔头型者,已显著降低头痛发生率。

(2)针背眼:在硬膜外针斜面处增加一个背眼,脊麻针从此眼穿刺,提高成功率,减少脊麻针经过硬膜外针斜面时的受损。

（3）针尖形状：将切割形改为笔状针、锥尖针等对硬膜组织损伤小，头痛发生率低。

3.CSEA 操作技术　其技术操作与硬膜外的常规操作相似，在硬膜外针进入硬膜外腔后，先以脊麻针经硬膜外针穿破硬膜进入蛛网膜下腔，见脑脊液流出后，注入脊麻药，注完药后退出腰穿针，置入硬膜外导管备用。硬膜外注药的时机、用药量要根据脊麻平面、手术时间等具体情况而定。

（1）穿刺点：以手术部位要求选择，中下腹部手术，于 $L_{1\sim2}$ 或 $L_{2\sim3}$ 间隙，用 17G 穿刺针常规硬膜外穿刺成功后，用脊麻针从硬膜外针中穿入到蛛网膜下腔，脑脊液流出，注入脊麻药后拔出脊麻针，再将硬膜外导管头向置入 3～4cm，当脊麻作用开始消退、血压开始升高，患者有轻度疼痛，或患者有牵拉反应、肌肉紧张时，经硬膜外导管注入 2％利多卡因 3ml 试验量，5min 后追加 2％利多卡因 8～12ml 诱导量。

（2）CSEA 用药：与脊麻和硬膜外麻醉的用药无太大差别。用药先用脊麻，而硬膜外用于确保效果和术后镇痛。①脊麻药，0.5％丁卡因重比液 2.2～2.5ml（7.0～12.5mg），注药速度 50～70s；或 0.5％布比卡因重比液 2ml（0.75％布比卡因重比液 1～2ml，即 7.5～15mg）；或 2％利多卡因 2～6ml（40～120mg），尽量避免应用；或 0.5％～1％罗哌卡因。②硬膜外药，2％利多卡因 20ml＋1％丁卡因 5ml；或 0.75％布比卡因 5～10ml。根据手术需要硬膜外用药，大部分手术不用，需用时，给药时间距蛛网膜下腔注药时间，为 60～80min。

（3）辅助药：①芬太尼 0.025～0.1mg 加入局麻药内，也可用舒芬太尼，因其对呼吸有抑制作用，应用时注意监护；②哌替啶：25mg～50mg 静注；③咪达唑仑 2～5mg，静注，必要时给药。

（4）效果：CSEA 起效时间比连续硬膜外麻醉缩短 6.1min，用药量明显少于连续硬膜外组，效果获100％成功。

【麻醉管理】

1.加强监测　麻醉期间合理应用局麻药，密切监测生命体征，术中监测心率、血压、ECG 和 SpO_2。

2.观察麻醉平面　阻滞范围较腰麻或硬膜外广泛，因经硬膜外导管注入局麻药。借助注入硬膜外试验量，观察阻滞平面，判断硬膜外导管的位置。如给 2％利多卡因 2～5ml，阻滞平面升高 2 个节段，证明导管在硬膜外腔，若＞2 个节段或更高，警惕误入蛛网膜下腔的可能。硬膜外注药应先注入试验量。

3.并发症　CSEA 并发症同脊麻及硬膜外，也有特有的并发症。若有血压下降时，通过输血、补液及静注麻黄碱纠正。反复操作，易引起脑膜炎，要加强设备的消毒和无菌操作观念。头痛的发生率很低，出现时予以处理。

4.补充血容量　入手术室后，开放静脉，缓慢输注乳酸钠平衡盐液，扩容。已注入腰麻药后，变换体位时，应考虑到对阻滞平面和血压的影响。产妇剖宫产时，采取左侧位，头下垫 3 个枕头，肩下垫 1 个 3L 袋的方法，抬高上胸段脊髓，重比重液不易向头侧扩散。

（韩国哲）

第四节　全身麻醉

一、全身麻醉的基本概念

全身麻醉是指利用各种全身麻醉药的作用使人体中枢神经系统受到不规则地下行性抑制，导致意识消失的麻醉状态，这种中枢神经系统的抑制是可逆的，而且是容易控制的。

（一）全身麻醉的分类及四要素

1.分类　按全身麻醉药进入体内的途径不同,可以分为吸入麻醉及非吸入麻醉,后者以静脉注入为主称静脉麻醉,也有用肌内注射或直肠灌注达到全身麻醉状态或基础麻醉状态。全麻过程中,又分为麻醉诱导期和麻醉维持期。前者使病人从清醒状态进入意识消失,达到外科手术期深度。后者为持续保持所需要的麻醉深度,应尽量满足手术要求。

2.全麻四要素　理想的全身麻醉必须在不严重干扰机体的生理功能情况下,具备满足手术的全麻四要素:即镇痛完善、意识消失、肌肉松他及神经反射抑制。

（二）复合麻醉

1.复合麻醉是指用儿种麻醉药或麻醉方法先后或同时并用以达到满意的外科麻醉状态,从而减少每一种麻醉药的剂量及副作用,增强全身麻醉的特性,且避免深度麻醉的各种不利响。复合麻醉包括:

(1)全凭静脉复合麻醉。

(2)吸入复合麻醉。

(3)静吸复合麻醉。

(4)全身局部复合麻醉。

2.注意事项

(1)麻醉医师必须熟悉各种全麻药的巧理作用及相互作用,才能在复合麻醉中综合判断麻醉深度。

(2)麻醉深度的掌握主要靠麻醉者的经验,根据药物的性质、作用时间、剂量及浓度来判断深浅。

(3)为保证病人术中的安全,常常根据病人的周身情况,呼吸、血压及脉搏的变化以及吸入麻醉药的MAC来调整麻醉深度。

(4)使用肌松药时必须行气管插管,以便于呼吸管理。

(5)复合麻醉时一定要防止术中病人知晓,尤其在使用肌松药时一定要给以足够量的镇痛药和镇静药,以免病人遭受痛苦。否则,病人于麻醉后可能会控告麻醉医师,麻醉未达足够的深度,给病人带来危害。

二、吸入麻醉

吸入麻醉是将挥发性麻醉药蒸气或气体麻醉药吸入肺内,经肺泡进入体循环,再到达中枢神经系统发挥全身麻醉作用。吸入麻醉药在体内代谢少,大部分以原型从肺排出体外,因此吸入麻醉容易控制,较安全、有效,是当今临床麻醉中常用的一种方法。

（一）吸入麻醉的方法

1.开放点滴法　开放点滴法是用金属网麻醉面罩,上覆4～8层纱布,放在病人口鼻上,以安全范围广的乙醚进行点滴。本法装置及操作简单,呼吸阻力及机械死腔均小,适用于小儿。但麻醉深度不易控制,对呼吸道有刺激作用,可污染手术室,有发生燃烧爆炸的危险,也不能施行辅助呼吸,目前已很少应用。

2.吸入法　吸入法是将氧和麻醉药蒸气的混合气体通过简单装置吹入病人的口咽或气管内,病人的呼出气体及未被吸入的气体则排至空气中的麻醉方法。

吸入法适于两岁以下小儿的麻醉维持。本法器械简单,易于操作,机械死腔及呼吸阻力小。但本法不易加深麻醉,吹入气量大,污染空气,不能进行辅助呼吸,目前已少用。

3.T形管吸入法及其改良装置

(1)T形管法:一端接气管导管,另一端开放于空气中,无活辨,呼吸阻力和无效腔均小,适用于婴幼儿麻醉。并可在气源端接一贮气囊,进行辅助和控制通气。本法需较大的气流污染空气,易使呼吸道干燥和热量的丢失。

(2)Jackson-Rees 回路:是 T 形管的改良装置,在 T 形管的呼气端接一较长的螺纹贮气管,其末端接 500ml 的贮气囊,气囊尾端开放或安装一呼气活瓣。主要用于小儿,可行辅助和控制呼吸。

(3)Bain 回路:为 T 形管的改良装置,该装置有一螺纹管作为呼气管,其中央置一根细管接至病人,并由该管通入麻醉混合气体,在螺纹管末端接贮气囊,气囊尾端开放或安装一呼气活瓣。

该装置结构简单,使用方便,不受年龄及手术种类的限制,可行辅助及控制呼吸。主要缺点有内管漏气,扭曲,前端滑脱,造成通气障碍。

4.半紧闭法　半紧闭法供气流量较大,呼出气中大部分二氧化碳经回路中的逸气活瓣排至空气中,复吸入的二氧化碳不足 1%,分为 MaplesonA、B、C、D 和 E 等五种类型。临床应用时应加大供气流量至 8～10L/min,使氧浓度大于 25% 较为安全。易造成麻醉药的浪费和周围环境的污染。

5.紧闭法　是在循环紧闭的装置中,以低流量(0.3～2L/min)的麻醉混合气体,呼出气经二氧化碳吸收器全部重复吸入,不与外界相通,循环往复而引起全身麻醉的方法。该法分为来回式和循环式。

来回式紧闭法无活瓣,呼吸阻力小,但碱石灰罐紧靠病人头部,易造成碱石灰粉末的吸入,诱发剧咳和支气管痉挛,现已很少应用。

循环式紧闭法一般用于诱导麻醉后的维持。该法气流量小,用药量小,易于控制麻醉气体的浓度,保持呼吸道湿润,不污染周围环境,且能施行辅助和控制呼吸,以及观察潮气量的大小和呼吸道阻力的变化。但该装置呼吸阻力较大,不宜用于小儿。碱石灰要及时更换。

(二)恩氟烷麻醉

1.优缺点

(1)优点:①化学性质稳定,无燃烧爆炸性。②诱导及苏醒快,恶心呕吐少。③肌肉松弛好,且能加强肌松药的作用。④不刺激呼吸道及增加分泌物。⑤可并用肾上腺素。⑥仅小部分在体内代谢转化为无机氟化物,肾功能影响较小。

(2)缺点:①对心肌有抑制作用,使心搏量减少,血压下降。②可出现抽搐或惊厥,特别是在吸入浓度高,$PaCO_2$ 降低时更易发生。③呼吸抑制明显,深度麻醉时,使潮气量减少。④能溶解于橡胶与塑料中。

2.适应证与禁忌证

(1)适应证:①各部位、各年龄的手术。②重症肌无力。③嗜铬细胞瘤。

(2)禁忌证:①严重心、肝、肾疾病。②癫痫病人。③颅内压过高的病人。④惊厥病人。

3.麻醉方法

(1)开放点滴法:适用于婴幼儿。

(2)低流量紧闭法:①用环路内挥发器,多用各种简易装置,应注意用药量及麻醉深度的观察。②用环路外挥发器,能精确按制吸入浓度的恩氟烷发器。维持浓度应为 1.0%～3.0%。

(3)半紧闭法:可并用氧化亚氮。

(4)Bain 环路:可并用 65%～70% 氧化亚氮。

4.注意事项

(1)恩氟烷诱导和维持麻醉时,因并用氧化亚氮或并用氯胺酮、芬太尼和硫喷妥钠等,诱导速度加快,麻醉易加深,MAC 值下降。

(2)出现血压明显下降和惊厥症状时是深度麻醉的表现,应减浅麻醉。

（三）异氟烷麻醉

1.优缺点

(1)优点:①诱导及苏醒快,无恶心呕吐作用。②无燃烧爆炸危险。③不刺激呼吸道,分泌物不增多。④有良好肌肉松驰作用,并能加强肌松药的效能。⑤心律稳定,可并用肾上腺素。⑥对肝肾功能无明显影响。

(2)缺点:①价格昂贵。②加深麻醉时易引起呼吸抑制,应适当给以辅助呼吸。③诱导期还可出现咳嗽、屏气,苏醒期偶有体动及寒战。④长时间吸入,苏醒延迟。

2.适应证与禁忌证

(1)适应证:临床适应证同恩氟烷,且优于恩氟烷。对老年人、冠心病病人、癫痫病人、颅内压增高病人应首选异氟烷。

(2)禁忌证:①不适宜用于二尖瓣或主动脉瓣狭窄的病人,因其对外周血管有显著扩张作用。②不适于产科手术,因其可松驰子宫肌肉,增加子宫出血。

3.麻醉方法　与恩氟烷相同。

4.注意事项

(1)诱导时,异氟烷的吸入浓度,应逐步增加,不可猛增。

(2)与氧化亚氮并吸时,可加速诱导。与芬太尼、硫喷妥纳等合用时,MAC 值可降低。

(3)并用肌松药时异氟烷用量可适当减少。

（四）七氟烷麻醉

1.优缺点

(1)优点:①诱导迅速,停药后苏醒快。②不增加呼吸道分泌物。③循环抑制作用轻,不增加心肌应激性,不引起心律失常。④可在普通的蒸发装置中使用。

(2)缺点:①与碱石灰接触可产生有毒物质。②在体内分解,稳定性差。③合用氧化亚氮时其镇痛效能不及异氟烷。④对肝脏有一定的毒性。

2.适应证与禁忌证

(1)头颅、胸、腹等各种手术。

(2)全麻下甲状腺次全切除术、脊椎间盘摘除术及关节整复术。

(3)未出现有禁忌证。

3.麻醉方法　可用于麻醉诱导及麻醉维持。麻醉维持时吸入 1.5% 七氟烷、70% 氧化亚氮和氧。也可在开始时注入 1.3ml,1 分钟注入 0.3ml,以后每 5 分钟注入 3 次,每次 0.3ml,即可维持手术所需要的深度。

4.注意事项　虽然七氟烷比地氟烷更早问世,但对它的系统性研究远不如地氟烷那样广泛。目前只有日本学者提供了许多支持七氟烷投放临床使用的证据。但欧美学者研究结果却认为,七氟烷除诱导和苏醒比异氟烷迅速之外,不比异氟烷有更多优点。七氟烷用于临床的前景仍不乐观。

（五）地氟烷麻醉

1.优缺点

(1)优点:①化学性质稳定,体内分解少。②苏醒快。③对肝肾功能无明显影响。④对循环系统抑制轻,可轻度扩张冠状动脉。⑤脑电图无异常改变。

(2)缺点:①MAC 较大,所需药量大。②价格昂贵,尚未普及临床,还缺乏广泛的临床证据。

2.适应证　同异氟烷,特别适用于冠心病病人。还未有肯定的禁忌证。

3.麻醉方法　同异氟烷。

4.注意事项　地氟烷是一种较安全、比较理想和很有发展前途的吸入麻醉药,应在临床应用中进一步探讨和验证。

（六）氧化亚氮麻醉

1.优缺点

(1)优点:①在不缺氧的情况下,氧化亚氮并无组织毒性。②麻醉诱导及苏醒迅速。③对呼吸道无刺激性。④无燃烧爆炸性。

(2)缺点:①麻醉作用弱,使用高浓度时易产生缺氧。②能引起体内闭合空腔体积增大,如气胸可增大2~3倍。

2.适应证与禁忌证

(1)适应证:①与其他吸入麻醉药合用时,适用于各类手术。②可用于严重休克和重危病人。③分娩镇痛。

(2)禁忌证:①肠梗阻、空气栓塞、气胸等病人。②哮喘、呼吸道堵塞的病人。③麻醉机的流量计不准确时禁用。

3.注意事项

(1)诱导时,氧化亚氯与氧比例为 4：1 或 3：1。

(2)麻醉维持时,氧化亚氯与氧应按(1~3)：1 比例吸入,氧流量必须>500ml/min。

(3)使用氧化亚氮最大危险是缺氧,应高度警惕。

(4)氧化亚氮麻醉效能差,应合用其他麻醉药。

(5)氧化亚氮长时间使用可以抑制肝脏的甲硫氨酸合酶(一种参与 DNA 基质生成的酶)。使用时间>6 小时可以引起巨幼细胞性贫血和骨髓发育不全以及致命性的粒细胞缺乏症。好妇前半年时期最好不用氧化亚氮麻醉。

肺泡气最低有效浓度(MAC)是在一个大气压力下,对人或动物的皮肤给予疼痛刺激,50%病人或动物不发生体动反应或逃避反射时,肺泡气中该吸入麻醉药的浓度。MAC 可以反映该麻醉药的效能浓度,MAC 愈小麻醉效能愈强。临床麻醉中只应用 MAC 的吸入麻醉药浓度显然不足,一般主张使用 1.3MAC的浓度,99%的病人不致因麻醉药浓度不足而发生体动反应。

三、静 脉 麻 醉

（一）概述

凡由静脉注入全麻药,经血液循环作用于中枢神经系统而产生全身麻醉的方法为静脉麻醉。

1.静脉麻醉的优缺点

(1)优点:①对呼吸道无刺激性。②诱导苏醒迅速、平稳,病人舒适。③无燃烧煤炸性。④操作简单,充分发挥每种药的特点,取长补短。⑤不污染周围环境,使医务人员免受其害。

(2)缺点:①静脉麻醉药多数镇痛作用差,肌松作用弱。②可控性不强,一旦剂量过大,只能依靠机体代谢清除。③用药较多,过于复杂,药物间的作用比较复杂。

2.给药方法　根据给药顺序分为以下几种。

(1)静脉基础麻醉:手术日在病房内静脉注射麻醉药,待入睡后再送至手术室进行麻醉。

(2)静脉诱导麻醉:静脉注射全麻药使病人由清醒到神志消失的过程。

(3)静脉维持麻醉:诱导后经静脉给药以维持麻醉全过程。

3.给药方式　根据给药方法分为以下 3 种。

(1)单次注入法:一次注入较大剂量的静脉全麻药,以达到适宜的麻醉深度。用于全麻诱导和短小手术的麻醉。

(2)分次注入法:先静脉注射一次较大剂量的麻醉药,达到一定的麻醉深度,以后根据病人的反应和手术的需要,分次静脉追加,以维持麻醉,但要注意用药总量的限制。

(3)连续滴注法:麻醉诱导后,采用速度不等的连续静脉滴注的方法以维持麻醉,但要注意药物的蓄积作用。

4.用药种类　根据给药种类不同分为以下 2 种。

(1)单一药物麻醉:仅用一种静脉全麻药完全麻醉,操作简单,但要限制药物总量。

(2)复合药物麻醉:采用两种以上的静脉全麻药完成麻醉方法。包括镇静、镇痛和肌松药,作用完善,麻醉效果理想,能充分发挥各种药物的优点,弥补缺点,可用于长时间的手术。

5.静脉麻醉注意事项

(1)严格掌握适应证与禁忌证。长时间手术选择长效药物,相反,则选用短效药物。

(2)多种静脉全麻药合用时,必须注意药物之间的相互作用,如普鲁卡因与琥珀胆碱合用时药效增强。

(3)选配药物应能满足手术的基本要求。

(4)选用半衰期短,代谢快,起效快的药物。

(5)必须保持呼吸道通畅。除短小手术外,均应行气管内插管。

(6)麻醉过程中,应保持静脉输注通畅。

(7)术前应禁食,急症病人应于麻醉前置胃管,排空胃部,防止误吸。

(二)硫喷妥纳静脉麻醉

1.适应证与禁忌证

(1)适应证:①全身麻醉诱导:诱导舒适、快速,病人无不适。②辅助麻醉。③短小手术:如切开引流、血管造影等,今已被氯胺酮替代。④是控制痉挛、惊厥的特效药。

(2)禁忌证:①哮喘、呼吸道阻塞病人。②婴幼儿。③产妇分晚或剖宫产。④心功能不全者。⑤低血容量、休克病人。⑥严重肝、肾功能不全者。⑦慢性衰竭、营养不良、贫血及低蛋白血症病人。⑧肾上腺皮质功能不全或长期使用肾上腺皮质激素者。⑨紫质症先天性卟啉代谢紊乱病人。⑩高血压、动脉硬化、严重糖尿病或巴比妥类药过敏者。

2.麻醉方法

(1)单次注入法:常用作麻醉诱导,剂量 4~6mg/kg(用 2-~5％硫喷妥纳溶液)以 1ml/5s 速度注入。

(2)分次注入法和连续静滴法今已少用,被氯胺酮逐渐取代。

3.注意事项

(1)注射速度过快时可致严重呼吸循环抑制,应谨慎。

(2)注意药物不要漏在血管外,引起皮下组织坏死。误入动脉可致肢体远端坏死。

(3)硫喷妥纳麻醉时一定要准备气管内插管用品和氧气吸入辅助呼吸装置。

(4)出现喉痉挛时,应面罩加压给氧,继以静脉注射琥珀胆碱行气管内插管并进行氧气吸入辅助呼吸。

(三)氯胺酮麻醉

1.适应证与禁忌证

(1)适应证:①各种短小手术、体表手术和诊断性检查,如切开引流、清创、人工流产、心血管造影等。②小儿各种中、小手术。③休克或低血压病人的诱导插管。④老年、危重或支气管哮喘病人。⑤其他各种麻醉效果不佳的辅助麻醉。

(2)禁忌证:①严重高血压病人。②颅内压增高者,如颅内肿瘤、动脉瘤病人。③眼压增高或眼球开放损伤者。④心功能代偿不全、冠心病、心肌病病人。⑤甲状腺功能亢进,嗜铬细胞瘤病人。⑥癫痫和精神分裂症病人。⑦颜面、咽喉、口鼻腔手术、气管内插管或气管检查时严禁单独使用,但如果结合表面麻醉或肌松药仍可应用。

2.麻醉方法

(1)肌内注射法:主要用于儿童,剂量 4～6mg/kg,臀肌内注射后 1～5 分钟起作用,持续 15～30 分钟。

(2)静脉注射法:适用于成人短小手术、小儿中等手术或辅助麻醉,剂量 1～2mg/kg,1～2 分钟出现麻醉,持续 15 分钟左右。需延长时间可追加首次量的 1/2 或全量,总量不超过 6mg/kg。

(3)静脉滴注法:将氯胺酮配成 0.1% 溶液。先按 2mg/kg 静脉诱导,继以静脉滴注,根据麻醉深浅调节滴注速度。时间较长的手术,宜辅助其他药物,以减少氯胺酮的用量,预防术后出现精神症状。常用的复合方法有:

1)氯胺酮、地西洋复合麻醉:先注射地西洋 0.2～0.3mg/kg,再用氯胺酮。

2)氯胺酮、普鲁卡因、琥珀胆碱复合麻醉:诱导插管后,用 0.1% 氯胺酮、1% 普鲁卡因、0.1% 琥珀胆碱复合液维持麻醉。

3)氯胺酮、γ-羟丁酸纳复合麻醉:两药有协同作用,剂量宜相应减少。另外,氯胺酮还可与其他药物复合应用,如咪达唑仑、丙泊酚、氟芬合剂等。

3.注意事项

(1)注药过快可致呼吸抑制,麻醉期应加强呼吸管理,保持呼吸道通畅。

(2)麻醉中有时出现眨眼或肌肉紧张,这不是麻醉浅的表现,无需追加药物。

(3)苏醒中若出现谵语或兴奋躁动不安时可静脉注射地西洋或氟哌利多等。

(4)硬膜外阻滞不全,腹部手术时最好不用氯胺酮辅助麻醉。

(四)羟丁酸纳静脉麻醉

1.应用范围与禁忌证

(1)应用范围:①诱导麻醉:用药后下颌中度松弛,配合咽喉表面麻醉可行气管内插管。②辅助麻醉:是全麻和其他麻醉的良好辅助药。

(2)禁忌证:①严重高血压。②严重心脏传导阻滞。③心动过缓。④癫痫及惊厥病人。⑤短小手术。

2.麻醉方法

(1)用作麻醉诱导时,成人 50～80mg/kg,小儿 80～100mg/kg,衰老、体弱、脱水或休克病人应减量。一般均采取静脉单次注药法,注射速度 1g/min。

(2)羟丁酸纳可与其他药物复合应用,如芬太尼、地西洋、肌松药等,此时羟丁酸纳应适当减量。

3.注意事项

(1)注速过快或剂量过大,易出现锥体外系兴奋症状如肌肉震颤等,一般能自行消失,否则可静脉注射地西泮或硫喷妥钠治疗。注射过慢诱导时间将延长。

(2)出现呼吸抑制时,需行辅助或控制呼吸。

(3)麻醉前应给足量阿托品。

(4)可降低血钾,对血钾正常者无影响。但长期不能进食、呕吐、肠梗阻等血钾可能降低者,应慎重。

(五)阿片类静脉麻醉

1.适应证与禁忌证

(1)适应证:本法主要用于心脏直视手术,长时间的胸内手术亦可考虑,如瓣膜置换术,冠脉搭桥术等。

(2)禁忌证：①严重肺功能不全或支气管哮喘病人。②肝、肾功能不全病人。③危重、休克、恶病质病人、老年人。

2.麻醉方法

(1)吗啡静脉复合麻醉实施方法：一般按 0.5～3mg/kg 缓慢静脉注射，近年来已趋向于 1mg/kg 加肌肉松弛药静脉注射及复合安定或其他药物进行诱导气管插管。吗啡总量不超过 1.5mg/kg。必要时复合吸入麻醉。

(2)芬太尼静脉麻醉实施方法

1)诱导插管后静脉注射芬太尼 0.2～0.4mg（成人量），切皮前及手术中每 30～60 分钟追加 0.1mg，总量可达 15～30μg/kg。术中可辅加肌松药、吸入麻醉药，芬太尼用量可适当减少

2)近年有人主张单纯用大剂量芬太尼(50～100μg/kg)作全凭静脉麻醉，主要用于心脏手术。

(3)瑞芬太尼静脉麻醉实施方法

1)瑞芬太尼可与催眠药（如丙泊酚、硫喷妥钠、咪达唑仑或七氟烷）一并给药用于麻醉诱导，剂量为 0.5～1μg/kg，静推时间应大于 60 秒。

2)单次给药后或气管插管后应即刻开始输注瑞芬太尼以维持阿片类药物的作用，输注速度为 0.1～1.0μg/(kg·min)。

3)瑞芬太尼用于门诊无痛胃肠镜检查的负荷剂量为 0.25～0.5μg/kg，维持剂量 0.06μg/(kg·min)，但应注意呼吸抑制的发生。

4)TCI 靶控输注法：麻醉诱导时一般需要瑞芬太尼靶浓度 3～4μ/L，麻醉维持靶浓度为 3～6μg/L。

5)瑞芬太尼 0.0125～0.05μg/(kg·min)持续输注可获得良好的术后镇痛效果。

6)麻醉苏醒期应预料到需要及时使用替代性镇痛治疗，如围术期应用吗啡或芬太尼。

3.注意事项

(1)血压剧降时，宜加快输液输血或用升压药处理。麻醉浅致血压升高时应追加用药。

(2)心动过缓时可静脉注射阿托品。

(3)术毕给呋塞米（速尿）可加速药物排泄。

(4)术毕时呼吸仍处于抑制状态，需继续施行控制呼吸，多数能自动恢复，必要时可用纳洛酮拮抗。

（六）丙泊酚静脉麻醉

1.适应证与禁忌证

(1)适应证：①全麻诱导与维持。②各种短小手术与特殊检查的麻醉。③辅助麻醉。④ICU 镇静。

(2)禁忌证：①对丙泊酚过敏者。②心肺功能不全病人慎用。③休克及血容量不足病人。④脂肪代谢异常者。⑤癫痫病人。

2.麻醉方法

(1)单次静脉注射法：用于全麻诱导。剂量 1.0～2.5mg/kg，注射速度 40mg/10s，ASA Ⅲ～Ⅳ级病人输注速度应减慢。

(2)分次静脉注射法：诱导后每隔数分钟静脉注射 10～40mg 以维持麻醉。

(3)持续输注法：用于全麻维持和 ICU 镇静。全麻维持剂量为 3～9mg/(kg·h)。ICU 镇静剂量为 1.5～4.5mg/(kg·h)。

(4)TCI 靶控输注法：成年病人麻醉诱导时一般需要丙泊酚靶浓度 4～8μg/ml。在辅助镇痛药的作用下，麻醉维持所需丙泊酚靶浓度为 3～6μg/ml。预苏醒时浓度一般为 1～2μg/ml，并可因维持期间的镇痛药剂量而异。

3.注意事项

(1)给药前应备有气管内插管和辅助呼吸设备,麻醉期间应保持呼吸道通畅。

(2)可出现低血压及心动过缓,应备有升压药物和抗胆碱能药物。

(3)注射部位可能出现疼痛,用 1％丙泊酚与 0.5％或 1％利多卡因注射液混合使用可防止疼痛。

(4)长期大剂量应用丙泊酚注射液有发生丙泊酚输注综合征的风险,表现为乳酸酸中毒、横纹肌溶解症、心力衰竭和肾衰竭,因此应慎用于 16 岁以下儿童的 ICU 镇静及成人的长时间镇静。

(5)药瓶启封后立即给药,整个输注期间必须保证无菌操作。如输注结束或输注时间达 12 小时,丙泊酚和输液器必须弃用。

(七)全凭静脉麻醉(TIVA)

许多不同的静脉药的各种组合配方都可用于 TIVA,最常见的组合方式是一种阿片类药物与另一种易产生催眠和遗忘作用的药物联合应用。

推荐以瑞芬太尼 $1\mu g/kg$ 静脉注射后,以 $1.0\mu g/(kg \cdot min)$ 持续输注并复合丙泊酚 $75\mu g/(kg \cdot min)$ 可完成全麻诱导并控制气管插管反应。插管后瑞芬太尼输注速度为 $0.25 \sim 0.4\mu g/(kg \cdot min)$。

咪达唑仑-阿片类药物联合应用也能提供完全的麻醉效果。

四、低流量吸入麻醉

低流量指新鲜气流量不超过 $1L/min$。最低流量指新鲜气流量降到 $0.5L/min$。

1.低流量吸入麻醉的先决条件　麻醉机必须具备 N_2O 的截断装置,其中流量、O_2/N_2O 百分比浓度尤为重要。精确的气体流量计,一般低流量要求气流量计测量管刻度最小为 $100ml/min$,最低流量则要求测量范围从 $50ml/min$ 开始,每一刻度为 10ml。输出浓度精确的蒸发器,Drager Vapor 和 Tec4、5 蒸发器的误差为所选浓度的 $\pm 5\%$ 左右,Penlon 蒸发器也是如此,它们的精度都足以满足低流量吸入麻醉技术的要求。回路系统良好的密封性能,当系统内部压力为 20mbar 时,气体泄漏损失不得 $>100ml/min$。螺纹管采用聚乙烯管为宜,因其吸收吸入麻醉药量仅为橡胶管的 1/5。二氧化碳吸收器应有足够的容积,对一般病人而言,至少应能容纳 500g 钠石灰,钠石灰应有一定湿度,以免影响二氧化碳吸收。应选用风箱垂直运动的麻醉呼吸器,通过观察风箱运动情况,除了可了解肌松程度、自主呼吸情况外,还可发现回路有无漏气。为保证病人安全,除常规监测血压、脉率、血氧饱和度、心电图外,监测项目还应包括吸入氧通气量及气道压、潮气末和吸入气二氧化碳浓度、麻醉气体浓度监测。

2.低流量吸入麻醉优点　减少麻醉气体的消耗,降低费用。减少环境污染。改善吸入麻醉气体的条件,减少对病人呼吸道刺激。更好地掌握仪器性能知识,便于进行程序麻醉。

3.低流量吸入程序麻醉的两项基本法则

1)时间的平方根法则:吸入麻醉实施时间的麻醉药摄取量,等于麻醉开始一分钟的摄取量除以平方根。换言之,吸入麻醉开始后 4、9、16、25 分钟……时的麻醉药摄取量等于最初 1 分钟的 1/2、1/3、1/4、1/5……

(2)体重(kg)的 3/4 法则:由病人的体重(kg)3/4 能计算出每分钟耗氧量、CO_2 产生量、心排血量、基础水分需要量、肺泡通气量、每分钟通气量,以这些数据作为施行麻醉管理的

4.注意事项　低流量循环紧闭麻醉是以体重(kg)3/4 法则为基础,以估计的 VO_2、VCO_2、Q 等参数为依据实施的麻醉。当机体因手术、失血等影响而引起代谢改变时,有可能导致缺氧、高碳酸血症或麻醉过深。因此,实施低流量循环紧闭麻醉必须严密监测。对于缺少生理和气体监测设备的地方,实施低流量循

环紧闭麻醉必须慎重。在应用过程中如怀疑有缺氧、高碳酸血症或麻醉过深时，最简便有效的处理方法就是停止麻醉药吸入，开放回路，以 100％氧气施行人工呼吸。[VO_2：分钟耗氧量（ml/min）；Vcomp：回路的压缩容量（ml）；Q：心排血量（dl/min）；VCO_2：每分钟 CO_2 产生量（ml/min）；V_D：解剖无效腔（气管内插管时＝1ml/kg）]

（马　龙）

第五节　气道管理

一、气道评估

（一）咽喉部的解剖和生理

1.喉部由四块软骨及五个附属软骨构成：两块杓状软骨、一块甲状软骨、一块环状软骨和两块小角状软骨、两块楔状软骨、一块会厌软骨。

2.喉部感觉主要由喉上神经支配，其源于迷走神经，也是环甲肌的运动神经。喉下神经源于喉返神经，分布除环甲肌外的喉内部的肌肉运动。喉上、喉下神经均有分支至肺和胃的上部。

3.小儿喉部解剖与成人的区别

（1）喉部位于 $C_3 \sim C_4$ 平段，成人位于 C_6 平段。

（2）小儿舌体较大，会厌弯曲度大且硬，难于被喉镜片挑起，成人的会厌相对扁平和柔软。

（3）小儿喉部结缔组织松软，如受刺激或损伤易致水肿，并可产生肉芽组织。

（4）小儿呼吸道最狭窄部位是环状软骨环，气管导管选择不当则不易通过，如强行插入导管，可导致会厌下区水肿。

（5）不满 12 周岁的小儿，气道结缔组织疏松且淋巴液较丰富，除必须要插入带套囊导管外，建议多采用无套囊的气管导管。

4.喉部神经损伤对发音的影响

（1）喉上神经：单侧损伤对发音影响较小，双侧受损致声嘶或发音困难。

（2）喉返神经：单、双侧损伤均可造成声嘶，当急性损伤时，可能出现喉鸣音或呼吸窘迫现象。

（3）迷走神经：单侧损伤可致声嘶，如双侧受损可出现失声。

（二）气管插管难易程度的预测

麻醉前访视时，应详细询问病人呼吸道相关的病史，并进行必要的物理检查和气道解剖、病理生理资料的收集，从而对气管插管难易程度进行预测，提前做好充分的准备，减少并发症的发生。气道评估的目的是鉴别可能存在的喉镜直视。插管）困准，面罩通气困难，或外科气道困难。根据气道评估结果，麻醉医师必须确认以下三个问题：①是否需要清醒插管；②是否需要经皮建立气道；③是否需要保持自主呼吸。

1.解剖因素：颏向后倾斜，咽深，颈项粗短，上门齿向前突出，舌体大，下颌短小和张口受限，牙齿松动和门齿活动性义齿，提示可能存在困难气道风险。

2.病理生理因素：喉咽部肿瘤或脓肿，鼻咽纤维瘤或息肉。腭裂、舌下垂和下颌发育不全（Pierre-Robin综合征），下颌骨和面部骨发育不全（Treacher-Collins 综合征）。颈椎活动受限（颈椎骨折、颈椎半脱位、强直性脊柱炎等）。颞下颌关节病变，小儿巨舌症，面部烧伤后瘢痕挛缩（鼻孔或口裂变狭），颈部放疗术后，凝血障碍等,提示可能存在困难插管风险。

3.预测气管插管的难易程度,目前有多种方法,现介绍以下几种:

(1)鼻腔通气的判断:首先观察其外形,如鼻孔的大小、是否对称,分泌物性质(脓或血性)及多少。然后,分别测试单个鼻孔出气的通畅度,选择较通畅侧鼻腔插管。经长期临床实践的体会,凡导管能通过鼻腔者,均能顺利进入声门和气管。对曾施行过鼻腔手术、过敏性鼻炎、高血压、凝血功能异常或目前行抗凝治疗病人,建议禁用经鼻插管。

(2)张口度:嘱病人尽量张口,测量上、下门齿间距离:小于一横指者,几乎不可能经口腔插管;大约两横指者,虽有一定困难,仍可考虑经口腔插管;大于等于三横指者,经口腔直视插管成功率较高。还可待病人进入手术间,嘱病人张口放置直接喉镜测试,若难于进入口腔,应放弃经口腔直接喉镜直视气管插管。

(3)口咽部可见解剖结构的判断:Mallampati SR 于 1983 年提出,并由 Samsoon GL 等于 1987 年进行改良的方法(MMT):病人端坐,在光线充足的条件下令其张口伸舌(不发音),视线水平地观察其咽喉部解剖标志,共分四级(四度):

Ⅰ级:能见软腭、腭垂、咽后壁(实际能充分显露声门为Ⅰ度)。

Ⅱ级:见到软腭、腭垂、部分咽峡弓(实际仅能显露声门后联合为Ⅱ度)。

Ⅲ级:仅见软腭、腭垂根部(实际仅能显露会厌的上边缘为Ⅲ度)。

Ⅳ级:仅能见硬腭(实际难于显露喉部的任何结构为Ⅳ度)。

以上预测结果一般认为:属Ⅰ、Ⅱ级的病人,施行普通喉镜直视下气管插管术,较易成功。Ⅲ、Ⅳ级的病人应周密考虑插管前准备和诱导方法,多考虑清醒保持自主呼吸,气道表面麻醉,尽量避免快速诱导等。

(三)常用术语

1.面罩通气困难 由于面罩密封不良或气体进出阻力过大等原因,使麻醉医师不能给予病人满意面罩通气的情况。

2.插管困难 指采用普通喉镜尝试直视下气管插管 3 次失败和(或)应用普通喉镜插管 10 分钟以上失败的情况。

3.不能气管插管,不能通气(CICV) 指麻醉医师不能实施气管插管或进行有效通气的临床状态。在此情况下,除非紧急经皮气管给氧,否则病人会迅速发生低氧血症和死亡。

二、面罩通气

面罩通气是一个需要相当多专业知识的临床麻醉核心技术。麻醉诱导和吸入麻醉药维持麻醉时,面罩辅助自主呼吸是最简单和创伤最小的麻醉技术。除非病人有反流误吸的危险,非常适用于一些短小的手术。面罩通气亦可在气管插管前和拔管后用于控制呼吸。

面罩的设计需要在口鼻周围形成密闭结构,并可连接简易呼吸器或麻醉回路。面罩通气技术的两个关键之处分别是保持面罩和病人面部的密闭性以及保持气道的通畅。要时刻注意观察有无漏气和呼吸道梗阻的临床征象。对于一般成人,充气式面罩内注气压力保持在 60～80mmHg,加压给氧时气压阀限制在 25mmHg 以下较为合适,可减少漏气且避免气体通过食管大量进入胃内。

影像学研究显示头部伸展拉伸了颈前部结构,使舌骨及其附属结构前移,是维持咽部软组织空间结构开放性的最重要手段。在颈椎不稳定的病人,只有当其他手段都不能解除梗阻的时候才可使用这一方法。在下颌角施以向前的力量使下颌前移,利用颞下颌关节的可滑动部分使下颌、舌骨和附着的结构前移。头部伸展和下颌前移有时需要相当大的力量才能解除气道梗阻,而侧卧位有时却能轻易地解除气道梗阻。

如果头部伸展和下颌前移仍不能保持气道通畅,应该考虑使用口咽通气道、鼻咽通气道或声门上通气装置(SAD),甚至立即试行气管插管。如果张口度允许,口咽通气道应作为首选。只有当咽喉部反射被抑制,发生刺激性咳嗽和喉痉挛的风险降至最低的时候,方可置入门咽通气道。如果口咽通气道无法改善气道梗阻,下一步通常选择置入鼻咽通气道,往往会明显改善通气状况。对于张口受限、有龋齿或牙龈炎的病人,鼻咽通气道更有优势。鼻咽通气道不但刺激性小于口咽通气道,亦能更好地被麻醉较浅的病人耐受。鼻咽通气道可损伤鼻黏膜、鼻息肉、鼻甲或其他组织而导致鼻出血。选择较细的鼻咽通气道、置入前充分润滑、鼻腔表面应用血管收缩药(如 1% 麻黄碱)、动作轻柔、遇到阻力时不盲目操作可最大限度减少鼻出血的风险。

无法进行面罩通气时,使用 SAD 或可成功进行通气。如果有足够的张口度和麻醉深度,目前常在试用鼻咽通气道前置入喉罩(LMA)。当面罩通气不满意时,也可试行气管插管,但其危险性在于面罩通气困难通常伴随着气管插管困难。

面罩正压通气困难时,还可通过增加气道压以克服动力性气道梗阻,有时双人操作能明显改善通气效果。由有经验的医师在保持病人头部伸展的同时,双手托下颌,扣紧面罩,指导助手手控呼吸。应该避免过高的气道压,以免大量气体进入胃内,增加反流误吸的危险。

喉痉挛可发生于使用面罩或 SAD 时,临床表现因梗阻的程度和呼吸力量的不同而不同,典型的表现是高调的吸气相哮鸣音,但是气道完全梗阻时则没有声音。出现梗阻需要迅速解除以预防低血氧引起的损伤及负压性肺水肿的形成。轻微喉痉挛刚发生时,可在伸展头部和前移下颌的同时,辅以面罩正压通气。Larson 手法是用力持续向内按压“喉痉挛切迹”(下颌角和乳突之间),常有缓解喉痉挛的效果。当严重喉痉挛声门完全闭合时,面罩正压通气是无效的,应该用静脉麻醉药迅速加深麻醉(首选丙泊酚),同时暂停刺激性外科操作。如果梗阻或低氧血症不能改善,可给予小剂量的琥珀胆碱(如 0.1mg/kg)松弛声带约 2 分钟,为加深麻醉赢得时间。如果梗阻或低氧血症严重,应立即给予插管剂量的琥珀胆碱以进行气管插管。若插管失败,则需使用有创方法经皮建立气道。

三、声门上通气

从 20 世纪 90 年代开始,SAD 被广泛应用。无论是从解剖位置、有创性,还是安全性而言,SAD 均介于面罩和气管插管之间。所有的 SAD 均被设计成在气道和消化道之间的咽部形成一密封空间以保护气道,并利于气体交换。SAD 近端管道可以连接麻醉回路或其他设备。所有的 SAD 均为盲探置入,然后检查是否到位。LMA 系列是临床使用经验最多的装置,本文仅对其进行介绍。

(一)简介

喉罩是 20 世纪末由 Brain 首创,用于临床的一种新型通气装置。它既能保持自主呼吸和自然通气,也可进行正压通气(又称之为喉罩通气道,LMA)。本身构件:呈扁平椭圆形罩,周边附着充气囊(大小有 1、1.5、2、2.5、3、4、5 等 7 个型号,充气容量从最小 1 号/2～4ml,依次 7、10、14、20、30、40ml),当充气后,使喉部周围形成一密闭圈;外端导管可与麻醉机相接,其前端和喉罩连接,保证了通气的效性;七个 LMA 型号中,1、1.5、2 号多用于婴幼儿及小儿,2.5、3 号则可用于小儿(6～12 岁)及成人,4、5 号用于成人。

(二)临床应用

1.喉罩属于一种声门上通气装置。LMA 置入需要适宜的麻醉深度,议试行下颌托举试验,病人无抵抗和肢体运动为阴性,说明麻醉深度适宜放置 LMA。放置时以喉罩通气面朝向咽喉部,食管开口,咽后壁位于喉罩的背面。放妥后即开始向充气囊充气,推荐气囊压不超过 60cmH$_2$O,通气管与麻醉回路连接,手控呼吸检查 LMA 的位置。于颈部听诊可以判断气道有无梗阻或漏气,如充气后呼吸不畅或梗阻,可能系喉罩位置不正确或将会厌压盖声门,应立即调整喉罩的方位,直至气道

2.全身麻醉下,它可保持气道通畅,防止舌后坠等。

3.术中可行正压通气,但压力不可过高,应保持在 $20cmH_2O$ 以下,否则可能使大量气体进入胃内。

4.喉罩通气麻醉过程中的应激反应轻微。据 wood、Kickry 报道,其应激反应与放置鼻咽通气道相似。

5.使用得当时,LMA 是一个非常有用的器具,尤其在作为一种急救设备时很有价值。在 ASA 困难气道处理方案中,LMA 数次被作为关键设备。亦有许多气管插管失败使用 LMA 作为应急措施的报道,包括"CICV"的情况,挽救了病人的生命。

(三)禁忌证

1.胃肠饱满,肠梗阻,消化道出血,严重复合外伤、颅脑外伤及昏迷休克等。

2.口、咽喉部炎性病变及畸形者。

3.肺顺应性低下,气道阻力增高者。

4.神经外科手术,术中需特殊体位(俯卧位等)。

5.咽喉部较大手术,创面大且出血多和术时冗长的手术

(四)并发症

1.喉罩放置位置不正确　即会厌和食管口,应处于喉罩边缘之外,声门口含在罩面之内,否则造成上呼吸道梗阻或大量气体进入胃内,导致反流误吸。

2.反流误吸　由于病例选择不当,如胃饱满,肠梗阻,胃肠道出血,口、咽部肿胀,巨舌症、扁桃体摘除术等,极易发生反流误吸,且后果严重。

3.喉痉挛　可能由于麻醉深度不够所致。

4.术后　咽喉疼痛和软组织损伤。

(五)新型声门上通气装置

近年来各种新型的声门上通气装置正在不断出现,目前已有可引导气管插管的 Fastrach 和 Proseal LMA、I-gel、食管气管联合导管等新型 SAD 出现。

四、气管插管术

(一)气管插管的临床操作原则

人员、药品和设备务必准备齐全,优化操作以尽可能降低并发症的发生率。预防并发症的四个核心原则如下:

1.维持氧合至关重要。应该在麻醉诱导开始之前进行充分预给氧,高流量给氧(新鲜氧气流量大于分钟通气量),深呼吸 1.5 分钟,或平静呼吸 3 分钟,多可使呼出气体氧浓度超过 90% 达到预给氧目标。半坐位可增加功能残气量,对肥胖病人可改善预给氧效果。多次尝试气管插管的操作之间应该进行

2.尽量避免损伤。初次试插气管导管一定要在最理想的状态下,做好充分准备后进行(包括病人的体位、预给氧、设备的准备)。最好不要盲探插管,尝试的次数不能超过 4 次。

3.在开始插管前,麻醉医师应该有备用的计划并具备实施的能力和设备。如非挽救生命急诊手术麻醉,遭遇未预计的插管困难时,最安全的方法是停止尝试气管插管,唤醒病人,推迟手术。

4.一旦遇到困难插管,麻醉医师应该立即寻求援助。

插管前需建立静脉通道(偶尔在吸入诱导期间才能建立静脉通道)和标准监护。确保病人处于最优体

位,以免诱导后再花费时间调整体位延长成功插管时间,从而减少反流误吸的风险,也降低发生低氧血症和气道损伤的风险。

另外,气管插管前必须告知病人可能存在的风险,使病人及其家属充分理解和配合,并在知情同意书上签字,特别是在手术室以外进行气管插管时。同时应与手术医师做好沟通,设计出合适的气道管理方案。

(二)气管插管的适应证

气管插管没有绝对的禁忌证,其适应证包括:

1.手术需要使用神经肌肉阻滞药,如胸部、腹部手术。

2.头颈、面颌部等手术需要占用气道。

3.需采取特殊体位(如俯、坐、侧、胸膝位等),在需要时难于快速进行气管插管者。

4.存在血或胃内容物误吸风险的情况,如胃肠道梗阻、饱食后急诊手术。

5.可预见的困难气道,或其他气道技术不成功时。

6.术中需应用 IPPV、PEEP 等通气方式,和 $P_{ET}CO_2$ 监测者。

7.婴幼儿的较大手术、术时较长者。

8.手术以外的情况:心肺脑复苏、丧失气道保护能力、无创处理无改善的呼吸功能不全(低氧血症或高碳酸血症)、严重呼吸道梗阻(喉痉挛、肺水肿等)等。

(三)气管插管的准备

1.喉镜　麻醉、急救期间用作显露和直接观察喉头基本结构,并在明视下引导气管导管通过声门进入气管的有效设备

(1)普通喉镜由镜片、镜柄、光源组成,两者呈直角时光源即亮。

(2)镜片有直型、弯型片两种。

(3)弯型镜片端接触于会厌部与舌-会厌窝之间,便于将会厌挑起显露声门。如需直接挑起会厌,可采用直型镜片(新生儿、婴幼儿常选用)。

(4)除普通喉镜外,目前我院临床应用较多的还有 McCoy 喉镜、McCrath 喉镜、Shikani 喉镜等,近年来随着可视化技术的不断发展,更多更有效的用于气道管理的光学设备和技术层出不穷,需要麻醉医师不断学习和掌握。

2.其他设备

(1)防护用具:包括手套、帽子、口罩、防护眼镜、防护面罩等。

(2)吸引装置:吸引管尺寸大小以能顺利通过气管导管为准。

(3)给氧设备:带呼吸囊的面罩,氧源,麻醉机或呼吸机等。

(4)管芯,10ml 空注射器,听诊器,牙垫,胶布或气管导管固定器,呼气末二氧化碳监测探头,插管钳,润滑剂,喷雾器等。

(5)困难通气、困难插管相关设备:口咽通气道,鼻咽通气道,探条,声门上通气装置,纤维支气管镜,有创气道设备等。

3.常用气管导管

(1)制作材料有两种:①合成橡胶,②聚乙烯或聚氯乙烯.均无毒性。

(2)气管导管气流阻力大小,取决于内径、长度、弯曲度和内腔壁的光洁度。质优的导管应具备良好的柔韧性、壁薄且均匀、不易折曲,和管口斜面不可小于 30°,最佳是 45°。

(3)多数成人导管有充气囊系统包括:活瓣(防止充气后漏气),显示压力小气囊(指示气管导囊充气的

程度），充气管和套囊。无套囊导管，通常用于 12 岁以

（4）当前带套囊气管导管分两类：①高压（低容量），易造成气管黏膜缺血性损害（气管黏膜血液灌注压为 25~35mmHg，高压套囊的压力最高只能在 20~25mmHg），术时长的麻醉及保留导管者，最好不择此类。②低压（大容量）套囊与气管黏膜接触面广均匀，极少致黏膜损伤，为目前常选择的导管。一氧化二氮可进入套囊，增加囊内压，因此采用一氧化二氮维持麻醉时，需要监测套囊压。

（5）气管导管的尺寸：一般以管腔内直径毫米标注。简便方法选择经口腔气管导管的粗细和插入深度。由于个体差异较大，建议参照表中计算的结果，同时再备用大 1 号、小 1 号导管各一根，依照所显露声门、声门下的宽窄，选择其中较合适的一种。

（6）气管导管种类繁多，各有不同的用途，现将具有代表性的导管，列举如下：

1）Cole 管：呈喇叭形，管端渐细，质地柔软，用于新生儿。

2）Murphy 管：由合成橡胶或聚氯乙烯制成，管端斜面约 45°，在对侧附加一开放圆孔（称 Murphy 孔）。

3）加强型气管导管（又称弹簧管）：用螺旋金属线圈为内衬，用乳胶加固管壁并使之均匀光滑，带有套囊。其特点，不会扭曲，多用于面颌部、颅脑和特殊体位的手术。

（7）鼻腔气管导管选择：有两种简易方法可供参考。①按选定口腔导管导内径 mm 的大小，而鼻腔导管应选小两号（每号为 0.5mm）为准。如同在一病人的口腔导管内径为 7.5~8.0mm，而鼻腔导管应选 6.5~7.0mm。②实际更方便的办法，视测鼻孔的大小，出气时的通畅度，凡导管能通过鼻孔者，就可顺利经下鼻道插入气管。

（四）气管插管的常用途径与方法

1.经口腔明视气管插管 术前预测无面罩通气困难和气管插管困难的病人，在全麻诱导经口腔径路插管之前，调节床面使病人头部位于麻醉医师胸骨下段水平，病人取"嗅花"体位，面罩给 100％氧气 3 分钟以上，静脉依次推注阿片类镇痛药如芬太尼，适当剂量丙泊酚/依托米酯，待病人神志消失后，行面罩通气去氮给氧，如无困难，静脉注射肌肉松弛药。肌松良好后，将喉镜进入齿列并将舌体推向左侧，逐步轻柔用喉镜片向前上方提起，显露腭垂、会厌及声门。将导管对准声门插入气管，见导管套囊完全进入声门下，即拔除轴芯，从小套囊管注入适量气体（以不漏气为准），衔接麻醉机手控呼吸，确认气管导管位置正确（方法后述）后，固定导管，放置牙垫。对于行快速顺序诱导插管（RSI）病人，可由助手采用 Sellick 手法行环状软骨加压，待确认气管导管位置正确，确保气道安全后松开。

2.经鼻腔明视气管插管 当经口插管无法施行（如开口受限）或妨碍手术时，需要进行经鼻插管。将插管侧的鼻腔滴入 0.5％~1％麻黄碱（4~6 滴），令病人尽可能头后仰，继之喷入 1％~2％丁卡因。数分钟后，病人觉鼻腔通畅及麻木感时，把涂有水溶性滑润剂的鼻腔导管准备妥当，开始静脉诱导，成功后将导管送入鼻孔，导管纵轴按鼻唇沟垂直的方向，沿下鼻道无阻力的情况下进入，逐步进入口腔，在喉镜窥视下，见到已通过鼻腔的导管尖端，将病人颈部适当屈曲，可借助插管钳将导管对准声门，请助手推进导管进入气管，直至气管导管套囊完全进入声门。判断导管位置正确后，套囊充气。要求插管全过程必须动作轻、稳、准和迅速。

3.纤维支气管镜引导经口、经鼻气管插管 对于有明显困难气道危险因素的病人，我院首选表面麻醉下纤维支气管镜（纤支镜）引导清醒插管。首先与病人充分沟通，取得病人的同意与配合，然后做好气道表面麻醉，包括鼻腔、口腔的表面麻醉与润滑。经鼻腔插管前需先向鼻腔内滴入麻黄碱收缩血管，经口腔插管前需先放置牙垫。环甲膜穿刺成功后迅速向气管内注射 2％利多卡因 3~4ml，嘱病人呛咳，使局麻药分布均匀。气道表面麻醉完善后，将已套上气管导管的纤支镜经口腔或鼻腔进入，通过镜头前端的屈曲和伸展结合镜体的旋转，使得纤支镜在明视下绕开软组织，向声门前进。纤支镜操作过程中镜体必须成一直

线,这样旋转手柄才能带动其远端。当朝向会厌、声带、气管环、隆突处移动时,应该保持目标在视野的中央,动作应该轻柔、精确。当镜体进入气管后,要求病人深吸气的同时,顺时针旋转使气管导管开口斜面向下并置入气管导管,确认气管插管成功后退出纤支镜。

4.有创气道方法 当无创方法均有困难者,或病人出现"CICV"的紧急情况时,需考虑采用有创方法经皮建立气道,如气管切开术、环甲膜切开术、环甲膜穿刺引导逆行插管术等,可参考相关专著,在此不作详细介绍。

(五)气管插管位置的确认

理想位置的气管导管其末端位于气管中段,主隆突以上 3~7cm。气管插管后立即确认导管处于正确的位置是气管插管技术基本且不可缺少的一个步骤。没有哪个单一的试验是绝对可靠的,所以需要数个试验方可确认。

1.明视下看到导管通过声门。尽管很可靠,但有时不能达到,且由于视觉误差,即便是经验丰富的麻醉医师偶尔也会被误导。

2.第一次膨肺时助手应在上腹部和腋下听诊,如出现气过水声说明是食管插管。通常是可靠的,但仍有许多情况可引起误判,需要联合其他确认方法。接下来的手控通气助手可听诊双侧腋中线,通过观察胸廓运动情况、比较双侧呼吸音以鉴别单侧支气管插管。

3.气管插管后接呼气末二氧化碳分压(PFTCO$_2$)监测,如导管在气管内,手控或机械通气应能看到连续 6 个以上规律的二氧化碳波形。这可以作为气管插管成功的金标准,也是我院目前推荐的确认方法。但仍需要注意,在心排血量很低、严重呼吸系统疾病、二氧化碳分析仪或其他设备功能异常的情况下,即使导管位于气管内,二氧化碳的浓度也会很低或为零。

4.纤支镜通过气管导管看到气管软骨环及隆突也是气管插管成功的金标准,同时可用于双腔支气管导管的定位。

5.气管导管内吸引、胸部 X 线片、动脉血气分析等方法也可辅助确认气管插管位置,但不如以上金标准可靠。

6.在任何可能改变气管插管位置的操作(如改变病人体位、气腹充气等)完成后,需再次确认其位置,必要时应及时调整,以避免导管脱出或进入支气管等并发症的发生。

(六)拔管

对于所有拟拔除气管导管病人,都应做好必要时再次插管的准备。我院对于非复杂气道管理病人,全身麻醉术后常规苏醒,气管导管、口腔内吸引干净,符合如下指征时拔除气管导管:

1.氧合满意,呼吸空气情况下脉搏血氧饱和度大于 92%。

2.通气满意,自主呼吸频率大于 7 次/分,潮气量大于 5ml/kg,呼气末二氧化碳分压小于 50mmHg,潮气量/呼吸频率比小于 105。

3.心率、血压等血流动力学指标稳定。

4.肌松药作用充分逆转,能持续抬颈或握手 5 秒以上。

5.神经反射充分恢复,能遵言语指令运动,咳嗽与咽反射恢复。

6.体温正常,在 35.5~38.5℃。

7.无再次手术指征,30 分钟内手术切口出血小于 100ml。

许多手术和麻醉因素(包括气道疾病、手术和创伤;颈椎和其他头颈部手术;困难气管插管,特别是多次尝试插管)都可导致上呼吸道组织肿胀,增加拔管后气道梗阻的风险。其他危险因素包括肥胖和阻塞性睡眠呼吸暂停病史。这类病人可因为拔管后气道梗阻而再次插管困难致死。这类复杂气道病人,拔管的管理重点包括气道风险评估,确定拔管的地点、时机和方法。拔管前可插入带给氧通道的气管交换导管,病人多可耐受,且有助于在紧急情况下迅速重新建立气道。

（七）气管插管的并发症

1.插管进行中

（1）机械损伤:多因喉镜、轴芯的使用和用力不当,造成口腔、唇、鼻腔、咽喉等处黏膜损伤出血;牙断裂或脱落形成异物的危险;下颌脱臼、声门损伤（双腔管的隆突钩）及误吸;喉痉挛、支气管痉挛;胃充气胀满等。

（2）应激反应:近期临床作了大量的研究,从药物、插管技巧的改进或降低应激反应的措施等方面,试图消除插管期间的应激反应,但结果尚不尽人意。

1）反应性血压增高（特别是原患动脉硬化、高血压合并脑血管意外者应予高度重视）,心律紊乱等。

2）缺氧、CO_2 蓄积,PaO_2 降低,$PaCO_2$ 升高。

3）心跳骤停可因插管困难,给氧不充分,麻醉未达到一定深度、操作者技术不熟练等引起。

为预防上述并发症,首先对病情深入了解,有足够的思想准备,预备多种应急处理方案,做到防患于未然。

2.围麻醉期间

（1）导管质地问题:包括导管老化、导管扭曲,导管斜面小于 $45°$,易贴靠气管壁,致气道部分或完全阻塞。应立即纠正不

（2）导管滑出或插入过深:由于手术体位的变动,导管固定不牢,有导管滑脱的危险。

（3）气道损伤:气道炎症、鼻腔黏膜剥脱（鼻腔插管）、气管黏膜及纤毛活动受损。

操作者所使用的器具要严格消毒,麻醉医师于插管前应认真清洗双手,选择合适的导管和消毒的水溶性加局麻药的滑润剂。

3.拔管期间及拔管后

（1）心跳骤停:给氧不充分,致低氧血症,引起心跳骤停

（2）反流误吸:极严重并发症。

（3）喉痉挛:处理方法见本章"面罩通气"部分。

（4）气道损伤:水肿、狭窄（会厌、声门下）、气管及支气管黏膜损伤。

（5）声嘶:声带损伤、神经损伤及肉芽肿等。

（6）环杓关节脱位:置喉镜用力以门齿作力点,前端用暴力挑起会厌根部,仍不能显露声门时,助手或本人用手于环甲软骨间用力下压,两合力作用于环杓关节处,造成环杓关节脱位,术后长期声嘶、发音困难,需耳鼻喉科就诊行复位术。

（马　辉）

第六节　控制性降压麻醉与低温麻醉

一、控制性降压麻醉

主动而有限地降低血管内压,以减少手术中出血的方法,称控制性降压麻醉。使用控制性降压麻醉,可主动控制术中大量失血和失血的速度,使手术野出血减少;减少手术中输入大量库存血及其引起的严重

并发症;保持手术野干净清晰,是便于手术精细操作和顺利进行的先决条件。

机体各器官对低血压的耐受力各不相同。正常人的 MAP40.8mmHg 和收缩压 61.6mmHg 为大脑的安全界限。当收缩压为 61.6mmHg 时心脏较少损害。降压后患者肺呼吸无效腔增加,肺泡血流灌注增加,通气量不足。降压患者收缩压不宜低于 61.6mmHg 以下,MAP>52mmHg,肝血流量极小改变。MAP>85mmHg 时肾血流不受影响,<70mmHg 时肾脏滤过率不能维持。MPA 降至 50～70mmHg 不影响组织的氧合。以上是给正常人体的最低降压限度提供的依据。

【适应证】

1.心脏大血管手术　如动脉导管钳闭术或切断缝合术,主动脉狭窄及主动脉瘤手术等,降低血管张力,为手术顺利进行创造条件。

2.颅脑手术　对出血较多、止血困难的颅脑手术,或其他广泛性渗血的手术,如耳显微外科手术、肺脏胸膜剥脱术及脊椎前外侧入路减压术等。

3.高血压危象　控制麻醉中难以控制的高血压危象,包括嗜铬细胞瘤、恶性高血压等。

【禁忌证】

1.心血管疾病及老年患者　如严重高血压、心力衰竭、冠状动脉硬化及老年患者。

2.衰竭及肝肾功能障碍患者　如恶病质、严重贫血、休克、肾功能衰竭、肝功能障碍、艾迪生病、真性红细胞增多症及糖尿病等均应免用。

3.ICP 高者　慎用。

【麻醉前准备】

麻前镇痛药量要大。麻醉前应特别注意:心血管系统和呼吸功能;肝肾主要器官的功能;颅内高压症者颅内压是否降至正常;出血和凝血时间等。

【降压原则】

是采取综合性降压措施,增强降压效果,减少降压药物用量,减轻或消除不利影响,减少并发症。

1.以药物降压为主　在气管内全麻或硬膜外阻滞下并用血管扩张药,或神经节阻断药的方法。

2.联合应用　采用各种降压方法和药物的配合。

3.药物降压的发展　1950 年广泛采用六烷季胺和咪噻酚,因并发症多,现已少用。用吸入麻醉药降压,氟烷抑制心排血量而起作用,使组织灌注减少,现少用。异氟烷扩张周围血管而降压,可维持心排血量(CO),但老年和高血压患者心排血量降低,故不宜单独应用,若与 α 受体阻滞药或 α、β 受体阻滞药并用为佳。1962 年以来,用血管扩张药硝普钠(SNP)降压,效果更满意,是当前的主要降压药物之一。近年多用三磷腺苷(ATP)、硝酸甘油(NG)、腺苷、前列腺素 E_1(PGE$_1$)、乌拉地尔、尼卡地平和尼莫地平等药物输注降压,安全、效果好,而被临床多选用。

【方法】

按手术所需要降压的程度、时间及要求,选择适宜的降压药物及方法,有效联合,效应互补,可减少并发症和不良反应。

1.咪噻酚(阿弗那)　在成人,初量要给足,静注 25～50mg(0.5～1mg/kg)负荷量,后将 250mg 加入 50%葡萄糖 250ml 内配成 0.1%溶液输注。开始稍快,3ml/min(1～4mg;100 滴/min);1～4ml/min 的速度,当收缩压降至 100mmHg 时,减至 2ml/min(40 滴/min 以下)。结合体位改变,调整血压至需要水平(80～100mmHg),维持 30min,总量达 250mg。配合主要手术步骤完成后,停止输注,只要血容量不低,血压多可恢复至原来水平。亦可 50%葡萄糖输注或小量麻黄碱静注,协助恢复血压。为防止降压过程中血压有大的波动,使血压恒定在低水平有困难,及输液量过多之缺陷,小儿多用 0.2%溶液(500mg 加入 5%葡萄糖 250ml)。

2.硝普钠 硝普钠是直接扩张血管而首选常用的降压药。作用迅速而无不良反应,控制性降压效果满意,调节容易,不影响心肌收缩。按 $0.61\sim3.87\mu g/kg$,最大剂量$<1.5mg/kg$,静脉输注 0.01% 溶液(50mg加于 5% 葡萄糖 500ml 中),开始按 $0.5\sim8\mu g/(kg\cdot min)$[平均 $3\mu g/(kg\cdot min)$]速度输入,或用微泵输注,$0.5mg/(kg\cdot h)$为最大流率,$2\sim5min$,血压开始下降,降压程度与输速成正比例。停输后,$1\sim5min$ 血压即回升。硝普钠易发生急性耐药性,停药后有反跳性高血压;抑制脑血流,升高颅内压,开颅术前不宜应用;剂量过大时易引起氰氢酸中毒,当不能达到降压目的时,不要盲目加大用药量。术前 1h,口服可乐定 5mg/kg,可使硝普钠用量及输注速度减少 41%,氰离子(CN^-)浓度减少 30%,减少了氰化物中毒的危险。

3.硝酸甘油(NTG) 是仅次于硝普钠而被选用的降压药。代谢产物无毒性,降压后组织氧分压不降低。用 0.01% 溶液静脉输注。开始速率 $1\mu g/(kg\cdot min)$,一般 $3\sim6\mu g/(kg\cdot min)$,就使血压降至所需水平。停药后 9min 血压回升。降压效应不如硝普钠,短时间内降压,可一次静注 $64\sim96\mu g/kg$,$1\sim3min$ 出现降压作用,持续 $5\sim10min$。需要时,可重复注射。NTG 为速效、短效性血管扩张药,能降低心脏前后负荷、改善冠状血流和降低心肌氧耗。经鼻滴入 NTG 溶液 $0.02\sim0.03mg/kg$(2.5ml 生理盐水中含 NTG 5mg),在 $2\sim10min$ 血压降至最低值,15min 回升至用药前水平。

4.三磷腺苷(ATP) ATP 用药后很快分解为腺苷,直接作用于血管壁,扩张并降低血管周围阻力,动脉压、肺动脉和右房压均下降。降压作用迅速可靠,可控性好,不发生快速耐药性,也无停药后的血压反跳。多用于暂时性降压者,如动脉导管结扎术的短时间降压。降压期间常致心率减慢,伴脑血管和冠状血管扩张,血流量增加。$0.36\sim2.9mg/kg$ 静注,使收缩压和舒张压分别下降 28mmHg 和 25mmHg,持续 $2\sim4min$。200mg,加于 10% 葡萄糖 100ml,连续输注,开始 $0.5mg/(kg\cdot min)$。或用输液泵连续输注 1% ATP。双嘧达莫可提高 ATP 的降压效能。输注双嘧达莫 $0.3\sim0.4mg/kg$,再输注 ATP $0.1\sim0.18mg/(kg\cdot min)$,使 MAP 下降 40%~46%,降低 ATP 的用药量。注意单次静注增加剂量时,只能增加降压程度,不能明显延长降压时间;ATP 降压个体差异很大,若注射速度缓慢时,就达不到降压效果;当浓度过高、剂量过大或注速过快时,血压下降的同时,也出现程度不等的心动过缓、心律失常或房室传导阻滞。吸入麻醉药恩氟烷,可使控制性降压更为理想,血压平稳,心率不增加。使用 ATP 长时间降压的还未见报道,需临床实践作出评价。

5.PGE₁ PGE₁ 以其较强的扩血管、降低外周血管阻力而降低血压。心率增快,心排血量增多,肺血管扩张,降低肺血管和冠状血管阻力。降压效果确实,作用缓和,降压作用时间短,降压可控性强,无明显快速耐药性,无反跳高血压,对脑、心、肝、肾等重要器官影响甚小,无不良反应,其降压显效时间与血压回升时间比硝普钠缓慢。给药后 $2\sim4min$,血压呈不同程度下降,停药后 $3\sim5min$,基本恢复至原水平。降压效果与给药浓度、剂量和速度呈正相关,也与给药时间有关,还与降压时所选麻醉有关。一般手术,用 $0.02\sim0.2\mu g/(kg\cdot min)$ 输注速度,或 $400\mu g$ 溶于 0.85% 盐水 200ml,用微量泵,以 $0.1\sim0.4\mu g/(kg\cdot min)$ 的速度,连续泵注,使 MAP 下降 20%~30%,停止降压后,以小于使用量的输注速度维持。对老年人安全有效,是蛛网膜下腔出血患者行脑手术降压的最佳药物。

6.乌拉地尔 抗高血压药乌拉地尔(压宁定)有周围 α-拮抗及中枢调节脑内 5-HTA 受体,使血管扩张,外周阻力下降而降压,若增加剂量,只能达到中度降压,仅 30% 达预期效果,且维持时间短($2\sim25min$)。故难以达到控制性降压效果,主要用于术中高血压的治疗。$25\sim50mg$ 静注,或 $0.5\sim1.0mg/(kg\cdot min)$ 输注。

7.尼卡地平 新的钙通道阻滞药尼卡地平(硝吡胺甲酯)扩张周围血管而降压。也扩张脑及冠状血管。$0.5\sim5\mu g/(kg\cdot min)$ 连续输注。或静注 $0.01\sim0.02mg/kg$,控制性降压迅速、平稳、可控性强且无血压反跳现象。

8.吸入麻醉药　异氟烷可用于控制性低血压,使周围血管阻力降低,心排血量不变。扩张冠状动脉,增加冠脉血流量,预防颅内压升高,对脑缺血有保护作用。并用乌拉地尔和神经节阻滞药可减少其用量。

9.硬膜外麻醉　也可配合硝普钠,用于控制性低血压,是较为理想的麻醉方法。

【麻醉管理】

1.降压前的要求　静注降压药前麻醉不宜过浅,麻醉诱导力求平稳,尽量避免激动、兴奋。血压平稳,无缺氧和 CO_2 蓄积。手术床一般先置于水平位。

2.及时补充血容量　手术过程中一切失血都应精确估计,及时等量补充,血容量不能欠缺过多,以免影响血压恢复。术中常规输注乳酸钠林格液 400～500ml/h,或代血浆胶体液,根据失血量及输血标准,输注库血 600～900ml。

3.监测　血压计必须准确,降压中专人测量,或有创或无创持续血压监测。注药后 15min 以内,至少每分钟测量血压 1 次。同时连续监测心电图、心率、SpO_2 等。并随时注意脉搏和瞳孔的变化,以防意外。

4.防止血压骤降　施行降压时,应使血压逐步降低,降速控制在 6mmHg/min。静注或输注降压药物,速度要慢,以防血压剧降。

5.保持手术所需的血压　如果血压下降不及预期水平时,可将床头逐步抬高 10°～30°(不能＞30°);如果血压下降过低时,可将床头放低 10°～30°;尽量使手术部位,设法高于身体其他部位。如果血压突然下降,或降至不能测得时,立即停降压药。应分析具体情况,立即采取升压措施,提升血压,加快输液、输血速度;静注麻黄碱 15～30mg 或甲氧胺 5～10mg,或苯福林 2～5mg 等升压。

6.充分保护生命器官功能　控制性降压造成的不良后果,是脏器灌注不足。除非手术特殊需要,一般应维持 SP 80mmHg。常在 60～80mmHg,脉压差＞20mmHg。但某些特殊患者,如血管硬化、高血压和老年等,血压相应要高一些,SP 80mmHg,以免重要脏器因贫血而发生缺氧性损害。

7.保持呼吸交换量良好　低血压期间应保持呼吸交换量良好,充分给氧,必要时加压吸入,以保证血氧良好,手术野动脉血液颜色鲜红,静脉血也不能过分暗紫;皮肤保持干燥,口唇及甲床红润。控制呼吸及辅助呼吸压力略大于正常,不宜太大,以免胸内压过高,影响静脉血回流,使血压难以维持恒定水平。降低血压期间,应加强全面监测,注意观察伤口颜色、呼吸情况;监测收缩压、舒张压及平均动脉压,注意心电图、心率、脉压、中心静脉压、尿量和 SpO_2 的改变。若皮肤有苍白、发绀、潮冷及静脉痉挛等,要分析原因,及时处理。

8.按手术步骤所需降压　降压时间应集中在主要手术步骤时期,并力求缩短时间。一般时间不应超过 30～50min。老年患者低血压时间不能维持过久。

9.及时恢复血压　手术主要步骤完成后,立即停止降压,待血压回升至 90mmHg 以上时,调整患者体位,放平手术床(或抬高双下肢);个别不回升时,快速输注 50% 葡萄糖 100～200ml;必要时用升压药,使血压回升至原来水平;手术医师应彻底止血后,才可缝合切口,以免术后发生出血并发症。

10.维持心率　降压过程中,静注普萘洛尔 0.035mg/kg,或 0.5～1.0mg 分次静注,可有效地控制心动过速。用普萘洛尔后如心动过缓,可用阿托品 0.5mg,静注以对抗。

11.暂时性控制性降压　对于手术需要暂时的低血压,如动脉导管结扎或切断术,可选用恩氟烷或异氟烷吸入方法达到,降压和麻醉并举,对通气无影响,可控性好,起效和复压迅速,只要减浅麻醉后血压即回升;或向双鼻腔一次滴入 0.02～0.03mg/kg NTG 溶液(2.5ml 生理盐水中含 NTG 5mg),2～10min 降至最低值,15min 回升至用药前水平。或单次静注 ATP;或连续输注 0.01% 尼卡地平;或选用硬膜外麻醉。

12.手术后专护　麻醉中保持气道通畅,使组织供氧充分,血容量接近正常,血压稳定,患者苏醒后送回病房。搬动患者时注意严禁剧烈变动体位。必须加强手术后护理,控制性降压作用在手术结束后仍然会有作用。专护观察时,应特别注意:①有无反应性术后出血及出血量;②有无血栓形成及脑部并发症,视物模糊及其持续时间;③尿量及肾功能:有无肾功能损害,有无尿少、尿闭、腹胀和肠麻痹;④及时发现心肌缺血,有无心脏并发症;⑤有无肝功能改变等并发症,遇有不良反应时,及时处理,使症状减轻。

二、低温麻醉

1950年后将低温应用于麻醉。我国1956年用于临床麻醉。1973年Barratt-Boyes首次将深低温停循环(DHCA)技术用于先心病的手术修复。用药物抑制体温调节中枢,用物理方法将体温降到预定温度,达到降低麻醉患者机体代谢率,减少氧耗量,提高机体对缺氧和阻断血流供应的耐受能力目的,称低温麻醉。用于心血管和颅脑手术,预防其导致重要器官的缺氧性损害,是目前最常用的一种麻醉方法。也适用于治疗心肺复苏后脑缺氧性损伤。低温可分4类:34～32℃为轻度低温、31～28℃为浅低温、27～20℃为深低温、20～10℃为超深低温。

【生理影响】

1.对代谢的影响　在低温下,耗氧量明显下降,脑和其他器官循环被阻断的时间可延长。酶的作用受到干扰,需氧代谢降低,氧合血红蛋白的离解曲线左移,释放至组织的氧减少。身体各器官的氧耗量也有不同程度的下降。当温度降至26～27℃时,总的氧摄取量为常温的40%,心脏50%,每100g脑组织对氧的摄取量由常温时的2.5～4.7ml/min,降温到27℃时为0.8～1ml/min。实验证明,当体温降至28℃左右,阻断脑循环10～12min,或阻断全身循环6min是安全的。阻断的时间界限与年龄、体质、阻断循环前有无低血压、缺氧、脑压高低,心脏功能状况、有无贫血、脱水、开放循环后血压能否维持等有一定的关系。如深低温度降至20℃以下,阻断循环45min,动物生存率可在90%以上。低温使代谢普遍降低,每降低10℃,代谢率降低一半。由于葡萄糖的代谢降低,可发生血糖增高,而在低温下注射胰岛素时,其作用较常温为强,使血糖下降幅度较大,可能与肝糖原分解酶和胰岛素分解酶的活性减弱所致。低温对蛋白的合成速度也降低。

2.对血液内电解质的影响　对血清钠没有影响,血氯化物变化不明显或轻度增加,血清磷酸盐可有轻度下降,血钙无变化,血清钾增高。这可能与低温时酸碱度下降有关,或与低温时细胞损伤有关。

3.对酸碱平衡的影响　低温易有代谢性酸中毒趋向,尤其循环停滞时,组织缺氧,产生大量酸性代谢产物,更易发生代谢性酸中毒。CO_2在血浆内的溶解度增加,故血中含有较多的碳酸而其张力将会下降。

4.对血液的影响　当体温下降后,血液黏稠度增高,血容量减少,血液浓缩,细胞外液量无明显变化。白细胞和嗜伊红细胞减少。出血时间和凝血酶原时间延长,血小板和纤维蛋白原减少,血块收缩不良,复温后,可重新恢复正常。低温对凝血功能的影响,尚不足引起致死性出血倾向的程度。但若术前有肝硬化等凝血机制紊乱疾病的患者,则可达到难以控制的出血而危及生命。

5.对中枢神经的影响　低温时,脑代谢、神经系统的兴奋性与传导性均降低。中枢神经系统各部位的活动降低或停止的顺序是:中枢大脑皮质、脊髓。低温使脑血流减少、脑体积缩小。体温至20℃以下,脑电活动逐渐消失。

6.对循环系统的影响　降温初期心率加速,随体温的下降,若无寒战时,心率可逐渐减慢,是低温对窦房结及希氏束传导的抑制所致。故用阿托品或其他抗副交感药物效果均显著。心脏收缩期和舒张期均随体温下降而逐渐延长,以舒张期延长为显著。心脏的整个不应期和心室传导时间亦显著延长,但在复温后,均可恢复。若复温后心率仍过缓,则可能预后不佳。体温低于30℃时,心电图有P-R间期延长,P波变宽,QRS 波时间延长,Q-T 间期延长,T 波平坦,甚至倒置的改变。心输出量早期有轻度增加,而后逐渐下降;血压轻度降低,有心功能不全或血容量不足的患者,则下降更为显著。当体温降至 24～26℃时,出现严重心律失常,如窦性心律停止、严重心动过缓、房室传导阻滞,频繁的室性期前收缩,甚至室颤,达 20℃时,心搏可完全停止。室颤与低温的作用有关,当体温在 28℃以上时,则极为少见。同时与心肌本身状况有关,如风湿性心脏病或心肌肥厚劳损时,易发生室颤;与心肌缺氧、血液酸碱度的改变、手术直接对心肌的机械性刺激、血液电解质变化、血内肾上腺素含量等,均对室颤的发生产生一定的影响。

7.对呼吸系统的影响　低温使呼吸变慢、变浅,当 28℃以下时,呼吸可逐渐停止。其原因是低温对中枢的抑制作用,低温时代谢降低,CO_2 产生减少,CO_2 血内溶解增加,血内 CO_2 张力减低是呼吸抑制的原因之一。有研究认为,26℃时,体内 CO_2 的作用不再是刺激呼吸,而是抑制呼吸。但此时缺氧仍能引起呼吸增快。低温使支气管扩张,解剖无效腔增加。

8.对肝肾的影响　低温使肝脏分泌胆汁的功能减低,并使解毒时间延长。抑制肝功能,复温后肝功无变化。低温增加肝脏对缺氧的耐受力,是肝叶切除术阻断循环需要低温的依据。低温使血压下降,肾血管阻力增加,肾血流量减低,肾小球过滤率减少,尿量常减少。肾小管的浓缩能力和重吸收作用降低。降温过程中,尿钠和氯增加,钾排泄减少。恢复体温后恢复正常。

9.对内分泌的影响　低温使内分泌都受抑制。恢复体温后,功能恢复,还可能出现亢进的肾上腺功能现象。

10.寒冷反应　冷刺激可使局部血管扩张,若行体表降温,一些末梢循环较差的部位,长时间接触低温,有发生冻伤的危险。浅麻醉下,视丘下部和皮肤对冷的感受器间出现温差增加时,产生寒战反应。其结果使代谢、心率及呼吸频率增加。当体温 30℃左右时,低温对中枢抑制加强,不易发生寒战反应。

【适应证】

1.心血管大手术　如心内直视手术的肺动脉瓣狭窄、主动脉瓣狭窄、主动脉瘤手术、房间隔缺损、室间隔缺损和法洛四联症等。

2.颅脑外科出血较多的手术　如脑动脉瘤、颅血管畸形或其他血管丰富的肿瘤。

3.耳鼻喉出血较多的手术　如鼻咽腔巨大血管瘤等。

4.极度衰竭的患者施行侵袭大的手术　增加机体对失血、创伤的耐受力,减少对重要器官缺血性贫血引起的损害。

5.特殊患者　高热或特殊情况的患者而必须行大手术治疗者。

6.减轻脑缺氧　预防和减轻脑缺氧,如复苏后。一般无特殊禁忌证。

7.其他　肝叶切除术阻断肝循环时。

【麻醉前准备】

1.重要脏器功能检查及人造冰等物品准备　确定施行低温麻醉后,术前做肝、肾功能及心电图检查,并应于手术前一日准备好人造冰等物品。接触皮肤处,要隔以毛巾,以防皮下冻伤性缺血坏死。

2.低温麻醉前用药　镇静药量要大。应于预定手术时间,提前 1h 开始麻醉。

3.麻醉前检查　开始麻醉前,对降温及其他设备、仪器进行检查。

【麻醉方法】

1.先行全麻　一般在全麻及肌松药应用条件下降温,以防寒战反应发生。必要时可酌用冬眠合剂。加深全麻,以平衡麻醉维持。开始降温,随着降温的加深,麻醉可逐渐减浅。降温期间严格监测血压、脉搏、呼吸、体温及心电图的变化。

2.降温幅度及方法　可分为浅低温(33℃左右)、中度低温(28～30℃)和深低温(20℃以下)。常用降温法如下。

(1)体表降温法:此法操作简便,适用范围广,常用于浅低温及中度低温的降温。在深全麻和肌松药配合下,于大血管周围,即枕后、颈两旁、双腋窝、腹股沟及腘窝放置冰袋。若加以降温毯效果更好。当血液循环通过体表浅层被冷却的组织变冷后,带至全身,使全身温度逐渐下降。对颅脑手术和外伤患者,以头部降温为重点,可将冰袋放在颈两旁、枕部、头顶、额及两颞部。体温下降的速度较缓慢,但只要下降1℃以后,降温速度逐渐加快。体温降到预期温度前1~2℃,可适当撤去部分或大部分冰袋,依靠续降作用达到预期温度。持续一段时间后,自然复温,初复缓慢,当达32~33℃后,则复温较快。当手术主要步骤完成后,不需维持低温时,开始复温。复温方法有热水袋、电热毯、变温器等法,促使体温回升,当复至33~35℃时,即可停止复温。冰水浴法是一个常用降温法,在手术台上铺一橡皮布或塑料薄膜,将患者平置其上,将橡皮布四周兜起,患者浸泡于冰水中或包埋在冰屑中,接触面积大,降温迅速。夏季浸泡30min,肛温33~34℃时出水;冬季浸泡15~20min,肛温至34℃左右才出水。出水后体温可继续下降,少者2~3℃,多者5~6℃,出水后可用冰袋辅助续降至所需温度。其他同冰袋法。其他体表降温法如用降温垫、降温毯或半导体降复温毯等,虽然使用方便,但价格昂贵,易于失灵。

(2)体腔降温法:体腔血管丰富,表面积大,是良好的热交换场所。又分为胸腔、腹腔和胃内降温法等。

胸腔降温法:开胸患者将冰屑盐水灌入胸内,通过心肺的血液来降温。其缺点:不断地灌冰屑水及吸引,较麻烦又影响手术操作;消耗大量的冰屑盐水;冰屑盐水对心脏直接形成刺激,容易发生心律失常。故一般单独少用。可与体表降温合用。

腹腔降温法:机制同胸腔降温法。单独应用冰屑盐水量太大,一般应用较少。

胃内降温法:自胃管将冰盐水灌入胃内,保留时间短,抽出后反复灌注,进行降温。此法不简便,效果差,少采用。

(3)血流降温法:利用体外循环将血液经变温器降温后输入机体,使体温下降的方法。此法多用于体外循环时的降温。可以先在一般常温下手术,当手术需要时再配合此法降温。此法降温速度快、复温快、可控性强,但方法复杂,需降温机及在体外循环下进行,不宜广泛应用。一般低温麻醉,不用血流降温法。

【降温指征】

1.最低温度　心血管手术一般最低体温不应低于28℃。降温至28℃,一般手术可耐受阻断循环8(6~10)min,否则不安全;若深低温,体温降至15℃左右,可以阻断循环45min。

2.大血管手术温度　如主动脉瘤、主动脉狭窄和肺动脉狭窄等手术,一般降到30℃左右。在肾动脉以下阻断主动脉者,则不一定要低温。

3.心内直视手术温度　二尖瓣狭窄等后天性心脏病及房间隔缺损等先天性心脏病,以血流降温法为佳,降至中度低温即可。

4.大出血及创伤大的休克患者低温　术中因急性大出血或手术创伤大而出现休克的患者,采用低温可增强对失血、创伤的耐受力,减少缺血,缺氧对重要器官的损害。采用浅低温30℃,增加其安全性。

5.颅脑手术温度　如阻断颈内动脉行脑动脉瘤手术时,降至浅低温(30℃左右)即可。

6.肝叶切除的温度　降至浅低温(28~30℃),肝门血管阻断1h。

7.脑复苏的头部降温　在脑水肿高峰到达前,尽早开始,效果较好。脑温降至28~30℃、中心温32℃左右为宜。

【降温标准】

通常以鼻咽温(NPT)为标准。降温中如出现鸡皮样变化、肌肉强硬、寒战、面色苍白等明显的御寒反应时,应加深麻醉,加大肌松药的用量,或酌用少量冬眠1号药物或氟哌利多等。

【麻醉管理】

1.充分供氧　低温过程中,要注意充分给氧,血流降温法多与体外循环机并行。阻断循环前一般应控制呼吸,加强换气,避免缺氧和 CO_2 蓄积。

2.详细记录循环阻断时间　主动脉阻断后,应停止人工呼吸,用秒表记录阻断时间,并将循环阻断时间详细记录。以上、下腔静脉完全阻断时起至其中之一(一般是上腔)开放时,为循环绝对阻滞时间。至上、下腔静脉完全开放时为相对循环阻断时间。如发生室颤时,注明室颤发生时间、除颤方法、次数等,及其室颤消失时间和血压能听到的时间。

3.贮气囊加压　当心内修复手术将完成时,以压力挤压贮气囊,送氧入肺,可使肺内血液返回左心,或其他的方法协助排出心内空气。

4.控制呼吸　开放循环后立即施行控制呼吸。

5.及时处理异常情况　阻断循环后应密切注意监测心电图等,观察心脏有无蠕动及血压情况。并与手术医师、手术室巡回护士密切合作,进行必要处理,如心肌缺氧、低血压和心律紊乱的处理等。

6.及时复温　心内直视手术主要步骤操作完成后,即进行复温,复温速度每 $3\sim4min$ $1℃$。复温至 $35℃$ 左右,手术结束,血压、脉搏及呼吸良好者,方可送回苏醒室。导管可不急于拔除,带回苏醒室进行术后呼吸治疗。

7.防治并发症　在术后应特别注意低温麻醉和呼吸循环方面的多见并发症,与科室医师进行必要的检查和处理。①心律失常,是低温对心脏传导系统和收缩力的抑制而引起,术后应持续心电监测;②呼吸抑制,术后应辅助呼吸,按时血气分析,避免缺氧和 CO_2 蓄积;③寒战;④体温反跳;⑤冻伤等。

8.停循环延长者要做好脑保护　停循环时间尽可能 $<30\sim45min$,一旦 $>45min$ 者,或估计循环阻断时间过长者,或心肌功能恢复较困难者,而易招致脑缺氧的患者,应继续行冰帽降温,以减轻对脑细胞的缺氧损害。

（宋成凤）

第十六章　专科手术麻醉

第一节　腹部外科手术麻醉

【特点与要求】

1.麻醉前准备　麻醉前积极而适当地处理和纠正生理紊乱,改善全身营养不良,提高患者对麻醉的耐受性。

(1)纠正生理紊乱:腹部外科手术,多系腹腔内脏器质性的慢性疾病。多为久病后,并发全身营养不良、贫血、低蛋白血症及水电解质紊乱等病理生理改变。为保证手术麻醉的安全,减少术后并发症,术前应予以纠正。包括输入全血、血浆、水解蛋白和液体,改善患者的营养及全身情况。

(2)全面估计病情:腹部外科手术以急腹症多见。病情危重,必须施行的急症手术,麻醉前往往无充裕时间准备和检查。急腹症手术麻醉的危险性、意外和并发症的发生率均高于择期手术。麻醉医师应在术前有限时间内对病情作出全面估计,争取时间有重点地进行检查和治疗,选择适当的麻醉前用药和麻醉方法,以保证麻醉手术病人的生命安全和手术的顺利进行。

2.安全无痛　麻醉要镇痛完全,对生理扰乱小,对代谢、血液化学、循环和呼吸影响最小。

3.肌肉松弛　在确保病人生命安全的条件下,麻醉必须要有足够的肌肉松弛。但肌松药不能滥用,要有计划地慎重应用。

4.降低病人应激反应　要及时处理腹腔神经丛的反射——迷走神经反射。腹内手术中内脏牵拉反应显著,严重时发生迷走神经反射,不仅影响手术操作,且易导致血流动力学的改变和严重的心律失常,甚至心搏骤停。要重视术中内脏牵拉反射和神经反射的问题,积极预防和认真处理,严密观察病人的反应,如血压下降、脉搏宽大和心动过缓等。可辅助局部内脏神经封闭或应用镇痛、镇静药,以阻断神经反射和向心的手术刺激,维护神经平稳。

5.预防呕吐和反流引起的误吸　误吸是腹部手术麻醉常见的死亡原因。术前应留置胃管行胃肠减压;对胃内容物潴留病人,采取清醒插管、全麻诱导平顺等有效的预防措施,可以避免呕吐误吸和反流误吸。若发生呕吐时,应积极处理。

6.术前做好输血准备　腹腔脏器血供丰富,粘连性手术或癌肿根治性手术,术中出血较多,失血量大。采用中心静脉穿刺,术中应保证输液通畅,均匀输血,防止输液针头或导管脱出。消化道肿瘤、溃疡、食管胃底静脉曲张和胆囊等,可继发大出血,术中也有误伤大血管发生大出血的可能。如果一旦发生大出血,补充血容量不及时,或是长时间的低血压状态,易引起严重后果,甚至危及性命。麻醉前就补充血容量和细胞外液量,并做好大量输血的准备。

7.预防手术的高腹压反应　手术常使严重腹胀、大量腹水、巨大腹内肿瘤等高腹压骤然下降,而发生血流动力学及呼吸的骤然变化。应做好预防治疗,避免发生休克、缺氧和二氧化碳蓄积。

8.维持术中气道通畅　对于慢性缺氧和术中头低位的病人,应施行辅助或控制呼吸,改善肺泡通气量。防止缺氧和二氧化碳蓄积。

9.预防术后气道并发症　避免麻醉前用药过重,麻醉过深;避免区域阻滞麻醉平面过宽、过广;避免肌松药用量过大等,否则导致术后长时间的呼吸抑制。忌辅助镇痛、镇静药量过大、用药种类过多,以防引起术后苏醒延长等。患者因术后刀口疼痛、麻醉因素等原因,咳嗽反射弱,分泌物阻塞,易造成感染的机会。在术中不能发现的反流误吸,也可导致术后吸入性肺炎或肺不张等严重后果。术后要采取麻醉术后镇痛措施,经常协助患者翻身、咳嗽和练习深呼吸运动。

10.重视胆道外科麻醉　胆道疾病是腹部外科最多的手术之一。往往伴有反反复复的感染、梗阻性黄疸和肝功能损害。麻醉中要注意肝功的维护、纠正凝血机制的紊乱、肾功能的保护及术中胆-心反射,或迷走-迷走神经反射的防治。

【麻醉前用药】

颠茄类药物绝不可缺,镇痛药和镇静药常需应用。

【麻醉选择】

1.连续硬膜外麻醉　是目前腹部手术最常用的麻醉方法之一。

(1)优点:①痛觉阻滞完善;②腹部肌松满意;③对生理扰乱小、呈节段性阻滞,麻醉范围局限在手术野范围,对呼吸、循环、肝、肾功能影响小;④因能阻滞部分交感神经,可使肠管收缩、塌陷,手术野显露较好;⑤麻醉作用不受手术时间的限制,分次按时间追加药,使手术长时间内持续不间断进行;⑥术后并发症少,恢复快,不需特殊护理。导管还可用于术后止痛等。

(2)缺点:肌松比全麻要差,内脏牵拉反应存在,并需要术中辅助用药解决为其缺点。然而仍为较理想的麻醉方法。

2.全麻　全身麻醉在腹部手术的应用日益增多。凡不适宜选用硬膜外麻醉,或手术有特殊要求者,或患者过于紧张而不合作者,或主动要求全麻者,可选全麻。如全胃切除,高位选择性迷走神经切断术、胸腹联合切口手术(肝右半切除及巨脾切除)及休克患者手术等,适宜选用全身麻醉。选快速诱导或清醒插管。以丙泊酚静脉复合麻醉、NAL复合麻醉、或静吸复合麻醉等维持。辅助肌松药,效果满意。具有易控制、麻药用量少、安全范围大、术后苏醒快等优点。但是,全麻对生理扰乱大,术后恢复期需特护,价钱昂贵及术后并发症的发生仍为其不足。

3.腰麻硬膜外联合麻醉　适用于下腹部及肛门、会阴手术。麻醉效果好,肌松满意,肠管塌陷,手术野显露清楚。麻醉维持时间不受限,术后患者头痛及尿潴留等并发症少,有待观察。

4.全麻加硬膜外麻醉　上腹部及危重患者手术使用全麻加硬膜外麻醉,可抑制手术引起的应激反应,安全平稳,麻醉效果更可靠。先行硬膜外穿刺注药、置管后再行气管内插管全麻。

【常见手术麻醉】

1.阑尾切除术　阑尾切除术麻醉为腹部外科最常见的小手术,但无小麻醉。

(1)麻醉选择:成人手术选硬膜外麻醉、腰麻硬膜外联合麻醉。硬膜外麻醉经胸$_{12}$~腰$_1$椎间隙穿刺。腰硬膜外联合麻醉选腰$_{2~3}$或腰$_{2~3}$椎间隙穿刺。

(2)小儿患者:小儿手术选基础麻醉加局麻,或基础麻醉加硬膜外麻醉,或恩氟烷等吸入(开放或半开放)麻醉,或氯胺酮静脉复合全麻。

(3)病情复杂患者:肥胖、估计病情复杂、手术困难时,如阑尾异位、阑尾粘连严重、阑尾穿孔形成腹膜炎或阑尾周围脓肿等,宜选硬膜外麻醉或全麻。

2.疝修补术　优选硬膜外麻醉、腰硬膜外联合,也很少出现术后并发症。小儿疝修补术以基础麻醉加局麻为常用。个别患者选用静脉复合全麻。硬膜外选胸$_{12}$～腰$_1$穿刺。

3.胃及十二指肠手术

(1)连续硬膜外麻醉:安全、有效、简便,为首选麻醉方法之一。硬膜外麻醉可经胸$_{8～9}$或胸$_{9～10}$椎间隙穿刺,向头侧置管,阻滞平面以胸$_4$～腰$_1$为宜。麻醉中应严格控制阻滞平面,并观察呼吸的变化。为消除内脏牵拉反应,进腹腔前,静注哌替啶及氟哌利多合剂0.25～0.5ml,或氟芬合剂0.25～0.5ml,辅助。

(2)全麻:全胃或未定形的剖腹探查术选用。快速诱导或急症饱胃者清醒插管后,辅助肌松药。手术可在浅全麻下进行。注意呼吸、循环及尿量的变化,维护水电解质、酸碱平衡。

4.胆囊及胆道手术　为腹部外科手术麻醉中最常遇到的,因病人为迷走神经紧张型,应足够重视。

(1)麻醉选择:常选用连续硬膜外麻醉或气管内全麻。

(2)麻醉前准备:使患者各器官功能处于最佳状态。①详细了解心、肺、肝、肾功能。对并发的高血压、冠心病、肺部感染、肝功能损害及糖尿病等应先进行内科治疗。②心脏情况术前要详细了解和重点检查。心绞痛与胆绞痛易混淆,两者往往同时存在,因合并心绞痛时,病死率高。③多伴有反复感染,麻醉前要给予抗感染、利胆和保肝治疗,合并严重肝功能不全时,其手术死亡率相应增高。④阻塞性黄疸可导致胆盐、胆固醇代谢异常,维生素K吸收障碍,致使维生素K参与合成的凝血因子减少,发生出凝血异常,凝血酶原时间延长。麻醉前常规用维生素K$_1$治疗,使凝血酶原时间恢复正常。若凝血酶原不能恢复正常,提示肝功能严重损害,手术应延期。加强术前保肝治疗,尽量使肝功能改善后,再行手术。⑤血清胆红素升高者或黄疸指数高达100U以上者,多为阻塞性黄疸,术后肝肾综合征的发生率较高,术前宜先加强保肝治疗,行经皮胆囊引流,使黄疸指数降至50U以下,或待黄疸消退后再手术。术中、术后应加强肝肾功能维护,预防肝肾综合征发生。⑥防治迷走神经反射。胆囊及胆道反复发炎的刺激,特别是阻塞性黄疸患者,受胆色素、胆酸的刺激,自主神经功能失平衡,迷走神经紧张性增高,心动过缓。加之手术操作的刺激,表现为牵拉痛、反射性冠状动脉痉挛,心肌缺血,心律失常和低血压,易发生胆-心反射和迷走-迷走神经反射而致心搏骤停。麻醉前常规肌注阿托品以预防。⑦纠正生理及水电解质紊乱。此类患者常有水、电解质、酸碱平衡紊乱、营养不良、贫血、低蛋白血症等继发性改变,麻醉前均应全面纠正,然后手术麻醉。

(3)硬膜外麻醉穿刺间隙。经胸$_{8～9}$或胸$_{9～10}$椎间隙穿刺,向头侧置管,阻滞平面控制在胸$_{4～12}$。为预防迷走神经反射,麻醉时应采取预防措施。①入腹腔前,静注哌替啶50mg加氟哌利多2.5mg,或氟芬合剂2ml静注,以减轻牵拉反应和应激性;②入腹腔前应加深麻醉;③入腹腔后,对肝、十二指肠韧带或腹腔神经丛等部位用局麻药封闭;④必要时,术中应用阿托品对抗心动过缓;⑤吸氧;⑥当血压剧降时,暂停手术,待病情好转,血压回升后继续施行手术。

(4)保肝:麻醉中应避免低血压,注意保肝治疗。当手术开始后即适当加快输液,术中及时补充血容量,血压不回升或呈"拉锯战"而波动过大时,应用升压药稳定血压,使收缩压维持在90mmHg以上。胆道探查术者应逾量输血。

(5)用抗纤溶药物:术中如果有异常出血,应立即检查纤维蛋白原、血小板,并给予抗纤溶药物或纤维蛋白原等处理。

(6)禁用损肝药物:术中对肝功损害者,应多输糖、维生素,少用治疗药物。特别是对肝肾有损害者,对通过肝肾排泄的药物要禁用、少用。禁忌用吗啡及吸入麻醉药,如氟烷等。

(7)麻药量个体差异大:年老、体弱和肝功能差等患者,麻药量要小,用成人量的1/2～1/3。要防止缺氧,充分吸氧。肥胖者逐年增多,麻醉选择与处理的难度也更复杂。

(8)监测:麻醉中连续监测血压、脉搏、呼吸和心电图、尿量、尿比重等。

(9)送 ICU 监测治疗：危重患者及感染性休克患者，送麻醉恢复室及 ICU 监测治疗：持续监测血压、脉搏、呼吸和心电图等，直到病情稳定；监测尿量及尿比重；保肝保肾治疗，预防肝肾综合征；持续鼻腔导管吸氧，并行血气分析检验，根据检查结果给予调整治疗；记录出入量，及时输液，保证水电解质及酸碱平衡；预防肺部并发症等。

5.脾切除术　脾切除术麻醉在腹部外科麻醉占有一定比例，尤其在腹部创伤急症手术麻醉中占50％。

(1)连续硬膜外麻醉：对于无明显出血倾向及出凝血时间、凝血酶原时间已恢复正常者，选连续硬膜外麻醉最佳。经胸$_{8\sim9}$或胸$_{9\sim10}$椎间隙穿刺，向头侧置管。麻醉操作要轻柔，避免硬膜外间隙出血，但要防止血压波动，防止脾功能亢进者术中肝昏迷的发生。凡有明显出血者，应弃用硬膜外麻醉。

(2)全麻：巨脾切除、周围广泛粘连者、脾脏位置深、肝功能严重损害、病史长、体质差或病情危重的患者，有明显出血者选用全麻。有的必须采用腹胸联合切口才能完成手术，必须用全麻。可根据肝损害的情况，选用静脉复合或静吸复合麻醉，并用肌松药，控制呼吸，注意预防术后肝昏迷。气管内插管操作要轻柔，防止口咽腔黏膜损伤导致血肿或出血。

(3)针麻和局麻：均不能达到良好肌松的目的，术野暴露困难，仅用于极个别重度休克和衰竭患者。

(4)麻醉要求：必须有良好的肌松，全麻时并用肌松药，肌松当无问题。硬膜外用药选用2％利多卡因，剂量要适当增大，或用0.75％～1％耐乐品；并辅助镇痛、镇静药物，使手术野暴露满意。

(5)麻醉处理的难度：主要是决定于脾周围粘连的严重程度，游离和搬动脾脏、结扎脾蒂等操作动作刺激性较大。应适当加深麻醉，做好防治内脏牵拉反应的准备。

(6)肝功能损害者：麻醉前用药要轻，免用对肝脏有损害的药物，尽量避免用吸入麻醉药物。

(7)避免低血压：麻醉中预防失血性休克是麻醉医师的一项主要职责。脾切除术中易出血的原因：①脾功能亢进、血小板减少，正常凝血功能遭到破坏，患者已有贫血；或术前已反复合并上消化道出血，对失血的耐受力差。②脾脏周围广泛粘连，和肝脏粘连，并建立起丰富的侧支循环，手术分离脾脏周围时渗血增多，强行分离易撕脱肝脏表面或撕破大静脉，发生意外大出血。③巨大脾脏切除术后，脾内含血400～1000ml。术中应及时补充失血，保证输液、输血通畅，必要时静脉切开或深静脉穿刺，保证紧急时的快速大量输血。即使切除脾脏前已输600～1000ml全血，但仍不能保证不发生出血性休克。已有慢性失血的患者，如发生急性大出血，所出现的休克常常是极为严重和顽固的，血压长时间测不到，十分危险，必须紧急抢救处理。包括停止麻醉和手术、加压输血或成分输血、使用升压药、纠正酸中毒及使用巴曲酶（立止血）等止血药等抗休克措施。

(8)全麻插管时对口腔、气管内黏膜要妥善保护，以防损伤出血和血肿形成。一旦出血不止时，可成分输血，辅助静脉注射止血药和激素。术前长期服用激素的患者，术中继续给予激素维持量，以防止肾上腺皮质功能急性代偿不全。

(9)如为外伤性脾破裂，手术很紧迫，应立即大量输血，迅速补充血容量，争取尽早做脾切除术。麻醉的选择同休克患者。必要时行动脉输血。手术一旦进入腹腔，即尽快用止血钳夹住脾蒂，使出血减少，血压可回升到正常值。当血压不回升时，注意有无漏诊其他器官并存损伤，避免发生意外。

(10)脾切除时，可做脾血回收，自身回输，以减少输入过多的库存血，并节约血源。脾脏切除前应做好收集脾血回输的准备工作。

(11)改善全身状况：脾肿大、脾功能亢进、贫血、肝功能损害，黄疸和腹水等病理生理的改变，使患者对麻醉手术的耐受能力显著降低。术前应充分纠正贫血、放腹水、保肝、输血或血浆，改善特别差的全身状况。待贫血基本纠正，肝功能改善，出凝血时间和凝血酶原时间基本恢复正常后再行手术。

(12)粒细胞缺乏症者：患此症者常有反复感染史，术前应积极治疗。

（13）术前输血准备:术前要做好输血准备工作。

（14）麻醉后注意事项:在严密监测血压、脉搏、呼吸和血红蛋白的同时,凡硬膜外麻醉后,应观察预防硬膜外血肿的发生。预防内出血及广泛大量渗血、继续补充血容量。已用激素者,应继续给予激素维持量。

6.门脉高压症手术　门脉高压及肝硬化可直接或间接损害肝脏功能,手术麻醉的选择与处理应引起重视。

（1）特点:门脉高压症是指门静脉的压力因各种病因而高于 $25cmH_2O(2.45kPa)$ 时,表现出一系列症状的病理变化。其特点为:①肝硬化或肝损害;②高动力型血流动力学改变,容量负荷与心脏负荷增加,动、静脉血氧分压差降低,肺内动、静脉短路和门、肺静脉间分流;③出凝血功能改变,有出血倾向和凝血障碍;④低蛋白血症;⑤脾功能亢进;⑥电解质紊乱,钠和水潴留,低钾血症;⑦氮质血症、少尿、稀释性低钠、代谢性酸中毒和肝肾综合征等。

（2）麻醉前准备:门脉高压症病人手术前应认真做好准备。①判断门脉高压症麻醉危险性的指标。黄疸指数＞40U;血清胆红素＞ $20.5\mu mol/L$;血浆总蛋白量＜25g/L;A/G＜0.8;GPT、GOT＞100U;溴磺酞钠（BSP）潴留试验＞15%;吲哚氰氯（ICG）消失率＜0.08。糖耐量曲线如＞60 值者,提示肝细胞储备力明显下降,麻醉手术死亡率极高。要做好麻醉前危险性评估。②麻醉前治疗。因门脉高压症多有不同程度的肝损害,麻醉前应重点做好改善肝功能、出血倾向及全身状态的准备。③高糖高热量、高维生素、高蛋白及低脂肪饮食,总热量应为 $125.6\sim146.5kJ/kg$ 。必要时可静输葡萄糖胰岛素溶液。静注 $0.18g/(kg\cdot d)$ 蛋白氨基酸,脂肪＜50g/d;每日肌注或口服维生素 B_6 $50\sim100mg$;维生素 B_{12} $50\sim100\mu g$;复合维生素 B6～12片口服,或 4mg 肌注;维生素 C 3g,肌注。④维生素 K_1 肌注,或输新鲜血或血浆,以纠正出、凝血时间和凝血酶原时间,提高肝细胞合成的凝血第Ⅴ因子功能。⑤伴有大量腹水者,说明肝损害严重。腹水直接影响呼吸、循环和肾功能,应采取补充白蛋白,利尿,补钾,限水和麻醉前多次、少量放腹水等措施。禁止一次大量放腹水。⑥水电解质、酸碱平衡紊乱者,麻醉前应逐步得到纠正。

（3）麻醉选择与处理:根据肝功能损害的程度,选用最小有效剂量的麻药,使血压＞85mmHg。具体处理如下。①麻醉前用药:阿托品 0.5mg,或东莨菪碱 0.3mg;镇静药,咪达唑仑 5～10mg,其他镇静镇痛药减量或免用。②硬膜外阻滞:经胸 $_{8\sim9}$ 或胸 $_{9\sim10}$ 椎间隙穿刺。辅助用药以氟芬合剂为好。③全麻:诱导用氯胺酮加咪达唑仑加琥珀胆碱静注后快速插管。或氟芬合剂加琥珀胆碱静注,快速插管。麻醉维持用氯胺酮、咪达唑仑、泮库溴铵静脉复合麻醉;或氟芬合剂、泮库溴铵静脉复合麻醉;或在上两种方法中吸入氧化亚氮和氧 1:1;或复合少量吸入恩氟烷或异氟烷。④禁忌使用:巴比妥类药、吗啡类药、箭毒、局麻药等。⑤维持有效的血容量:术中连续监测血压、脉搏、呼吸、中心静脉压、尿量等,维持出入量平衡,等量输液,避免血容量过多或不足。预防低血压和右心功能不全、维护肾功能。要限钠输入,避免肺水肿和加重肝功能、肾功能损害。监测血气和电解质,测定血浆和尿渗透浓度,以指导纠正水、电解质紊乱和酸碱失衡。⑥补充白蛋白:使白蛋白＞25g/L,以维持血浆渗透压和预防间质水肿。⑦维持血氧输送能力:使血细胞比容保持在 30% 左右;对贫血者可输浓缩红细胞。⑧补充凝血因子:麻醉前有出血倾向的病人,输用新鲜血或血小板。缺乏维生素 K 合成的凝血因子者,应输新鲜血浆。术中一旦发生异常出血,应立即检查各项凝血功能,对病因行针对性处理。⑨输血:以全血为佳。适量给予血浆代用品。注意补充细胞外液,纠正代谢性酸中毒。充分给氧和及时补钙。⑩麻醉止痛完善,避免应激反应。

7.类癌综合征麻醉　类癌肿瘤源于肠嗜铬细胞的增生。肿瘤好发于阑尾、直肠、小肠和支气管。约有5%的类癌肿瘤发展为恶性类癌综合征。此类手术麻醉虽然少见,但应根据其因色胺酸代谢紊乱,分泌5-HT、缓激肽、组胺等造成病人在麻醉中易使神经节阻滞药作用增强,致血压下降、支气管痉挛、高血糖,5-HT使中枢产生抑制,使麻醉苏醒延迟等病理特点以及手术部位和手术对麻醉的要求做好麻醉选择。手术目的是解除肠梗阻、切除原发肿瘤和(或)部分肝转移灶、结扎肝动脉或置换三尖瓣和(或)肺动脉瓣。

(1)麻醉前准备:对怀疑类癌综合征的病人,应重点检查,全面估价。对症治疗。①麻醉前用 5-HT 拮抗药左美丙嗪、缓激肽拮抗药抑肽酶及皮质类固醇等进行试探性治疗,找出敏感有效药物,以供麻醉处理时参考。②改善全身状况及营养不良,纠正水电解质失衡。术前禁用含大量色胺酸的饮料和食物(如茶、酒、脂肪及某些蔬菜)。③麻醉前用药要重,以保持病人镇静,防止交感-肾上腺系统兴奋。

(2)麻醉选择及管理:①全麻:神经安定药,咪达唑仑和泮库溴铵静脉诱导,气管内插管。以氟芬、咪达唑仑和泮库溴铵维持麻醉。充分供氧,维持气道通畅,预防支气管痉挛,可立即施行辅助呼吸。②局麻、神经阻滞、脊麻和硬膜外等区域麻醉会引起类癌综合征病人症状发作,不宜选用。③吗啡、氟烷、硫喷妥钠、右旋糖酐、多黏菌素 E,可促使 5-HT 增加,禁用。④琥珀胆碱可增高膜内压,筒箭毒碱可诱发病人血压波动和支气管痉挛,应慎用。⑤麻醉力求平稳,诱导期避免应激反应和儿茶酚胺释放等因素,要控制适当的麻醉深度,要尽量避免导致血压下降和呼吸抑制的各种因素。⑥严密监测,一旦发生严重低血压或发作性心动过速与高血压的心血管衰竭时,是缓激肽危象的表现。应禁用儿茶酚胺类药,因其可增加缓激肽的合成,可使低血压更加严重;必要时选用甲氧胺、间羟胺或加压素等升压药升压;要选用 5-HT、缓激肽和组胺的拮抗药及激素;补足有效血循环容量,纠正水电解质及酸碱失衡,对并存心肌、心瓣膜损害的类癌病人,应防止右心负荷增加的因素,正确掌握输血、输液的速度和总量,监测尿量,预防心力衰竭。手术操作挤压肿瘤、变动体位、缺氧和二氧化碳蓄积、低血压等因素都会促使类癌的活性物质 5-HT、缓激肽的分泌增加,诱发综合征发作,应注意预防和处理。故抗介质活性药物直用到手术切除肿瘤。手术探查肿瘤时,静注善得定 $10\sim20\mu g$,$4\sim5min$ 达血浆峰值,后维持输注,$450\mu g/d$。

8.肝叶切除术

(1)硬膜外麻醉:用于左肝叶切除。经胸$_{8\sim9}$或胸$_{9\sim10}$椎间隙穿刺,向头侧置管,严格控制阻滞平面,以防止低血压和缺氧对肝功能的损害。

(2)全麻:右肝叶切除时选用,麻醉药及处理都应注意对肝的保护。

(3)麻醉前准备:重视纠正贫血和低蛋白血症。加强保肝治疗,提高对麻醉、手术和失血的耐受性及抗感染能力。充分做好输血和抗休克的准备。

(4)选择对肝影响小的药物:麻醉中禁止用对肝脏有害的药物,尽量减低镇痛药及全麻药对肝脏的影响。

(5)加强肝脏保护:选用局部低温保护法,以减少出血和对肝脏的保护,具体方法是在肝周围放置小盐水冰袋或用冰盐水冲洗。

(6)肝包囊虫病手术:要尽量避免包囊虫壁破裂,包囊虫液刺激腹膜后,可引起过敏性休克。其他详见肝病病人手术麻醉部分。

9.胰腺手术 麻醉处理较为特殊,麻醉选择应考虑以下几点。

(1)硬膜外麻醉:循环呼吸功能稳定者,可选用连续硬膜外麻醉。穿刺间隙选胸$_{8\sim9}$和胸$_{9\sim10}$,向头侧置管。

(2)全麻:选用对心血管系统和肝肾功能无损害的麻醉药。

(3)急性坏死性胰腺炎的麻醉:起病急骤、最主要的症状是腹痛,循环呼吸功能还好者,一般选硬膜外麻醉,有休克者选全麻;选用的全麻药不影响呼吸、心血管和肝肾功能;麻醉中注意补充血容量,纠正水电紊乱;输注多巴胺,尽快纠正低血压;在抗休克同时,尽快实施麻醉和手术,清除坏死组织;术中补钙;避免缺氧、缺血,注意心肌抑制和循环衰竭发生,必要时静注毛花苷 C(西地兰)$0.2\sim0.4mg$;注意呼吸的变化,预防诱发间质性水肿,使呼吸功能减退,甚至发生急性呼吸窘迫综合征(ARDS)。同时警惕肾功能衰竭,对少尿、无尿等经快速输液无效时,用利尿药利尿。

(4)胰腺癌切除术的麻醉处理:胰腺癌是极度恶性肿瘤之一。手术切除是胰腺癌的唯一疗法。麻醉选择仍以连续硬膜外常用。个别情况太差,恶病质和特殊要求时选全麻。术式是行广泛癌肿切除。胰腺头部癌的手术范围更广,包括切除胰腺头部、胃幽门前部、十二指肠的全部、胆总管下段和附近淋巴结,再将胆总管、胰管和胃分别与空肠吻合。是腹部外科最大的手术之一,手术时间长,手术创伤刺激大,麻醉前准备要充分。根据病史、体检和各种检查结果,进行麻醉前评估;改善全身状况和营养不良,纠正水电解质失衡;纠正贫血、低血糖,适量补糖;必要时输新鲜血或血浆;有出血倾向者,给予维生素 K 等止血药;麻醉前选用颠茄类药物、镇痛药及咪达唑仑;麻醉中注意保肝,保证镇痛完善,避免应激反应。切除肿瘤前输液以补糖为主;一旦切除肿瘤及时终止输糖液,改换输乳酸钠林格液和生理盐水。根据血糖水平,适量补胰岛素、氯化钾等,防止高血糖代谢性酸中毒,而加重脑损害。

10.直肠癌手术　一般行直肠癌根治手术,经腹会阴联合切口,手术取截石位,选用连续硬膜外麻醉。采用一点穿刺法时,经胸$_{12}$～腰$_1$椎间隙穿刺,向头侧置管。腹部先进行手术操作,将乙状结肠、直肠游离完后,再行会阴部手术操作。阻滞平面充分、简便、阻滞效果满意。术中适当加用辅助用药以消除内脏牵拉反应。在麻醉效果满足手术要求的情况下,注意尽量减少局麻药用量,避免过宽、过广阻滞平面对循环的扰乱。也宜用两点穿刺双管法连续硬膜外麻醉。一点取胸$_{11\sim12}$或胸$_{12}$～腰$_1$椎间隙穿刺,向头侧置管;另一点取腰$_{3\sim4}$椎间隙穿刺,向尾侧置管,更能保证满意的麻醉效果。但要注意药物逾量及阻滞平面过宽对呼吸、循环的影响。先经低位管给药以阻滞骶神经,再经高位管给药,使阻滞达胸$_6$～骶$_4$,加适量辅助药以控制内脏牵拉反应,麻醉可满足手术的要求。采用腰硬膜外联合麻醉,效果好,小剂量腰麻药可迅速获得完全的、持续时间较长的腰骶神经阻滞,硬膜外给药满足较长持续手术的要求。先于胸$_{11\sim12}$连续硬膜外穿刺置管,再于腰$_{3\sim4}$行腰穿,注入布比卡因 7.5～10mg;平卧后根据麻醉平面要求,向硬膜外腔注入 2% 利多卡因 3～5ml,作为腰麻的补充。也可选腰$_{2\sim3}$椎间隙腰硬联合(CSEA)穿刺,注入 0.5% 布比卡因 2ml 后,置入硬膜外导管,术中必要时注入 2% 利多卡因,是直肠癌根治术有效的麻醉方法。病人情况差时,选用气管内插管,静脉复合全麻或静脉吸入全麻,可充分供氧,维持气道通畅,便于意外情况发生后的抢救。麻醉管理如下。

(1)预防休克:手术部位在盆腔内,位置深,手术时间长,出血多,手术创伤对神经刺激性大,易发生出血性及反射性休克。

(2)维持呼吸循环稳定:手术范围广,分腹部和会阴两手术组同时操作,组织损伤严重。麻醉中应注意体位改变对呼吸循环的影响。常规面罩给氧,并应注意维护呼吸通气量。加强监测,维护呼吸循环功能的平稳。

(3)预防低血压:术前纠正贫血和血容量不足。必要时术前要适当输血,恢复正常血容量,以增强病人对失血的耐受力。取截石位体位时避免因搬动患者体位引起的循环紊乱。术中及时充分补足失血。如果在进行腹内手术操作中未能使血容量得到充分补充,当行会阴部手术操作时,出血将会更多,会引起十分严重的低血压。术中出血要随时根据出血量,给予补偿。因有发生意外大出血的可能,要做好大量快速输血的准备。当直肠与骶骨粘连被强行分离时,易误伤骶前静脉丛。损伤一旦发生,止血相当困难。当止血效果仍不佳时,可将压迫纱布垫留置在直肠后间隙,暂时作为压迫止血的用物。缝合盆腔腹膜,关腹后可达到止血目的。将纱垫经会阴伤口引出一角,也可起到引流作用,当停止出血后,48～72h 逐渐拉出。待病人生命体征稳定后送回病房或 ICU 监测治疗。麻醉科医师向医师及值班护士交代清楚病情后方可离去。

11.结肠及肠道手术肠道手术　可首选连续硬膜外麻醉。右半结肠切除术可选胸$_{10\sim11}$或胸$_{11\sim12}$椎间隙穿刺,向头侧置管,平面控制在胸$_6$～腰$_2$为宜。左半结肠手术可选胸$_{12}$～腰$_1$椎间隙穿刺,向头侧置管,阻滞平面需达胸$_6$～骶$_4$。空肠或回肠手术选胸$_{11～12}$椎间隙穿刺,向头侧置管。进腹手术探查前可静注哌替啶50mg和氟哌利多2.5～5mg,以减轻内脏牵拉反应。休克病人或身体情况差者,或手术范围过于广泛者选用全麻。选用肌松药,控制呼吸。麻醉维持在浅麻醉下,维持血压平稳,保持气道通畅。用琥珀胆碱时,应注意与链霉素、新霉素、卡那霉素或多黏菌素等抗生素的协同作用,引起的呼吸延迟恢复等不良反应。麻醉前肠道准备除服用抗生素外,常需多次清洁灌肠。故应注意血容量和血钾的变化,以防低血压和心律失常等意外发生。术中加强监测,尤应监测心电图。

(罗志军)

第二节　颅脑外科手术麻醉

一、颅脑外科手术麻醉的特点及管理

颅内肿瘤或脑外伤,可引起颅内压力增高,使呼吸、循环功能发生障碍,麻醉管理应避免加重脑功能的损害,维持正常的循环功能,降低增高的颅内压。

(一)颅脑手术麻醉的特点

1.颅脑生理及其正常值　颅腔内有三种内容物,即脑组织、脑脊液、血液。三者的体积与颅腔容积相适应,使颅内保持着稳定的压力。

脑组织的供血来自颈内动脉(67%)和椎动脉(33%)。脑静脉血进入静脉窦离开颅腔后,经颈内静脉到上腔静脉。成人的脑血流量(CBF)常温时约为50ml/(100g·min),占心排血量的15%～20%。

静息时,脑氧代谢率(CMRO$_2$)约3.5ml/(100g·min),全脑氧耗量占全身氧耗的20%,氧耗较高。由于脑无明显的氧储备,极易受循环变化引起缺氧。当脑灌注中断10秒(如在心跳停止情况时)就会引起病人昏迷;中断15～25秒EEG活动消失;中断2分钟脑的高能量代谢ATP停止生产;中断5～6分钟就会引起不可恢复的脑缺氧性损害。如果事先应用低温措施降低CMRO$_2$,则上述时限可有所延长。

仰卧时,正常颅内压(ICP)为8～12mmHg。脑灌注压(CPP)是平均动脉压(MAP)与颅内压之差,其公式:CPP＝MAP－ICP。

当MAP介于70～150mmHg时,脑循环有调节其血管阻力而维持CBF不变的能力。脑血管阻力(CVR)为1.5～2.1mmHg/(ml.100g·min)。对CBF影响较明显的是呼吸中CO$_2$浓度,当PaCO$_2$在2.7～8kPa(20～60mmHg)时,CBF随PaCO$_2$升高而增加,PaCO$_2$每改变1mmHg,CBF可增减2%～3%或1～2ml/(100g·min),但超过12～24小时,PaCO$_2$对CBF的影响明显减弱。缺氧可使脑血管明显扩张,PaO$_2$低于6.7kPa(50mmHg)时可引起CBF迅速增加,PaO$_2$低于30mmHg时,发生意识障碍。但是PaO$_2$介于60～300mmHg时对CBF小致有影响;仅使CBF轻度降低,也不改变脑氧耗量。

2.颅内高压的症状　头痛、恶心、视乳头水肿、嗜睡、意识丧失和行为改变。动眼神经麻痹引起同侧瞳孔散大及无对光反应。展神经麻痹引起对侧偏瘫或轻偏瘫。颅后窝压力增高引起血压、呼吸改变,强迫体位。

3.颅内高压的处理　降低颅内高压的主要目的是使其小发生脑疝和高颅压危象。降低的方法:应用过度通气、脑脊液引流和使用高渗药物、利尿药、皮质激素及巴比妥类药等。

（1）降低脑血容量（CBV）

1）确保呼吸道通畅，避免缺氧和 CO_2 蓄积。因为缺氧和 CO_2 蓄积都可引起脑血管扩张。

2）适当过度通气，使 $PaCO_2$ 维持在 3.33～4.0kPa（25～30mmHg），可产生脑血管收缩，是紧急处理颅内高压的有效方法

3）维持头部静脉引流通畅，可置头高 30°体位。避免因咳嗽、躁动及气道压升高引起的胸腔内压升高。应用 PEEP 治疗时，应以最低 PEEP 达到最好的氧合效果。

4）积极治疗高血压、疼痛、恶心呕吐及躁动不安。

（2）减少脑组织容积

1）渗透性降压：维持较高的血浆渗透压（305～320mOsm/L）减轻脑水肿，可有效降低脑容积。如甘露醇，静脉注射 0.5～2.0g/kg 可使血浆渗透压迅速提高，促使水从脑组织向血管内转移，减少脑容积，降低颅内压。注药后 10～15 分钟起效，30 分钟达高峰，60 分钟 ICP 开始回升，4～8 小时达治疗前水平。

2）利尿：常用药为呋塞米，可减少脑脊液的产生，并使血液浓缩和渗透压升高，达到脑组织脱水和降低颅压的目的。呋塞米静脉注射后 5～10 分钟起效，1～2 小时达高峰。常与甘露醇合用，效果更佳。

3）激素可防治因肿瘤引起的脑水肿，改善颅内顺应性及降低颅压，但治疗因创伤或缺氧引起的脑水肿效果不佳。因其起效慢，越过 2 小时，一般不用于治疗急性颅压升高。

（3）减少脑脊液（CSF）容量：CSF 引流或术中针吸可暂降低 ICP。

（二）麻醉管理

1.病情评估

（1）复习 CT、MRI、PET（正电子发射体层摄影）判断病情严重程度。ICP 增高早期症状包括头痛、呕吐和意识障碍；晚期出现脑疝、高血压、心律失常、呼吸改变、瞳孔散大、无对光反应、偏瘫，最后昏迷和呼吸停止。

（2）颅内大肿瘤、脑膜瘤手术可能导致大出血，需作 CVP 监测。坐位手术易发生空气栓塞。

（3）进食差、液体限制、利尿、脱水的病人往往易出现电解质紊乱，术前应适当纠正。

（4）长期服抗癫痫药、抗高血压药者术前不必停药，但应注意其与麻醉用药之间的相互影响。激素治疗者术后应继续

（5）外伤引起的低血容量可因 ICP 升高而不易觉察，但麻醉期间易出现血流动力学的波动。术前应根据尿量或 CVP 进行治疗。

2.麻醉前用药　应根据病人意识状况考虑，对 ICP 高、无症状、精神紧张或剧痛者，术前用药可减轻病人焦虑。对兴奋、躁动者镇静药稍大，以不抑制呼吸为要旨，避免用镇痛药。

3.麻醉诱导　力求平稳，避免呛咳、缺氧、肌肉僵硬等，因可引起 ICP 升高。插管前给予利多卡因（1mg/kg 静脉注射）可减轻置喉镜的反应。

4.麻醉维持　麻醉期间避免发生兴奋和躁动，多以复合麻醉维持。因为脑实质没有痛觉，故在颅骨和硬膜切开后麻醉药的需要量就大量减少。持续输注丙泊酚[50～150μg/(kg·min)]和（或）瑞芬太尼[0.1～0.5μg/(kg·min)]可提供一个稳定的麻醉深度并且可以允许快速苏醒。ICP 高时过度通气减少脑血容量，利尿药及甘露醇也可降低 ICP，此时建议减少或停用吸入麻醉药，麻醉维持以静脉麻醉药为主。对出血较多者可用血浆代用品补充血容量，但注意用量过多引起凝血酶原或部分凝血激酶时间延长（尤其是淀粉类），建议每天输注量不超过 20ml/kg。对失血较多者可根据 CVP、Hct、Hb 指导输血。

（三）术中管理

1.体位

(1)仰卧头高位:促进脑静脉引流,有利于降低 ICP。但扭转头部可能使颈静脉回流受阻,ICP 升高。

(2)俯卧位:应注意维持循环稳定和呼吸道通畅。术前低血容量可引起严重的体位性低血压。在翻身前后,都应检查并固定好导管位置,维持良好的供氧和通气。

(3)坐位:便于某些手术的操作;脑静脉引流通畅,有利于降低 ICP,也可减少失血;易于观察和维持呼吸道通畅,并可增中胸肺顺应性;利于对面部、胸部和四肢的观察和处理。但有发生以下合并症的可能。

1)低血压和脑缺血。为了准确计算脑灌注压,应将动脉压力换能器置于病人的前额水平。

2)气栓,空气由手术野开放的静脉进入。发生气栓时,$ETCO_2$ 降低,CVP 和 PAP 升高,$A\text{-}aDO_2$ 和 $PaCO_2$ 增加,血压降低。一旦发生,应立即通告手术医师压迫开放的静脉并停吸 N_2O,将病人置于水平或左侧头低足高位,必要时由 CVP 导管将气体抽出。

3)外周神经损伤。

2.呼吸管理

(1)避免发生呼吸道梗阻、CO_2 蓄积和低氧血症;吸入氧的浓度以 50%～60%为好。长时间吸入高浓度的氧可能会他肺泡表面活性物质丧失活性,术后易发生肺不张。

(2)维持足够的麻醉深度,避免发生呛咳和支气管痉挛。

(3)轻度过度通气,维持 $PaCO_2$ 在 4.0～4.67kPa(30～35mmHg)时降低 ICP 最明显,而低于 3.33kPa(25mmHg)时有可能导致脑缺氧。

(4)多主张机械通气,如保留自主呼吸,应以 SIMV 或手法辅助呼吸,即可避免气道压过高又能达到适当过度通气的

(5)PEEP 对 ICP 不利,但在合并肺部疾病而发生低氧血症时,则应视低氧血症和 PEEP 对 CBF 及 ICP 影响的利弊。应以最低 PEEP 达到最好氧合,以利于脑的氧供。

3.循环系统　术中应维持正常血容量以保持循环功能的稳定,避免加重脑水肿。静脉输液选择上肢较好;输液的速度要匀速,避免输注含糖液。术中可交替输注乳酸林格氏液和生理盐水来维持血清渗透压。但在需要大量输液的情况下(多发伤、动脉瘤破裂、脑静脉窦撕裂等)联合应用等张晶体液和胶体液可能更为合适。对较大颅内肿瘤、脑膜瘤、颅内动静脉畸形应作控制性降压。

（四）术中监测

1.常规监测 ECC、血压、SpO_2、$ETCO_2$ 和尿量。

2.取特殊体位,手术创伤大及需要控制性低血压者应监测有创动脉压。

3.合并心血管疾病、颅内高压者,应监测 CVP,必要时放置 Swan-Ganz 漂浮导管监测 PCWP 及全套血流动力学参数。

4.对于创伤大及脑严重外伤者,围术期应监测 ICP 及体温,以指导治疗。

（五）术毕管理

1.手术最后阶段可针对性地应用血管活性药(如艾司洛尔、尼卡地平等),在手术中应用右旋美托咪定也可减少紧急情况时高血压的发生。开始头部包扎时静脉注射利多卡因 1.5mg/kg 可减少包扎时因气管导管移动引起的呛咳和屏气。

2.气管内导管拔出时,如麻醉太浅,易出现呛咳、憋气。应趁麻醉维持一定的深度时吸引呼吸道分泌物,待呼吸功能恢复,如潮气量>300ml,有吞咽动作,可拔管。

3.拔管后,病人的下颌下坠,可放置通气道,或将下颌托起面罩给氧,如不改善,可考虑重新气管内

插管。

4.拔管后观察 10～20 分钟,病人呼吸、循环稳定,唤之能睁眼,脉搏氧饱和度在 95% 以上方可送回病房。

二、颅内动脉瘤和动静脉畸形手术的麻醉

颅内动脉瘤是指动脉管壁扩张,好发于大动脉分支或分叉部。动脉瘤破裂出血常表现于蛛网膜下腔出血。颅内动静脉畸形是指脑血管发育障碍引起的脑局部血管数量和结构异常,并对正常的脑血流产生影响。两者的麻醉处理基本相同。

(一)术前评估

1.精神紧张或是焦虑不安者,应防止再次出血,术前可用地西泮来减轻病人恐惧,但应注意病人的呼吸功能改变。

2.术前应防治呼吸道感染及便秘,以防再次出血。

3.颅内动脉瘤分成五级:Ⅰ级(无症状,或轻微头痛及轻度颈强直);Ⅱ级(中度及重度头痛,颈强直,有神经麻痹,无其他神经功能缺失);Ⅲ级(嗜睡、意识模糊,或轻微灶性神经功能缺失);Ⅳ级(木僵,中度至重度偏侧不全麻痹,可能有早期去脑强直及自主神经系统功能障碍);Ⅴ级(深昏迷,去脑强直,濒死状态)若伴有严重全身疾患如高血压、糖尿病、严重动脉硬化、慢性肺部疾患及动脉造影示严重血管痉挛者,其评级需加一级。

(二)麻醉的选择及管理

1.开放 2 条或以上静脉通路,以备必要时能快速输血输液。

2.麻醉诱导力求平稳,无呛咳,防止气管插管时血压骤升而发生动脉瘤破裂出血,或心血管功能紊乱。

3.麻醉维持,用静脉复合或是静吸复合麻醉,术中维持脑松弛,以便实施动脉瘤手术。

4.维持合适的平均动脉压,防止近期受损的、目前灌注接近正常的区域或主要依靠侧支循环的区域 CBF 明显减少

5.控制性降压,术中在分离、钳夹动脉瘤血管时,一定要使血管张力降低,防止血管破裂,有利于钳夹血管。降压药选用硝普钠、硝酸甘油或吸入异氟烷,或用丙泊酚降压。

6.控制性升压,在临时阻断动脉时,为了增加侧支 CBF,可能需要升高血压。此外在钳夹动脉瘤后,有些外科医师需要穿刺动脉瘤来确定合适的钳夹部位,此时可能需要暂时升高收缩压至 150mmHg。在以上两种情况,均可使用去氧肾上腺素。

三、颅后窝手术的麻醉

(一)术前评估

1.颅后窝肿瘤可引起颅神经麻痹及小脑功能障碍;第Ⅳ脑室阻塞可致脑积水;舌咽神经和迷走神经周围肿瘤可导致吞咽困难,容易发生误吸而引起肺部感染;脑干周围的手术极易发生循环呼吸改变。

2.术前进食困难、呕吐、利尿以及限制液体均可引起低血容量,麻醉前适当补充液体,以免诱导时发生低血压。

3.病人一般情况尚可选坐位。改变体位时应缓慢。对老人、小儿及低血容量病人更应谨慎,气管导管应选择金属螺纹

（二）麻醉选择及管理

1.麻醉选择全身麻醉,诱导力求平稳,避免呛咳、ICP 增高。麻醉诱导可选择硫喷妥钠或丙泊酚、咪达唑仑、芬太尼及非去极化肌松药。诱导时禁忌头过度后仰,以免延髓受压而呼

2.麻醉管理

（1）体位:颅后窝手术常采用坐位,不仅易于显露手术野,而且有利于静脉引流和脑脊液引流从而减少出血,降低颅内压。坐位时,下肢应裹弹力绷带,改变体位时应缓慢,以防体位性低血压。血容量不足的病人,应及时输液或输血。

（2）在麻醉管理上除维持一定的麻醉深度外,应预料到手术操作引起循环和呼吸的改变。在脑桥和脑干周围操作时,可引起心动过缓、室性期前收缩;刺激三叉神经根可致血压突然升高,心动过速;刺激迷走神经时,可引起心动过缓和低血压如果保持病人的自主呼吸,刺激迷走神经常有呼吸减弱或呼吸急促的表现,也可有咳嗽。当呼吸停止,应停止手术,辅助呼吸或控制呼吸,设法使呼吸恢复。当呼吸难以恢复时,可行过度换气。另外可用脱水药。呼吸仍不恢复时,说明第四脑室附近的生命中枢直接受到刺激或损害,后果严重。因此,应加强术中的监测。

（3）空气栓塞:坐位时手术的部位高于心脏平面,静脉压低于大气压,可有静脉空气栓塞的危险。静脉空气栓塞的诊断:①超声多普勒换能器置于右心前区（胸骨右侧第三、六肋间）监测,当突然出现散在的隆隆声响代替了常规的瑟瑟声,示静脉气栓发生。②潮气末 CO_2 分压突然下降低于正常值的 5%,反映死腔的增加,因为空气堵塞血管,肺泡没有血灌注,使排出 CO_2 的浓度突然降低。③经食管超声心动图（TEE）进行监测,因为它置于右房前,不仅可以监测心脏功能,也有助于检测出气栓。一旦出现气栓,早期听到空气在血液中的滚动声,晚期可出现低血压,心动过速,心衰及发绀等。一旦怀疑空气栓塞应立即停用 N_2O,告诉手术医师填塞手术区以防止空气再度进入。可将病人置于水平或左侧位,同时从 CVP 导管迅速抽气,对症处理低血压及心律失常等。

（4）呼吸管理:术中应保持病人绝对平稳,麻醉应有一定深度,在脑干附近操作时,有的术者要求保留自主呼吸,通过呼吸深度和频率来判断手术是否损伤脑干或缺血,因为呼吸改变早于心血管系统及诱发电位的变化。但一些作者认为,保留自主呼吸无监测作用,反而增加手术的危险性。因吸入麻醉约都有呼吸抑制,呼吸抑制势必引起 $PaCO_2$ 升高使脑血流量增加,颅内压升高。另外吸入麻醉药浓度过大使脑血管扩张,也增加脑血流量,颅内压升高。是否保留呼吸主要取决于肿瘤的大小,还取决于术者操作方式和操作技巧。如保留呼吸,应以同步间隙性指令通气（SIMV）或手法辅助呼吸,即可避免气道压过高又有能达到适当过度通气的目的。

（5）手术完毕,病人尚未完全清醒时,拔除气管导管、放置口咽通气道。如自主呼吸难以恢复,应考虑到手术影响,可以留置气管导管或者做气管切开。拔管后要警惕呼吸道梗阻致呼吸困难。

四、经鼻蝶窦肿瘤切除的麻醉

1.术前评估　术前重要的问题是对病人的内分泌功能进行评估,术前应纠正严重的肾上腺皮质功能低下及伴随的低钠血症。甲状腺功能减退很少见,但是如果发现术前甲状腺功能减退,应引起重视并纠正,因为甲状腺功能减退的病人通常不能耐受麻醉药对心血管的抑制。分泌 ACTH 的腺瘤（库欣综合征）通常伴随高血压、糖尿病和向心性肥胖。进行性肢端肥大的病人可出现舌体肥大和声门狭窄,应仔细评估

气道。

2.麻醉管理

(1)肢端肥大:可能出现气管插管困难,选用纤维光导喉镜帮助进行气管插管。

(2)选用金属螺旋气管导管。导管固定口腔左侧,手术过程中不需放牙垫。咽部填塞可防止血液流入胃内,减少术后呕吐,术毕放置牙垫,清除填塞物。

(3)对二氧化碳的管理视情况而定,一般情况下,要求使用低二氧化碳血症来减少脑容积,从而最大限度减轻蛛网膜凸入蝶鞍的程度。

(4)尿崩症是此类手术的一种可能的并发症,但通常发生在术后 $4\sim12$ 小时。当确诊尿崩症后,合适的液体补充方案为,每小时的液体维持量加上前一个小时尿量的 2/3。

(5)术毕将口腔及气道充分吸引干净,病人完全清醒后才能拔管。

五、颅脑损伤手术的麻醉

(一)病情评估

1.颅脑损伤后造成意识障碍、嗜睡、躁动、抽搐、昏迷等。损伤严重程度根据 Glasgow 昏迷评分,依睁眼反应、语言反应和最佳运动反应三方面进行评分。评分在 5 分以下者,脑损伤严重,死亡率高。

2.早期急救主要是维持生命和防止继发性脑损害。对呼吸道不通畅者,首先要解除呼吸道梗阻,保持呼吸道通畅。对颈椎骨折的病人,颈部不能过度后伸和前屈。

3.气管插管时,可能会遇到诸多问题,包括 ICP 升高、饱胃、颈椎状况不明、气道状况不明、血容量状态不明、病人不合作、低氧血症等;没有绝对正确的方案,最好的方法是衡量各种因素的利弊和病情的紧急程度,开始时不必过分强调 ICP,需要始终坚持复苏的步骤。

(二)麻醉的选择及管理

1.一旦气道或者颈椎状况不明,应当避免使用直接喉镜插管。

2.一般情况尚可者,选全麻气管插管。注意压迫环状软骨和保持脊柱轴线稳定。虽然琥珀酰胆碱可能会增加 ICP,但在重症颅脑损伤病人并不增加 ICP,因此创伤性颅脑损伤病人并不禁用琥珀酰胆碱。

3.脱水和激素的应用:预防颅内压升高,减轻脑水肿。小推荐预防性使用过度通气。

4.补充血容量、纠正休克,积极维持 CPP 在 $60\sim70\text{mmHg}$

六、脑脊液分流手术的麻醉

麻醉管理:

1.一般不需要采用有创监测。应选择避免进一步增加 ICP 的麻醉技术。常采用中度过度通气($25\sim30\text{mmHg}$)。

2.当脑室首次置管时,血压可能会突然下降(脑干压力减轻),有时会需用短效升压药。

3.分流术后病人取仰卧位,防止脑室系统过快塌陷。

(罗志军)

第三节　心血管外科手术麻醉

一、心脏瓣膜置换术麻醉

心脏瓣膜包括主动脉瓣、二尖瓣及三尖瓣。其病变严重时进行置换是彻底治疗的方法。心脏瓣膜置换术占心内直视手术的 52.2%，心瓣膜病大多由风湿性心脏病引起。换瓣术中，其中单瓣置换为最多，占 33.3%～91%，双瓣置换占 9%～14.5%，再次换瓣占 4%～4.4%。一是此类病人病例多、病程长，病情严重，心功能严重减退，心脏明显扩大，伴有严重心衰、心律失常，急症多，多属抢救性手术，麻醉有很大风险性。二是病变粘连者多，心脏大，使手术难度增加，循环阻断时间较长，心肌受损大，严重并发症发生率高，心肌保护和大脑保护很重要，麻醉技术要求高，管理难度大。应了解每个瓣膜病变所造成的血流动力学改变的性质与程度，才能合理用药，做好麻醉管理，维持血流动力学的相对稳定。

【病理生理特点】

1.**主动脉瓣狭窄（AS）**　病因已由风湿性瓣膜病变为主改变为衰老、钙化的退行性变为主，正常主动脉瓣口面积约为 $3(2.6～3.5)cm^2$，$<0.9cm^2$ 为重度狭窄。当狭窄至 $0.8cm^2$ 时，才会出现临床症状和体征，引起病理改变。

(1)左心室排血明显受阻，心排血量受限，当心动过缓时减少。

(2)左心室壁顺应性降低，循环容量已绝对不足，正常的心房收缩约提供 20% 的心室充盈量，而主动脉瓣狭窄病人则高达 40%。

(3)左心室舒张末压升高引起肺充血，肺毛细血管楔压常较左心室舒张末压力为低。

(4)心功能不全，病变早期心肌收缩性、心排血量和射血分数均保持良好，后期则受损抑制，常见于心内膜下缺血引起的心功能不全。

(5)心肌缺血危险，心室壁肥厚使基础氧耗量增加，心室收缩排血时心室壁张力增加，心肌氧耗显著增多。心室收缩时射血时间延长，降低了舒张期冠状动脉灌注时间，及心室顺应性降低，舒张末压增高引起冠脉有效灌注压降低，部分病人因伴有冠心病而心绞痛。心动过速使氧供/需失衡，应大力预防和处理心肌缺血。

2.**二尖瓣狭窄**　二尖瓣狭窄(MS)多为风湿性，50% 患者术前有充血性心功能不全、阵发或持久性房颤等。正常二尖瓣面积 $4～6cm^2$，$<2cm^2$ 为轻度，$<1cm^2$ 为中度狭窄，$0.3～0.4cm^2$ 为重度狭窄。

(1)左心房向左心室排血受阻：左心室慢性容量负荷不足，左心室腔相对变小，左心房则是容量和压力过度负荷。中后期射血分数降低。

(2)越瓣流率增加：跨二尖瓣压差与瓣口面积和经二尖瓣血流率有关。当心动过速时，舒张充盈时间缩短较收缩期缩短更明显，为了保持心排血量恒定，就需增加越瓣流率，压差与流率平方成正比，当出现快速房颤时就容易发生肺水肿。

(3)呼吸困难：病程长时，左心房压和肺静脉压升高，使肺水渗漏增加，后期在两肺基底部组织肺水肿增加，肺顺应性降低，增加呼吸做功出现呼吸困难。

(4)三尖瓣反流：病情进展时，发生肺动脉高压，肺血管阻力增加，使右心室后负荷增加，而引起右心室功能不全和出现功能性三尖瓣反流。

3.主动脉瓣关闭不全　先天性常伴其他畸形,后天性多为风湿性,主动脉瓣关闭不全常伴有主动脉根部扩张。病理改变如下。

(1)左心室肥厚:左心室容量过度负荷,左心室舒张末室壁张力增加,左心室扩大,室壁肥厚。

(2)心室舒张末压增加:心室舒张期顺应性增加,舒张期主动脉血液大量反流,虽然舒张末容量显著增加,但心室舒张末压增加有限。舒张压低,降低冠状动脉血流量。

(3)影响心肌氧供:左心室肥厚、扩大、基础氧耗高于正常;主动脉舒张压降低,有效冠状动脉灌注压下降,影响心肌氧供。冠状动脉内膜下缺血。

(4)左心室收缩力减低:后期影响心肌收缩性,心脏效能与每搏容量降低,收缩末容量增加,左心室收缩力减低而致左心衰,左心室做功增加。

(5)急性主动脉瓣关闭不全:其左心室大小及顺应性正常。但因突然舒张期负荷过多,造成舒张期压力骤升而降低反流量。左心室每搏容量,前向性心排血量和动脉压降低,通过交感代偿活动以增加外周血管阻力与心率来维持血压,但只能增加后负荷,将进一步降低前向性每搏容量。

4.二尖瓣关闭不全　二尖瓣关闭不全(MI),以风湿性最常见。也可由细菌性心内膜炎、乳头肌梗死及二尖瓣脱垂等引起。其病理变化如下。

(1)心肌氧耗增加有限:左心室慢性容量负荷过多,等容收缩期室壁张力却降低;左心室收缩早期排血入低负荷的左心房,然后才排入主动脉,虽然心肌做功增加,但心肌氧耗增加有限。

(2)反流容量:取决于心室与心房之间的压差,以及二尖瓣反流孔的大小。

(3)心肌收缩性显著损害:一旦病人出现症状,提示心肌已有损害;病人有肺充血症状时说明反流容量极大,>60%,心肌收缩性已受到显著损害。

(4)急性二尖瓣反流:其左心房大小及顺应性正常,一旦发生二尖瓣关闭不全,形成反流,将引起左心房及肺毛细血管压骤升。二尖瓣急性反流多发生在急性心肌梗死后,心功能不全、充血性心衰和肺水肿均发生,即使做紧急二尖瓣置换术而幸存,5年存活率<30%。

【麻醉处理】

1.主动脉瓣狭窄麻醉管理

(1)保持窦性节律:应尽量保持窦性节律,避免心动过速,增加后负荷及对心肌明显抑制。①快速节律失常,即使血压在适宜范围,仍需积极治疗。普萘洛尔1~5mg,或艾司洛尔(esmolol)25~50mg,或维拉帕米2.5~5mg,以5%葡萄糖液稀释后,缓慢静注,必要时可增量。若药物治疗无效,且心电图提示ST段改变时,采用体外电复律。②室上性心动过速,苯肾上腺素0.1~0.5mg静注。避免心动过缓,因每搏量已下降,靠较快的心率维持冠状动脉灌注。

(2)防治低血压:注意保持血管内容量,避免容量不足,低血压影响冠状动脉灌注和心肌缺氧,每搏量降低可使血压进一步降低。处理:①补充血容量,纠正血容量不足。②用α-激动剂,苯肾上腺素0.1~0.5mg,静注,可升高血压,还可治疗室上性心动过速。除非血压严重下降,避免应用正性肌力药。

(3)高血压处理:①加深麻醉,及时调整麻醉深度。②用扩血管药,一般连续输注硝酸甘油,可降低肺动脉压,而对外周动脉压影响较小。比硝普钠或肼苯达嗪效果好。③正性肌力药,瓣膜置换术后停体外循环时常用多巴胺,若剂量过大也可致血压过高。

2.二尖瓣狭窄麻醉管理　二尖瓣膜置换时麻醉应注意:

(1)避免心动过速:患者术前存在的心房纤颤以洋地黄类控制心率,用至术前,不要随便停药。患者入手术室后,一旦出现快速房颤,或心室率过快,是患者焦虑、紧张所引起,处理:①静脉追加毛花苷C,0.2~0.4mg/次。②注意血钾水平。③立即静注镇痛药,更恰当的方法是静注吗啡,0.1mg/kg,解除病人焦虑紧张,降低基础代谢及肺动脉压。④面罩加压给氧。⑤必要时用硝酸甘油 0.3～0.6mg,含舌下,5min 即可奏效,使肺部过多的血流疏导至外周静脉,防止早期肺水肿发生。⑥控制心动过速,患者情况尚可、血压、脉压接近正常范围时,为控制心动过速,可静注普萘洛尔 1～5mg;或艾司洛尔 25～50mg;或维拉帕米 1.25～2.5mg;或柳胺苄心定 5mg 等。

(2)纠正血容量:保持适当的血管内容量。CVP 控制在 10～15cmH$_2$O,有尿排。

(3)避免加重已有肺高压:为减轻右心室负荷,围麻醉期应积极防治、避免加重肺高压。①及早用扩血管药物。②低血压治疗,瓣膜置换术后低血压治疗会有一定困难,除纠正容量外,静脉输注多巴胺,或多巴酚丁胺,或多培沙明,或肾上腺素 1mg,加入 5％葡萄糖溶液 100ml 中 0.05～0.5μg/(kg・min)等,剂量恰当,可增加心排血量和血压,而心率不致过于加速。缩血管药应予避免,因其加重肺动脉高压而促使右心室衰竭。③用血管扩张药与正性肌力药,一旦发现右心室功能不全,应立即用之。

3.主动脉瓣关闭不全麻醉管理

(1)避免增加左心室后负荷:外周血管阻力保持在较低水平,可增加前向性血流,降低反流分数,适当增加心率,可降低反流量和左心室腔大小。

(2)用血管扩张药:如硝普钠、酚妥拉明连续输注,防治围麻醉期血压过高及外周血管阻力增加。血压增高可加重血液反流。

(3)容量支持:部分患者需做容量支持。

(4)静脉输注异丙肾上腺素:当心动过缓时,可引起左心室腔严重扩大,用阿托品常无效,需输注异丙肾上腺素,若心包已被切开时,则可直接采用心脏起搏,提高心室率。

(5)急症主动脉瓣关闭不全:多属抢救性手术,术前已使用血管扩张药治疗,手术日不停药,并过渡到静脉用药。

4.二尖瓣关闭不全麻醉管理　其血流动力学改变同主动脉瓣关闭不全类似。麻醉应注意事项如下。

(1)保持轻度的心动过速:因较快心率可使二尖瓣反流口相对缩小。

(2)维持较低外周阻力:降低前向性射血阻抗,可有效地降低反流量;保持周围静脉适当的扩张,使回心血量有所下降,可降低舒张期容量负荷过重和心室腔大小;血管扩张药对这类病人特别有益。保证足够血容量。

(3)改善换瓣后心室负荷:换瓣后左心室将面对"新的"收缩压峰压、心室排血阻力增加,改善术后心室负荷,可将正性肌力药支持与血管扩张药同时应用。

【麻醉前准备】

1.麻醉前评估　心脏瓣膜置换术麻醉风险大,麻醉诱导及术中会出现室颤、心搏骤停。麻醉前全面了解病情,充分估计麻醉手术的危险性,做必要的麻醉前准备治疗和选择适宜的手术时机。

(1)心肌缺血或梗死:主诉有无频发性心绞痛,心电图及动态心电及彩超辅助诊断,诊断明确。因为体外循环及再灌注损伤加重病情。

(2)心功能状况:准确判断心衰症状、类型及心功能级别,心衰Ⅱ～Ⅲ级危险性较大,心衰Ⅳ级必经内科治疗、心衰控制后 1 年方可手术。急症除外。

(3)心律失常的性质:室性心律失常Ⅱ级宜先治疗,Ⅲ～Ⅴ级禁忌麻醉,否则危险。急症可在复苏措施或复苏成功后施行。左束支及双束支阻滞患者危险性大。房颤、Ⅲ度房室传导阻滞危险性大。

(4)高血压:三期危险性较大。

(5)呼吸困难:已有慢性缺氧,再出现急性缺氧其危险性增大。

(6)心脏明显扩大:心胸比例＞0.7～0.95,心壁变薄,心肌收缩力减弱,麻醉处理困难,危险性大。

(7)心动过缓:仍然可为麻醉管理造成困难,危险性增大。

2.精神准备 由于病程长,病变重,患者存在着焦虑、恐惧强烈,麻醉医师术前应与患者交谈,减少恐惧心理和由此引起的心血管反应,使患者不至于过分紧张,有充分的精神准备。

3.麻醉前用药

(1)哌替啶 1mg/kg(或咪达唑仑 0.15mg/kg),术前 30min 肌注。氟哌利多 0.1mg/kg。

(2)东莨菪碱 0.1~0.3mg,术前 30min 肌注。麻醉前用药不可少。

4.其他 备新鲜血及起搏器等。

【麻醉方法及管理】

1.麻醉要求 心脏瓣膜置换术的麻醉要求有 3 点。

(1)对心血管功能的影响最小:力求各药物对心血管功能减损降至最低限度。

(2)降低应激反应:对气管插管和外科操作无强烈、过度的应激反应,改善心脏的负荷,保持血流动力学的相对稳定。

(3)控制性强:可按药效和病情随时加以调整。

2.麻醉诱导 须头高 15°左右,必要时取半卧位或坐位,面罩吸氧及辅助呼吸,待患者入睡后将床摇平,行气管内插管。

(1)缓慢静注咪达唑仑,0.06~0.08mg/kg。

(2)静注,芬太尼 6~8μg/kg+泮库溴铵 0.1~0.2mg/kg,或阿曲库铵 0.5~0.6mg/kg,控制呼吸,气管内插管。

(3)诱导前监测:连接 ECG、桡动脉穿刺测压 CVP 等,建立两条静脉通路,在 ECG、SpO_2 监测下诱导,诱导后监测 MAP,15min 后监测动脉血气。

3.麻醉维持 目前以芬太尼类为主的静脉或静吸复合全麻,吗啡因其本身缺点而不用。

(1)芬太尼:连续输注 20~30μg(最大 40~50μg)/kg+氟哌利多 10mg+泮库溴铵 0.015~0.02mg/kg,或阿曲库铵 0.1~0.2mg/kg,分次追加,维持一定深度。

(2)咪达唑仑+芬太尼+丙泊酚:注意血压及心率变化。

(3)氯胺酮:用于心率过缓病人,静注 1mg/kg。

(4)多巴胺:5~12μg/(kg·min),连续输注等。

(5)吸入全麻药:吸入低浓度的氟烷、异氟烷或恩氟烷,或七氟烷,加深麻醉,维持血流动力学稳定。

(6)安置心外膜起搏导线:所有病例均应预防性安置心外膜起搏导线。

4.麻醉管理

(1)维持循环稳定:患者心功能差、心脏显著扩大、心肌壁薄、收缩力减弱、对麻醉药物耐受性差,管理的关键是维持稳定的循环功能,诱导时循环稳定,避免麻醉药对心功能的进一步抑制。如血压升高、心率有异常时及时处理。防止心动过缓。

(2)严防缺氧:心功能严重减退者,对缺氧耐受性差,入室后吸氧,诱导期充分供氧,用表麻等方法减轻气管插管的应激反应。控制呼吸方法要正确,效果可靠。维持冠状动脉灌注压,防止心肌缺氧。

(3)严密监测:常规监测 ECG、MAP、CVP、SpO_2、体温、尿量及血气电解质。ECG 监测心率、节律和心肌缺血表现,即 ST 段、T 波的改变。有条件时监测经食管超声心动图(TEE),监测心肌缺血比 ECG 更为敏感和准确。手术涉及心脏时,及时提醒手术者,以减少对心脏的压迫和刺激,尽早建立体外循环(CPB),可避免低血压、心律失常或心搏骤停的发生。

5.麻醉后管理 当瓣膜置换完毕,体外循环结束时,血细胞比容为 25% 左右,管理工作如下。

（1）余血回输：先回输体外循环机器内自体血，后依据计算的失血量，输注库血以补充血容量。

（2）心动过缓：排除低温的影响后，用小量肾上腺素或异丙肾上腺素静脉输注纠正。

（3）血压偏低：输注多巴胺 $3\sim10\mu g/(kg \cdot min)$。

（4）血压过高：血压过高并外周血管阻力增加，静脉输注酚妥拉明；室性早搏，静注利多卡因，$1mg/kg$。

（5）术后心功能不全：CPB 术后的低温、心肌缺血、缺氧、手术创伤和电解质紊乱等，对原有心功能减退者，更易发生低心排综合征，适当延长辅助循环时间，对患者有益。静注多巴胺，$5\sim12\mu g/(kg \cdot min)$，增强心肌收缩力，若 MAP＞100mmHg 者，静输硝普钠，$0.5\sim5\mu g/(kg \cdot min)$，使 MAP 维持在 $60\sim80mmHg$，降低了心脏前后负荷，减少了心肌耗氧，保证了良好的组织灌注。

（6）安置心外膜起搏导线：每例患者都应预防性采用，以便能及时治疗心脏直视手术后心搏无力或心律失常，尤其心功能差、心脏巨大者。

二、先天性心脏病手术麻醉

先天性心脏病（CHD）手术是常见的心脏手术，占心脏手术中的首位。发病率占存活婴儿的 $0.6\%\sim0.8\%$。常见的有室间隔缺损（VSD）修补术，房间隔缺损（ASD）修补术和法洛（TGA）四联症根治术等。目前手术成功率大大提高，麻醉病死率接近零，手术病死率也降到 2%。成功的麻醉是手术顺利完成不可缺少的重要环节。

【麻醉前评估】

1.病史　是病情评估的主要依据，必须详尽、准确。包括询问症状、畸形表现、活动状况、喂养方式、内外科治疗史和现状、过敏史、麻醉史、气道情况及新生儿母亲的病史等。

2.体检

（1）一般表现：低氧血症、肺血流增多、容量负荷增大、充血性心衰、皮肤发绀、活动能力下降等。

（2）生命体征：血压、脉搏、呼吸、气道以及心肺体征等。

3.实验室检查　ECG、X 线胸片、超声心动图、心导管等。

（1）先天性心脏病的 ECG 表现。

（2）胸部 X 线片：术前 X 线胸片提示肺血流淤血、心脏大小、肺血管浸润气道、心脏错位和畸形、主动脉弓位置及内脏位置和肺部浸润等情况。

（3）生化检查：包括血常规、尿常规、电解质和尿素氮，以及肝功能和凝血功能等，其他特殊检查按病情需要进行。

（4）超声心动图：无创性二维超声图像和彩色多普勒技术对诊断先天性心脏病有价值，二维超声心动图能显示心内和心外解剖结构和动力学特征。M 型超声心动图测量大血管和心腔直径，心室功能（按收缩和舒张时心腔大小）及估计压力。多普勒超声心动图可判断血流方向、流速等。

（5）心导管检查：了解分流位置、方向和大小，各腔压力，肺血管阻力（PVR）、全身血管阻力（SVR）等。注入造影剂进行心血管造影。

4.CHD 高危指标　$SpO_2<75\%$；肺血流（Qp）：全身血流（Qs）＞$2:1$；左室流出道压力阶差＞$50mmHg$；右室流出道压力阶差＞$50mmHg$；PVR＞6wood U；HCT＞60%。具备任何一条均表示高危。

【麻醉前准备】

1.患儿准备

（1）麻醉前用药：包括心脏用药、预防性抗生素和镇静药。达到保持患儿充分安静、合作、麻醉诱导平稳、减少麻醉药用量的目的,要求不抑制呼吸和循环,发绀型患者剂量要重。①基础麻醉,氯胺酮 5～6mg/kg,于术前 30min 肌注。或口服咪达唑仑糖浆,0.5～0.75mg/kg。②东莨菪碱,0.01mg/kg 术前 30min 肌注。③吗啡,0.05～0.2mg/kg,术前 30～60min 肌注。④阿托品,仅用于心动过缓者,0.02mg/kg。或东莨菪碱,0.01～0.04mg/kg,术前 30min 肌注。

(2)充分吸氧:麻醉前吸入高浓度氧,提高 SpO_2 的高度。合并气道梗阻者,或呼吸功能不全者,禁用麻醉性镇痛药和镇静药。

(3)麻醉前准备:①术前用洋地黄和利尿药的患者,持续用药至术日晨,或连续用药至术中;②重症新生儿和小儿术前,连续输注多巴胺和前列腺素者,术中应维持输注;③婴幼儿术前喂清饮料,术前 6～8h 禁食,2～4h 禁饮水;④发绀型伴细胞增多症(Hb>60%),术前静脉输液,乳酸钠复方氯化钠溶液 10ml/kg,使血液稀释,输液量可增加 1～1.5 倍。但充血心衰者应限制液量,仅需维持量的 1/4～1/2。

2.诱导前准备　入室患儿要保持安静、合作,当焦虑、啼哭和挣扎时,可肌注氯胺酮或咪达唑仑,基础麻醉。

(1)吸氧:如前所述。法洛四联症患儿每天吸氧。

(2)监测和穿刺:行 ECG 及 SpO_2 监测。经桡动脉(或股动脉)穿刺置管,直接动脉测压,显示动脉波形、SP、DP 和 MAP 数值。测 CVP,输液、注药治疗(如 5% 碳酸氢钠、极化液等)。经鼻咽腔及肛门置入测温探头监测温度。有条件时,测左心房压、右心房压或肺动脉楔压(PAWP),或经食管超声探头行心血管功能监测。

(3)保暖:非 CPB 时要注意保暖,室温 24～26℃,预防低温对心脏、肺血管的不良反应。备加温设备。低温 CPB 时,室温不宜过低。

【麻醉处理】

1.静脉诱导　可使患儿尽快安静,减少干扰患者病理生理与代偿机制之间的平衡,药物选择根据年龄和病理变化决定。

(1)发绀型患者:静注,氯胺酮 1.5mg/kg＋芬太尼 10μg/kg＋泮库溴铵 0.1～0.2mg/kg 或维库溴铵 0.08～0.1mg/kg。气管内插管,控制呼吸。

(2)右向左分流患者:可缩短诱导期选氯胺酮。

(3)充血性心衰患者:避免用硫喷妥钠,选芬太尼、氯胺酮、舒芬太尼等。

2.吸入全麻药诱导　其优点是麻醉浓度易于调节,苏醒迅速,减少心肌消耗,术毕可早期拔管。氟烷增加迷走神经张力,异氟烷扩张血管。

(1)面罩吸入全麻药:患者入室时已入睡,诱导开始用面罩吸入七氟烷诱导。

(2)先静注静脉全麻药后吸入全麻药:若患者未入睡,先用静脉全麻药,入睡后再吸入全麻药。

3.麻醉维持　按病情、手术方法及术毕是否带回导管而定。多选用以芬太尼族(如芬太尼、舒芬太尼、瑞芬太尼等)为主的静脉复合或静吸复合麻醉。

(1)芬太尼:分次静注或连续输注。机械通气。10～20μg/kg,分次缓慢注射。连续输注,30～50μg/kg,稀释后连续静脉输注或泵注。咪达唑仑 0.1～0.2mg/kg。分次静注。

(2)联合吸入全麻药:易于调节麻醉深度,术毕从肺部排出,可早期清醒拔管。常用 1% 恩氟烷吸入,或 1% 七氟烷吸入,或 0.5%～1.0% 异氟烷吸入,潮气量 10ml/kg。吸入浓度可逐步减低,间断吸入。不用氧化亚氮吸入。

4.监测　全面监测是安全的保障,先天性心脏病手术 CPB 中监测困难,但却十分重要,常用方法及其临床变化的意义如下。

(1)MAP:CPB 中 MAP 高,提示管道位置不当、SVR 升高或浅麻醉。低血压时通常表示 SVR 下降、支气管侧支循环存在及其测压管道移位等。

(2)CVP:转流开始 CVP 升高,因上腔导管位置不当、血容量过多和静脉管阻塞。CVP 降为负压,是静脉血回入储血器产生虹吸作用所致,CVP 正压或零见于右心室剖开时。

(3)体温:降温和复温过程必须由测温器监测,其探头置入鼻咽部示身体中央温度,温度变化的速度也表明组织灌注情况。

(4)血气分析及电解质和激活凝血时间:这 3 项监测在先天性心脏病手术 CPB 管理中很重要。①血气分析,CPB 中转流开始、转流中和转流后应监测 PaO_2、$PaCO_2$,以提示呼吸功能和 pH 等。$PaCO_2$ 应为 28～35mmHg。②电解质,血液稀释可造成电解质紊乱,尤其是钾;转流中使用高钾心肌保护液,使钾离子紊乱,应间断测定血钾变化。③激活凝血时间,在施行升主动脉插管前,常规经心内注射肝素 2.5～3mg/kg,通过测激活凝血时间(ACT)达 480s,提示抗凝作用合适,转流中每 30min 测 ACT 1 次,转流毕静注鱼精蛋白拮抗肝素(常用量之比为鱼精蛋白 1.5mg 拮抗肝素 1.0mg),注入鱼精蛋白 10min 后,再测 ACT,直至正常值(90～120s)即可。

(5)尿量:观察尿量,了解心功能和肾功能情况,指导术中输液。

(6)潮气量:术中充分供氧,可随时测定潮气量,按 6～7ml/kg 计算,轻度过度换气,全麻结束>6ml/kg。

5.心肌保护　是先天性心脏病手术麻醉成功的关键之一,为麻醉科医师和手术医师一直关注的热点课题,常用方法如下。

(1)体外转流全身低温:降温 25～30min,鼻咽温达 15～17℃,直肠温 18～20℃。酚妥拉明 0.5mg/kg,加入 5%葡萄糖液输注,促进降温。

(2)冷心停跳液:钳闭主动脉,于升主动脉正行灌注 0～4℃心肌保护液,近 20 余年来临床采用的常规方法。首次灌注 15～20ml/kg。<1 岁婴儿(体重<10kg),或特殊复杂畸形矫正术,可采用深低温停循环(DHCA),手术野完全无血,无插管阻碍,不用心内吸引,有助于精细地进行心内操作;减少非冠状血流,加强心肌保护;缩短转流时间,以减少血液破坏。目前含血停跳液中,温血停跳液应用较普遍。

(3)心脏局部降温:心脏表面置冰生理盐水和冰屑、小冰袋等局部降温有助于降温。

(4)控制室温:降低室温,头、颈部置放冰袋等,有助于降温。

(5)深低温下停跳:对新生儿及婴幼儿未成熟心肌的保护方法未取得一致意见,有的主张血液降温至深低温后,心肌在深低温下停跳(DHCA),不提倡用停跳液灌注。成人采用的多次停跳液灌注方法并不适用于小儿。

6.转流技术　CPB 是先天性心脏病及心血管外科的重要条件和技术保证,有其特点。过去小儿 CPB 由于大量血液稀释、血液成分严重破坏等影响,婴儿 CPB 并发症发病率和死亡率较高。成人预充液与血容量之比为 0.25:1,而婴儿则为 3:1,故转流期间的循环容量是以预充液为主,在小儿的预充液内必须追加红细胞或全血。近年有以下改进。

(1)膜肺氧合:应用于小儿先天性心脏病手术有较快发展,氧合功能明显提高。总体设计上由分体式发展为氧合、变温、储血于一体的整体结构,并有肝素附着的先进工艺。

(2)离心泵:为 20 世纪 90 年代来比较普及的,以代替滚压泵。新的 CPB 机和氧合器,可减少预充液,减少血液成分破坏,提高氧合效果,克服和减少 CPB 存在问题和弊端。

(3)维持组织灌注良好:婴儿的血管床开放,无阻塞性病变,血管阻力小,转流中即使流量很高(达 150ml/kg),MAP 仍低,为 20～40mmHg,虽然 MAP 低,组织灌注氧合却良好。应严密观察,若 MAP 低而 CVP 稍升高(如上、下腔静脉管道移位或阻塞),将使组织灌注明显下降,而导致组织缺血。转流技术和手术操作影响病人的安危。

7.转流期间的麻醉管理 先天性心脏病手术心肺转流期间需做以下麻醉处理。

(1)注意观察:①维持一定的气道压,钳夹阻断主动脉后,左心室射血停止,机械通气应即中断。麻醉机继续供氧,维持气道压 2.3~3.5mmHg。②转流,转流开始注意观察头面部肤色和 CVP,及时发现上腔管道阻塞,或动脉插管方向错误,并正确处理。③灌注,通过 MAP、CVP、尿量、体温下降速度、pH 和静脉血氧饱和度(SVO_2)等监测,维持灌注良好。

(2)维持麻醉深度:转流中维持足够的麻醉深度,保持患者安静,无自主呼吸。转流前、中,追加芬太尼、咪唑安定、肌松药,也可在 CPB 机上安装吸入全麻药蒸发罐,吸入异氟烷以维持麻醉。

(3)备转流毕用药:备正性肌力药、血管扩张药、利尿药、鱼精蛋白等;备起搏器、冰冻血浆、血小板、平衡盐液等,转流毕使用。

(4)复温:心内手术操作完毕始复温。①停止转流的条件,畸形纠正完成;鼻咽温达 36~38℃,直肠温>32.5℃;ECG 显示良好心律;pH、电解质、Hb 等均于正常范围;MAP 正常(即使应用正性肌力药时)等。②机械通气,转流停止,施行机械通气,吸入高浓度氧。③静注鱼精蛋白,CPB 机供血停止,不考虑再次转流时,可经主动脉根部推注或静注鱼精蛋白对抗肝素作用,密切观察血压,并复查 ACT。

8.转流后管理 转流后的麻醉管理更为重要。

(1)维持血流动力学稳定:当转流停止,即连续输注正性肌力药和血管扩张药,可持续数日,至 ICU 中逐渐停药,过早停药对维持血流动力学稳定不利。根据左心房压(LAP)、MAP、CVP 或肺动脉楔压(PAWP)及尿量等纠正血容量不足或过多,连续输注冰冻血浆、5%白蛋白或全血等胶体溶液,以替换体内水分,给予血小板等纠正凝血功能障碍。

(2)拔除气管导管:术后可选择性早期拔除气管导管。

手术室内拔管指征:全清醒,全身暖,肢体有力;自发呼吸恢复,血气分析正常;转流时间短,用或不用 CPB,主动脉钳闭<30min;肺动脉压正常或反应存在;血流动力学稳定,未用药支持;凝血功能正常,无需再次手术。

术毕早期拔管:可减少术后并发症和缩短病人在 ICU 停留时间,术后机械通气不宜过久,以免产生依赖性。满足下列条件者早期拔管:①术前呼吸功能正常,术后 SpO_2 正常;②术前心功能Ⅱ~Ⅲ级,心脏畸形矫正满意;③心脏复跳后功能正常,循环功能稳定;④术毕很快恢复神志和自主呼吸。

安全护送患者至 PACU 或 ICU:对留置导管的病人,搬动前静脉追加芬太尼和非去极化肌松药,以保证病人护送途中安稳、防止躁动和寒战;准备急救用药,携带体积小的监测仪,护送途中继续人工呼吸,以确保安全。

【常见手术的麻醉】

1.房间隔缺损(ASD)麻醉

(1)维护心排血量(CO):维护心率、前负荷和心肌收缩性,以维护 CO,因为 CO 下降可影响全身器官组织灌注压。

(2)防止 PVR/SVR 下降。

(3)避免 PVR/SVR 升高:否则可导致右向左分流。ASD 多数病人心功能储备良好,诱导和维持麻醉均可获得合适的麻醉深度,血流动力学平稳,不合并肺阻塞疾病,通常术毕可早期拔管。

2.室间隔缺损(VSD)麻醉 VSD 占先天性心脏病第一位,为 30%。麻醉原则如下。

(1)维护 CO 稳定:CO 减少将影响器官组织的灌注,故要维持心率、前负荷和心肌收缩性平稳,以维护 CO 稳定。

(2)避免 PVR/SVR 不稳定:比值升高,可造成右向左分流,比值下降,则 CO 下降。

(3)缓解右向左分流:若右向左分流增加时,应加强机械通气,降低 PVR,并维持和提高 SVR,以缓解右向左分流。

(4)麻醉选择:VSD 心功能良好,选用静脉或静吸复合麻醉诱导和维持,血流动力学平稳,气管插管后可维持良好通气,PVR/SVR 稳定。

(5)新生儿和婴幼儿 VSD:其 VSD 伴充血性心衰时,选芬太尼或舒芬太尼,可维持血流动力学平稳,并可抑制因手术操作所致 PVR 升高,诱导前肌注氯胺酮 5～6mg/kg,用于不合作者。

(6)拔管:VSD 修补后,肺动脉压立即下降,术毕血流动力学稳定时,符合拔管指征即可拔管。

(7)维持正常心率:有的病人因手术操作影响,可出现房室传导阻滞,需用异丙肾上腺素 0.01～0.05μg/(kg·min),输注,或起搏器维持正常心率。

(8)支持右心室工作:若 PVR 下降不明显时,用机械呼吸,静脉连续输注多巴酚丁胺 5～10μg/(kg·min),或多巴胺 5～10μg/(kg·min),支持右心室工作。

3.法洛四联症(TOF)麻醉　TOF 是最常见的发绀型先心病,麻醉期间尽管吸入纯氧,因受多种因素影响有时发生严重发绀,甚至诱发右心室漏斗部痉挛而致心搏骤停。死亡率高,麻醉有特殊性。TOF 根治术麻醉要求如下。

(1)维持 CO:通过维持心率、心肌收缩性和前负荷稳定,支持 CO。

(2)避免 PVR/SVR 升高或下降:否则将增加右向左分流,加重发绀。

(3)预防抑制心肌收缩性:尤其是严重流出道狭窄者。

(4)维持良好的机械通气:可降低 PVR,控制或提高 SVR,这对流出道重度狭窄者尤为重要。

(5)积极防治低氧血症:设法提高 SpO₂,防止漏斗痉挛,保障患者安全。①麻醉前充分吸氧,麻醉前吸入 100%氧。②充分镇静,因 TOF 病儿恐惧、哭闹、闭气致肺血流减少,加重发绀,且诱发漏斗部痉挛。术前肌注氯胺酮 5～8mg/kg,或口服氯胺酮,基础麻醉,消除恐惧、哭闹与闭气。③解除漏斗部痉挛,用普萘洛尔 0.01～0.1μg/kg,或艾司洛尔 2.5～5.0μg/(kg·min),静脉输注,可解除漏斗部痉挛。④提高 SVR,用去氧肾上腺素 10～20μg/kg 静注后,10mg 加于 5%葡萄糖溶液 100ml,以 2～5μg/(kg·min)连续输注,可提高 SVR 并降低右向左分流。⑤纠正酸中毒、降低肺循环阻力,改善肺血流量可提高氧饱和度。5%碳酸氢钠 2ml/kg 静脉输注纠正酸中毒。⑥及时补充血容量与纠正低血压,低血容量及血压降低,肺循环血流减少和右向左分流增加,加重缺氧和发绀,故术中应及时补充血容量。小儿腔静脉插管引流血量会引起严重低血压,应及时补充。当严重低血压时,去氧肾上腺素 0.02mg/kg 静注可增强体循环阻力,促使静脉血回流。

(6)麻醉选择:麻醉诱导和维持若选择吸入全麻药,可使肺循环阻力(PVR)和体循环阻力(SVR)同时降低,平稳。氯胺酮 1～2mg/kg 是唯一收缩血管的静脉麻醉药,适用于 TOF 患者诱导,使血压平稳或略升高。芬太尼 2～4μg/kg 或舒芬太尼 0.7～1.0μg/kg 对循环抑制小,抑制 PVR 升高。

(7)支持右心室工作:术毕用机械呼吸,支持呼吸,降低 PVR;静脉输注多巴酚丁胺 5～15μg/(kg·min),或多巴胺 5～10μg/(kg·min)支持右心室工作,而不增加 PVR。同时输注硝普钠 0.5～2μg/(kg·min),或前列腺素(PGE)15～30ng/(kg·min)。处理后 PAP 仍高时,用 NO(浓度为 20～40ppm)吸入;心肌收缩力欠佳者用米力农 0.25～0.75μg/(kg·min)。

三、冠状动脉旁路移植术的麻醉

冠心病旁路移植手术(CABG)治疗是冠心病治疗措施中最有效和最后的手段,在心脏手术分类中占第3位。手术病死率约为2%,麻醉病死率更低。1967年Favaloro首次报道用大隐静脉进行主动脉、冠状动脉旁路移植,以改善心脏心肌血供,便在欧美推广。我国1980年开始此项手术,目前全国各大城市已普遍开展此项手术治疗。麻醉科医师在CABG中作用尤为重要,应有相应的技能。麻醉前应全面评估,制定合理的麻醉用药方案,术中严密观察,减少心肌缺氧、缺血发生,尽早发现,及时处理。

【适应证】

1.三主干之一心肌梗死　心绞痛,左前降支、左回旋支和右冠状动脉三主干之一梗死、狭窄>90%。

2.与瓣膜同时手术　因瓣膜疾病、冠状动脉主干梗死两者同时手术。

3.急症手术　急性心肌梗死伴休克、冠状动脉成形术失败、溶血栓性治疗后急症手术。使患者消除心绞痛,能正常生活和工作,并预防心肌梗死和猝死。

4.无症状者　无症状但冠状动脉造影及心电图运动试验阳性者。

【麻醉前评估】

1.心功能　手术和麻醉的风险极大。心功能麻醉风险评估标准如下。

(1)心功能佳:胸部绞痛,无心衰,左心射血分数(EF)0.55、高血压。

(2)心功能差:心衰,EF<0.4,室壁运动障碍,左室室壁瘤,LVEDP>18mmHg,冠状动脉左主干狭窄>90%,PTCA失败后急症手术或心肌梗死后<7d手术,年龄>75岁,围术期危险性大。

2.并发症的有无及处理　并发症包括高血压、肥胖、肝肾疾病、糖尿病、肺疾患、心瓣膜疾患、甲亢、甲减、高胆固醇、精神病药物依赖、酒精中毒、吸烟等,危险性大。

3.全面检查　冠状动脉搭桥手术患者术前应全面地接受心血管功能检查,以评估心功能。

(1)ECG和运动试验:提高术前患者心肌缺血的检出率。①ECG,可查出心肌缺血及心肌梗死的部位,估计严重程度;估计左、右心室肥厚和左、右心房扩大,心律失常检测等。ECG正常不能排除冠心病。②运动耐量试验,术前进行运动耐量试验诊断胸痛、估价冠心病严重程度及评价治疗心绞痛的疗效等。

(2)核素闪烁摄像术:闪烁摄像术比ECG检查更准确。左前降支病变诊断准确率为86%,右冠状动脉敏感性为80%,回旋支准确率为60%。

(3)X线检查:冠状动脉造影术,可明确冠状动脉病变部位和狭窄程度,并可计算EF等。X线胸片后前位和侧位片等检查,两侧肺门充血,则提示收缩功能不全。冠心病病人心胸比例>0.5,心影增大,提示心功能。

(4)超声心动图:M型超声心动图不能测定心室壁的缩短和厚度,对心功能估价有所限制;而二维超声心动图通过测量收缩末和舒张末的心腔直径,以测定左或右心EF,计算SV、CO等估价心功能,可判断室壁活动正常、低下、反常和消失,评价心肌功能。

【麻醉前准备】

麻醉前准备极为重要,同体外循环麻醉,特别强调如下。

1.消除焦虑和顾虑　麻醉前访视,按全麻常规要求,做好心理治疗和解释,消除患者焦虑和思想顾虑,安静和有信心。

2.麻醉前用药　CABG病人麻前用药应结合患者心肌缺血情况及术前药物治疗效果来考虑。

(1)术前治疗用药:重点在控制并发症。除抗凝药外,抗心绞痛药、β受体阻滞药、钙阻滞药、抗高血压药和强心药(正性肌力药)等。用药一律持续到术前当日。可降低围术期心肌缺血发生率。

(2)镇痛镇静药:吗啡 0.2mg/kg＋东莨菪碱 0.3mg,术前 0.5h 肌注,用于左心功能正常者,焦虑者加服地西泮。左心室功能受损者(EF<0.25),吗啡和东莨菪碱量减半。可不用地西泮。

(3)镇静颠茄类:咪达唑仑 10mg＋东莨菪碱 0.3～0.5mg,术前 0.5h 肌注。

(4)α 受体兴奋药:可乐定 5μg/kg,术前 1h 口服,减慢 HR。

【麻醉处理】

1.麻醉选择　同体外循环麻醉。即选用气管内插管、全凭静脉或静吸复合全麻、在 28～30℃血流降温、体外循环、心脏停止跳动下进行手术。做好诱导前工作,诱导的方法和药物的选择,应根据患者心功能等情况进行。

2.麻醉诱导

(1)面罩吸氧:入室后面罩或鼻导管吸氧。

(2)开放静脉:在左上肢及双下肢开放两条静脉。

(3)预防性用药:静脉连续输注 0.12‰～0.2‰NTG,根据血压调节其输速,以减少心肌缺血发生。

(4)监测:局麻下行桡动脉穿刺,监测 MAP,颈内静脉穿刺置管,监测 CVP、ECG、体温、尿等,必要时监测 LAP、PAP、PAWP 和 CI。入手术室后静注咪达唑仑 1～2mg,保持病人安静。

3.诱导用药

(1)咪达唑仑 0.15～0.2mg/kg＋芬太尼 10～20μg/kg＋泮库溴铵 0.1～0.2mg/kg,或罗库溴铵 1mg/kg,或维库溴铵 0.15mg/kg,静注,肌松后气管内置管。麻醉呼吸机通气。

(2)依托咪酯 0.3mg/kg,或丙泊酚 2～3mg/kg＋芬太尼 5～20μg/kg＋哌库溴铵 0.15～0.2mg/kg(或阿曲库铵 0.16～0.6mg/kg,或维库溴铵 0.07～0.1mg/kg),静注,肌松后置管,控制呼吸,左心室功能差(EF<0.4)的病人应用。

(3)咪达唑仑 0.15～0.40mg/kg＋芬太尼 20～100μg/kg＋泮库溴铵 0.1～0.2mg/kg,或维库溴铵 0.07～0.1mg/kg,静注,控制呼吸,同时吸入异氟烷,或地氟烷,或恩氟烷,预防血压升高和心率增快,左心室功能尚佳(EF>0.4)病人应用。

(4)丙泊酚 50mg＋芬太尼 80～100μg/kg＋咪达唑仑 0.15～0.2mg/kg＋哌库溴铵 0.15mg/kg,静注,肌松后置管,同时吸入异氟烷,行机械通气。

4.麻醉维持　以镇静药、麻醉性镇痛药、肌松药全静脉麻醉或与吸入全麻药联合用药,麻醉维持,相互取长补短,达到适宜麻醉深度和循环稳定。

(1)芬太尼 20～60μg/kg,咪达唑仑 0.1～0.2mg/kg,泮库溴铵 0.1～0.2mg/kg,或哌库溴铵 0.1～0.15mg/kg 分次静注,间断吸入 0.5%～1%恩氟烷或异氟烷。

(2)芬太尼 30～60μg/kg,连续输注,或 10μg/(kg·h)泵注,分次静注咪达唑仑 0.2～0.4mg/kg,或氟哌利多 0.1～0.2mg/kg,必要时吸入恩氟烷,或异氟烷,或地氟烷。灌注压高时,连续输注丙泊酚 30～50μg/(kg·min),或硫喷妥钠 2～3.5mg/kg,间断静注。维库溴铵 0.07～0.1mg/kg,或泮库溴铵 0.1～0.2mg/kg,静注,维持麻醉。

5.麻醉管理

(1)麻醉深度适宜:CABG 麻醉前用药剂量要偏重,达到充分镇静。CABG 麻醉最常用的是芬太尼类,可抑制气管插管反应,预防心率和血压急剧升高。舒芬太尼 2～3μg/kg,药效比芬太尼大 10 倍,用后血流动力学比芬太尼稳定,起效快,排泄迅速,易于诱导,苏醒快,深受欢迎,有替代芬太尼的趋势,是阿片类药物中 CABG 的首选药物。大剂量连续输注,或在切皮、锯胸骨、转机前、关胸等步骤,分次静注芬太尼 0.7～

2.0μg/kg、哌库溴铵 0.06～0.08mg/kg，或吸入 0.5％～1％恩氟烷等麻醉药加深麻醉。危重病人 CABG 麻醉处理较困难，要缓慢注药和用药个体化。特别是左主干冠状动脉疾病及其相应的冠心病病人，病情危急，突然血压下降，致左心室心肌的血供中断而心搏骤停。诱导时要预防低血压，以静脉麻醉为主，避免用吸入全麻药。用药小量分次，按病人的心血管反应予以调整，切忌用快速诱导法。

（2）麻醉管理的重点：是维持血流动力学稳定，力保心肌总供氧量及减少总耗氧量。①麻醉诱导力求平稳，尤其是诱导期，维持循环稳定，切忌血压波动，心率增快。②保持心肌氧平衡，麻醉中应避免缺氧和 CO_2 蓄积，避免减少氧供应和增加氧消耗的因素，应降低心肌耗氧量，减轻心肌工作量，保证心肌供氧，尽量减少心肌氧需求。避免减少氧供应因素，包括冠脉血流量下降；心动过速、舒张压下降、前负荷增加、低碳酸血症和冠状动脉痉挛等。氧提取减少的因素，如贫血、大出血、血管扭曲、气道不通畅、缺氧、供氧不足和手术刺激心脏导致的严重心律失常等均可发生减少氧供应。以下情况发生时增加氧消耗，如心动过速，心率与收缩压乘积（RPP）＝心率×动脉收缩压。RPP＜12000 不会发生心肌缺血，否则有心肌缺血的阳性表现；心肌壁张力增加；无论增加前负荷或后负荷均可使心肌壁张力上升；三联指数（TI）＝心率×动脉收缩压×PCWP。TI 值应维持在＜150000。另以 RPP 12000、TI 150000 为标准进行计算，两者之商 PCWP 数值为 12.5，而 PCWP12.5mmHg 为正常范围。室壁瘤切除病人，PCWP＞15mmHg；当增加心肌收缩力时。③补充血容量，应重视限制液体入量。术中根据血压、CVP、尿量等来指导输血、补液，输入乳酸林格液和 5％葡萄糖，输速为 10～15ml/（kg·h）。血压偏低时，加快输注羟乙基淀粉或聚明胶肽。转流前不输血。复跳后及时输血。④应用扩张血管药，尽量维持血流动力学稳定的同时，常规应用血管扩张药作预防性用药。TNG 为围术期血管扩张药的首选药。0.5～0.7μg/（kg·min）为常用量，根据 MAP 变化予以调整输注速度。SNP 用于高血压病人，或对 NTG 反应差者，及时用 0.5～5μg/（kg·min），使 MAP 维持在 60～80mmHg。⑤β受体阻滞药，心动过速时，除加深麻醉外，还用 β-阻滞药降低心率。于 CABG 术前普萘洛尔 0.5～5mg 静注或溶于 5％葡萄糖液 100ml 连续静脉输注，术后心律失常的发生率下降。可减少心肌梗死面积，改善心肌缺血时局部血流。或将艾司洛尔 150～300μg/（kg·min）从 CPB 连续注入，可有效控制心率，减少 CABG 围术期心肌缺血发生。⑥钙通道拮抗药，如尼福地平、尼卡地平、维拉帕米和地尔硫革等均可降低冠脉阻力，扩张冠脉，增加其血流量，降低心肌缺血的发生率。先以地尔硫革 0.05～0.15mg/kg 静注，后以 1～5μg/（kg·min）的速度输注，要警惕心率和血压下降。⑦避免深低温，降温维持在 28℃ 左右，一般在 28～30℃ 体温下进行。

（3）麻醉处理：①维持气道一定压力，频率为 10～12/min，据血气分析调整潮气量。维持 $PaCO_2$ 40～45mmHg。完全灌注后停止通气，但维持气道压力于 ＋5～＋10cmH₂O，麻醉药经静脉或氧合器给药。②维持循环稳定，左心室功能尚好者，有低血压时停全麻药，加大灌注量，给甲氧明 3～5mg 静注。有高血压时，加深麻醉和用血管扩张药治疗。③左心室功能不全者，一般用芬太尼量较大，不用吸入药。④维持钾平衡，血管吻合好后，先复温、除颤、抽血查 pH 及血钾。高血钾者给碳酸氢钠、氯化钙、50％葡萄糖和胰岛素。⑤房室传导阻滞者，安放起搏器。⑥停用体外循环机前 15～20min，停用全麻药，灌注量逐渐减少，密切观察心电图改变，以 CVP 和 PCWP 指导下，补充血容量。一般 5～15min 可停止体外循环，此后维持浅麻醉。⑦心功能不好者用氯化钙、多巴胺等强心药，心排血量仍低或高血压者，可加用血管扩张药，有条件时，采用主动脉内反搏等辅助循环。

（4）预防体外循环后低心排：体外循环后低心排是最常见的并发症，防治方法：①应用正性肌力药，多巴胺 2～10μg/（kg·min）或多巴酚丁胺 2～10μg/（kg·min），严重低心排者用 0.016‰肾上腺素 1～2μg/kg 或去氧肾上腺素 0.5～1.0mg 静注。对复跳后血压不易维持的患者早用。②体外循环全心或左心辅助，利用左心室及右心室辅助泵装置辅助，适用于因心肌收缩无力所致的重度心肌缺血，或因心肌缺血引起的心衰。③主动脉内气囊反搏术,对冠心病伴心绞痛而心功能正常者,通常可缓解症状,对于心功能不全患者可提高冠状动脉灌注压(CPP),提高 EF,解除心肌缺血,改善心泵功能。④去氧肾上腺素,300～500μg 静注,对低血压患者可升压。

(5)术后管理:经 TEE 检测转流后心肌缺血发病率为 36%,85% 患者术后发生并发症。ECG 监测术后心肌缺血发病率为 40%～75%,比术前、术中发病率高。加强术后管理,提高冠心病搭桥术的成功率。术后管理措施为:①术后镇痛,丙泊酚 5～10ml/h 输注,使患者保持安静,降低应激反应,防止术后高血压。或术后 PCA 镇痛。②充分供氧,术后呼吸支持 8～48h,维持良好通气。③加强监测,术后持续监测呼吸循环 2～3d、静脉输注血管活性药 3～6d 监测下维持循环平稳。④防治出血及心脏压塞,观察病人面色、血压及引流管引流物的质和量,早期发现,及时处理。⑤防治再栓塞,使用双嘧达莫、阿司匹林 1 年以后,改善移植静脉的通畅,防止再闭合形成。⑥预防感染和高热,术后常规应用广谱抗生素,高热对症处理。

四、冠心病非心脏手术麻醉

冠心病(CAD)患者约占麻醉和手术病人的 5%～10%,其术后并发症的发生率和死亡率均高于非冠心病患者,属于外科高风险手术麻醉。

【病情特点】

1.中老年患者多　冠心病(包括心肌梗死)是冠状动脉供血不足引起的缺血性心脏病,为中老年人的常见病、多发病。发病率逐年增高,北京 1973 年为 21.7/10 万,1986 年为 62.0/10 万;上海 1974 年为 15.7/10 万,1984 年为 37.4/10 万。国内心电图有改变的发病率高达 14.8%。

2.手术病死率高　需进行非心脏手术的患者也逐年在增多。美国心脏病占总死亡的 35%,其中冠心病死亡占 24.1%,居死因之首。国内冠心病或心电图有改变(心肌梗死多导联低电压等)者,其手术病死率比正常高 2～3 倍。

3.并发症多　冠心病患者麻醉和手术的病死率明显高于同龄的一般人,其分别为 6.6% 与 2.9%。尤其是心肌梗死,麻醉手术容易再度诱发而梗死。其并发症发生率也高于同年龄组,故必须注意,减少冠心病患者麻醉和手术的危险性,提高安全性。

4.麻醉困难　心脏病患者因并存其他疾病需要手术时,不仅心血管病变得不到纠正,且常因非心脏病而使心脏功能或使循环功能进一步恶化,特别是同时发生出血性、创伤性、烧伤性或感染中毒性休克时,可严重影响循环功能。如施行急症手术,因无充分时间准备,麻醉和手术的危险性就更大,有时形成恶性循环,危及患者生命。心脏病患者施行非心脏手术时,其麻醉处理有时比作择期心脏手术更为困难。

【麻醉前危险因素评估】

1.非急症手术　按照不同病情加以考虑,有急性心肌梗死的择期手术,延期推迟到 3～6 个月以后手术。

2.急症手术　危及生命的非心脏疾病必须施行手术时,如内脏穿孔、大出血及早期癌肿等,不必过多、过分强调心脏病病情,应在内科医师密切协作下,维持心脏功能。如快速洋地黄化、利尿、给氧等治疗,改善患者心功能,充分估计术中可能发生的危险或意外,并做好充分准备,急行手术挽救生命。

3.限期手术　非心脏疾病手术威胁患者生命时,必须外科手术才能得以彻底治疗,心脏病较重,术前又一时难以纠正心脏功能;或根本不能得以纠正者;或病情不允许拖延到病情稳定后再施行手术时。应在治疗冠心病的同时,积极手术治疗。手术种类和部位也影响 CAD 病人围术期并发症的发生率。如胸腔或上腹部手术围术期心脏并发症发生率为其他手术的 2～3 倍。并发心脏其他疾病,如伴有多瓣膜联合受损的风湿性心脏病、房颤、心功能 2 级并发早期子宫内膜癌的患者,要施行子宫内膜癌根治术,患者心脏情况较差,可在短期内进行冠心病充分治疗,在内科医师指导及心电持续监测治疗下施行手术麻醉。

4.心血管功能评估　为预测围手术期心血管危险因素而正确评估。

(1)心绞痛:有典型心绞痛发作者,提示冠状血管的病变范围广而严重,病死率高。既往有心绞痛史、运动试验阳性、ECG 有 Q 波、有 PTCA 或 CABG 史、心功不全史等患者的相关病死率增加。但也有 4％～6％无症状者。

(2)心肌梗死:3～6 个月内有心肌梗死史者,手术麻醉后早期再诱发心肌梗死的发生率为 6.5％,病死率也较高。

(3)心力衰竭:伴有充血性心力衰竭的患者,术前未洋地黄化时,其病死率增高。应于心衰纠正后 2～3 周才能施行非心脏手术。

(4)心电图:当心电图改变(有明显心肌缺血者)时应予以警惕。EF＜35％,左主干或多支冠脉狭窄;休息状态下 ECG 缺血表现;心脏扩大等,其病死率比正常高 1.6 倍。但是,部分(15％)冠心病患者心电图无异常,故不能单靠心电图确诊冠心病,心电图正常也不能排除冠心病。对手术危险性和预后与 CAD 相同。

(5)老年人:老年患者有心脏改变者,或 X 线片显示心脏有潜在心衰者,顽固性心律失常,并发脑血管疾病史,或糖尿病、肾功不全(血肌酐＞2mg/dl)者;中重度高血压者危险性大。

(6)术前心功能:易疲劳,难以完成以前可胜任的体力活动,提示心功能减退;端坐呼吸或发作性呼吸困难,提示心功能不全;术前服洋地黄制剂提示心功能不全;运动耐力差等需进一步检查治疗。

【麻醉前准备】

1.心脏疾病　术前有心绞痛者,应给予治疗,以改善心肌缺氧状态。术前曾服用普萘洛尔治疗的患者,心功能减弱,全麻时危险性增加,可在麻醉前不停药。严重的冠心病患者,普萘洛尔可用至麻醉前禁食时。

对有心绞痛史、心肌梗死史、心电图有心肌变性者,心律失常者,X 线片显示心脏有潜在心衰,以及老年有心脏病变者,术前应洋地黄化,以增强对出血和创伤的代偿能力,预防心脏病情变坏。

2.高血压　冠心病合并高血压是 CAD、心衰和脑卒中的高危因素。术前要得到控制,长期服用抗高血压药者,宜继续使用抗高血压药物治疗至术前。

3.气道疾病　急慢性气道疾病,术前应进行充分治疗。急性肺疾病应在治疗后 2～3 周,做血气分析和肺容量测定等其他检查,满意后再做手术。慢性肺疾患应在积极治疗后,取得可能最好效果后施行手术。长期吸烟者应尽早戒烟。

4.贫血　合并严重贫血者,应于术前纠正。胸部 X 线片、ECG、超声心动图、核素检查、心导管检查及造影等检查资料齐全。

5.心理治疗　冠心病患者术前应施行必要的心理治疗,解除对麻醉和手术的顾虑,使之安静,取得其信任,建立起治疗的信心。

6.监测　除常规麻醉监测外,ECG 监测胸前导联或选取术前缺血表现最明显的导联。在较重的患者或施行较大的手术时,应备好动脉和中心静脉压测压管、导尿管,备好快速输血输液泵等可能需要的器械与仪器等。

7.麻醉前用药　充分镇静非常必要,但不能抑制呼吸和循环,根据病情许可和手术需要,选用适宜的镇静药。对心功能正常病人用药如下。

(1)颠茄类:阿托品因增快心率,一般不作常规用药。东莨菪碱 0.3～0.4mg,术前 1h 肌注。

(2)镇静药:高度紧张者常选用异丙嗪 0.75mg/kg 或咪达唑仑:0.1～0.2mg/kg。

(3)镇痛药:常选用吗啡 0.1～0.2mg/kg 肌注,或哌替啶 30～50mg 肌注。

(4)丹参等:针对心绞痛者,丹参 4～8g＋5％葡萄糖 250ml 静脉输注,或环磷酸腺苷 20mg,或布拉地新(双丁酰环磷腺苷)20mg,肌注。

【麻醉处理】

1.麻醉选择   力求平稳,避免血压剧增和心率增快,具体达到的原则:降低心肌耗氧量和心肌应激性;防止麻醉过深,对心肌和呼吸抑制轻微,降低末梢血管的阻力;麻醉效果好,无痛,镇静充分,肌松良好;安全,术中术后无并发症。

(1)局麻:符合以上的原则。但仅能完成小手术。

(2)神经阻滞:用于手术范围较局限者,对心血管功能影响小,效果满意,四肢手术采用。

(3)持续硬膜外麻醉:下肢、盆腔、会阴及下腹部手术选用,对生理扰乱小,较少发生高血压,术后可留置导管镇痛,减少深静脉血栓形成等,但禁忌高平面阻滞。

(4)全麻:中腹部以上手术,特别要强调的是硬膜外麻醉,由于阻滞平面较广,对血流动力学影响较大,为谨慎和安全起见,选用全麻。病情重,手术较大、复杂、时间长、范围大,应气管内插管。

(5)硬膜外麻醉与全身麻醉联合:CAD 病人非心脏手术选用,取两法之优点,应激反应轻,血压、心率平稳,减少全麻药用量,术后苏醒快,苏醒过程平稳,术后镇痛方便。抗凝血治疗者应禁忌硬膜外。

2.麻醉诱导

(1)力求平稳:诱导平稳是麻醉处理的关键。避免诱导中的挣扎、呕吐、呛咳和屏气,以降低心肌耗氧量(MOC)。

(2)面罩吸氧:面罩下给氧祛氮 5～10min。避免缺氧,或加重心肌缺血缺氧。

(3)诱导方法:要避免心肌过分抑制,采用药物组合。①芬太尼 0.002～0.005mg/kg、硫喷妥钠 2～4mg/kg、琥珀胆碱 1.5～2mg/kg,缓慢静注,快速插管。②咪达唑仑 2.5～10mg,2.5％硫喷妥钠 2～4mg/kg、泮库溴铵 0.1～0.2mg/kg,再 2.5％硫喷妥钠 2～3ml,静注,控制呼吸,插管。③芬太尼 0.1mg、氟哌利多 5mg,即英纳诺(50∶1)混合液静注,诱导平稳,循环功能稳定,氟哌利多有预防心律失常的作用。用于心排量极低,且固定者。④咪达唑仑 2.5～5mg,氯胺酮 1～2mg/kg,静注,短小手术,或表浅手术,面罩下给氧。⑤咪达唑仑 0.1～0.2mg/kg、芬太尼 5～8μg/kg、丙泊酚 1.5～2mg/kg、维库溴铵 0.1～0.12mg/kg 或阿曲库铵 0.5～0.7mg/kg 静注、插管控制呼吸。

3.麻醉维持

(1)芬太尼 50～100μg/kg 分次静注,氧气吸入,是当前最常用的较好的麻醉方法。

(2)氧化亚氮和氧 1∶1 吸入。对心肌无抑制作用,毒性低,最安全。但笑气浓度<60％为宜,需加深麻醉:①吸入 0.8％～2％恩氟烷或异氟烷。②γ-OH、氯胺酮或地西泮分次静注。③静注哌替啶 20mg,或吗啡 0.2mg/kg;或芬太尼 2μg/(kg·次)。④维库溴铵 0.08mg/kg,分次静注。

(3)吗啡 0.5～3mg/kg,维库溴铵 0.08mg/kg。因吗啡镇静作用不强而少用。必要时追加少量咪达唑仑。维库溴铵是目前对心血管效应最小的肌松药。

(4)连续微泵注丙泊酚 3～6mg/(kg·h),对心肾功能尚好,而不需严格限制输液的患者也可选用。

(5)静注氯胺酮,小量对不能耐受其他麻醉时可酌用。

4.麻醉管理   冠心病患者非心脏手术的麻醉管理十分重要,要使患者舒适,避免增加心肌氧耗量(MOC)。心率、心肌收缩力和室内压是影响 MOC 的 3 个主要因素。心率越快,心肌收缩力越强,MOC 越多。麻药的种类、麻醉深浅和血管加压药的种类都与此有关。引起室内压上升的高血压患者等,都使 MOC 增加,或供氧不足。

(1)加强监测:非常重要,随时发现患者心肌氧的变化,及时恰当处理,确保生命安全。监测重点是血流动力学及心电图的变化。①监测血压、脉搏、呼吸、皮肤黏膜色泽及麻醉情况。②有条件者可持续监测 MAP、CVP、LAP 或 PAWP、RAP、HR、CO、SV、PVR 或 SVR(TPR)。③麻醉中可计算心缩间期(STI)、射血前期(PEP)、左心室射血时间(LVET),总电机械收缩时间(QS2),PEP/LVET 和 I/PEP。心率缩压乘积(RPP)和三重指数(TI),CAD 病人 RPP>22000 时发生心绞痛,其中 HR 改变比 BP 更敏感,麻醉期间控制 RPP<12000。TI=HR×DP×PAWP(mmHg),宜<15 万。④监测尿量和血细胞比容。⑤监测 SpO_2,每 15~30min 检验 1 次血气分析,及时纠正、酸碱平衡紊乱及电解质异常,维持 PaO_2>80mmHg,$PaCO_2$ 在 30~40mmHg。

(2)维持循环功能:

①严密观察病情,力求血压平稳,避免血流动力学的剧烈波动,一旦发现血压过高过低,积极处理。

②预防围术期心肌缺血,因冠心病患者对低血压耐受性极差,可使冠状动脉灌注不足、缺氧,有引起急性心肌梗死的危险,必须预防。开放静脉输液,维持循环有效血容量,手术一开始,等量补充失血、严防逾量,避免心脏前负荷增加过多;麻醉勿过深,麻药可使心排血量下降;纠正心律失常;充分供氧,维持好动脉压。也要防止输血输液不足造成低循环动力。保持 Hb>100g。如果血压下降超过原来病人静息状态血压平均值的 15%,或 SP 低于原 20mmHg 时,选用甲氧胺 3~5mg,或苯福林 0.2~0.4mg,或多巴胺 3~10mg 静注,对心肌有正性肌力作用,不增加外周阻力。

③冠心病患者高血压增加心肌耗氧量(MOC),加重心脏后负荷。严重高血压时,易出现意外,必须紧急处理。全麻太浅时加深全麻深度,神经阻滞范围不全时,调整阻滞范围,或辅助适量的芬太尼、氟哌利多等,使血压恢复正常。如不能控制,或不明原因的高血压,用血管扩张药物,其指征为 SP 升高>20%;PAWP>18mmHg;RPP>12000;TI>150000;心电图显示心肌缺血改变。常选用 NTG0.01%溶液静脉输注,使血压降到预定水平,是常用首选药物。无毒性,低浓度时作用温和,是一种安全、效果好、作用快、时间短、易控制缓解心肌缺血、易控制调整血压的好降压药。也选用 SNP。即 SNP50mg 加入 5%葡萄糖或生理盐水 250~500ml,配成 0.01%~0.02%的溶液,当血压降至预定水平,予以调整速度维持。防止用量过大,严密观察血压的变化。若发生反射性心率增快,可加快输液,或静注普萘洛尔 0.25~0.5mg 控制。后者可分次静注追加,一般不超过 2mg。血压波动应控制在基础值 20%左右之内。插管前用 2%利多卡因喷雾充分表麻气管内黏膜,可防止血压升高和心律失常。术前病人血压高时,在诱导前开始降压,以防诱导时继续升高。拔管后经导管气管内注入利多卡因 40mg,或静注 2%利多卡因 1mg/kg,可预防拔管后心率加快,血压升高。

④心律失常:比较常见,但严重心律失常发生率不高,先检查发生诱因,酌情予以治疗。窦性心动过缓为诱导期常见的心律失常,多由硫喷妥钠等增强迷走神经紧张性所致,以阿托品 0.5mg 静注效果好。维持心率 90/min 左右。窦性心动过速,加深麻醉和补充血容量,低血压即可纠正;低血压纠正后仍有心动过速时,用普萘洛尔 0.25~0.5mg 静注,每 1~2min1 次,总量 2~3mg 可以控制。持续性室性或室上性心动过速静注维拉帕米 2~5mg,或静注苯妥英钠、普鲁卡因胺、溴苄胺或利多卡因等,即可纠正;若无效时,可用电转复。当心动过缓并有低血压、且对药物治疗反应不佳时,应安置心脏起搏器。

(3)严防低氧血症和二氧化碳积蓄。急性缺氧,可使心肌很快失代偿而发生心搏骤停;慢性缺氧,可诱发或加重心律失常,导致低血压或心力衰竭;二氧化碳蓄积,对心脏的危害比缺氧还大。麻醉期间必须确保气道通畅,维持足够的通气量,全麻时控制呼吸,以防止缺氧和二氧化碳蓄积。硬膜外麻醉平面不宜过高,用辅助药需防止呼吸抑制。

(4)输血补液要充足适量:必要时以 CVP 和 PAWP 作为输血补液依据。

(5)手术后处理:病人心血管功能稳定,由手术室转到病房或 PACU,或 ICU 抢救治疗。必要时将导管带到抢救室,以便于术后机械通气和监测治疗抢救。

【麻醉后处理】

全麻病人苏醒过程更危险,应保持平稳,避免疼痛和躁动,防治通气不足和心肌梗死。

1.监测　急性心肌梗死更多发生在手术麻醉后,术后应持续进行生理功能监测,使 PaO_2 良好。

2.气道清理　氧通过低浓度酒精(也可 70%)湿化后吸入。注意无菌技术,吸出气道分泌物,以防气道感染。

3.控制输液量　精确计算补液,不宜过量。

4.纠正低钾　应特别注意纠正低钾血症,尤其在洋地黄化的病人。

5.防治心肌梗死(MI)　冠心病者术中、术后 48h 内均可发生 MI,病死率为 10%～15%,要注意防治。

(1)原因:①麻醉和手术期间的血压波动是重要的诱发因素,有 MI 史者复发。②心律失常可发生在术后 1 周内,术后 2～3d 较多。术后病人未清醒,若出现心律失常(室性期前收缩、心室纤颤等),呼吸困难,发绀,不能解释的低血压,胸痛,心力衰竭时,应怀疑 MI。

(2)预防:①术中、术后心电图连续监测,出现异常和术前对比。②防止低血压,一旦发生即予纠正;也要防止高血压、心动过速,出现后即予处理。③纠正电解质紊乱,尤其是低钾血症。④充分给氧,防止缺氧和 CO_2 蓄积。⑤术后消除疼痛,避免肌松药残余作用,如高热、寒战等。

(3)处理:术中、术后一旦发生 MI 时,应积极治疗。①静注吗啡 5～15mg 或哌替啶 25～50mg 镇静、镇痛;②吸氧;③补充血容量,用多巴胺或阿拉明等升压药维持收缩压至术前水平;④应用 NTG、SNP 或酚妥拉明等血管扩张药,降低心室的前后负荷,降低血管外周阻力,扩张冠状血管,增加心肌缺血区的血流量。

6.术后镇痛　0.125% 布比卡因(含芬太尼 $1\mu g/ml$),微量泵注入 0.05～0.15ml/(kg·h)。

五、肺动脉高压的麻醉

肺动脉压力高于正常值称为肺动脉高压(PAH)。

【分类】

正常肺动脉平均压(MPAP)≥20mmHg,或肺动脉收缩压＞30mmHg 即为 PAH。低于正常者提示肺动脉口狭窄,此时右心室收缩压应高于肺动脉收缩压 10mmHg 以上。PAH 根据其临床表现和严重程度,有以下分类法。

1.原发性和继发性 PAH　原发性 PAH 较少见,继发性 PAH 常见于先天性心脏病,包括有动脉导管未闭(PDA)、心脏房室管畸形、VSD 和 ASD 合并 PAH 等。风湿性心脏病二尖瓣狭窄、左心衰、肺栓塞、慢性肺部疾病、高原性心脏病、原发性中枢性通气不足、肺泡纤维化、肺心病、严重贫血和甲亢等合并 PAH。

2.分度　依据严重程度分为轻度 PAH(20～40mmHg)、中度 PAH(40～60mmHg)、重度 PAH(60～80mmHg)和极重度 PAH(＞80mmHg)等。

3.按肺动脉收缩压与主动脉收缩压比值分级　近年来按肺动脉收缩压与主动脉(或周围动脉)收缩压的比值,分为轻度 PAH(≤0.45)、中度 PAH(0.45～0.75)、严重度 PAH(＞0.75)3 级。

4.按肺血管阻力分级　按肺血管阻力大小分为轻度 PAH(7wood U)、中度 PAH(8～10wood U)和重度 PAH(＞10wood U)。

5.肺血管阻力(PVR)与手术危险程度　正常 PVR 是体循环阻力(SVR)的 1/10～1/20,PVR＞600mmHg/(s·L)为重度 PAH。当肺血管阻力指数(PVRI)每平方米≥460mmHg/(s·L)时,应给予扩血管药物治疗。PVRI 每平方米＜350mmHg/(s·L),则 PVR 增高是可逆的。

6.手术预后的阻力指数标准 PRVI每平方米<300mmHg/(s·L),且PVR/SVR<0.4,说明PVR升高系由于肺血流量所致,缺损修补后可使PVR降低;若PVRI每平方米>600mmHg/(s·L),且PVR/SVR>0.7,则缺损修补后PVR亦不能下降,手术病死率则明显上升。

7.血氧饱和度 肺动脉为78.0%(73%~85%),血氧14.2~16.2vol%。可了解氧合功能。

【影响因素】

1.降低肺血管阻力的内源性介质 ①给氧;②NO;③PGI_2、E_2、D_2;④腺苷、ATP、镁;⑤缓激肽、组胺、乙酰胆碱;⑥碱中毒;⑦心钠素;⑧迷走神经兴奋;⑨β肾上腺素能神经兴奋;⑩钾通道激动剂。

2.增加肺血管阻力的内源性介质 ①低氧血症;②内皮素-1(ET-1),持久有效的维持血管收缩。由作用于血管平滑肌细胞的ETA受体所引起;③PGF_{2a};④血栓素;⑤血小板活化因子;⑥酸中毒;⑦白三烯;⑧Ca^{2+}通道激动剂;⑨α肾上腺素能神经兴奋。

3.降低肺血管阻力的机械因素 ①肺膨胀;②血管结构异常;③间质液及间质压变化;④心排血量(CO)增加;⑤气道压高;⑥重力增加。

4.增加肺血管阻力的机械因素 ①通气过度或不足;②血管肌层过度肌化;③血管变形;④肺发育不良;⑤肺泡毛细血管发育不良;⑥肺血栓形成;⑦主动脉扩张;⑧心室功能不全;⑨静脉高压。

【麻醉前准备】

1.危险因素评估 有活动后心悸、气促史和反复上感史者,对麻醉和手术的耐受性较差。有下列情况时危险性增加。

(1)左向右分流心脏畸形合并PAH:其危险因素包括①MPAP>60mmHg;②TPR>600mmHg/(s·L);③肺病理活检,Heath Edward Ⅲ级以上或严重间质炎;④合并严重呼吸衰竭,$PaCO_2$>50mmHg;⑤肺部炎症;⑥心力衰竭。

(2)瓣膜病的危险因素:①合并中度PAH;②C/T>0.7;③心功能Ⅳ级;④栓塞史;⑤房颤时间长、心室率>100/min;⑥肾功能衰竭;⑦超声心动图示左心室舒张末期直径>65mm。

(3)室间隔缺损(VSD)的危险因素:VSD所造成的血流动力学紊乱,当为中等以上的缺损,因左向右分流量及肺血流增多,左心的血流亦多,出现左心舒张期负荷过重,而致左心扩大。当PVR低而分流量大时,可发生左心衰竭与肺水肿,此为婴儿VSD死亡的主要原因。在伴有PAH者,可出现左右心室扩大,在严重阻力性PAH时,左向右分流量虽可减少,但右心室收缩期负荷加重,心肌储备能力大为减低,可出现右室劳损,甚至右心衰,此为成年VSD者死亡的主要原因。在控制感染和通过强心、利尿等措施将心衰纠正后再手术。

(4)动脉导管未闭的危险因素:年龄较大的短粗型导管,且合并中度以上PAH者,或合并主动脉降部畸形者,并引起左右心室肥厚、右和左心力衰竭,危险性大。

2.降低肺动脉压和外周血管阻力 对于严重PAH者,术前采取有效措施降低PAP。

(1)吸氧:应持续吸氧降低PAP、增加肺血流。

(2)输注硝普钠:1~4μg/(kg·min),降压。

(3)输注前列腺素E_1(PGE$_1$):0.1~0.4μg/(kg·min),降压。可提高手术安全性。

(4)吸入NO:有条件时吸入NO,以减轻PVR上升。

3.积极预防和控制感冒和气道感染 保暖、用抗生素、禁烟、作深呼吸练习;控制哮喘发作。

4.先天性心脏病(CHD)合并PAH 用妥拉苏林控制肺动脉痉挛;年龄较大者加用抗凝血药;加强休息;间断吸纯氧,控制咳嗽,强心利尿,控制心衰,加强支持疗法。

5.麻醉前用药 用药时确保发挥其治疗作用,避免发生不良反应。

（1）镇静药：一般用苯巴比妥钠 0.05～0.1g，术前 30min 肌注。严重肺疾患合并长期 PAH 者，镇静药应酌减。主动脉极度狭窄、心脏压塞、缩窄性心包炎等，使用镇静药应格外小心。有气道梗阻、纵隔气肿、开放性与张力性气胸、心脏急症等，均应免用镇静药。

（2）镇痛药：心功能 Ⅲ 级以上者，吗啡 0.15～0.2mg/kg，术前 30min 肌注；心功能在 Ⅲ 级以内者可用哌替啶，0.5～1.0mg/kg。患儿用氯胺酮 4～6mg/kg，肌注。

（3）颠茄药：东莨菪碱 0.006mg/kg，术前 30min 肌注。或阿托品 0.01mg/kg。

6.其他　按胸科和心血管手术进行准备。

【麻醉管理】

1.麻醉选择

（1）麻醉选择原则：PAH 的麻醉宜深不宜浅，氧气宜增不宜减，浅麻醉、缺氧均可能加重 PAH。入室后高流量面罩下吸氧建立静脉通路。

（2）麻醉药选择：一般选用气管内插管全麻、按常规方法诱导和维持。二尖瓣成形术或替换术、VSD 低温 CPB 下进行。复杂 PDA 应行低温和控制性降压麻醉。严重 PAH 的 PDA 也需在低温 CPB 下处理。①吸入麻醉药，除 N_2O 外均可选用。因 N_2O 刺激交感神经系统而致 SVR 和 PVR 增加。对 PAH 病人有害。②静脉麻醉药，除氯胺酮不适宜外，均可应用。因氯胺酮兴奋交感神经，使 SVR 及 PVR 增加。以咪达唑仑、芬太尼最为适宜。大剂量麻醉性镇痛药降低肺血管阻力较好。

2.麻醉中处理　PAH 在 CPB 后早期可加重，围手术期对 PAH 进行治疗。以降低肺血管阻力，减轻右心室后负荷，保持血流动力学稳定为原则。

（1）正压通气：机械通气或高频振荡通气，充分供氧，以纠正严重低氧血症，使 $PaCO_2$ 降至 28～25mmHg，有助于降低 PAP。停机后输注 20％人血白蛋白 10g，以提高血浆胶体渗透压，配合以利尿药，降低肺间质水肿。术后 12～36h 行过度通气，以防止急性呼衰。

（2）降低应激性：合并严重 PAH 者，心肌多受累，心肌应激性增加，心肌收缩力与储备功能均已下降，故对麻醉耐力较差。维持合适的麻醉深度，凡挣扎、哭闹、激动、缺氧或二氧化碳蓄积均应避免。否则，不仅使心肌应激性大为增加，还使肺血管收缩，致 PVR 和 PAP 进一步升高，加重心脏负担或诱发心衰。

（3）降低 PAP 及外围血管阻力：术中输注 0.01％硝普钠，0.33～1.5μg/(kg·min)，或 PGEi0.05～0.4μg/(kg·min)；重度 PAH 可用 0.05～0.5μg/(kg·min)，或硝酸甘油 2～4μg/(kg·min)，输注，减低 PVR。维持血压、心率和心律的稳定，这是保证 PAP 不进一步增高的重要因素。

（4）合理应用正性肌力药：多巴酚丁胺 3～25μg/(kg·min)，溶于 5％葡萄糖液内输注，可减低 PVR。尽量少用多巴胺。为维持动脉压，有时并用去甲肾上腺素。

（5）NO：经以上处理，PAH 仍高者，术中可联合继续吸入 10～20ppm 的 NO，以减轻 PVR。应缓慢停用。

（6）纠正酸中毒：酸中毒使肺血管强烈收缩，应予避免。要预防代谢性酸中毒，呼吸宜碱不宜酸，保持 pH 稍高，伴酸中毒者使 PAP 升高，适当给予碳酸氢钠，使 pH≥7.25 即可。

（7）必要时 NTG 0.1～7.0μg/(kg·min)，输注，或酚妥拉明 1.0～20.0μg/(kg·min)，输注。

（8）异丙肾上腺素：0.05～0.1μg/(kg·mm)，输注；速度快、浓度高，可致室性早搏，成人应＜20μg/min。

（9）加强术后处理：PAH 患者，因肺血管病变和肺血流增多等因素影响，肺顺应性降低，加上麻醉药的残余作用，开胸和手术创伤，CPB 引起的肺部改变及心功能不全等因素影响，术后呼吸功能进一步障碍，故应以＜10cmH$_2$O 的 PEEP 的压力机械通气治疗 4～20h，以维持呼吸循环的稳定；患者要充分镇静睡眠，减少吸痰,镇痛镇静;0.01%的硝普钠 0.5～2μg/(kg·min),输注也要持续到术后 24～48h,以控制血压;及时补充血容量,保障麻醉后安全。低心排患者可予多巴胺 2～4μg/kg,输注。

(马　辉)

第四节　眼科手术麻醉

　　眼球是一个受神经支配且高度敏感的器官,眼科手术范围虽然比较局限,但眼内手术,如白内障摘除术、开放性或闭合性玻璃体切割术等不仅要求保持病人镇痛完善、眼轮匝肌和眼外肌松弛、眼球固定在正中位便于手术操作,而且要保持眼内压稳定,防止眼部手术操作时所致的眼心反射。

　　我国正常人眼内压范围为 9.8～21.0mmHg,大于 24.0mmHg 为病理范围。保持眼内压接近正常水平,可维持适当的眼屈光和正常的眼内血液供应和角膜营养代谢。手术中眼内压升高不仅进一步减少眼内血液供应,且有导致眼内容物脱出的危险。咳嗽、憋气、呕吐等均可引起静脉压升高而影响房水排出导致眼内压升高。此外眼球受压(如面罩压迫)、眼外肌收缩等亦可引起眼内压升高。

　　眼心反射是由于术中强烈牵拉眼外肌或压迫眼球所致的三叉神经-迷走神经反射。主要表现为窦性心动过缓、交界性心律和房室传导阻滞,甚至导致心搏骤停。这种反射在表面麻醉下手术常见,然而球后阻滞预防该反射并不是总有效。眶内注射也可以诱发眼心反射。如果术中麻醉过浅或镇痛不完善,或者出现低氧血症及高碳酸血症等则更易引发眼心反射。当发生心律失常时,麻醉医师首先必须要求外科医师停止操作,并评估通气状况。如果严重窦性心动过缓持续或反复发作,可增加静脉注射阿托品的剂量。通常停止手术操作即可使心律恢复正常。反复刺激可以使这一反射迟钝。

　　眼部手术麻醉可分为全身麻醉和局部麻醉,目前在我国成人眼球手术一般采用局部麻醉。全身麻醉则多用于各种小儿眼科手术、老年眼科手术或手术范围广而手术时间长的成年眼部手术,如开眶手术、眶颅联合手术、眶鼻窦联合手术等。

一、眼球神经的应用解剖

(一)三叉神经
三叉神经的半月神经节分出眼支,上颌支、下颌支。

1.眼神经　眼神经为三叉神经中最小的一个分支,它在眶上裂后方又分成三支,即鼻睫神经、额神经和泪腺神经,分别支配角膜、内眦角皮肤、结膜、泪器(鼻睫神经),或额部、上睑、结膜(额神经)及泪腺(泪腺神经)。

2.上颌神经　上颌神经自半月神经节前中部发出,最后经眶下裂入眶,称眶下神经,支配下眼睑,鼻外侧及上唇皮肤。

(二)动眼神经
动眼神经起自大脑脚内侧的动眼神经沟内,经眶上裂入眶,支配提上睑肌、上直肌、内直肌、下直肌与下斜肌。

(三)面神经
面神经自茎乳孔出颅,在腮腺组织内分成许多末梢支,至眼睑的有颞支与颧支,支配眼轮匝肌、皱眉肌及额肌。

（四）睫状神经节

睫状神经节与眼球麻醉关系密切,球后阻滞即将局麻药注射于此处,其位置在眶尖视神经孔前方约10mm处,在眼动脉外侧,视神经与外直肌之间。

二、麻醉前访视

（一）一般情况

视力障碍或失明的眼疾病人多忧虑及暴躁。在术前访视病人时,需耐心、详细地解释手术和麻醉的有关事项,消除顾虑,取得病人信任,避免过度紧张。

（二）术前合并全身性疾病

眼科病人的特点是年幼或年老病人占相当大的比例。小儿病人可合并先天性疾病。在老年眼疾病人中,最常见的全身性疾病为高血压、心脏病、糖尿病及慢性肺疾患。这类病人常服用洋地黄类强心药、利尿药、降血糖药。在评估病人全身情况时,必须行心电图、胸部X线片及血电解质、血糖、肌酐等检测,必要时作动脉血气检查。对这类病人术前用药要进行全面评估。眼科疾患本身一般不危及病人生命,但眼科手术仍有一定的死亡率,主要与这类病人合并一些全身性疾病及麻醉管理失误有关。有些眼科疾病实际上是全身性疾病在眼部的一种反映,如马凡(Marfan)综合征,伴有多发性身体畸形。此外,可同时伴有先天性心脏异常、重症肌无力、甲状腺功能亢进、糖尿病等疾病。

对合并慢性疾病的病人应作适当的术前准备,如慢性肺疾患的病人,术前应禁烟一周以上,并使用抗生素、支气管解痉药、祛痰药等治疗。高血压病人术前要将血压控制在适当范围,冠心病病人要改善心肌供血,控制心律失常和心力衰竭等。此外,要充分评估这些药物与麻醉药及围术期治疗用药之间可能出现的相互作用以及可能导致的不良反应。

（三）小儿病人的特殊问题

小儿斜视矫正手术是眼科中最常见的手术之一,应该警惕的是,营养不良性肌强直及恶性高热病人可能伴有斜视。患先天性白内障的小儿也可伴有先天性气道异常或代谢异常,如苯丙酮尿症。晶状体后纤维组织形成通常与新生儿期长时间使用高浓度氧治疗有关,故新生儿吸氧时氧分压不适宜大于40%,且同时应监测视网膜血管直径改变。

（四）眼科用药的全身作用

眼科用药是影响全身的药物。滴眼液具有全身效应,与麻醉药有重要的药物相互作用。乙酰唑胺用于青光眼治疗,可以产生碱性利尿而导致低钾,术前应查电解质。阿托品滴眼液可以引起心动过速和发热。二乙氧膦酰硫胆碱是一种局部抗胆碱酯酶药,血液吸收会导致血浆胆碱酯酶抑制,延长琥珀胆碱肌肉松弛时间。抑制酯类局部麻醉药的代谢可使病人易于发生局麻药中毒。马来酸噻吗洛尔全身吸收可导致心动过缓、支气管痉挛或加重充血性心力衰竭。去氧肾上腺素用于散瞳,可升高血压。通过使用低浓度滴眼液,限制滴数1~2滴,滴注时立即封闭鼻泪管可将全身反应降至最低。

三、麻醉前用药

为减轻病人焦虑,减少恶心呕吐,抑制泪液及呼吸道分泌物产生,并维持眼内压稳定,对接受眼科手术病人要因人而异地给予麻醉前用药。常用的有抗胆碱药、镇静、镇吐药和麻醉性镇痛药。

（一）抗胆碱药

常用的有阿托品、东莨菪碱。东莨菪碱抑制腺体分泌作用较阿托品强,但抑制眼心反射作用不及阿托品。故心动过缓病人应选用阿托品。阿托品静脉注射可引起眼内压升高,但肌内注射则不会改变眼内压。此外阿托品尚有预防恶心、呕吐的作用。

（二）镇吐药

某些眼内手术,如白内障摘除术、玻璃体切割术、巩膜环扎术或角膜移植术,术后一旦发生恶心、呕吐,可致手术失败。吩噻嗪类如异丙嗪,丁酰苯类如氟哌利多及抗组胺药及 5-HT_3 受体拮抗药等均具有较强镇吐作用,应该被包括在眼科手术的给药常规之中。

（三）镇静药或抗焦虑药

苯二氮䓬类药,如地西泮,已被广泛用于术前用药,如果用量不超过 10mg,一般不致引起明显的眼内压升高。此外巴比妥类药物亦可作为麻醉前用药。

（四）麻醉性镇痛药

如果病人眼痛剧烈,则可将阿片受体激动药,如吗啡、哌替啶等作为术前用药,但此时应合用镇吐药。

（五）其他

眼内压高的病人术前常用乙酰唑胺或双氯非那胺等以抑制房水生成。

四、麻醉选择

眼科手术大多能够在局部浸润和球后阻滞下实施,如晶体摘除术、眼睑成形术、周边虹膜切除术、巩膜环扎术,尤其适用于老年人和危重病人。局部麻醉优点是对眼压影响小,术后发生恶心呕吐少,术中病人能主动配合。缺点是可能引起局麻药中毒、球后出血及心律失常。特别应注意的是在实施局部麻醉行眼部手术时,应常规在病人面部放置面罩吸氧,以免引起缺氧和二氧化碳蓄积。

眼科显微手术及复杂的眼球手术,如多个视网膜裂孔修补术、复杂的眼外伤修复术,这类手术操作精细,需时较长,要求保持病人眼球绝对不动,局部麻醉难以满足要求,需选用全身麻醉。

（一）局部麻醉

1.表面麻醉　可选用 0.25%～0.5% 丁卡因,0.2%～0.4% 诺维新,2% 利多卡因等作为表面麻醉药,用于眼部短小及浅表手术。

2.浸润麻醉　是将适当浓度及容量的局麻药注射于拟手术部位组织内的麻醉方法。常在局麻药内加入 0.1% 肾上腺素少许,以延缓吸收并延长其作用时间,但对高血压、心脏病等病人禁用。值得注意的是注射前要先回抽,以防直接注入血管内引起中毒。常用 0.5%～1.0% 普鲁卡因,1%～2% 利多卡因或 0.25%～0.50% 布比卡因等。

3.神经阻滞　神经阻滞是将局麻药注射于拟手术区所支配神经干处,而不直接注入手术部位。其优点是手术区不因注射局麻药而肿胀妨碍手术。常用 1%～2% 利多卡因,0.5%～0.75% 布比卡因。

（1）球后阻滞:是将局麻药注射于眼球后睫状神经节及肌锥周围组织,适用于眼球各种手术。可以由皮肤面或结膜穹窿部进针,术者左手食指端在眼球与眼眶间按压,然后针尖进入眶内通过眼球赤道部,进针达球后时有一种落空感,自眶缘深度约 3.5cm,回抽无血时注入局麻药 2ml,退针时,手指轻按注射处,防止继发出血。

(2)眶上神经阻滞:适用于上睑手术。自眶上切迹向眶内进针,穿过眶隔后,深度约 2cm,回抽无血,注入局麻药 1.5～2ml。

(3)眶下神经阻滞:适用于下睑内眦、泪囊及睑面整形手术。进针眶下缘下方的眶下神经孔为 2～3mm,注入局麻药 1ml。

(4)眼轮匝肌麻醉:是对面神经眼睑分支的阻滞,主要用于眼内手术。操作方法有三种,仅介绍常用的 Van Lint 眼轮匝肌麻醉,自外眦角外眶缘进针,至近骨膜,然后将针尖分别向眶上缘和眶下缘进针,两次进针约成 90°角,一边进针一边注射局麻药,每次注射局麻药 2ml。

(二)全身麻醉

眼科手术选用全身麻醉,应考虑眼球手术的特殊要求,防止麻醉药及麻醉操作对眼内压影响,避免眼心反射。常用的硫喷妥钠及丙泊酚均能降低眼内压应作为首选,而氯胺酮及琥珀胆碱均可导致眼内压不同程度升高,后者在开放性眼外伤时尚可导致眼内容物脱出的危险,故应禁用或慎用。常用吸入麻醉药对眼内压影响不大,在保证通气良好的情况下,应结合病人全身状况合理选用吸入麻醉药及肌肉松弛药。此外行气管插管时麻醉一定要达到足够深度,同时采用必要措施减轻气管插管所致不良反应,如静脉注射或气管内注入利多卡因,喉上神经阻滞等,不致导致眼内压明显升高。手术结束后病人呼吸恢复正常时,可尽早拔出气管导管,以免因病人完全清醒后咳嗽、躁动等导致眼内压急剧升高而影响手术效果。喉罩可以用于眼科手术,可减少咳嗽。由于在手术期间麻醉医师很难接近呼吸道,以及存在喉痉挛和误吸的风险,只有熟练掌握该项技术的麻醉医师才可以应用喉罩。使用眼内气体前 15 分钟避免使用氧化亚氮。

(三)眼科手术中的监测

眼疾病人常合并其他全身性疾患,不论在局部或全身麻醉下接受手术时均需建立静脉通道,并监测其重要的生命体征。如动脉血压、心电图、脉搏血氧饱和度、每分钟通气量、潮气末二氧化碳分压、体温、血糖、血电解质,若使用肌肉松弛药时,应通过神经肌肉监测仪监测肌肉松弛程度。

(四)与麻醉相关的眼部损伤

病人在全麻苏醒后主诉视力障碍,必须注意发生视网膜中央动脉闭塞的可能性。应用面罩时,避免过度压迫眼球。全身性低血压和贫血同样可以导致失明。

全麻时眨眼反射消失,泪液生成受抑制。术中眼睑闭合不全,角膜完全或部分暴露会引起暴露性角膜炎,严重者可导致角膜溃疡。湿盐水纱布将双眼覆盖,适当的用胶带闭合眼睑以及用眼膏可以保护角膜。

(罗志军)

第五节　口腔、颌面部手术麻醉

一、麻醉特点

(一)呼吸道的远距离管理

口腔、颌面部手术,术者往往占据病人头部,迫使麻醉者远离其气道;麻醉机通常只能放置于手术台侧方靠近脚端,术中气管内吸引或观察导管位置都极为不便,加之术者操作时有可能将气管导管拖动、拽出或气管导管连接处脱落等引发的一系列意外,麻醉时应格外小心。

(二)困难气道的评估

由于专科疾病的特点,困难气道病人相对较多;因此,麻醉前需认真访视,重点了解与呼吸道有关的病史,做好详细的物理检查,可根据病人张口度、头颈活动度、甲颏间距、Mallampati分级等方法对插管难易度做出判断。正确评估出病人是属面罩通气困难还是气管插管困难,做出预案,采取最适当、最安全的方式进行诱导气管插管。

困难气道常见于以下几种情况:

1.张口困难　是口腔颌面部手术病人麻醉时最常见的问题。正常最大张口时,上下门齿间距介于3.5～5.6cm,平均4.5cm(相当于三指宽)。

Ⅰ度张口困难:张口2.5～3.0cm(相当于两指宽)。

Ⅱ度张口困难:张口1.2～2cm(一指宽)。

Ⅲ度张口困难:张口小于1cm(仅一条缝)。

Ⅰ度张口困难时一般能置入喉镜可快速诱导气管插管;Ⅱ度以上的张口困难,因很难置入喉镜明视插管,可借助带光源管芯(光杖)、可视喉镜或纤维支气管镜经口或鼻气管插管。常见于颞颌关节病变(炎症、强直);颌面部瘢痕挛缩(炎症、外伤或烧伤后遗症)、下颌骨骨折、错位等。

2.头后仰困难　面颈部烧伤后瘢痕挛缩或颏胸粘连,使头极度前屈后仰困难。睡眠时可能已有鼾声或憋醒现象,麻醉前应引起警惕。否则贸然用药,麻醉后舌后坠阻塞气道时欲使头后仰、托下颌面罩加压给氧或置入口咽通气道及气管插管均困难;此时若不能及时成功的气管插管,病人可因缺氧而窒息,事先应有充分估计。以上两类病人因无法置入喉镜,不能经口腔明视插管,多需采用经鼻腔盲探插管或可视喉镜、纤支镜引导气管插管。

3.气管受压　头颈颌面部巨大肿瘤、巨大淋巴管瘤或颌面外伤致软组织下大量活动性出血(大血肿)均可压迫气管致使气管受压移位,麻醉后可加重呼吸困难,甚至引起梗阻窒息。术前应做影像学检查,了解气管受压部位及程度,以便选择适当型号的导管在清醒状态下气管插管。

4.舌或口内巨大肿瘤可使喉镜置入困难　一方面肿瘤阻碍视线,使喉头难以显露;另一方面操作时镜片及导管碰撞易致肿瘤出血或破裂引起误吸。可在表面麻醉后清醒状态下试插,或采取其他途径插管。

(三)出血

口腔、颌面部血管丰富,手术区域出血多,尤以恶性肿瘤、血管瘤、颌面部多发骨折开放复位内固定及舌癌根治肌瓣转移为甚,又难以止血。术中必须严密观察失血量,及时补充。

(四)苏醒期的管理

1.防止误吸　口内手术口咽腔多有积血,虽选用了带套囊的气管导管避免了误吸,但血液可顺食管流入胃内,致使在术毕清醒期出现恶心、呕吐,甚至拔管后呕吐大量积血。拔管前应充分吸引气道分泌物及胃内潴留液,待病人意识完全清醒、咳嗽反射恢复后再拔管。

2.保持呼吸道通畅　颌面部手术后常于头面部加压包扎,有时采用特殊固定措施限制了病人张口及头部活动,常不利于呼吸道的通畅。要求麻醉者掌握好拔管时机,过早拔管可因病人舌后坠气道不畅而出现意外;口内手术也可因手术创伤致组织肿胀、出血、舌后坠更应警惕。传统的方法是于术毕在舌深部缝一根丝线,必要时牵拉可保持气道通畅。现常于拔管前置入口咽或鼻咽通气道能明显改善气道通畅增加拔管安全性。小儿气管黏膜和喉头组织质嫩,血管丰富,长时间气管插管后有可能导致喉水肿,地塞米松可预防喉水肿发生,可适量使用。拔管后严重喉痉挛不能缓解时,需立即静脉注射琥珀胆碱解除痉挛再行插管。

二、麻醉方式

(一)局部麻醉

局部麻醉包括局部浸润麻醉和神经阻滞麻醉。是口腔、颌面手术除全麻外最常用的麻醉方法。具有操作简单、容易掌握,效果确切,价格便宜等诸多优点。

(二)全身麻醉

口腔、颌面部手术麻醉安危的关键是维持通畅的气道、充分的肺通气及术后防止窒息。气管插管静吸复合麻醉(或全凭静脉麻醉)是口腔颌面部手术的主要麻醉方法。麻醉前必须根据病人呼吸道通畅度和气管插管的难易度,采取不同的诱导方式及插管方法。

1.插管途径的选择

(1)经口腔明视插管:对插管不困难的口外手术病人均作首选。

(2)经鼻腔气管内插管:一般来说为方便手术,口内手术多采用经鼻腔气管内插管。另外,对经口腔插管困难或有禁忌的病人也选择经鼻腔气管内插管。如外伤性下颌骨粉碎骨折,为避免插管操作加重损伤出血,常选择经鼻腔气管插管。口腔肿瘤、巨舌、颞颌关节强直、口周围瘢痕、颏胸粘连等张口障碍者,只能经鼻腔气管内插管。根据情况采用明视插管或纤支镜引导气管插管,无纤支镜条件也可试用盲探的方法。但对咽喉损伤情况不明者,鼻腔插管可加重损伤,如组织碎片脱落可将异物带入气管内。鼻骨骨折、筛窦或颅底骨折、外伤性脑脊液瘘,可将感染引入颅内,则禁用经鼻腔气管内插管。

(3)经气管造口插管:对经口、鼻腔插管都有困难或禁忌者,可先在局麻下气管造口,再经造口插入气管导管。或估计术后呼吸道不易维持通畅并可能气管切开的病人,可于麻醉前预防性气管造口,经造口处插管。

2.诱导方式的选择

(1)快速诱导气管插管:术前估计无气道梗阻及气管插管困难的病人,均可选择快速诱导。

(2)慢诱导自主呼吸下气管插管:气道梗阻症状不重,估计入睡或麻醉后梗阻无加重者,可采取此法。在给病人面罩吸氧后静脉注射小量咪达唑仑、芬太尼、丙泊酚或吸入七氟烷,也可结合表面麻醉进行。目的是使意识消失而又保持自主呼吸,不至因困难插管导致意外。

(3)清醒气管内插管:对已知困难气道、饱食、急性外伤者应采取清醒气管。插管前应做好解释工作,力求配合。关键是完善的口腔、咽喉、气管的表面麻醉,酌情选择插管径路。有条件者最好借助可视喉镜或纤支镜能明显增加插管的成功率减少损伤。一旦导管插入,立即静脉注药使病人进入全麻状态。

3.气管导管的选择　口腔、颌面部手术,由于手术视野小,为方便术者操作,通常选择柔软性好、不易扭折及抗压的带有螺旋钢丝内环的气管导管(Woodbrige 螺纹导管)。对气道受压变窄及鼻腔插管的病人,选择的气管导管要比一般的偏细,插管后套囊充气应足以避免误吸。

4.麻醉实施　对困难插管病人插管前应避免用任何麻醉药,保持病人意识清晰和自主呼吸;插管成功后迅速全麻。可采用静吸复合或全凭静脉麻醉。异氟烷、七氟烷为最常用的吸入麻醉药,辅助芬太尼、咪达唑仑等静脉麻醉药及肌松药后控制呼吸,可达到理想的麻醉深度。近年来丙泊酚配合瑞芬太尼微量泵注使麻醉经过更平稳、术毕清醒快而安静,在临床广为应用。

三、麻醉中的管理

(一)呼吸的管理

一旦插管成功,应仔细检查导管插入的深度及导管固定的牢固度。口内手术通常取肩部垫高头过度后仰位,加之开口器最大开口,往往导管插入应比一般稍偏深并由术者将导管缝合在一侧口角固定。深浅不当或固定不牢均可因术者操作致使导管过深或向外拽出而通气障碍或意外发生。插管后应常规气管内吸引保持气道通畅,术中也应观察气道压力,当压力升高时应找出原因积极处理。对体重小于 25kg 的儿童,最好采用压力模式机械通气,并常规进行 $P_{ET}CO_2$ 监测,避免缺氧或 CO_2 蓄积。

(二)循环的管理

口腔、颌面部血管丰富,手术出血多且不易止血。若病人术中头过低影响静脉回流,可出现颜面发绀、结膜水肿、术野渗血增加;如持续时间过长,将使颅内压升高,甚至损害大脑。为避免上述情况,病人宜取头部略高位。麻醉力求平稳,镇痛完全,不宜呛咳、躁动,保持血压稳定。对于出血多的手术(如血管瘤),根据失血量及时补充,必要时采用控制性降压以减少出血。

(三)围术期监测

血压、心率、ECC、SpO_2 为常规监测项目。对小儿 $P_{ET}CO_2$ 监测必不可少。儿童仍需胸前放置听诊器观察心音及呼吸音。对长时间手术还需进行血气分析,以了解通气状况,便于及时调整呼吸参数。对术时长失血多的病人术中需进行有创动脉压及 CVP 监测,还应该严格观察尿量,末梢颜色及体温。

四、麻醉后的处理

主要是气道的管理。口腔、颌面及颈部手术后,可因肌肉松弛,舌后坠,咽或颈部肿胀、渗血或出血致血肿压迫,发生上呼吸道急性梗阻。而面、颈部敷料的包扎或特殊固定使一旦发生呼吸道梗阻很难处理。因此,气管插管的病人应严格掌握拔管指征:完全清醒、正确示意;安静状态下分钟通气量正常;喉反射完全恢复,有正常的吞咽反射;停止吸氧后 10 分钟 SpO_2 维持在 95% 以上。拔管前应吸净气管内、口鼻腔分泌物及血液。拔管后病人若出现呕吐,应及时清除,以免误吸。对于某些病人估计术后可能发生气道梗阻者,作预防性气管造口仍值得考虑。

(罗志军)

第六节　耳鼻喉科手术麻醉

一、手术和麻醉的特点

1.神经支配为颅神经及颈丛神经,骨性标志明显,易于定位。耳鼻喉各部分表面被覆黏膜,故多种手术可在表面麻醉和神经阻滞麻醉下完成。

2.手术操作在头颈部进行,对病人精神刺激大,无论局麻或全麻,麻醉前用药很重要。

3.气道通畅维持困难。耳鼻喉疾病本身及手术操作常可影响气道通畅,如血、分泌物、切除的组织碎片和咽喉部手术本身皆可影响气道通畅。

4.手术操作在头颈部,麻醉者常"远距离操作",增加了麻醉观察和判断深浅的难度。

5.术野容易出血,常以渗血为主,止血困难。常常需要控制性降压。

6.防止颈动脉窦反射。颈部手术操作,可能会刺激颈动脉窦导致迷走反射引起血压急剧下降和严重心动过缓,应严密注意。一旦发生,可暂停手术操作并静脉注射阿托品或以局麻药阻滞颈动脉分叉部等。

二、麻醉选择

1.耳鼻喉手术很多可在表面麻醉或局部浸润麻醉下进行,操作简单,一般由手术者自己完成。针刺镇痛在耳鼻喉科也取得了一些经验。

2.神经安定镇痛用于耳鼻喉科可起到相当好的作用。应用方式有三种。

(1)术前应用,其目的与基础麻醉相同。

(2)术中局麻不完善时或病人不合作时应用,目的在于临时辅助或增强局麻作用。

(3)术中手术刺激较强烈时使用。

其中,以第一种方式作用效果最佳。一般以芬太尼($1\sim2\mu g/kg$)复合氟哌利多($0.1mg/kg$)为佳。

3.全身麻醉:适用于不合作的小儿、老年、创伤大、出血多、手术时间长、或病人要求等情况。选用全麻时,应注意:

(1)病人应作气管插管。

(2)气管导管须有套囊。作鼻、口咽或喉部手术,还须在咽后壁置入纱布垫,以防止误吸或异物漏入气道。

(3)气管导管必须固定牢靠,以免手术操作时导管移动或脱出。

(4)为防止导管折曲,一般选用 Woodbridge 螺旋导管。

(5)术毕导管拔除时务必慎重,掌握拔管时机十分重要。须待病人咳嗽、吞咽等反射恢复,呼吸无抑制时才可考虑拔管。

(6)麻醉不必过深。肌松药慎用,剂量不宜大,一般只需能保持控制呼吸并不致有身躯大动,即认为满意。

三、常见耳鼻喉手术的麻醉处理

1.耳科手术的麻醉

(1)很多耳科手术,可在局麻或局麻加强化麻醉下完成。但对于重大复杂的手术或不合作的病人(如小儿)应考虑全麻。

(2)随着显微镜在耳科手术中的广泛应用,而在显微镜下病人术中体动、咳嗽会被明显放大,影响手术操作,所以显微手术多考虑全麻。

(3)对出血多或需在显微镜下完成的耳科手术应考虑施行控制性降压。

(4)由于氧化亚氮在血中的溶解度高于氮气,其进入鼓室的速度快于氮气排出速度,就会使鼓室内压迅速升高,特别在有咽鼓管阻塞的病人,压力可升至 $40.00\sim53.33kPa(300\sim400mmHg)$,甚至引起鼓膜破裂。因此,做此类手术忌用氧化亚氮。

(5)耳科手术常涉及面神经,如术中需进行面神经监测,可在插管前使用中短效肌松药之后不再使用肌松药,或者不使用肌松药。

(6)中耳及内耳手术后恶心、呕吐非常多见,应常规给予抗呕吐药。

2.鼻及鼻窦手术的麻醉

(1)鼻科手术的病人因为疾病本身的原因,往往存在严重的鼻腔阻塞。行气道评估时需注意可能存在面罩通气困难,尤其在同时合并其他通气困难时(如 OSA、颌面部畸形)。

(2)慢性鼻-鼻窦炎尤其是伴有鼻息肉病人可能合并支气管哮喘,此类病人再有阿司匹林耐受不良,则为阿司匹林耐受不良三联征或 Samter 三联征。非甾体类抗炎药会诱发哮喘,围术期须避免使用。

(3)对鼻咽部或鼻窦肿瘤切除或根治的病人,一般选择全身麻醉。此类手术出血量较大,常需局部应用肾上腺素,当出现心动过速时,可静脉注射普萘洛尔(心得安)0.008mg/kg。

(4)行上颌窦癌根治术时,一般先在局麻下作气管切开术,再置入带套囊的气管导管后作静脉诱导。当为减少失血而做颈外动脉结扎时,要防止颈动脉窦反射。此类手术常行控制性降压。

3.扁桃体及腺样体刮除手术的麻醉 成人扁桃体摘除术多在局麻下完成。在小儿进行扁桃体摘除时,如果腺体较大又无粘连,可采取挤切方法,不需任何麻醉。当腺体小,粘连重时,必须在全麻下进行。一般要求采取气管内插管。经鼻腔气管内插管便于手术操作,但需同时切除腺样体时,必须经口腔插管。

(1)术前评估:①了解有无阻塞性睡眠呼吸暂停(OSA),OSA 病人可能存在困难气道。②了解有无活动性呼吸道感染。如存在感染,应延迟手术。③病人血红蛋白应在 100g/L 以上,应无凝血功能障碍。④如伴有风湿热、心肌炎、肾炎、心脏瓣膜病变等,皆须在病情稳定后,经内科医生判断认为安全时进行手术。

(2)麻醉管理:①宜在麻醉诱导气管插管后立刻插入胃管,此时可见有胃液排出。②注意手术中因导管的移位和滑脱造成气道堵塞或窒息的发生。③严密观察病人生命体征的变化。④术毕拔管时务必慎重。一般在术毕后,取出咽后壁纱布垫,并作充分的口咽及气管内吸引。⑤拔管后,置病人于侧卧位,用面罩吸入纯氧,至潮气量及呼吸频率完全正常,停止吸氧情况下 SpO_2 大于 95% 时始可返回病房。回病房后再于适当时间拔除胃管。

(3)术后出血再次手术的麻醉处理:①应选择清醒或快速诱导插管。②备好气管切开的器具。③备好吸引器,随时清理咽喉部。④病人麻醉后应插入胃管吸出胃内容物,以减少术后恶心、呕吐的发生。⑤注意维持循环功能稳定,防止出血性休克。

4.全喉切除手术的麻醉 全喉切除是耳鼻喉科大型手术之一,一般均在全身麻醉下进行。

(1)首先在局麻下行气管切开并置入带套囊的加强导管,然后再行静脉诱导。

(2)术中保持麻醉深度适宜,防止缺氧和二氧化碳蓄积。

(3)手术离颈部大血管近,易致颈动脉窦反射;应注意监测。

(4)警惕大血管破裂时可能发生气栓,一旦发生,应停止吸入氧化亚氮。

5.喉镜和支气管镜脸查的麻醉

(1)多数的声带息肉切除、声带组织活检、声带剥离和咽喉部的小手术均可在局麻和表面麻醉下完成。

(2)咽喉部麻醉抑制了喉的保护性反射,分泌物、血液和切除组织容易进入气管内而引起误吸,所以全身麻醉可能更有益于病人。因手术时间较短,应使用短效麻醉药和肌松药。

(3)直接喉镜检查多可在表面麻醉下进行,现多选用 4% 的利多卡因,也可使用 1% 的丁卡因。

(4)临床上常用支气管镜检查来诊断和治疗气管和支气管病变。成人多在表面麻醉下进行操作,如表面麻醉下病人不能耐受,可考虑加用强化麻醉或全麻,可经支气管镜的输氧孔行喷射通气,但注意防止缺氧和二氧化碳蓄积。

6.气管、支气管异物取出术麻醉

(1)气管、支气管异物多见于 1~4 岁的小儿。可采用七氟烷和氧气混合吸入或静脉内给药诱导,并行静脉麻醉维持,可使用肌松药。也可辅以 4% 利多卡因或 1% 丁卡因作咽喉部和气管内的表面麻醉。

(2)手术期间经支气管镜侧孔行喷射通气,防止缺氧。

(3)术中严密观察 SpO_2 和心率的变化,如有缺氧应中止手术,面罩加压给氧或行气管插管,等缺氧改善后再行手术。

(4)为防止小儿气管镜检后发生喉水肿,术毕可静脉注射地塞米松 0.1mg/kg,并严密观察 SpO_2。一般宜继续吸氧数分钟,待病儿清醒,病情平稳后再送回病房。

7.上呼吸道激光手术的麻醉　CO_2 及钇铝石榴石(Nd:YAG)激光已广泛用于上呼吸道手术中。术中最严重的并发症是气管导管着火,估计发生率为 0.5%~1.5%。如下措施可以减少气管导管着火的发生率:

(1)降低气管导管的可燃性,包括使用金属条带缠绕气管导管及有色盐水填充套囊等。

(2)尽量降低吸入氧溶度($FiO_2 < 40\%$),仅维持适当的动脉血氧饱和度。

(3)由于氧化亚氮是一种强氧化剂,应用空气或氦气代替。

(4)使用间断通气或文丘里喷射通气技术。

这些措施可以降低而不是消除气管导管着火的风险,所以麻醉医生须随时做好气道着火的准备。

(罗志军)

第七节　颈部手术麻醉

颈部手术主要包括颈部肿瘤、甲状腺和甲状旁腺疾病、颈部淋巴结疾病、先天性畸形、颈椎疾病、血管性疾病以及外伤等的手术。因毗邻气管、颈部大血管和神经,部分甲状腺和甲状旁腺疾病还伴有内分泌的变化,故手术和麻醉处理有一定的难度。

一、麻醉方法选择

全麻常用;颈丛多用于短小手术;局麻用于小手术;颈部硬膜外阻滞和针麻,也可选用。

二、颈丛神经阻滞术前准备

1.对患者全身状况进行术前评估,以了解器官与系统的功能状态。

2.了解病变与气管的位置关系,重点了解是否有气管压迫、对呼吸有无影响以及影响的程度。

3.了解病变与颈部血管的关系,评估术中出血的风险程度。

三、颈丛神经阻滞注意事项

1.颈丛神经的周围有椎动脉,深处还有硬膜外隙和蛛网膜下隙,穿刺时需特别注意,切忌将针尖向内后侧穿入过深;注药前必须回吸,无血液和脑脊液回流方可注药,并且保持位置不变,每注射 1~2ml 回抽一次,观察有无血液或脑脊液回流。

2.颈部胸锁乳突肌下面为颈总动脉,在甲状软骨平面分为颈内、外动脉,在分叉处即是颈动脉窦,有维持机体血流动力学稳定的压力感受器。颈丛阻滞后可能由于颈动脉窦压力感受器反射的抑制而引起血压升高,特别是甲状腺手术更为多见,应引起重视。应备用艾司洛尔、尼卡地平等。

3.双侧颈深丛阻滞时有可能阻滞双侧膈神经和(或)双侧喉返神经而引起呼吸抑制,原则上应避免双侧颈深丛阻滞。如必须行双侧颈深丛阻滞,则应先阻滞一侧颈深丛,观察15～20min后,如果未出现膈神经阻滞情况,再行对侧颈深丛阻滞。

4.在阻滞效果确切、自主呼吸充分的患者,如情绪紧张或有体位不适等难以耐受时,可辅以小剂量镇静、镇痛药物。但在阻滞效果不佳、难以满足手术要求,而且又不能有效控制气道的患者,切忌反复加用镇静、镇痛药物,以免发生呼吸抑制,引起不良后果。此种情况下,应及时改行气管内插管全身麻醉。

5.颈部富含血管、神经和感受器,手术刺激或牵拉常导致循环和呼吸功能紊乱,麻醉期间应密切监测并采取有效措施加以防治。

6.甲状腺的血液供应十分丰富,手术期间或术后易发生出血,严重者可致呼吸道梗阻。

7.来自迷走神经的喉返神经支配声带的活动,喉上神经的内支支配喉黏膜感觉,其外支则支配环甲肌运动,使声带紧张。手术操作若损伤喉返神经则可造成声音嘶哑,甚至呼吸困难。

8.器质性心脏病、高血压、冠状动脉病变、糖尿病患者的局麻药内禁用或慎用肾上腺素。

四、全身麻醉操作要点

1.颈动脉手术中,特别在实施颈内(总)动脉阻断期间,应监测脑供血和中枢神经功能变化。脑电图描记、脑干诱发电位、脑血流多普勒测定仪、脑氧饱和度监测仪以及颈内静脉氧分压测定等,均可从不同侧面评价脑血供情况。

2.麻醉诱导和建立人工气道

(1)在无强迫体位、无呼吸道受累的颈部病变手术患者,麻醉诱导和气管插管可按常规方案进行。

(2)对于有气管受压,特别是已出现呼吸困难的患者,宜在充分表面麻醉的条件下,行清醒气管插管;或是在适度镇静、镇痛复合表面麻醉的条件下,行"遗忘镇痛慢诱导"气管插管。估计术后还需较长时间带管的患者,应行经鼻气管插管。

(3)对估计有"困难气道"的患者,可选用纤维支气管镜、硬纤维喉镜、插管型喉罩、可视插管型喉罩等特殊气管插管器械予以解决。

3.麻醉维持　吸入麻醉、全静脉麻醉以及静-吸复合麻醉均可有效、安全地用于颈部手术的麻醉维持,但在某些特殊手术中,药物选择有其特殊性。

(1)甲状腺功能亢进症和甲状旁腺功能亢进症患者不宜使用氯胺酮。

(2)如术中需借助神经刺激仪识别神经,则不宜使用肌肉松弛药,

(3)小儿斜颈手术因术后需使用石膏固定,故麻醉维持应选用可控性好、恢复快而平顺的药物,以免麻醉恢复期发生恶心、呕吐时因头部固定发生误吸。

(4)在某些出血风险较大的手术,术中可使用控制性降压以减少失血。

4.麻醉恢复

(1)手术结束后,应待患者完全清醒、咽喉保护性反射恢复后方可考虑拔除气管导管。

(2)由于诸多因素影响,部分患者拔除气管导管后,可能出现急性呼吸道梗阻。为预防此种严重并发

症,必须等患者完全清醒后,首先将气管导管退至声门下,观察患者呼吸道是否通畅、呼吸是否平稳。如果情况良好,则可考虑完全拔除气管导管,并继续观察是否出现呼吸道梗阻。

(3)麻醉恢复期拔除气管导管时,多种因素可能导致气道梗阻,如血肿压迫、气管塌陷、双侧喉返神经损伤以及喉头水肿、喉痉挛等。故在拔除气管导管的同时,应准备好再次建立人工气道(气管插管或切开),包括药品、器具和心理的准备。

(4)对于发生气道梗阻风险较大的患者,应保留气管导管至术后 24h,经治疗、处理后,再考虑拔除气管导管。

五、全身麻醉注意事项

1.为防止术中导管受压变形导致呼吸道梗阻,应选用带有金属环丝的"加强型气管导管"。

2.对有呼吸道狭窄的患者,应多准备几种型号的气管导管;气管插管的前端应越过狭窄部位;导管插入时应轻柔,以免损伤气管,特别是软化和变薄的气管壁更易被损伤。

3.颈部手术在分离、牵拉或压迫颈动脉窦时,可引起血压降低、心动过缓,甚至心脏骤停。术中为了避免此严重并发症的发生,可用少许局麻药液在颈动脉窦周围行浸润阻滞;一旦出现此并发症,应立即停止手术,并静脉注射阿托品,必要时采取心肺复苏措施。

4.在颈动脉手术中,常需暂时阻断颈总动脉或颈内动脉,但阻断时间不应长于 20min。阻断期间,应采用前述监测方法监测脑血流和中枢神经功能;阻断期间,应避免过度通气,并适当增加动脉压,以利于颅内侧支循环的血流灌注。

5.甲状腺功能亢进症患者使用肌肉松弛药时应特别慎重,因甲状腺功能亢进症患者常合并有肌病或肌无力。肌肉松弛药应选用对心血管影响小、作用时间短的药物。术后应尽量避免出现肌肉松弛药的残余作用。如需对肌肉松弛药的残余作用进行拮抗时,也应避免使用阿托品而改用格隆溴铵与抗胆碱酯酶药进行复合。

6.甲状旁腺功能亢进症患者尽管存在肌无力症状,但由于高钙血症,对非去极化肌肉松弛药呈抵抗效应,而对去极化肌肉松弛药可能敏感。故术中应注意神经-肌肉接头功能的监测,并以此指导肌肉松弛药的使用。

7.在颈部椎管狭窄手术,颈部脊髓在解除压迫后,术后有发生反应性水肿的可能特别是在术前脊髓受压比较严重的患者。手术时需与手术者及时沟通,了解发生此并发症的风险程度。必要时保留气管导管至术后 24～48h,经激素、脱水等治疗,待水肿减轻或消除后,再考虑拔除气管导管。

六、全身麻醉并发症

1.喉返神经或喉上神经损伤

(1)因手术中切断、缝扎或钳夹喉返神经可造成其永久性或暂时性损伤。喉返神经主干损伤者,声带处于中间部位;前支损伤者,内收肌瘫痪使声带外展;后支损伤则外展肌瘫痪致声带内收。双侧喉返神经损伤时,可出现呼吸困难甚至窒息,需立即行气管造口以解除呼吸道梗阻。

(2)喉上神经内支损伤使喉部黏膜感觉丧失而易发生误吸,而外支损伤则使环甲肌瘫痪而使声调降低,一般经理疗或神经营养药物治疗后可逐渐恢复。

2.血钙浓度降低 甲状旁腺切除术后或甲状腺手术操作误伤甲状旁腺或使其血液供给受累,出现甲状旁腺功能低下,可使血钙浓度降至 2.0mmol/L 以下,导致神经、肌肉的应激性增高,而在术中或术后发生手足抽搐,严重者可发生喉和膈肌痉挛,引起窒息甚至死亡。故麻醉后应予以注意,事先做好气管插管的准备。发生手足抽搐后,应立即静脉注射 10% 葡萄糖酸钙或静脉输入氯化钙溶液。

3.甲状腺危象　在甲状腺功能亢进症术中、术后均可出现,但多发生于术后 12～36h。患者通常出现心动过速或心房颤动等严重心律失常;高代谢状态,发生呼吸性和代谢性酸中毒;心力衰竭、肺水肿;循环休克;恶心、呕吐、腹痛、腹泻;重度烦躁甚至昏迷。甲状腺危象死亡率极高,防治的关键在于术前的充分准备。治疗包括应用抗甲状腺药物,口服碘剂,应用 β 受体阻滞剂、糖皮质激素,纠正水、电解质及酸碱平衡紊乱,呼吸支持,降温等对症治疗。

（韩国哲）

第八节　骨科手术麻醉

骨科手术的部位主要包括脊柱、四肢骨骼和肌肉系统。因骨科手术具有病种复杂、术式多变、手术繁简不一等特点,对麻醉的要求也具有其特殊性。

一、骨科手术相关的特点

(一)止血带充气期间的反应

1.产生机制及临床表现　止血带充气期间局部组织缺氧,可产生细胞内酸中毒(pH 值<6.5)。缺氧和酸中毒导致肌红蛋白、细胞内酶和钾离子的释放。如果止血带应用时间超过 60min,血管内皮完整性受到损害,会产生组织水肿,以致切口愈合困难。由于止血带下面的肌肉受压,可能延迟患者康复。与此同时回心血量增多,外周血管阻力增加,临床上表现为中心静脉压或动脉压轻、中度增高。若双侧下肢止血带同时充气,可导致中心静脉压力明显增高。

2.预防及处理措施

(1)止血带充气时间及压力:止血带充气的压力因人而异,上肢一般要高于收缩压 30～50mmHg,下肢须高 50～70mmHg;一般上肢压力成人不超过 300mmHg,小儿不超过 200mmHg,下肢压力成人不超过 600mmHg,小儿不超过 250mmHg。阻断血流的时间以上肢 60min、下肢 90min 为限,两次间隔时间为 5min 以上。

(2)若出现止血带反应,应及时放松止血带。

(二)松止血带后的反应

1.产生机制及临床表现　松止血带后缺血的肢体发生再灌注,可导致中心静脉压和动脉压降低,若血压下降明显可导致心脏骤停。发生原因包括外周血管阻力突然下降,急性失血以及代谢产物对循环的抑制。松止血带后,肢体得到灌注,代谢产物进入血循环。氧自由基进入循环系统可损害多器官。静脉血氧饱和度在 30～60s 下降 20%,中心体温在 90s 内降低 0.7℃,呼气末二氧化碳明显增高。临床表现为出汗、恶心、血压降低、周围血管阻力降低、血钾升高和代谢性酸中毒等,即"止血带休克"。

2.预防及处理措施

(1)松止血带前应及时补充血容量。

(2)松止血带的速度宜慢,一般应超过 1min,并密切观察血压、心率、面色的变化。若两侧肢体同时手术,则不能同时放松两侧止血带,以防回心血量不足而引起血压剧烈下降。应先放一侧,间隔 3~5min,再放另一侧。

(3)出现症状时,可给予快速输液,补充血容量,面罩给氧及用升压药等处理。

(三)止血带疼痛

1.产生机制及临床表现　若止血带充气压力过大,时间过久,尤其在麻醉作用不够完全时,极易出现止血带疼痛,系肢体缺血引起。多数患者难以忍受,烦躁不安,常难以控制。上肢或下肢麻醉后的患者,在止血带充气 30~60min,66% 以上的患者出现止血带部位的疼痛。

2.预防及处理措施

(1)根据患者年龄、肢体周径、患者体质等因素选用合适的止血带。

(2)放置准确下肢应放在大腿近腹股沟处,上肢应放在上臂中上 1/3 处。

(3)压力和时间正确。

(4)绑止血带时,止血带下要垫一个小单(布),并使接触皮肤面保持平整。止血带要绑的松紧适宜。

(5)对反应强烈的患者,应用镇静、止痛等药物,加深麻醉,可减轻患者的不适感。

(四)深静脉栓塞(DVT)

下肢深静脉栓塞是骨科患者围手术期的常见并发症,并易继发肺栓塞、下肢静脉功能不全等。

导致深静脉栓塞发生的内在机制主要有三方面:静脉血流淤滞、静脉内膜损伤和血液高凝状态,其中以静脉血流淤滞和静脉内膜损伤最为重要。下肢肿胀、疼痛和浅静脉曲张是下肢深静脉栓塞的三大症状,应及早加以预防。

1.除了做好术前高危人群评估、术后物理促进静脉回流(如穿弹力袜、驱动装置)、早期积极活动、减少局部压迫等常规预防外,围手术期也可进行预防性应用低分子肝素,能够显著减少 DVT 发生,且无明显不良反应。

2.缩短手术时间、术中增加下肢血供,减少静脉淤滞及术中使用抗凝药。

3.选用硬膜外麻醉应用硬膜外麻醉可以降低深静脉栓塞的发生率,可能是硬膜外麻醉不影响血小板功能、纤维蛋白溶解作用,而且在术中及术后增加了下肢血流,使静脉血流淤滞减少而降低深静脉栓塞的发生率。硬膜外麻醉时辅以小量肾上腺素可以降低深静脉栓塞的发生率,肾上腺素用于硬膜外麻醉可以增加下肢血流。

(五)脂肪栓塞

脂肪栓塞是骨折(特别是长管骨骨折)引起的严重并发症。由于在骨折死亡病理检查中高达 90%~100% 而引起重视,目前在各类骨折中,平均发生率为 7% 左右,病死率为 8%。如与创伤性休克、感染等并发,病死率则高达 50%~62%。

1.产生机制及临床表现　创伤骨折后骨髓内脂肪微粒进入血液,或在髋和膝的人工关节置换术中,由于髓内压骤升,可导致脂肪微粒进入静脉,发生脂肪栓塞。其表现为缺氧、心动过速、精神状态改变。

2.预防措施　早期手术处理骨折、减少髓腔损伤可以减少脂肪栓塞的发生。

3.处理　早期发现,予以氧疗和液体管理。

(六)骨水泥置入反应

骨水泥是由甲基丙烯酸酯与苯乙烯共聚粉及甲基丙烯酸甲酯单体组成的室温自凝黏同剂,已成为全髋置换、人工股骨头置换或其他关节置换术中不可缺少的重要材料。骨水泥对心血管系统有一定的影响。

1.产生机制

(1)组胺释放引起外周血管广泛扩张。

（2）对心肌的毒性作用、直接抑制心肌。

（3）促进血小板聚集。

（4）骨髓腔内操作时，骨水泥、脂肪微粒以及碎骨屑等进入血液循环形成微栓或因产热使气体膨胀进入血液循环形成气栓。

其主要表现为低血压、心律失常、弥漫性肺微血管栓塞、休克，甚至心搏骤停、死亡，此即骨水泥置入综合征。

2.预防措施　在置入骨水泥前要补足血容量。填入骨水泥前吸入高浓度氧，以提高组织氧储备。

3.处理　应用骨水泥时，一般血压变化幅度为 10～30mmHg，持续 1～20min，一般 5min 内恢复正常。如患者血压下降超过 30mmHg 或持续下降，应及时处理，可给予麻黄碱 10～15mg 单次静脉注射或去甲肾上腺素静脉输注。同时给予高浓度吸氧，加快输血、输液速度，必要时建立两条静脉通路。

二、常见骨科手术的麻醉特点

（一）股骨颈骨折内固定术的麻醉

1.特点

（1）多发生于老年人，60 岁以上者约占 80%。老年患者大多数合并其他疾病，如糖尿病、高血压、冠心病及肺部疾病，麻醉风险较高。

（2）因创伤引起的血肿、局部水肿及入量不足，存在术前低血容量。

（3）对创伤的应激反应可引起血液流变学的改变，血液多呈高凝状态。

2.注意事项

（1）多主张在连续硬膜外阻滞下手术，镇痛好，失血量少，并减少术后深静脉血栓的发生率。麻醉时摆放体位动作要轻柔，侧卧位时患肢下垫软垫，防止患肢受压引起疼痛不适、血压上升等。麻醉应严格无菌操作，正确确定穿刺部位，麻醉剂量要适当，防止过量、麻醉平面过宽。全麻术后发生低氧血症及肺部并发症者较多。

（2）对于术前合并冠心病患者，入院后给予扩冠、营养心肌治疗，合理降压；对于合并慢性支气管炎等肺部疾患者，应积极控制肺部感染，提高手术麻醉耐受力。

（3）老年人心肺功能较差，应予以常规面罩给氧，避免低氧血症，辅助用药要对呼吸、循环影响轻微并且少量缓慢推注。

（4）对术前的体液不足及术中失血量的估计较困难，麻醉期间易发生低血压，应及时补充血容量。必要时监测 CVP、HCT 及尿量。

（5）术前血液高凝状态是血栓形成和肺栓塞发生的重要原因，术中应行适当的血液稀释，避免过多异体输血。

（二）全髋关节置换术的麻醉

1.特点

（1）手术创伤大，失血量多，止血困难。

（2）多为老年人，且常合并全身疾病。

（3）合并类风湿关节炎或强直性脊柱炎者，可增加麻醉穿刺或气管内插管的困难。

（4）术中骨黏合剂的应用可能引起低血压，一般在骨黏合剂充填后 30～60s 或假体置入后 10min 内易发生低血压，应引起注意。

2.注意事项

(1)多主张在椎管内麻醉下手术。可减少术中失血量、术后深静脉血栓及低氧血症的发生率。

(2)对失血和麻醉的耐受性差,容易发生低血压,因此应注意补充血容量。

(3)对椎管内麻醉禁忌者,应选用全麻。全麻有利于呼吸功能的维持。

(4)加强循环功能监测。应常规监测 ECG、SpO_2、血压和尿量;必要时应监测直接动脉压、CVP 和动脉血气分析。全髋关节置换期间心血管不稳定,在截除股骨头颈部、扩大股骨腔和修整髋臼时常应密切观察。

(三)脊柱侧凸畸形矫正术的麻醉

1.特点

(1)脊柱侧凸畸形多是青春期前或骨骼成熟前发生的脊柱侧凸,是小儿骨骼肌肉系统巾最常见的畸形之一。

(2)引起胸廓变形,可损害心、肺功能。

(3)可能合并有其他先天性疾患。

(4)手术切口长,暴露范围广,出血较多。

(5)手术矫形过程可能会引起脊髓损伤,术中要求监测脊髓功能。

2.注意事项

(1)术前对患者进行全面体检,正确评价心、肺功能,应拍摄胸部 X 线片、肺功能及动脉血气分析。病程长、有慢性缺氧者,可继发肺源性心脏病和肺动脉高压症。

(2)术前有呼吸道炎症者应积极治疗,并加强呼吸功能训练。

(3)术前开放静脉应尽量选用粗的静脉,充分备血,维持一定的液体负荷。为减少出血,患者体位一定要安置好,腹部不能受压。如果腹部受压,腹压增高,下腔静脉回流障碍,可导致椎旁静脉丛扩张,出血量增大。

(4)恰当的控制性降压和成功的唤醒试验是脊柱侧凸畸形矫正术麻醉处理的关键。术中进行唤醒试验者,麻醉不宜太深。

(5)术后疼痛剧烈,常规进行镇痛。

(四)椎管狭窄椎板切除减压术的麻醉

1.特点

(1)手术时常取俯卧位,而手术部位高于其他部位,因而对呼吸和循环的影响较大,且有发生空气栓塞的危险。

(2)颈椎病变使头部活动受限,气管内插管较困难;腰椎病变也可能给椎管内麻醉的穿刺带来困难。

(3)手术创伤大,失血较多。

(4)合并不同程度截瘫者,有长期卧床史,可影响心、肺功能。

2.注意事项

(1)腰椎管狭窄手术一般时间较长,连续硬膜外阻滞是脊柱外科常用的麻醉方法。它既能连续有效止痛,又能保持患者清醒,有助于判断是否损伤脊神经;还可以降低中心静脉压,使血压轻度降低及术野渗血减少,有利于手术操作。但对于年老体弱或体胖者,难以耐受俯卧位对生理的影响,宜选用全麻。

(2)颈椎手术一般在全麻下施行。头部活动受限者可行清醒插管,以免加重脊髓或脊神经的损伤。术中要求麻醉平稳,维持头部稳定,避免患者移动。截瘫严重者,全麻诱导禁用琥珀胆碱,避免因血钾突然升高而发生心律失常、心搏骤停等。

（3）麻醉中,监测尤为重要,即使局麻下颈椎管狭窄减压术亦应做好麻醉监测。

（4）俯卧位时应确保呼吸道通畅,防止导管扭折、脱出或滑入。在体位变更前后均应检查导管位置。

（5）在头高位时,血压不宜维持过低,以免发生脑供血不足。

（五）骨科显微外科手术的麻醉

1.特点

（1）手术时间长,操作精细,要求麻醉平稳、镇痛完善。

（2）断肢再植者多为创伤患者,有的合并多处创伤,因而应注意对全身的检查和处理。

（3）术中常用抗凝药。

2.注意事项

（1）大多数可在阻滞麻醉下手术,尤其是连续硬膜外阻滞,还可用于术后镇痛和防止吻合血管痉挛。对于手术范围广泛、复合伤及不能合作者,宜选用全麻。

（2）避免发生低血压,可行适当血液稀释以降低血液黏稠度,有利于恢复组织的血运。

（3）为防止移植血管痉挛,尽量避免使用血管收缩药和防止发生低体温。

（4）注意创伤患者的监测和处理。

（六）强直性脊柱炎患者的麻醉

1.对该类患者做好术前检查、评估。严重强直性脊柱炎患者病程迁延较长,除患有关节疾病外,还常合并有心脏、血管疾病,部分患者可伴有限制性通气困难、营养不良等。需根据患者的具体情况最终确定麻醉方案。

2.对于颈部活动度尚可的患者,椎骨的融合可能是不完全的,可成功地实施椎管内麻醉。穿刺操作时,尤其是在置入硬膜外导管时动作要轻柔,以免损伤血管与神经。

3.对脊柱骨折和颈椎不稳定的患者应选择合适的体位。

4.准备纤维支气管镜及经口、经鼻插管和气管切开的物品。常需采用纤维支气管镜引导下气管插管。

5.由于长期患病,年老、体弱、贫血患者,对麻醉手术耐受性相对较差,而手术创伤大、时间长或出血多,会影响到患者围手术期的安全。因此,术中应加强监测,注意维护呼吸、循环稳定,防止术中患者通气不足引起缺氧等一系列改变。

6.对插管困难的患者术毕气管内导管拔管,必须十分慎重。因拔管后有可能出现呼吸困难,有可能需要再次插管,这时将会遇到极度困难,甚至导致生命危险。拔管的原则是自主呼吸完全恢复,神志清醒。

（韩国哲）

第九节　整形外科及外周血管手术麻醉

一、整形外科及外周血管手术的特点

1.整形外科病人多数年轻,以女性居多,一般情况较好,但可能存在不同程度的心理问题。

2.整形手术多为表浅部位手术,操作精细,一般时间较长。

3.虽不需要深麻醉和肌松要求,但过程要求平稳,绝对保证病人的安全。

4.整形手术多数可在局麻下进行,部分手术需要全身麻醉或区域阻滞。口腔颌面部的整形美容手术病人可能存在张口受限等困难气道的危险。

5.包扎和固定是整形手术的重要步骤,不能过早终止麻醉,以防止病人躁动导致伤口裂开等危险。

6.外周血管手术的病人以中老年居多,可能会并存血管硬化导致的心脑血管疾病或糖尿病,手术和麻醉风险较高。

7.部分病人术前已经接受抗凝治疗,术中可能需要使用肝素等抗凝药,在麻醉方法的选择上需要谨慎。对于一些术前已经应用β受体阻滞药治疗的病人围术期应继续应用。

8.下肢静脉血栓病人要警惕血栓脱落导致的肺动脉栓塞,外周动脉闭塞性疾病的病人应注意血流再通后出现的再灌注损伤。

二、麻醉的选择及处理

1.区域阻滞麻醉

(1)对于范围比较局限的表浅手术,可由手术医师施行局部浸润麻醉,麻醉医生提供监护或适当的镇静、镇痛,但要注意呼吸抑制和局麻药用量过大导致的毒性反应。

(2)涉及范围较大、时间较长的手术,可施行区域阻滞麻醉,包括颈丛、臂丛、腰丛联合坐骨神经阻滞或者椎管内麻醉,也可进行连续外周神经阻滞。

(3)下肢血管外科手术可在椎管内麻醉、神经阻滞麻醉下进行;颈丛阻滞在颈动脉内膜剥脱术的应用价值尚有争议。

(4)尽可能保持病人清醒合作,特别是在颈动脉内膜剥脱术的病人,以利于评估神经功能。如使用辅助药,以不使病人失去合作能力为度,右美托咪定的可唤醒镇静作用比较适用于此类手术。

(5)血管外科手术术中可能会使用抗凝剂如肝素等,应合理选择区域阻滞,特别是注意穿刺和拔管的时机。

2.全身麻醉

(1)对于不适于或拒绝区域阻滞麻醉的病人,可选择气管插管静吸复合全身麻醉或全凭静脉麻醉,也可插入喉罩。

(2)麻醉勿需太深,但要求平稳,维持血流动力学稳定,避免发生低血压。

(3)对于年轻女性病人应做好术后恶心呕吐的预防应对措施,包括选择全凭静脉麻醉、应用地塞米松、止吐剂等。

(4)浅表手术对肌肉松弛无特殊要求,只需要用适量肌松药便于机械控制呼吸,甚至可不用肌松剂插入喉罩进行手术麻醉。

(5)长时间的手术应加强监测,特别是$ETCO_2$、尿量、体温的监测。血管外科手术术中可进行有创监测如中心静脉压、直接动脉测压,必要时可进行心排血量监测。

(6)注意液体平衡。

三、特殊麻醉处理

颈动脉内膜剥脱术麻醉:

(一)特点

1.主要用于治疗脑缺血,颈动脉粥样硬化为其主要病理改变。

2.颈动脉粥样硬化常涉及其他动脉,如主动脉、冠状动脉及脑内动脉。

3.常有脏器缺血的症状,如脑缺血、心绞痛等。

4.病人常并存有高血压、糖尿病、肾病等。

(二)麻醉处理

1.术前治疗心脑血管疾病的药物应持续到手术当天,如β受体阻滞药和控制血压的药物。

2.术前药选用小量、短效镇静药,以便术后早期对中枢神经功能恢复的判断。

3.区域阻滞

(1)对于能合作并能耐受手术所采取的体位者,可选用区域阻滞麻醉。

(2)区域阻滞麻醉时病人清醒,便于连续观察中枢神经系统的改变。

(3)一般行颈神经丛阻滞,包括浅丛和深丛,少数情况下可选择颈段硬膜外阻滞,或者由手术医生进行局部浸润麻醉。

4.全身麻醉

(1)适用于不合作或不能耐受手术体位者及手术复杂者。

(2)可控制呼吸,保证供氧,并能降低脑代谢。

(3)麻醉诱导应平稳,避免血压波动太大,维持适当脑灌注压。常用丙泊酚、七氟烷或地氟烷、瑞米芬太尼等药物,维持较浅麻醉以利于维持循环稳定,并有利于快速苏醒拔管,也有利于在阻断颈动脉时监测和比较 EEG 变化。

5.术中监测:ECC、血压、尿量、$P_{ET}CO_2$、ECC、血糖水平及颈动脉阻断时间。

6.术中管理

(1)维持血压在正常偏高水平,以利于增加脑灌注。避免 $PaCO_2$ 过低或过高而导致脑血管收缩或扩张。

(2)手术牵拉或刺激颈动脉窦时,可引起迷走神经反射,导致心动过缓和血压突然降低。一旦发生,应立即停止手术刺激,并静脉注射阿托品。在颈动脉窦周围以局麻药封闭可以预防其发生。

(3)阻断颈动脉

1)阻断前,静脉注射肝素 5000U。

2)阻断期间应将血压维持在偏高水平,以增加脑灌注。

3)监测 EEG,如有改变表明需旁路分流或放置血管内支架。

(4)开放颈动脉时,可引起反射性血管扩张和心动过缓,必要时应用血管活性药物。

7.术后注意事项

(1)术后应维持血流动力学稳定,拔气管导管时应避免躁动或挣扎,并立即检查中枢神经系统功能。

(2)术后神经系统功能障碍可由低灌流或栓塞引起,轻者可自行缓解,严重者应立即再次手术。

(3)转运期间应监测血压和 SpO_2,并在监护室观察 24 小时。定期检查并比较中枢神经功能的变化,维持循环稳定,避免术后出血。

(罗志军)

第十节 泌尿外科手术麻醉

需在麻醉下施行的肾输尿管等手术以老年人居多,常伴有心血管和呼吸系统疾病,应当通过询问病史、体检和实验室检查对已存的病症进行评价。小儿病人上呼吸道感染并不少见,应把握手术时机。泌尿外科手术主要涉及肾脏、肾上腺、输尿管、膀胱、前列腺和生殖器各部分,其神经支配位于脊髓胸腰段和骶段,多可选择椎管内麻醉。

一、泌尿外科手术麻醉特点

1.泌尿外科疾病常伴肾功能损害,导致水、电解质和酸碱平衡紊乱,常存在有血压升高或代谢紊乱,术前应作相应的血尿生化检查了解肾功能的状况和损害程度,熟悉各麻醉药物和方法对肾功能的影响。

2.泌尿外科手术在小儿和老年病人中占相当比例,小儿以膀胱尿道畸形多见,老年以前列腺手术常见。

3.泌尿外科手术常需特殊体位,如过度头低脚高位、截石位、侧卧位,故需加强对呼吸循环的管理,注意预防颅内和下肢压力变化带来的体位损伤。

4.泌尿外科手术时,常可碰到一些并发症,如经尿道前列腺切除(TURP)综合征;根治性前列腺切除术中大量渗血;肾手术时胸膜损伤致气胸或腔静脉撕裂引起大出血;后腹腔镜手术引起纵隔气肿和头颈部皮下气肿;肾癌尤其右侧肾癌易侵犯下腔静脉和心房,术中可发生癌栓脱落致肺栓塞;肿瘤堵塞下腔静脉回流时可出现持续性低血压等。

5.肾上腺手术对机体干扰大,尤其是嗜铬细胞瘤手术以阵发性或持续性高血压及剧烈的循环波动为病理生理特征,多因精神激动、过量活动或瘤体受挤压而发作,严重者可导致心、脑、肾等重要脏器出现并发症;肾移植手术要求足够的灌注压以利于移植肾恢复功能。

二、麻醉前准备

泌尿外科病人特别伴肾功能不全者可有高血压、贫血、低蛋白血症、水肿、高钾血症、酸血症、凝血功能紊乱等病理改变,麻醉前应作适当治疗。给予外源性促红细胞生成素纠正贫血;已存在肾功能衰竭出现如高血钾、代谢性酸中毒、钠水潴留的病人术前应先作血液透析;血钾若超过 6.5mmol/L,可静脉滴注 20% 葡萄糖 100ml＋15U 胰岛素、静脉注射 10% 葡萄糖酸钙 10ml(起效快,作用时间短)或 50mmol 碳酸氢钠(尤其是酸中毒时),使之降至 5.0mmol/L 以下;低钾者应口服补钾,必要时静脉补钾;3 个月内接受过激素治疗者或需做肾上腺手术的病人,术前应给予激素;嗜铬细胞瘤伴高血压者术前应进行相应的处理,如阻滞交感神经控制血压 24 小时波动在 140/90mmHg 以内,心率控制在 100 次/分以内,并选择适当的术前用药。

三、麻醉选择

1.肾、输尿管、膀胱和前列腺手术可选用连续硬膜外麻醉。

2.尿道、阴囊、睾丸、会阴手术可用腰麻或骶管阻滞。

3.小儿先天性泌尿系畸形手术可在基础麻醉下作硬膜外阻滞。

4.需阻断腹主动脉的肾血管手术,需作全身麻醉,慎重选择停循环和降温至 33℃ 以下。

5.巨大肾肿瘤手术或复杂的肾切除术需作气管内插管全身麻醉,必要时准备体外循环。

6.肾上腺及嗜铬细胞瘤手术原则上以选用全身麻醉为安全。

四、麻醉管理

1.肾切除手术时采用侧卧位,下侧肺受腰桥压迫而影响呼吸,易致缺氧或术后肺膨胀不全,需严密观察潮气量、血氧饱和度。硬膜外麻醉时应给氧气吸入,全身麻醉时可适当增加通气量。

2.巨大肾肿瘤或肾周围严重粘连时手术操作可能损伤胸膜致气胸,此时应面罩加压给氧或气管内插管控制呼吸,并应对气胸进行处理。

3.在肾功能不良病人,不推荐用琥珀胆碱,因该药可致钾的血浆水平升高约 0.5mmol/L 产生高钾血症的危险,可改用快速作用的非去极化肌松药,如罗库溴铵行麻醉诱导和气管插管。

4.在慢性肾衰病人,慎重选择恩氟烷和七氟烷,因上述两药对肾的毒性作用存在争议。应选用异氟烷较为安全。

5.顺式阿曲库铵和阿曲库铵用于肾衰病人并无神经肌肉阻滞延长,为非酶性降解(Hoffmann 效应)更适用于肾衰竭的病人。因肾衰竭时抗胆碱酯酶药的血浆清除时间比非去极化肌松药更长,故无再箭毒化的顾虑。

6.无尿病人手术中不应输给乳酸林格液(含钾 4mg/L)或其他含钾溶液。

7.手术中补液可按 $3\sim5ml/(kg \cdot h)$ 计算。使尿量维持在 $0.5\sim1ml/(kg \cdot h)$。如果少尿不是低血容量所致,可用小剂量呋塞米(5mg)静脉注射。若为低血容量的原因,可快速输入平衡盐液 500ml 即可增加尿量。

8.如补液未能有效恢复排尿量,则应考虑到心衰的可能,这时可使用小剂量多巴胺有利于尿量的恢复和增加心肌收缩力。

9.经尿道前列腺切除术(TURP):病人多为老年病人,常合并心血管病等疾病。麻醉多采用连续硬膜外阻滞。此种手术过程中,冲洗液由受压的前列腺静脉进入血管内是不可避免的,估计每分钟吸收 $10\sim30ml$ 冲洗液。由此可产生循环负荷过重、低血钠和血浆渗透压下降。这就是经尿道前列腺切除综合征。其表现为:①初期表现为血压高(收缩压、舒张压均升高),中心静脉压升高及心动过缓,后期血压下降。②清醒病人出现烦躁不安,意识障碍,恶心呕吐,头痛,视力模糊,呼吸急促等脑水肿症状。③肺水肿时出现呼吸困难,呼吸急促和发绀缺氧。④肾水肿则可引起少尿或无尿。⑤血钠降低,血钠是一项重要的诊断指标。当血钠下降至 120mmol/L 时,表现为烦躁和神志恍惚。低于 110mmol/L 时可发生抽搐和知觉丧失,休克,甚至心脏骤停而死亡。一旦怀疑 TURP 综合征,除及时测定电解质,了解血钠水平外,应立即采取下列治疗措施。①静脉注射利尿剂,如呋塞米 40mg,几小时后可重复,以促使大量水分排泄,恢复正常血容量。②静脉注射 $3\%\sim5\%$ 氯化钠 $250\sim500ml$,缓慢输入,同时应密切监测肺水肿情况,根据血钠浓度决定再用氯化钠。③吸氧,纠正缺氧状态。④酌情使用洋地黄类药物,增加心肌收缩力。⑤脑水肿,应进行脱水治疗并静脉滴注地塞米松,有助于降低颅内压以减轻脑水肿。

10.嗜铬细胞瘤病人手术切除瘤体前后循环波动剧烈,应在全麻下做好呼吸和循环功能的管理。术前至少应建立两条以上静脉通路,一条供术中输血输液用,另一条作为调控血压的给药途径。应选择较粗的静脉穿刺,以保证输血输液和给药的速度。术中应监测直接动脉压和中心静脉压,能快速反映血压及血容量的变化,以便及时采取控制性降压及输液疗法等措施。还需连续监测 ECG,尿量,SpO_2。麻醉中管理的重点是血压的调控,主要以肾上腺能受体阻滞药酚妥拉明或血管扩张剂硝酸甘油或硝普钠控制高血压,根据血压的变化调节用量。心动过速时用短效 β 肾上腺能受体阻滞药艾司洛尔治疗。肿瘤切除后的低血压首先是扩容,如果效果不佳可以用间羟胺静脉注射,必要时可以持续静脉泵注去甲肾上腺素。术后需继续密切观察血压、心率和中心静脉压的变化,必要时送 ICU 继续治疗。

(姜卫荣)

第十一节　产科手术麻醉

近年来,国内剖宫产率显著提高,占 15%~28%。剖宫产术的麻醉要保证母子安全,无痛,满足手术要求,减少手术创伤和术后并发症,不影响或少影响胎儿娩出后的子宫收缩。这是产科麻醉的基本原则和管理的独特要求。

【麻醉前准备】

1.详细询问痛史　产科手术分平诊和急诊,即择期手术和急症手术。麻醉前应详细了解产妇的产程经过、既往史、药物过敏史、心理的准备等,做好解释工作,消除紧张情绪和顾虑。

2.做各种检查　麻醉前要进行各种辅助检查,如超声波、X 线片、心电图及各种激素的测定。预先了解胎儿及胎盘功能情况。

3.禁食　产妇胃排空时间延长,胃内压增加,麻醉前至少禁食 6h。

4.治疗并发症　对于产妇合并症,术前尽量治疗。如合并心脏病、糖尿病等,或妊娠中毒症等病理。麻醉与手术易使病理妊娠趋于恶化而威胁母子安全,给麻醉带来困难。

5.预防术后硬膜外血肿　孕妇硬膜外腔容积变小,静脉丛扩张,注入小量的局麻药,即可得到较广泛的麻醉平面和较广泛的阻滞范围,且术中出血及术后形成血肿的机会增多,尤应注意。

6.胎儿的全面情况及危险　尽量要考虑到麻醉前用药和麻醉药对产妇宫缩及胎儿的影响。

7.麻醉前设备检查　做好新生儿复苏抢救及母体意外出血的准备。如新生儿气管导管、麻醉机、氧气、吸引器、抗酸药及急救药品的准备;母体可靠的静脉通路及大输血的准备。麻醉医师要有一个训练有素的助手。

8.术前谈话　将用的麻醉药及围术期可能会遇到的情况,向产妇及家属交代清楚。产妇处于高危状态时,将风险应向家属解释清楚。

9.术前用药

(1)镇静药:量要小,咪达唑仑、地西泮、异丙嗪和巴比妥类较常应用。

(2)颠茄类:用量要轻,阿托品 0.3~0.4mg 或长托宁 0.5mg 肌注。

(3)禁用吗啡等药物:若手术所需要时,应待胎儿娩出前 3~5min,或在胎儿娩出后,静注哌替啶 50mg 和异丙嗪 25mg,作为辅助麻醉。不用吗啡等抑制胎儿呼吸的药物。

(4)抗酸药:术前应口服给予枸橼酸钠 30ml,或碳酸氢钠,或静注胃复安 10mg(术前无禁食产妇)。

【方法】

1.局麻　有时使用,如重度休克时。计算出所用药物的最大安全剂量。局麻时手术切口多能耐受,但手术操作到腹膜后,特别是切开子宫取胎儿时,子宫内手术操作,使产妇难以忍受,肌肉不松、手术操作不方便。

2.硬膜外麻醉　是产科手术的首选麻醉方法。镇痛完全,麻醉平面较易控制,肌松满意,对胎儿影响较少,对母子均安全。可满足手术要求,减少术中心血管动力学波动。穿刺点一般选择胸$_{12}$~腰$_1$,或腰$_{1\sim2}$或腰$_{2\sim3}$椎间隙,向头侧置管,置入 3cm,用药量较一般患者为少,初次诱导量为 5~15ml 不等。阻滞平面上界达胸$_8$,当胎儿被取出后,麻醉平面有上升趋势,并有可能发生危险。应引起重视,作适当的预防和处理;还可于术后硬膜外止痛。胎儿娩出后可静注哌替啶等辅助药。

3.腰麻、硬膜外联合麻醉　其优点是患者清醒,可保证气道通畅,镇静药用得少或不用,经济、简单、易行等,但单纯腰麻平面不易控制,术后并发症多,现在很少选用。一旦选用时,用药量为常用量的 $1/3\sim2/3$ 。药液易向头侧扩散,故要严格控制好平面,不使平面升得过高,一般控制在胸$_{8\sim6}$以下为宜。若平面$>$胸$_6$时,会出现宫缩无力,子宫出血增多,血压下降等改变,难免危及母子安全。要及时予以处理。加快输液、输血,必要时从静脉注射麻黄碱 $15\sim30mg$ 提升血压。近年多用联合腰麻,即硬膜外腔和蛛网膜下腔联合阻滞,先行蛛网膜下腔麻醉,必要时硬膜外腔加局麻药以满足要求,硬膜外腔可行术后止痛。

4.全麻　用于产妇异常精神紧张者,无法合作者,或合并有严重心脏病、腰椎病、局部感染明显、低血压或休克等硬膜外阻滞禁忌情况。麻醉前常规肌注阿托品,入手术室后吸氧祛氮 $5\sim10min$,并保持良好的通气,以免在诱导插管时,母子发生低氧血症。快速诱导,插入带套囊的导管,以减少误吸的危险。诱导: $0.5mg$ 泮库溴铵、$1\sim2mg/kg$ 氯琥珀胆碱静注,丙泊酚 $1.5mg/kg$,硫喷妥钠 $4mg/kg$ 静注,气管内插管。加深麻醉。维持麻醉用氧化亚氮:氧为 $2\sim3:1$ 。或吸入 1% 恩氟烷或异氟烷,以维库溴铵 $0.02\sim0.05mg/kg$ 或阿曲库铵 $0.1\sim0.2mg/kg$ 维持肌松。钳夹脐带时,可适当加深麻醉。切子宫下段时,停止吸入性麻醉药,只吸纯氧。麻醉不宜过深,且时间越短越好,争取 $5\sim10min$ 以内取出胎儿,以减少麻醉药对胎儿的呼吸抑制。术后拔管时产妇应完全清醒,以防误吸的可能性。

【麻醉管理】

1.预先吸氧　无论选用何种麻醉,产妇入手术室后,都要吸氧祛氮。术前吸氧$>5L/min$,保持气道通畅。要防止反流和呕吐,一旦发生呕吐时,取头低位并偏向一侧,及时用吸引器清除干净。必要时,在直接喉镜下吸引清除,以保持呼吸通气量的正常。

2.防止血压下降　术中全力维持血压,为预防"仰卧位低血压综合征"的发生,产妇子宫向左侧倾斜 $30°$ 或右臀部垫以薄枕头,使增大的子宫左移,可以减轻其对下腔静脉受压的危险。产妇低血容量是椎管内麻醉的禁忌证。麻醉前液体预扩容可预防产科低血压。

3.预防流产　非剖宫产的孕妇手术时,腹腔内手术操作要轻柔,尽量避免对子宫的刺激,以免导致流产($<$妊娠 6 个月)和早产。孕妇术中无论何时出现疼痛,应及时解除。应吸高浓度氧。

【常见手术的麻醉】

1.妊娠中毒症(包括子痫)麻醉

(1)症状:妊娠晚期母体内发生很大变化,可引起中枢神经系统的功能紊乱。子宫因缺血而使胎盘产生某些有害物质,使小血管痉挛,导致高血压外周阻力增大、舒张压$>110mmHg$,回心血量少等妊娠中毒症状。妊娠中毒症分为先兆子痫和子痫。①先兆子痫:先兆子痫分为 3 类。轻度妊娠中毒症,仅有水肿和高血压症。舒张压$>90mmHg$,尿蛋白$<0.3g/24h$ 。中度妊娠中毒症,$>$妊娠 24 周,水肿、高血压、蛋白尿等。重度妊娠中毒症,血压更高,收缩压可$>160mmHg$;舒张压$>102mmHg$,除上述症状加重外,还有头痛、头晕、视物模糊、胸闷、恶心等症状。如不注意控制,很易发展成子痫。主要影响左心功能,心衰时易发生肺水肿。②子痫:重度妊娠中毒症加抽搐或昏迷。昏迷时易发生误吸;抽搐致子宫收缩、早产;或由于子宫血管痉挛,发生胎盘早期剥离、死胎等并发症。肾血管痉挛可使肾血流量减低,出现少尿或无尿,甚至急性肾功衰竭;心脏负荷过重,发生肺水肿、心力衰竭等并发症。

(2)麻醉前准备:麻醉前积极进行监测和治疗,减少母子并发症。①镇静:咪达唑仑 $10\sim20mg$ 静注或输注,必要时,用 2.5% 硫喷妥钠 $5\sim10ml$,静脉缓注,以控制抽搐。应密切观察呼吸。②镇痉、降压:25% 硫酸镁 $10ml$ 加 1% 普鲁卡因 $2.5ml$,深部肌注。或 25% 硫酸镁 $20ml$ 加入 50% 葡萄糖 $80ml$ 缓慢静注。或 25% 硫酸镁 $20ml$ 加入 20% 葡萄糖 $400ml$ 内输注。必要时,6h 重复 1 次,总量$<24g$ 。或冬眠 1 号合剂 $1/2$

肌注,或冬眠 1 号合剂 1/2 加 50％葡萄糖 20ml 内静注。或肼屈嗪 5mg 静注,继之以 5～20mg/h 输注,以控制血压。做好新生儿复苏准备。③扩张血管药和扩容同时使用:拉贝洛尔 0.1mg/kg 静注,或苄胺唑啉 5mg/次或 5～10μg/(kg·min)输注,或硝普钠 0.5～8μg/(kg·min)必要时输注或微量泵注,调整速度,使舒张压维持在 90mmHg 左右。扩容用血代代血浆或平衡盐液或血浆或白蛋白(有低蛋白血症时)输注,使血细胞比容维持在 35％左右。

(3)麻醉选择及管理:连续硬膜外阻滞,经 $L_{2\sim3}$ 穿刺,当病情极重时用全麻。①局麻配合镇痛药:局麻药内禁加升压药。②硬膜外麻醉:较为理想。可降低血压,能达到满意的麻醉效果。麻醉平面控制在胸₈以下,给药浓度要较高,分次少量给药,注意血压的变化,防止缺氧和 CO_2 蓄积。③对抗镁离子:发生高镁血症是危险的,如有效血清镁浓度>2.5mmol/L(正常为 0.8～1.2mmol/L)可抑制心肌收缩力,膝腱反射减弱或消失,易发生意外,术前应常规检查血镁水平。术中静注 10％葡萄糖酸钙 10ml,以对抗镁离子引起的呼吸抑制和心肌抑制。④预防并发症:必要时监测 MAP、CVP;对重症患者可测 PCWP。预防肺水肿、左心衰竭等并发症的发生,一旦发生时,应积极治疗。包括血管扩张药的应用。无肺水肿征象时,不必用利尿药。

2.妊娠晚期大出血的手术麻醉

(1)病因:妊娠晚期大出血常见于以下两种情况。①产科动态高危因素:妊娠后期,前置胎盘、胎盘早期剥离、胎盘置入、子宫破裂、胎盘粘连、子宫收缩弛缓和宫颈妊娠等原因,造成急性大量失血,危及母子的生命。②纤溶亢进:胎盘早期剥离,从坏死的蜕膜或绒毛细胞释放的凝血活素或纤维蛋白溶酶,随着胎盘剥离时间的延长而逐渐增加,使血液中纤维蛋白原被消耗而不断下降。由于纤溶的活动性增加,发生难以控制的致命性的大出血。

(2)麻醉前准备:做好麻醉前病情评估及准备工作。①大量输血:做好大量输血的准备工作。②凝血情况:已处于严重失血性休克时,尽量于短期内纠正。大量输血时,应注意有无凝血紊乱。③静脉通路:保证开放 2 或 3 条静脉。必要时行深静脉内穿刺,或静脉切开。以便快速输入扩容及有创监测。

(3)麻醉选择:根据手术和失血的严重程度,选择既能保证母子的安全,又能满足手术要求的麻醉方法。麻醉仍以硬膜外阻滞为主,如有下面情况可选全麻或局麻。①全麻:同时切除子宫者选用,浅全麻配合肌松药,快速或清醒气管内插管,及时进行止血手术。②局麻:产妇已处于严重失血性休克,又在短期内难以纠正者,应在积极快速补充血容量的同时,用局部麻醉配合小量镇静镇痛药,边抗休克边行手术止血。若施行插管者,麻醉过程应用面罩吸氧,以减轻由低血压导致的缺氧性损害。

在手术过程中,尽量输入较新鲜的血液或血小板等成分输血,在凝血机制的化验检查帮助下,应用抗纤溶的药物,如 6-氨基己酸或对羧基苄胺,或立即止血。给予适量的激素和葡萄糖酸钙。

3.妊娠合并心脏病手术麻醉

(1)特点:产妇可伴发心脏病,占 0.5％～2.0％,占产妇心衰者的 60％左右,主要发生在第二产程,故当心功能为 2～3 级时,应行剖宫产术,是高危产科产妇麻醉的重点和难点,关系到母亲的安危、胎儿的生长和存活,有下列特点麻醉医师应有足够认识。①心脏负担加重:妊娠期血容量增加,氧耗量增加,体内水钠潴留,胎盘循环的形成,子宫的逐渐增大,膈肌上升,使心脏位置发生改变,均迫使心脏的负担加重,储备能力进一步削弱。妊娠 28～32 周是最危险的阶段。②肺循环阻力增高:分娩及娩出期,子宫收缩,腹肌及骨骼肌的用力,使回心血量及周围阻力增加,加上屏气、情绪紧张、挣扎用力等,又能使肺循环阻力大为增高。③心脏负荷猛增:胎儿娩出后,因子宫骤然缩小,子宫血窦内大量血液进入血循环,使回心血量急骤增加,心脏负荷猛增,极易导致心力衰竭,应予预防和治疗。

(2)麻醉前准备:做好病情评估和治疗,具体做到如下几点。①按心脏病患者手术麻醉处理:心脏病人如施行剖宫产术等,应按心脏病患者的麻醉处理。保护心功能,不使其发生心力衰竭;尽量减少对心血管的应激反应,必须制止产痛;吸入高浓度氧,镇静,保证产妇不过于紧张;同时做好胎儿娩出后的复苏准备。②病情评估:了解麻醉前心脏病病情、既往有无心力衰竭、有无并发症,心脏治疗用药及抗凝药等情况。③治疗心力衰竭:如有心力衰竭,应先控制心力衰竭。有心房纤颤、心室率过快或心功能较差者,可用洋地黄,正性肌力药物可使心功能较快恢复。只要求症状得以控制,而不需达洋地黄化。应监测 EEG、BP、CVP,维持血流动力学的稳定。

(3)麻醉选择:麻醉选择重要而困难。①原则:同心脏手术的麻醉。要选用对循环功能影响较小,镇静作用较好,给氧较充分的麻醉方法。②硬膜外麻醉或 CSEA:用于心功能较好的瓣膜疾病患者;心功能较好的左向右分流的先天性心脏病患者;瓣膜脱垂或心肌病,未用抗凝药,或已用抗凝药的拮抗药的患者,心功能良好时。选用硬膜外麻醉或 CSEA,应注意血压保持平稳,并配合适当的镇静药物。局麻药量小。③全麻:若心功能较差的瓣膜疾患、左向右分流的先心病可右向左分流、原发肺高压、主动脉瓣狭窄、瓣膜脱垂或心肌病,选用全麻。气管内插管。维持用适量的咪达唑仑及芬太尼,或吸入氧化亚氮和氧。不宜用硫喷妥钠、氟烷等。④维持血循环平稳:麻醉期间维持外周血管阻力、静脉回流、血容量或心肌收缩力不受抑制。注意补充失血。加强术后监测,预防心衰发生。术后硬膜外或静脉 PCA 镇痛。⑤局麻:一般不选用。

4.妊娠晚期下腔静脉压迫综合征麻醉

(1)发生率:妊娠晚期下腔静脉压迫综合征,又称妊娠晚期仰卧位低血压综合征。在硬膜外麻醉下发生率为 1%～11.3%。多出现在注入全量诱导麻药至开始手术后一段时间里。

(2)诱因:产妇仰卧位后,使巨大的子宫重压下腔静脉,使远端血液淤滞,回心血流量减少,可使心排血量减少 25%,表现为血压下降,心率增快和休克等现象。下腔静脉压增高的同时,腹腔内感觉神经也受压,兴奋性增高,也是本综合征出现的因素之一。增大的子宫也压迫主动脉下段,使主动脉下段或其分支阻塞,导致肾、子宫、胎盘、下肢血流减少,胎儿因胎盘气体交换不足或胎儿窘迫受到危害。

(3)处理:本综合征一旦发生,应及时处理,否则可发生胎儿宫内窘迫症,甚至死亡。胎盘早期剥离、新生儿窒息、产妇循环衰竭甚至心搏骤停而死亡。应引起麻醉科医师的高度重视。①诊断标准:仰卧位收缩压降至 80mmHg 以下,或下降幅度＞30.8mmHg。②预防:主要是预防,预防方法见本节相关内容。③治疗:全面了解产妇一般健康情况,尤其要与休克鉴别。硬膜外穿刺前,局麻药内加入麻黄碱 3～5mg。发生下腔静脉压迫综合征时,可嘱手术医师向上提起或向左推移巨大子宫,或将手术床左倾 30°左右,使重大子宫压向左侧,是一种行之有效的方法;氧气吸入;当血压仍不回升时,静注麻黄碱 5～15mg,可获得显著效果;加快开放的输液速度。

5.新生儿复苏术　新生儿复苏术是产科麻醉工作中极其重要的和紧急的工作之一。复苏的主要对象是新生儿窒息,或新生儿心搏呼吸停止。

(1)新生儿窒息的原因:约 5% 的新生儿娩出时有窒息、缺氧,主要是气道梗阻。如羊水、胎粪或血液等,进入气管内所致。①各种原因所致的脐带受压:如脐带脱垂和绕颈等,造成气道梗阻。②子宫血循环障碍:如子宫收缩过剧、低血压、巨大子宫压迫下腔静脉(即妊娠下腔静脉压迫综合征)及腹主动脉受压等。③胎盘因素:胎盘梗死或胎盘部分剥离。④产妇呼吸受抑制:如分娩及剖宫产过程中使用麻醉药、镇静药或镇痛药过量,使新生儿呼吸抑制。⑤母体病理变化:产程过长、产妇体力耗竭,或因脱水、代谢性酸中毒等影响了新生儿的内环境。⑥胎儿发育不全:新生儿呼吸中枢和肺组织发育不全,造成中枢发育不良。⑦产伤:产伤和颅内血肿造成中枢性呼吸衰竭。

(2)新生儿窒息分型:新生儿窒息分为发绀和苍白两型。均以缺氧为主要表现。严重时发生心搏呼吸停止。

(3)处理:需最快的复苏术处理。轻型新生儿窒息者,立即吸氧,并用吸引管或冲洗球等,吸出口咽部、气道的羊水、胎粪等梗阻物。重型新生儿呼吸停止时,可叩拍背部几次,拍打足掌使其哭啼后,呼吸也即恢复。一般羊水易被吸出,预后较好。若为胎粪梗阻,难以吸出,预后较差,危险性较大。

(4)气管内插管:新生儿窒息严重者,或下气道梗阻时,立即在新生儿喉镜明视下施行气管内插管。然后用细吸痰管吸出气管内的梗阻物。同时,用纯氧 T 形管加压人工呼吸。压力为 $3\sim13cmH_2O$,胸部呼吸动度良好,使两肺满意膨胀。但应防止压力过大(掌握在 $10\sim30cmH_2O$,$<30cmH_2O$)而致肺泡破裂。插管时,避免误入食管,勿插入气道过深,妥善固定。亦应防止滑出声门或阻塞,保持导管通畅,保证有效循环。

(5)人工呼吸:无插管条件,或来不及插管时,在吸净气道分泌物的同时,立即行口对口人工呼吸;用手轻柔地挤压下胸部人工呼吸;双手将新生儿托起,弯曲和放松新生儿的躯干以进行人工呼吸。或面罩下加压给氧等。保持新生儿气道通畅(吸净分泌物,头取后仰位)。

(6)药物治疗:必要时用药物进行抢救性治疗。①安钠咖或尼可刹米 0.5ml(含 125mg),或洛贝林 1mg脐静脉注射或肌注。②阿托品 0.02mg/kg 或长托宁 0.01mg/kg,脐静脉注射或肌注。

(7)心搏骤停复苏抢救:如发生心脏停搏,立即行胸外按压,实施 CPR 抢救,CPR 包括如下几点。①胸外心脏按压:仅用大拇指或 2 或 3 个手指,轻轻按压胸骨下 1/3 部位。注意节奏性,100/min 左右。②心内注射:胸外心脏按压 $1\sim2min$ 心脏未复跳时,用肾上腺素 0.1mg 或心脏新三联针心内注射或脐静脉注射,以提高心肌的应激性。③脐静脉注射:25%~50%葡萄糖 10ml,加维生素 C100mg,加尼可刹米 25mg(或洛贝林,或肾上腺素,或 10%葡萄糖酸钙,依病情需要决定)。

(8)应用镇痛药的拮抗药:如果窒息是由镇痛药引起,立即脐静脉注射丙烯吗啡 $0.25\sim1.0mg$,或纳洛酮 0.25mg 拮抗。

(9)纠正病理紊乱:对于严重型新生儿窒息,一旦呼吸恢复后,应及时脐静脉注入 5%$NaHCO_2$ 纠正代谢性酸中毒和低血糖,并用能量合剂。

(10)其他抢救措施:针刺人中、百会、十宣、水沟等穴位,也有一定效果。或用 70%乙醇,擦浴前胸以配合以上抢救措施。

(11)拔管指征:当呼吸通气量恢复到正常后,新生儿面部红润、呼吸节律规律、呼吸次数 30/min,即可拔除导管。拔管后观察 $5\sim10min$,不缺氧时,可送回新生儿室仍应给予氧疗。如果拔管后,呼吸不好,或有缺氧,可用面罩吸氧或重新插入导管机械通气,待呼吸、心率等平稳后,送回新生儿室。

(12)体温监测:抢救时注意保暖,并施行体温监测。根据病情适当选用抗生素及维生素 K_1 等药物治疗。新生儿哭闹不安者给予镇静药。注意预防拔管后喉头水肿的发生。

(何素红)

第十二节　妇科手术麻醉

妇科手术为便于盆腔深部和阴道操作,常取头低仰卧位,要求麻醉有充分的镇痛和肌肉松弛。要预防特殊手术体位对呼吸、循环的影响,及周围神经和肌肉长时间受压损伤。

【麻醉前准备】

1.治疗合并发症　如贫血、低蛋白血症和电解质紊乱的治疗,高血压病、糖尿病及心脏病、支气管炎等治疗稳定后再进行手术等。至少术前不能使术前合并症加重或恶化。

2.禁食禁饮　麻醉前禁食 6h。

3.手术体位　多需头低仰卧位,使腹内其他脏器因重力关系而压向膈肌,以求获得良好的暴露。但过度的仰卧头低位不必要。当肠管及方纱垫压迫膈肌时,注意对呼吸的影响。保证有效的呼吸交换量和适当的手术体位。

4.麻醉前用药　用镇静药以减轻紧张、恐惧。颠茄类药不可缺少。

【麻醉选择及管理】

1.局麻　小手术可在局麻下完成。

2.连续硬膜外麻醉或 CSEA　是多数妇科手术的主要麻醉方法。穿刺点取胸$_{12}$～腰$_1$ 或腰$_{2～3}$椎间隙,向头侧置管,这是一管法。也可取两管法,即取胸$_{12}$～腰$_1$ 及腰$_5$～骶$_1$ 两椎间隙分别穿刺,向头侧和向足侧各置一管。用 2％利多卡因,麻醉后肌松满意,便于手术操作,麻醉效果可靠。对一般情况较好者可用腰麻。近年多选用腰硬外联合麻醉,阻滞完全,应激反应小,是妇科手术的优良麻醉方法。

3.全麻　个别不适宜用硬膜外麻醉或联合腰麻的患者,选全麻。选快速诱导或表麻下插管,控制呼吸下维持一定深度的麻醉,静脉复合麻醉或静吸复合麻醉等。

4.保持循环稳定

(1)防止血压下降:静注巴曲酶(立止血)可减少术中出血和渗血;输血补液,补充血容量;防止体位骤然改变时的血压剧降,如悬挂下肢被快速放下之后。

(2)高腹压患者手术的麻醉管理:取盆腔内巨大肿瘤时的麻醉管理措施如下。①麻醉深度,应减浅麻醉;②补充血容量,加快静脉输血、输液;③维持呼吸的功能,高浓度吸氧,避免二氧化碳蓄积;④应用升压药,血压下降时,必要时给麻黄碱等升压药。提升血压至正常生理线以上。

【常见手术的麻醉】

1.经腹行子宫与附件手术麻醉

(1)手术要求:手术操作在盆腔内进行,需要良好的肌肉松弛,采用头低仰卧位。要注意呼吸的管理。麻醉前治疗和纠正继发性贫血等并存疾病。经腹(腹式)或经阴道(阴式)及腹腔镜经腹切除术,为最常见术式。

(2)选硬膜外麻醉:胸$_{12}$～腰$_1$ 椎间隙穿刺,向头侧置管。2％利多卡因溶液,或 0.33％丁卡因或耐乐品0.75％～1％溶液,以保证良好的肌肉松弛。也选用腰麻、联合腰麻,但要注意体位对麻醉平面的影响。腹腔镜手术、巨大子宫肿瘤及衰竭者选全麻。麻醉中监测心电图及呼吸功能,维持循环和呼吸稳定,维持肾功能和血容量动态平衡。

2.子宫颈癌根治术麻醉

(1)麻醉前准备:认真了解术前病情,积极做好准备。①治疗并发症:中老年人居多数,并发症要予以彻底治疗。如继发贫血纠正,Hb 达到 90g/L 以上可麻醉。②输血:做好输血准备。③麻醉前用药:地西泮10mg,或咪达唑仑 2.5～5mg,术前 30min 肌注。阿托品 0.5mg 或长托宁 0.5mg 肌注。

(2)麻醉选择:以硬膜外麻醉或腰硬联合麻醉为主,也选全麻。①连续硬膜外麻醉:采用两管法,即胸$_{12}$～腰$_1$ 和腰$_{4～5}$椎间隙做硬膜外穿刺,分别向头和向足置管。药液浓度要低,可用 1.5％利多卡因 15～20ml,或 0.5％～0.75％罗哌卡因 10～13ml。药量不能超过一次极量。麻醉效果满意,保证良好肌松。因手术先做下腹部切口,故先向头侧管注药。待入腹腔后,再向足侧管注药。两者可以相隔一段时间,不至于因同时注药而造成超过一次极量而发生局麻药中毒反应。或选用腰硬联合麻醉,比较安全。②全麻:硬膜外禁忌者选气管内插管全麻,必要时采用低温麻醉。可配合降压药物的应用控制性降压,减少失血,便于手术的进行,提高手术的安全性。③腰麻:单纯腰麻要慎用。注意平面的控制。

(3)麻醉管理:①加强监测:合并心肺疾病时或创伤刺激性大的手术,应常规进行心电、呼吸功能的监测。②维护循环稳定:手术时间长,术中失血多,要维护循环的稳定。保证术中血压和脉搏的平稳。等量输血或成分输血,维持血容量动态平衡,预防心负荷过重。③注重呼吸管理:注意呼吸的管理,保证呼吸通气量的满意。预防头低仰卧位对呼吸的影响。④保肾:注意保护肾脏。瘤体压迫输尿管所致。⑤预防硬膜外血肿:硬膜外穿刺及置管时要预防血管损伤。⑥预防副损伤:手术时间长,防止四肢软组织或周围神经的损伤。

3.巨大卵巢肿瘤手术麻醉

(1)麻醉前准备:巨大卵巢肿瘤手术前要认真准备,保证手术时的安全。①治疗肺部感染:巨大肿瘤可使患者腹压过高,膈肌上移、活动受限,肺通气量下降。因长期低氧和 CO_2 蓄积及肺舒缩受限等,易发生气道和两肺底部感染,要予以抗生素治疗。麻醉前要查肺功能和血气分析等。②了解心脏功能情况:巨大瘤体压迫腹腔静脉、腹主动脉,使回心血量减少。出现下肢水肿、心率较快、硬膜外隙血管扩张淤血。术前常规检查心电图、超声心动图,了解心功能代偿程度。③纠正病理改变:巨大肿瘤压迫胃肠道,致患者营养不良。继发贫血、低蛋白血症、电解质紊乱等病理改变。麻醉前应尽可能纠正。

(2)麻醉选择:①硬膜外麻醉:为主要的麻醉方法,对呼吸循环影响小,但阻滞范围相应增宽,用量宜减少 1/3～1/2。也可选用腰硬联合麻醉。椎管内麻醉穿刺、置管应小心血管损伤。②全麻:巨大肿瘤合并呼吸、循环功能不全,或肿瘤促使难以平卧者选用。有利于保持呼吸循环的稳定。氟芬静注后配合咽喉气管内表麻,气管内清醒插管。麻醉维持以咪达唑仑、氟芬合剂和肌松药静脉复合麻醉,浅全麻,辅助呼吸,充分吸氧,较为安全。③腰麻:平面难以控制,故禁忌。④对抗迷走神经兴奋:当麻醉中出现血压下降、呼吸减慢、恶心呕吐等症状时,立即用麻黄碱或阿托品静注,对抗迷走神经兴奋作用。

(3)麻醉管理:①呼吸管理:有呼吸困难的病例。患者先取平卧位,面罩吸氧,麻醉中吸入高浓度氧,少用呼吸抑制的药物。②手术引流减压:良性囊肿必要时下腹囊肿穿刺做一引流,先缓慢放出部分囊内液体,同时经静脉补充血浆或代血浆使呼吸逐渐好转后,再进行硬膜外麻醉或全麻。③控制局麻药用量:硬膜外麻醉需注意局麻药用量,及麻醉平面的控制,保持血压的稳定。④缓慢降低腹内压:取巨大瘤体时,应严密监测血压,放液速度宜慢,腹内巨大压力不能骤然下降。否则可出现严重休克和诱发急性肺水肿而发生意外。⑤选上肢静脉输液:因腹内压增加,压迫下腔静脉,使回心血量受阻者,不能选下肢静脉输液,以选上肢静脉为妥。瘤体切除以前,应限制液体输入。

4.宫外孕手术麻醉

(1)麻醉前准备:宫外孕破裂发病急,出血快,多伴有休克,争取尽早手术,做好以下准备。①评估病情和失血量:麻醉前要对患者的失血量及全身状态作出迅速而正确的判断。②做好大量输血的准备:以抢救出血性休克。所备血量一般参考数为,休克前期 400～600ml,轻度休克 800～1200ml;中度休克 1200～1600ml;重度休克在 2000ml 以上。同时备好自体血回输器;入腹后先将腹腔内积血吸至器皿内,200ml 血液加入 2.5%枸橼酸钠 10ml,即可回输。③抗休克综合治疗:麻醉前常规扩容、纠正酸中毒、补充血容量、给氧等抗休克综合治疗。

(2)麻醉选择:因手术往往急迫,术前难免有准备不足,特别是重度休克患者,麻醉的危险及意外发生率高,对麻醉的要求亦高,肌松及止痛完善齐全。①硬膜外麻醉:休克前期或轻度休克应在输血补液的基础上,选用硬膜外麻醉,采用小量分次注药的方法。②局麻:中度休克或重度休克经综合抗休克治疗无好转时,一面抗休克,一面在局麻下经腹手术止血。经手术止血后,或经抗休克后血压可以代偿时,辅助麻醉效能较弱的全麻药,如羟丁酸钠、普鲁卡因、丙泊酚静脉及氯胺酮复合麻醉等。③全麻:选用对心血管抑制轻的全麻药。诱导选用清醒气管内插管,麻醉维持用氟芬合剂、咪达唑仑、氯胺酮等。

(3)麻醉管理:此手术麻醉因其发病急、出血快,患者处于不同程度的休克状态,又需要紧急手术.麻醉的管理如下。①以呼吸和循环的管理为重点:诱导防止呕吐误吸。全麻药及肌松药不干扰循环和加重休克。麻醉方法尽量减少对呼吸循环功能的抑制。②扩容和纠酸等抗休克措施:麻醉中要根据失血量补充血容量,纠正酸中毒,保持肾功能等。继续采取综合性抗休克措施,改善休克状态。③加强监测:除监测血压、脉搏、尿量外,,SpO_2、ECG及静脉充盈度的监测,很有必要。麻醉后继续观察,预防心、肺、肝、肾的继发性损害及感染。

(何素红)

第十三节　内分泌科手术麻醉

一、皮质醇增多症手术的麻醉

(一)病理生理与病情特点

皮质醇增多症又称为库欣综合征(CS),是由各种原因引起的肾上腺皮质功能亢进,皮质激素分泌过多所导致机体的一系列病理变化。在过多分泌的皮质激素中,主要为糖皮质激素皮质醇,因此称之为皮质醇增多症。肾上腺皮质肿瘤,以及垂体前叶肿瘤或下丘脑-垂体功能紊乱使促肾上腺皮质激素(ACTH)分泌过多,是导致肾上腺皮质增生的主要病因。因垂体前叶 ACTH 分泌过多刺激肾上腺皮质增生引起皮质醇分泌过多的又称库欣病,为库欣综合征的主要类型。垂体性双侧肾上腺皮质增生约占本症的 2/3;肾上腺皮质肿瘤的约占 1/4,原发病变在肾上腺,多属良性腺瘤性质,一般为单侧单发病变。临床上长期使用糖皮质激素可导致医源性皮质醇增多症。

皮质醇增多症多发生于 20～40 岁的女性,皮质醇分泌过多时主要表现为机体调节糖、蛋白质、脂肪代谢功能紊乱。如糖代谢功能紊乱使血糖升高,过高可发生糖尿。蛋白质代谢异常则可因蛋白质分解代谢增强而出现负氮平衡,导致骨质疏松;蛋白质合成受抑制的结果为肌肉萎缩无力。对脂肪代谢的影响表现为促进四肢皮下脂肪的分解并重新分布到向心部位,形成向心性肥胖。

皮质醇能增加肾小球滤过率,抑制肾小管对水的重吸收,促进水的排泄。这可能是此类病人形成多血质(血红蛋白、红细胞增多)的原因之一。由于肥胖、多血质、循环负荷增大,约 80% 的病人可有不同程度的高血压(一般为中度高血压)。长期高血压又可伴有左室肥大、心肌劳损等。

值得指出的是,糖皮质激素也具有轻度的保钠排钾作用。其作用机制与盐皮质激素相似,即能促进肾小管对钠的重吸收和钾的排泄。

综上所述,皮质醇增多症的临床表现主要有:向心性肥胖、满月脸、水牛背、高血压、肌萎缩无力、骨质疏松(可致病理性骨折)、多血质及皮肤紫纹等。可有血钠增高和血钾降低。部分病人可有糖尿病。尿或血中 17-羟皮质类固醇含量测定具有诊断学意义,地塞米松抑制试验也对诊断本病症有帮助。

对肾上腺皮质肿瘤,应行患侧肾上腺切除术,手术的治愈率可达 100%。对垂体前叶肿瘤等分泌多 ACTH 造成的库欣病,可行垂体微腺瘤切除术,疗效差者亦可做垂体放射治疗。上述治疗效果不佳者则具备双侧肾上腺全切除术指征,但目前多主张一侧肾上腺全切除,对侧次全切除术。医源性皮质醇增多症唯一治疗方法是停用糖皮质激素。

（二）麻醉前准备

皮质醇增多症病人对麻醉和手术的耐受性较差，麻醉前应注意纠正代谢和电解质紊乱。低血钾可加重病人的肌肉软弱无力，术前应适量补钾，必要时可考虑使用保钾排钠利尿药安体舒通（即螺内酯）。高蛋白饮食或给予能增强蛋白质合成代谢的激素（如丙酸睾酮）可纠正负氮平衡，改善肌萎缩无力。但有糖尿病或血糖升高时常需进行饮食控制，必要时用胰岛素治疗。为防止肾上腺切除后诱发低血钾，一般主张术前1天停用胰岛素。

术前应对病人的心血管功能作出评价。肥胖病人伴有高血压可加重心脏负荷，造成左室肥厚、心肌劳损等。对于中、重度高血压病人，术前应使用降压药物治疗，使麻醉前病人血压不致过高。

麻醉和手术前皮质激素的补充十分重要，目的是增加体内激素的贮备，防备可能因手术切除肾上腺后体内糖皮质激素水平骤降所引起的急性肾上腺皮质功能不全危象。为此，一般于术前1日和术日晨（术前2小时）给予醋酸可的松100mg肌内注射或氢化可的松100~200mg静脉滴注。术中、术后则应根据情况继续补充糖皮质激素。

皮质醇增多症病人一般对镇静镇痛药耐受性差，麻醉前用药量宜小，特别对术前有精神抑郁者。有的肥胖病人入睡后易发生呼吸道不全梗阻或呼吸暂停，对此类病人术前不宜以吗啡或哌替啶等抑制呼吸的药物作为麻醉前用药。但对术前有烦躁不安和紧张恐惧心理的病人，术前应用安定镇静类药物可使病人充分镇静，稳定病人情绪，对减少麻醉诱导期间的应激反应、减轻心脏负荷、避免术中心律失常或心衰的发生均有裨益。

（三）麻醉方式及管理要点

麻醉方法的选择和麻醉药物的应用应以对循环、呼吸及肾上腺皮质功能影响较小，维持麻醉与手术期间循环功能相对稳定为原则。同时术中应加强对呼吸的管理。

1.全身麻醉　肾上腺手术部位深，手术视野小，手术操作要求镇痛完全，肌肉松弛充分，全身麻醉可满足上述要求。对儿童、肥胖、高血压、心肺代偿功能较差以及手术时间较长者应首选全身麻醉。肥胖病人麻醉后易有上呼吸道梗阻和通气功能障碍，气管内插管后可保证呼吸道通畅，便于呼吸管理，也利于急性心功能不全、循环骤停等意外情况的抢救。肥胖颈短的病人，气管内插管可能会十分困难。

一般采用静吸复合全麻或静脉复合麻醉的方式。氧化亚氮（N_2O）＋氧、硫喷妥钠及恩氟烷等药物对肾上腺皮质功能影响较小；氟烷则对肾上腺皮质功能有抑制作用。丙泊酚、依托咪酯、神经安定镇痛剂氟芬合剂等均可用于皮质醇增多症病人的麻醉。但应注意病人对麻醉药的耐量可能较小，麻醉药物用量宜少。由于肌肉无力和低血钾的存在，肌松药的用量也不宜过大，以免术后发生延迟性呼吸抑制。

2.硬膜外阻滞　连续硬膜外阻滞方法简便，对肾上腺皮质功能干扰小，对电解质和酸碱平衡扰乱少，肌松良好，恢复快且术后并发症少，在我国已积累了相当多的经验。硬膜外阻滞适用于在术中能合作，一般情况好及单侧肾上腺肿瘤切除的病人。

由于病人肥胖，硬膜外穿刺时会遇到定位及穿刺操作较难的情况。因病人骨质疏松，易致病理性骨折，搬动病人或变换体位时应格外当心。严重病例可有胸腰椎体压缩性骨折，对此类病例以全身麻醉为宜。

硬膜外阻滞期间应特别注意加强对呼吸的管理，阻滞平面较高或加用辅助药物易致呼吸抑制或呼吸道梗阻，此时应注意维持呼吸道通畅，面罩给氧，辅助呼吸，改善病人的通气功能。

3.麻醉管理要点　麻醉与手术期间还应注意有无急性肾上腺皮质功能不全危象。双侧肾上腺切除或一侧肾上腺切除（对侧肾上腺萎缩）后，可因体内肾上腺皮质激素水平突然降低引起急性肾上腺皮质功能不全危象，表现为心动过速、血压下降、发绀、体温上升、兴奋不安或昏睡。全麻时以心动过速、血压下降、体温升高为主,发绀可能不明显。术中出现原因不明的低血压、休克、心动过速、高热等,用升压药物如去氧肾上腺素(纯 α-肾上腺素能受体激动药)效果不佳时,应疑为急性肾上腺皮质功能不全危象。除一般抗休克治疗如应用升压药、输血输液外,应及时静滴可的松 100～300mg。由于这类病人术前对皮质激素已形成依赖性,术后也应继续使用糖皮质激素。

术中探查、挤压肾上腺时会使血压进一步升高,此时应维持一定的麻醉深度。术中应备好控制性降压药如硝酸甘油、硝普钠等。

长期高血压多伴有动脉硬化,心脏代偿功能及血管调节功能较差,术中易发生低血压,改换体位时也应注意血压的变化。这就要求麻醉与手术期间,注重对心血管功能的监测,严密观察血压、脉搏的变化。发生低血压时除皮质激素水平降低因素外还应从血管张力、血容量、心脏功能、麻醉深度、有无缺氧及 CO_2 蓄积等多方面分析原因,及时采取相应有效的措施予以纠正。

无论是硬膜外阻滞还是全身麻醉均应注意加强呼吸管理硬膜外阻滞因手术操作损伤胸膜出现气胸时(右侧气胸多见),应加压面罩给氧,肺膨胀后缝合胸膜,有张力性气胸应行胸腔闭式引流。

全身麻醉使用非去极化肌松药时,术毕应用新斯的明拮抗。呼吸功能延迟恢复时,应想到有无电解质及酸碱失衡,特别是低血钾的可能。术后呼吸抑制、苏醒延迟的现象较易于发生在皮质醇增多症的病人。因肾上腺切除后引起低血糖,又未及时补充皮质激素和糖时,可因此影响麻醉后病人的苏醒。应严格掌握拔管指征,拔管后继续观察呼吸、循环功能的变化,只有呼吸道通畅、通气功能正常和病人苏醒后才能回病房。

不论使用何种麻醉方式,此类病人对失血的耐受性均很差,即使出血量不多,也常见血压下降,加上体位因素等影响甚至会有休克表现。对此,除正确判断并及时补充血容量外,还应考虑肾上腺皮质功能不全的可能性,如碰到原因不明的低血压、休克、心动过缓、发绀、高热等,且对一般的抗休克治疗如输液、使用升压药等效果不佳时,应考虑经静脉给予氢化可的松 100～300mg,并应在术后每 8 小时经肌内注射醋酸可的松 50～100mg,逐渐减少,根据病情可持续 1～2 周或更长时间。

二、原发性醛固酮增多症手术的麻醉

(一)病理生理与病情特点

原发性醛固酮过多症(Conn 综合征)是由于肾上腺疾病所引起的醛固酮分泌增多,并导致机体以电解质和酸碱失衡为主的病理生理改变。病因多为肾上腺皮质肿瘤,单一腺瘤占 80%～90%,少数为肾上腺皮质增生或癌肿。应注意与肾素分泌过多等因素所引起的继发性醛固酮增多相鉴别。

原发性醛固酮过多症以血清钠增高、血清钾降低、低血钾性碱中毒及血容量增加等一系列病理生理改变为主要特征。

多见于成人,女性多于男性。主要临床表现为高血压、肌无力和低血钾。由于钠水潴留而导致容量依赖性血压升高,一般为中度高血压。高血压可能是本病最初征象之一,且用抗高血压药疗效差。低血钾症可抑制神经肌肉传递功能,表现为四肢麻木、肌无力症状,甚至出现典型的周期性低钾性肌肉麻痹。心电图可有 Q-T 间期延长、T 波增宽、降低或倒置以及出现明显的 U 波。病人可有多饮、多尿及尿比重低等尿浓缩机制障碍的表现,用垂体后叶素治疗常无效。约半数病人糖耐量降低。血浆醛固酮浓度升高及尿中钾排泄增多可明确诊断。血浆肾素活性的测定有助于区别是原发性的还是继发性的。

对肾上腺皮质腺瘤,应考虑手术切除。切除腺瘤后,细胞外液容量恢复正常,高血压治愈率可达 50%

～75％。如为双侧肾上腺皮质增生,可作双侧肾上腺次全切除,但近年来主张药物治疗,如长期服用安体舒通等。

(二)麻醉前准备

麻醉前应采用补钾、低钠饮食和抗醛固酮制剂治疗,以纠正电解质与酸碱平衡失调,并适当控制血压,改善心血管功能状态。

1.补钾和低钠饮食　术前补钾可采用口服或静脉给药方式,视低钾程度而定。有低钾性肌麻痹者需静脉补钾,每日 3～4g。补钾后应注意血钾和心电图的变化。低钠饮食有利于降低体内总钠量,且有保钾、保酸作用,应与补钾同时进行,每日钠盐摄取量应限制在 5g 以内。低钠饮食有利于减少细胞外液容量,从而减轻心脏负荷,降低血压,改善循环功能。

2.安体舒通的应用　本药为醛固酮竞争性拮抗药,通过拮抗醛固酮和去氧皮质酮在肾小管起到排钠、保钾和利尿的作用,是治疗原发性醛固酮过多症的主要药物。用法为每日 120～240mg,分 3～4 次服用。一般用药两周以上可产生明显疗效。

3.控制血压　此类病人的高血压为容量依赖性高血压,以补钾、低钠饮食和应用安体舒通为其主要治疗措施。一般不主张使用降压药物,术前应继续应用螺内酯。即使应用降压药,也应选择直接作用于血管平滑肌的降压药,避免利血平类耗竭体内儿茶酚胺的药物,以利于术中循环功能的稳定。

另外,对拟行双侧肾上腺切除者,术前应补足糖皮质激素。麻醉前应用镇静药,术前晚可用地西泮(安定)10mg 睡前肌内注射,以免因精神紧张而致围术期血压升高。

(三)麻醉方式及管理要点

对麻醉前血钾水平已近正常、血压已得到基本控制、循环代偿功能尚好以及无明显肝肾功能障碍的病人,可按一般麻醉选择原则,选用全身麻醉或硬膜外阻滞的方法。连续硬膜外阻滞可满足手术的要求,且方法简单,易于管理,术后并发症少。对术前有低血钾症伴肌无力或肌肉麻痹,预计术中呼吸管理较困难或高血压合并动脉硬化、心血管代偿功能差的病人则以全身麻醉为佳。

应选用对醛固酮分泌影响较小的麻醉药物,如芬太尼、恩氟烷等。氯胺酮可促进醛固酮的分泌,禁用于醛固酮过多症病人的麻醉。低血钾和肌无力麻痹等因素可延长非去极化肌松药的时效,此类肌松药的用量宜小。

术中应特别注意心电图有无低钾和/或心律失常的表现,并予以及时纠正。麻醉与手术期间血压升高较为常见。在探查肾上腺、分离挤压肿瘤时血压波动较大,加深麻醉多能缓解,无效时酌情应用短效降压药物,如硝普钠、硝酸甘油等,一般收效令人满意。

麻醉用药量过大、麻醉过深、硬膜外阻滞平面过广(周围血管扩张,回心血量减少)及失血过多造成低血容量等是引起术中低血压的主要原因。肿瘤切除后,由于醛固醇分泌急剧减少,常易导致低血压。应针对病人情况采取适当措施,如减浅麻醉、给予麻黄碱等血管收缩药和加快输血输液等多能奏效。肾上腺切除特别是双侧肾上腺切除后发生的低血压,经上述处理血压仍不能回升时,应考虑到有急性肾上腺皮质功能不全的可能并及时补充糖皮质激素。

无论采用何种麻醉方法,术中妥善管理呼吸十分重要。术毕遇有延迟性呼吸抑制时,在排除了肌松药残余作用的因素后,应想到可能存在电解质平衡紊乱和酸碱失衡。低血钾、低血钙均能影响神经肌肉传递功能,使呼吸功能的恢复迟缓。由于原发性醛固酮过多症病人可能有低血钙,大量输血时适当逾量补钙,对病人呼吸的恢复有利。术后也应同样加强呼吸管理并注意维持循环功能的稳定。有条件的医院最好术后将病人送麻醉恢复室观察。

三、嗜铬细胞瘤手术的麻醉

(一)病理生理与病情特点

嗜铬细胞瘤是机体交感-肾上腺系统嗜铬细胞增生并由此引起儿茶酚胺分泌过多的肿瘤。约90％发生于肾上腺髓质,其余可发生在椎旁交感神经链等嗜铬组织中。单个肿瘤占90％左右,右侧发生率大于左侧,双侧病变约占10％,约10％的病例发生恶变。多发性内分泌肿瘤(Sipple综合征)病人在患有嗜铬细胞瘤的同时可伴有甲状腺髓样癌。此外,约5％的病例伴有多发性神经纤维瘤。

嗜铬细胞瘤病人因血中内源性儿茶酚胺水平过高而引起机体一系列病理生理改变,主要表现为心血管系统功能的变化。

去甲肾上腺素分泌过多为主时,血管收缩,外周阻力增加,以高血压为主要表现;肾上腺素分泌过多时高血压较轻而代谢方面改变明显,如血糖升高和糖尿,基础代谢率高,低热等,有时其表现与甲状腺功能亢进相似。对心血管系统的影响与去甲肾上腺素有所不同,即对心脏的正性频率作用显著,病人有心动过速。且由于总外周阻力降低,血压升高时收缩压升高而舒张压不变或升高有限,因而脉压差大。

嗜铬细胞瘤的好发年龄为20～50岁成年人,男女发病率相似。其中1/3为儿童,儿童中70％为男性。

嗜铬细胞瘤病人表现的高血压,多为中重度高血压,约占所有高血压病例的0.1％。一般可将高血压分为两类:①持续性高血压,约占病人的2/3。②阵发性高血压,占病人总数的1/3。精神刺激、体力活动、挤压肿瘤等可诱发高血压发作,发作时最高血压可达300mmHg以上,伴有剧烈头痛、心悸气促、恶心和呕吐等,同时大汗淋漓、体温升高、血糖升高、血及尿中儿茶酚胺水平升高。严重者可致急性心功能不全、脑出血等并发症。长期持续的高血压可伴有动脉硬化,进而累及全身重要器官如肾脏功能受到损害,以及心脏功能受损如左心室肥厚、心肌劳损、心律失常等。

血和(或)尿中儿茶酚胺浓度及其代谢产物的生化测定为较常用且可靠的诊断指标。一般认为血浆总儿茶酚胺浓度更能确切地诊断嗜铬细胞瘤。对可疑病例可行胰高血糖素激发试验。阵发性高血压病人发作间歇期注射胰高血糖素1mg后,约90％病人出现发作反应,但应密切注意血压变化,血压过高时应即刻注射酚妥拉明(苄胺唑啉)。酚妥拉明抑制试验(用于持续性高血压或阵发性高血压发作期)及组胺激发试验亦有助于诊断本病。由于肿瘤小,部位较深,定位诊断常需要CT、MRI检查及同位素扫描等手段。

(二)麻醉前准备

1.关于肾上腺素能受体阻滞药的应用　术前常用肾上腺素能受体阻滞药控制高血压、心动过速和纠正心律失常。这对防止麻醉与手术期间因应激反应所致的高血压危象,维持循环功能相对稳定是十分必要的。

α受体阻滞药可使末梢血管扩张,缓解或解除儿茶酚胺对外周血管的收缩作用,外周阻力下降,血压得到控制。一般术前宜选用长效α受体阻滞药,如酚苄明,用法为10mg,每日2～4次口服,至少于术前10天前就开始给药。哌唑嗪为特异性α$_1$受体阻滞药,可替代酚苄明。

β受体阻滞药主要用来纠正肾上腺素分泌过多所致的心动过速和心律失常,常用药物为普萘洛尔(心得安),用法为10～20mg,每日3次,术前连服3日。应当指出,单用β受体阻滞药时因末梢血管α受体兴奋可诱发高血压;而单纯用α受体阻滞药又易引起心率增快和心律失常。因此,临床上一般采用与β受体阻滞药合用的方法。但临床上也常有人先用α受体阻滞药降低外周血管阻力,对心率增快者加用β受体阻滞药。

2.纠正循环血容量　嗜铬细胞瘤病人由于大量分泌、释放的去甲肾上腺素作用于外周血管并使其收缩,使血管床容积变小,导致循环血容量相对不足。长时间使用α受体阻滞药引起血管扩张,更易导致有效循环血容量不足。对嗜铬细胞瘤病人术前补充血容量很重要,扩容措施包括给予白蛋白、血浆、血浆代用品或全血。术前纠正循环血容量的不足对预防肿瘤切除后的低血压反应具有积极意义,但补充血容量时应谨防循环负荷过重的发生。

3.麻醉前用药　为使病人术前情绪稳定,可给予安定类药物。阿托品有兴奋心脏交感神经和阻滞迷走神经引起心率增快的副作用,不宜用于嗜铬细胞瘤的病人。东莨菪碱对心率影响小,且有一定的中枢性镇静作用,可视为此类病人的常规麻醉前用药之一。

(三)麻醉方式及管理要点

1.麻醉方法及用药　嗜铬细胞瘤手术的麻醉方法及药物选择原则为:①不增加交感-肾上腺系统的兴奋性及儿茶酚胺的释放。②对心肌无明显抑制作用,不增加心肌对儿茶酚胺的敏感性。③麻醉性能好,作用安全,便于调节。④对机体代谢的干扰小。⑤肌肉松弛良好,能保证手术操作探查的需要。

(1)全身麻醉:全身麻醉适于各种年龄的病人,特别是对不合作的小儿、因精神紧张可能诱发阵发性高血压,或术前高血压发作频繁,定位不明需行广泛性手术探查,以及一般状况较差的病人,应首选全身麻醉。

按麻醉药的选择原则,全麻诱导用药可选用硫喷妥钠、地西泮、依托咪酯、丙泊酚、咪达唑仑及芬太尼等。应选择对心血管功能影响小又无组胺释放的肌松药,维库溴铵或苯磺阿曲库铵符合这些条件,是较理想的肌松药,亦可用作气管内插管。用去极化肌松药琥珀胆碱时最好行“预处理”,即先给病人极少量的非去极化肌松药,如维库溴铵 0.012mg/kg,或苯磺阿曲库铵 0.09mg/kg,以免因骨骼肌成束收缩(肌震颤)导致体内儿茶酚胺的释放。泮库溴铵和加拉碘铵(三碘季铵酚)具有迷走抑制作用,用药后引起心率增快、血压升高,最好不选用。筒箭毒碱能释放组胺,宜慎用。麻醉诱导气管内插管前应达到足够的麻醉深度,因诱导期间麻醉偏浅加上气管内插管的刺激可导致明显的心血管反应,甚至发生高血压危象。

全身麻醉时尽可能复合应用麻醉药物,如镇痛药、肌松药与吸入麻醉药物复合应用(静吸复合全麻)或静脉复合全麻。氟哌利多能否用于嗜铬细胞瘤病人的麻醉尚无定论,有报道认为氟哌利多可干扰突触后膜对去甲肾上腺素的再摄取或直接刺激肿瘤释放儿茶酚胺导致高血压的发生。

在吸入性麻醉药中,氟烷能明显增加心肌对儿茶酚胺的敏感性,易引起心动过速甚至严重室性心律失常,应禁用于嗜铬细胞瘤病人。恩氟烷不增加内源性儿茶酚胺的释放,异氟烷对心肌的抑制作用较弱,常与其他吸入或静脉麻醉药物配合使用。肿瘤切除前行手术探查或挤压肿瘤时,原则上应根据病情适当加深麻醉;而肿瘤切除后应及时减浅麻醉,以尽早恢复交感神经张力。用吸入麻醉药维持麻醉较好,因吸入麻醉药可控性强,便于随时调节麻醉深度。

(2)硬膜外阻滞:适用于能够合作、定位明确、术前一般情况较好的病人。硬膜外阻滞麻醉效果好时肌松良好,对代谢影响小,术后恢复较快。但须注意肿瘤切除后低血压的发生率较全麻高,可适时给予α受体激动药,配合输血输液予以纠正。

2.麻醉管理要点　嗜铬细胞瘤病人麻醉与手术期间血流动力学变化急剧,可形成高血压危象,发生急性左心衰竭、心室纤颤、脑出血等致命并发症,而肿瘤切除后长期低血压得不到纠正也是术后病人死亡的主要原因。因此,维持术中循环功能相对稳定是麻醉成败的关键。

麻醉前至少应建立两条以上静脉通路,其中一条供术中输血输液用,另一条作为调控血压的给药途径。应选择较粗的静脉穿刺,以保证输血输液和给药的速度。

术前应常规准备如下药物:①α受体激动药,如去甲肾上腺素、去氧肾上腺素。②血管扩张药,如酚妥拉明、硝普钠、硝酸甘油。③β受体阻滞药,如普萘洛尔。④其他,如利多卡因、多巴胺和毛花苷 C 等。

麻醉前预先配制好酚妥拉明 1mg/ml,去甲肾上腺素 0.1mg/ml,供紧急静脉注射用。

(1)麻醉与手术期间的监测:监测项目包括血压、心率、心电图、中心静脉压(CVP)、尿量、体温等。

有创性直接动脉压测定较无创性间接(袖带)测压更能连续、直观、准确地显示血压的变化,且便于术中抽取动脉血样作血气分析,适用于嗜铬细胞瘤病人血压的监测。

连续 CVP、血压、心率(心电图)、尿量监测能及时反映出血流动力学的动态变化,对分析判断血容量、血管张力、心脏功能及其相互关系,找出影响血流动力学改变的主要因素,指导术中输血输液和用药具有重要意义,应作为嗜铬细胞瘤病人的常规监测项目。

(2)高血压危象:Desmonts 认为收缩压高于 250mmHg 且持续 1 分钟以上即为高血压危象。一般术中血压超过原有血压的 1/3 或收缩压超过 200mmHg 时即应采取降压措施。

高血压危象易发生于麻醉诱导期和手术探查、挤压、分离肿瘤时,亦可发生于体位变动和存在缺氧及二氧化碳蓄积的情况。术前充分镇静,气管内插管前麻醉深度足够可预防麻醉诱导期高血压或高血压危象的发生。手术探查至肿瘤切除前这段时间可因挤压等操作引起大量儿茶酚胺释放,极易发生高血压危象。预防措施:①术者应小心操作,动作轻柔,避免用力挤压肿瘤。②此期间加深麻醉。

高血压危象的处理:可用酚妥拉明 1~5mg 静脉推注或配成 0.01% 浓度静脉滴注。硝普钠直接作用于血管平滑肌,一般用 0.01% 浓度以 1~4μg/(kg·min)速度静脉滴注,该药的主要缺点为用药后易致心率增快和产生快速耐药性。硝酸甘油用于降压,作用较温和,适用于血压升高不太剧烈或心电图 ST 段有心肌缺血改变者。至于采用何种降压药,应视具体情况而定。值得强调的是,应注意根据血压的动态变化或血压升降的总趋势而不是瞬间血压变化来决定给药并调节给药速度。肿瘤即将切除时应及时停用降压药,以免肿瘤切除后促使低血压的发生。这就要求麻醉医师与术者保持密切联系,随时了解手术进程和肿瘤分离程度。

术中心律失常往往发生在血流动力学剧烈变动之时,发生时首先应尽快稳定血流动力学的改变,并注意有无缺氧和二氧化碳蓄积的存在。必要时考虑对症应用利多卡因、普萘洛尔等来纠正心律失常。

(3)低血压:肿瘤切除后易发生低血压。引起低血压的原因有:①肿瘤切除后体内儿茶酚胺水平骤降,周围血管扩张。②血容量不足。③麻醉较深。④降压药停药不及时。⑤心脏代偿功能较差等。但瘤体血供中断后儿茶酚胺水平的急剧下降,为此时低血压的主要原因。

术前合理应用 α 和 β 受体阻滞药,术前术中注意扩容,应用肾上腺皮质激素等可明显降低肿瘤切除后的低血压发生率。

对心功能正常者,一般采用逾量输血输液的方法适当扩充血容量。低血压同时 CVP 降低,尿量减少往往说明有血容量不足。在血容量充足条件下使用升压药物是处理肿瘤切除后低血压的重要原则。一般应用去甲肾上腺素 1mg 加入 5% 葡萄糖溶液 200ml 中静脉滴注,根据血压水平调节滴速。必要时可先静脉推注 0.1~0.2mg 去甲肾上腺素。尿量少且术前有肾功能障碍者可选用多巴胺升压。

此外,嗜铬细胞瘤切除后应警惕发生低血糖的可能,因为肿瘤切除后体内儿茶酚胺急剧降低而胰岛素水平升高。低血糖可影响全麻病人的苏醒时间。因此,肿瘤切除后应注意补充糖液,此类病人术中血糖监测很有必要。

术后应继续维持循环功能的稳定。肾上腺皮质激素的应用对纠正术后低血压也有帮助。

嗜铬细胞瘤病人在麻醉后仍可能发生复杂的病情变化,出现各种严重症状,如高血压、心律失常、心功能不全、代谢异常等。因此,在术后仍应密切观察循环动力学的变化,如血压、心律、心率、中心静脉压等。最好的方式是将病人自手术室直接转运至 ICU 由专人监测、治疗。及时采取有效措施,维持循环动力学稳定,直至病人完全恢复正常。

四、甲状腺功能亢进症手术的麻醉

(一)病理生理与病情特点

甲状腺功能亢进症(简称甲亢)是由于甲状腺分泌过多的三碘甲状腺原氨酸(T_3)和(或)甲状腺素(T_4)所致的全身性疾病。甲状腺素是由甲状腺球蛋白分解出来的有机结合碘,主要作用为促进细胞氧化过程,加速蛋白质、碳水化合物和脂肪的分解,全面增强机体的代谢,导致产热及氧消耗增加。甲状腺素分泌过多时表现出交感神经活动增强如心动过速、快速型心律失常、心排血量增加等循环高动力学代谢特点。甲状腺素的生理作用在很大程度上与肾上腺素相似。血浆甲状腺素浓度的持续升高可增加心肌等组织 β 肾上腺素能受体的数量和亲和力,使机体对肾上腺素更为敏感。

甲亢可分为原发性(即突眼性或毒性甲状腺肿)和继发性(即结节性甲状腺肿合并功能亢进)两种。病因至今尚未完全明了,但目前多数认为原发性甲亢是一种自身免疫性疾病。原发性甲亢最常见,发病年龄多在 20～40 岁。继发性甲亢较少见,年龄多在 40 岁以上。甲亢女性发病率是男性的 4 倍以上。

甲亢的临床表现特点有甲状腺肿大、性情急躁、容易激动、失眠、两手颤动、怕热、多汗、食欲亢进反见消瘦、心悸、脉快有力(常为窦性心动过速)、脉压增宽(主要由于收缩压升高)、血压增高等。

基础代谢率(BMR)和血清 T_3、T_4 测定对诊断甲亢有特殊意义。BMR＝(脉率＋脉压)－111,需在完全安静、空腹状态下测定。BMR 正常为 $\pm10\%$；$+15\%$～$+30\%$ 为轻度甲亢；$+30\%$～$+60\%$ 为中度；$+60\%$ 以上为重度。T_3 测定值:3～20 岁>4.15nmol/L(250ng/dl),21～75 岁>3.53nmol/l,(230ng/dl)为甲亢；$T_4>142$nmol/L(11.0μg/dl)为甲亢。

甲亢手术治疗的最大麻醉危险性是围术期发生甲亢危象,在病情估计时应结合病史和精神状态、心率和心律的变化、体重的改变、BMR 等综合分析判断病情严重程度。

(二)麻醉前准备

甲亢病人择期手术的术前准备至关重要,主要目的在于控制甲亢的症状和体征,以防止术中术后甲亢危象的发生。

1.术前抗甲亢药物治疗　所用药物包括甲硫氧嘧啶、丙硫氧嘧啶、甲巯咪唑、卡比马唑等,此类药物可抑制甲状腺素的合成。药物准备:是术前降低基础代谢率的重要措施。有两种方法:①先用硫脲类药物降低甲状腺素的合成,并抑制机体淋巴细胞自身抗体产生,从而控制因甲状腺素升高而引起的甲亢症状。待甲亢症状被基本控制后,改用碘剂(Logul 液)1～2 周,再行手术。②开始即服用碘剂,2～3 周后甲亢症状得到基本控制,便可进行手术。

硫氧嘧啶类药物包括甲硫氧嘧啶和丙硫氧嘧啶,每日 200～400mg,分次口服,咪唑类药物,如他巴唑(甲硫咪唑)、卡比马唑(甲亢平)每日 20～40mg,分次口服。碘剂含 5％碘化钾,每日三次,第一日每次 3 滴,以后每日每次增加一滴,至每次 16 滴为止。由于抗甲状腺药物能引起甲状腺肿大和动脉性充血,手术时易出血,增加了手术的困难和危险,因此服用后必须加用碘剂 2 周,使甲状腺缩小变硬,有利于手术操作。必须说明的是,碘剂的作用在于抑制蛋白水解酶,减少甲状腺球蛋白的分解,从而抑制甲状腺素的释放,并减少甲状腺的血流量。但停用碘剂后甲状腺功能亢进症状可重新出现,甚至比原来更严重,因此,凡不准备实施手术者,不要服用碘剂。对于上述两种药物准备无效者或不能耐受者,现主要加用 β 受体阻滞药,如普萘洛尔。普萘洛尔能选择性地阻滞各种靶器官组织上的 β 受体对儿茶酚胺的敏感性,而改善甲状腺功能亢进症的症状,剂量为每 6 小时口服一次,每次 20～60mg,一般一周后心率降至正常水平,即可施行手术。由于普萘洛尔在体内的有效半衰期不足 8 小时,所以最后一次口服应在术前 1～2 小时,手术后继续服用1周左右。对于患哮喘、慢性气管炎等病人忌用。

2.β受体阻滞药的应用 β受体阻滞药能降低儿茶酚胺的作用,降低血清中 T_3 浓度,使循环高动力学状态得以控制。常用药物有普萘洛尔和艾司洛尔。一般于术前至少3~4周用普萘洛尔40mg,每日3次口服,直用到手术前。普萘洛尔属非选择性β受体阻滞药(β_1、β_2 受体均受到阻滞),故慢性阻塞性肺病、哮喘、充血性心衰、二度以上房室传导阻滞等病人禁用此药。艾司洛尔为选择性 β_1 受体阻滞药,用于静脉注射剂量为 0.05~0.3mg/kg,作用时间极短(6~10分钟),适用于室上性心动过速的纠正,对伴有哮喘或慢性阻塞性肺病的甲亢病人选用艾司洛尔术前准备较为理想。

对术前心室率超过 100 次/分的心房纤颤或心衰病人,一般主张经内科治疗待心脏情况好转后再行手术。

3.评价气道通畅程度 麻醉前访视时应详细询问病人有无气管受压呼吸困难的症状,体位改变可否加重或减轻呼吸困难,有无声嘶和喉返神经麻痹。检查甲状腺肿大程度,阅读胸片以明确气管受压的部位及程度,有无胸骨后甲状腺肿大等,借以估价术前上呼吸道的通气状态如何,从而为麻醉选择和麻醉管理提供重要依据。有呼吸道感染者应在感染得到控制后再手术。

困难气管内插管常发生于甲状腺手术病人,麻醉前应有足够的思想和技术准备,包括准备不同内径的气管导管、不同型号的喉镜,甚至纤维支气管镜。对于有呼吸道压迫症状者,宜选择表面麻醉下清醒气管内插管。对于大多数甲状腺功能亢进症病人,若症状控制较好,且不伴有呼吸道压迫症状者,可采用快速诱导气管内插管。但必须注意,凡具有拟交感活性或不能与肾上腺素配伍的全麻药,如乙醚、氟烷、氯胺酮均不宜用于甲状腺功能亢进病人。其他药物,如硫喷妥钠、丙泊酚、琥珀胆碱、恩氟烷、异氟烷、七氟烷等均可选用。麻醉诱导过程中充分吸氧去氮,诱导务必平稳,避免屏气、呛咳,插管困难者可借助插管钳、带光源轴芯或纤维支气管镜等完成气管插管。有气管受压、扭曲、移位的病人,宜选择管壁带金属丝的气管导管,且气管导管尖端必须越过气管狭窄平面。完成气管插管后,应仔细检查气管导管是否通畅,防止导管受压、扭曲。甲状腺手术操作不仅可使声带及气管与气管导管壁彼此摩擦,而且可直接损伤气管壁,易引起喉头气管炎症,导致声嘶、喉痛,甚至喉痉挛、喉水肿而窒息。另一方面术后创面出血也可压迫呼吸道,这些因素均可导致病人术后呼吸道梗阻。

4.最佳麻醉和手术时机 主要取决于术前准备程度。一般认为,甲亢病人最佳麻醉与手术时机为:①经抗甲亢药物等治疗后病情基本控制,全身症状明显改善,情绪稳定,体重有所增加。②BMR 在 +20% 范围内。③心率减慢,达 80 次/分左右,脉压变小。

5.麻醉前用药 由于病人 BMR 高,精神易于紧张,一般于术前晚给予安眠药,以保症病人睡眠充足。阿托品可使心率加快,应避免用于甲亢病人,可用东莨菪碱代替。术前应加大镇静药用量,可用神经安定镇痛类药,巴比妥类等作为麻醉前用药的一部分。但对已有呼吸道梗阻症状者,宜慎用镇静和镇痛药,以免引起呼吸抑制,加重呼吸道梗阻。

(三)麻醉方式及管理要点

1.颈丛神经阻滞或颈部硬膜外阻滞 适用于平卧位头后仰后无呼吸困难、气道梗阻、BMR ±20% 以下,脉率<100 次/分者。采用颈丛神经阻滞,如阻滞完善可取得较好效果,但术中牵拉甲状腺仍可有不适感,且麻醉作用时间有限。颈部硬膜外阻滞如操作得当,麻醉效果较好,其交感神经阻滞特别是心脏交感神经阻滞作用可使心率保持平稳,更有利于防治术中甲亢危象。一般局麻药中不宜加肾上腺素。术中需追加辅助药如哌替啶、吩噻嗪类或丁酰苯类药物时,应注意避免呼吸抑制。阻滞平面过广、局麻药中毒等均为引起呼吸抑制的因素。因此,麻醉期间应严密观察呼吸(频率、潮气量、每分钟通气量)的变化,加强呼吸管理。采用颈丛神经阻滞或硬膜外阻滞时,无论有无呼吸困难或呼吸抑制,应常规面罩给氧,监测脉搏

血氧饱和度(SpO$_2$)。同时应有气管内插管、机械通气等应急设备随时可用。

2.全身麻醉　适用于术前精神紧张、情绪不稳定、甲亢尚未完全控制(系统用药后BMR仍在＋20％以上)、甲状腺较大或有胸骨后甲状腺肿大压迫气管征象的病人。全麻的优点在于足够的麻醉深度抑制了手术刺激引起的交感神经反应,消除了手术牵拉的不适感,气管内插管可保持术中呼吸道通畅,防止局麻下因用辅助药过多引起的呼吸抑制或呼吸道梗阻,便于呼吸管理,增加了麻醉与手术的安全性。

全麻药物咪达唑仑、丙泊酚、恩氟烷、异氟烷、地氟烷、七氟烷、芬太尼、维库溴铵、罗库溴铵等,对甲状腺功能几乎无影响,对肝、肾功能影响小,可优先考虑使用。至于麻醉作用较弱的药物,如氧化亚氮、普鲁卡因,对甲状腺功能亢进的病人可能有麻醉难以加深的可能,必须增加其他药物或复合以恩氟烷或异氟烷吸入或丙泊酚静脉滴注。一组来自因垂体瘤所致的继发性甲状腺功能亢进症的研究表明,麻醉维持选择较高浓度异丙酚[8～10mg/(kg·h)],可达到较恰当的动脉血浓度(2～4μg/ml),此时丙泊酚的廓清率也较高(2.8L/min)。而乙醚、氟烷和氯胺酮则禁用或慎用于甲状腺功能亢进病人。

对有呼吸道受压(气管受压变形或移位)、呼吸困难者,宜选用表面麻醉下清醒气管内插管,应选择带套囊的金属螺旋丝气管导管,插管深度应超过气管受压狭窄平面。对甲亢未得到完全控制的病人,麻醉前应给予适量的镇静镇痛类药物,如静脉滴注芬太尼0.1～0.2mg,地西泮(安定)5～10mg等,以预防因插管等操作刺激诱发交感神经活动增强反应甚或甲亢危象。清醒气管内插管前充分给氧去氮也十分重要。

全麻诱导力求平稳,避免过度兴奋和憋气等不利反应,应时刻注意保持呼吸道通畅,充分给氧吸入。由于肿物压迫喉头上呼吸道、头后仰受限,显露声门可能会十分困难,应对气管内插管困难有充分的认识和准备。可借用气管插管钳或带光源气管导管芯的帮助,或改用经鼻腔气管内插管,插入气管食管双腔通气道等,有条件者可在纤维光导气管(喉)镜引导下插管。由于原有病变(如声音嘶哑)、手术牵动、体位(头后仰)等因素影响,最好选择口径适宜的气管导管。插管时动作轻柔,切忌用暴力插管,插管后妥善固定,以免导管滑脱移位,引起声门喉头气管损伤、喉痉挛、喉头水肿等并发症,给呼吸管理带来困难。

硫喷妥钠可降低血浆中甲状腺素和儿茶酚胺的水平,常用于全麻诱导。丙泊酚、依托咪酯、咪达唑仑、芬太尼、氟芬合剂等亦可用于全麻诱导和(或)全麻维持用药。氯胺酮能兴奋交感神经,禁用于甲亢病人的麻醉。肌松药中加拉碘铵可使心率增快,不宜采用。琥珀胆碱或无明显心血管效应的非去极化肌松药如苯磺阿曲库铵、维库溴铵等可用于甲亢病人。吸入麻醉药中乙醚有呼吸道刺激作用及拟交感神经反应,可使血浆甲状腺素浓度升高;氟烷除对肝功能的影响及易诱发心律失常外,亦可引起甲状腺素浓度的升高,不宜用于甲亢病人。恩氟烷、异氟烷等对甲状腺素无影响,可考虑使用。近年来多采用静脉复合麻醉或静吸复合全麻的方法,亦可应用神经安定镇痛术。以对心血管功能干扰小,有利于稳定BMR,对肝肾功能无影响为药物选用原则。另外,术中应保证适宜的麻醉深度,避免缺氧和二氧化碳蓄积,保持血流动力学的相对稳定,注意观察有无甲亢危象倾向等也十分重要。

3.监测　除一般监测项目外,应加强对心血管功能的监测,特别注意心率、心律及血压的变化。为防治甲亢危象,术中体温监测应被列为常规监测项目。

4.并发症及其防治

(1)甲亢危象:是甲亢手术后的严重并发症,多发生于术后12～36小时,极少数可发生在分离挤压甲状腺时或甲状腺切除后不久。诱发因素包括术前准备不充分而匆忙麻醉与手术;术中反复挤压甲状腺或麻醉手术的应激反应;肾上腺皮质激素分泌不足;甲亢病人合并感染、酸中毒、心力衰竭、糖尿病等。临床表现为烦躁不安、精神激动、多汗、高热(体温≥40℃)、心动过速(心率在120～140次/分以上),可伴有各种心律失常及充血性心力衰竭。严重者呕吐、腹泻、黄疸、大汗淋漓、极度烦躁、虚脱、昏迷、最后死于肺水肿、心力衰竭与水电解质紊乱。全麻状态下可部分掩盖神经精神症状,应注意与恶性高热相鉴别。防治甲亢危象的关键在于做好充分的术前准备,掌握最佳的麻醉与手术时机。其他预防性措施包括选用较大剂量的神经安定镇痛药物或冬眠合剂;不宜应用阿托品,以免心率增快;避免精神刺激与应激反应;麻醉诱导及维持力求平稳,保持足够的麻醉深度与良好的麻醉效果;维持呼吸道通畅,防止术中发生缺氧和二氧化碳蓄积;术中严密观察心率和体温的变化等。术中心率增快达120次/分以上,已排除其他因素所致心动过速,同时体温达39℃且有进一步上升趋势,应考虑到甲亢危象的可能。处理措施:①确保供氧充分。②给予碘剂和硫脲类抗甲状腺药物。③β受体阻滞药,可用艾司洛尔或普萘洛尔。④应用肾上腺皮质激素,氢化可的松100~300mg静脉滴注。⑤冬眠降温或冷盐水输注及冰块覆盖降温。⑥及时纠正水、电解质及酸碱平衡失调。⑦其他对症处理,如肺水肿、心力衰竭的处理等。

(2)上呼吸道梗阻:术后可由于气管软化塌陷、喉痉挛、喉水肿、双侧喉返神经损伤、切口血肿、水肿、敷料包扎过紧压迫呼吸道、呼吸道分泌物过多等原因发生急性或慢性上呼吸道梗阻。术毕拔除气管导管时应注意完全清醒,且呼吸、肌张力、保护性反射等指标达正常范围时才能拔管,拔管动作宜慢,边拔管边严密观察,有无气管塌陷,有上呼吸道梗阻或呼吸不通畅时可将导管再次插入。术中也应注意有无上呼吸道梗阻征象,特别是当颈丛神经阻滞,颈部硬膜外阻滞等添加辅助药物之后,体位变动或手术牵拉提起甲状腺时。术前有呼吸道受压、呼吸困难,全麻宜采用清醒气管内插管是为了预防全麻诱导期间出现上呼吸道梗阻,对此类病人拔管后也应格外注意观察有无上呼吸道梗阻,必要时应作紧急气管造口。一般于拔管后在麻醉恢复室观察一段时间,待通气功能稳定后再送回病房。无论采用何种麻醉方式,围术期应备有紧急气管插管或气管造口等急救器械(包括氧气和机械通气设备)随时可用。术后亦应继续仔细观察呼吸的变化,加强对呼吸的管理。

五、甲状旁腺功能亢进症手术的麻醉

(一)病理生理与病情特点

因各种原因所致的甲状旁腺分泌过多统称为甲状旁腺功能亢进症。甲状旁腺功能亢进症分为原发性甲状旁腺功能亢进、继发性甲状旁腺功能亢进和异原性(或称假性)甲状旁腺功能亢进症三种。原发性甲状旁腺功能亢进症是由良性甲状旁腺腺瘤、癌或甲状旁腺增生引起甲、状旁腺激素分泌过多导致钙磷代谢失衡的疾病。其中良性甲状旁腺腺瘤占90%。继发性甲状旁腺功能亢进症是肾脏疾病等造成低钙、高磷或低镁继而导致甲状旁腺代偿性增生、甲状旁腺素分泌增加。与原发性甲状旁腺功能亢进症不同,此类病人血浆钙离子浓度低于正常。因甲状旁腺以外的组织分泌甲状旁腺素或内分泌作用相似的物质所导致的疾病为异源性甲状旁腺功能亢进症。肺癌、乳腺癌、肾癌等组织是常见产生此类激素的异位点。临床上以原发性甲状旁腺功能亢进症最常见。

甲状旁腺功能亢进时,受过多甲状旁腺素的影响,骨骼内破骨活动加速,磷酸钙自骨质脱出,加上肾小管重吸收钙的能力增强,使血钙升高。同时,肾小管重吸收磷减弱,尿磷排出增加,使血磷降低。

临床表现主要包括:①早期泌尿系统的症状,病人诉口渴、多饮、多尿等类似尿崩症的表现。并发泌尿系统结石如肾结石、尿路结石,可有肾绞痛、血尿、尿路感染等,严重者出现肾功能不全,以泌尿系统结石为主的称为肾型。②骨骼的变化,有骨病及畸形,严重者可发生自发性病理性骨折。X线片上见有骨质疏松、骨皮质吸收、脱钙或囊肿样改变,以骨骼脱钙为主要表现的称为骨型。③胃肠系统可有食欲不振、便秘、恶心呕吐、消化性溃疡、胰腺炎或胃肠道出血的表现,称为胃肠型。④精神倦怠、肌肉无力,严重者被疑为重症肌无力。血钙过高可表现出神经精神系统症状,血钙高于3.49mmol/L(14mg/dl)可引起高钙性昏迷。⑤可有脱水、低血容量和酸中毒。高血压的发生率高。心电图:窦性心动过缓、P-R间期延长,Q-T间期缩短。⑥实验室检查:血钙明显升高,血磷降低,尿中磷和钙排出增多。血浆钙浓度高于2.8mmol/L(11.2mg/dl)是诊断原发性甲状旁腺功能亢进症最有价值的指标,而一般不将甲状旁腺浓度测定作为可靠的诊断依据。

(二)麻醉前准备

麻醉前准备的重点在于降低血钙并恢复血容量。术前主张给予低钙饮食、多饮水等纠正脱水和电解质紊乱。降低血钙浓度可采用液体、钠盐和利尿药三结合治疗法,即输入含钠盐液待扩容后给予呋塞米以促进钙的排泄,但应用利尿药时应注意血钾和血镁的变化。亦可用光辉霉素(给药后2天显效,对肝肾损害较大),降钙素(数分钟即奏效,作用短暂)降低血钙对严重高血钙伴肾功能衰竭者,可采取血液透析疗法。术前查血尿素氮、肌酐及尿比重,可了解脱水程度和肾功能状况。

钙和洋地黄制剂对心肌及传导系统有协同作用,必须用洋地黄制剂时,宜慎重地从小剂量开始。

麻醉前用药中,应给予小剂量巴比妥类药或麻醉性镇痛药,可用常规剂量的抗胆碱药。

(三)麻醉方式及管理要点

麻醉方式的选择,应视病情和手术需要而定。对定位明确且无气管压迫症状者,可选用局麻、颈丛神经阻滞或颈部硬膜外阻滞(后者必须合并气管插管,保证呼吸,以策安全)。定位不十分明确(可能有异位),肌无力症状明显,属多发性肿瘤、探查性手术,有气管压迫症状者,宜选择气管内全身麻醉。

术前有性格改变和神经精神症状者,不宜选用氯胺酮。恩氟烷易抑制心血管功能,且对肾脏功能有一定影响,应慎用于甲状旁腺功能亢进合并肾功能障碍者。由于心肾功能障碍,神经肌肉的兴奋性降低,对麻醉药和肌松药剂量应适当控制。此类病人对非去极化肌松药可呈现耐药性,对去极化肌松药可能敏感,在使用肌松药时应予注意。

局麻或神经阻滞,均应密切观察病人呼吸的变化,必要时面罩给氧。全麻时亦应加强呼吸管理,保证呼吸道通畅,高通气状态有利于降低血钙,有一定实用价值。

麻醉与手术期间应加强对心血管功能的监测。心电图可显示高血钙对心脏的影响情况,如Q-T间期的改变等。神经肌肉传递功能的监测有助于术中合理应用肌松药。肾功能不全时,应注意水、电解质平衡。术中应检查电解质和尿常规等甲状旁腺功能亢进症病人术前多有一定程度的低血容量,术中及时输血输液,补充血容量是十分重要的。

因骨质脱钙、骨质疏松,在搬动病人和变换体位时需格外警惕有病理性骨折的危险。

手术切除甲状旁腺组织后,有出现甲状旁腺功能低下的可能,病人发生手足抽搐,严重低血钙者可发生全身性惊厥,喉痉挛甚至窒息,应事先做好气管插管和气管造口的准备。静脉注射氯化钙0.5~1.0g,同时应用维生素D,有利于纠正低血钙。

六、胰岛素瘤手术的麻醉

(一)病理生理与病情特点

胰岛素瘤和胰岛素β细胞增生是因器质性胰岛素分泌过多而引起以反复发作的空腹低血糖综合征为主要特征的一种内分泌疾病。病人年龄大多在20~50岁,男性居多,多有肥胖。本病良性肿瘤占84%,恶性占16%,症状为发作性,发作间歇可无异常。一般在清晨、空腹、劳累或情绪紧张时发作,表现为出冷汗、心慌、面色苍白、软弱无力、饥饿感等,可引起低血糖休克,可有意识障碍和精神症状,癫痫发作样症状,严重者可被误认为神经精神疾病。发作时血糖明显下降,空腹血糖低于2.8mmol/L(50mg/dl)。

（二）麻醉前准备

术前主要针对低血糖发作情况进行治疗和准备。通过口服或静脉注射葡萄糖,饮用高糖饮食等方式缓解或控制低血糖发作。术前可适量用糖皮质激素如醋酸可的松 100mg 于手术日晨肌内注射,以防止术中低血糖的发生。也可用胰岛 β 细胞抑制药如二氮嗪 100～200mg,一日 3 次口服,应于手术前 36 小时停药。无论采用哪种升高血糖的方法,应以血糖测定值升至正常为宜。术前血糖过高可影响术中测定血糖值的结果及准确地反映肿瘤切除与否的判断。

（三）麻醉方式及管理重点

1. 连续硬膜外阻滞　麻醉效果好时肌松良好,视野显露充分,便于手术探查,基本上可满足手术的要求。术中病人处于清醒状态,有利于早期发觉低血糖反应,与低血糖昏迷相鉴别。如硬膜外阻滞应用和管理得当,不会对血压和血糖产生影响。但对肥胖病人,如阻滞平面过广,可导致呼吸抑制和血压下降。麻醉与手术期间尽量避免发生低血压,手术开始就注意补充不含葡萄糖的生理盐水溶液或平衡盐液,血压稍降则及时用麻黄碱纠正。这样做也可最大限度地减少术中血糖测定值的波动。

2. 全身麻醉　低血糖发作频繁,神经精神症状明显,预计不合作的病人可采用全身麻醉的方法。选择对血糖影响最小的麻醉药,如恩氟烷、异氟烷、氧化亚氮＋氧、硫喷妥钠等。神经安定镇痛药、丙泊酚、地西泮(安定)、γ-羟基丁酸钠等对血糖影响亦小,可以相互配合施行复合麻醉。

全麻期间要防止过度通气致二氧化碳分压($PaCO_2$)过低,以免造成脑血流下降而使脑组织血糖供应减少。由于全麻下病人神志消失,无法察觉低血糖所致的精神症状和低血糖昏迷的表现,故血糖的监测十分重要。

3. 麻醉与手术期间的血糖监测　麻醉与手术期间的关键问题是防治术中肿瘤切除前的低血糖反应和消除肿瘤切除后高血糖对机体的危害。因此,有必要定时进行血糖的监测,一般每 15 分钟抽静脉血样一次进行测定。为了利用血糖测定值准确判断肿瘤是否切除完全,术中要求尽量不输葡萄糖等含糖液体。但术中应维持血糖在 2.8mmol/L(50mg/dl)以上。有低血糖休克表现时可输注 50％葡萄糖 60～100ml,输注前后应扪查血糖结果。在探查、挤压和切除肿瘤时易发生低血糖,而切除肿瘤 30 分钟血糖升高。如肿瘤切除后无高血糖反应,则提示可能有残留肿瘤存在,需进一步手术探查。

为使手术中血糖始终保持一定水平,国外有采用电子计算机控制血糖监测的分析和输入系统,值得借鉴。无此设备,可用输液泵匀速控制给糖的方法,不失为一种较好的控制血糖的方法。也有人用人工胰岛素装置,自动调整所需葡萄糖及胰岛素输注量,使血糖保持在 5.6mmol/L(100mg/dl)左右,其目的是更能及时准确地判断肿瘤是否完整切除。

七、糖尿病患者手术麻醉

糖尿病是临床上常见的有遗传性倾向的代谢性内分泌疾病。它是胰岛素的绝对或相对分泌不足所引起的糖、脂肪、蛋白质等代谢紊乱。手术麻醉的应激反应明显加重糖尿病病人业已存在的代谢紊乱及其并发症,直接影响手术,其围术期并发症及病死率为一般患者的 11 倍。麻醉医师必须掌握有关知识。

【特点】

1. 代谢异常　高血糖和糖尿患者对糖的利用降低;蛋白质、脂肪、电解质代谢异常;酸中毒、白细胞吞噬能力减弱;网状内皮系统的功能降低;脱水、血管损害、肝肾功能降低,抵抗力减弱等原因,使糖尿病患者易合并感染。

2. 安全性差　术中可能出现低糖、酮症酸中毒昏迷与血管意外等。严重者循环衰竭、昏迷或死亡。

3.术后并发症多　术后出现感染或感染加重,创伤切口不愈合、肾上腺皮质功能亢进,使糖尿病恶化等。

4.麻醉前准备很重要　糖尿病患者由于感染或血管病变需进行外科治疗,而外科病手术伴发糖尿病者也并不少见。麻醉手术可促使病情恶化,但经过治疗,糖尿病得以控制,糖及其代谢紊乱得以纠正,全身情况得以改善,又可使外科手术得以顺利进行。

【分类】

糖尿病分为1型和2型两大类。2型又分原发性和继发性两大类。原发性占绝大多数,原因不明,有遗传倾向。继发性仅占少数。可由下列病因所致。

1.与胰腺疾病有关　慢性胰腺炎、胰腺癌与胰腺的全部或大部分切除术后,胰岛素分泌绝对或相对不足及靶细胞对胰岛素敏感性降低,即为胰源性。

2.对抗胰岛素的分泌物质的作用　如腺垂体功能亢进,生长激素分泌过多;肾上腺皮质功能亢进,皮质醇增多症(库欣综合征)等;肾上腺髓质功能亢进,分泌过多肾上腺素、去甲肾上腺素过多的嗜铬细胞瘤;胰岛 A 细胞分泌高血糖素过多的胰岛 A 细胞瘤,即为内分泌性。

3.与激素治疗有关　长期使用肾上腺皮质激素治疗引起的类固醇性糖尿病,即为医源性糖尿病。

【病理生理】

胰岛 B 细胞分泌功能减弱或缺乏,使胰岛素绝对或相对不足,引起糖、蛋白和脂肪代谢异常紊乱。患者代谢障碍的程度与胰岛素分泌的多少有关。

1.高血糖及糖代谢紊乱　胰岛素是血糖维持在正常水平的主要激素。胰岛素能促进糖原合成,抑制糖原分解和异生,加速组织细胞对葡萄糖的吸收利用。胰岛素促进葡萄糖透过细胞膜进入细胞,促进细胞膜主动运转葡萄糖。所以正常人血糖浓度达到 $4.5\sim6.7$ mmol/L,即可进入细胞。胰岛素缺乏时,糖由细胞外向细胞内转移即发生困难。当血浓度高达 29.5mmol/L 才能进入细胞。胰岛素缺乏可导致葡萄糖磷酸激酶的活性降低,使肝糖原合成减少,而分解增多,糖原异生作用增强,使大量葡萄糖释放入血内。严重患者,血糖水平可达 $11.4\sim14.7$ mmol/L,甚至可高达 $37.5\sim74.4$ mmol/L。当血糖水平超过肾糖阈($11.4\sim14.7$ mmol/L)时,就可产生糖尿。尿糖增加可发生渗透性利尿,使水、电解质大量丢失。造成水、电解质紊乱。组织也不能很好地利用葡萄糖产生机体所必需的能量,就动用脂肪与蛋白质来供给机体能量。引起体重降低与消瘦。

2.脂肪代谢紊乱　胰岛素可促进脂肪的合成,抑制脂肪的分解,而减少脂肪酸从脂肪组织的释放和酮体的生成。胰岛素缺乏时,脂肪合成减少,脂肪分解加强,脂肪酸的合成很不充分。在肝脏内脂肪酸的氧化只能达到乙酰辅酶 A 阶段。脂肪酸氧化不全而产生丙酮酸、乙酰乙酸、β-羟丁酸进入血液。酮体生成增多。未及氧化而形成酮血症及酮尿。临床上出现酮症酸中毒症状,严重时发生糖尿病性昏迷。

3.蛋白代谢紊乱　胰岛素促进蛋白质合成。当胰岛素分泌减少时,则蛋白质合成减少而分解增加,使血中氨基酸浓度增加,尿氮排出增加,同时糖原异生作用增强,大量氨基酸可转变为糖,常出现氮质负平衡。较重患者出现血中氨基酸及非蛋白氮浓度增高。尿中氮化物及有机酸增多,影响水及酸碱平衡,发生失水及酸中毒、水及电解质紊乱。

【临床类型】

临床分胰岛素依赖型(IDDM)和非胰岛素依赖型(NIDDM)两型。其他分型如下。

1.成年型　多在 40 岁以后发病,又称稳定型,占糖尿病的 75% 以上。症状轻,多肥胖少酮症,多可由饮食控制.出现并发症慢,但并发血管病严重。

2.幼年型　多在发育前或 15 岁以前发病,又称不稳定型,占糖尿病的 5% 以下。少见,起病急骤、症状明显、消瘦、易伴有酮尿症型酸中毒。对胰岛素治疗敏感,血糖波动大而不稳定,胰岛素药量稍大引起低血糖,稍不足又引起酮症酸中毒,病情难控制,各种并发症出现较早,麻醉处理应注意。

3.临床症状分型 典型症状为"三多一少",即多饮、多食、多尿和消瘦。根据临床症状与空腹血糖的高低,分为轻、中、重三型。

(1)轻型:多于 40 岁以上发病,症状不明显,空腹血糖一般低于 14.7mmol/L,但不发生酮症酸中毒。饮食控制疗法效果较好。治疗初期可辅以胰岛素,后期可不用。

(2)中型:发病年龄不定,症状较明显,空腹血糖一般在 14.7~28.1mmol/L,偶可发生酮症型酸中毒,单用饮食控制疗法,血糖、尿糖不能达到正常,每日需胰岛素 20~50U 以上。

(3)重型:多在年幼发病,症状明显,空腹血糖多在 28.1mmol/L 以上,易发生严重酮症酸中毒,在饮食控制下,每日需胰岛素 50U 以上。

【糖尿病有关的终末器官疾病】

术前应明确病理损害程度并作出适当处理。

1.心血管疾病 糖尿病能增加高血压、高血压心脏病、冠状动脉硬化性心脏病、视网膜动脉硬化、脑血管意外与四肢坏疽等的风险。

2.神经系统损害 周围神经、脑神经、自主神经疾病;脊髓与脑疾病等为糖尿病常见并发症。

3.肾脏疾病 糖尿病引起蛋白尿、血肌酐上升、肾功能不全,最后导致肾功能衰竭。

4.眼底疾病及其他 糖尿病导致发生白内障、渗出或增殖性视网病变,玻璃体出血及视网膜剥离,甚至失明。

5.急性并发症 患者易发生酮症酸中毒性昏迷、胰岛素低血糖性昏迷,糖尿病非酮性高渗性昏迷与糖尿病乳酸性酸中毒。

6.感染 是手术后 2/3 的并发症,是约 20% 围术期死亡的原因,常是突然增加胰岛素用量的原因之一。

【实验室检查】

1.血糖 空腹正常值 4.5~6.7mmol/L,饭后可>8.7mmol/L。空腹>7.8mmol/L,即可诊断。<11.39mmol/L为轻症,重症在 11.39~22.11mmol/L。

2.尿糖 阳性,0.03~0.56mmol/L(++~+++~++++)。

3.血酮 浓度增高,呈强阳性,含量≥50mg/dl 为严重酮症。

4.尿酮 重症或饮食不足,感染、发热,或胰岛素用量不足时出现酮尿。尿酮出现阳性应进一步测定血酮、电解质、CO_2 结合力或进行血气分析等。

5.葡萄糖耐量试验 对诊断有怀疑者,即使空腹血糖不高,进一步查糖耐量试验(OGTT),以明确有无隐性糖尿病存在。OGTT 后 1h、2h,血糖>11.1mmol/L,或另一次空腹血糖>7.8mmol/L,即可确诊。

【病情估计】

根据糖尿病的分型、病情、症状,及有无并发症的严重程度,对糖尿病人术前做出全面的病情估计。眼、皮肤及末梢神经、末梢血管障碍等,一般不增加麻醉处理的困难。具有全身或重要脏器功能影响的并发症,如酮症酸中毒性昏迷、心肌梗死、肾脏病变、严重感染等。给麻醉和手术带来极大风险,给麻醉处理增加困难。

【麻醉前准备】

1.术前治疗 主要原则是治疗糖尿病,控制血糖和病情,增加糖原贮备,防治并发症,改善全身情况,提高对麻醉手术的耐受力。

2.全面了解病情　糖尿病人手术死亡率高的原因,是并发症所致的靶器官损害。麻醉前要详细了解病情、有无缺血性心脏病等并发症、有无代谢性酸中毒、是择期还是急症手术、是大手术还是小手术、尿糖、血糖控制的程度如何。

3.**糖尿病的围术期治疗**

(1)住院治疗:应在术前5～10d入院,进行必要的检查和治疗。治疗目的:①纠正体内代谢异常,使血糖、尿糖、血脂、水电解质等恢复或接近正常;②防治酮症酸中毒、感染及其他心血管、肾脏、神经系统等并发症,改善各重要脏器功能;③增加糖原储备,促进胰岛及其他内分泌系统的功能,增强机体对手术麻醉的耐受性,减低对创伤、感染、出血等应激反应。

(2)手术前对糖尿患者控制标准:术前治疗达到以下标准,有利于手术麻醉的安全。①无酮血症,尿酮体阴性;②空腹时血糖<8.4mmol/L,以5～7.2mmol/L为佳,最高勿超过11.7mmol/L;③尿糖检查为阴性或弱阳性,24h尿糖在0.5g以下。所有患者经过治疗可以达到上述水平。但应注意防止血糖降得过低,以致围术期发生低血糖。即成人血糖<2.8mmol/L,儿童<2.2mmol/L。

(3)治疗方法:采取综合疗法、饮食疗法、口服降糖药和胰岛素治疗。

(4)糖尿病术前治疗应注意:①防止发生低血糖反应,有头晕、心慌、手抖、多汗、烦躁不安、谵语、昏迷,多见于重型、不稳定型及幼年型糖尿患者。通过进食、静注50%葡萄糖50ml或胰高血糖素1mg等治疗。②过敏反应,少数患者出现荨麻疹等,轻者自行缓解,重者注射肾上腺素和抗组胺药治疗。③胰岛素耐药性,少数患者拮抗胰岛素,主要是抗体反应。改换胰岛素品种,用大剂量短效胰岛素克服,或改口服药。

4.**择期手术的准备**

(1)胰岛素治疗:根据糖尿病的轻重程度,有的仅用单纯饮食治疗,有的还要用胰岛素。为了增加肝糖原储备,术前不能过于严格地控制饮食,每天给糖200g左右,同时给予高蛋白质、大量维生素C、维生素B,以增加患者的肝糖原储备。如给糖后,尿糖重新出现,弱阳性可不处理,强阳性可加大胰岛素剂量,以保证肝糖原的储备。

(2)绝对禁止手术:有酮症酸中毒必须先行治疗,使空腹血糖降到8.4mmol/L以下。对血糖的控制不应过于严格,要求接近于正常值即可,要避免发生低血糖休克。血糖最高亦不能超过11.69mmol/L;尿糖为阴性或弱阳性,排除量<10g/24h,无酮症,一般在控制病情数日后才能进行手术。

(3)术前控制血糖时用胰岛素治疗的适应证:同胰岛素治疗的适应证。糖尿病得到控制,血糖接近正常,可按一般人麻醉方法的选择。

(4)预防术中低血糖:术前用长效或中效胰岛素者,因其作用时间长,麻醉与手术期间有低血糖的可能。故多主张术前3～4d改用正规胰岛素,用量不变,分3或4次皮下注射,并在早、中、晚分别检查3次血糖及尿糖。如麻醉前仍用长效或中效胰岛素准备者,则术前1d将胰岛素的用量应减半,并限制在早晨给药。口服降糖药控制病情者,术前应改为正规胰岛素,每克D860可以正规胰岛素8U代替。

(5)算准胰岛素剂量:手术日晨,可用相当平日早饭热量的葡萄糖静注,同时按每2～3g葡萄糖给正规胰岛素1U来计算。

(6)留置导尿:患者术前应留置导尿管,以便随时检查尿糖及尿酮。

5.**急症手术麻醉前准备**

(1)争取时间做必要准备:首先权衡急症手术的迫切性与糖尿病、酮症酸中毒的严重性。酮体阳性者应延期手术。应尽量争取术前数小时做必要处理。控制酮症酸中毒,急查尿糖、尿酮,争取急查血糖、血酮、钾、钠、氯化物、CO_2结合力或血气分析等。

(2)胰岛素治疗:根据化验结果给予胰岛素治疗,静输葡萄糖,按每2～3g葡萄糖给胰岛素1U。经过

0.5～1h 治疗,血糖达 8.4～11.1mmol/L、尿酮转变为阴性后,即可麻醉与手术。以后每 4～6h 或 2～4h 复查尿糖、尿酮或血糖、血酮等。根据检查结果随时调整胰岛素治疗用量。

(3)急症的处理:5％～10％的糖尿病人可发生急症。病情紧急手术需即刻施行,如不及时手术常有生命危险。对不能止住的内脏大出血、气道狭窄、气道阻塞的气管造口术、脑疝、剖宫产等,即使糖尿病得不到控制,也要先做手术救命。术前留置导尿管。根据病情轻重,先补给水、电解质、葡萄糖、给胰岛素治疗,以降低血糖和酮体。给予胰岛素并补充钾和血容量。后行手术麻醉,一边控制血糖,一边进行手术。

(4)糖尿病昏迷的术前处理:糖尿病昏迷时,除救命性小手术(如气管造口术)可做外,其余手术应暂缓。糖尿病性酮症酸中毒,有时出现急腹症的症状,是因严重脱水而引起,易被误诊为急腹症而手术,使手术死亡率增高,需注意。若发生急腹症的症状时,可先行酸中毒的试验治疗,如接受治疗后腹痛消失,则可鉴别。

(5)糖尿病伴有酮症酸中毒患者的处理:根据症状、尿糖、血糖、酮体与钾、钠、氯化物、CO_2 结合力、非蛋白氮与血气分析等,可确定诊断。①胰岛素应用,如血糖＞16.75～22.11mmol/L,血酮增高(≥＋＋＋＋),第 1 小时给胰岛素 100U 静脉注射;当血糖＜13.94mmol/L 时,每小时给正规胰岛素 50U,静注葡萄糖 10g;在测定血糖、尿糖的同时,给胰岛素 10～15U/4～6h。②纠正脱水,最初 2～3h,静注生理盐水 1500～2000ml,纠正脱水。③纠正电解质紊乱,补钾,尿量增加,上述液体输完后,给 0.5％盐水加氯化钾 40mmol/(L,2h),24h 至少输 3 次钾,纠正电解质紊乱;最初 24h 液体总量 5000～6000ml,钠 350～450mmol/L,钾 100～200mmol/L;如在治疗初期就有低钾血症,则应密切注意补充氯化钾。④纠正酸中毒.pH＞7.1 时,原则上不给碱性药;有明显酸中毒、pH＜7.1 时,碳酸氢钠 40mmol/h 静注,直至 pH＞7.1,情况改善后,停碱性药;改善末梢循环及脑脊液的酸中毒,应充分注意神经系统状态。纠正酸中毒后再行手术。

(6)糖尿病非酮症性高渗性昏迷:本症非因胰岛素的绝对量不足,而是由于胰岛素的比较缺乏、无酮症酸中毒;高血糖(血糖值 22.11～113.90mmol/L);高血钠;血浆渗透压亢进(350～450mOsm/L);血酮阴性;无严重酸中毒。以上检查结果可明确诊断。治疗上,①纠正脱水和稀释血液,最初 1～2h,给 0.5％生理盐水 1000ml,输注,第 2 个 1～2h,重复同量;②胰岛素治疗,最初 24h 输液 4000～6000ml。随着输液和胰岛素治疗,血容量增加,血糖和血钠降低。当血浆渗透压降到 330mOsm/L 以下时,则改输生理盐水等渗液。胰岛素最初 1h,给 50U,血糖至少也应下降 30％～40％,否则在 2h 内反复给药。③其他处理,还要注意到使胰岛素降低的诸因素,如儿茶酚胺、胰岛素本身、麻醉与手术的侵袭、低氧血症、α-兴奋药与 β 受体阻滞药等。

(7)对症处理:如并发心血管、脑血管、肾脏病变时,除积极控制糖尿病外,还应紧急对症治疗,如抗生素、强心、降压、利尿等。

【麻醉前用药】

1.镇静药　术前做好心理治疗,给适量的镇静药可减轻应激反应,减少患者的紧张情绪。对老年及久病者,宜用小剂量,以防与发生低血糖昏迷时不易鉴别。如戊巴比妥钠、哌替啶或咪达唑仑等。吗啡可增高血糖,免用。

2.抗胆碱药　东莨菪碱 0.3mg 或长托宁 0.5mg,术前 1h 肌注。并发青光眼者,禁用抗胆碱药。

【麻醉选择】

要结合手术的要求,应尽量选用对患者糖代谢影响较小的麻醉方法。

1.局麻　尽管局麻药对胰岛素分泌有影响,但能阻滞、阻断知觉神经和交感神经的作用、抑制手术刺激对机体的反应,可尽量选用。局麻药中忌加肾上腺素,因其促进糖原和脂肪的分解。

2.神经阻滞麻醉　神经阻滞可阻断手术时引起的末梢疼痛刺激,对机体应激反应影响最小,糖尿病患者常首选。有利于糖耐量的保存及胰岛素的释放,但应严格掌握无菌术,因其对感染的抵抗力差,同时注意重型糖尿病患者常有脱水,局麻药中不加肾上腺素,必要时加麻黄碱。

(1)腰麻:不影响血中生长激素、胰岛素、游离脂肪酸、血糖稍上升。

(2)硬膜外麻醉或 CSEA:最适宜糖尿病患者的麻醉。适应证广,可阻断末梢疼痛刺激,又可部分地阻断交感神经系统。使手术时肾上腺皮质与高血糖反应减弱,或消失。可抑制手术时血中肾上腺素上升。无论硬膜外麻醉或腰麻,对伴有动脉硬化等血管系统并发症的老年人,容易发生低血压,应予注意。局麻药的剂量应偏小。

3.全麻 全麻对糖代谢影响较大。影响的因素较多,如必须采用全麻时,则选用对血糖影响小的全麻药。

(1)吸入全麻药:全麻选用恩氟烷及氧化亚氮药物,对血糖无明显影响。

(2)静脉麻醉药:以硫喷妥钠对血糖影响最小,羟丁酸钠和神经安定麻醉药对血糖影响亦小。咪达唑仑、丙泊酚、芬太尼和维库溴铵等均可应用。氯胺酮可增加肝糖原分解,慎用。

(3)气管内插管:要充分评估插管的困难程度,防止误吸、缺氧、CO_2 蓄积和低血压。

【麻醉管理】

糖尿病手术麻醉需要进行认真周密的管理。最大限度地减轻手术应激引起的代谢紊乱,尽量避免手术期间的交感神经兴奋,防止血糖升高。

1.监测 麻醉及手术时因机体的内分泌和代谢性的变化是有个体差异的。从术前糖尿病的轻重程度与控制的情况,不易预测麻醉中的状态。轻症或得到较好控制中、重症的患者,麻醉中也有产生高血糖、酮症酸中毒的病例,应积极处理,入室后除监测呼吸、循环外,立即监测血糖、尿糖。麻醉期间每 1h 监测尿糖和酮体 1 次。也可间隔 15~60min 监测 1 次。同时监测血清电解质与血气分析。监测血糖、尿糖与酮体,有专门监测试纸,虽精确度不高,但迅速、简便。

2.麻醉中控制指标 血糖在 8.38~11.39mmol/L;尿酮(一);尿糖(一)~(+)的程度;血糖要维持在较高水平,以防用胰岛素时发生低血糖的危险。对伴有动脉硬化者,必须注意避免血压的大波动或低血压。

3.血糖变化的处理

(1)低血糖:因口服降糖药过量;或数小时前注射过剂量过大胰岛素,麻醉中又继用长效或中效胰岛素;或患者有脓肿、坏疽等感染性疾病,使患者对胰岛素的敏感性降低,当手术消除上述感染性疾病后,对胰岛素的敏感性转为正常,如仍按原剂量应用,则可能产生低血糖。术中出现低血压,特别是舒张压降低后发生低血糖。当全麻患者出现不明原因的心动过速、出汗、脉压增宽,或手术过程中患者意识消失的程度与麻醉的深度不相符合时;或停止麻醉后患者长时间不清醒时,应考虑低血糖的可能。神志清楚的局麻患者,可凭心慌、饥饿感、无力或眩晕等主观感觉来判断。检查血糖<2.9mmol/L,血酮(一)、尿糖(一)、尿酮(一)。治疗上,立即静注 50% 葡萄糖 20~50ml,停用胰岛素,必要时检查血糖做进一步证实。体胖静注穿刺困难的患者,可肌注高血糖素(glucagon)1mg。如意识恢复,继之经外周静脉给予一定量葡萄糖。

(2)高血糖:因胰岛素作用不足,含糖液输入过多而引起。必须查血酮。如高血糖同时伴尿酮阳性,为胰岛素用量不足而引起。应 1 次性给胰岛素 4~8U,直到酮体消失。可同时输晶体液,如乳酸林格液或生理盐水等。如尿酮阴性,而只有高血糖(11.39~16.65mmol/L)时,可减慢葡萄糖溶液的输液速度,或暂停输注,边查尿酮、血糖,边观察经过。如血糖高达 16.60~22.11mmol/L,是给胰岛素的适应证。

4.尿酮阳性 正常血中有少量酮体。血酮增加超过正常范围时,尿中也大量排出,试纸检验呈阳性。如血糖低时,应考虑为给糖量不足,而出现饥饿性酮病。先试输葡萄糖,酮体应变成阴性。血糖比较高时,也可疑为酮症酸中毒,可边观察血糖、边分次给予胰岛素与输晶体溶液,直至酮体变为阴性。监测血气分析,以观察酸中毒的改善情况。

5.低血糖昏迷　麻醉中有原因不明的频脉、冷汗、面色苍白多考虑低血糖昏迷。这是因肾上腺素的分泌增加，而代偿所出现的症状。经查血糖，如证明为低血糖时，则可即刻静注 50％葡萄糖 20～50ml。病情会好转，但意识恢复较慢。

6.麻醉后苏醒迟延　除麻药或辅助药过量、低温的因素外，对糖尿病患者应当考虑为低血糖或糖尿病性昏迷。酮症酸中毒时，尿酮呈强阳性。高渗性高血糖性昏迷，有明显的高血糖与血浆渗透压上升，尿酮阴性。乳酸性酸中毒等有乳酸上升明显、尿酮阴性。

7.麻醉输液　为补充细胞外液的丧失，与一般输液相同，术中输注晶体液及胶体液。对肾病、肾功能降低者，应限制输液。血糖较低时，术中应积极输入葡萄糖溶液。以含电解质的葡萄糖为好，同时给胰岛素治疗。对轻型的成人型（非胰岛素依赖性）的糖尿病患者，还可应用木糖醇、果糖、麦芽糖等。对中等程度以上的糖尿病，或轻症患者手术时间长时，应将补充细胞外液用的输液通道与补充输糖的通道分开，保持有两个静脉通道。给胰岛素时，血清钾浓度有降低的趋势，应及时补钾。

8.麻醉中胰岛素的用法　术中保持血糖在 5.6～11.2mmol/L 水平。

（1）输注：最确实可靠的方法是将规定量的胰岛素加入液体内，用输注法给药。由于部分胰岛素被输液器或莫菲滴管的内壁所吸附，所以经输液瓶滴入胰岛素时，可于塑料瓶中加 0.1％～1.0％的血清白蛋白，或 0.5％以上浓度的血代，并把被吸附胰岛素的估计量（回收率为 68％±14％）加上为宜。GIK 法：10％Glu、500ml＋胰岛素 12～15U＋10％KCl 10ml 输注，100ml/h。

（2）静注：经静脉持续少量注入胰岛素（应用输液泵或小儿输液器）。在监测血糖条件下，每小时给胰岛素 1～4U。

9.注意事项　各项操作要严格无菌，以防止感染的发生。硬膜外麻醉要预防血压明显下降。局麻药中禁忌用肾上腺素。

【麻醉后管理】

1.实验室检查　术后应根据糖尿病的轻重程度和手术损伤程度，定时检查血糖、尿糖和尿酮。如胃切除术后，从手术当天即能经口进食，至少应 4～6h 检查 1 次。如有特殊情况，检查间隔应缩短。保持尿糖±～＋＋。血糖 5.5～13.94mmol/L。

2.输注胰岛素　术后出现尿糖强阳性，首先检查血糖，如血糖达 16.75～22.11mmol/L，应给胰岛素 6～10U 输注，以观察之。如这时尿酮为阳性，应追加胰岛素直至尿酮阴性、血糖 11.39～16.75mmol/L、尿酮阴性时，可放慢葡萄糖的输注速度。

3.麻醉后输液　同一般输液。凡术后输液者为不能进食者，补给的糖量，除了排泄量外，至少补给 100g/d。以均等的速度输液为好。给胰岛素时也应补钾。

4.机体对胰岛素的反应敏感性增高　术后比术前给的胰岛素量显著减少，仍有产生低血糖者，因为手术切除感染病灶后，机体对胰岛素的敏感性提高的结果。

5.昏迷　包括胰岛素过量而产生的低血糖性昏迷、糖尿病性昏迷（酮症酸中毒）、高渗性高血糖性昏迷、乳酸性酸中毒性昏迷等。低血糖性昏迷和酮症酸中毒昏迷，是麻醉中的主要危险，要特别注意，一旦发现，及时处理。

八、肥胖患者手术麻醉

肥胖即指肥胖症或过度肥胖（Katz 等认为体重超过标准体重的 20％）的患者。病态肥胖（MO）用体重指数（BMI）作为衡量肥胖的标准。BMI＝体重（kg）÷身高 2（m²）。BMI20～25kg/m² 正常，25～30kg/m²

超重,30～40kg/m² 肥胖,BMI>40kg/m² 为 MO。由于过多脂肪组织堆积的压迫,限制了胸部的呼吸运动及膈肌上升,肺活量和潮气量下降,使机体处于轻度缺氧状态,对缺氧耐受性差。肥胖患者慢性病患病率高,常合并有高血压、心肌病、冠心病、心肌梗死、糖尿病、肝功能损害及胆囊病变等。同时其体内含水分量减少 40%～65%。肥胖对呼吸循环的影响很大,常致心肺储备能力低下、应变能力差。对健康有危害,死亡率较正常体重者高。麻醉的处理常有一定的困难,麻醉危险性较大,应提高警惕,以免发生严重后果。麻醉管理上也有其特殊性。

【麻醉前准备】

1.术前减肥　择期手术前的肥胖患者,最好先能使体重下降,如用控制饮食、加强体力锻炼等方法,使其体重下降后再行手术,则安全性可大为增加。

2.治疗并发症　凡择期手术者,对其并发病,如高血压、冠心病、心肌病及糖尿病等,必须予以系统内科治疗。待病情稳定,再进行手术。

3.心肺功能评估　术前应对心肺功能充分评价及作好术前准备,仔细评估上气道通畅程度,是否存在面罩通气或气管插管困难。进行血液检查(包括血氧饱和度)、X 线胸片、心电图检查,动脉血气分析,肝、肾功能以及肺呼吸功能的测定等。

4.麻醉前用药　颠茄类和巴比妥类不可缺少。禁忌用吗啡等抑制呼吸的药物。麻醉性镇痛药用量不宜过大,必要时哌替啶 50mg,静注。还可用组胺 H_2 受体阻滞药或抗酸药静注,以减少空腹时的胃液分泌及 pH。

【麻醉选择】

任何麻醉方法都非很理想。根据病情、手术要求、设备条件和技术条件、经验加以适当的选择。

1.腰麻　适用于会阴及下肢手术。用短时效的利多卡因或布比卡因。药量应减少 1/3;注意麻醉平面勿过高,呼吸循环要稳定。注意腰麻恢复期并发症的防治。小手术可用局麻和神经阻滞。

2.连续硬膜外麻醉或 CSEA　腹腔内手术选用。肥胖患者对麻药需要量大,但身体耐受性差,应小量分次给药。先用起效快的利多卡因,维持期用长效的布比卡因或罗哌卡因。严格控制平面,肌松良好。是较安全的方法。

3.全麻　复杂的或时间长的手术。笑气加氧和神经安定镇痛麻醉对循环影响小,常被选用。异氟烷的辅助吸入可选用。氟烷抑制心肌,使血压下降,应慎用。最好与硬膜外阻滞复合。麻醉诱导可选用硫喷妥钠、琥珀胆碱静注,快速气管内插管。因体重大,硫喷妥钠药量大。因一般用量常显示药量不足,易发生喉痉挛。患者因颈项部脂肪堆积,颈项粗短,声门裂不易显露,而使全麻操作及气管内插管困难,甚至有致命的危险。故做清醒或纤维支气管镜引导插管比较安全,先诱导后插管,失败者用喉罩。

【麻醉维持】

1.复合麻醉维持　可减少全麻药的用量,麻醉平稳,患者安全。如吸入麻醉与区域阻滞或硬膜外麻醉相联合,用于深部腹腔的手术,或极度肥胖患者(又称匹克威克综合征)。

2.麻醉深浅　维持适宜。

3.保持气道通畅　因患者气道阻力大,辅助呼吸无效,必须施行控制呼吸才能改善肺泡通气。麻醉中充分供氧,但应注意肌松药应用后,有可能使呼吸抑制延长,呼气末正压呼吸又可使肺动脉压增高,促进循环改变的发生。

【麻醉管理】

1.椎管穿刺困难　肥胖患者脊椎标志不清楚,可使腰麻或硬膜外麻醉的穿刺非常困难,且易造成损伤。要注意摆好体位,或采取硬膜外麻醉侧入法穿刺。局麻要确实可靠、充分浸润,并取得最好的配合。穿刺时勿动,以保持原位置不变,易于成功。

2.腰麻平面不易控制 可能肥胖患者与组织受脂肪压迫,使椎间隙、椎管腔或脊柱变形有关。故易发生低血压和呼吸抑制,而导致缺氧,尤其在局麻药内加入肾上腺素之后,麻醉平面在隐匿状态下显著提高,增加了危险性。故肥胖患者使用腰麻时,局麻药内禁忌加入肾上腺素。一旦出现高平面时,及时给予处理。

3.确保液体畅通无阻 常规监测 ECG、BP、SPO$_2$ 等,复杂手术应采取动脉穿刺测压;开胸手术应监测 CVP;全麻病人应监测 P$_{ET}$CO$_2$、必要时动脉血气分析。肥胖患者静脉穿刺困难,且术中又易出现意外情况。肥胖者脱水及低血容量之程度很难估计准确,一旦液体中途脱出,就可危及性命。故必须确保液体畅通无阻,穿刺针必须牢固固定。必要时,术前应行深静脉穿刺或做静脉切开。及时补充失血量,对于心肺代偿功能较差的肥胖者甚为重要。肥胖病人体液所占比例相对少,对失血失液耐受性差,监测 CVP 指导输入量治疗。

4.呼吸管理 入室后,先吸入氧气祛氮 10～15min。后施行麻醉。无论采取何种麻醉方法,术中充分供氧,维持气道通畅。辅助呼吸以间断加压呼吸为宜,吸入氧浓度不得低于 50%。加强术中监测,除常规监测外,重视 SPO$_2$ 和血气监测。根据血气结果,指导调整呼吸参数。

5.麻醉中严密观察病情变化 因循环代偿功能差,而所需药量又较一般患者大,故应注意循环功能的维持。尤其合并心肌病者,术中容易发生循环抑制,有极大的危险性,更要注意预防循环功能急性改变的发生。防止血压下降或血压升高,避免心律失常和低氧血症。必要时使用升压药物、血管扩张药物(如安得静),或心律失常药物纠正。

6.麻醉深度要安全 麻醉作用要充分完善,满足手术需要。因肥胖患者手术操作相当困难,为缩短手术时间,应掌握好适宜的麻醉深度。

7.减少对呼吸循环的影响 手术时的体位,应尽量减少对呼吸循环的影响。肌松药用量,要较成人量小,且避免几种肌松药混合使用,以防呼吸抑制延长。

8.术后管理 术后不宜过早拔除气管内导管,以维持充分通气,直至呼吸功能完全恢复。对使用肌松药者更应如此。术后持续吸氧,监测 SPO$_2$;必要时可使用机械呼吸,间断加压呼吸。因为肥胖患者术后呼吸功能的恢复十分缓慢。术后镇痛 48h 很必要,选 PCEA 安全。鼓励病人翻身、咳嗽、早下床活动。

(曹清香)

第十四节 器官移植手术麻醉

一、肾移植手术患者麻醉

(一)术前准备要点

1.术前访视和患者准备

(1)仔细阅读病历,掌握病史、全身状况、治疗经过及器官功能。了解各项检查结果,着重于水、电解质及酸碱平衡,贫血状况,肝、肾、心、肺和凝血功能。

(2)术前血液透析:通常每周 3 次,每次 4～5h;确保水、电解质、酸碱度正常;术前 24～48h 须血液透析,使血钾降至 5mmol/L 以下,尿素氮降至 7mmol/L 以下,血清肌酐降到 133μmol/L 以下。

（3）纠正严重贫血：术前应用叶酸、多种维生素及促红细胞生成素改善贫血，必要时间断输新鲜去白细胞血，不宜输全血，尽量使血红蛋白升至 70g/L 以上。

（4）纠正心血管系统异常：

1）降压：选择联合用药方案，钙拮抗药、血管紧张素转换酶抑制药或血管紧张素Ⅱ受体拮抗药为降压治疗的一线药物，尽量使血压控制在＜160/90mmHg，治疗持续到术前，应注意血管紧张素转换酶抑制药可能会增加肾移植期间血流动力学不稳定的发生。

2）改善心脏功能：充分透析、纠正水钠潴留、强心，保证心脏功能处于最佳状态。

3）治疗心肌缺血：改善冠状动脉血供，降低心肌氧耗，营养心肌。如怀疑患者严重心肌缺血，还应行冠状动脉造影，根据结果行冠状动脉球囊扩张、支架置入或冠状动脉旁路移植。

4）纠正心律失常：对恶性心律失常要了解病因，治疗原发病，选择性使用抗心律失常药物。

5）治疗胸腔或心包积液：积极透析，纠正低蛋白血症。

（5）控制感染，包括细菌、真菌、病毒和寄生虫等感染，在感染治愈或控制后方可考虑肾移植术。

（6）长期应用激素的患者考虑应用"冲击"剂量，甲泼尼龙 500～1000mg 术前静脉滴注。

（7）合并糖尿病患者的准备：术前停用口服降糖药，改用胰岛素控制血糖，控制血糖于正常水平，防治酮症酸中毒。

（8）术前应用免疫抑制药，预防排异反应。群体反应性抗体（PRA）阳性，术前应用抗淋巴细胞球蛋白及抗淋巴细胞血清，但应警惕血小板减少和出血倾向。

（9）术前谈话，签署麻醉同意书。

（10）肾移植前禁食时间应不＜12h，禁饮 4h，但尿毒症患者胃排空延迟，应警惕麻醉期间可能发生反流、误吸。

2.麻醉准备

（1）器械、用具准备：麻醉机（必须具备性能可靠的呼吸机和呼吸参数监测的麻醉机，按照检查程序认真进行性能检查，检查吸入麻醉药挥发罐和供氧报警装置）、插管用具（全套）、吸痰吸引设备。

（2）监护设备准备：

1）无创监测设备：ECG、血压、SpO_2、体温（口/鼻咽）。

2）有创监测设备（视情况准备）：CVP、动脉内连续测压和肺动脉测压（用于严重心血管病变者）。

3）实验室检查：术中根据病情监测动脉血气、电解质、血糖、血细胞比容及渗透压等。

（3）建立中心静脉通道准备。

（4）特殊用物准备：保温毯、输液加温器、温血器等。

（5）药品准备：

1）局麻药品准备：利多卡因、布比卡因、丁卡因、罗哌卡因等。

2）急救药品准备：阿托品、利多卡因、肾上腺素等。

3）心血管活性药品准备：降压药（硝酸甘油、硝普钠、尼卡地平、乌拉地尔等）、艾司洛尔、美托洛尔（倍他乐克）、多巴胺、氨力农、呋塞米等。

4）特殊药品准备：环磷酰胺、甲泼尼龙、葡萄糖酸钙、巴利昔单抗（舒莱）、鱼精蛋白等。

（6）核对患者身份、禁食时间，检查备血量和免疫抑制药等药物应用情况。

（7）四肢动-静脉瘘吻合处应有相应标识，造口侧肢体避免放置无创血压袖带和静脉输液。

（二）麻醉选择

肾移植术的麻醉选择可选用硬膜外阻滞、全身麻醉或硬膜外阻滞复合全身麻醉，麻醉医师可根据患者的情况选择合适的麻醉方法。

1.硬膜外阻滞

(1)应证:体质较好、并发症较轻的多数肾移植患者。

(2)禁忌证:患者拒绝应用;精神极度萎靡或不合作者;严重凝血功能障碍、正在抗凝治疗或伴有重度贫血者;严重低血容量者;穿刺部位皮肤或骨骼有感染者;脊柱病变或结构异常者;伴有颅内或脊髓病变者。

(3)麻醉操作要点:

1)确定 PT、APTT、PLT 在正常范围。

2)穿刺点选择,单管法(例如:胸$_{12}$～腰$_1$ 间隙或腰$_{1～2}$ 间隙向头侧置管)或双管法(例如:胸$_{11～12}$ 间隙＋腰$_{3～4}$ 间隙向头侧置管)。

3)严格遵守无菌操作原则。

4)局麻药中禁忌加用肾上腺素。

5)麻醉平面控制在上界胸$_{8～9}$。

2.全身麻醉

(1)适应证:有硬膜外阻滞禁忌证者;多器官联合移植患者(胰肾联合移植、肝肾联合移植等)。

(2)药物选择:尽量选用不经肾脏排泄、对肾没有直接毒性、体内代谢产物对肾无毒性作用以及不减少肾血流量和滤过率的药物。

1)静脉麻醉药:可选择丙泊酚、依托咪酯、咪达唑仑等,慎用硫喷妥钠和氯胺酮。

2)吸入麻醉药:首选 N$_2$O、异氟烷、地氟烷等,避免应用恩氟烷、七氟烷。

3)肌肉松弛药:首选阿曲库铵、顺式阿曲库铵、罗库溴铵等,维库溴铵、泮库溴铵也适用于肾移植术。慎用琥珀胆碱、筒箭毒碱等。

4)麻醉性镇痛药:可选用瑞芬太尼、芬太尼、舒芬太尼等。吗啡、哌替啶宜慎用。

5)镇静催眠类药物:异丙嗪、氯丙嗪、氟哌啶均可用于肾移植患者。禁用苯巴比妥。

6)其他急救药品和特殊药品准备。

(三)麻醉管理要点

1.无论术前禁食时间多久,肾移植患者都应以饱胃对待。

2.监测

1)常规监测:BP、ECG、SpO$_2$、CVP、体温、动脉血气分析和电解质等。

2)有创监测:对合并严重心血管病变者,应进行直接动脉压监测,必要时监测肺动脉压(PAP)及肺动脉楔压(PCWP)、经食管超声心动图(TEE)等。

(3)麻醉处理:应以维护循环功能、纠正严重贫血和电解质紊乱为主。

1)充分供氧。

2)根据动脉血气分析或呼气末二氧化碳分压调整机械通气参数,避免通气不足或过度通气。

3)维持血流动力学稳定:术中血压宜维持在较高水平,特别是在血管吻合完毕开放血流前,不宜低于术前血压的 85%(一般要求收缩压维持在 130～160mmHg 或 MAP≥110mmHg,CVP 维持在 10～15cmH$_2$O),以保证移植肾有足够的灌注压。血压的维持应与术中分离髂内外动脉、阻断髂总血管、移植肾与受体血管的吻合和开放等操作相配合。

4)血管活性药物:尽可能不用,尤其不宜大剂量使用强 α 受体激动药,必要时可用多巴胺、美芬丁胺(恢压敏)等升压药。术中心动过速,在排除急性左心衰后,可使用超短效 β 受体阻滞药艾司洛尔控制心率。术中出现严重高血压者,可使用硝普钠、尼卡地平控制性降压。

5)输血、输液管理:术中出入量的掌握是肾移植麻醉处理的关键。应在 CVP、TEE 监测指导下输血、输液;24h 尿量超过 1000ml 者术中输液量可适当放宽;对少尿或无尿及有高血压、水肿和稀释性低钠血症者应严格控制入量,按体表面积蒸发量计算补液;补液时应注意晶体液与胶体液的比例,可适量输注清蛋白(10～20g),避免短时输入大量晶体液;失血过多时需补充浓缩红细胞,使血红蛋白达到 80g/L。

6)电解质及酸碱平衡:监测血清钾,如遇高血钾时应立即处理,如静脉输注碳酸氢钠、葡萄糖酸钙和含胰岛素的高渗葡萄糖。术中若出现严重代谢性酸中毒时,可适量输注 5% 碳酸氢钠。

7)控制血糖:术中应严格控制糖的输注,常规监测血糖和尿糖,及时纠正术中低血糖并控制高血糖。

8)配合手术步骤用药:移植肾血管吻合开放前,静脉缓慢注射甲泼尼龙 500mg、环磷酰胺 200mg,根据动脉血压,微量泵静脉注射多巴胺,最好维持肾脏灌注压在 110mmHg 以上。移植肾恢复血流灌注后给予呋塞米 100mg 和相对低剂量的甘露醇,通常为 0.25～0.5mg/kg。如移植肾早期功能障碍时则只给呋塞米,不用甘露醇,以免发生甘露醇肾病。

9)注意尿量:移植肾循环建立后,应重新记录尿量,如尿量偏少或无尿,移植肾恢复灌注后 0.5～1h 可静脉再次注射呋塞米 100mg。

10)防治心律失常:肾脏保存液含高浓度钾离子,移植肾血管吻合开放后,冰冷的高钾保存液进入血液循环,可能造成严重的低血压和心律失常,因此开放前要静脉注射葡萄糖酸钙或氯化钙,并根据血压静脉注射血管活性药(如多巴胺)。

11)供肾的处理:供肾切除之前应静脉注入适量肝素(1mg/kg);供肾切除后立即用鱼精蛋白中和;在供肾取出前要保证肾有良好的循环灌注,尽量缩短热缺血和冷缺血时间,热缺血时间应限制在 10～40min,冷缺血时间最好不超过 20h,以免发生不可逆性肾损害;离体肾需要合理冷藏保存。

12)积极防治并发症:常见并发症为术后疼痛和高血压、术后急性肺水肿、移植肾功能障碍、酸碱失衡及电解质紊乱、免疫排斥反应、感染等。术后镇痛用药可选择芬太尼、舒芬太尼、阿芬太尼、曲马朵、可乐定、布比卡因等。吗啡、哌替啶等镇痛药应谨慎使用。

二、心脏移植手术患者麻醉

(一)术前准备

1.术前评估　该类患者病情都极其严重,多为心脏病的晚期(如心肌缺血性疾病伴广泛多发心室壁瘤、严重传导系统损害、晚期瓣膜病、不能修复的心外伤、先天性心脏畸形不能用常规手术修复者、心脏原发肿瘤或术后不可逆心功能不全等),且术前准备时间有限,麻醉风险极大。术前常服用多种药物,而且有些患者呈恶病质状,因此术前评估应注意心血管系统及其他重要器官受损程度。麻醉前,根据术前体检情况(生命体征、体重、气道检查、周围血管及桡动脉 Allen 试验等)及实验室检查,如心导管检查、冠状动脉造影、左心室造影、心电图、超声心动图、血液生化检查、凝血功能、胸片检查结果等资料,全面评估患者对麻醉手术的耐受性和危险性,采用适合患者的麻醉药物及麻醉方式,并做好处理意外的各项准备。

2.术前用药

(1)心功能维护:术前将心功能调整至最佳状态。术前心功能维护以强心、利尿、营养心肌为主,必要时应进行机械辅助,如主动脉内球囊反搏(IABP)或左心辅助装置等。

(2)预防误吸心脏移植手术为抢救性手术,其禁食时间难以得到保证,对饱胃患者应做饱胃处理。

(3)镇静药麻醉前给予小剂量镇静药既有助于消除患者的紧张情绪,又有助于减轻局麻下实施有创监测所致的不适感,以不应影响患者的呼吸和循环功能为原则。

（4）血液制品的准备考虑到巨细胞病毒（CMV）败血症免疫抑制受体发生的可能性,对术前查体无CMV抗体证据的受体应使用无CMV的血液制品。为减少抗体反应,应考虑筛除血液制品中的白细胞。

3.监测

（1）监测项目与其他心内直视手术相同。

（2）此类患者的循环变化非常迅速,循环功能的代偿能力极为有限。因此,标准的麻醉监护应包括外周动脉、中心静脉和肺动脉压力连续监测。麻醉诱导前开放静脉通路,动脉置管通常在诱导之前完成。

（3）可能情况下进行食管超声心动图监测。

4.时间的选择　由于这类患者术前常有比较严重的心力衰竭,麻醉及手术操作对患者的血流动力学均有一定的影响,易引起心肌及其他器官的缺血,因此应较准确估计供体到达的时间,一旦麻醉好,应尽快开始手术并建立体外循环,以免循环衰竭而伤及重要器官。为提高供体的心肌质量,应尽量缩短供体心脏缺血时间,一般在取供体前 1～2h 开始麻醉。

（二）麻醉诱导和维持

该类患者对麻醉药的耐受力较差,原则上应避免应用对心肌有抑制作用或影响心率的药物。诱导中分次、缓慢推注药物,密切注意血压及心率的变化,切忌操之过急,以免造成循环灾难。气管插管每一步都须严格遵循无菌操作。不提倡鼻腔插管。

由于接受心脏移植手术的患者心功能都受到严重的损害,其代偿储备能力比一般心内直视手术的患者差,有的术前即已采用辅助循环的措施如主动脉内球囊反搏治疗。因而,对各种麻醉药物的耐受性,对缺氧、CO_2 蓄积、电解质紊乱和各种应激反应的耐受力都很差,故对麻醉药物的选择和麻醉处理的要求都更加严格。麻醉性镇痛药如芬太尼或效能更强的舒芬太尼可有效减少喉镜暴露、气管插管、切皮及锯胸骨等强烈刺激所致的应激反应,并且对心脏抑制作用轻。麻醉维持的原则是既要保持患者代偿所必须的应激反应能力,又要抑制手术刺激所致的过度心血管反应,保持充分镇静和循环系统稳定。

（三）注意事项

1.低血压:麻醉诱导至体外循环前常见的异常危险情况为低血压,其发生与受体的心脏功能、全身状况、选择的麻醉药物及给药速度有关。为预防低血压的发生,应选择以麻醉性镇痛药为主的麻醉方法,并应注意给药速度。及时补充必需的循环血量。需要药物支持的患者,应选用正性肌力药物,谨慎使用单纯增加血管阻力的药物,因该类患者常合并严重的肺动脉高压。

2.由于该类患者术前脏器常处于低灌注状态,体外循环中应力求增加脏器灌注,改善脏器功能,故转流中应给予高流量,并维持较高的灌注压,并应注意晶体液与胶体液的比例。

3.注意电解质和酸碱平衡。

4.移植心脏复苏后循环动力学的维持,应遵循生理学原则。移植心脏经电除颤或自动复跳后心率往往缓慢,常表现为心动过缓、结性心律及心肌收缩无力,常需要血管活性药物支持,一般应选用对心脏有直接作用的儿茶酚胺类药物。去神经支配的心脏,β肾上腺素受体仍然保存,对异丙肾上腺素、肾上腺素、多巴胺等正性肌力作用仍然有效。

5.心脏移植后右心室功能容易受损,严重时可致移植心脏右心室急性扩张、衰竭。其原因是患者术前多有长期心力衰竭史,导致慢性肺动脉高压。肺动脉高压对心脏移植手术非常不利,长期适应于正常肺血管阻力的供心经低温、缺血、再灌注后已有一定损伤,难以适应突然增高的肺阻力,移植后右心室又面对过高的后负荷,易导致右心功能衰竭。因此,心脏复跳后应立即着手降低肺动脉压。肺动脉高压的原因之一是术前已存在肺动脉高压,但更常见的是继发性的肺血管收缩所致的急性肺动脉高压。此时须联合应用血管活性药物治疗,包括针对右心室的正性肌力药物治疗和肺血管扩张药治疗。磷酸二酯酶抑制药、前列

腺素 $E_1(PGE_1)$、吸入一氧化氮均为常用的处理措施。如果药物治疗效果不明显,可考虑用机械支持,包括右心辅助装置和体外膜式氧合器(ECMO)。短暂的动、静脉右至左分流已被成功地应用于治疗严重的移植后右心室衰竭,在术后早期肺血管动力学常得以改善。

6.心律失常:主要是室上性的,同血流动力学的改变有关。这些患者常有无症状心肌缺血,应用 ST 段趋势分析仔细观察心电图。通常移植患者的心律失常包括一度房室传导阻滞和房室结双径通道。缓慢型心律失常应用肾上腺素和异丙肾上腺素治疗。一些患者须安置心脏起搏器(最后为房室顺序起搏)。以往认为移植后的心脏不宜使用 β 受体阻滞药,但临床实践证明,β 受体阻滞药只要使用得当,可获得良好的循环动力学反应。

三、肺移植手术患者麻醉

(一)适应证

1.各种病因所致的终末期肺疾病拟行肺移植手术的患者。

2.终末期肺疾病的特征:在最佳的药物治疗情况下病情渐趋恶化,难以维持生命 1～2 年。不能耐受运动,丧失社会活动能力甚至自主生活能力,伴或不伴有 CO_2 蓄积及红细胞增多,药物治疗失败或不再有药物等治疗的方法可供选择。

3.进展至终末期肺疾患的常见疾病,包括肺纤维化、肺气肿、原发性肺动脉高压或继发于先天性心脏病所致的肺动脉高压、结缔组织病、自身免疫性疾病(如双肺结节病、肺淋巴血管瘤)、肺间质疾病(化学性或放射性)、肺纤维化、支气管扩张症等。

4.肺移植受体的确定,是非常慎重的.必须经过内科、外科、影像科、精神科、麻醉科、ICU 等多学科专家的会诊、评估、确认,并经伦理委员会的讨论通过,患者及家属的知情同意。由于供体的匮乏,必须考虑供体的利他性。在选择受体的时候应考虑病情,而不能仅依据登记排序。此外,患者必须具有稳定的精神状态,能够服从手术后的抗排异治疗。

5.受体年龄的选择:双肺移植应<55 岁,单肺移植应<65 岁,心肺移植应<50 岁。随着移植技术的进步,年龄可有所放宽。

(二)禁忌证

1.长时间机械通气依赖者。

2.恶性肿瘤患者。

3.严重的内科疾病(包括慢性肾功能或肝功能不全或严重的左心功能损害)患者。

4.存在肺外感染者。

5.明显肥胖或库欣综合征患者。

6.药物成瘾或严重的精神疾病患者。

(三)术前准备

1.改善全身状况的准备

(1)改善呼吸功能:采用综合方法改善患者的呼吸功能,避免支气管、肺血管的进一步收缩,减轻 V/Q 比例失调等。

1)保持呼吸道通畅:雾化吸入、翻身扣背、理疗、稀释痰液辅助排痰、舒张小气道。

2)氧疗:减轻全身(包括肺泡和肺血管内皮细胞)的缺氧。

3)抗感染:合理选用抗生素防治感染。

4）呼吸肌力锻炼：以利术后恢复。

（2）改善循环功能：针对肺疾病所致循环功能改变的病理生理特点进行调整，如减轻应激反应，扩张肺血管，减轻心脏前、后负荷等，给予氧疗增加心脏的储备功能。针对不同个体，如伴有高血压患者的维持治疗。

（3）保护肝、肾功能，改善机体的内环境：术前应针对患者营养、水和电解质平衡、酸碱平衡、血糖情况进行调整，尽可能使内稳态接近于生理状况以增加麻醉、手术的安全性；对围术期所用药物进行筛选，抗生素及其他用药尽量简化，尽可能选择对肝、肾无或较少影响的药物，避免肝、肾功能的损害。同时给予氧疗还可增加胃肠道的氧供，提高消化功能，促进营养吸收。

（4）改善中枢神经系统的功能：中枢神经系统对缺氧的敏感性较高，终末期肺疾病患者长期处于缺氧状态可使大脑皮质的功能下降，使本体感知功能减退甚至缺失，智力和定向能力下降，情绪失控，甚至作出错误的判断与行为。因此，医护人员应注意鉴别，防止意外事件发生。缺氧也可使中枢神经系统对机体自身整体调节的能力下降，出现呼吸、循环、胃肠道及自主神经功能紊乱。缺氧可使脑内乳酸、腺苷等增加而使脑血管代偿性扩张，高碳酸血症也可使脑血管扩张，造成高颅内压症状。因此，术前氧疗对减轻中枢神经系统的损害有益。

2.心理准备　终末期肺疾病患者长期饱受疾病的折磨，虽对肺移植手术充满期待，但对手术的风险、手术后的疼痛及手术后长期的医疗费用等会产生众多疑虑。对肺移植患者术前精神、心理准备包括两个方面：首先判断其是否有潜在的精神病学疾病及药物治疗的依从性，以确定接受移植手术后的患者是否能够服从药物治疗并自觉戒烟。第二，对术前紧张、焦虑的心理状态进行疏导。通过与患者的访谈、沟通，耐心讲解手术和麻醉相关问题，解除患者的疑虑，并获取患者的信任，鼓励患者及家属增强手术成功的信心，使其能积极配合医护人员做好术后恢复时呼吸等训练工作。

（四）麻醉处理

1.麻醉方法

（1）全身麻醉（全静脉或静-吸复合麻醉）。

（2）全身麻醉联合硬膜外阻滞或胸椎旁阻滞麻醉。

2.监测项目

（1）全身麻醉的基本监测：心电图（ECG）、无创血压（NIBP）、脉搏血氧饱和度（SpO_2）、$P_{ET}CO_2$、体温。

（2）肺移植术所必需的监测与检查：有创血流动力学监测，包含有创动脉压（IBP）、肺动脉压（PAP）、中心静脉压（CVP）、肺动脉楔压（PAWP）、心排血量（CO）、SVR、PVR；监测两个部位的 IBP，桡动脉及股动脉或腋动脉。血气分析和电解质、血糖、ACT 测定。

（3）监测脑电双频指数（BIS）、脑氧饱和度、呼吸动力学、肌松监测、经食管超声心动图、凝血与血小板功能（TEG 或 Sonoclot）等。

（4）持续监测尿量，间断计量。

（5）纤维支气管镜检查：应贯穿于整个术中，以便及时发现观察支气管吻合口，排除任何黏膜或分泌物阻塞、破裂或缺血。

3.麻醉管理

（1）术前用药：取决于受体的基础疾病。支气管扩张药应持续应用至手术时。免疫抑制药根据各个单位抗排异协议，按照规定给药。预防性抗生素在切皮前 30min 用药。镇静药一般不用，以避免入室前的呼吸抑制。对严重焦虑患者，必须在麻醉医生监护、吸氧下滴定选用。对原发性肺动脉高压患者则应使用镇静药物，以避免焦虑增加肺血管阻力而增加右心负荷。不用抗胆碱能药，需要时术中静脉用药。

(2)麻醉诱导：长期处于缺氧和（或）二氧化碳蓄积的终末期呼吸疾病患者，水、电解质、酸碱平衡紊乱，麻醉诱导和自主呼吸向机械通气转换可引起明显的低血压，这不仅与麻醉药的血管扩张作用和心肌抑制有关，还与胸腔从负压变为正压也有关，对有气道阻塞患者还可因内源性 PEEP 致肺泡过度充气，甚至肺大疱破裂、张力性气胸而使循环功能崩溃。因此，麻醉诱导应充分去痰吸氧，增加氧储备；诱导用药须谨慎，避免血压过大波动。推荐用咪达唑仑 1～2mg，芬太尼 5～10μg/kg、小剂量诱导药物如异丙酚（10～30mg），或依托醚酯和非去极化肌肉松弛药。根据麻醉药物血管扩张的程度适当补充液体，以避免低血容量或过多输液；诱导期间挤压呼吸皮囊时宜柔和，忌用力过度，以使患者从呼吸负压状态逐渐向正压状态下平稳过渡。

(3)常规插入左双腔支气管导管，但对某些肺内感染、分泌物多的患者，宜先插入单腔气管导管，经反复变换体位、充分吸引后再更换双腔支气管导管。插管后纤维支气管镜定位，连接 $P_{ET}CO_2$ 及呼吸动力学监测，在监测下开始机械通气。

(4)如选择全身麻醉联合椎旁阻滞，则在全身麻醉后侧卧位下沿手术切口上、下各三个间隙行椎旁阻滞，每点可用 0.375%～0.5% 罗哌卡因 3～5ml。如选择全身麻醉联合硬膜外阻滞，则在全身麻醉前侧卧位下行硬膜外穿刺置管，如计划手术当天需要使用肝素也可在手术前 1 天晚行硬膜外穿刺置管，1.5%～2% 利多卡因 3ml 试验量测出平面后备用。术中可以应用罗哌卡因联合吗啡或芬太尼沿用至术后镇痛。

(5)麻醉维持：一般可用异氟烷或七氟烷（0.7～1MAC）、咪达唑仑 0.05～0.1mg/(kg·h)、丙泊酚 6～10mg/(kg·h)维持，芬太尼 5～10μg/(kg·h)镇痛等，维持 BIS 在 50 左右，血压、心率不因手术刺激而波动；如需要体外膜肺氧合（ECMO）支持，应避免同时应用丙泊酚，以防膜肺吸附脂乳造成氧合能力下降。

(6)术后镇痛：良好的术后镇痛有利于维持患者足够的呼吸深度，有利于肺扩张，从而降低术后肺部并发症。可用硬膜外自控镇痛，也可用静脉自控镇痛。

（五）注意事项

1.术中呼吸管理的目标是避免缺氧

(1)通气模式有赖于基础病理生理学变化，限制性肺疾病通常需要更长的吸呼比、更低的潮气量和更高的呼吸频率，阻塞性肺疾病要求更低的吸呼比，同时更高的潮气量和更低的呼吸频率。

(2)术前的血气分析可作为通气管理的一个指标，允许性高碳酸血症可降低肺气压伤和过度充气的危险。

(3)严重的气道阻塞（囊性纤维化、肺气肿）增加肺过度充气的危险或直接机械通气时产生"气体活阀作用"（只进不出），引起肺过度充气，降低静脉回流，直接压迫心脏引起严重低血压。因此机械通气后如果低血压持续存在或病因不清，应脱开呼吸机以明确诊断。

(4)终末期肺疾病的患者不能耐受单肺通气（取决于患者的疾病状况、外科医生的手术技巧、麻醉医生的处理水平），需要台上、台下的通力协作。单肺通气后由于无通气有灌注部位静脉血掺杂造成分流量增加即开始出现低氧血症，尽管分钟通气量不变，但由于这些患者肺储备功能有限，CO_2 蓄积与有效通气量下降同步呈现，患者对二氧化碳蓄积的耐受性较好，但是对缺氧的耐受性极差，因此，可以允许性高碳酸血症存在，而应避免缺氧。

(5)动脉血氧分压下降和二氧化碳蓄积治疗措施增加吸入氧浓度，改变正压通气模式，必要时增加每分钟通气量，增加 PEEP。一旦缺氧不能纠正应适时选择体外循环（CPB）支持。

2.术中循环管理的目标是尽力维持血流动力学的平稳

(1)由于手术操作对心、肺功能干扰较大，容易造成血压下降，甚至心脏骤停。因此，应熟悉外科手术步骤，麻醉处理的每一步必须与手术步骤相适应。

（2）适时调整容量、应用血管活性药物支持循环功能,经有创血流动力学监测、食管超声心动图监测及术野心脏观察。

（3）如果右心室扩张呈现低心排血量、射血分数明显下降,肺动脉压升高,血压下降,经药物治疗无明显效果,则需要 CPB 支持。

3.肺动脉阻断后的处理　肺动脉阻断后一般有三种情况:①肺动脉压无明显增高,可耐受肺动脉阻断,外科手术可继续;②肺动脉压升高,但在血管活性药物如吸入一氧化氮或伊洛前列素、静脉滴注前列腺素 E_1（PGE_1）和（或）正性肌力药（如米力农、多巴胺、肾上腺素、去甲肾上腺素等）支持下尚能维持血流动力学稳定,也可继续手术;③肺动脉压升高,经②处理循环不稳定,尤其是动脉血氧分压下降,则应尽早在 CPB 下手术。

为了避免长时间 CPB 对机体的不利影响,在双肺移植中还可在第一个肺移植手术操作结束,即将开放肺动脉前开始 CPB,这样避免了在另外一侧肺动脉阻断时全部心排血量进入新移植肺,减轻了新肺的负荷,从而降低与移植相关的肺毛细血管通透性增加所致的肺水肿的发生。

4.肺移植中的体外循环　遵循体外循环的处理原则,因多为辅助循环,注意保温与心脏功能的维护,避免心脏骤停。应用肝素涂层管道与膜肺的 ECMO 可明显减少肝素的用量,减轻对机体凝血功能的干扰,应用 ACT 及凝血与血小板功能监测,有针对性补充血小板和凝血因子,可达到有效保障。

5.肺再灌注、通气后缺血再灌注损伤的防治

（1）在移植肺动脉开放前应给予甲泼尼龙 500mg,然后移去肺动脉阻断钳,逐渐用空气轻轻地膨胀肺。此时供体肺内缺血再灌注损伤物质及 PGE_1 进入循环可引起一过性低血压。这种低血压可用补充容量和升压药（去氧肾上腺素及去甲肾上腺素等）来处理。受体肺通气模式从低浓度氧开始,用正常的呼吸频率和低潮气量,并增加 $5\sim10cmH_2O$ 的 PEEP 以降低肺内分流。

（2）在避免缺氧的前提下应尽可能降低新移植肺吸入氧浓度,警惕多种因素所致的移植肺失功能。积极处理移植肺失功能,包括轻柔膨肺、$5cmH_2O$ 的 PEEP,让失功能的肺尽可能休息。单肺移植调整非移植的自身肺通气模式以获取更好的通气效能;双肺移植后移植肺失功能应使用体外膜肺氧合（ECMO）,保证适宜的氧供,调整全身状况,使失功能的肺逐渐恢复功能。

（3）在保证有效循环血量的前提下,尽可能限制液体,必要时用利尿药,减轻肺水肿。

6.防治肺不张　由于移植肺为去神经脏器,加之双肺移植时手术创伤较大,患者术后容易发生咳嗽无力,必要时应气管镜辅助吸痰。

四、肝移植手术患者麻醉

1955 年 Melch,1959 年 Moore 先后实施肝移植的动物实验阶段。1963 年 Starzl 在美国丹佛市完成首例原位肝移植。次年 Absolon 将异位肝移植引入临床。

肝脏移植手术程序复杂,要经过病肝分离期、无肝期、移植肝血循环部分恢复期和肝下、下腔静脉开放期四个阶段。手术范围广泛。经历缺氧、低温、灌注的移植肝脏,还需对受体施以影响。适应肝移植的疾病,主要有肝癌、非胆汁淤积性晚期肝硬化、先天性胆道闭锁、广泛性胆管硬化症等终末期肝病。是一种很有希望的唯一有效的治疗方法。肝移植最长存活者已 25 年。

【麻醉前评估】

肝功能衰竭引起的严重病理变化,对麻醉处理带来很大挑战,风险很大。

1.肝失去功能意味着死亡　肝功能非常重要,既复杂又多样。目前尚无一种人工脏器能代替。肝失去

功能就意味着死亡。患者全身情况差,对麻醉耐受性差。

2.肝细胞对缺氧耐力差　肝细胞对缺氧的耐受力差。

3.手术时间长操作困难　肝受肝动脉与门静脉双重血液供应,手术中吻合部位多,手术麻醉时间长,操作较困难。

4.手术出血倾向和异常出血　肝具有多种凝血因子的合成作用,手术时容易发生出血倾向和异常出血。

5.肝免疫活性强　肝富于网状内皮系统结构,免疫活性强。

6.免疫抑制药对肝有损害　多数免疫抑制药物对肝都有损害和胆汁淤滞作用。

7.细菌感染后果严重　肝胆内常有细菌存在,移植后发生感染并发败血症往往是术后死亡的主要原因。

8.抗排异反应是提高存活率关键　肝移植后,排异反应的早期诊断较困难。1963 年 Starzl 将肝移植用于临床,到 1992 年,国外施行 26713 例肝移植术。一年生存率 50%,最长存活 11 年。我国自 1977 年秋开始应用于临床,共移植 500 例,最长存活 264d。目前认为提高存活率的关键是研究出新的、有效的、不良反应更少的抗排异药物。环孢素已在国外应用,抗淋巴细胞球蛋白,国内已有生产,为今后提高肝移植存活率创造了条件。

【麻醉前准备】

1.提高对麻醉和手术创伤的耐受力　患者都存在着晚期肝衰竭或局限包块,全身情况极差,有肝功能不全、腹水、血氧饱和度过低、发绀、低蛋白血症、电解质紊乱、凝血功能障碍、低血容量等,尽可能术前纠正,采用静脉输入高蛋白、高碳水化合物、高维生素的混合液。用碱性药纠正酸中毒,以增强对麻醉和手术创伤的耐受力。

2.肝原性凝血因子缺乏的补充　必要时应用人工肝去除血氨及血内与蛋白结合的有害物质。手术前适当补充维生素和新鲜冰冻血浆,纠正凝血功能、贫血和血小板减少。

3.麻醉前用药　应用对肝功能影响小的药物。

(1)镇静药:咪达唑仑 5～20mg,术前 1h 肌注;或氟哌利多 5～10mg,术前 1h 肌注。

(2)颠茄类:阿托品 0.5mg 或 0.3mg 东莨菪碱或长托宁 0.5mg,术前 1h 肌注。

(3)禁用肝解毒药:不宜用巴比妥类、吗啡及哌替啶等肝解毒药物。

【麻醉选择】

1.原则　对肝无毒性,减轻新肝负担;适度麻醉,深度镇痛;充分肌松。

(1)药物对肝脏无毒性作用:不用由肝脏代谢和对肝脏有毒性作用的麻药。麻醉方法不能影响肝的血流量,不引起缺氧、CO_2 蓄积和内脏血管收缩等问题。

(2)用药应从减轻移植肝的负担着眼:由于手术时间长,创伤大,刚移植的肝,又经过了缺血、缺氧、低温阶段,加上长时间手术带来的低血压,严重电解质紊乱和代谢性酸中毒等,对肝细胞已经受了一次严重打击,所选麻药和方法,都应为移植肝的生存创造良好条件。

(3)麻醉不宜过深:应选以对肝脏功能影响小的药物,相互配合应用,循环方面才容易维持稳定。避免因肝及移植肝的灌流量减低影响预后。

(4)力求保护患者各种器官功能近于正常生理状态:及时预防和处理麻醉中出现的生理紊乱,特别是术中出血多,变化快,随时可能发生意外情况。

2.方法　选静吸复合全麻最理想,或吸入全麻合用连续硬膜外麻醉也是很好的选择。

(1)全麻:麻醉诱导,静脉诱导,气管内插管。①丙泊酚 1～1.5mg/kg＋芬太尼 3～5μg/kg＋阿曲库铵

0.4mg/kg,静注后插管;②氟芬合剂 2U(氟哌利多 10mg,芬太尼 0.2mg),静注或输注,患者意识消失后,静注琥珀胆碱 50mg,快速插管;③咪达唑仑 5～10mg,氯胺酮 30～50mg,入睡后,静注琥珀胆碱 50mg,做快速插管;④清醒插管。

(2)麻醉维持:多采用静吸复合麻醉,以神经安定镇痛为主。选用咪达唑仑、氟哌利多、芬太尼等。肌松药选阿曲库铵、泮库溴铵、罗库溴铵、氨酰胆碱等。麻醉维持用小量琥珀胆碱,并非禁忌。因手术时间长,术中应输入大量新鲜血,内含假性胆碱酯酶,可以对抗小量琥珀胆碱,不致影响术终的呼吸恢复。麻醉深度不足时,可配合异氟烷吸入,避免氧化亚氮,或氯胺酮输注或分次静注,对循环的影响小。当手术进入无肝期后,一般不需再给麻醉药物。

(3)吸入全麻合用连续硬膜外阻滞:气管内插管,硬膜外加浅静脉复合麻醉。无严重凝血障碍的患者,如凝血酶原时间延长<21s,即可用硬膜外麻醉复合。为肝移植术较理想的麻醉方法,其优点:①镇痛完全;②肌肉松弛良好,可减少全麻药和肌松药用量;③便于呼吸管理,可充分供氧;④麻醉较易维持平稳,未见明显的内脏牵拉反应,血压、脉搏、呼吸均较平稳,血压不致过高,脉压较宽,微循环灌注较满意;⑤苏醒快,手术完毕即可完全清醒;⑥术后止痛方便,避免术后躁动,易于咳痰,减少延迟性呼吸抑制及肺部并发症,利于病人恢复等。

【麻醉管理】

1.无肝前期　从手术开始到阻断上下腔静脉。主要变化是广泛渗血及出血,失血量与肝脏周围粘连的程度有关。静脉回流障碍,血容量不足,低血压。处理:预防低血压、休克和代谢性酸中毒。如大量输血会发生由输血引起的各种并发症。病肝切除后,应注意肾功能的维持,保持一定的尿量,必要时输注 20%甘露醇 250ml,预防肝肾综合征的少尿现象,也有利于麻药的排泄。大量输血时,为预防输血的并发症,应将血液加温至 37℃输入,尽可能输新鲜血。每输血 1000ml,静注葡萄糖酸钙 1g(在无肝期则应用氯化钙)。血钾过高时,可用高渗葡萄糖加入胰岛素静注。每输 1000ml 血,静输 4%碳酸氢钠 30～40ml,并据血气分析结果,进一步调整碱性药的用量。

2.无肝期　从摘除病肝阻断肝循环起,至供肝血液循环建立之前的一段时间。停用或少用麻醉药。

(1)低糖:无肝期会使肝糖原不能转化成葡萄糖,出现低血糖,术中、术后反复测定血糖量。并在切除病肝前补充 10%～50%葡萄糖,直至手术完毕。

(2)血容量不足:阻断下腔静脉及门静脉,使静脉回心血量大减,血压突然急骤下降,要及时报告手术医师,使其操作限制在 15～30min,同时加快输血 400ml,积极补充血容量,可静输 50%葡萄糖 60～100ml,500ml 右旋糖酐-40,以增加回心血量,改善微循环的灌流量,将肝循环的损害降至最低限度。

(3)代谢性酸中毒:代谢紊乱,代谢性酸中毒必然发生,也是此期所有病例的特征。由于输注大量枸橼酸保养的库血,淤积在下半身的血液、无氧代谢及供肝本身灌注液的 pH 较低(pH=6.85)等原因,进一步加重移植肝循环开放时的酸中毒。根据血气分析的资料,输注大量的 5%碳酸氢钠溶液 1500ml,纠正代谢性酸中毒及电解质紊乱。肝细胞在缺血时可释放大量钾离子,移植后发生高血钾,最好与氨基丁三醇(THAM)交替使用。肝实质血流归还后,钾离子重返细胞内,又可能发生低血钾。根据化验结果,及时补充钾。

(4)保持术中血流动力学的平稳:此期血流动力学发生剧变,应尽量要保证输血静脉畅通,必要时双通道紧急补充术中的大量失血。一般术中需要输血 1000～40000ml,尽可能输用新鲜血。术中静注阿拉明 10mg 使血压上升,要间断地使用较大剂量的碳酸氢钠和氯化钙溶液,以改善心脏功能。

3.新肝期　即肝上、下腔静脉和门静脉吻合完毕,门静脉血液循环恢复,移植肝已有大部分血液与循环相通。应停用或少用麻醉药。麻醉管理遇到的问题如下。

(1)高钾血症：移植肝经缺氧、低温灌注后肝内含钾较高。当血管开放后，移植肝内的钾离子进入循环，即出现高血钾，如处理不当，可引起心室纤颤或心搏骤停。为预防此危险，应先放开肝下下腔静脉钳，从肝下下腔静脉放出肝中含有高钾的血液 100～300ml，将供肝中的灌注液冲洗干净，以免发生血钾过高。随后再开放肝上下腔静脉。

(2)代谢性酸中毒加重：即行血气分析检查，根据 pH、BE、$PaCO_2$ 结果及时纠正，直至肝动脉吻合完开放后，酸中毒才会逐渐好转。

(3)体温下降：低温灌注的移植肝、血液接通后流经肝，近似于全身血流降温，故要注意升温、保温。还要有血温输液装置。

(4)继续出现凝血障碍：因移植肝缺血时间长，功能不佳或失活，不能提供正常的凝血因子，可发生纤维蛋白溶解症和弥散性血管内凝血。TEG 监测下进行调整。

4.恢复期　即肝上、下腔静脉开放，肝血液循环完全重建恢复以后。处于浅麻醉状态。

(1)高血压及高静脉压：下腔静脉开放后，回心血量突然增加，导致血压、CVP 上升，应注意减缓输血、输液速度，预防循环负荷过重，导致急性心力衰竭。

(2)酸中毒：下半身淤血缺氧的代谢产物进入循环，酸中毒可继续加重。

(3)低血钾：肝循环重新建立，肝细胞的缺血、缺氧状态改善，肝功能逐渐恢复，钾离子又可重新吸收进入细胞内，血钾低，此时应纠正低血钾的问题。

(4)低血糖：供肝的肝糖原储备较低，肝功能恢复后，有可能发生低血糖。

(5)出血倾向：此期在供肝条件不佳时，或缺血时间过长，凝血因子减少，可发生低纤维蛋白溶解症，使血液不凝，可发生渗血不易制止。应输入纤维蛋白原 3～5g；血小板 10～20U；并应用氨甲环酸、氨甲苯酸等抗纤维蛋白溶酶药，必要时输注凝血酶原复合物（PPSB）及鱼精蛋白。高凝者予注射低分子肝素和血液稀释，避免吻合肝动脉中血栓形成。

5.加强生化监测　定时进行血气分析和 pH 测定，了解术中和手术后血液酸碱平衡状态，以指导及时治疗和处理内环境紊乱，加强术中及床边监测，应常规监测 ECG、SpO_2、T、尿量 $P_{EF}CO_2$ 及 MAP、CVP、CO、APA 等，及时纠正异常，是手术麻醉成功的基础。

6.术后治疗　术后将患者送 ICU 监测治疗，支持呼吸；充分吸氧，应用机械呼吸直至生命体征稳定，及正常呼吸功能得到安全保证为止。行 PCA 术后镇痛；注意尿量观察，维护肾功能；预防和抗感染治疗；抗凝血药治疗，器官功能保护；加强营养支持及免疫抑制治疗。防治术后并发症发生。

五、骨髓移植手术患者麻醉

【适应证】

不少以前属于不治之症的疾病，骨髓移植（BMT）为之提供了治疗机会，使患者治愈或长期存活。其适应证较广泛。

1.血液病　包括再生障碍性贫血、珠蛋白生成障碍性贫血、急性淋巴细胞白血病、急性非淋巴细胞白血病和慢性骨髓性疾病。

2.先天性免疫性疾病　有严重联合性免疫缺陷、重症免疫缺陷病等。

3.先天性代谢异常　如 Hurler 综合征、脂质沉积症、黏多糖病、骨硬化症、镰状细胞贫血等。

4.其他　发作性夜间血红蛋白尿；恶性疾病，如乳腺癌、Ewing 肉瘤、淋巴瘤（Hodgkin 病和 Burkitt 淋巴瘤）、多发性骨髓瘤、骨髓纤维变性、小细胞肺癌、成纤维神经细胞瘤、睾丸癌。

【BMT 的科技发展】

1.供髓者

(1)同基因移植:在同卵孪生子间进行的移植。

(2)自体移植:是指取出患者的自身骨髓,经过冷冻储存,而后行自体输入。

(3)异基因移植和自身骨髓拯救:在一些被接受放疗或免疫抑制治疗的,如淋巴瘤或其他可以治愈或长期缓慢的实体瘤患者治疗时,为了避免骨髓过多的破坏,治疗前将骨髓先抽出收取,治疗完成后把自身的骨髓再行自体输入,这种技术被称做自身骨髓拯救。

2.造血干细胞移植　较"骨髓移植"法简单;供者痛苦少,不需麻醉、不需反复多次骨穿;血液还可回输供者体内。这种方法对供者无不利影响。

【方法】

1.造血干细胞的收取

(1)动员:捐赠骨髓不再抽取骨髓,而只是"献血"。首先让骨髓中的造血干细胞大量释放到血液中去,如粒细胞集落刺激因子(G-CSF)应用后外周血中干细胞的数量增加,此过程称为"动员"。

(2)采集分离:运用造血干细胞"动员"技术后,采集分离 50～200ml 外周血,即可得到足够数量的造血干细胞。干细胞被采集分离后,血液可回输到供体内。

2.造血干细胞移植操作管理　受髓者的原发病必须缓解后才能进行骨髓移植。患者的健康状况须良好,重要器官功能要健全。行自体移植时,供髓者须无活动性疾病,供髓髓功能正常。除与供髓者是同卵孪生或患严重联合免疫缺陷疾病外,移植前受髓者的骨髓细胞成分必须进行灭活处理,通常用大剂量的环磷酰胺化疗和全身照射(TBI)预处理,照射需遮蔽肺部,以免发生肺纤维化后遗症。为减少免疫抑制药引起感染,应尽量避免侵入性操作。将供髓放置在中心静脉的导管内滴入,即将骨髓干细胞经静脉输入患者体内,此达到各骨髓床,进行生长和发育。为预防输髓时的脂肪栓子发生,对供(髓)体肝素化可使此并发症适当减少。输髓患者转入隔离室,开始进行免疫抑制药甲氨蝶呤和环孢霉素治疗,以预防排异和移植物抗宿主病(GVHD)。

【并发症】

BMT 的并发症复杂多样,发生率高,病情严重,在一定程度上影响着 BMT 成效。

1.预处理　预处理并发症有:①可造成胃肠道损害,口腔黏膜炎、恶心、呕吐和腹泻;②肺纤维化;③限制性心肌炎;④白内障。

2.化疗　其不良反应更常见:①消化道并发症;②有中枢或末梢神经毒性、肾功能不全、出血性膀胱炎、间质性肺纤维化、扩张性心肌病、充血性心肌病、心律失常;③肝脏肝管阻塞性疾病(VOD),化疗大剂量时发生,表现为直接高胆红素血症,右上腹痛和体重增加,发热>40℃,不易消退,可能是感染、GVHD 或免疫学反应的标志;④细胞活素包括白介素-1 和肿瘤坏死因子,可能是免疫源性发热反应的致病原因。

3.GVHD　是异基因移植的特征性不良反应,具有自身免疫性疾病的特征,是因具有免疫功能的 T 淋巴细胞进入到免疫抑制宿主而产生的。发病机制还包含细胞毒素对靶器官的损伤和各种淋巴因子释放等因素。临床上分为急性和慢性。前者多在移植后 10～100d 发生,慢性为急性到缓解之后出现,或在移植后 100～400d 内发生。其临床表现为:①皮肤的温度调节功能损害,有硬皮病样综合征,皮肤溃疡与感染;②眼白内障③胃肠道表现:有腹泻伴体液、电解质和(或)血液丢失,食管感染或溃疡,口腔溃疡或炎症,或伴念珠菌病;④急、慢性肝炎伴消耗性凝血病,药物代谢功能受累;⑤骨髓早期表现为各类血细胞均减少和免疫缺陷(预处理致急性 GVHD);晚期表现为各类血细胞减少和免疫缺陷(病毒感染致慢性 GVHD);⑥肺有急性闭塞性支气管炎、间质性肺炎和肺纤维化;⑦肾功能不全伴电解质紊乱,肾小管酸中毒。

4.低血压　当采髓量>600ml,若补液不及时时,血压下降 20～30mmHg,加速补液或静注麻黄碱 15～30mg。

5.麻醉处理　麻醉是为 BMT 的成功起支持和保驾作用,其处理很重要。

(1)控制恶心呕吐:预处理时的胃肠反应,在移植过程中随时都能出现,影响 BMT 和麻醉,一旦出现,即予以控制。

(2)减少感染源:为免疫缺陷者,要尽量减少麻醉监测的侵入性操作。有消化道溃疡时,麻醉诱导和气管内拔管时,要注意对气道的保护。

(3)减少麻药用量:因 GVHD 或 VOD 发生肝功能减退,凡经肝脏代谢和排泄的麻醉药物,作用时间延长;应用局麻药局麻时,要考虑到消耗性凝血病的存在。

(4)维持血流动力学稳定:心脏损害几乎都与预处理有关,引起限制性心肌病,化疗药物引起充血性心肌病等,都能引起血流动力学改变,干扰麻醉的进行。

(5)防止 CO_2 蓄积:GVHD 引起阻塞性支气管炎,化疗或放疗引起限制性肺后遗症,肺部的细菌和病毒性感染,都会造成 CO_2 潴留,给麻醉带来困难和风险。

(6)保护肾功能:肾功能不全随时可以发生,环磷酰胺引起出血性膀胱炎后能产生尿路梗阻,要注意预防;肾毒性抗生素格外慎重。

(7)监测:BMT 时每小时做全血细胞计数和血清电解质测定,每周查 1 次肝功能。应用两性霉素 B 治疗者,定期检查血镁。发热病人要规律地进行血、痰、尿培养,拍胸和鼻旁窦 X 线照片。

(8)麻醉药和麻醉技术选择:对骨髓功能低下者,尽量不用吸入麻醉药氧化亚氮。多种麻醉法如全麻、椎管内麻醉都选用,但要注意潜在的多系统疾病。

(9)麻醉后护理:手术后进入监护隔离室(PACU)或仍在 BMT 或 ICU 病房。麻醉后死亡多与严重感染有关,与麻醉操作无关,术后应用预防感染的抗生素。

六、胰腺移植手术患者麻醉

自 1967 年美国明尼苏达大学完成了世界首例实体胰十二指肠移植之后,胰腺移植的报道日渐增多。因其复杂的毗邻器官关系和解剖位置,及同时存在内分泌和外分泌等功能,使胰腺移植的成功受到影响。随着技术的不断进步和完善,全胰腺移植的安全性和疗效不断提高。国内已于 1981 年有胰岛细胞、小块胰腺和胎儿胰腺移植的成功报道。

【适应证】

1.胰岛素依赖型糖尿病,血糖浓度不稳定、伴有严重和进行性微血管病变的胰岛素依赖型糖尿病。

2.早期糖尿病,尚未出现微血管病变。

3.青少年型糖尿病。

4.胰腺切除型糖尿病。

5.肾移植后糖尿病,进行实体胰腺移植时必须慎重,这类病人对全身免疫抑制的危险更重要。

6.非胰岛素依赖型糖尿病和壮年发病的糖尿病(晚期糖尿病)为相对禁忌证。

【供体选择与器官保存】

1.血型　供胰者的 ABO 血型必须与受胰者适合。

2.抗体　供者组织细胞毒素抗体,如果阳性将被排异。

3.相容性　控制相容性与不相容性的特异基因如果一致,组织配伍更紧密。

4.无糖尿病　供胰者不是糖尿病患者。

5.活体胰腺 供体胰腺尽量缩短缺血时间,放入含 100U/L 肝素的冷林格液中,经脾动脉冲洗。

6.尸体胰腺 摘取胰腺前在主动脉远端和在腔静脉插管,对胰腺灌注。摘取后放入 4℃ 环境冷储存,待植。供胰在室温下耐受 8～13min 缺血。冷藏下可保存 4.5～18h。一般从成人尸体、新生儿或胎儿尸体获取。

【外科技术】

胰腺移植分完整的、部分的移植物和胰岛细胞移植 3 种。

1.全胰或部分胰腺移植 胰管十二指肠吻合、胰管空肠吻合、胰管输尿管吻合和空肠 Roux-en-Y 吻合等操作。胰腺外分泌物的引流可引入腹腔内的通路,或用其他方法引出体外。注意外分泌物溢漏的问题。

2.移植失败的原因 ①血管内血栓形成;②胰腺泡组织缺血引起组织自溶等;③排异反应非常严重。

【结果评估】

1.理想效果 最理想的是血糖浓度保持正常稳定;微血管病的损害程度变轻或恢复;周围神经病变得以恢复,视力并发症稳定,性功能恢复。

2.门静脉内胰(腺)岛移植 此法取得一些进展,但排异反应严重,用免疫抑制药治疗,避免排异反应。

3.排异 主要并发症之一是排异,6-精氨酸耐受试验是胰腺功能的灵敏指标。对于排异反应的进展为:①抗淋巴细胞血清的临床应用;②胰腺和肾脏移植同时进行,可获得协同的免疫学保护;③皮质激素的应用。

【麻醉管理】

1.麻醉选择 首选硬膜外麻醉,一般情况差时选用全麻。全麻时以静脉镇痛剂加肌松剂为主,吸入麻醉药为辅。

2.麻醉前准备 麻醉前准备极为重要。

(1)检查血糖及血清电解质浓度:血糖尤其是酮症未完全控制以前,不急于施行移植术。

(2)治疗并发症:治疗心、肾、肺等并发症,恢复心、肾功能,纠正低血钾等。

(3)胰岛素治疗:根据血糖化验结果,输注 5％葡萄糖-胰岛素。

3.监测血糖并调整 术中精心监测血糖,严密控制。尤其在胰移植完成后,血糖每 0.5h 下降 2.8mmol/L。全麻下识别低血糖很困难,故应不断地取血标本送检血糖。高血糖（＞11.2mmol/L）从术中到术后 2 周内随时都可发生,且对胰岛细胞有害,要避免。

4.影响血糖的因素

(1)免疫抑制药:对血糖影响大。

(2)全身麻醉药:对血糖影响小。

(3)手术操作:手术操作刺激可明显改变血糖的浓度。

5.药物治疗 随时调整葡萄糖和胰岛素的比例,即血糖＞16.65mmol/L,其比例 2.5g：4U;血糖在 11.1～16.65mmol/L 时,其比例为 2.5g：2U;血糖＜11.1mmol/L 时只输 5％葡萄糖,不给胰岛素。药物治疗如下。

(1)生长激素释放因子:在切胰腺前给供者输入,受者术后连续应用 10～12d。

(2)抗胆碱新药:能减少酶的分泌,但急性胰腺炎禁忌。

(3)抑肽酶:本药是一种蛋白水解酶抑制药,与二氮嗪一样可使酶的分泌和外分泌物减少。

6.补钾 每小时测定血钾水平,根据血钾监测指导是否补钾和补多少钾。

【麻醉处理】

1.预防低血糖综合征 术中严密观察低血糖,血糖浓度均有不同程度的降低,当植入胰腺恢复血供后更为明显。

2.纠正高血糖　将高血糖要及时降到正常范围内,否则会发展到酮症酸中毒,甚至死亡。

3.预防血栓　术中可出现高凝现象,尤其当供胰被植入、血供被恢复后,胰内会出现广泛血栓,静脉输注少量肝素,可以预防。整个胰腺移植要比部分移植可分泌更多的胰岛素,术后发生血栓的概率也大大减少。

4.预防排异反应　警惕随时可能发生的急性排异反应,术中持续输注琥珀酸钠氢化可的松和肝素。术后预防感染和移植后胰腺炎。

七、小肠移植手术患者麻醉

1960年开始施行小肠移植,1999年国内也开展了首例手术,目前全世界已完成2000多例次。国内多家医院已开展,作为高肠道外营养的替代疗法。小肠移植是公认的器官移植领域中最难的手术,难点仍是排异问题。

【适应证】

1.短肠综合征　为一发病率和病死率较高的疾病。多见于婴儿和儿童。由慢性小肠结肠炎、克隆病或肠坏死发展而来。

2.栓塞或血栓形成动脉闭塞性疾病　多见于成年人。

【供体选择及术中注意事项】

1.供体　由活体亲属或脑死亡者赠捐。

2.保证同种小肠移植成活措施

(1)建立充分的血供:保持充分的灌注压和避免发生低氧血症。脑死亡者避免运输时间过长,而造成器官缺血。

(2)小肠与血管的吻合技术:术中外科吻合技术要优良。

(3)预防并发症:预防免疫抑制药治疗的并发症、预防GVHD。预防感染,因肠道细菌易位,应严格无菌操作,术前对受者应做肠道清洁准备;口服抗生素;供肠者的肠腔用生理盐水和抗生素充分灌洗;术后给头孢曲松及维生素C等治疗。

【麻醉前准备】

要认真做好准备。

1.禁食　术前1周禁食。

2.口服硫酸镁等　术前2d口服5%硫酸镁10ml,3/d;阿米卡星0.2g,3/d;甲硝唑0.4g,3/d。

3.肠道准备　手术日晨清洁灌肠。

【麻醉管理】

1.受者的麻醉　要求不影响肠系膜上动脉血流,麻醉深度要够深,减少儿茶酚胺的分泌。选用全麻,便于长时间手术操作,容易维持良好的循环功能,吸入高浓度氧,有助于供肠的氧供应。选用丙泊酚、芬太尼和阿曲库铵等静脉复合麻醉。禁用硫喷妥钠、吗啡、新斯的明等。

2.保持血流动力学平稳　手术开放移植肠血供时,是术中血流动力学最不稳定的时期。因移植小肠血管迅速充盈和渗血,有大量血液流失,又由于酸性代谢产物的作用、血管扩张药的应用等原因,使血压迅速下降,代谢性酸中毒。要加快输血、补液,控制呼吸,同时输注碳酸氢钠等,使血流动力学平稳。

3.防止缺氧和二氧化碳蓄积。

4.移植肠的排异　因小肠及肠系膜富含淋巴细胞,移植后易发生排异和移植物抗宿主反应。应大量应用免疫抑制药。免疫抑制技术的进步,提高了患者的生存率。

(1)急性和慢性排异反应:排异反应威胁移植小肠的存活。故在供肠血供建立前即应用泼尼松、扩肠血管药物前列腺素 E,小剂量多巴胺输注,一直延长到术后连续应用。

(2)环孢素对抗:环孢素是抗排异反应的主要药物,在供肠血供建立前应用,术后继续使用。靠正常的小肠和淋巴管的吸收。

5.纠正低血钾　因肠道术前准备致消化液流失、大量类固醇药的应用及手术创伤等原因,致醛固酮分泌增高,又因输注碳酸氢钠后使钾离子向细胞内转移,应注意低血钾的发生,应凭化验血钾确诊,并予以纠正。

【常见手术的麻醉】

以腹腔多器官移植的麻醉为例。腹腔多器官联合移植(MOT)是腹腔广泛性肿瘤唯一可望治愈的方法,且远期生存率高。根据病情,手术要切除病肝、胆、胰、脾、部分胃及十二指肠,血管切除及重建阶段阻断下腔静脉及腹主动脉,血管重建后行移植器官再灌注。

1.麻醉特点　手术时间长,操作复杂,创伤大,出血多,术中应激反应强烈,麻醉危险性高,难度大。

2.麻醉选择　多选用气管内插管全麻加硬膜外麻醉,控制呼吸,间断吸入 $N_2O:O_2$、恩氟烷,间断静注阿曲库铵维持肌松。硬膜外注入 1%利多卡因、0.35%布比卡因复合液,或 0.5%罗哌卡因 10~15ml。加强麻醉作用。

3.麻醉管理

(1)加强监测:全面监测患者心电图、心排血量、MAP、CVP、血气、生化指标等。

(2)纠正酸中毒:主动脉、腔静脉阻断后,大量酸性代谢产物堆积,移植器官再灌注前需从肝静脉放血250ml,使移植肝内的灌注液流出,补充碱性药,根据血气调节追加用量。

(3)积极处理大量输血,补液导致的并发症:如低钙、高钾、凝血障碍、低温等。

(4)积极保护肾功能:术中保持一定的尿量,防止肾缺血,不用肾损害的药物等。

(5)抗生素应用:术前即开始应用抗生素头孢三嗪,术后连续应用。

(6)降低血糖:在 MOT 期间,因胰高血糖素、ACTH、皮质醇及儿茶酚胺的增加使得血糖显著升高,血浆胰岛素水平低,而外周组织对胰岛素的敏感性又下降,导致血糖水平更加升高。要用外源性胰岛素,在MOT 切除内脏后应用。

(7)抗排异反应:应用环孢素及泼尼松等,在开放供血后应用,术后继续应用。单纯性小肠移植不发生排斥反应的为 11%;而多器官联合移植不发生排斥反应的为 32%,且长期生存率(5~13 年)稳定在 41%。

(韩国哲)

第十五节　门诊(日间)手术麻醉

近年来,门诊手术种类和指征不断扩大,尤其日间手术门诊或入院当天手术。一般而言,门诊(日间)手术有着显而易见的优越之处:缩短病人等候手术的时间;避免病人强制性必须接受术后的生活环境;避免病人与家庭分离的情感压力,对极端年龄(老人、小儿)尤其如此;减少亲属往返探视的精力和时间;减少医源性感染的机会,并且可节省大量的医疗费用(40%～80%),能更为有效的利用现有医疗资源。由于手术时间短,效率高,在节省医疗费用的同时又增加了医院的效益。因此,门诊(日间)手术的扩展,无论是对病人、还是对医院、对社会均有十分积极的意义。门诊(日间)手术的顺利实施有赖于理想的麻醉,而且门诊(日间)手术的特殊环境和特殊要求则对麻醉提出了相应要求,即麻醉效应迅速平稳、恢复快、无毒副作用。这就对麻醉医师提出了更高的要求。随着快通道麻醉概念的提出及在世界范围临床上的广泛应用,麻醉医师应主动参与门诊(日间)手术术前、术中及术后的管理中并发挥更为重要的作用。

一、门诊手术的选择

(一)手术种类

在门诊施行的手术一般应满足如下条件:手术范围及难度小、手术时间较短(通常 90 分钟);无明显失血,没有较重要的生理干扰;术后疼痛能口服镇痛药处理者;预计术后并发症少或没有者;无术后早期离床禁忌的手术。然而,现今临床实践,显然超过这一范围。目前,可在门诊开展的手术有:

1.普通外科　活组织检查、内窥镜检查肿物切除术、痔切除术、疝修补术、脓肿切开和引流、曲张静脉高位及分段结扎。

2.泌尿外科　包皮环切术、膀胱镜检查、系带切除术、尿道口切开术、睾丸固定术、输精管结扎术。

3.矫形外科　手足部浅表手术、外生骨疣切除术、腕管减压术、神经节切除术。

4.整形外科　瘢痕切除术、睑成形术、耳成形术、鼻中隔成形术。

5.妇科　活组织检查、刮宫、人工流产、巴氏囊肿摘除术、腹腔镜检查。

6.口腔科　拔牙、牙修复。

7.耳鼻喉科　增殖体切除术、上颌窦造口术、显微镜检查、鼓膜切开术、鼻息肉摘除术、扁桃体摘除术。

8.眼科　白内障摘除术、睑下垂矫治术、斜视矫正、睑板腺囊肿切除术。

9.疼痛治疗科　硬膜外注射、神经干、神经丛阻滞术、化学性交感神经阻断术。

10.某些腔镜手术　如腹腔镜胆囊切除术、卵巢囊肿剥除术等。

(二)病人选择

尽管门诊手术相对简易,但由于门诊手术的麻醉要求不影响病人早期离院,以及更少的副作用,故仍需对病人进行筛选。合适的对象应是:

1.身体健康状况为 ASA I～Ⅱ级,或Ⅲ级病人,但其内科情况已严格控制。

2.病人或其陪伴亲友对术前、术后护理指导具备充分理解能力者。

3.病人为非极端年龄,高龄者(>70 岁)宜慎重;对于未满 6 月龄的婴儿是否行门诊手术尚有争议,即使实施,也仅为短小手术。

(三)门诊手术禁忌证

随着日间手术种类的增加,接受日间手术的病人健康状况也愈加复杂,相关的围术期并发症及麻醉风险也相应增加,因此部分病人并不适合接受日间手术,应入院治疗。

1.合并可危及生命的严重系统性疾病且未进行正规治疗者,如不稳定型心绞痛、持续发作的支气管哮喘等。

2.合并有症状的心血管及呼吸系统疾病的病理性肥胖者。

3.长期使用慢性中枢兴奋性药物(如单胺氧化酶抑制剂)及吸毒者。

4.孕后年龄(胎龄＋日龄)<60 周的早产儿需接受气管插管全麻者。

5.术后当晚家中无可靠成年人陪伴者。

二、术前评估

病史、体检和特殊检查是评估病情的主要手段,一般在麻醉门诊进行,而在没有麻醉科门诊的情况下,要在短时间完整获取上述结果极为困难。在我国,通常在术前数 10 分钟才见到病人,详尽询问病人、全面体检几乎无法进行,这对麻醉安全构成很大威胁。因此,对门诊手术病人实施麻醉应采取更谨慎态度。需要强调,近十年麻醉学界对门诊手术的术前评估有新的概念:详细的病史和体检是评估的主要手段,一般无需常规系列全面化验和检查,仅针对性地选择几种化验或特殊检查。

由于首诊的原因,绝大部分病人实际上是由相关手术医师提前筛选,仅少数须留待麻醉科医师决定。因此,麻醉医师与手术医师的密切联系十分重要。如能亲自参与术前选择则更理想。

(一)病史采集

应对心血管、呼吸系统、肝、胃肠、泌尿系统、神经内分泌系统、凝血机制、用药史、过敏史、生活习惯等,进行全面的询问,采用表格式的方法有助于加快病史采集速度及保证病史的完整性。表格内应包括:①近期用药史(阿司匹林、抗凝药、抗心律失常药、利尿药、降压药、免疫抑制药等)。②手术史。③6 个月内输血与否。④是否正在接受化疗或放疗。⑤近期是否被诊断患有肝病、脾病、血液病。⑥是否有异常出血,如:鼻出血、牙龈出血。⑦是否有黑便或呕血。⑧是否有糖尿病。⑨是否经常心悸、胸痛或诊断患有冠心病、高血压,3～6 个月内心肌梗死史。⑩有无气促、或患肺气肿、哮喘、支气管炎。⑩是否经常大量吸烟。⑥是否咳嗽、咳痰。⑩是否有抽搐或痉挛史。⑩女病人是否怀孕,妇科疾病。⑩拟施行何种手术。

(二)体格检查

应对与麻醉安全有直接关系的器官进行有选择性的检查,主要包括:①测定血压和脉搏。②观察呼吸运动幅度及频率。③心前区触诊。④心脏听诊,有无心律失常。⑤听诊肺部有无啰音、哮鸣音。⑥观察皮肤黏膜色泽。⑦观察神态、步态、智力状况。⑧气道评估,检查张口度、喉结位置、气管位置、头部活动度等。

(三)实验室检查

对于平素健康、无症状、ASA I～Ⅱ级,施行周围性且出血量不多的一般小手术病人,仅需几项简单检查即可。如 40 岁以下男性无需任何实验室检查,女性仅查血红蛋白(Hb);超过 40 岁则需检查 ECC、BUN、血糖和胸透。对已有病情的病人如高血压、糖尿病等也只需行针对性的简化方案即可。若血红蛋白低于 100g/L 却无明显原因者应进一步行术前检查。

三、术前准备

(一)访视病人

由于门诊手术在当日进行并结束,诸多的术前准备工作以及术后护理是在路途和家中完成。因此,有必要对病人及其陪伴人员给予具体指导。可用"病人须知"或"指南"或手术通知单等形式表达。告知病人:①手术日期和时间及手术地点。②麻醉方式(局麻、神经阻滞、硬膜外、全麻)。③按手术医师或麻醉医师的嘱咐,完成血液化验、尿液分析等。④禁食、禁饮 8～10 小时(婴儿 4～6 小时),以防术中术后发生呕吐、误吸;但关于强调术前禁食水时间仍有争议,有研究认为 NPO 并无确切证据,且认为禁食水导致的容量不足增加了术后不良反应如头昏眩晕及恶性呕吐等的发生率。⑤术前应清洁、更换宽松衣服,不戴饰物。⑥术后可能需留院观察,临时由医生决定是否留院及留院时间。⑦离院时、路途全程及家中须由有责任能力的成人陪伴。⑧遵医嘱回院复诊。⑨麻醉后至少 24 小时内不能骑车、驾车、也不要作任何重要决定。

多数病人对即将接受麻醉均存在不同程度的焦虑,此时麻醉医师与病人的交流显得尤为重要,对于麻醉过程的简单讲解可有效缓解病人的焦虑。对于儿科的病人,互动游戏性质的术前教育更为有利。可以将麻醉前要求及注意事项以书面形式交由手术医师向病人交代。

(二)麻醉前用药

门诊手术的特殊性,使麻醉前用药并无一定模式,根据病情和麻醉方法而定。成人一般可不用药,镇静药偶用。对小儿可酌情使用药物,能合作的儿童不必用药。因恐惧或智力因素难于合作者,需给予镇静药。小儿可在门诊行基础麻醉,阿托品因有发热、心率加快、口渴等副作用,仅在选用氯胺酮时才用。

关于抗酸药,目前用于门诊手术的意义尚不确定。门诊病人应给予西咪替丁 300mg,以降低胃酸、减少因胃液误吸导致吸入性肺炎,尤其在产科门诊,由于流产病人术中发生胃液误吸的危险性增加,抗酸药似乎更有必要使用。

术后恶心呕吐令病人极为不适,目前倾向于预防性应用止吐药物,术前静脉注射少量氟哌利多 50～70μg/kg(小儿)或 10～30μg/kg(成人),可有效降低术后呕吐发生率,减轻恶心呕吐程度。而昂丹司琼、格拉司琼、托烷司琼等术前静脉注射,效果较为理想。

四、麻醉实施

麻醉实施前应对病人进行最后的检查,如是否严格禁食,有无陪伴、有无突发的感染、恶心呕吐、头晕等,如发现上述不安全因素,应临时取消手术。

必须在麻醉前检查设备、器具及药物的准备情况,如麻醉机、呼吸机、氧气、面罩、气管插管盘、吸引器、心电监测仪、血压计、抢救药品等。检查静脉通道是否通畅。

麻醉选择:局麻、全麻及外周神经阻滞均可用于门诊病人,但应根据病人具体情况和手术部位及方式选择最合适的麻醉方式;可联合使用不同麻醉方法及药物,但总体要求尽量简单易操作,术后恢复快。

(一)局部麻醉

局麻药稀释后用于手术部位行局部浸润麻醉,从某种意义上讲,是门诊麻醉中最简单最安全的方法。某些短小手术,如输精管结扎术、输精管吻合术、睾丸固定术、腹股沟疝修补术,均可在局麻下进行,费用较同类住院手术降低 40%～70%,且并发症少。然而,适合于局麻下完成的手术种类十分有限,有时局部注射会有严重不适,适当使用辅助药,有助于提高麻醉效果。

局麻药应加入肾上腺素(1∶200000),有利止血,减慢药物吸收速度,延长作用时间。但特殊部位如末梢(如鼻、阴茎、手指、脚趾等)或病人有高血压则禁忌加入。应注意局麻药的有效浓度和剂量,以防药物中毒。此法多由手术者自行实施。

(二)区域麻醉

区域麻醉是门诊手术最常用的方法,也是最佳选择,因为其作用局限,可避免全身麻醉常见的副作用如恶心呕吐及眩晕等。一般较简单的神经阻滞和浸润麻醉由手术医师操作,需麻醉医师实施的则较复杂。

1.椎管内麻醉:低位硬膜外或骶管麻醉可用于下肢或会阴部手术;由于可能存在术后头痛的问题,脊麻一般忌用。

2.外周神经阻滞:主要根据手术部位不同选择相应的神经组织:臂丛阻滞(腋路、肌间沟法)可用于较长时间的上肢手术;腰骶丛及坐骨神经阻滞适用于下肢手术;腘神经阻滞适用于足部及踝部手术。同时还可以行连续神经阻滞以提供良好的术后镇痛。

3.对于精神紧张病人或阻滞效果差者,使用辅助药应慎重选择。咪达唑仑 0.1～0.2mg/kg 静脉注射,具有起效快,遗忘作用强,恢复快的特点;舒芬太尼或芬太尼可小剂量使用,但应注意避免影响离院或致术后恶心呕吐或呼吸抑制。

离院时要求病人的感觉和运动功能已恢复。

（三）全身麻醉

对于不能在局麻或区域麻醉下完成的手术,如范围较广,多处手术、精神高度紧张难于自控或对局麻药过敏的病人,需用全身麻醉,而幼儿则大多需全身麻醉。

在门诊行全身麻醉应充分考虑当日离院的特殊性,应选择安全可靠、简便易行、苏醒迅速和副作用少的麻醉方法和药物。当然,从安全性的角度考虑,具体的方法应以麻醉医师个人经验和偏好而定。目前,静脉全麻占主导地位。提倡复合使用局部麻醉,以使全麻深度减浅、用药减少、苏醒迅速、止痛更持久,可使离院时间提前。

1.麻醉诱导

(1)小儿:①多数小儿需基础麻醉,多以氯胺酮 $4\sim6mg/kg$ 肌内注射,对于某些短小手术如包皮环切、多指切除等,此剂量常可满足手术。②亦可用咪达唑仑 $0.1\sim0.2mg/kg$,鼻腔滴入作为基础用药,过程平稳。③越来越多的麻醉医师选择直接吸入七氟烷诱导。

(2)成人和大儿童多采取静脉诱导:①丙泊酚 $2\sim2.5mg/kg$ 静脉缓注,诱导迅速,作用时间短,苏醒平稳、快速,但可能有注射疼痛发生,加入少量利多卡因同注或先注入芬太尼有可能避免。②依托咪酯 $0.2\sim0.3mg/kg$ 静脉注射,循环稳定,但注射疼痛发生率较高,或部分病人出现肌阵挛、恶心呕吐、门诊使用欠广泛。③氯胺酮 $1\sim2mg/kg$ 静脉缓注,$1\sim2$ 分钟起效,维持 $5\sim15$ 分钟,成人不宜。

2.维持麻醉　通常可采用追加剂量(短时)或持续静脉滴注(较长时间),或持续吸入麻醉药等方法来维持。

(1)丙泊酚 $0.5\sim1.5mg/kg$ 分次静脉注射,或 $5\sim10\mu g/(kg\cdot min)$ 静脉滴注,另用氧化亚氮＋氧吸入或辅助给予阿片制剂。

(2)依托咪酯 $0.05\sim0.1mg/kg$ 分次静脉注射,或 $10\mu g/(kg\cdot min)$ 静脉滴注,加用氧化亚氮＋氧吸入或辅助给予阿片制剂。

(3)氯胺酮 $0.5\sim1.0mg/kg$ 分次静脉注射,或 $14\sim15\mu g/(kg\cdot min)$ 连续静脉滴注,加用 $50\%\sim70\%$ 氧化亚氮与氧吸入。成人不宜。

(4)气管插管后 $50\%\sim70\%$ 氧化亚氮与氧吸入,或间断吸入低浓度异氟烷或七氟烷。

需要指出,除氯胺酮具有良好的体表镇痛作用外,上述静脉麻醉药物在一般临床浓度均无镇痛作用,不宜单独使用,因此宜:①辅用镇痛药,一般以舒芬太尼或芬太尼为主,手术时间较长者也可使用瑞芬太尼持续静脉泵入,需注意呼吸抑制。②也可复合吸入全麻药。③加用神经阻滞以达到完善的镇痛。

3.呼吸道管理　保持呼吸道通畅至关重要。短小手术仅需面罩给氧,遇呼吸抑制,可采用托下颌、面罩加压给氧,必要时可采用:①口咽、鼻咽通气道。②喉罩。③气管内插管等方法维持气道。门诊病人手术是否插管历有争议,随着门诊手术种类增加、范围扩大,以及操作技术和导管质地完善,现已肯定在门诊施行气管插管的优点。若手术部位在头、面、口、鼻、颈部或手术需 1 小时以上,或特殊体位如俯卧位等,或需以吸入麻醉为维持方法者均应考虑气管内插管。

五、麻醉后处理

与住院病人不同,门诊病人术后离院回家,失去了医护人员的观察护理和及时救治的条件。因此,足够的院内观察、充分考虑术后可能发生的意外和对病人及家属的详尽指导十分重要。

（一）离院标准

全身麻醉后离院标准:

1.生命体征平稳,呼吸循环功能稳定。

2.意识和定向力恢复正常。

3.坐起与走动后无明显眩晕。

4.无明显的疼痛及恶心呕吐。

5.手术区域无明显出血。

6.应有家属陪同病人离院回家,且陪护人应获得术后指导,包括发生问题时如何联系。

未能达标者,应留院继续观察,并可酌情予以输液、吸氧等处理。影响苏醒时间的因素诸多,如药物种类和剂量、手术时间、病人状况、术中有无低氧、低血压等。如遇苏醒延迟可循因处置、耐心观察。循环的稳定应为自主恢复和维持,而非药物所为。

区域阻滞后离院标准:应达到与全身麻醉后相同的离院标准,同时还包括以下标准:

1.下肢正常感觉、肌力及本体感觉的恢复。

2.交感神经功能的恢复:包括肛周感觉恢复、足底反射正常及拇指本体感觉恢复。

附:快通道概念:指通过使用改进的麻醉技术使门诊(日间)手术病人术后快速恢复,可绕过 PACU 或缩短在 PACU 的停留时间达到离院标准。有严格的指征:①意识水平。②肢体活动能力。③生命体征。④呼吸功能的稳定性。⑤氧饱和度。⑥术后疼痛评分。⑦术后恶心呕吐。以上七项均符合标准者方可进入快通道。

(二)术后问题

1.**麻醉并发症**　门诊麻醉并发症依麻醉方法而异,多数轻微可自控,仅 0.9% 症状持续 24 小时。需特别重视的有:

(1)小儿气管插管损伤、喉水肿、支气管痉挛等,应对家长强调,需留院观察,等呼吸恢复正常后方可离院。

(2)恶心呕吐,较常见,为 1%~25%,小儿高于成人 4 倍。可能与病人生理状态(妊娠早期等)和用药(芬太尼、依托咪酯、吸入麻醉药)有关,而麻醉持续时间(20 分钟的麻醉术后呕吐发生率达 23%)、手术部位和性质亦与呕吐有关。Apfel 评分将女性、不吸烟、晕动症病史及术后使用阿片类镇痛药定为术后恶心呕吐的四大危险因素,可据此评分进行预防性给药。一般的呕吐留院观察即可,小儿需谨慎对待。若回家后仍出现呕吐,应停止进食。可预先给予抗呕吐药物,如氟哌利多、甲氧氯普胺和地塞米松,对于高 PONV 风险者可加用 5-羟色胺拮抗剂。

(3)术后疼痛,发生率为 10%~20%。目前推荐多模式镇痛,术前可给予 COX-2 抑制剂,手术结束前可给予对乙酰氨基酚,手术区域局部浸润麻醉也可提供良好的术后镇痛,术后可口服非甾体类抗炎镇痛药物以缓解疼痛。

2.**手术并发症**　与手术有关的需留院或返院的情况有:①无法控制的延迟发生的疼痛、大出血。②手术意外事故(如肠穿孔、子宫穿孔)。它们与手术种类或手术者的技术水平有一定联系。在术前估计及术后观察期间须密切留意。上述情况一旦发生须立即返院急诊。

(三)术后医嘱

术毕尽管病人已达离院标准,药物的残余作用可能依然存在,约半数病人在术后 1~2 天仍存在观察力、判断力、肌张力等方面的问题,因此,须向病人讲明:

1.24 小时内不饮酒、不驾车、不操作复杂仪器、不作重大决定。

2.进食不宜过早,可从清淡流质开始,逐渐加量,以不出现腹胀、恶心呕吐为原则。

3.伤口痛可服少许非甾体类抗炎镇痛药。

(马　龙)

第十七章　特殊患者的手术麻醉

第一节　老年人手术麻醉

老年人机体细胞逐渐退化,各器官功能储备能力明显减低,40 岁以后机体主要脏器功能每年约减低 1%,应激能力和免疫、防御功能下降,导致老年人对手术和麻醉的耐受性差。而且老年人常并存心、肺、脑、肾等多种重要器官疾病,手术和麻醉的并发症及死亡率明显高于青壮年。老年人手术的麻醉前处理、麻醉中监测与治疗、麻醉后观察要更加细致和及时。

一、麻醉前准备

1.询问病史,完善各项检查。

2.对下列异常者,应给予足够的重视及正确处理。

(1)ECG 表现为心肌缺血、梗死、房颤或房扑、左束支传导阻滞、Q-T 间期延长、频发室性早搏、二度或三度房室传导阻滞、肺性 P 波。

(2)血压 160/100mmHg 以上。

(3)心胸比值>0.5 或超声心动图显示有瓣膜功能障碍或心腔及室间隔大小异常。

(4)眼底动脉硬化 III 度以上。

(5)血浆胆固醇 270mg/dl 以上。

(6)呼吸功能异常:长期哮喘史,吸气性屏气试验值在 30s 以内,肺活量 1 秒率<0.60,实测肺活量/预测肺活量<0.85。

(7)肾功能不全:尿素氮(BUN)>230mg/L 以上,肾血浆流量(RPF)<225ml/min,肾小球滤过率(GFR)<40ml/min。由于老年人肌肉萎缩,血肌酐不能作为肾功能异常的标志,应测定肌酐清除率。

(8)肝功能不全:清蛋白<30g/L。

(9)其他:血红蛋白<90g/L,血清蛋白总量<50g/L。有脑血管意外、糖尿病、心肌梗死及肝、肾功能衰竭史。老年患者术前如存在营养不良、水和电解质紊乱、血容量不足等情况,麻醉前应尽可能给予纠正。

3.麻醉危险因素评估　主要与原发病的轻重、并存疾病的多少及其严重程度密切相关。

(1)术前的病情和体格状态:发病率和病死率 ASA5 级>ASA4 级>ASA3 级>ASA2 级和 1 级。

(2)合并症的多少和严重程度:老年人有四种以上疾病者约占 78%,有六种以上疾病者约占 38%,有八种以上疾病占 3%。合并症越多,病情越严重,手术和麻醉的风险就越大。

(3)急诊手术:急诊手术的危险比择期手术增加 3~10 倍。

(4)手术部位和手术创伤大小:体表和创伤小的手术与体腔、颅内大手术相比,危险性相差 10～20 倍。

(5)年龄:年龄越高,全身性生理功能减低越明显,对手术和麻醉的耐受力越差。

4.麻醉前用药

(1)老年人对药物的反应性增高,麻醉前用药剂量应比年轻人减少 1/3～1/2。

(2)麻醉性镇痛药容易产生呼吸、循环抑制,除非麻醉前患者存在剧烈疼痛,一般情况下应尽量避免使用。

(3)镇静、催眠药易致意识丧失出现呼吸抑制,应减量慎用。

(4)老年人迷走神经张力明显增强,麻醉前应给予阿托品。若患者心率快、有明显心肌缺血时应避免使用。长托宁有中枢抗胆碱作用,可能与术后认知功能障碍相关,慎用于老年人。

二、麻醉方法的选择

麻醉方法选择原则为在满足手术要求的前提下,选择相对简单的麻醉方式,最大限度地减少对机体的干扰。

1.局部麻醉　简便易行,能保持意识清醒,对全身生理功能尤其是呼吸功能干扰极小,麻醉后机体功能恢复迅速。适用于体表短小手术和门诊小手术。老年人对局麻药的耐量降低,应减少剂量,避免局麻药中毒。

2.神经(丛、干)阻滞　适用于颈部和上、下肢手术。

3.椎管内麻醉

(1)硬膜外阻滞:适用于身体状况及心、肺功能较好的老年患者的腹部及下肢手术。

老年人脊椎韧带钙化、纤维性退变和骨质增生,常使硬膜外穿刺、置管操作困难,侧入法和旁正中法成功概率更高。避免大剂量用药,老年人硬膜外间隙变窄,椎间孔闭合,对局麻药的需要量普遍减小,为青壮年的 1/2～2/3,以防止麻醉平面过宽、过广。局麻药中避免加入过量肾上腺素,防止脊髓缺血损伤。老年人硬膜外隙静脉丛充血,穿刺和置管易致损伤出血,加之老年人椎间孔闭合,硬膜外出血更易导致局部血肿形成并压迫脊髓。常规术中吸氧,防止缺氧的发生。

(2)蛛网膜下隙阻滞:适用于下肢、肛门、会阴部手术。老年人对蛛网膜下隙阻滞敏感性增高,麻醉作用起效快、阻滞平面广、持续时间长,因此用药量应酌减,避免阻滞平面过高。

(3)蛛网膜下隙-硬膜外隙联合阻滞:适用于腹-会阴联合手术,髋关节及下肢手术。

4.全身麻醉

(1)适应证:老年患者全身情况较差,心、肺功能严重受损以及并存症复杂者;上腹部手术、开胸、颅脑等复杂、创伤大的手术。

(2)注意事项

1)麻醉诱导:全麻诱导药的用药量酌减,分次缓慢给予。预防气管插管心血管应激反应。警惕体位改变引起循环波动。老年人多存在血容量不足、自主神经调控能力降低,全麻后体位的改变容易引起剧烈的血压波动。老年人容易出现气管插管困难的原因有肥胖、颈短、无牙;颈椎活动受限、头不易后仰;舌根组织弹性差,声门暴露困难;门齿脱落或活动,使喉镜操作困难。

2)麻醉维持:①防止麻醉过深:因老年人药物分布容积减少、清除率减低以及脏器功能减退,在同样剂量下容易发生循环和呼吸抑制,故全麻维持用药须减少。老年患者麻醉维持不宜太深,但也要避免过浅麻醉出现镇痛不全和术中知晓。②避免二氧化碳蓄积和过度通气:老年人对缺氧耐受力差,保证足够的通气和氧供极其关键,但过度通气也会引起冠状动脉和脑动脉痉挛,易促发心肌缺血和脑缺血。③维持体液平衡:老年人对失血的耐受力差,多存在血容量不足,术中应注意及时输血和补液。由于老年人造血功能减退,术中和术后即使出血量不大,也易形成术后贫血。

三、术中监测

应全面而详尽地监测各项生理功能,常规监测无创血压、ECG、脉率、SpO_2、$P_{ET}CO_2$、尿量,用神经刺激仪监测肌松。其中心电图电极的安放应能适时显示 ST 段的变化,以便及早发现心肌缺血;呼气末二氧化碳分压能及时发现和避免低二氧化碳血症以防冠状动脉的收缩和痉挛;肌松监测对于老年人全麻时肌松的恢复判断很重要。必要时需要监测直接动脉压、中心静脉压、动脉血气、血糖和体温等。

四、麻醉后管理

1.力求术后苏醒完全:老年人对麻醉药的敏感性增高,代谢降低,容易出现术后苏醒延迟或呼吸恢复不满意,最好在苏醒室或 ICU 继续观察待其完全苏醒。

2.严格掌握拔管指征:在患者肌力充分恢复、咳嗽反射正常、自主呼吸规则有效、意识完全清醒、血流动力学平稳后方可拔管。必要时要监测肌松程度,待肌力恢复 90% 以上方可拔管。

3.维持生命体征平稳:术后必须持续监测循环及呼吸功能,保证呼吸道通畅,必要时给予氧疗。

4.慎用肌松药和麻醉性镇痛药的拮抗药。老年人应用拮抗药容易出现心血管系统的不良反应。

5.及时发现和正确处理术后麻醉并发症。

6.老年人对麻醉药的需求量下降,肝、肾功能减退,容易出现术后苏醒延迟。

7.老年人术后出现长期认知功能障碍与麻醉药物及低氧血症有关,应慎用安定类、东莨菪碱、异氟烷、异丙酚等影响老年人精神运动功能的药物。

（马　辉）

第二节　小儿手术麻醉

年龄在 1 个月以内称新生儿,1 岁以内称婴儿,1~3 岁称幼儿,3~12 岁为儿童。婴幼儿的解剖、生理和生化特点与成人有差异,新生儿又多因先天畸形而需手术麻醉。

一、与麻醉有关的小儿解剖生理特点

1.呼吸系统　婴幼儿头大、颈短,新生儿声门位置高,会厌长,呈"V"形,与声门呈 45°角,气管细小,声门最窄处位于声带下,声门至隆突仅 4cm,左、右支气管分支角度基本相同。如气管插管过深,进入左、右支气管的可能性相等。婴儿每公斤体重有效肺泡面积是成人 1/2,每公斤体重耗氧量是成人 2 倍。说明其换气效率低,需氧量大,易缺氧。

2.循环系统　新生儿心脏每搏量为 4~5ml,心率为 120~160 次/分,1 岁以内为 110~130 次/分,6 岁以上与成人相似。小儿心排血量靠心率增加调节,若心率超出生理范围,会使心排血量下降。

3.中枢神经系统与体温调节 新生儿及婴幼儿中枢神经系统发育不完善,神经髓鞘发育未成熟,自主神经系统占优势,迷走神经张力较高,麻醉中易发生心率变化,对呼吸抑制药耐受性差。新生儿体温调节功能差,常随环境温度变化,加之新生儿及婴幼儿缺乏皮下脂肪,体表面积相对较大,易引起体温上升或下降,使麻醉后清醒延迟,故应加强体温监测。

4.体液平衡及代谢 年龄愈小体液占体重比例愈大。1个月的新生儿体内水分占体重74%,3岁时占63%,成人占55%～60%。婴儿水转换率为100ml/(kg·d),成人为35ml/(kg·d),故婴儿易脱水。

刚出生的新生儿,在1h内有轻度酸中毒(pH7.3,$PaO_2$67.5mmHg,$PaCO_2$33.75mmHg)。如新生儿Apgar评分在6分以下,存在低氧血症,其代谢性酸中毒更为明显。术前禁食时间过长可引起代谢性酸中毒,故小儿手术时应适量静脉输注5%葡萄糖液。婴儿期血浆HCO_3^-浓度为21～23mmol/L,成人为25～27mmol/L。

二、麻醉前准备及用药

1.麻醉前准备

(1)详阅病历:注意体重与营养状态是否相符,为用药及输液量提供参考。小儿体重计算法:出生体重3kg左右;1～6个月体重:月龄×0.6+3;7～12个月体重:月龄×0.5+3;1～12岁体重:年龄×2+8。注意实称体重和标准的差异。

(2)追问病史:追问与疾病相关的家族史,既往麻醉手术史。了解患儿有无先天畸形、抽搐、癫痫、先天性心脏病(简称:先心病)、哮喘、发热、肾病、脊柱畸形、过敏性疾病、出血性疾病等。注意有无恶性高热家族史。

(3)体检:全面检查各系统,重点突出与麻醉有关的脏器和部位。

(4)术前病情评估:综合评估麻醉手术耐受性及可能发生的并发症。

2.麻醉前用药

(1)麻醉前30min～1h皮下或肌内注射术前用药。

(2)急诊手术可采用静脉滴注给药。

(3)危重衰竭、颅脑外伤或有呼吸功能代偿不全及呼吸困难患儿禁用阿片类药。

(4)高热、心动过速患儿不用阿托品,以东莨菪碱或长托宁替代。

3.胃肠道准备 由于小儿食管短、食管下段括约肌发育不全、胃内压力高、胃液酸度大等特点,故手术无论大小,为预防误吸,术前应禁食。2岁以上患儿,择期手术禁食、禁饮8h;1～2岁禁食、禁饮6h;6个月左右的婴儿,禁食、禁饮4h。婴幼儿因体液交换率高,如长时间限制液体摄入,会导致脱水及低血糖,故可在术前2h喂少量葡萄糖水或果汁一次,或由静脉补充一定量的5%葡萄糖液。

三、麻醉方法及装置

1.基础麻醉 使患儿处于浅睡眠状态。主要用于不合作小儿或为全身麻醉、局部麻醉、神经阻滞建立良好基础。常用药有氯胺酮、咪达唑仑、硫喷妥钠、γ-羟丁酸钠、丙泊酚等。术前有呼吸道梗阻或抑制、饱胃、肠梗阻者慎用基础麻醉。

2.静脉全麻 适用于非俯卧位的短小手术、诊断性检查,不行气管插管。常用药物有:

(1)氯胺酮2mg/kg静脉滴注,维持10～15min,可配制0.1%溶液静脉滴注维持。辅以小剂量地西泮或咪达唑仑,可减少氯胺酮用量,并预防氯胺酮的副作用。

(2)γ-羟丁酸钠复合氯胺酮静脉麻醉　γ-羟丁酸钠 50～80mg/kg,复合氯胺酮 1mg/kg,可重复间断静脉滴注。注意呼吸管理,常规给氧。

(3)丙泊酚复合氯胺酮麻醉静脉持续泵入。

(4)实施静脉麻醉期间,应常规给氧,监测生命体征。必备麻醉机、气管插管、吸引器等抢救设备。

3.气管插管全身麻醉

(1)静脉麻醉药:硫喷妥钠 3～5mg/kg;氯胺酮 2mg/kg;依托咪酯 0.3～0.4mg/kg;丙泊酚 2～2.5mg/kg;γ-羟丁酸钠 50～80mg/kg。

(2)吸入麻醉药

1)氟烷:麻醉效能较强,MAC0.9%,小儿麻醉较成人应用多,对过敏体质或哮喘患者为首选。

2)恩氟烷:较氟烷效能低,比七氟烷强,MAC1.7%,对肝脏损害较氟烷轻。

3)异氟烷:较氟烷效能弱,血/气分配系数较氟烷低,诱导更快。对呼吸道有刺激性,呼吸抑制较氟烷重,故不适用于开放诱导。异氟烷对肝、肾影响不大,MAC1.2%,适用于新生儿麻醉维持。

4)七氟烷:麻醉效能较异氟烷弱,血/气分配系数低,对气道无刺激性,无异味,诱导和清醒快,MAC1.71%,适用于小儿麻醉诱导与维持。缺点是遇钠石灰不稳定,慎用紧闭式麻醉。

5)氧化亚氮:麻醉效能极弱,MAC 为 105%,不足以单纯诱导和维持麻醉,但与其他麻醉药复合可降低吸入麻醉药浓度,减少其用量。通常与等量氧混合作为全麻辅助用药。氧化亚氮弥散性能大于氮,故可使体内含气腔隙增大,气胸、肠梗阻、气脑造影、腹腔镜检查术应为禁忌。

(3)气管插管的选择:最适合的导管口径是以能通过声门下的最适宜的导管为准,加压呼吸时导管周围有轻度漏气。

除查表外,尚有以下公式可粗略计算(用于>2 岁的小儿):

导管内径(ID)(mm)=4+年龄(岁)/4

导管外径(F)=18+年龄(岁)

通常以查表或公式计算导管为基本管,再选相邻较大和较小的两根导管备用。经鼻插入深度比经口长 2cm。

4.小儿麻醉器械与装置　小儿麻醉所需的器械也较特殊,如大小不同的面罩和口咽通气道、小呼吸囊、小儿呼吸回路及小儿麻醉机等。一般有以下几种呼吸回路:

(1)半开放式回路(又称 CO_2 冲洗回路):常用的有 Mapleson A 回路、Bain 回路等。均属于改良式的 T 形装置,气流量大于每分钟通气量的 2.5～3 倍,才能排除 CO_2,防止呼吸气体重复吸入所致的高二氧化碳血症。

(2)改良亚利装置 T 形管内径为 1mm,供气口-端接-呼吸囊,优点为无效腔小,呼吸阻力低,气流量是患儿每分钟通气量的 2 倍,避免重吸入。适用于体重小的小儿。

(3)紧闭循环装置:用于体重大于 20kg 的儿童,气流量 0.5L/min,潮气量 8～10ml/kg,呼吸频率、呼吸比可调,带有 PEEP 功能,呼气末 CO_2 浓度监测等。

5.小儿椎管内阻滞　包括连续硬膜外阻滞、蛛网膜下隙阻滞、骶管阻滞。适用于腹部以下手术的麻醉,但均需在基础麻醉后进行。小儿椎管内阻滞的特点为:

(1)小儿硬膜外阻滞:局麻药浓度与剂量依年龄不同而有差异。①利多卡因浓度:新生儿为 0.5%;1～3 岁为 1%;3～7 岁为 1.20/0;8 岁以上为 1.5%。剂量 8～10ml/kg。②丁卡因浓度为 0.1～0.25%,剂量 1～1.3mg/kg。③利多卡因与丁卡因(1∶1)合剂所用剂量以利多卡因计算为准。

(2)小儿腰麻:普鲁卡因浓度为 3%,剂量为 2mg/kg;丁卡因浓度为 0.5%,剂量为 0.2mg/kg;穿刺部位在腰$_{3\sim4}$以下。禁用于 5 岁以下小儿。

（3）骶管阻滞：在新生儿及婴幼儿可满足腹部以下手术，用药浓度同硬膜外阻滞，剂量以胆滞平面要求不周，可按 0.5～1ml/kg 用药。

四、小儿围手术期体液治疗方案及输血

小儿术中输液应包括以下几方面：①既往丢失量（包括病因丢失；禁食丢失）；②生理需要量；③术中体液丢失与转移量；④术中血液丢失量。

（一）术中输液

1.需要量的确定

（1）维持生理需要量：体重小于 10kg 者，输液量为 4ml/kg；体重大于 10kg 者，输液量则递减至 3ml/kg。

（2）术前因禁食、水的所需量：正常生理维持量×体重（kg）×禁食小时数。

（3）手术创伤引起的转移及丢失量：浅表手术 1ml/kg；中手术 2～5ml/kg；大手术 5～10ml/kg。

2.液体种类的选择　电解质的补充，维持量应补等渗电解质溶液。创伤引起的丢失应补平衡液。术前已存在电解质、酸碱平衡紊乱应依电解质、血气分析结果确定。由于婴儿代谢、耗氧约为成人的 2 倍，糖需要量每日约为 5g/kg，故在维持量中应含有 5% 葡萄糖液，以防低血糖和代谢的需要，促进糖原合成，减少蛋白消耗。一般给予 0.3g/（kg·h），即用 2.5%～5% 的葡萄糖平衡液。由于小儿输液安全范围小，尤以婴幼儿为明显，最好多用输液泵调节流量。休克、水及电解质平衡紊乱患儿，其液体需要量与质可根据血压、尿量、CVP、电解质、血气分析等生理监测参数决定。

（二）输血

术前血容量估计：早产儿为 90～100ml/kg；足月新生儿为 80～90ml/kg；婴幼儿为 70～80ml/kg；儿童为 70ml/kg。可结合血细胞比容（Hct）、血红蛋白（Hb）大体推测小儿允许血液丢失量（MABL）。当失血量在 MABL 以内，可用胶体加平衡液补充。

MABL＝估计血容量（EBV）×（患儿 Hct-25）/患儿 Hct

五、小儿围术期监测特点

（一）呼吸监测

1.放置胸前固定听诊器，以监听呼吸音变化。

2.注意口唇、甲床、手术视野出血颜色。

3.SpO_2 正常值 96%～100%。选用特殊探头。

4.$P_{ET}CO_2$ 正常值 37.5mmHg 左右。

5.动脉血气分析新生儿或小婴儿可取手指、耳垂或足趾毛细血管化血，儿童取动脉血。

（二）体温监测

小儿体表面积相对较大，对低温和高温耐受差，故小儿体温监测应为常规监测。麻醉中维持体温的方法很多，最重要的是室温。婴幼儿在 26℃室温才能维持正常体温；恒温毯、加热输血及呼吸回路安湿化器均有助于减少热量散失。

（马　辉）

第三节　休克患者手术麻醉

一、麻醉前估计

（一）临床常见休克的类型

1.失血性休克,如肝、脾破裂,宫外孕。

2.感染中毒性休克,如化脓性胆管炎、肠梗阻。

3.创伤性休克,如颅脑外伤,胸、腹外伤。

（二）临床表现

1.休克初期患者可表现为烦躁、焦虑或激动。休克加重时,患者由兴奋转为抑制,表现为表情淡漠或意识模糊,甚至昏迷。

2.患者有口渴感提示血容量不足或脱水。

3.皮肤颜色、温度、湿度和弹性大多数患者表现为皮肤苍白、发绀、湿凉;但"高排低阻"型休克表现为皮肤干燥、温暖,故应结合临床其他表现进行综合分析。

4.甲皱微循环障碍。

5.外周静脉充盈度差,可观察颈静脉、肢体远端静脉。

6.休克患者常有呼吸困难和发绀。

7.尿量减少。

（三）血流动力学检查

1.血压和脉压　收缩压低于 80mmHg 或较平时低 30mmHg,脉压小于 20mmHg。

2.脉搏　早期即可表现为细速,严重时将不能触及。

3.中心静脉压　休克时低于 6cmH_2O。

4.心排血量及肺毛细血管楔压异常。

（四）实验室检查

1.全血细胞计数、Hb 及 Hct。

2.动脉血气分析和电解质测定。

3.弥散性血管内凝血实验室检查常用指标有血小板计数、出凝血时间、凝血酶原时间、凝血酶时间、部分凝血活酶时间、优球蛋白溶解试验,3P 试验及其他凝血因子测定。

4.尿检查:尿量、尿比重、尿素氮、肌酐等。

必须强调的是,多数休克患者病情危重,部分患者必须经过外科手术方能纠正产生休克的病因,因此各种检查要根据实际情况选择。

二、休克的治疗

休克治疗贯穿于术前、术中和术后的全过程。术前抗休克治疗有助于增加麻醉和手术的安全性,对于失血性休克的患者,紧急手术方能纠正产生休克的病因,因此不能片面强调术前抗休克治疗。即使对于感染中毒性休克和低血容量性休克,在适当的抗休克处理后,应尽早手术。

1.血容量的补充和血液稀释　除心源性休克外的其他休克都存在有效循环血容量绝对或相对不足,补充血容量并使血液稀释是改进循环、增进组织血液灌流量的根本措施。平衡盐液常被用来作为补充血容量和血液稀释治疗的首选溶液。但在血液稀释的同时,应注意维持血浆胶体渗透压,一般晶胶比为(2~3)∶1。

2.血管活性药物的应用

(1)血管收缩药:当外周血管功能衰竭时可用,常用药物有间羟胺(阿拉明)、去氧肾上腺素和去甲肾上腺素等。

(2)血管扩张药:根据具体情况可选用硝酸甘油、酚妥拉明及硝普钠等。应用血管扩张药的指征:①心源性休克前负荷增加而血压仍不理想;②用血管收缩药虽能维持血压,但末梢循环未见改善;③氧分压正常而 SpO_2 较低;④急性肺水肿。

3.改善心肌收缩功能　任何休克都可使心肌受抑制,因而要用正性肌力药,可选用多巴胺或多巴酚丁胺。

4.纠正酸中毒,改善微循环　严重酸中毒时可用5%碳酸氢钠静脉滴注。

5.并发症的防治　快速补液时应注意肺水肿的发生;晚期应防治弥散性血管内凝血和急性肾衰竭。

6.改善呼吸功能　保持呼吸道通畅,必要时气管内插管以充分供氧,并行呼吸机治疗。

7.其他　如抗感染治疗等。

三、麻醉处理

(一)麻醉准备

1.麻醉前采取妥善措施,对危及生命的病变或创伤应急救处理。

2.必要时气管内插管或气管切开。

3.血容量不足时快速补液,如外周静脉不易穿刺则行深静脉置管,导管的内径要足够粗。

4.测定中心静脉压、留置导尿管并准备其他急救药品和用具。

(二)麻醉选择

1.局部麻醉　范围小的手术,局部浸润、局部神经阻滞麻醉能完成的手术。

2.椎管内麻醉　休克纠正前禁用椎管内麻醉。术前治疗已使低血容量性休克得到纠正的患者,低、中平面的椎管内麻醉可选用,但应在严密监护下实施,严格控制麻醉阻滞平面。

3.全身麻醉　休克患者原则上应选用全麻,尤其遇到以下情况时必须选用全身麻醉:

(1)高热,意识模糊,合作欠佳。

(2)低血压休克患者,扩容治疗和正性肌力药效果不良。

(3)饱胃患者。

4.麻醉诱导　可采用芬太尼联合地西泮、咪达唑仑、依托咪酯或氯胺酮,亦可加用吸入麻醉和肌松药诱导。

5.麻醉维持　以阿片类和苯二氮䓬类药相结合,必要时吸入低浓度恩氟烷、异氟烷或七氟烷加深麻醉。肌松药可选用维库溴铵、阿曲库铵、泮库溴铵等。

(马　辉)

第四节　高血压病患者手术麻醉

　　高血压病是以动脉压增高为主要表现的综合征。高血压病是常见病、多发病;占老年人 45%～50%。发病机制是主动脉持续痉挛所引起的周围动脉阻力增高。根据 WHO/ISH 1999 年的标准,一般成人卧床休息 15min 后,SBP≤140mmHg,DBP≤90mmHg 为正常血压;SBP≥140mmHg,DBP≥90mmHg;或 SBP 单独≥140mmHg 或 DBP 单独≥90mmHg,即为高血压。详见本章第八节老年人手术麻醉中的高血压诊断标准的内容。SBP 的粗略计算方法,是年龄＋100,但任何年龄健康人 SBP 均不应≥140mmHg、DBP≥90mmHg。双上肢血压可相差 10mmHg,上肢血压比下肢血压低 20～40mmHg。WHO/ISFI 根据血压增高水平,又将高血压病分为 1、2、3 级。理想血压:SBP＜120mmHg,DBP＜80mmHg。正常血压:SBP＜130mmHg,DBP＜85mmHg。正常血压高值:SBP130～139mmHg,DBP85～89mmHg。1 级高血压(轻度):SBP140～159mmHg,DBP90～99mmHg(亚组临界高血压,SBP140～149mmHg,DBP90～94mmHg);2 级高血压(中度):SBP160～179mmHg,DBP100～109mmHg;3 级高血压(重度):SBP≥180mmHg,DBP≥110mmHg。单纯收缩期高血压,SBP＞140mmHg,DBP＜90mmHg。高血压分原发性和继发性两种。原发性高血压(高血压病)是以血压升高为主要症状的一种独立性疾病,占 85%～90%;继发性高血压(症状性高血压)是以某些疾病的一个症状出现,占 10%～15%。本节着重讨论原发性高血压病人的麻醉问题。

【特点】

　　1.麻醉的危险性评估　高血压病患者合并重要脏器损害和损害的程度,如合并重要靶器官损害,尤以心、脑、肾 3 个靶器官的功能损害最严重,对麻醉的危险性影响最大。

　　(1)心脏损害程度:高血压病引起的心脏损害最为重要,故高血压病人的麻醉意外较多。为克服增高的外周血管阻力,左心室后负荷增加,引起左心室肥厚和扩张;心肌收缩力减弱,导致左心功能不全、肺淤血、肺水肿。继而右心室肥厚、扩张而致右心室衰竭。高血压状态下又可促进冠状动脉粥样硬化,心肌供血减少,心肌耗氧量增加,使心脏的氧供和氧耗失衡,故可发生缺血性心脏病、心肌梗死、心律失常等后果。

　　(2)脑损害程度:脑的小动脉硬化可致脑供血不足。脑出血、脑血管痉挛和脑血栓形成等脑血管意外,伴有脑组织软化、水肿等病理损害。脑梗死是高血压病人主要死亡原因之一。

　　(3)肾功能损害程度:肾细小动脉病变在高血压时最重,肾小管动脉硬化和痉挛、狭窄使肾血流减少,肾小球滤过率减低,以及肾单位玻璃样变化,导致肾功能衰竭及尿毒症。

　　(4)大血管损害程度:主动脉可发生粥样硬化、囊样中层坏死和夹层动脉瘤。

　　2.不同高血压病类型的危险性评估　不同类型的高血压对麻醉和手术的危险性也不相同。根据 WHO 分期方法,高血压的病程和靶器官受损的严重程度分为 3 期。

　　(1)一期:病人血压高于正常,但波动。经卧床休息数日后,血压可降至正常。但无心、脑、肾等靶器官受损的表现。

　　(2)二期:血压高,并有靶器官严重损害,下列之一者即可诊断。ECG 示左室肥厚或 X 线、超声示左室扩大;眼底动脉变窄;蛋白尿或肌酐血浓度升高;动脉粥样斑块。但有功能代偿能力,经服用降压药可使血压降低。

　　(3)三期:有显著而持续的血压升高,伴重要靶器官严重损害,功能失代偿期。有下列之一者可诊断,脑出血或高血压脑病;心绞痛、心肌梗死、左心衰竭;肾功能衰竭;眼底出血或渗血、渗出;夹层动脉瘤、动脉闭塞。

(4)恶性高血压危症:为一特殊的高血压类型,其特点是 DBP 持续>120mmHg,伴肾功能衰竭、眼底Ⅱ~Ⅳ级改变,称为高血压危象,严格地说,称为高血压危症。高血压危象还包括高血压急症,是指 DBP>110mmHg 而无靶器官受损。病程发展快,多见于青年病人。三期高血压病人麻醉的危险性和手术死亡率就大为增加,其危险程度随各靶器官损害程度的增加而加大。恶性高血压施行麻醉时的危险性最大。

3.高血压痛治疗与麻醉　血压的调控不是简单地以降压为目的,而以其对靶器官氧供(血流)影响的结果为基础,选一种适合于对一个危险因素的有效治疗,不引起对另一个危险因素产生不利影响的血压调控方法。

(1)降压药与麻醉药的相互作用:掌握抗高血压药与麻药的协同作用或配伍禁忌,并决定在麻醉前、麻醉后的继用或停用等问题。

(2)检查电解质:利尿药近年来作为抗高血压的基础药而被广泛利用。对长期服用的病人,应检查电解质情况。如有低血钾,麻醉时易出现心律失常、洋地黄中毒;对心血管系统、酸碱平衡也均有影响,还可加强非去极化肌松药的作用。高血压时琥珀胆碱的应用会带来一定危险性。故麻醉前纠正电解质紊乱十分重要。

(3)β受体阻滞药术前不停:如普萘洛尔等是治疗高血压的首选药物之一。若服用时间长、剂量大后,常有心动过缓、潜在削弱心肌收缩力等作用。在术前可一直用药到手术当天,以避免突然停药引起心肌耗氧量突然增加,而致心肌急性缺血。

(4)交感神经末梢介质耗竭或阻滞药术前 2 周停药:前者如利血平、降压灵,后者如胍乙啶。此类药长期、大量使用可使体内儿茶酚胺耗竭或释放受阻。当出现低血压时,应用升压药不易奏效,应于术前两周停药。

(5)术前停用单胺氧化酶抑制药:如优降宁,可增强拟交感胺,即升压药的升压效应,在应用优降宁的情况下同时使用升压药,可使病人血压骤升,发生高血压危象。还可抑制多种药物的代谢酶,增强巴比妥类及镇痛药的毒性,如使哌替啶产生低血压、昏迷、严重呼吸抑制等,甚至死亡。故术前 2~3 周停药,以免麻醉时的不利影响。

(6)三期重症高血压病人的降压治疗:心脑肾功能已受严重影响。如不予降压治疗或治疗不当,血压处于高水平,或不稳状态,或术中血压有剧烈的波动,可能导致心脑肾意外。手术前、中、后应继续使用降压药,以使血压稳定于需要水平。以小剂量数药联合使用较好。

(7)急症病人的综合治疗:术前曾使用大剂量的降压药,如普萘洛尔等。应针对循环方面的问题进行处理。输注异丙肾上腺素、氢化可的松或阿托品等治疗心动过缓、低血压;去乙酰毛花苷治疗心衰;多巴酚丁胺、胰高血糖素增强心肌收缩力;多巴胺治疗低血压,改善心肌收缩力等。

(8)术中处置:急症病人若大量使用利血平,于术中发生问题时的处理:阿托品治疗心动过缓;血管受体兴奋药,如甲氧明、去氧肾上腺素等治疗低血压;长期使用帕吉林(优降宁)者,麻醉时应免用巴比妥药及哌替啶。用升压药时应仔细观察,避免血压过高。

【麻醉前评估】

1.心脏受累情况　有无心力衰竭,心脏的辅助检查判明有无心肌缺血、左心室肥厚、扩大、心律失常、冠心病及心功能不全等。若有心衰和冠心病者,麻醉的危险性就增加,有心肌梗死病史者,6 个月内不宜行择期手术。

2.脑功能受损情况　有无高血压脑病及脑血管意外史。若伴有者处理时就很棘手,危及病人生命,危险性大,近 3 个月内有脑血管意外者,应避免择期手术。

3.眼底　有血管变细、痉挛、硬化、出血及渗出者应推延择期手术。

4.肾功能不全　蛋白尿阳性,血肌酐 106～177μmol/L 肾功能有异常者,麻醉危险性大。应推延择期手术。

5.电解质紊乱　有用利尿、降压药后所致的低钾、低钠等电解质紊乱时麻醉危险性大。应推延择期手术。

6.血压水平　血压的升高数值,决定着麻醉和手术的危险性,其评估:SBP＜160mmHg,DBP＜100mmHg,眼底检查血管痉挛或硬化Ⅰ级,无心、脑、肾损害者,其麻醉危险性较小;SBP＞160mmHg。或DBP＞100mmHg,眼底检查血管硬化Ⅱ级,心、肾有轻、中度损害者,其麻醉有一定危险;凡 SBP≥180mmHg 或 DBP≥110mmHg 持续升高不易控制者,或 DBP＞120mmHg,眼底检查有出血或渗出者,心及肾功能不全者,其麻醉危险性较大,应系统治疗后再手术。高血压危象对麻醉有极大的危险性,应尽快采取紧急治疗措施,将血压降至正常水平。否则不宜行择期手术。

7.高血压病并存危险因素　年龄大(男＞55 岁、女＞66 岁)、吸烟、饮酒、高血脂(总胆固醇＞6.5mmol/L)、糖尿病、高血压病史和肥胖等危险因素。

8.WHO/ISH 将高血压危险因素分 4 类　①低危:1～3 级高血压,无上述危险因素,无靶器官损害和心血管并发症;②中危:1～3 级高血压病,并存 1～2 个危险因素;③高危:并存＞3 个危险因素,或靶器官损害,或糖尿病及重度高血压者;④极危:1～2 级伴心血管病,3 级高血压并存一个以上危险因素、靶器官损害和(或)并发症者。

【麻醉前给药】

1.强心药物　高血压病患者术前有心力衰竭者,用强心药物治疗。

2.镇静药物　高血压病患者系不稳定神经型,且有手术顾虑等因素引起血压波动,故术前安定镇静药用量可适当加大。肌注咪达唑仑 2.5～5mg、哌替啶 50mg、异丙嗪 25mg。

3.颠茄类药物　常规给予阿托品 0.5～1.0mg 或长托宁 0.5mg,肌注,以防止术中可能出现的心动过缓,特别术前曾服用过利血平、普萘洛尔者。

4.扩冠状血管药物　高血压患者合并冠心病者,用罂粟碱 30mg,术前肌注。

【麻醉选择】

其麻醉选择,以高血压的严重程度和有无严重并存症来考虑。对麻醉危险性不大的患者,与一般病人麻醉无区别。对有一定危险性,或危险性较大的病人,要选择对循环、脑和肾影响最小的麻药和方法。

1.局麻　仅适用于体表或局限的小手术。麻醉效果应力求完善,辅助镇静、镇痛药,以减少刺激。局麻药禁忌加入肾上腺素。神经阻滞完善、镇痛完全,同局麻。

2.腰麻　选少腹以下低位手术较安全。防止平面过高(阻滞平面低于 T_8),以免对循环影响较大。

3.硬膜外麻醉或腰硬联合麻醉　限于中腹部以下手术。可控性强,镇痛和肌松效果好,并可术后镇痛。但平面不宜过宽,避免血压波动。应分次小量给药。避免术中发生突然血压下降。一旦血压降低时,以输液和升压药等纠正。当麻醉效果不够满意或牵引痛尚难完全消除时,要用辅助药,但不宜过量、过快给药。上腹部手术应予慎重。腰硬联合麻醉具有二者优点,多选用。

4.全麻　手术范围广、创伤大的复杂手术,或病情危重者,选全麻安全。麻醉药的选择多采用复合全麻。

(1)氟哌利多与芬太尼合剂:对高血压病人的心脏功能影响小。严格掌握用药量,避免一次快速、大量给药而导致血压下降。

(2)吸入麻药:氟烷和恩氟烷对心肌有抑制作用,但可减少心肌耗氧量,使血压下降,由于阻力降低,血流反可增加。多采用静吸复合麻醉,辅以小量的异氟烷或恩氟烷吸入,只要注意,不致造成对循环的过度抑制。

(3)硫喷妥钠:对心肌有抑制作用,小剂量用于诱导插管,仍是好方法。但用量过大或快速静注,易引起血压骤降应避免。

(4)氯胺酮:不宜应用。因其有拟交感活性作用,使心率增快,血压上升,心脏指数增加。

(5)肌松药:除避免应用戈拉碘铵外,均可应用。

【麻醉管理】

入室后立即对心、脑、肾进行持续监护是非常必要的。术中除监测血压、ECG、CVP、尿量之外,有条件时,对特殊病例或心血管手术病人,行 PCWP、CO 等监测。常规吸氧。静注咪达唑仑、降压药使血压降至正常,即可实施麻醉操作。

1.**全麻期间保持麻醉平稳**　术中防止血压的急骤波动,将血压维持在不低于原基础血压 1/3 的水平,或维持在术前镇静后血压下降的水平。凡基础血压上升或下降>25%,持续 30min,可导致心、脑、肾的严重后果。若血压持续升高,可致脑血管破裂或脑血管痉挛,或急性心力衰竭的危险;血压过低使生命的重要器官缺血、缺氧,引起脑血管、冠状血管、肾血管的栓塞形成,尤其是 DP 过低时;SP 也不应低于原 DP 水平,否则有引起冠状循环功能不全的危险,若有过高或过低变化,应针对原因用药物处理,将麻醉期间血压维持于合理的水平十分重要。

2.**诱导期**　喉镜和气管内插管的强烈刺激,会产生心动过速、血压升高、血浆儿茶酚胺增加等。预防措施如下。

(1)喉部表麻:对咽喉部和气管内充分表麻。或利多卡因 1~2mg/kg 静注。

(2)镇静镇痛药:适当的镇静、镇痛,使麻醉达到一定深度。

(3)用降压药:对兴奋性较高及高血压病人,可选用速效、短效降压药如硝苯地平、维拉帕米、尼卡地平、拉贝洛尔、艾司洛尔和乌拉地尔等,维持血压相对稳定。

3.**血压过高的处理**　指血压上升超过基础血压水平 25% 以上。多在麻醉过浅、缺氧、二氧化碳蓄积、输液过多过快或量过大、吸痰刺激、气管内插管时、手术操作刺激、精神紧张或镇痛不全等,以及服用优降宁后等多种因素均可使血压上升,甚至剧烈持续升高,发生高血压危象,导致脑出血、心脏后负荷过高,诱发肺水肿等并发症。处理原则如下。

(1)对因处理:如手术切皮、开胸去肋、内脏探查等应静注芬太尼 0.1~0.6mg,加深麻醉,避免各种强烈刺激,改善缺氧、解除二氧化碳蓄积,辅助神经安定药等。

(2)危象状态:可用乌拉地尔 25~50mg 缓慢静注,或尼卡地平 1~2mg 或利血平 1~2mg 静注,或苄胺唑林 5~10mg 溶于 5% 葡萄糖液 500ml 中,以 20~60 滴/min 或 0.03~0.1mg/min 或 1~5μg/(kg·min)输注;或硝普钠 25~50mg 溶于 5% 葡萄糖液 500ml 中,以 10~50 滴/min 或 20~100μg/min0.5~8μg/(kg·min)输注或硝酸甘油 3~6μg/(kg·min)输注。控制性低血压应十分慎重。一期高血压患者可选用,但血压不宜过低,低血压时间不宜过长久;二期高血压患者则应严格掌握适应证,慎重选用;三期高血压患者对低血压的耐受力差,容易遭受到缺血性损害,原则上免用。使用苄胺唑林和硝普钠时,应在严密观察血压下逐渐加量,调节至疗效满意后维持之,避免血压剧降引起意外。如有肺部啰音、发绀、心率增快、肺毛细血管嵌入压增高等左心衰竭表现时,应加强供氧,静注速效利尿药,如呋塞米、利尿酸钠;静注速效洋地黄,如毛花苷 C,必要时使用吗啡。苄胺唑林和硝普钠等均适用于高阻低排型心衰。硝普钠对急性心衰有良好作用,具有减轻心脏前负荷的作用,唯使用过程中应严密观察。如血压正常时,则血压的降低和心率的增加应<10%。苄胺唑林主要用于减轻心脏后负荷。

4.血压过低的处理 高血压患者如有休克或血压过低,应根据基础血压水平来判断,一般血压降低原基础血压25%时,即可视为低血压。严重低血压状态对高血压病人极为不利,可诱发脑血栓形成、心肌梗死及肾功能衰竭。当外周血管阻力降低、血容量不足、心排血量减少及末梢淤积时、血压过低,尤其是 DP 过低,可影响冠状动脉供血,导致心肌缺氧。硬膜外麻醉时,常可出现严重低血压。一因平面过高过广、局麻药量过大,二因内脏牵拉、缺氧、二氧化碳急速排出。开胸后呼吸循环紊乱,及术前曾应用利血平、优降宁、氯丙嗪等药物,也可发生低血压。处理方法如下。

(1)对因及时处理:如重视血容量的补充,充分供氧,纠酸,在 CVP、尿量指导下进行输血、输液。

(2)使用升压药:如多巴胺、间羟胺、去氧肾上腺素、甲氧明、麻黄碱等。用量适当,切忌血压急骤上升。选用升压药时,应注意到长期服用利血平等药的患者。当间接作用的升压药,如麻黄碱、间羟胺等无效、或不易奏效时,应考虑选用直接兴奋肾上腺素受体的药物。如甲氧明、去氧肾上腺素、去甲肾上腺素等。

5.术中输液输血 麻醉初期应快速补充液体,以防血压大幅度降低,有限制地补充血容量;麻醉恢复期,应避免输液过多。输血与否,根据手术需要决定。

(姜卫荣)

第五节 脑血管意外手术麻醉

脑血管意外主要指脑血管栓塞性疾病、高血压引起的颅内出血(包括颅内动脉瘤破裂、动静脉畸形属出血性)及高血压脑病。急性期患者伴有不同程度的颅内压增高、昏迷、偏瘫等并发症,病死率和致残率均高。除脑血管本身手术以外,不宜施行其他手术。紧急手术往往是髂总动脉骑跨性栓塞、肠系膜动脉栓塞或内脏破裂等,直接威胁患者生命时,即使并存高血压、动脉硬化性心脏病、肝肾功能减退或糖尿病等复杂病情,也要克服麻醉和手术的危险性,知难而进。脑血管意外属抢救性手术。

【麻醉前评估】

1.降压 有高血压,按高血压患者用降压药处理。先降压至 SBP<150mmHg 后,再手术麻醉。

2.心血管功能情况 有心肌病、冠心病或心肌梗死病史的病人,立即检查心肺功能和 ECG、血气分析等,要评估心功能的代偿情况及用药情况。

3.主要脏器功能 脑、肾功能障碍者,麻醉中应慎重处理。

4.慢性气道疾患 有慢性肺病或支气管疾病,有动脉血氧分压降低及二氧化碳分压($PaCO_2$)增高等,应在严密观察下对吸入氧浓度和呼吸参数予以调节,保持足够的通气量,但也要对已有脑损伤的病人,注意过度通气所引起的 $PaCO_2$ 降低,对加重脑血管收缩和皮质氧压力下降的影响。

5.不用琥珀胆碱 中枢神经损伤伴有骨骼肌瘫痪的病人,使用琥珀胆碱后可引起高钾血症,有导致心律失常,甚至心搏骤停的危险。不用或慎用琥珀胆碱。

【麻醉前准备】

1.维护脑功能 根据脑血管病变的特殊性,采取镇静、镇痛、降低颅内压等相应措施。

2.降低和控制血压 并有高血压的脑血管意外病人,降压药及抗心律失常药用至手术当天,以减少血压的波动。

3.补钾 冠心病、肾血管病而接受强心、利尿药治疗者,适当补钾、钠、氯,严格限制补液量,纠正脱水和电解质紊乱。

4.麻醉前用药 病人多呈嗜睡及昏迷状态,麻醉前用药如下。

(1)咪达唑仑:2.5mg,术前 1h 肌注。

(2)阿托品:0.25～0.5mg 或长托宁 0.5mg,术前 1h 肌注。

【麻醉选择】

1.局麻加强化　安全,对病人生理影响小的较小手术可选用,但不合作者,进行胸、腹大手术难以完善,反而不安全。

2.腰麻或硬膜外麻醉　广泛用于腹部以下的手术,但对急性脑部疾病的病人,行腰麻会引起颅内压或血压的波动,硬膜外也未必妥当。

3.全麻　采用全身麻醉最适宜。

(1)静脉快速诱导:硫喷妥钠、芬太尼及罗库溴铵 0.6～1.0mg/kg 静脉诱导,气管内插管;或清醒配合表麻插管。

(2)麻醉维持。①依托咪酯,分次静注;②静脉丙泊酚泵入,复合吸入异氟烷或七氟烷静吸复合麻醉;③全凭静脉麻醉,如芬氟合剂,即神经安定镇痛术。

(3)避免血压剧烈波动:力求麻醉期间用药得当、操作合理,勿使血压剧烈波动,避免过长时间的血压降低或升高,防止心肌缺血和缺氧、脑缺血和缺氧的发生。

(4)避免颅内压增加:防止血压升高;避免缺氧和二氧化碳蓄积;麻醉诱导期间平稳,避免呛咳、激动;输液量要限制,勿输过量,输注速度勿过快。

(5)急症手术治疗其他疾病:脑血管病治疗期间,又突发急症手术而治疗其他疾病时,麻醉的选择及处理,一要便于手术,二要估计到脑血管病的可能演变和发展,并做好开颅的准备。

4.全麻＋硬膜外阻滞。

(姜卫荣)

第六节　癫痫患者手术麻醉

【特点】

1.癫痫是阵发性短暂的脑功能失调　典型发作是意识突然丧失,伴有强直性和阵发性肌肉抽搐及口吐白痰沫。出现特有的典型的惊厥症状。

2.诱因　癫痫病的发作,往往有明显诱因,常见诱因如下。

(1)脑部疾病:炎症、肿瘤、寄生虫病、外伤、血管病等。

(2)中毒:如全身中毒性脑病缺氧、缺血、低糖、尿毒症、子痫等。

(3)妊娠:妇女妊娠期。

(4)刺激:包括精神和麻醉等。

3.癫痫发作的 4 大类型　癫痫有大发作、小发作、精神运动性发作和局部性发作 4 类。而对麻醉手术影响最大的是大发作,大脑局部性病灶部位受高热、缺氧、低血糖、低血钙、低血镁及某些感觉性刺激,而致神经元兴奋性过高,产生阵发性异常高频放电,并向正常组织扩散,导致脑组织的广泛兴奋,出现特有的惊厥症状。且发作难以控制。

4.预防癫痫发作　术前及术中必须采取避免诱发大发作的各种因素,防止癫痫发作的措施,减少或避免癫痫的突然发作,是麻醉医师的职责。

【麻醉前准备】

1.抗癫痫治疗　癫痫病人不属手术禁忌,且癫痫病人进行其他部位或脑手术,切除癫痫病灶手术者并不少见。麻醉前继续抗癫痫治疗。常规检查肝功能和血象。合并存在疾患的必须得到治疗。

2.做好心理治疗　麻醉前做好心理治疗,稳定病人情绪,做必要的解释工作,充分休息和睡眠,避免吸烟等刺激物。降低病人应激性,争取病人唤醒时主动合作。

3.了解药物治疗近况　了解病人抗癫痫的用药情况、控制效果、意外受刺激时有否发作,做到心中有数。苯妥英钠等控制癫痫大发作效果好。

4.麻醉前用药　癫痫病人麻醉前用药要偏重。

(1)颠茄类药:常规给予。东莨菪碱 0.006mg/kg 或长托宁 0.5mg,术前 1h 肌注。

(2)巴比妥类:术前数天开始加用地西泮、咪达唑仑 0.05~0.1mg/kg 或氯丙嗪,直到术前 1d 晚停药,达到满意控制其发作的目的。

【麻醉管理】

1.麻醉选择　癫痫病人行非癫痫病灶切除手术的麻醉选择同一般麻醉,对合作者、发作已基本控制的均可选用:局麻、神经阻滞、腰麻、硬膜外麻醉,对于频繁发作者,术中有可能诱发癫痫者应选全麻。

2.预防癫痫发作　防止术中癫痫突然发作,要注意以下几方面。

(1)禁食:强调麻醉前禁饮、禁食。

(2)备急救用品:备妥抗癫痫药物、吸氧及人工呼吸等设施。

(3)气管内插管全麻:从安全和防止缺氧、二氧化碳蓄积考虑,对于手术时间长、病情复杂等患者,选用丙泊酚 2~2.5mg/kg、芬太尼 0.004~0.005mg/kg、维库溴铵 0.1mg/kg 静注诱导、气管内插管,维持以吸入异氟烷、分次静注芬太尼 2~5μg/kg、维库溴铵 0.02~0.05μg/kg 等静吸复合麻醉较为理想。

(4)局麻和部位麻醉:为防止注入局麻药时入血,注射器要反复回抽,在巴比妥类药充分发挥作用下,使用局麻药较安全。

3.麻药选择　癫痫病人手术麻醉药物的选择原则如下。

(1)联合用药:易导致惊厥的普鲁卡因、氯胺酮和 γ-OH 禁忌应用。不用恩氟烷;肌松药以去极化肌松药为首选。

(2)常用药物:硫喷妥钠、哌替啶、芬太尼或阿芬太尼等为佳;琥珀胆碱或维库溴铵可用于诱导和维持。

(3)避免癫痫诱发因素:麻醉期间尤其要避免缺氧和二氧化碳蓄积。避免体温升高,以免诱发癫痫发作。调整呼吸频率和潮气量,使呼气末 CO_2 分压稳定在 36mmHg 左右。

(4)预防麻药蓄积中毒:该类病人长期服用抗癫痫药,肝功能及代谢能力减低,对麻药易发生蓄积中毒,要防止全麻苏醒延迟、眩晕和昏迷。

(姜卫荣)

第七节　妊娠高血压综合征患者手术麻醉

妊娠高血压综合征(简称妊高征)是指妊娠 20 周后至分娩 24h 以内发生不明原因的血压升高。发病率在孕妇中占 5%~15%。妊高征为产妇死亡的最主要原因之一,须急症剖宫产术终止妊娠,因对母亲和胎儿生命构成危险而施行紧急手术,其麻醉处理过程往往较为困难复杂,风险性很大,故应当注意和警惕。

【麻醉前评估】

1.病因　妊高征病因不清楚,主要学说如下。

(1)子宫受压:子宫血流减少、张力过大。如羊水过多、多胎妊娠等。

(2)免疫学说:母体对胎儿、胎盘抗原产生的阻断抗体不足时,易发生高血压。因免疫抑制药损害了正常的免疫功能时,发生妊娠高血压的机会增多。

(3)前列腺素学说:前列腺素产生不足或破坏过多时,对血管紧张素 II 的敏感性增加,发生高血压。

2.临床表现　患者全身小动脉痉挛,引起周围血管阻力增高,有高血压、蛋白尿和水肿 3 大病理特点,严重时出现抽搐、昏迷、心肾功能衰竭,使孕妇处于高危临产状态。

(1)高血压:血压≥140/90mmHg;或 SBP 较基础血压上升≥30mmHg,DBP 上升≥15mmHg,重测两次,间隔 6h 以上,若重测仍高时,为高血压。病人术前 1～2d,血压一般在 160～200/95～120mmHg。甚至 SP 达 240～140mmHg。

(2)蛋白尿:尿蛋白定性在"＋"以上,或 24h 尿蛋白定量≥1g 者为蛋白尿。

(3)水肿及体重剧增:体重急剧增加,每周可增加 0.5kg,或在踝部、小腿、大腿、腹、背、面部有压凹性肿胀时为水肿。

(4)先兆子痫:病情严重者伴有头痛、头晕、眼花、视物不清、恶心、呕吐、上腹痛自觉症状等,称为先兆子痫。

(5)子痫:先兆子痫加惊厥或抽搐甚至昏迷,为子痫。可并发心衰、肾衰、胎盘早剥及 DIC。

3.麻醉前治疗　对妊高征要进行积极对症治疗。

(1)冬眠药物:用于子痫者,达到镇静、解痉、预防抽搐惊厥。用冬眠 I 号和硫酸镁等。保持气道通畅及吸氧;减少对病人的刺激。

(2)抗高血压:常用肼屈嗪 5～10mg 静注或 25％硫酸镁 4～8ml 缓慢静注等。必要时再按 1g/min 速率输注维持。高血压危象时用硝普钠或硝酸甘油控制。

(3)利尿:水肿明显时呋塞米 20～40mg 静注,改善肾功能,预防左心衰和肺水肿发生。或用甘露醇降低颅内压;用碳酸氢钠纠正酸中毒。

(4)剖宫产术:终止妊娠,施行剖宫产术,迅速娩出胎儿。胎儿宫内窘迫患者以尼可刹米或洛贝林加 50％葡萄糖液输注,当病情稳定和子痫抽搐停止、神志清醒后尽早手术;胎盘早剥、重度胎儿宫内窘迫者应及早手术。

【麻醉前准备】

术前访视病人,进行综合治疗,认真做好术前各项准备。

1.纠正水、电解质紊乱和低血容量　纠正因限制钠盐摄入(2～4g/d)和液体入量(2500ml/d)、脱水利尿药的应用而引起的脱水、低钠血症和低血容量。

2.拮抗镁中毒　麻醉前检查血镁、膝反射及呼吸频率。如呼吸≤16/min 或血镁＞5mmol/L 者,静注 10％葡萄糖酸钙或 5％ $CaCl_2$ 1～2g 以拮抗镁中毒。需注意:

(1)升压药不敏感:利血平使体内儿茶酚胺消耗或释放受阻,使低血压时对升压药不敏感。

(2)肼屈嗪作用:肼屈嗪直接松弛平滑肌,直接或间接降低加压胺敏感性。

(3)麻醉前是否用优降宁:优降宁为单胺氧化酶抑制药,可增强拟交感胺类升压药的升压效应,故用优降宁后再用升压药,会出现血压骤升或危象;抑制多种药物的代谢酶,增强巴比妥类及镇痛药的毒性,产生低血压、昏迷、严重呼吸抑制等不良反应。麻醉前须详细了解优降宁的使用情况。

(4)防止体位性低血压:麻醉前了解酚噻嗪类用药时间和剂量,搬运患者时须防止体位性低血压。

(5)麻醉前用药:用冬眠Ⅰ号,加大镇静药剂量。颠茄类用阿托品或长托宁。

【麻醉选择】

1.硬膜外麻醉或硬膜外-腰麻联合技术　剖宫产术特别是高危妊高征病人,仍以硬膜外麻醉或硬膜外-腰麻联合技术为最佳选择,尤其是 CSEA,局麻药用药量小,仅 0.75％布比卡因 1.5ml,即可满足大部分手术的需要。麻醉效果满意,产妇保持清醒,避免全麻威胁产妇安全,对宫缩影响较小,对患者生理干扰较小,并有降低血压的作用,使血压维持平稳。避免术中发生高血压危象。麻醉方法对气道无刺激,可按需要延长麻醉时间,术后硬膜外镇痛,误吸发生率低。

2.全麻　当凝血功能异常、出血患者、并发脑症状、胎儿窘迫、胎盘早剥或事先未估计到的技术困难时,以选用气管内插管全麻为妥。

【麻醉管理】

1.维持心血管功能稳定　麻醉中要密切观察血压变化,预防血压骤升、骤降。全麻时,可输注硝酸甘油,以减轻血压升高反应。血压突然升高时用硝普钠控制。硬膜外麻醉时用药要小量分次,严格控防平面过广。

2.预防硬膜外血肿　妊高征有血小板减少或凝血障碍,遇有用肝素治疗的病人,禁忌硬膜外麻醉,避免发生硬膜外血肿。

3.预防缺氧和二氧化碳蓄积　麻醉中保持患者安静,气道通畅;避免各种刺激,保证镇痛完善,充分供氧,避免缺氧和二氧化碳蓄积。

4.加强监测　术中严格监测心电图、血压、脉搏、SpO_2、CVP、尿量等。

5.维持内环境稳定　麻醉中注意出血情况,及时补充血容量,纠正酸碱失衡及电解质紊乱。胎儿娩出后应积极进行新生儿复苏。

6.肌松药应减量　当镁中毒时,全麻时肌松药要减量。

7.防治并发症　麻醉中或后要预防妊娠高血压性心脏病、左心衰竭、肺水肿、肾功能不全及产后血液循环衰竭等严重并发症。术后继续解痉、降压、镇痛等治疗;严密观察,及时发现变化,尽早进行处理。

8.预防出血　麻醉中或麻醉后,预防发生脑出血、胎盘早剥大出血、凝血功能障碍,如 DIC 等。

9.控制输液量　急症剖宫产时或手术室内不宜超量输液。以中心静脉压指导下输液,当中心静脉压和血压平稳时,母体仅需少量晶体液,75ml/h 或更少,预防肺水肿的发生。

10.脱水利尿　此类患者术前准备与综合治疗时,若伴有脑水肿,给予甘露醇、呋塞米等药物脱水利尿,待病情稳定,实施剖宫产术。

（姜卫荣）

第八节　高原患者手术麻醉

我国高原占 26％,高原红细胞增多症、高原性心脏病、高原脑水肿和初入高原者的高原反应,是高原地区,特别是我国西藏地区的一种常见的高原病。高原患者心电生理异常。

【特点】

高原环境下生理发生如下改变。

1.红细胞增多　$>6.4×10^{12}$/L。

2.血红蛋白增高　$>160～240g/L$,最高达 290g/L。

3.凝血时间延长　玻片法＞13min。血液呈高凝低纤溶状态。

4.血细胞比容增大　可达 0.54,而血小板在正常范围。

5.临床体征　分钟通气量增加,长期低氧环境可引起肺动脉高压、右心室肥厚,严重者可引起高原性心脏病。久居者血压、心率正常;有缺氧表现,如不同程度的发绀。

6.心电图表现　心动过缓、不同程度房室传导阻滞、病窦综合征、尖峰型 P 波等。

7.动脉氧分压低　一般为 46～55mmHg(正常 73～102mmHg);二氧化碳分压升高(正常值 34～46mmHg)。动脉氧饱和度下降,在海拔 3000m 时,SaO_2 约 90%;4000m 为 85%;5000m 降至 75%。

8.血液黏稠度　血液黏稠度高、血液流动缓慢和出血倾向明显。

【麻醉前准备】

1.加强术前体质锻炼及药物治疗　高原红细胞增多症患者,均有心肺功能不全体征,麻醉期间对缺氧的耐受较差,术前要加强体质锻炼和药物治疗。初到高原并有明显高原反应的患者行择期手术时,宜转诊至海拔＜300m 的地区治疗。

(1)呼吸锻炼:如术前 1 个月时间打太极拳,做呼吸操等,对改善心肺功能有良好效果。患者潮气量及通气量均较增加,症状改善。

(2)呼吸兴奋药:睡前肌注呼吸兴奋药,效果更佳。

(3)口服中药:口服活血化瘀中药(丹参、川芎、赤芍等),改善微循环障碍,增加肺组织循环血量与流速。

(4)抑制血小板凝集:静注双嘧达莫,以防止血小板凝集。

(5)血液稀释疗法:静脉放血 200～400ml,同时输入等量乳酸钠林格液晶体溶液,降低血液黏度,改善微循环,以纠正低氧血症,为术中安全创造条件。

2.麻醉前用药　高原患者手术麻醉前用药很有必要。

(1)颠茄类:阿托品 0.5mg 或长托宁 0.5mg,术前 1h 肌注。

(2)镇静镇痛类:咪达唑仑 2.5～5mg,术前 1h 肌注,或哌替啶、异丙嗪合剂 1/4～1/2,术前 1h 肌注。

3.扩容　入手术室后开放 2～3 条静脉通道,快速输注 2∶1 平衡盐液和羟乙基淀粉溶液 1000～1500ml,进行血液稀释。

【麻醉选择】

1.局麻　仅适用于小手术。上肢手术可选臂丛神经阻滞。

2.硬膜外麻醉　腹部及下肢手术选用。其优点是不需作气管插管,不影响吸入氧浓度。严格控制阻滞平面,即使麻醉平面过广、过高,虽然可给肺泡通气及血流动力学产生一定影响,但只要平面控制适宜,加强术中麻醉管理,凝血功能基本正常时,仍可选用。术中少量分次辅助哌替啶异丙嗪合剂,或哌替啶氟哌利多合剂,同时面罩吸氧。

3.全麻　以静脉复合全麻较理想。不影响吸氧浓度及肺泡氧分压,是比较好的方法。

(1)诱导:入室后吸氧祛氮,静注 2.5%硫喷妥钠 2～3mg/kg,琥珀胆碱 0.5～1mg/kg,过度换气后气管内插管。

(2)维持:控制用药量,用咪达唑仑、氯胺酮或丙泊酚,肌松药选小量琥珀胆碱或泮库溴铵全静脉麻醉维持,控制呼吸、供氧,或机械呼吸,或呼吸末正压通气。或选恩氟烷、异氟烷或七氟烷等强效吸入麻醉药吸入,以静吸复合麻醉维持。

【麻醉管理】

1.提高动脉血氧分压　此类患者潮气量低于同一海拔高度健康人,SpO_2 为 70%。本身有缺氧征象,麻醉干扰、手术刺激,更可加重低氧血症。麻醉中保持气道通畅,纯氧加压呼吸,或 PEEP 提高气道压力,潮气量 15～17ml/kg,保证吸入氧浓度>45%,提高动脉氧分压。避免吸入氧化亚氮。

2.改善心脏功能　此类患者血红蛋白增高,左室射血时间逐渐缩短。射血前期和等容收缩时间也延长。射血前期与左室射血时间比值增大。表明红细胞过度增加,使血液黏度上升,心脏后负荷加大,射血时间缩短,心排血量降低。冠状动脉血流减少,心肌缺氧,心脏传导系统的功能产生病变,致窦房结及房室结兴奋传导减慢,动作电位振幅降低而产生心动过缓、病态窦房结综合征或传导阻滞等,给麻醉带来风险。处理方法如下。

(1)积极施行血液稀释:血液黏度降低,有助于改善心功能及凝血功能,减少渗血。

(2)严密观察和监测:必要时用阿托品或异丙肾上腺素治疗。

3.预防术中出血　渗血因高原缺氧致长期低氧血症,组织细胞缺氧,使凝血和纤溶功能障碍。术中、术后渗血多。处理方法:

(1)输血补液:适当补充、等量输血或成分输血,或输新鲜全血,或输凝血因子,可加速凝血。

(2)用促凝血药:选用巴曲酶、酚磺乙胺、氨基己酸与维生素 C 等促凝血药。

(3)地塞米松:10～20mg,或氢化可的松 50～100mg 溶于生理盐水 100～350ml 输注,可减少渗血,提高麻醉的耐受性和安全性。

4.吸氧　所有病例手术前、中、后要吸氧浓度要>45%。防止通气不足,术中避免缺氧和二氧化碳蓄积。

5.慎用肌松药　选用对循环系统抑制轻的肌松药,其用量宜减少,以防呼吸抑制作用延长。

6.全麻后催醒　术毕应严格掌握拔管指征,做好术后镇痛和预防麻醉后并发症。术后吸氧 24～48h。在高原条件下,氨茶碱用于全麻后催醒,安全可行,还可有效地防治肺水肿。

(姜卫荣)

第九节　肝功能不全患者手术麻醉

【特点】

1.预防肝功能衰竭　术前都有不同程度的肝实质损害。若并有严重肝功能损害时,手术病死率和并发症发生率均相应增高。麻醉科医师要尽量预防肝功能衰竭的发生。急性肝炎期或慢性肝炎活动期禁止手术。

2.失血多　因肝功能不全病人存在凝血功能改变,故有凝血异常和出血倾向。凝血因子的合成障碍、毛细血管脆性增加,血小板减少,纤维蛋白溶酶活性增加等,使术中广泛渗血,或有渗血不止的危险。失血成为此类手术的死亡主因之一。麻醉科医师要承担极大风险。

3.内环境紊乱　肝功能损害时,伴有电解质和酸碱平衡紊乱。蛋白质代谢障碍,出现严重贫血,低蛋白血症,水钠潴留和低钾血症,低血容量休克或感染中毒性休克等,更增加了麻醉的难度,带来更大的风险。

4.麻醉要求高　肝脏手术部位较深,操作复杂,要求有良好的肌松和镇痛效果。维持呼吸和循环功能的稳定,避免缺氧、低血压、高碳酸血症、二氧化碳蓄积、低温和过多地应用升压药。故麻醉技术比药物选择更为重要。

【麻醉前评估】

麻醉前对肝功能受损程度进行评估。可以降低病人手术时麻醉风险。

1.血清内酶活力测定　血清内酶活力测定是肝功能损害的主要检验方法。

(1)血清转氨酶:GOT 正常值 0~37U/L;GPT0~31U/L。谷草转氨酶(GOT)和谷丙转氨酶(GPT)同时测定并计算比值,比单测一种转氨酶更有意义,活性增高对诊断肝病应用最广。对诊断急性肝炎、急性肝炎是否痊愈、慢性肝炎是否活动、肝炎的药物治疗效果、配合 HBsAg 检查及筛选献血人员均有价值。但左心、胰和肾等病的酶活力也有改变。

(2)单胺氧化酶(MAO):正常值男性(9.2±3.9)U,女性(8.7±3.7)U。在肝硬化、慢性肝炎活动期明显升高;暴发性肝炎增高;急性肝炎活力正常。对诊断肝硬化和肝纤维化有价值。

2.血清蛋白测定　血清总蛋白及白蛋白、球蛋白比值测定水平,是术前评估肝病患者麻醉手术危险性的重要指标之一。白蛋白降低越多,肝脏损害越严重,且白蛋白(A)与球蛋白(G)比值(A/G)变小,甚至倒置。正常值总蛋白 60~80g/L,白蛋白 35~55g/L,球蛋白 20~35g/L。A/G 比值为 1.5~2.5∶1。若 A<25g/L 示肝功能严重损害,营养极差,伴腹水,麻醉风险大,术后易肝昏迷。

3.血清蛋白质浊度试验　肝功能不全时呈阳性反应。

4.黄疸程度　黄疸的程度也是麻醉前评估肝病患者麻醉手术危险性的重要指标之一。

(1)黄疸指数:正常值 4~6U。升高,升得越高,肝脏损害越重。

(2)胆红素:血清胆红素升得越高,肝损害越重。总胆红素正常 1.7~13.68μmol/L,<34μmol/L 为轻度损害,34~51.3μmol/L 为中度损害,>51.3μmol/L 为重度损害。

5.染料排泄试验　染料排泄试验对肝硬化的诊断和了解肝脏的储备能力有重要价值。

(1)磺溴酞钠(BSP)试验:是比较敏感、间断测知有效肝细胞总数,了解肝脏的储备能力。诊断轻型病毒性肝炎、中毒性肝炎较灵敏;随访肝炎是否痊愈;诊断慢性肝炎;诊断非活动性肝硬化是唯一的阳性发现;协助诊断上消化道出血是否为肝硬化;鉴别先天性高胆红素血症;先天性非溶血性黄疸病人、肝外胆道梗阻、原发性胆汁性肝硬化、避孕药引起的黄疸和肝包虫病等,5mg/kg 静注 BSP 后 120min 和 180min 时,血浓度有回升现象。最近用 ^{131}I-BSP 价值更大,并可连接电子计算机进行研究。BSP 有过敏反应,试验前应做敏感试验。

(2)吲哚氰绿(ICG)试验:静注 0.5mg/kg,于 10min 时测定其滞留率。正常值 7.83±4.31,连续抽血测定其清除率,并可计算有效肝血流量。用光密度计于耳垂处测定 ICG 清除率,可省去抽血损伤性操作,方法简单、方便。用测定 ICG 消失率的方法,正常 K=0.198±0.015,慢性肝炎 K=0.110±0.031,肝硬化 K=0.095±0.010。ICG 较 BSP 试验安全、反应小、灵敏。

6.二对半试验　将乙型肝炎抗原与抗乙型肝炎抗体的试验总称为二对半试验。肝炎有甲、乙、丙、丁、戊和庚型,以乙和丙型发病数量最多,且最严重。

(1)HBsAg 检查:患者 HBsAg 阳性,证明为乙型病毒性肝炎,易变为慢性肝炎,存在传染别人的潜在危险,故要注意预防。

(2)乙型肝炎感染途径:感染乙型肝炎后 29~43d,血清就查出 HBsAg,2 周至 2 个月后转氨酶升高,感染 65~98d 后出现临床症状。经注射或经口均可感染,多次接受输血的人,抗 HBsAg 抗体的阳性率达 82.6%,此对献血员的选择有益。

(3)E 抗原检查:HBsAg 阳性的活动性肝炎患者,67% 可发现 E 抗原存在。E 抗原试验对查明有无感染性很有用处。如 HBsAg 患者无 E 抗原存在,说明已不再造成对别人的传染危险。

还有一些肝功能的检查方法,仅以上各种肝功能的检查,作为术前对肝损害程度的参考,掌握肝损害的程度和代偿能力,结合临床表现,可做出初步估计。

7.急性肝炎和慢性肝炎活动期　肝细胞多呈弥漫性损害,手术病死率很高。有作者曾报道 6 例急性黄疸型肝炎,因误诊而行腹部手术,其愈后有 5 例均于 3～12d 死于肝昏迷,仅 1 例治愈。

(1)手术病死率增高:有报道急性病毒性肝炎 42 例的病死率为 9.5%;10 例术后 3 周内因肝炎恶化,病死率 50%,而药物性肝炎 16 例,术后病死率为 0。

(2)手术并发症增多:有作者在术前以转氨酶为指标,观察术后预后,结果为:术前转氨酶在 200U 以上,术后肝功能恶化率高达 73% 以上;慢性肝炎活动期,术后肝功能恶化率高达 65%,其中 50% 的患者有黄疸、腹水、脑病、低蛋白血症等肝损害引起的并发症。

故急性肝炎和慢性肝炎活动期,非急症,不宜手术。

8.肝硬化患者　肝硬化患者肝功损害、白蛋白低的危险性主要指标如下。

(1)手术病死率:有人对肝硬化患者术后 4 周内的病死率与并发症的结果分析。BSP<10%,血清白蛋白(A)30g/L 12 例;BSP>10%,A>30g/L 50 例;BSP>10%,A<30g/L 42 例,术后肝损害的并发症发生率分别为 17%、21%、35%。肝昏迷死亡 2 例,其他原因死亡 5 例。

(2)手术并发症:有人对 71 例肝硬化患者进行免疫学检查,发现患者细胞免疫功能低下,对肝细胞细菌毒素易于侵害,易并发术后感染。

9.门脉高压征紧急分流或止血的危险性　此类手术的危险性是病死率很高。

(1)手术病死率:文献报道该类患者,术前胆红素>51.3μmol/L,A<30g/L,BSP>30%,术后病死率极高。胆红素<34.2μmol/L,A>35g/L,BSP<10%,病死率亦在 42.8%。故当胆红素>68.4μmol/L,A<30g/L,经内科治疗腹水不退,BSP>30%者,禁忌手术。

(2)肝循环异常:有人总结 200 余例此类患者的肝循环异常表现结果:有效肝血流量<300,肝内短路率>40%,BSP 滞留率>35%,ICG 消失率<0.04,肝静脉血氨值>100,其术后生存率仅为 14.3%。

(3)有腹水或白蛋白低时病死率高:上消化道大出血而施行紧急手术止血或分流手术,有明显腹水或 A<20g/L,其病死率较无腹水或白蛋白接近正常者高 4～5 倍,尤其紧急分流术,手术病死率接近 50%。

10.黄疸指数与病死率关系　黄疸指数的高低与病死率有直接关系。

(1)正相关关系:黄疸指数>100U,病死率和并发症尤高。经皮穿刺引流术,用于术前严重黄疸者,应待黄疸渐退后,全身情况与肝功能改善再择期手术,使手术病死率明显下降。

(2)黄疸增高时加重肝损害:黄疸的增高与持续存在,使肝功能遭到进一步损害,白蛋白下降,凝血因子减少,凝血酶原时间延长,导致出血倾向,并使肾损害程度增加,术后消化道出血、肝昏迷、肝肾综合征的发生率增高。多死于肝肾综合征。

(3)黄疸患者手术的死因:有人报道 1007 例阻塞性黄疸,手术后近期死亡 38 例,死因为凝血障碍、肝功衰竭、肾功衰竭。特别是化脓性胆管炎,该组 11 例,7 例死亡,其中 4 例死于肝昏迷。

(4)手术适应证:手术的适应证主要决定于患者的年龄、黄疸的程度、黄疸持续的时间、肝功能检查的结果、原发疾病的种类和病变的范围。

11.凝血酶原时间(PT)　正常 11～13s,活动度为 99%～100%。肝脏损害时凝血酶原时间延长,活动度下降。如 PT>20s、活动度<40%提示肝功能不全;活动度<10%预后恶劣。

【麻醉前准备】

1.改善全身状态和肝功能　肝脏是人体内最大的脏器,在人体许多代谢和合成过程中有非常重要和复杂的生理功能。麻醉前必须有良好的准备,有足够的时间来改善患者的全身状态,重要器官的功能情况,特别是肝功能。做好术前肝储备功能的预测,判断肝功能不全的程度、肝病是处于急性期或慢性活动期、黄疸的性质与程度、有无出凝血异常等。

2.急症手术的准备

(1)常见急症手术有：①门脉高压征上消化道出血或继发出血性休克；②急性阻塞性化脓性胆管炎继发中毒性休克；③肝癌破裂出血继发出血性休克；④肝外伤破裂继发出血性休克等。

(2)抗休克综合治疗：卧床休息，保持安静，平卧位并抬高下肢，保持气道通畅，吸氧，避免呕血时误吸引起窒息；忌用吗啡、巴比妥类药物；严密观察病情，记录血压、脉搏、出血量及尿量。积极进行抗休克综合治疗，输血补充血容量、心肺功能的保护、肾功能的保护，纠正水、电解质紊乱与酸碱失衡，积极保肝，预防肝昏迷及肝功能衰竭的发生。避免因输液和输血过多而引起肺水肿。

(3)急症手术适应证：上消化道大出血不能控制而紧急施行分流手术的适应证是：无明显腹水，血清白蛋白＞30g/L，患者年龄≤50岁，收缩压＞90mmHg，肝功能尚可，无黄疸；具有一定手术条件和技术水平。

3.择期手术 一是患有与肝病无关的一些疾病，如胆囊炎手术，另一是肝病的继发病，需行手术治疗。对GPT200U以上者；白蛋白＜30g/L；BSP＞30%；凝血酶原时间延长；黄疸指数＞50U者；有腹水者。除必须急症手术外，应择期安排手术。

4.加强营养 加强营养，高蛋白质、高碳水化合物、高维生素、低脂肪饮食，纠正低蛋白血症。改善患者全身状态和肝功能，采取保肝措施。

(1)高热量的补充：高糖对改善机体的状态，肝功能的修复，减少蛋白质的分解都很重要。总热量按30～35cal/kg计算，每日葡萄糖摄入量应＞300g，可与胰岛素合并应用。10%Glu.500ml＋ATP 40mg＋CoA 100U＋肌酐0.4g＋胰岛素12U＋10%KCl 10ml输注。

(2)限制脂肪：脂肪的摄入量应予以限制，以50～60g/d为宜，特别是黄疸患者，脂肪过高有可能导致酮症，且不利于肝细胞的再生。

(3)维生素的补充：多种维生素的补充是肝脏修复所必需，特别是静脉补液者更为重要。一般口服复合维生素B 6～12片/d，或干酵母15g/d；或复合维生素B 4mg/d，肌注；维生素B_6为神经细胞代谢所必需，也是谷氨酸、γ-氨基酸、5-羟色胺代谢重要的辅酶，50～100mg/d，肌注。维生素B_{12}对核蛋白的合成及多种酶系统起有利影响，50～100μg/d即可，过量无益。维生素C有增加肝细胞抵抗力，促进肝细胞再生和肝糖原合成，有改善肾上腺皮质功能、新陈代谢及利尿解毒的作用，成为治疗肝昏迷的常用药物，目前主张1～3g/d，但也有10g/d静输，收到良好效果。

5.改善凝血功能 给予维生素K，有出血倾向时，或黄疸者更应给予维生素K_1 20mg肌注或静注，1或2/d，比口服维生素K_3快，疗效好，且无维生素K_3引起的高胆红素血症及肝细胞损害的不良反应。

6.纠正低血浆蛋白 如总蛋白＜45g/L，白蛋白＜25g/L，或白、球蛋白比例倒置，必要时输适量的血浆或白蛋白。

7.纠正贫血 贫血患者，必要时可多次少量输血，争取血红蛋白＞100g/L，红细胞＞4×10^{12}/L，血清总蛋白600g/L，白蛋白300g/L以上。

8.治疗腹水 对有腹水患者，应进行治疗，待腹水消退后稳定两周再进行手术治疗，必要时腹穿适量放水。少量多次抽放腹水，同时补充胶体液。

9.抗感染 术前1～2d，给广谱抗生素，以抑制肠道细菌，减少术后感染。

10.备血 根据手术范围备好术中用新鲜血。

11.维持内环境稳定 患者有血容量不足、水、电解质紊乱时及时纠正，如低血钠，应适当限制液体入量。低血钾、低钙和低磷等予以纠正。

12.麻醉前用药 以对肝脏损害小为原则。

(1)镇静镇痛药：麻醉前用药量宜小，苯巴比妥钠、地西泮、咪达唑仑、异丙嗪、氟哌利多等均可使用。

（2）镇静药免用：个别情况差或肝性脑病前期的患者，术前仅给阿托品或东莨菪碱或长托宁即可。

【麻醉选择】

根据患者情况、手术对麻醉的要求选择最佳的麻醉方法。

1.局麻和神经阻滞　对肝脏无什么影响，但只能适用于小手术。难以满足较大手术要求。

2.脊麻、CSEA 和硬膜外麻醉　脊麻仅适用于会阴、下肢手术。硬膜外麻醉，多用于肝病手术，穿刺点同上腹部手术。小剂量分次用药，术中辅助哌替啶异丙嗪合剂，或氟芬合剂，无血压下降，对肝功能影响最小，满足手术要求，但出血倾向明显的患者禁忌，术中注意血压的波动。

3.全麻或硬膜外与全麻联合麻醉　垂危患者，或有明显出血倾向的患者不能用硬膜外麻醉者，以安定镇痛麻醉诱导，气管内插管，用全静脉复合或安定镇痛麻醉加氧化亚氮与肌松药静吸复合麻醉，以浅全麻为宜，肌松药应尽可能减少用量，多用泮库溴铵或哌库溴铵分次静注，避免用琥珀胆碱连续静输，避免卤族吸入麻醉，而用瑞芬太尼、丙泊酚。吸入全麻药如恩氟烷、异氟烷、七氟烷和地氟烷等，在体内代谢率极低，肝脏毒性小，可以安全使用。上腹部及胸部手术选硬膜外与全麻联合麻醉是肝功能不全患者手术最佳的麻醉选择，解决了镇痛、肌松、控制呼吸和氧供等。

【麻醉管理】

麻醉中任何原因引起的缺氧或低血压，都可使肝血流量降低，加重肝细胞缺氧性损害。二氧化碳蓄积使内脏血管阻力增高，降低肝血流而造成肝细胞损害，同时合并低氧，肝受损发生率更高。低温抑制肝功能等。麻醉中尽可能选对肝毒性较低、作用时间短、苏醒快的麻醉药；尽可能采用低浓度、浅麻醉、复合麻醉，减少麻醉药用量；麻醉过程中持续给氧，维护循环稳定；要避免缺氧、低血压、二氧化碳蓄积及低温等，重点要保护、维护肝功能。

1.预防肝昏迷　严重肝硬化的患者，接受长时间和应激性大的手术，常继发肝昏迷，其基本特征为患者意识模糊，定向力障碍，情绪不定，表情淡漠，嗜睡，甚至昏迷，易被误认为是麻药的残留作用，应用镇静药要小心。血氨＞400μmol/L（正常 34～100μmol/L）。要预防诱发因素，如低血压、出血和麻药加重肝损害的影响等。硬膜外麻醉防止阻滞平面过广，避免用辅助药过多。

2.预防治疗严重肝功能衰竭（AHF）　一旦发生，病死率高达 78%。如为深昏迷时，病死率更高。此类患者属抢救性质，麻醉管理要求如下。

（1）对中枢神经系统抑制药特别敏感，要减量或不用。

（2）选用局麻较安全。

（3）需全麻或胃肠道出血者有误吸危险，应清醒插管，而后给少量麻药。

（4）加强心电、血压、中心静脉压及尿量监测，保证静脉通路，及时补充血容量，输血用新鲜血。

（5）有肾功能减退或急性肾衰（ARF），即肝肾综合征时，用药危险，要加倍注意慎重选用。术后加强监测，继续吸氧和保肝治疗，术后镇痛，支持疗法，预防肝肾综合征发生。

（6）留置导管送 ICU，术后继续抢救，保留气管导管，送 ICU 呼吸机支持及监测治疗。

3.肝破裂手术麻醉处理　液体治疗以尽量维持正常或接近正常的血容量、携氧能力及凝血功能。必须建立有效的静脉通路，必要时中心静脉置管以备大量输血输液及 CVP 监测，输入的液体或血液应加温；术中输注的液体包括晶体液、胶体液和血液制品等，急性失血时，如肝破裂出血需紧急手术止血，病情危笃，大多为休克状态，用气管内插管全麻。清醒气管内插管，静脉丙泊酚、氯胺酮、肌松药维持。晶体液能快速有效地提高血管容量和补充组织间液缺失，且价格较低廉。但晶体液输注过多会导致周围性水肿而致伤口愈合不良或出现肺水肿；而胶体液在避免低蛋白血症发生的周围性水肿更常用。术中及时补充失血，维持血压，术中适当扩容，应用利尿药和血管活性药物治疗，保护肾功能，预防肾衰。及采用其他抗休克治疗。

4.床旁隔离原则　凡 HBsAg 阳性患者仍视为有潜在性感染的危险,麻醉过程中应注意预防,有一定的常规原则。

(1)入手术室人员应尽量减少。

(2)穿戴一次性帽子、口罩、手术衣、手套和鞋子,麻醉医师最好戴双重手套。

(3)避免不必要的静脉穿刺和抽血。

(4)应有明显标志的废物袋,凡接触过患者而应处理的物品,均应集中在袋内,以便焚毁。

(5)要保留的器械,则用适当方法严格消毒后再用。

(姜卫荣)

第十节　肾功能不全患者手术麻醉

肾衰或肾功能不全患者的麻醉手术处理有一定特殊性,要提高警惕,不应因麻醉加重肾损害,确保围麻醉期安全。

【病理生理】

1.肾前氮血症　肾血流改变引起,是由低血容量、血管疾病、腹内压增高、胸内压增高、肝肾综合征或用了改变肾血流的药物等,使原有亚临床的肾功能不全继发实质性损害,变成明显的急性肾衰。术前最常见的类型为急性肾小管坏死。

2.肾后氮血症　由肾后梗阻引起,如前列腺肥大、腹内肿瘤所造成的输尿管梗阻、肿瘤或结石引起膀胱、输尿管、肾盏梗阻等。

3.肾功能不全症　肾功能不全患者的手术麻醉,主要是指慢性肾功能不全患者的麻醉。慢性肾功能不全的病因,主要有肾炎、肾盂肾炎、肾结核、尿路梗阻,以及各种原因的高血压等。病理生理改变主要有以下几个方面。

(1)水代谢障碍:血容量超负荷,水潴留、水肿。应限水。

(2)钠的代谢功能减退:有钠潴留。但仍供 $1\sim2g/d$ 钠。

(3)钾代谢受限:尿$<500ml/d$,严重高血钾。血浆钾$>6.5\sim8mmol/L$,心律失常甚至室颤,危及生命。要立即实施血液透析等紧急处理,使钾降至生理安全界限。

(4)酸碱平衡失调:有代谢性酸中毒及脱钙性骨质疏松。

(5)贫血及出血倾向:红细胞生长受抑制,凝血因子减少,血管脆性增加,有严重贫血和出血倾向。

(6)严重心肺疾患:高血压性充血性心力衰竭和肺水肿。

(7)意识改变:严重尿毒症引起谵妄、嗜睡甚至癫痫和昏迷。

(8)甲状腺功能低下:特有症状为其他病理表现所掩盖。有消化道功能紊乱等。

【麻醉前准备】

依据病史、检查结果和各项肾功能化验数据等,对承受麻醉和手术刺激的能力做出正确判断和估价。

(一)病情评估

1.全身状况评估　了解拟手术的疾病状态,重要脏器功能状态,并存病的程度及其他病症。

2.肾功能检查结果　评估对了解术前肾病的病情,选择治疗和手术方法均有重要意义。

3.肾功能障碍的严重程度评价　用以指导围术期麻醉用药,水电、酸碱失衡等内环境紊乱的治疗和调节。

4.急慢性肾功能不全的严重程度与预后的评估　对麻醉管理有指导意义。

(二)其他准备

1.患者准备　主要是采取积极有效救治措施,使患者体质恢复到能承受手术和麻醉的程度。

(1)血液透析:急性肾衰中有85％的少尿型患者需要接受血液透析治疗,在非少尿型肾衰中也有30％需接受血液透析治疗,经过透析,术前患者的生化紊乱得到纠正,可改善患者预后。如高血钾、代谢性酸中毒、钠潴留等情况好转,心血管状态和高血压得到改善。如透析不及时,或肾病尚未严重到必须透析的程度而未透析时,麻醉中危险很大,肾功能稍受抑制即衰竭。注意避免低血压,维持内环境稳定,血压＜160/100mmHg;肌酐(Cr)＜130.20mmol/L;血尿素氮(BUN)＜35mmol/L。

(2)控制感染:选用对肾功能影响小的抗生素,控制感染。

2.循环功能应处在最佳状态　保障循环功能稳定,控制心律失常、补充血容量、纠正贫血,使心功能得以最大限度的改善。可输红细胞混悬液300～500ml。

3.用药剂量要小　体质衰竭者,对麻药耐受性差,用药易逾量,要注意用药剂量。

4.限制水钠入量　高血压、水肿及稀释性低钠时,要限水;若尿钠＞60mmol/(L·d)时,血压和水肿得到控制,可补液,酌给含钠液体。输液必须掌握恰当。

5.维持血钾平衡　补钾务必小心,缓慢进行。血钾在术前＞7mmol/L时,要使之下降到5mmol/L以下。采取输高渗糖、胰岛素,加用钙剂和碳酸氢钠液,或采用透析等方法。纠正酸中毒时碳酸氢钠勿过量,以免液体过多和造成细胞内脱水。

6.麻醉前用药　肾衰患者可增强镇静、催眠药的效应,用药要谨慎,肾毒性药禁忌,要选对肾功能影响小的药物。

(1)镇静药:可用速可眠,戊巴比妥要慎用。苯巴比妥由肾排泄,不宜用。但速可眠用量宜小。

(2)镇痛药:吗啡、哌替啶等,一般由肾排出量仅占15％以下,此类药可用。但应避免对呼吸和循环的抑制。

(3)颠茄类:阿托品不经肾或部分经肾排泄,阿托品和东莨菪碱或长托宁对肾功能影响小。若反复应用,作用时间延长。

(4)酚噻嗪类:一部分在肝内破坏,另一部分由肾排出。轻患者可用,重患者慎用。但不宜反复用。

慢性肾功能衰竭患者,术前宜给阿托品,情绪紧张的患者可给咪达唑仑5～10mg肌注,其他药均不适宜。

【麻醉药物选择】

肾功能不全患者手术时的麻药选择,分吸入麻药、静脉麻药、肌松药和常用麻醉药。

1.吸入麻药　恩氟烷慎用;除氧化亚氮外,吸入麻药都有不同程度的抑制肾小球滤过和减少肾血流的作用,停药后都能恢复。但若血压下降、低血容量、交感神经兴奋或缺氧,则可因肾血流量减低而影响肾功能。异氟烷或地氟烷稳定性较好,为肾衰病人首选,但宜限制吸入浓度。防止血压下降、深麻醉较安全。

2.静脉麻药　肾功能不全患者对静脉麻醉药敏感性增高。

(1)硫喷妥钠:硫喷妥钠全部在体内分解,血压偏低者,则用量宜减少,注速要慢。如用量较大,可刺激加压素的释放,使尿量显著减少。

(2)异丙酚:此药毒性小,安全范围大,通过肝脏代谢,代谢物从粪尿中排泄,其余在体内代谢后,以CO_2经气道排出。肾衰患者作为基础麻醉和静脉复合麻醉,是一种较好的药物。

(3)安定镇痛麻醉:药物作用对肾功能影响小,毒性小,安全界限大,可降低代谢。芬太尼90％以上、氟哌利多很少或不经肾排出,影响不大。芬太尼抑制呼吸,引起胸腹膈肌的强直;氟哌利多为轻度 α-肾上腺能阻滞作用,对肾血流无影响,用量过大可引起低血压,还有锥体外系症状,可能使血钾增高,故可应用,但应注意其不良反应、用量宜小,与其他麻药配合应用。

(4)氯胺酮:一部分经肾排出,有升高血压作用,使儿茶酚胺增加,有肾功能衰竭及高血压者不宜应用。

(5)吗啡:小部分从肾排出,病轻者可酌用。吗啡抑制呼吸,大剂量对循环有影响,并有抗利尿作用,使尿量减少,不可多用。反复用,有蓄积作用。

(6)哌替啶:肾排量<15%,对肾小球滤过率、尿量和尿溶质的排泄只有轻度降低影响,不引起尿的浓缩,可以用,要注意用量和蓄积作用。

(7)酚噻嗪类:丙嗪类药经肾排出量较多,肾功能衰竭者,作用时间延长,用量应减少;氯丙嗪尚有血管扩张作用,血压容易下降,应注意防止发生体位性低血压。

3.肌松药 肾功能不全患者对肌松药的作用时限延长,用时从严掌握。

(1)戈拉碘铵(三碘季铵酚):完全从肾排出,禁用;溴己氨胆碱大部从肾排出,禁用。

(2)筒箭毒碱:30%左右经肾排出,但肾功能不全时从胆道排出的量增加,可以用,但作用时间延长,应减量,但链霉素、新霉素、多黏菌素、卡那霉素等抗生素,及奎尼丁加重呼吸抑制,合用时要注意。

(3)泮库溴铵:同筒箭毒碱,但其不释放组胺,没有神经节阻滞作用,对血压影响小,适用于肾衰患者,但有严重高血压者,应慎用。有些抗生素加重呼吸抑制,合用时应注意。晚期肾衰病人对维库溴铵的作用敏感,作用时间延长,且易蓄积;首选米库氯铵,其药效短于维库溴铵和阿曲可林,胆碱酯酶分解及肌松作用稍长。

(4)琥珀胆碱:肾衰患者,肝脏和血浆假性胆碱酯酶含量常较低,用琥珀胆碱后作用时限延长。静注后,使血钾升高,高钾血患者忌用,以免加重高血钾,诱发心律失常导致室颤。可用于单次气管内插管。有尿毒症性神经炎的患者,也有导致高血钾而使心搏骤停,禁用。

(5)阿曲库铵(卡肌宁):依靠血液的 pH 自行裂解,不经肝、肾排出,对肾功能不全患者最为适宜。

4.常用麻醉药 肝功能尚佳的肾衰患者,静注少量咪达唑仑、吗啡、哌替啶、丙泊酚和氯胺酮可完成手术;多脏器衰竭的患者,耐药性极差,即使小量麻醉药,作用时间也延长,只能用对循环、代谢影响小,可控性好的短时效药,如慎选氧化亚氮、芬太尼、丙泊酚和氟哌利多等。

【麻醉选择】

对肾功能不全患者,手术麻醉方法的选择原则是小心谨慎,越简单越好。

1.局麻 对患者影响很小,但仅能用于中、小的手术。

2.硬膜外麻醉 对患者影响较小,多用于身体情况较好、贫血轻、凝血机制基本正常和无严重高血压者。麻醉平面不宜过宽,手术时间过长时,患者难以忍受,不易合作。可辅助氟哌利多等。但要注意预防出血倾向患者的硬膜外血肿发生。

3.全麻 用药如上所述。麻醉药的选用应以对循环、代谢影响最小,可控性最佳,时效最短为原则。

【麻醉管理】

1.监测血压 不能发生严重高血压、低血压而引起肾低灌注或肾缺血。袖带不要放在做动、静脉瘘的同侧肢体上进行,以免动、静脉瘘管发生血液凝固而阻塞。

2.补液 在 CVP 监测下进行,对已有钠滞留者,严格限液量。

3.升压药 尽量不用强烈的血管收缩药,如去甲肾上腺素、血管紧张素 II、苯福林等,因增加对肾功能的损害。可选用多巴胺、异丙肾上腺素、间羟胺等。

4.强心药 洋地黄初次量与一般相同。用维持量时应注意毒性反应。

5.利尿药　呋塞米不从肾排泄,可较大剂量应用,不良反应少,可用促进排钠。氢氯噻嗪、螺内酯、氨苯蝶啶和汞制剂均禁忌。

6.抗心律失常药　利多卡因、阿托品、苯妥英钠和普萘洛尔等均可用。普鲁卡因胺、奎尼丁经肾排泄,用药量及间隔时间都应注意。

7.新斯的明　60%经肾排出,当拮抗非去极化肌松药时应酌量应用。大量应用后,超出肾清除能力,残留体内的原形药,只能靠透析排出。

8.抗生素　红霉素、氯霉素、新霉素等经肾排出量<15%,均可用。青霉素钾盐加重高钾血症,禁用。

9.预防感染等　肾衰患者所用的麻醉用具应严格消毒,按无菌术的要求操作,以预防感染。要警惕发生误吸。输血时要给新鲜血。硬膜外阻滞平面应控制在胸$_{10}$以下。若超过胸$_5$,即使心排血量和血压不变,肾血流量也会下降较多。利多卡因一次量>200mg 时即可抑制循环、呼吸。

10.老年患者　老年患者肾功能低下、心肺储备和代偿能力都退化,要特别尽力保护好重要脏器功能,不至于恶化而衰竭。并要进行术中监测,注意保持心、脑、肾、肝的血流灌注和供氧。代谢性酸中毒可使心室收缩力减弱,血压下降,钾的毒性增加。进行纠正时,须防止低血钙抽搐。

【麻醉及围术期肾保护】

1.低血压　因尿毒症患者术前就已有电解质紊乱、酸中毒、低蛋白血症,及高血压患者长期应用降压药物等因素,均易在麻醉后发生低血压。保障重要脏器氧和能量的供需平衡至关重要,任何原因的低血压均可引起肾灌注不良,肾功能减退。可用小剂量多巴胺。高血压患者已有动脉硬化及心脏病者,一旦发生低血压,后果较为严重。有高血钾者,发生低血压时,易发生室颤、心搏骤停。应避免对心血管系统有抑制作用的麻药的使用。高血压患者麻醉后,血压下降幅度不应低于基础血压的 3/4;麻醉中及时补充血容量;硬膜外麻醉平面控制而不过广,发生低血压少。出现低血压时,适当加快输血、输液纠正,当血压下降到已影响到肾血流量、而用其他升压办法无效时,才用升压药。多巴胺静输 $1\sim3\mu g/(kg\cdot min)$,必要时加用间羟胺,也可用麻黄碱。

2.高血压　原有高血压病患者,用降压药使血压下降到正常范围内。

3.心律失常　尿毒症患者高血钾引起心律失常。加上麻醉时缺氧、二氧化碳蓄积、低钠血症、低钙血症、输入库血等因素使高钾血症可加重。血钾水平愈高危险性愈大。术前采用血液透析,忌用琥珀胆碱,诱导前先吸氧祛氮,保证供氧和呼吸交换,避免在浅麻醉下吸引气管内痰液等预防办法。

4.肺部并发症　保证围术期不缺氧,是肾保护的关键之一。尿毒症患者术前易并发肺部感染,由于激素和免疫抑制药的应用,对于感染的控制是很不利的。气管内插管,又增加了肺部感染的可能性。要常规用较大剂量的抗生素抗感染。

5.术后通气功能不全　主要是由于残留麻醉药的呼吸抑制作用,及肾衰药物排出量降低、肌松药残留、气道感染等因素所致。除氧治疗外,严重时可用呼吸器支持治疗,维持有效通气量。

(姜卫荣)

第十八章　麻醉并发症及处理

一、呕吐、反流和误吸

（一）病因

全麻抑制气道保护性反射,并易诱发呕吐、反流,幽门梗阻、高位肠梗阻、肥胖、妊娠、术前未禁食等患者更易发生。颅内病变或术后发生后组脑神经功能不全,吞咽、呛咳反射减弱或消失,极易发生反流和误吸。

（二）临床表现

呼吸道梗阻、支气管痉挛、肺不张、缺氧、心动过速、低血压,后期发生肺部感染,与胃液误吸量及胃酸 pH 值有关,误吸 pH 值小于 2.5 的胃液并大于 0.4ml/kg,病死率极高。

（三）预防和处理

1.禁食和胃排空,如胃肠减压等。

2.饱胃患者诱导时采用头高位、压环状软骨等方法,宜采用清醒插管。

3.发生呕吐、反流时,取头低位,头偏向一侧,并吸引清除呕吐物,插管后先吸引再通气。

4.纤维支气管镜清除或灌洗支气管。

5.纠正低氧血症,纯氧正压通气。

6.应用抗生素。

7.术后 ICU 监护。

二、喉痉挛

（一）病因

浅全麻时气道受到刺激可诱发喉痉挛,刺激包括分泌物、血液、呕吐物、吸入刺激性气体、置放通气道、喉镜检查等,疼痛刺激、腹膜牵拉、肛管扩张亦可诱发。

（二）临床表现

反射性声门关闭,自主呼吸时表现为"三凹"征、喉鸣音。面罩通气困难,低氧和高碳酸血症、酸中毒。血压升高、心动过速,严重者心动过缓,甚至心跳骤停。

（三）处理

1.面罩加压吸纯氧。

2.加深麻醉并解除刺激。

3.若无好转,可用琥珀胆碱 1mg/kg 静脉注射,控制呼吸。

三、支气管痉挛

(一)病因

引起组胺释放的药物如硫喷妥钠、吗啡、筒箭毒碱、大剂量阿曲库铵以及 β 受体阻滞剂均可诱发哮喘、支气管痉挛。局部刺激亦可引起支气管痉挛。

(二)临床表现

呼吸困难,肺部听诊哮鸣音,机械通气阻力大,气道压力高,缺氧,二氧化碳蓄积等。

(三)处理

1.调整气管导管深度,防止刺激隆突。

2.加深麻醉,吸入麻醉药、氯胺酮均可扩张支气管。

3.喷吸支气管扩张药,β_2 受体兴奋药如沙丁胺醇等。

4.静脉给药拟交感药小剂量肾上腺素($0.25\sim1.0\mu g/min$)以 β_2 受体兴奋为主,加大剂量则出现循环不良反应;氨茶碱 $5mg/kg$ 于 $30min$ 内静滴,随后每小时 $0.5\sim1.0mg/kg$ 静脉维持;甲泼尼龙 $30\sim60mg$ 静脉滴注。

5.吸入气湿化有利于排痰和通气。

四、气胸

(一)病因

自发性肺大疱破裂;胸部外伤或手术误伤;穿刺损伤见于锁骨上臂丛阻滞、中心静脉穿刺、肋间神经阻滞;高压大容量通气等。

(二)临床表现

临床表现与胸腔气体容量和增长速度有关,呼吸困难,患侧呼吸音消失,气管偏向对侧。张力性气胸时明显干扰循环功能。

(三)处理

抽气或闭式引流;胸腔开放,引流前禁吸氧化亚氮。

五、肺栓塞

(一)病因

1.血栓　深静脉血栓形成与静止体位、高凝状态、血管内皮损伤、妊娠、创伤、癌症、长期卧床、血管内膜炎等有关。

2.气栓　坐位手术时大静脉损伤为最常见原因,心内手术、腹腔镜手术意外亦可发生。

3.脂肪栓塞　长骨骨折或骨髓内手术时可发生。

4.羊水栓塞。

(二)临床表现

可有胸痛、呼吸困难,有时仅表现为心动过速,肺动脉瓣第二心音亢进、心电图电轴右偏和肺性 P 波。

脂肪栓塞时尿中可有脂肪颗粒,急性大面积栓塞时呼气末二氧化碳下降。肺血管造影可确诊。

(三)处理

吸氧、呼吸支持和循环支持。巨大血栓有严重低氧和低血压,可考虑体外循环下取栓,手术中肝素化或溶栓少用。气栓可经中心静脉管抽吸心腔内气体,并禁吸氧化亚氮。羊水栓塞需抗过敏和处理DIC。

六、低氧

(一)病因

1.氧供不足如气源故障,流量计不准或漏气,麻醉环路漏气或管道脱落等。

2.低通气,插管易位或导管梗阻。

3.肺通气/血流比例失调,肺病变、肺不张等,右向左分流。

4.血液携氧能力或释氧能力下降,如氧离曲线左移等。

5.组织低灌注如休克等。

(二)处理

1.术中机械通气的患者发生缺氧,立即改用纯氧手控通气,以判断气道阻力和肺顺应性,听双肺呼吸音,或确认胸、腹部呼吸运动起伏情况,查气道通畅情况。

2.清除呼吸道分泌物。

3.检查麻醉机、呼吸器、气管导管是否漏气。

4.测定气道氧浓度。

5.治疗休克和组织低灌注。

6.先天性心脏病右向左分流的患者,防止通气压力过高导致的肺血管阻力增加,或外周血管阻力过低导致的右向左分流量增加。

七、高碳酸血症

(一)病因

1.通气不足　麻醉药、镇痛药、镇静药引起的中枢抑制,肌松药作用,呼吸道梗阻,机械通气参数设置量不足,重复呼吸如二氧化碳吸收剂失效、活瓣失灵、应用紧闭麻醉系统时氧流量不足,中枢神经系统疾患或肺疾患等。

2.二氧化碳产生过多　高代谢状态如恶性高热,二氧化碳气腹。

(二)处理

1.辅助或控制呼吸,维持足够的通气量。必要时手控呼吸,并增大新鲜气流量。

2.保持气道通畅。

3.寻找原因,采取针对性措施。

八、低血压

(一)病因

1.心肌收缩力抑制大多数麻醉药物包括吸入麻醉药、巴比妥类、丙泊酚等均有剂量相关性心肌抑制;

β受体阻滞剂、钙通道阻滞剂、利多卡因等亦有心肌抑制作用;心肌缺血、酸中毒、低钙、低温也干扰心肌收缩。

2.外周阻力降低多数全麻药、血管扩张药、组胺释放药,以及交感阻滞、过敏反应,术前钙通道阻滞剂、血管紧张素转换酶抑制剂等残留作用等。

3.静脉回流不足低血容量、容量血管扩张、腔静脉受压、胸内压增加等。

4.心律失常。

（二）处理

1.减低麻醉深度。

2.补充血容量。

3.下肢抬高。

4.应用血管收缩药或正性肌力药。

5.充分给氧。

6.纠正引起低血压的原因,如减小 PEEP、气胸时应予引流、解除静脉受压、治疗心律失常等。

九、高血压

（一）病因

1.原发性高血压,停降压药后血压反跳。

2.术中应激反应,麻醉深度不足,缺氧或二氧化碳潴留。

3.颅内压增高。

4.膀胱充盈。

5.补液过量。

（二）处理

1.增加麻醉深度,充分供氧,改善通气不足。

2.药物治疗尼卡地平、拉贝洛尔、压宁定、硝酸甘油和硝普钠等。

3.针对病因进行处理。

十、心肌缺血

（一）病因

冠状动脉狭窄或痉挛,低灌注压,心动过速等导致的心肌氧供低于氧耗,严重时可发生心肌梗死。

（二）临床表现

循环功能不稳定,低血压及心排血量减少或 CVP 升高;ECG 改变,ST 段压低超过 1mm 或 T 波倒置。

（三）处理

1.维持血压和心率平稳。

2.纠正低氧血症和贫血,提高心肌氧供;低血压致心肌缺血者用血管活性药升压,提高心肌灌注。

3.降低心肌氧耗,硝酸甘油每分钟 $0.5\mu g/kg$,降低心脏前、后负荷,并扩张冠状动脉。β受体阻滞剂亦可降低心肌耗氧。

4.心肌缺血或梗死导致心排血量下降和低血压时,多巴胺每分钟 $5\sim10\mu g/kg$ 静脉滴注。

十一、心律失常

(一)病因

1.麻醉药及辅助药的作用　恩氟烷可增加心肌对儿茶酚胺的敏感性;吗啡、芬太尼及 γ-羟丁酸钠可增加迷走神经兴奋性导致心动过缓或加重传导阻滞;泮库溴铵、氯胺酮可致心动过速。

2.缺氧、二氧化碳潴留。

3.麻醉和手术的刺激。

4.高热或低温。

5.血容量改变、肺栓塞、心肌缺血或梗死、甲状腺危象。

6.电解质紊乱;术前已有心律失常。

(二)处理

积极纠正病因,同时采取必要的对症处理措施。

1.窦性心动过速　纠正低氧和二氧化碳潴留,加深麻醉,追加镇痛药,保持血容量稳定,β受体阻滞剂。

2.窦性心动过缓　保证氧供和通气,解除迷走神经张力过高用阿托品 0.25~0.5mg 静脉滴注,或异丙肾上腺素,必要时用起搏器。

3.房室传导阻滞　一度或二度Ⅰ型房室传导阻滞无低血压或严重心动过缓者无需治疗;伴心动过缓者用阿托品或异丙肾上腺素;莫氏Ⅱ型用临时起搏器,三度房室传导阻滞者安装起搏器。

4.快速心房颤动　毛花苷丙 0.4mg 静脉滴注,血流动力学稳定者用维拉帕米 2.5~5mg 静脉滴注,血流动力学不稳定者同步电复律。

5.室性心律失常　利多卡因 1~2mg/kg 静脉滴注,随后可静脉滴注维持 4mg/kg 或胺碘酮 150mg,20min 内缓慢静脉滴注。室性心动过速药物治疗无效者用电复律。

(姜卫荣)

第十九章　重症患者的监测和诊疗

第一节　循环系统监测

一、心电监测

心电监护的目的主要是连续测量心率、发现心律失常和心肌缺血。借助于计算机辅助功能,可以对过去一段时间所收集记录的心电信息进行动态回顾和趋势分析。

（一）适应证

1.重症加强监护病房(ICU)常规监测。

2.生命体征不稳定或有潜在高危因素的患者。

3.围手术期监护,包括麻醉及其恢复阶段。

4.心导管室进行的各种介入检查和治疗。

5.高危患者疼痛治疗期间。

（二）操作方法及程序

1.监护系统　常用监护系统有五电极和三电极系统,主要由中心监护仪和床边监护仪及电极系统组成。五电极系统由一个胸前电极和四个肢体导联组成。三电极系统由一个正极、一个负极和一个第三电极组成。

2.监护导联的命名方法　五电极监护系统肢体导联命名方法与常规心电图完全一致,分别为Ⅰ、Ⅱ、Ⅲ、aVR、aVL 和 aVF;胸前导联为"改良的胸前导联"。

3.操作方法

(1)打开监护仪电源开关,确认仪器正常工作后,输入患者相关信息。

(2)放置标准导联:三电极的贴放位置可根据监护系统的具体提示选择。五电极系统肢体导联电极片常贴在肩部和胸部,手臂电极分别贴在左、右锁骨内上方,腿部电极分别贴在双侧肋骨缘与髂棘连线中点的腋前线;胸前电极一般选择 V_5 导联,方法是通过定位胸骨角及其紧邻下方的第 2 肋间隙,向下数至胸前壁第 5 肋间隙,再向外侧移至腋前线。

(3)选择监护仪显示的导联:可根据病情的特点选择持续显示的导联。如果重点观察或诊断心律失常和传导异常,必须清楚地显示 P 波,常选下壁导联(Ⅰ、Ⅱ、aVF)和心前导联(V_1);如果监护重点为发现心肌缺血,选择 V_5 导联或与之相当的改良肢体双极导联。先进的床边监护仪可以同时选择两个或更多的导联,此时最好选择Ⅱ导联和 V 5 导联,可以同时监测心律失常和心肌缺血。

（4）滤波选择：现代床边监护仪有低频和高频两种滤波器处理心电图信号。增加低频滤波，可以消除患者移动和呼吸带来的基线漂移、防止心电图波形从显示屏上消失；高频滤波可以减少电源基线噪声造成的信号变形。先进的监护仪配备了数字信号处理技术，采用多种滤波模式，可使记录到的心电图基线稳定、ST 段无扭曲。

（5）增益调节：最适合的增益应能保证最大 QRS 波群与显示屏大小空间相应。开始心电监护时，监护仪常常自动选择信号增益；如果所使用的监护仪没有自动增益功能，需要根据实际情况予以调节。

（6）报警设置：主要是根据对病情设定最快与最慢心率范围、设定对心律失常及 ST 段的报警等。当患者的心率超出设定范围或出现心律失常时，监护仪会自动发出声音和（或）颜色警报。

（三）注意事项

1. 肢体导联电极无论是贴在四肢还是躯干，对心电图信号影响甚微；胸前导联的位置对 ST 段移位会产生明显影响，需要准确放置。

2. 在胸骨切开手术时，可以选择 V_1 导联（胸骨右缘第 4 肋间隙）；当怀疑右心室或下壁缺血或梗死，可以选择 V_4R 导联（胸骨右侧 V_4 导联位置）。

3. 心率监测与脉率监测相互补充，心率监测有时需要参考脉率监测数据。

4. 患者移动和肌肉抽动、电干扰、起搏心律、监护导联选择不当等可以造成心电图曲线扭曲而影响心率监测的准确性，其中以电干扰最为常见，使用电手术刀、电源性噪声、使用某些医疗器械如碎石机和体外循环时使用液体加热器等均可以产生电干扰。

5. 分析心律失常需要与其他血流动力学监测包括直接动脉血压、肺动脉压（PAP）或中心静脉压（CVP）等的压力曲线结合起来进行，当根据心电图曲线不易识别心律失常时，动脉压和静脉压曲线可以帮助判断心动周期。

6. 应用 ST 段移位诊断心肌缺血时，应该保证电极放置准确、导联选择正确、滤波器选择恰当和增益调节适当。

7. 高频滤波可能使记录到的 ST 段扭曲、导致 ST 段明显抬高或下移，容易造成过度诊断心肌缺血。

8. 计算机辅助 ST 段监测、自动计算并显示的 ST 段异常，必须与模拟的心电图波形吻合。

9. 诊断心肌缺血除依赖 ST 段移位外，需要结合患者的病史、症状和其他辅助检查资料进行综合分析。左心室肥厚、左束支传导阻滞、陈旧性心肌梗死、左心室起搏、预激综合征、二尖瓣脱垂、电解质紊乱和应用洋地黄类药物等可以混淆心肌缺血的心电图。此时需要与基线心电图进行对比，确认其是否为新出现的 ST 段移位，或与其他血流动力学曲线结合分析。

二、动脉压监测

动脉压（ABP）主要反映心排血量和外周血管总阻力，并与血容量、血管壁弹性、血液黏滞度等因素有关，还间接地反映组织器官的灌注、心脏的氧供需平衡及微循环等。

（一）无创伤性测量法

无创伤性测量法可分为手动测压法和自动测压法两大类，前者包括搏动显示法、听诊法和触诊法；后者分为自动间断测压法与自动连续测压法。

1. 适应证

（1）需要严密监测血压变化的高危患者。

（2）需要诊断和分级、预后判断、选择用药、调整剂量和用药次数，以及测定药物治疗效果者。

（3）麻醉和疼痛治疗术中。

2.禁忌证　无绝对禁忌证。放置袖带部位骨折、感染、畸形、开放性损伤时不能选择。

3.操作方法及程序

（1）手动测压法：手动测压法为经典的血压测量方法，即袖套测压法。该法所用的设备简单，费用低，便于携带，适用于一般患者的监测。但用手法控制袖套充气，费时费力，不能连续监测，不能及时反映患者血压的变化。袖套常选择上臂。特殊时可放置在大腿。

1）搏动显示法：使用弹簧血压表袖带充气后慢慢放气观察指针摆动最大点为收缩压，而指针摆动不明显时为舒张压。

2）听诊法：是临床上使用最普遍的方法，利用柯氏音的原理。柯氏音是血压计袖套放气后在其远端听到的声音。当袖套充气后放气，开始听到响亮的柯氏音，即为收缩压；柯氏音变音时（音调变低）为舒张压。至于舒张压测量究竟是在柯氏音减弱还是在消失时读数，尚有争议。

3）触诊法：将袖套充气至动脉搏动消失，再缓慢放气，当搏动再次出现时的压力值为收缩压，继续放气后出现水冲样搏动，后突然转为正常，此转折点为舒张压。此法适用于低血压、低温及听诊有困难者，触诊法读数的血压值较听诊法低。

（2）自动测压法

1）自动间断测压法主要采用振荡技术，即上臂缚上普通橡胶袖套，测量仪内装有压力换能器、充气泵和微机等，能够定时地使袖套自动充气和排气，当袖套充气压迫动脉时，动脉搏动消失，接着逐渐排气，由于动脉的搏动大小就形成袖套压力的变化。通过压力换能器又形成振荡电信号，经放大器将信号放大，振荡最大时为平均动脉压。而收缩压和舒张压的数值是通过检测压力振荡变化计算而得。

2）自动连续测压法与动脉穿刺直接测压相比，操作简便无创伤性，其最大的优点是能够即时反映血压的变化。

4.注意事项

（1）手动测压法导致误差的因素有以下几种。

1）袖套袖套使用不当是导致测压出现误差的最常见原因。袖套太窄或包裹太松，压力读数偏高；袖套太宽，读数相对较低。肥胖者因脂肪组织对压力传导的影响，可造成读数不准确。小儿袖套宽度应覆盖上臂长度的 2/3。

2）放气速度放气过快测量值偏低，尤其在心率偏慢时。以 3mmHg/s 或每次心跳放气 2mmHg 放气速度可提高测压的准确性。

（2）虽然自动测压法具有无创伤性的优点，但如不合理使用，仍可导致一定程度的损伤。如：频繁测压、测压时间过长或间隔太短，可引起疼痛、肢体瘀点和瘀斑、肢体水肿、静脉淤血、血栓性静脉炎、外周神经病变等并发症。因此，对意识不清、有外周神经病变、动静脉功能不全者，使用时应予以注意。

（二）有创伤性测量法

1.适应证

（1）血流动力学不稳定或有潜在危险的患者。

（2）危重患者、复杂大手术的术中和术后监护。

（3）需低温或控制性降压时。

（4）需反复取动脉血样的患者。

（5）需用血管活性药进行调控的患者。

（6）呼吸、心跳停止后复苏的患者。

2.**禁忌证** 相对禁忌证为严重凝血功能障碍和穿刺部位血管病变,或远端供血不足者。

3.**操作方法及程序**

(1)部位:动脉只要内径够大、可扪及搏动,均可供插管。桡动脉为首选,此外股、肱、足背和腋动脉均可采用。

(2)置管方法:以经皮桡动脉穿刺置管法为例。

1)患者准备:①向患者解释操作目的和意义,以取得其配合;②检查尺动脉侧支循环情况,进行 Allen 试验。将穿刺侧的前臂抬高,用双手同时按压桡动脉和尺动脉;让患者反复用力握拳和张开手指 5～7 次至手掌变白后将前臂放平,解除对尺动脉的压迫,继续保持压迫桡动脉,观察手部的转红时间,正常<5～7s,8～15s 为可疑,说明尺动脉充盈延迟、不畅;>15s 系血供不足。一般>7s 者属 Allen 试验阳性,不宜选择桡动脉穿刺。

2)穿刺与置管:有直接穿刺法、穿透法和钢丝导入法三种。

①直接穿刺法:a.患者取平卧位,前臂伸直,掌心向上并固定,腕部垫一小枕,手背屈曲 60°;b.摸清桡动脉搏动,常规消毒、铺巾,必要时可在桡动脉搏动最强点的远端用 1% 普鲁卡因做浸润局麻至桡动脉两侧,以免穿刺时引起桡动脉痉挛;c.在腕褶痕上方 1cm 处摸清桡动脉后,套管针与皮肤呈 30°角,与桡动脉走行相平行进针,当针头穿过桡动脉壁时有突破坚韧组织的脱空感,并有血液呈搏动状涌出,证明穿刺成功,此时即将套管针放低,与皮肤呈 10°角,再将其向前推进 2mm,使外套管的圆锥口全部进入血管腔内,用手固定针芯,将外套管送入桡动脉内并推至所需深度,拔出针芯;d.将外套管连接测压装置,将压力传感器置于无菌治疗巾中防止污染;e.固定好穿刺针。

②穿透法:进针点、进针方向和角度同直接穿刺法。当见有回血时再向前推进 0.5cm 左右,后撤针芯,将套管缓慢后退,当出现射血时停止退针,并立即将套管向前推进,送入时无阻力并且喷血说明置入成功。

③钢丝导入法采用专用的动脉穿刺针,穿刺方法同上两种方法,当有明显回血时停止进针并送入专用钢丝。如遇阻力应调整针的角度或方向直至送钢丝无阻力,钢丝留在动脉内,撤出穿刺针,再沿钢丝送入套管,拔出钢丝可见血喷出,表示穿刺成功。

(3)动脉内压力图形的识别与分析:正常动脉压力波分为升支、降支和重搏波。升支表示心室快速射血进入主动脉,至顶峰为收缩压;降支表示血液经大动脉流向外周,当心室内压力低于主动脉时,主动脉瓣关闭与大动脉弹性回缩同时形成重搏波。之后动脉内压力继续下降至最低点,为舒张压。从主动脉到周围动脉,随着动脉管径和血管弹性的降低,动脉压力波形也随之变化,表现为升支逐渐陡峭,波幅逐渐增加,因此股动脉的收缩压要比主动脉高,下肢动脉的收缩压比上肢高,舒张压所受的影响较小,不同部位的平均动脉压比较接近。

4.**注意事项**

(1)预防和及时发现远端肢体缺血主要原因是血栓形成,其他如血管痉挛及局部长时间包扎过紧等也可引起。应加强预防措施并尽可能及时发现,具体措施如下。

1)桡动脉置管前需做 Allen 试验,判断尺动脉是否有足够的血液供应。

2)穿刺动作轻柔稳准,避免反复穿刺造成血管壁损伤,必要时行直视下桡动脉穿刺置管。

3)选择适当的穿刺针,切勿太粗及反复使用。

4)密切观察穿刺远端手指的颜色与温度,当发现有缺血征象如肤色苍白、发凉及有疼痛感等异常变化,应及时拔管。

5)固定置管肢体时,切勿行环形包扎或包扎过紧。

6)避免将刺激性药物误注入动脉。

（2）预防局部出血、血肿穿刺失败及拔管后要有效地压迫止血，尤其对应用抗凝药的患者，压迫止血应在 5min 以上，并用宽胶布加压覆盖。必要时局部用绷带加压包扎，30min 后观察无出血，可予以解除。

（3）保证管路通畅

1）可应用持续性加压冲洗装置。

2）每次经测压管抽取动脉血后，应立即用含肝素的生理盐水对管路进行冲洗。

3）管道内如有血块堵塞时应及时予以抽出，切勿将血块推入，以防发生动脉栓塞。

4）动脉置管时间长短也与血栓形成呈正相关，在患者循环功能稳定后，应及早拔出。

（4）严格执行无菌技术操作。

（5）防止空气栓塞发生。

（6）其他妥善固定套管、延长管及测压肢体，防止穿刺针及测压管受压、扭曲或脱落。

三、中心静脉穿刺术

（一）适应证

1.需要开放静脉通路，但又不能经外周静脉置管者。

2.需要多腔同时输注几种不相容药物者。

3.需要输注有刺激性、腐蚀性或高渗性药液者。

4.需要血流动力学监测的危重患者。

5.需要为快速容量复苏提供静脉通路的患者。

6.外周静脉穿刺困难者，如小儿、烧伤患者。

（二）禁忌证

一般禁忌证包括穿刺静脉局部感染或血栓形成。相对禁忌证为凝血功能障碍，但这并非绝对禁忌证。

（三）操作方法及程序

常用的穿刺部位有锁骨下静脉、颈内静脉和股静脉。

1.锁骨下静脉穿刺术

（1）锁骨下路

1）患者体位：平卧，最好取头低足高位，床尾抬高 15°～25°。在两肩胛骨之间直放一小枕，使双肩下垂，锁骨中段抬高，借此使锁骨下静脉与肺尖分开。患者面部转向穿刺者对侧，借以减小锁骨下静脉与颈内静脉的夹角，使导管易于向中心方向送入，而不致误入颈内静脉。

2）穿刺点选择：如选右锁骨下静脉穿刺，穿刺点为锁骨与第 1 肋骨相交处，即锁骨中 1/3 与外 1/3 交界处，锁骨下缘 1～2cm 处，也可由锁骨中点附近进行穿刺。如选左锁骨下静脉穿刺，穿刺点可较右侧稍偏内，可于左侧锁骨内 1/3～1/4 处，沿锁骨下缘进针。

3）操作步骤：①术野常规消毒、铺巾。②局部麻醉后，用注射器细针做试探性穿刺，针头与皮肤呈 30°～45°角向内、向上穿刺，针头保持朝向胸骨上窝的方向，紧靠锁骨内下缘徐徐推进，边进针边抽动针筒使管内形成负压，一般进针 4cm 可抽到回血（深度与患者的体形有关）。如果以此方向进针已达 4～5cm 仍不见回血时，不要再向前推进，以免误伤锁骨下动脉。应慢慢向后撤针并边退边抽回血。在撤针过程中仍无回血，可将针尖撤至皮下后改变进针方向，使针尖指向甲状软骨，以同样的方法徐徐进针。③试穿确定锁骨下静脉的位置后，即可换用穿刺针置管，穿刺针方向与试探性穿刺相同，一旦进入锁骨下静脉的位置后即可抽得大量回血，此时再轻轻推进 0.1～0.2cm，使穿刺针的整个斜面在静脉腔内，并保持斜面向下。将导丝自穿刺针尾部插孔缓缓送入,使管端达上腔静脉,退出穿刺针。将导管引入中心静脉后退出导丝。抽吸与导管连接的注射器,如回血通畅,说明管端位于静脉内。插管深度:左侧一般不宜超过15cm,右侧一般不宜超过12cm,以能进入上腔静脉为宜。④取下注射器将导管与输液器连接。妥善固定导管,敷贴覆盖穿刺部位。

(2)锁骨上路

1)患者体位:同锁骨下路。

2)穿刺点选择:在胸锁乳突肌的锁骨头外侧缘,锁骨上缘约1.0cm处进针。以选择右侧穿刺为宜,因在左侧穿刺容易损伤胸导管。

3)进针方法:穿刺针与身体正中线呈45°角,与冠状面保持水平或稍向前呈15°角,针尖指向胸锁关节,缓慢向前推进,且边进针边回抽,一般进针2～3cm即可进入锁骨下静脉,直到有暗红色回血为止。然后穿刺针由原来的方向变为水平,以使穿刺针与静脉的走向一致。

4)基本操作:同锁骨下路。

2.颈内静脉穿刺术　颈内静脉穿刺的进针点和方向可分为前路、中路、后路三种。

患者体位:取仰卧位,头低位15°～20°,右肩部垫起,头后仰使颈部充分伸展,面部略转向对侧。

(1)前路:操作者以左手示指和中指在中线旁开3cm,于胸锁乳突肌的中点前缘相当于甲状软骨上缘水平触及颈总动脉搏动,并向内侧推开颈总动脉,在颈总动脉外缘约0.5cm处进针,针干与皮肤呈30°～40°角,针尖指向同侧乳头或锁骨的中、内1/3交界处。前路进针造成气胸的机会不多,但易误入颈总动脉。

(2)中路:锁骨与胸锁乳突肌的锁骨头和胸骨头所形成的三角区的顶点,颈内静脉正好位于此三角形的中心位置,该点距锁骨上缘3～5cm,进针时针干与皮肤呈30°角,与中线平行直接指向足端。如果穿刺未成功,将针尖退至皮下,再向外倾斜10°左右,指向胸锁乳突肌锁骨头的内侧后缘,常能成功。目前临床上一般选用中路穿刺。因为此点可直接触及颈总动脉,误伤动脉的机会较少。另外,此处颈内静脉较浅,穿刺成功率高。

(3)后路:在胸锁乳突肌的后外缘中、下1/3的交点或在锁骨上缘3～5cm处作为进针点。在此处颈内静脉位于胸锁乳突肌的下面略偏外侧,针干一般保持水平,在胸锁乳突肌的深部指向锁骨上窝方向。针尖不宜过分向内侧深入,以免损伤颈总动脉。

3.股静脉穿刺术

(1)患者体位:取仰卧位,膝关节微屈,臀部稍垫高,髋关节伸直并稍外展、外旋。

(2)穿刺点选择:穿刺点选在髂前上棘与耻骨结节连线的中、内段交界点下方2～3cm处,股动脉搏动处的内侧0.5～1.0cm。

(3)进针方法:右手持穿刺针,针尖朝脐侧,斜面向上,针体与皮肤呈30°～45°角。肥胖患者角度宜偏大。沿股动脉走行进针,一般进针深度2～5cm。持续负压。见到回血后再做微调,宜再稍进或退一点。同时下压针柄10°～20°,以确保导丝顺利进入。

(4)基本操作:同锁骨下静脉穿刺或颈内静脉穿刺。

(四)注意事项

1.穿刺时,穿刺针尖的落点不一定正巧在血管的中央,有时可偏在一侧;或者穿刺针进入过深,顶于血管的对侧壁。此时抽得回血但导丝或外套管推进会有困难。遇此情况不能用暴力强行推进,可将穿刺针连接注射器慢慢地边抽吸边退出导管,直至回血畅通,再重新置入导丝或外套管,经几次进退仍无法顺利插入,则需重行穿刺。

2.掌握多种进路,不要片面强调某一进路的成功率而进行反复多次的穿刺。

3.预防和及时发现中心静脉置管的并发症。

(1)空气栓塞:空气经穿刺针或导管进入血管多发生在经针孔或套管内插入导引钢丝或导管时,常在取下注射器而准备插管前1～2s内有大量的空气经针孔进入血管。患者取头低位穿刺,多可避免此种意外。若头低位有困难时,操作应特别小心。

(2)气胸、血胸:为了能及时发现气胸、血胸,穿刺后除严密观察外,必要时做胸部X线片或B超检查确诊。

(3)血肿:由于动、静脉紧邻,操作中误伤动脉的机会必然存在。尤其在用抗凝治疗的患者,血肿形成的机会就比较多见,穿刺插管应慎重。

(4)感染:无菌操作技术欠妥,多次穿刺,导管在体内留置时间过久,局部组织损伤、血肿,经中心静脉导管进行静脉营养疗法等可增加导管相关感染的机会。另外,导管留置期间无菌护理对预防感染很重要,当临床上出现不能解释的寒战、发热、白绷包数升高、局部压痛和炎症等,应考虑拔除导管并做细菌培养。

(5)心包压塞:极少发生,一旦发生后果严重。患者突然出现发绀、面颈部静脉怒张、恶心、胸骨后或上腹部痛、不安和呼吸困难,继而低血压、脉压变小、心动过速、心音低远,都提示有心包压塞的可能。遇有上述征象应:①立即中断静脉输注;②降低输液容器的高度,使之低于患者的心脏水平,利用重力尽量吸出心包腔或纵隔内的积血或液体,然后慢慢地拔出导管;③如经由导管吸出的液体很少,病情未得到改善,应考虑做心包穿刺减压。

(6)导丝置留体内:导丝置入过深,没有撤出,遗留在体内,应在置管后核对物品。

(五)超声引导下的深静脉穿刺术

超声以其实时清晰的超声图像,真实的彩色血流信号,准确的血流动力学参数在引导各种血管穿刺和监测置管状况与并发症防治中得到越来越广泛的应用。其主要优点为操作简易,定位准确,特别对困难深静脉置管,可减少徒手穿刺操作中深度与角度的困难把握,很大程度上降低了损伤,增加了操作的成功率和有创操作的安全性。

1.适应证

(1)预计穿刺困难,需要导向的血管穿刺或置管术。包括特殊体形、生理或病理性异常的血管内置管困难者和高危穿刺并发症发生者。

(2)血管内留置导管的监测。

(3)四肢急性动脉血管疾病的诊断、监测与介入治疗。

2.禁忌证

(1)严重出、凝血功能障碍者。

(2)穿刺部位有特殊禁忌证者,如感染、畸形等。

3.操作方法及程序

(1)患者体位

1)颈部血管超声体位:平卧位,头朝穿刺对侧扭转。

2)锁骨下血管超声体位:平卧位,头朝穿刺对侧扭转,穿刺肩部略垫高,或适当头低足高位。

3)上肢超声体位:仰卧位,上肢外展,掌心朝上。腋窝血管探测上肢外展约90°。

4)下肢超声体位:仰卧位,下肢外展30°～60°。

5)胭窝血管超声体位:俯卧位。

(2)超声探头与频率选择:根据所探测血管部位和血管深浅不同选择探头频率与形状。一般情况下,浅表血管探测选用高频探头;位置较深选择低频探头。上肢浅表静脉宜采用7.5～10MHz高频探头;锁骨下静脉采用 3.5～5MHz；下肢髂静脉采用 3～5MHz；下肢深静脉采用 5～7MHz；下肢表浅细小静脉可使用 10MHz 以上探头。普通患者首选线阵探头，体形肥胖者宜采用凸阵、扇形或扇形相控阵低频探头。

在探头上附加穿刺导向器更有利于直观下穿刺导向的准确性。

(3)导向穿刺步骤

1)调试、校正超声设备，包括预置功能选取、功能键（深度、增益、压缩、速度、聚焦与清晰度等）调整。

2)先用普通探头获得超声显示的理想二维图像。依穿刺血管的解剖部位，多角度纵切面和多水平横切面进行综合超声扫查，通过不同切面确认血管位置、走行、内径、与相邻组织关系，估测进针深度与角度，距体表穿刺点的距离。可进一步启动彩色多普勒血流程序显示真实彩色血流图像，必要时测定血流动力学参数，特别是存在病变的情况下。

3)对穿刺部位进行严格消毒、铺巾。探头应当严格消毒。可采用消毒液消毒探头，也可用无菌手套包裹。穿刺导向器应高压灭菌。用生理盐水替代耦合剂。

4)确定穿刺点，用 0.25%～0.5%利多卡因做局部麻醉。用穿刺针抽吸肝素盐水（1.25 万 U 加生理盐水 100ml）3ml，按超声导向器或超声指示的方向与角度进针。当超声导向显示针尖到达靶血管腔内时，轻轻回抽针芯，查看回血情况。如果回血良好，将导丝置入 15～20cm，退出穿刺针，顺导丝植入导管。超声再次确认导管位置后，抽出导丝，用适量肝素生理盐水查看管路的通畅性。肝素生理盐水封管，用肝素帽锁紧备用或接治疗液体。

5)用敷料或护理薄膜粘贴固定导管，保持局部皮肤干燥，定时查看穿刺点，发现渗出或有污染时应及时更换敷料与护膜。

（宋成凤）

第二节　呼吸系统监测

一、气道压力

气道压力监测常用的指标包括气道峰压、平均气道压、平台压等。

（一）操作方法

将压力换能器与呼吸道连接，在呼吸机或麻醉机面板或其他呼吸监护设备上显示各种压力数值及波形。在压力控制模式常用监测指标为最高气道压，平均气道压以及呼气末正压。在定容控制通气时，可获得气道峰压、平均气道压、平台压、呼气末正压。

（二）注意事项

1.监测需在患者自主呼吸完全抑制或较微弱、相对平稳状态下进行。平台压的准确测量需采用吸气末阻断法进行。

2.不同的监护设备所提供的压力监测点有所不同，各种压力采用的缩略符也有所不同，应参考仪器使用说明分析数据。

3.因受人工气道、机械通气管路和呼吸机活瓣的影响，测量的数值与真实的肺力学情况可能存在一定的差异。而且，需要定期校定压力检查是否准确。

4.机械通气时应设定安全的压力报警限以保证通气安全，一般情况下气道峰压不应超过 $40cmH_2O$，气道平台压应控制在 30～35cmH$_2$O 以内。

5.在正压通气条件下,很多生理指标将发生改变,如中心静脉压(CVP)、肺动脉楔压(PAWP)等,应结合临床分析上述参数的实际意义。

二、气道阻力

气道阻力是指气体通过气道进入肺泡所消耗的压力。

(一)操作方法

在机械通气情况下,常采用吸气末阻断法:定容控制通气下,给予恒流速(方波)送气,在吸气末阻断气流,使气道压维持在平台压。在吸气末阻断后,峰压迅速下降,3～5s 后达到平台压。同时监测流速(F)的变化,根据公式,气道阻力(Raw)＝(Ppeak－Pplat)/F,单位是 cmH$_2$O/s,即可计算出气道阻力。目前大部分呼吸机可在定容控制通气时,通过持续按压"吸气末屏气键",激活吸气末屏气,呼吸机可自动计算阻力值,并在屏幕上显示。

(二)注意事项

1.由于人工气道、呼吸机活瓣等因素的干扰,实测的气道阻力要高于真正的阻力数值。

2.吸气末阻断法要求除流速恒定和呼吸肌放松外,还必须有一定的平衡时间(3～5s),对自主呼吸较强和非恒流的情况不适用。

3.气道阻力只是反映呼吸过程中的黏滞阻力,而呼吸过程中还有其他的阻力,如肺和胸廓运动所产生的弹性阻力和惯性阻力。

4.气道阻力过高可能由于疾病本身所致,也有可能人为或机械因素所致,应加以区分,如人工气道、管路所产生的阻力。

5.气道阻力具有流速与容积依赖性,测量时应保证送气流速和肺容积在测定前后基本一致。

三、顺应性

顺应性为单位压力的容量变化。分静态顺应性与动态顺应性。

(一)操作方法

呼吸系统总静态顺应性(Cst)＝V$_T$/(Pplat－PEEPtot)。PEEPtot 为总体的呼气末正压。

简易的公式为:(Cst)＝V$_T$/(Pplat－PEEP)。此公式受到内源性 PEEP(PEEPi)的影响。

呼吸系统总动态顺应性(Cdyn)＝V$_T$/(Ppeak－PEEP－PEEPi)。

(二)注意事项

1.应用吸气末阻断法测量肺顺应性时,除需要流速恒定和呼吸肌松弛外,还必须有一定的平衡时间(3～5s),对自主呼吸较强和非恒流的情况不适用。

2.所测得的顺应性值为平均值,不能反映呼吸系统在整个通气过程中的变化。

3.顺应性监测时应注意 PEEPi 对其数值的影响,PEEPi 过高时可导致顺应性值的异常降低,导致临床判断失误。

四、内源性呼气末正压

呼气气流受限造成了呼气末肺泡内压高于大气压,产生内源性呼气末正压。PEEPi 也称为自主 PEEI

(auto PEEP),临床分为静态与动态 PEEPi。

（一）适应证

机械通气应常规检测 PEEPi,尤其是存在气道阻塞性疾病(如 COPD、支气管哮喘)、呼气时间短、高分钟通气量、气道压过高、人-机不同步、不可用循环因素解释的血流动力学不稳定等情况时。

（二）禁忌证

没有绝对禁忌证。当存在气胸或纵隔气肿、心功能不全尤其是严重右心功能不全时需慎重。

（三）操作方法

1.对于无自主呼吸的患者,通常采用呼气末阻断法测定,此时所测 PEEPi 为静态 PEEPi,为所有肺泡的平均 PEEPi。

(1)在机械通气条件下,使患者适当镇静、肌肉松弛。

(2)将外源性 PEEP 调节为 0(也有学者主张将呼吸机与患者断开),患者呼气后再与呼吸机接上。

(3)按"呼气末暂停"键,监测开始,显示的数值即为静态 PEEPi。

2.对于有自主呼吸的患者,可采用食管囊压技术测定,此时所测 PEEPi 为动态 PEEPi,为最小的 PEEPi。其操作过程为:

(1)食管内放置食管气囊导管,连接压力传感器,连续显示胸腔内压力。

(2)从吸气开始至吸气流速产生之前的食管压下降即为动态 PEEPi。

（四）注意事项

1.测定静态 PEEPi 时应保证患者完全镇静,甚至肌松,否则数值不准。

2.测量前需将 PEEP 调至 $0cmH_2O$。

3.为准确起见,可重复监测 $2\sim3$ 次后取平均值。

五、气道闭合压

气道闭合压($P_{0.1}$)是指吸气开始后关闭气道 0.1s 所测得的压力。此指标反映呼吸中枢驱动强度。在自主呼吸期间,$P_{0.1}$ 异常升高可以提示中枢驱动增加,但神经-肌肉功能不良时,$P_{0.1}$ 可能低估中枢驱动的增加。

（一）、适应证

1.$P_{0.1}$ 可作为反映中枢驱动力的指标。

2.自主呼吸模式下,可以更好地了解自主呼吸能力并调节适宜支持水平。

3.在脱机过程中根据动态监测 $P_{0.1}$ 的变化调节支持水平。

4.作为预测成功脱机的指标之一。

5.在辅助通气条件下,测定 $P_{0.1}$ 可以了解呼吸机支持的程度,以防支持不足或支持过度。

（二）禁忌证

无禁忌证。

（三）操作方法

1.在测定前需稳定呼吸,为消除体位的影响(平卧位,半坐位),每次测定应取相同的体位,以便动态观察比较。

2.$P_{0.1}$,临床有两种测定方法。

（1）单呼吸测定法：通过呼吸机备有的测量程序（手工操作），单次进行呼吸末气道闭合压的测定。每次取值至少 3 次，算出平均值。

（2）连续测定法：当呼吸机为压力触发并且没有 flow-by 时，呼吸机自动连续分析最小的气道闭合压，可连续显示 $P_{0.1}$ 数值。

（四）注意事项

1.测定 $P_{0.1}$ 时，患者需有相对稳定的自主呼吸。

2.不同体位可影响 $P_{0.1}$ 的测定结果。

3.$P_{0.1}$ 的测定不应在流速触发或有 flow－by 的情况下测定，此时明显干扰测定值。

六、呼吸力学曲线与呼吸环

将压力、容积和流速三个指标中的两个指标相结合，可得到每个呼吸周期的呼吸环。常用的呼吸环为压力-容积环、容积-流速环、压力-流速环三种。

（一）适应证

适用于机械通气患者，尤其适用于以下患者。

1.呼吸衰竭诊断未明的患者。

2.急性呼吸窘迫综合征患者。

3.慢性阻塞性肺疾病患者。

4.急性心源性肺水肿患者。

5.呼吸机依赖患者。

6.困难脱机的患者。

7.心肺手术或移植的患者。

8.有肺损伤的高危患者。

9.有严重心肺疾病的患者。

10.老年患者。

（二）流速、压力、容积波形的监测

1.流速-时间波形

（1）自主呼吸时为正弦波；控制通气时可有方波、减速波或加速波。

（2）呼气气流波形反映呼吸系统的机械特性、通气机管路和患者气管阻力的变化。

（3）当存在呼气气流限制，呼气气流不能到达基线时，提示肺过度膨胀和 PEEPi 的存在。

（4）波形的异常可提示通气管路有阻抗或阻塞。

1）呼气时间延长，吸气气流-时间波形正常，提示呼气阻力增加。

2）吸气气流减小，吸气时间延长，呼气气流波形正常，提示吸气阻力增加。

2.压力-时间波形　选择呼吸机的波形监测为压力-时间波形或应用床边呼吸功能监测仪器监测。

3.容积-时间波形　选择呼吸机的波形监测为容积-时间波形或应用床边呼吸功能监测仪器监测。

（三）呼吸环的监测

1.流速-容积环（F-V 环）

（1）选择监测 F-V 环，其吸气部分反映通气机的设定，呼气部分由患者呼吸系统弹性回缩力、气道和气管导管的阻力等因素决定。

(2)当存在呼出气流限制,呼气潮气量曲线显示特征性的形状(凸向容量轴),并在下一次机械吸气开始吸气气流突然终止,提示存在 PEEPi 及动态肺过度膨胀。

(3)连续最大 F-V 环可用于评价对治疗(如支气管扩张药)的反应。

(4)F-V 环外形突然变化说明急性临床状况恶化(如急性支气管痉挛、大气道黏液栓、气管导管扭结增加上气道阻力)。

(5)存有大量分泌物时患者 F-V 环呼气部分呈特征性锯齿样外形,经过吸痰后可以恢复正常。

(6)最大 F-V 环可用于判断肺功能。在阻塞性、限制性疾病及上气道阻塞发生特征性 F-V 外形异常。

(7)最大 F-V 环测定需要患者合作重复用力呼吸。

2.静态压力-容积环(P-V 环) P-V 环能描记整个呼吸系统静态机械特征,用于测定肺功能。曲线有两个特殊点作为机械通气的目标:①LIP,代表吸气顺应性改善的点,指出萎陷肺泡复张点;②UIP:代表肺过度膨胀点。目前床旁描记 P-V 环业已作为监测、诊断和通气机治疗研究的重要手段。

描记 P-V 曲线的方法有吸气末阻断法、低流速方法($<10L/min$)、超大注射器方法。临床常用低流速法和吸气末阻断法描记 P-V 曲线。

(1)低流速法操作步骤

1)在充分镇静的基础上,应用肌松药,以完全抑制患者的自主呼吸。确认血流动力学稳定和自主呼吸消失后继续以下操作。

2)机械通气模式设为压力控制通气(PCV),$FiO_2=100\%$,PEEP$=0cmH_2O$,调节压力控制水平和吸/呼比(I/E),使潮气量和通气频率(RR)与初始设置近似。若在此过程中脉搏血氧饱和度(SpO_2)下降至88%以下,应停止 P-V 曲线测量。

3)调节 PCV 至 $35cmH_2O$,测量此时的 VT,再调回初始位置。

4)将模式改为容积控制通气(vcv),调节 VT 与 PCV 时的 VT 相等,RR$=6\sim8$ 次/分,PEEP$=0cmH_2O$,I/E$=4:1$,$FiO_2=100\%$,流速波形为方波,测定此时的 P-V 曲线。

5)将模式和参数转回到初始 PCV 的设置。

6)部分呼吸机设有低流速法测定 P-V 曲线的快捷方式:从$<5L/min$ 流速描记 P-V 曲线,临床操作方便、准确。

(2)吸气末阻断法操作步骤

1)镇静。在充分镇静的前提下,给予肌松药。

2)将通气方式设为容积控制通气。

3)待患者自主呼吸完全消失及各项生理学指标稳定后,记录基础通气参数,测定 PEEPi,共 3 次。

4)预设潮气量的确定最低 50ml,最大不超过 800ml,或不能使相应的平台压超过 $35cmH_2O$。以 $50\sim100ml$ 为间隔,设置 $12\sim15$ 个测量点。以随机的方式安排测量点的顺序。

5)将 PEEP 调为 $0cmH_2O$,按随机提供的潮气量大小设置不同的潮气量,在各潮气量通气 $3\sim5$ 次后,通过持续按压"inspiration hold"键3s以上,测定相应的平台压。

6)每完成一次测量后需返回基础通气状态 $10\sim15$ 次通气后,再输入下一个潮气量并测定相应的平台压,直到完成所有的测量。

7)待肌松药效基本消除后,停用镇静药。

8)按测定的平台压和相应的潮气量描记 P-V 环。

(3)临床意义

1)在正常呼吸范围,弹性回缩力产生的压力(Pel)与肺容量呈线性关系。弹性回缩力的倒数是顺应性,即 P-V 曲线的斜率。呼吸系统弹性(指肺与胸壁)回缩力平均 $10cmH_2O/L$,相当于呼吸系统顺应性 $0.1UcmH_2O$。

2)呼吸系统在容量的两个极端曲线变平反映了肺顺应性下降,正常呼吸系统完全膨胀压力大约 $35cmH_2O$。

3)呼吸环的任何改变都可能包括机械性和病理、生理改变两方面原因分别或同时存在,应注意鉴别并采取合适的处理方法。

4)不同的通气模式(压力控制模式、容量控制模式和自主呼吸模式)下对于呼吸环的解释是不同的。

(曹清香)

第二十章　常见重症的诊断和治疗

第一节　急性肺损伤/急性呼吸窘迫综合征

　　急性肺损伤(ALI)/急性呼吸窘迫综合征(ARDS)的基本病理生理改变是肺泡上皮和肺毛细血管内皮通透性增加所致的非心源性肺水肿。由于肺泡水肿、肺泡塌陷导致严重通气/血流比例失调,特别是肺内分流明显增加,从而产生严重的低氧血症。肺血管痉挛和肺微小血栓形成引发肺动脉高压。

　　ARDS 的早期,肺毛细血管内皮细胞与肺泡上皮细胞屏障的通透性增高,肺泡与肺间质内积聚大量的水肿液,其中富含蛋白及以中性粒细胞为主的多种炎症细胞。中性粒细胞黏附在受损的血管内皮细胞表面,进一步向间质和肺泡腔移行,释放大量促炎介质,如炎症性细胞因子、过氧化物、白三烯、蛋白酶、血小板活化因子等,参与中性粒细胞介导的肺损伤。肺泡上皮细胞以及成纤维细胞也能产生多种细胞因子,从而加剧炎症反应过程。同时,促凝机制增强,而纤溶过程受到抑制,引起广泛血栓形成和纤维蛋白的大量沉积,导致血管堵塞以及微循环结构受损。ARDS 早期在病理学上可见弥漫性肺损伤,透明膜形成及Ⅰ型肺泡上皮或内皮细胞坏死、水肿,Ⅱ型肺泡上皮细胞增生和间质纤维化等表现。

　　少数 ALI/ARDS 患者在发病第 1 周内可缓解,但多数患者在发病的 5～7 天后病情仍然进展,进入亚急性期,病理上可见肺间质和肺泡纤维化,Ⅱ型肺泡上皮细胞增生,部分微血管破坏并出现大量新生血管。部分患者呼吸衰竭持续超过 14 天,病理上常表现为严重的肺纤维化,肺泡结构破坏和重建。

【临床特征与诊断】

　　ALI/ARDS 具有以下临床特征:①急性起病,在直接或间接肺损伤后 12～48h 内发病。②常规吸氧后低氧血症难以纠正。③肺部体征无特异性,急性期双肺可闻及湿啰音,或呼吸音减低。④早期病变以间质性为主,胸部 X 线片常无明显改变。病情进展后,可出现肺内实变,表现为双肺野普遍密度增高,透亮度减低,肺纹理增多、增粗,可见散在斑片状密度增高阴影,即弥漫性肺浸润影。⑤无心功能不全证据。

　　目前 ALI/ARDS 诊断仍广泛沿用 1994 年欧美联席会议提出的诊断标准:①急性起病;②氧合指数(PaO_2/FiO_2)≤200mmHg,不管呼气末正压(PEEP)水平;③正位 X 线胸片显示双肺均有斑片状阴影;④肺动脉楔压≤18mmHg,或无左心房压力增高的临床证据。如 PaO_2/FiO_2≤300mmHg 且满足上述其他标准,则诊断为 ALI。

【治疗要点】

(一)原发病治疗

　　积极控制原发病是遏制 ALI/ARDS 发展的必要措施。ALI/ARDS 的常见病因为全身性感染、创伤、休克、烧伤、急性重症胰腺炎等。

（二）呼吸支持治疗

1.氧疗　氧疗是纠正 ALI/ARDS 患者低氧血症的基本手段。目的是改善低氧血症，使动脉血氧分压（PaO_2）达到 60~80mmHg。可根据低氧血症改善的程度和治疗反应调整氧疗方式，首先使用鼻导管，当需要较高的吸氧浓度时，可采用可调节吸氧浓度的文丘里面罩或带贮氧袋的非重吸式氧气面罩。低氧血症严重时需要机械通气。

2.无创机械通气　无创机械通气（NIV）可以避免气管插管和气管切开引起的并发症。当 ARDS 患者神志清楚、血流动力学稳定，并能够得到严密监测和随时可行气管插管时，可以尝试 NIV 治疗。预计病情能够短期缓解或合并免疫功能低下的早期 ALI/ARDS 患者可考虑应用无创机械通气。应用 NIV 时应严密监测患者的生命体征及治疗反应。如 NIV 治疗 1~2h 后，低氧血症和全身情况得到改善，可继续应用 NIV。若低氧血症不能改善或全身情况恶化，提示 NIV 治疗失败，应及时改为有创通气。

ALI/ARDS 患者在以下情况时不适宜应用 NIV：①神志不清；②血流动力学不稳定；③气道分泌物明显增加而且气道自洁能力不足；④因脸部畸形、创伤或手术等不能佩戴鼻面罩；⑤上消化道出血、剧烈呕吐、肠梗阻和近期食管及上腹部手术；⑥危及生命的低氧血症。

3.有创机械通气

（1）机械通气的时机选择：ARDS 患者经高浓度吸氧仍不能改善低氧血症时，应气管插管进行有创机械通气。

（2）肺保护性通气：对 ARDS 患者实施机械通气时应采用肺保护性通气策略，气道平台压不应超过 30~35cmH_2O，允许 $PaCO_2$ 稍高于正常，保持 pH 值＞7.20。

（3）肺复张：可采用肺复张手法促进 ARDS 患者塌陷肺泡复张，改善氧合。常用的肺复张手法包括控制性肺膨胀、PEEP 递增法及压力控制法（PCV 法）。其中实施控制性肺膨胀采用恒压通气方式，推荐吸气压为 30~45cmH_2O、持续时间 30~40s。

（4）PEEP 的选择：应使用能防止肺泡塌陷的最低 PEEP，有条件的情况下，应根据静态 P-V 曲线低位转折点压力＋2cmH_2O 来确定 PEEP。

（5）自主呼吸：自主呼吸过程中膈肌主动收缩可增加 ARDS 患者肺重力依赖区的通气，改善通气/血流比例失调，改善氧合。ARDS 患者机械通气时应尽量保留自主呼吸。

（6）半卧位：若无禁忌证，机械通气的 ARDS 患者应采用 30°~45°半卧位，以减少肺炎的发生。

（7）俯卧位通气：常规机械通气治疗无效的重度 ARDS 患者，若无禁忌证，可考虑采用俯卧位通气，以降低胸腔内压力梯度、促进分泌物引流和促进肺内液体移动，改善氧合。严重的低血压、室性心律失常、颜面部创伤及未处理的不稳定性骨折为俯卧位通气的相对禁忌证。体位改变过程中需防止发生如气管插管及中心静脉导管意外脱落等并发症。

（8）镇静、镇痛与肌松：以 Ramsay 评分 3~4 分作为镇静目标。每天均需中断或减少镇静药物剂量直到患者清醒，以判断患者的镇静程度和意识状态。对机械通气的 ARDS 患者，不推荐常规使用肌松剂。

4.液体通气　部分液体通气能改善 ALI/ARDS 患者气体交换，增加肺顺应性，可作为严重 ARDS 患者常规机械通气无效时的一种选择。

5.体外膜氧合技术（ECMO）　建立体外循环后可减轻肺负担、有利于肺功能恢复。需要进一步的大规模研究结果来证实 ECMO 在 ARDS 治疗中的地位。

（三）ALI/ARDS 药物治疗

1.液体管理　在保证组织、器官灌注前提下，应实施限制性的液体管理，有助于改善 ALI/ARDS 患者的氧合和肺损伤。存在低蛋白血症的 ARDS 患者，可通过补充白蛋白等胶体溶液和应用利尿剂，有助于实现液体负平衡,并改善氧合。

2.糖皮质激素　不推荐常规应用糖皮质激素预防和治疗 ARDS。

3.一氧化氮(NO)吸入　不推荐吸入 NO 作为 ARDS 的常规治疗。

4.肺泡表面活性物质　尽管早期补充肺表面活性物质,有助于改善氧合,但还不能将其作为 ARDS 的常规治疗手段。需进一步研究,明确其对 ARDS 预后的影响。

5.前列腺素 E_1(PGEl)　只有在 ALU/ARDS 患者低氧血症难以纠正时,可以考虑吸入 PGE_1 治疗。

6.N-乙酰半胱氨酸和丙半胱氨酸　N-乙酰半胱氨酸和丙半胱氨酸能够清除体内氧自由基,从而减轻肺损伤。但尚无足够证据支持抗氧化剂用于治疗 ARDS。

7.环氧化酶抑制剂　环氧化酶抑制剂可抑制 ALI/ARDS 患者血栓素 A_2 的合成,对炎症反应有抑制作用。尚不推荐常规用于 ALI/ARDS 治疗。

8.细胞因子单克隆抗体或拮抗剂　不推荐抗细胞因子单克隆抗体或拮抗剂用于 ARDS 治疗。

9.己酮可可碱及其衍化物利索茶碱　理论上可抑制中性粒细胞的趋化和激活,减少促炎因子 TNF-α、IL-1 和 IL-6 等释放,利索茶碱还可抑制氧自由基释放。但目前尚无临床随机对照试验证实对 ALI/ARDS 的疗效,故不推荐使用。

10.重组人活化蛋白 C　重组人活化蛋白 C 具有抗血栓、抗炎和纤溶特性,在严重感染导致的重度 ARDS 患者,如果没有禁忌证,可考虑应用,但价格高昂。

11.酮康唑　酮康唑为抗真菌药,但可抑制白三烯和血栓素 A_2 合成,同时还可抑制肺泡巨噬细胞释放促炎因子,有可能用于 ARDS 治疗。目前仍没有证据支持酮康唑可用于 ARDS 常规治疗,同时为避免耐药,对于酮康唑的预防性使用也应慎重。

12.鱼油　鱼油富含 ω-3 脂肪酸,如二十二碳六烯酸(DHA)、二十碳五烯酸(EPA)等,也具有免疫调节作用,可抑制二十烷花生酸样促炎因子释放,并促进 PGE_1 生成。补充 EPA 和 γ-亚油酸,有助于改善 ALI/ARDS 患者氧合,缩短机械通气时间。

(姜卫荣)

第二节　严重感染与感染性休克

严重感染和感染性休克通常表现为一个进行性发展的临床过程。

【定义和诊断】

1.全身炎症反应综合征(SIRS)　1991 年美国胸科医师学会(ACCP)和重症医学会(SCCM)联席会议对全身炎症反应综合征(SIRS)规定了明确的定义和诊断标准:SIRS 是机体对各种不同的严重损伤所产生的全身性炎性反应。这些损伤可以是感染,也可以是非感染性损伤,如严重创伤、烧伤和胰腺炎等。如出现两种或两种以上的下列表现,可以认为有这种反应的存在:①体温>38℃ 或<36℃;②心率>90 次/分;③呼吸频率>20 次/分,或 $PaCO_2$<32mmHg(4.3kPa);④血白细胞>12000/mm³($12×10^9$/L),<4000/mm³($4×10^9$/L),或幼稚型细胞>10%。

会议同时指出,由致病微生物所引起的 SIRS 为全身性感染(sepsis);严重感染是指全身性感染伴有器官功能不全、组织灌注不良或低血压。感染性休克可以被认为是严重感染的一种特殊类型。

2.感染性休克　临床上沿用的诊断感染性休克的标准常包括:①临床上有明确的感染;②有 SIRS 的存在;③收缩压低于 90mmHg 或较原基础值下降的幅度超过 40mmHg,至少 1h,或血压依赖输液或药物维持；④有组织灌注不良的表现，如少尿（<30ml/h）超过 1h，或有急性神志障碍。

3.PIRO 诊断系统　PIRO 诊断系统包括易感性、感染侵袭、机体反直和器官功能不全。该系统相应地反映：①患者的基础情况、对炎症反应的基因特征；②致病微生物的药物敏感性和分子生物学特征，感染源的部位、严重程度和对治疗的反应；③机体炎症反应特点和特异性生物学指标（如降钙素前体、C-反应蛋白、人类白细胞相关性抗原、白介素等）的意义；④器官受累的数量、程度及其相应的评分系统。

【血流动力学监测指标】

1.严重感染与感染性休克的患者应尽早收入 ICU 并进行严密的血流动力学监测。早期合理地选择监测指标并正确解读有助于指导严重感染与感染性休克患者的治疗。

2.常规血流动力学监测包括体循环的监测参数：心率、血压、中心静脉压（CVP）与心排血量（CO）和体循环阻力（SVR）等；肺循环监测参数：肺动脉压（PAP）、肺动脉楔压（PAWP）和肺循环阻力（PVR）等；氧动力学与代谢监测参数：氧输送（DO_2）、氧消耗（VO_2）等；氧代谢监测参数：血乳酸、脉搏氧饱和度、混合静脉血氧饱和度（SvO_2）或中心静脉血氧饱和度（$ScvO_2$）的监测等；局部组织灌注指标：尿量、胃黏膜 pH 测定或消化道黏膜 PCO_2 测定等。

3.严重感染和感染性休克具有一系列反映组织灌注降低的临床表现，如平均动脉压（MAP）和尿量减少、皮肤温度降低或花斑、毛细血管再充盈速度减慢和神志改变，这些征象可以作为感染性休克的诊断依据和观察指标。

4.作为治疗目标，一般认为尿量必须达到 0.5ml/（kg·h）以上。

5.MAP 能更好地反映组织灌注水平，故一般以 MAP 低于 65～70mmHg 视为组织灌注不足，在感染性休克的血流动力学支持中需要维持 MAP 在 65mmHg 以上。

6.CVP 反映右心室舒张末压，PAWP 则反映左心室的舒张末压。一般认为 CVP 8～12mmHg、PAWP 12～15mmHg 作为严重感染和感染性休克的治疗目标，应连续、动态观察。

7.SvO_2 的变化趋势可反映组织灌注状态，对严重感染和感染性休克患者的诊断和治疗具有重要的临床意义。

8.严重感染与感染性休克时组织缺氧使乳酸生成增加。在常规血流动力学监测指标改变之前，组织低灌注与缺氧已经存在，乳酸水平已经升高。应该监测动脉血乳酸及乳酸清除率的变化。

9.对于严重感染或感染性休克患者，需动态观察与分析容量与心脏、血管的功能状态是否适应机体氧代谢的需要。

【治疗要点】

1.早期液体复苏　一旦临床诊断严重感染或感染性休克，应尽快积极液体复苏，6h 内达到复苏目标：①中心静脉压（CVP）8～12mmHg；②平均动脉压≥65mmHg；③尿量≥0.5ml/（kg·h）；④$ScvO_2$ 或 SvO_2 ≥70%。若液体复苏后 CVP 达 8～12mmHg，而 $ScvO_2$ 或 SvO_2 仍未达到 70%，需输注浓缩红细胞使血细胞比容达到 30% 以上，或输注多巴酚丁胺以达到复苏目标。

液体复苏是指早期容量扩充，并要严密监测患者的反应。在这个时期，要在短时间内输入大量液体，但同时要严密监测患者的反应以防止发生肺水肿。在可疑低血容量的患者可以先快速补液：30min 内输入晶体液 500～1000ml 或胶体液 300～500ml，并判断患者对液体复苏的反应（血压增高及尿量增多）及耐受性（有无血管内容量过负荷的证据），从而决定是否继续扩容。同样是严重感染的患者，其容量缺乏的程度却大有不同，随着静脉扩张和毛细血管渗漏，大多数患者在最初的 24h 内都需要持续大量的液体复苏，入量明显多于出量。

严重感染与感染性休克患者液体复苏时晶体液、胶体液的选择仍存在很大的争议。目前关于感染性休克液体选择方面的多项研究显示,晶体液或胶体液的临床应用对患者预后的影响并没有差异。严重感染和感染性休克患者选用生理盐水或白蛋白同样有效。但理论上讲胶体液的渗透压高于晶体液,能更好地维持血管内容量。

复苏液体包括天然胶体、人造胶体和晶体液,没有证据支持哪一种液体复苏效果更好。

2.血管活性药物、正性肌力药物　严重感染和感染性休克的初始治疗应为积极的早期目标指导性的液体复苏,即便在容量复苏的同时,亦可考虑合并应用血管活性药物和(或)正性肌力药物以提高和保持组织、器官的灌注压。必要时还应辅以应用低剂量的糖皮质激素。去甲肾上腺素及多巴胺均可作为感染性休克治疗首选的血管活性药物。常用的药物包括多巴胺、去甲肾上腺素、血管加压素和多巴酚丁胺。

(1)多巴胺:小剂量[$<5\mu g/(kg \cdot min)$]主要作用于多巴胺受体(DA),具有轻度的血管扩张作用。中等剂量[$5\sim10\mu g/(kg \cdot min)$]以兴奋 β 受体为主,可以增心肌收缩力及心率,从而增加心肌的作功与氧耗。大剂量[$10\sim20\mu g/(kg \cdot min)$]则以兴奋 α_1 受体为主,引起显著的血管收缩。

(2)去甲肾上腺素:其常用剂量为 $0.03\sim1.5\mu g/(kg \cdot min)$。但剂量超过 $1.0\mu g/(kg \cdot min)$,可由于对 β 受体的兴奋加强而增加心肌作功与氧耗。对于容量复苏效果不理想的感染性休克患者,去甲肾上腺素与多巴酚丁胺合用,可以改善组织灌注与氧输送,增加冠状动脉和肾脏的血流以及肌酐清除率、降低血乳酸水平,而不加重器官的缺血。

(3)肾上腺素:目前不推荐作为感染中毒性休克的一线治疗药物,仅在其他治疗手段无效时才可考虑尝试应用。

(4)血管加压素:目前多主张在去甲肾上腺素等儿茶酚胺类药物无效时才考虑应用,且以小剂量给予($0.01\sim0.04U/min$),无需根据血压调整剂量。临床可选用精氨酸加压素以及特利加压素。

(5)多巴酚丁胺:具有强烈的 β_1、β_2 受体和中度的 α 受体兴奋作用,既可以增加氧输送,同时也增加氧消耗特别是心肌的氧消耗。在感染性休克治疗中一般用于经过充分液体复苏后心脏功能仍未见改善的患者;对于合并低血压者,宜联合应用血管收缩药物。其常用剂量为 $2\sim20\mu g/(kg \cdot min)$。

(6)糖皮质激素:对于依赖血管活性药物的感染性休克患者,可应用小剂量糖皮质激素。如氢化可的松,每日补充量不超过 300mg,分为 $3\sim4$ 次给予,或持续输注。超过 300mg 以上的氢化可的松并未显示出更好的疗效。

【集束化治疗】

血流动力学紊乱是严重感染和感染性休克最突出的表现。血流动力学的支持是感染性休克重要的治疗手段,目的是改善血流动力学状态、改善器官灌注,逆转器官功能损害。

所谓集束化治疗,是指根据治疗指南,在严重感染和感染性休克确诊后立即开始并应在短期内(如 $6\sim24h$)必须迅速完成的治疗措施,包括早期血清乳酸水平测定;抗生素使用前留取病原学标本;急诊在 3h 内、ICU 在 1h 内开始广谱的抗生素治疗;尽可能在 $1\sim2h$ 内放置中心静脉导管,监测 CVP 和 $ScvO_2$;如果有低血压或血乳酸≥4mmol/L,立即给予液体复苏(20ml/kg),如低血压不能纠正,应加用血管活性药物,维持 MAP≥65mmHg;持续低血压或血乳酸>4mmol/L,液体复苏使中心静脉压(CVP)≥8mmHg,中心静脉血氧饱和度($ScvO_2$)≥70%,6h 内达到上述目标。在努力实现血流动力学稳定的同时,早期集束化治疗还包括:①积极的血糖控制;②糖皮质激素应用;③机械通气患者平台压<30cmH_2O;④有条件的医院可以使用活化蛋白 C(APC)。

(姜卫荣)

第三节　低血容量性休克

　　低血容量性休克是指各种原因引起的循环容量丢失而导致的有效循环血量与心排血量减少、组织灌注不足、细胞代谢紊乱和功能受损的病理生理过程。主要病理生理改变是有效循环血容量急剧减少,导致组织低灌注、无氧代谢增加、乳酸性酸中毒、再灌注损伤以及内毒素易位,最终导致多器官功能障碍综合征(MODS)。低血容量性休克的主要死因是组织低灌注以及大出血、感染和再灌注损伤等原因导致的MODS。

【病因】

　　循环容量丢失包括显性丢失和非显性丢失。显性丢失是指循环容量丢失至体外,如创伤、外科大手术的失血、消化道溃疡、食管静脉曲张破裂及产后大出血等疾病引起的急性大失血,以及呕吐、腹泻、脱水、利尿等原因所致体液丢失。非显性容量丢失是指循环容量丢失到循环系统之外,主要为循环容量的血管外渗出或循环容量进入体腔内以及其他方式的不显性体外丢失。大量失血是指24h内失血超过患者的估计血容量或3h内失血量超过估计血容量的一半。

【诊断和监测】

　　1.传统诊断的主要依据为病史、症状、体征,包括精神状态改变、皮肤湿冷、收缩压下降(<90mmHg或较基础血压下降大于40mmHg)或脉压减少(<20mmHg)、尿量<0.5ml/(kg·h)、心率>100次/分、中心静脉压(CVP)<5mmHg或肺动脉楔压(PAWP)<8mmHg等指标。

　　2.氧代谢与组织灌注指标对低血容量性休克的早期诊断有更重要的参考价值。血乳酸和碱缺失在低血容量性休克的监测和预后判断中具有重要意义。应当警惕低血容量性休克病程中生命体征正常状态下的组织细胞缺氧。

　　3.在休克复苏中每搏量(SV)、心排血量(CO)、氧输送(DO_2)、氧消耗(VO_2)、混合静脉血氧饱和度(SvO_2)等指标也具有一定程度的临床意义。低血容量性休克早期复苏过程中,要在MODS发生之前尽早改善氧输送。

【监测】

　　1.一般临床监测　　包括皮温与色泽、心率、血压、尿量和精神状态等监测指标。然而,这些指标在休克早期阶段往往难以表现出明显的变化。尿量是反映肾灌注较好的指标,可以间接反映循环状态。当尿量<0.5ml/(kg·h)时,应继续进行液体复苏。体温监测十分重要,低体温可引起心肌功能障碍和心律失常,当中心体温<34℃时,可导致严重的凝血功能障碍。

　　2.有创血流动力学监测　　低血容量性休克的患者需要严密的血流动力学监测并动态观察其变化,对于持续低血压患者,应采用有创动脉血压监测(IBP)。IBP还可提供动脉采血通道。

　　3.氧代谢监测　　包括全身灌注指标(DO_2、VO_2、血乳酸、SvO_2或$ScvO_2$等)、局部组织灌注指标(胃黏膜内pH值)、脉搏血氧饱和度(SpO_2)、动脉血气分析、DO_2、SvO_2、动脉血乳酸。

　　4.血常规监测　　动态观察红细胞计数、血红蛋白(Hb)及血细胞比容(Hct)的数值变化,可了解血液有无浓缩或稀释,对低血容量性休克的诊断和判断是否存在继续失血有参考价值。Hct在4h内下降10%提示有活动性出血。

　　5.血电解质监测与肾功能监测　　对了解病情变化和指导治疗十分重要。

　　6.凝血功能监测　　常规凝血功能监测包括血小板计数、凝血酶原时间(PT)、活化部分凝血活酶时间

（APTT）、国际标准化比值（INR）和D-二聚体。此外，还包括血栓弹力描记图（TEG）等。

【治疗】

1.病因治疗　积极纠正低血容量性休克的病因是治疗的基本措施；应迅速利用包括超声和CT手段在内的各种必要方法，检查与评估出血部位不明确、存在活动性失血的患者；对于出血部位明确、存在活动性失血的休克患者，应尽快进行手术或介入止血。

2.液体复苏

（1）液体复苏治疗时可以选择晶体溶液（如生理盐水和等张平衡盐溶液）和胶体溶液（如白蛋白和人工胶体）。目前，尚无足够的证据表明晶体液与胶体液用于低血容量性休克液体复苏的疗效与安全性方面有明显差异。由于5%葡萄糖溶液很快分布到细胞内间隙，因此不推荐用于液体复苏治疗。

（2）必须尽快建立有效静脉通路，输液的速度应快到足以迅速补充丢失液体，以改善组织灌注。

（3）容量负荷试验容量负荷试验的目的在于分析与判断输液时的容量负荷与心血管反应的状态，以达到既可以快速纠正已存在的容量缺失，又尽量减少容量过度负荷的风险和可能的心血管不良反应。

（4）对出血未控制的失血性休克患者，早期采用控制性复苏，收缩压维持在80～90mmHg，以保证重要脏器的基本灌注，并尽快止血；出血控制后再进行积极容量复苏。

（5）对合并颅脑损伤的多发伤患者、老年患者及高血压患者应避免控制性液体复苏。

3.输血治疗　进行合理的成分输血。对于血红蛋白低于70g/L的失血性休克患者，可考虑输红细胞。大量失血时应注意凝血因子的补充。

4.血管活性药与正性肌力药　低血容量性休克的患者一般不常规使用血管活性药，以免进一步加重器官灌注不足和缺氧的风险。临床通常仅对于足够的液体复苏后仍存在低血压或者输液还未开始的严重低血压患者，才考虑应用血管活性药与正性肌力药。

5.纠正酸中毒　对代谢性酸中毒患者，强调积极病因处理与容量复苏，不主张常规使用碳酸氢钠碳酸氢盐只用于紧急情况或pH<7.20时。

6.肠黏膜屏障功能的保护　失血性休克时，胃肠道黏膜低灌注、缺血缺氧发生得最早、最严重。胃肠黏膜屏障功能迅速减弱，肠腔内细菌或内毒素向肠腔外转移机会增加。保护肠黏膜屏障功能，减少细菌与毒素易位，是低血容量性休克治疗的重要内容。

7.体温控制　严重低血容量性休克伴低体温的患者应及时复温，维持体温正常。

【复苏终点与预后评估指标】

1.传统临床指标　如神志改善、心率减慢、血压升高和尿量增加，对于指导低血容量休克治疗有一定的临床意义，但是，不能作为复苏的终点目标。

2.预测预后指标　心脏指数>4.5L/(min·m²)、氧输送>600ml/(min·m²)及氧消耗>170ml/(min·m²)可作为预测预后的指标，而非复苏终点目标。

3.血乳酸　血乳酸的水平、持续时间与低血容量性休克患者的预后密切相关，持续高水平的血乳酸（>4mmol/L）预示患者的预后不佳。血乳酸清除率比单纯的血乳酸值能更好地反映患者的预后。以达到血乳酸浓度正常（≤2mmol/L）为标准，复苏的第一个24h血乳酸浓度恢复正常（≤2mmol/L）极为关键，在此时间内血乳酸降至正常的患者，生存率明显增加。所以，动脉血乳酸恢复正常的时间和血乳酸清除率可作为复苏效果的评估指标。

4.碱缺失　碱缺失可反映全身组织酸中毒的程度。碱缺失可分为三种程度：轻度（-2～-5mmol/L），中度（-5～-15mmol/L），重度（<-15mmol/L）。碱缺失的水平与预后密切相关，复苏时应动态监测。

（姜卫荣）

第四节 急性肾功能衰竭

急性肾功能衰竭(ARF)是肾脏本身或肾外原因引起肾脏泌尿功能急剧降低,以致机体内环境出现严重紊乱的临床综合征。主要表现为少尿或无尿、氮质血症、高钾血症和代谢性酸中毒。

【病因】

肾前性如失血、休克、严重失水、电解质平衡紊乱、急性循环衰竭等。

肾性如急性肾小球肾炎、急性肾小管坏死、大面积挤压伤等。

肾后性如完全性尿路梗阻等。

其中以急性肾小管坏死最为常见,而且肾前性衰竭持续发展也会转化为急性肾小管坏死。引起急性肾小管坏死的病因多种多样,可概括为:

1.肾中毒:对肾脏有毒性的物质,如药物中的磺胺、四氯化碳、汞剂、铋剂、双氯非那胺(二氯磺胺);抗生素中的多黏菌素、万古霉素、卡那霉素、庆大霉素、头孢噻吩、头孢噻啶、新霉素、两性霉素 B;碘造影剂、甲氧氟烷等;生物毒素如蛇毒、蜂毒、鱼蕈等,都可在一定条件下引起急性肾小管坏死。

2.肾缺血:严重的肾缺血如重度外伤、大面积烧伤、大手术、大量失血、重症感染、败血症、脱水和电解质平衡失调,特别是合并休克者,均易导致急性肾小管坏死。

3.血管内溶血(血型不合的输血等)释放出来的血红蛋白,以及肌肉大量创伤(如挤压伤、肌肉炎症)时的肌红蛋白,通过肾脏排泄,可损害肾小管而引起急性肾小管坏死。

【临床表现】

(一)少尿期

1.大多数在先驱症状 12～24h 后开始出现少尿(每日尿量 50～400ml)或无尿。一般持续 2～4 周。

2.可有厌食、恶心、呕吐、腹泻、呃逆、头晕、头痛、烦躁不安、贫血、出血倾向、呼吸深而快,甚至昏迷、抽搐。

3.代谢产物的蓄积血尿素氮、肌酐等升高,出现代谢性酸中毒。

4.电解质紊乱可有高血钾、低血钠、高血镁、高血磷、低血钙等。尤其是高钾血症。严重者可导致心跳骤停。

5.水平衡失调易产生过多的水潴溜;严重者导致心力衰竭、肺水肿或脑水肿。

6.易继发呼吸系统及尿路感染。

(二)**多尿期**

少尿期后尿量逐渐增加,当每日尿量超过 500ml 时,即进入多尿期。此后,尿量逐日成倍增加,最高尿量每日 3000～6000ml,甚至可达到 10000ml 以上。在多尿期初始,尿量虽增多,但肾脏清除率仍低,体内代谢产物的蓄积仍存在。约 4～5 天后,血尿素氮、肌酐等随尿量增多而逐渐下降,尿毒症症状也随之好转。钾、钠、氯等电解质从尿中大量排出可导致电解质紊乱或脱水,应注意多尿期的高峰阶段可能转变为低钾血症。此期持续 1～3 周。

(三)**恢复期**

尿量逐渐恢复正常,3～12 个月肾功能逐渐复原,大部分患者肾功能可恢复到正常水平,只有少数患者转为慢性肾功能衰竭。

【诊断】

急性肾功能衰竭可以根据原发病史、少尿和尿改变的特点作出诊断。

1.有休克或血管内溶血、药物中毒或过敏史。

2.在纠正或排除急性血容量不足、脱水、尿路梗阻后,尿量仍≤17ml/h或尿量仍≤400ml/24h。

3.尿比重在1.015以下,甚至固定在1.010,尿呈酸性,尿蛋白定性(＋～＋＋＋),尿沉渣镜检可见粗大颗粒管型,少数红、白细胞。

4.急骤发生和与日俱增的氮质血症。血肌酐增高,血尿素氮/血肌酐≤10。尿尿素/血尿素＜15(正常尿中尿素200～600mmol/24h,尿尿素/血尿素＞20),尿肌酐/血肌酐≤10。

5.尿钠＞30mmol/L。

6.除外肾前性氮质血症及肾后性少尿或无尿。

7.自由水清除率测定:该法有助于早期诊断。其正常值为－30°负值越大,肾功能越好;越接近0,肾功能越严重。－25～－30说明肾功能已开始有变化;－25～－15说明肾功能轻中度损害;－15～0说明肾功能严重损害。

与功能性(肾前性)少尿的鉴别,多借助补充液体或甘露醇、呋塞米利尿试验来协助判定。在30～40min内静脉输入10％葡萄糖液500ml,如尿量增加(＞39～50ml/h),系功能性少尿(有心功能不全者忌用该法);如血容量不足已纠正或无尿路梗阻者,可用20％甘露醇溶液100～125ml静脉注入,15min注完,或静脉滴注呋塞米80～320mg,若2h内尿量仍＜40ml,则可认为急性肾衰已形成。

【治疗】

急性肾功能衰竭总的治疗原则是祛除病因,维持水、电解质及酸碱平衡,减轻症状,改善肾功能,防止并发症发生。对肾前性ARF主要是补充液体,纠正细胞外液量及溶质成分异常,改善肾血流,防止演变为急性肾小管坏死。对肾后性ARF应积极消除病因,解除梗阻。

(一)少尿期治疗

少尿期常因急性肺水肿、高钾血症、上消化道出血和并发感染等导致死亡。故治疗重点为调节水、电解质和酸碱平衡,控制氮质潴留,供给适当营养,防治并发症和治疗原发病。

1.卧床休息　所有明确诊断的患者都应严格卧床休息。

2.饮食　能进食者,尽量利用胃肠道补充营养,给予清淡流质或半流质食物。酌情限制水分、钠盐和钾盐。早期应限制蛋白质(高生物效价蛋白质0.5g/kg)。重症患者常有明显胃肠道症状,从胃肠道补充部分营养,先让患者胃肠道适应,以不出现腹胀和腹泻为原则。然后循序渐进补充部分热量,以2.2～4.4kJ/d为度。过快、过多补充食物多不能吸收,易导致腹泻。

3.维护水平衡　少尿期患者应严格计算24h出入水量。24h补液量＝显性失液量＋不显性失液量－内生水量。显性失液量指前一天24h内的尿量、粪、呕吐、出汗、引流液及创面渗液等丢失液量的总和。不显性失液量指每天从呼气失去水分(为400～500ml)和从皮肤蒸发失去水分(为300～400ml)。不显性失液量估计有困难时,亦可按每天12ml/kg计算,考虑体温、气温和湿度等。一般认为体温每升高1℃,每小时失水量为0.1ml/kg,室温超过30℃,每升高1℃不显性失液量增加13％,呼吸困难或气管切开均增加呼吸道水分丢失。内生水系指24h内体内组织代谢、食物氧化和补液中葡萄糖氧化所生成的水总和。食物氧化生成水的计算为1g蛋白质产生0.43ml水,1g脂肪产生1.07ml水和1g葡萄糖产生0.55ml水。由于内生水的计算常被忽略,不显性失水量计算常属估计量,致使少尿期补液的准确性受到影响。为此,过去多采用"量出为入,宁少勿多"的补液原则,以防止体液过多。但必须注意有无血容量不足因素,以免过分限制补液量,加重缺血性肾损害使少尿期延长。

下列几点可作为观察补液量适中的指标：

(1)皮下无脱水或水肿现象。

(2)每天体重不增加,若＞0.5kg 提示体液过多。

(3)血清钠浓度正常,若偏低且无失盐基础提示体液潴留。

(4)中心静脉压在 0.59～0.98kPa,若高于 1.17kPa 提示体液过多。

(5)胸部 X 线片血管影正常,若显示肺充血征象提示体液潴留。

(6)心率快,血压升高,呼吸增快,若无感染征象,应怀疑体液过多。

4.高钾血症的处理　最有效的方法为血液透析或腹膜透析。若有严重高钾血症或高分解代谢状态,以血液透析为宜。高钾血症是临床危急情况,在准备透析治疗前应予以紧急处理：

(1)伴代谢性酸中毒者可给予 5％碳酸氢钠溶液 250ml 静脉滴注。

(2)10％葡萄糖酸钙 10ml 静脉注射以拮抗钾离子对心肌的毒性作用。

(3)25％葡萄糖液 500ml 加胰岛素 16～20U 静脉滴注,可促使葡萄糖和钾离子等转移至细胞内合成糖原。

(4)钠型或钙型离子交换树脂 15～20g 加入 25％山梨醇溶液 100ml 口服,每天 3～4 次。此外防治高钾血症的措施还有限制高钾的食物;纠正酸中毒;不输库存血;及时清除体内坏死组织。上述措施无效,血钾浓度仍＞6.5mmol/L 时应透析治疗。

5.低钠血症的处理　低钠血症一般为稀释性,体内钠总量并未减少。因此,仅在血钠浓度＜120mmol/L 或虽在 120～130mmol/L 但有低钠症状时补给,应用 3％氯化钠或 5％碳酸氢钠,也可相互配合使用,先补半量后酌情再补剩余量。

6.低钙血症与高磷血症　补钙可用 10％葡萄糖酸钙。高磷血症应限含磷食物并可服用氢氧化铝。

7.纠正代谢性酸中毒　对非高分解代谢的少尿期患者,补充足够热量,减少体内组织分解。当血浆实际碳酸氢根低于 15mmol/L 应予 5％碳酸氢钠 100～250ml 静脉滴注。对严重代谢性酸中毒应尽早做血液透析较为安全。

8.应用呋塞米和甘露醇　少尿病例在判定无血容量不足的因素后可以试用呋塞米。每天剂量一般为 200～400mg,静脉滴注 1～2 次后无效即停止。目前血液净化技术已普遍应用对利尿无反应者。有透析指征时应早期透析。

甘露醇作为渗透性利尿药可应用于挤压伤病例的强迫性利尿。但对已确诊为少尿(无尿)患者停止使用甘露醇,以免血容量过多诱发心力衰竭、肺水肿。

9.抗感染治疗　开展早期预防性透析以来,少尿期患者死于急性肺水肿和高钾血症者显著减少,而感染则成为少尿期主要死亡原因。可根据细菌培养和药物敏感试验合理选用对肾脏无毒性作用的抗生素,注意在急性肾衰时抗菌药物的剂量。

10.营养支持疗法　急性肾衰患者,特别是败血症、严重创伤等伴有高分解代谢状态,每天热量摄入不足,易导致氮质血症快速进展。营养支持可提供足够热量,减少体内蛋白分解,从而减缓血氮质升高速度,增加机体抵抗力,降低少尿期死亡率,并可能减少透析次数。营养补充尽可能部分利用胃肠道循序渐进地增加热量;但重度患者由于常有消化道症状或因外科手术后,部分或全部热量常需经静脉补充。一般能量供给按 30～35kcal/(kg·d)计算(1cal=4.18J),严重高分解代谢患者则给予 40kcal/(kg·d),其中以高渗葡萄糖提供约 2/3 热量,由脂类供应 1/3。由于 ARF 患者常伴有糖代谢紊乱,高分解状态易引起机体对胰岛素的拮抗,肝葡萄糖产生增加,以及对葡萄糖转化为糖原的能力减退,这些均增加高糖血症。若静脉滴注 25％～50％葡萄糖溶液,可很快产生或加重高糖血症。通常机体对每天逐渐增加葡萄糖的葡萄糖耐受量为 0.5g/(kg·h)，而不需要外源性胰岛素。因此可酌情从 10%～15% 开始，均匀等量给予，并密切随访血糖浓度。脂肪乳剂总热量高，总液量少，渗透压低，并可提供必需脂肪酸，减轻糖代谢紊乱。使用 10% 脂肪乳剂每 500ml 可提供 500kcal 的热量。但长链者在体内清除慢，可抑制中性粒细胞的趋化和游走，并封闭单核-吞噬细胞系统清除细菌能力。而中链者在血中清除快。以使用中长链混合液为宜，每次静滴至少 4h。速度过快可引起胃肠道症状。关于氨基酸的补充，一般为 0.5～1.0g/(kg·d)，包括必需和非必需氨基酸。静脉滴速宜控制在 40 滴/min。

11.血液透析或腹膜透析　早期预防性血液透析或腹膜透析可减少急性肾功能衰竭发生感染、出血、高钾血症、体液潴留和昏迷等威胁生命的并发症。所谓预防性透析系指在出现并发症之前施行透析，这样可迅速清除体内过多代谢产物，维持水、电解质和酸碱平衡，从而有利于维持细胞生理功能和机体内环境稳定、治疗和预防原发病的各种并发症。

(1)紧急透析指征：①急性肺水肿或充血性心力衰竭；②严重高钾血症，血钾在 6.5mmol/L 以上或心电图已出现明显异位心律伴 QRS 波增宽。

(2)一般透析指征：①少尿或无尿 2 天以上。②已出现尿毒症症状，如呕吐、神志淡漠、烦躁或嗜睡。③高分解代谢状态。④出现体液潴留现象。⑤血 pH 在 7.25 以下，实际重碳酸氢盐在 15mmol/L 以下或二氧化碳结合力在 13mmol/L 以下。⑥血尿素氮 17.8mol/L(50mg/dl) 以上，除外单纯肾外因素引起，或血肌酐 442μmol/L(5mg/dl) 以上。⑦对非少尿患者出现体液过多，眼结膜水肿，心奔马律或中心静脉压高于正常；血钾 5.5mmol/L 以上；心电图疑有高钾图形等任何一种情况者亦应透析治疗。

12.连续性静脉-静脉血液滤过(CVVH)　由股静脉或颈内静脉插入留置静脉导管，选用前臂静脉内直接穿刺术建立血管通路。血液从股或颈内静脉用一血泵推动血液引入高效能小型滤过器，依赖血液在滤过器内存在静水压力差作为动力，每小时可超滤 600～1000ml 体液。然后血液经滤过器静脉端经前臂静脉回输到体内。24h 不断进行超滤，可清除水分 10～20L。这样可防止肾衰少尿期体液潴留，并保证了静脉内高营养疗法。该方法对心血管系统影响甚微。特别适用于既不能做血液透析亦不适宜腹膜透析的急肾衰或多脏器衰竭患者。由于 24h 连续滤过，液体交换量大，且 24h 连续使用肝素，有引起或加重出血的可能。故必须强调 24h 监护密切观察，精细调节水和电解质平衡。对有活动性出血的病例，要控制血液滤过时肝素用量，或改用枸橼酸抗凝。参考剂量为滤器前端泵入 4% 三钠枸橼酸 170ml/h 而滤器后端输入钙盐 1mEq/10ml，40ml/h。对氮质血症明显者应在 CVVH 基础上加用透析，以增加氮质清除。

个别重危患者接受血液透析治疗后，少尿期和急性肾功能损害可持续 3 个月或更长，故应耐心积极治疗等待肾功能恢复。

(二)多尿期治疗

多尿期开始时，威胁生命的并发症依然存在，治疗重点仍为维持水、电解质和酸碱平衡，控制氮质血症，治疗原发病和防止各种并发症。部分急性肾小管坏死病例，多尿期持续较长，每天尿量多在 4L 以上，补充液体量应逐渐减少(比出量少 500～1000ml)，并尽可能经胃肠道补充，以缩短多尿期。

多尿期开始即使尿量超过 2500ml/d，血尿素氮仍可继续上升，故已施行透析治疗者此时仍应继续透析，直至血肌酐降至 265μmol/L(3mg/dl) 以下，并稳定在此水平。临床一般情况明显改善者，可试暂停透析，观察病情稳定后停止透析。

(三)恢复期治疗

一般无需特殊处理，定期随访肾功能，避免使用对肾脏有损害的药物。

【注意事项】

1.治疗期间密切观察病情变化。急性肾功能衰竭常因心力衰竭、心律紊乱、感染、惊厥而死亡，应及时发现。

2.一般少尿期、多尿期均应卧床休息,恢复期逐渐增加适当活动。

3.少尿期应限制水、钠、钾、磷和蛋白质入量,供给足够的热量,以减少组织蛋白的分解。不能进食者从静脉中补充葡萄糖、氨基酸、脂肪乳等。透析治疗时丢失大量蛋白,所以不需限制蛋白质入量,长期透析时可输血浆、水解蛋白、氨基酸等。

4.精确地记录出入液量:口服和静脉进入的液量要逐项记录,尿量和异常丢失量如呕吐物、胃肠引流液、腹泻时粪便内水分等都需要准确测量,每日定时测体重以检查有无水肿加重。

5.严格执行静脉输液计划:输液过程中严密观察有无输液过多、过快引起肺水肿症状,并观察其他副作用。

6.严格执行无菌操作,加强皮肤护理及口腔护理,定时翻身、拍背。病室每日紫外线消毒。

7.做好患者思想工作、稳定情绪,解释病情及治疗方案,以取得合作。

【预后】

急性肾功能衰竭患者病死率较高,约为 $40\%\sim50\%$ 。严重创伤、大面积烧伤、大手术等外科病因和败血症所致急性肾小管坏死的病死率高达 70% 以上。预后常与原发病性质、年龄、原有慢性疾患、肾功能损害的严重程度、早期诊断和早期治疗、透析与否、有无多脏器功能衰竭和并发症等因素有关。肾前性肾衰如适当治疗多可恢复;肾性肾衰以急性肾小球肾炎预后最好;非少尿性急性肾衰预后较少尿或无尿型好。

(宋成凤)

第五节　围麻醉期循环系统重症抢救

一、心力衰竭抢救

心力衰竭是指在适量静脉回流的情况下,由于心肌收缩力下降和(或)舒张功能障碍,心排血量减少,不能满足机体组织细胞代谢的需求,导致血流动力学和神经体液功能失常,产生活动性呼吸困难、运动耐量下降及静脉系统淤血、肢体水肿等一系列症状和体征的临床综合征。

心力衰竭按发病速度可分为急性和慢性心力衰竭;按发生部位可分为左心衰竭、右心衰竭和全心衰竭;按主要功能改变可分为收缩性心力衰竭和舒张性心力衰竭;按心排血量高低可分为低心排血量和高心排血量心力衰竭。

【原因】

1.基本病因

(1)原发性心肌收缩功能障碍:如急性大面积心肌梗死、心肌炎症变性或坏死、心肌代谢改变、急性弥漫性感染性心内膜炎导致乳头肌断裂,腱索断裂,瓣膜穿孔引起急性瓣膜反流。

(2)心肌负荷过重:包括压力和容量负荷过重,前者为突发性高血压、高血压危象、肺动脉高压、主动脉瓣或肺动脉瓣狭窄、左室或右室流出道狭窄等,后者为瓣膜关闭不全、先天性房间隔或室间隔缺损、贫血、甲状腺功能亢进症等。

(3)心脏充盈受限:如心脏压塞、缩窄性心包炎、限制性心肌病、梗阻性心肌病、二尖瓣狭窄等。

2.诱因

(1)心率增快:感染(尤其是肺部感染)、肺梗死、妊娠和分娩、过度的体力活动或情绪激动引起心率增快。

(2)严重心律失常:使心排血量减少。

(3)增加前负荷:钠盐摄入过多、输液过多或过快增加前负荷。

(4)内环境改变:贫血或大量失血、电解质、酸碱平衡失调等。

(5)滥用抗心律失常药:使用奎尼丁、普萘洛尔、普鲁卡因胺等药物,心肌收缩力减弱。

(6)洋地黄过量:抑制心肌收缩力。

(7)增加后负荷:应用血管收缩药增加心脏后负荷等。

【临床表现】

1.左心衰竭　左心排血量迅速显著下降,导致体循环供血不足,肺静脉压突然升高引起急性肺水肿。

(1)呼吸困难:早期表现为劳力性呼吸困难,初期仅发生于较重的体力劳动时,休息后可消失。随着左心衰竭的加重,较轻的体力劳动即可引起呼吸困难,严重者休息时也可出现呼吸困难,典型者表现为阵发性夜间呼吸困难,有时强迫坐位,呈端坐呼吸。

(2)咳嗽:咳出粉红色泡沫样痰,并可咯血。

(3)其他症状:心排量不足有心动过速、肢端发冷和出汗、乏力、倦怠、面色苍白、发绀,严重脑缺氧时可出现嗜睡、烦躁、意识障碍、少尿和肾功能损害等。

(4)体格检查:常见为双肺底细湿啰音;心脏扩大以左心室扩大为主,可闻及第三心音、第四心音、舒张期奔马律和二尖瓣反流性杂音等。

2.右心衰竭　以体循环淤血表现为主。

(1)主要症状:有体循环淤血所致食欲缺乏、恶心、呕吐、上腹胀痛、尿少、水肿、失眠、嗜睡,严重者可发生精神错乱等。

(2)心脏增大:以右心室增大为主者,可伴有心前区抬举性搏动、心率增快,部分患者可在胸骨左缘相当于右心室表面处,听到舒张早期奔马律。

(3)静脉充盈:颈静脉怒张,为右心衰竭的早期和最明显的表现,严重者手背静脉和其他表浅静脉也充盈,并可见静脉搏动。

(4)脏器肿大:淤血性肝肿大伴有压痛,肝颈静脉反流征阳性,后期可出现心源性肝硬化和黄疸。

(5)水肿:其特点是下肢凹陷性水肿,受体位影响,是静脉淤血和水钠潴留的结果。病情严重者可发展到全身水肿,少数患者可出现胸腔积液、腹水。

(6)发绀:表现为甲床、面部毛细血管扩张、青紫和色素沉着,是周围循环血流减少、血管收缩、加之供血不足时组织摄取血氧相对增多,静脉血氧低下所致。

3.全心衰竭　兼有左心、右心衰竭的表现,但也常以一侧为主。左心衰竭肺充血的临床表现,可因右心衰竭的发生而减轻。由于右室壁较左室壁薄,易于扩张,全心衰竭时右心衰竭的表现比左心衰竭明显。

【辅助检查】

1.X线检查　心影扩大;肺门动脉和静脉均有扩张,两侧肺门阴影范围和密度均增加;肺淤血的X线表现先于肺部啰音出现。

2.影像学检查　核素心肌显像技术、超高速螺旋CT和食管超声技术的检查,可以对心脏结构和功能做立体动态的观察,超声心动图、核素心血管造影的ET值,可辅助用于心功能判定,有助于明确心衰病因。运动峰耗氧量能客观地反映心脏储备功能,又可定量分级。

【诊断】

根据临床表现、辅助检查等确诊。

【救治】

对急性心力衰竭及时确诊,迅速处理,不延误治疗应掌握 3 个原则:①减轻心脏负荷,包括前负荷和后负荷;②增强心肌收缩力,增加心排血量;③控制体内的水和钠;改善生活质量;防止心肌损害进一步加重。

1.限制液体入量　取坐位,双腿下垂。停止一切输液,严格限制水分入量。液体摄取量 1.5L/d。

2.充分吸氧　纯氧下行正压呼吸,并吸入 75% 或纯乙醇蒸气,去泡沫痰。

3.正性肌力药　选快速作用的强心药,控制心力衰竭。

(1)毛花苷 C:0.4～0.8mg,加于 20%～25% 葡萄糖液 20～40ml 内缓慢静注。或首次量 0.2～0.4mg,维持量 0.4mg,静注,1.6mg/d。

(2)毛花苷 K:0.25～0.5mg,加于 20%～50% 葡萄糖液 20～40ml 内,缓慢静注。

(3)米力农:为磷酸二酯酶抑制药,负荷量 25～75μg/kg,维持量 0.375～0.5μg/(kg·min)输注。

4.利尿药　呋塞米 40～80mg 或依他尼酸 25～50mg,快速静注加强利尿,但应注意补充钾盐。

5.升压药　血压下降时,可用升压药升高血压,可选用异丙肾上腺素 0.1～0.5μg/(kg·min)输注;或多巴胺等正性肌力作用的药物,5～10μg/(kg·min)输注。增加心排血量。

6.扩张血管药物的应用　心衰患者用血管扩张药,减少周围小动脉的阻力,从而减少心脏后负荷,使心搏量增加,心排血量增加。同时扩张小静脉,使小静脉容血量增加,以减少回心血量,从而减少心脏的前负荷,而血液重新分配有利于肺毛细血管压的降低。对肺毛细血管压升高伴或不伴有外周低灌流的心力衰竭患者是有益的。

(1)苄胺唑林:10～20mg 溶于 5% 葡萄糖 100～200ml 输注,或 0.25～1.0mg/min 静滴。注意血流动力学监测。

(2)硝普钠:0.05g 加于 10% 葡萄糖液 250～500ml 内输注,或 2～3μg/(kg·min)输注,可迅速提高疗效。

(3)硝酸甘油:开始 10μg/min 静滴,每 5～10min 逐渐增加 5～10μg/min,最大剂量 20μg/min 或 3～6μg/(kg·min)。

7.其他处理　除静注氨茶碱 0.25～0.5g(以 5% 葡萄糖溶液 10～20ml 稀释缓慢注射)外,有:

(1)吗啡:10mg 输注,治疗左心衰竭肺水肿,也可并用镇静药。

(2)维生素类:静脉注射大量的维生素 C、维生素 B。

(3)纠正电解质紊乱。

(4)心衰时停止手术,如为二尖瓣狭窄行瓣膜交界分离术,将瓣膜口尽量扩大,改善血液循环。

(5)CPB 中出现的心力衰竭,若有房室传导阻滞时,须用起搏器。

(6)血管紧张素转换酶(ACE)抑制药:用于轻度至中度心力衰竭患者,从门诊开始应用。对于伴有低血压的严重心力衰竭的患者不适宜。ACE 抑制剂治疗最常见的不良反应是低血压,其次是咳嗽。血管性水肿是使用 ACE 抑制药的绝对禁忌证。

二、急性心肌梗死抢救

麻醉期间及手术后发生急性心肌梗死(AMD),是一种心血管严重并发症。多与术前潜有冠状动脉供血不足心肌缺血有关。加上手术或麻醉影响到心肌耗氧与供氧之间的平衡。心内膜下区尤易受累。若

AMI 范围广泛,影响到心脏功能,心排血量锐减,出现心衰而死亡。合并心衰病死率高达 20%~30%;合并心源性休克病死率高达 80%。合并电生理紊乱常发生心搏骤停。

【原因】

任何导致耗氧量增加,或心肌缺氧的因素,均可使冠状动脉急性闭塞,血供中断,局部心肌缺血性坏死。

1.诱发危险因素　术前危险因素除吸烟史外,有:

(1)冠心病、高龄、动脉粥样硬化、高血压病等患者,其心肌梗死的发病率为正常人的 2~3 倍。

(2)大血管、肺、食管和上腹部手术及腹主动脉手术后心排血量降低,冠状动脉灌流量锐减。

(3)麻醉和手术期间有较长时间的高血压或低血压。

(4)手术和麻醉时间越长发生率越高,据文献报道,1h 手术的发生率为 1.6%,>6h 手术者则可达 16.7%。

(5)原有心肌梗死病史者,特别是新近(6 个月以内)发生过心肌梗死者,容易发生再梗死,与健康人相比,围术期心肌梗死危险性之比为 5%~8%对 0.1%~0.7%。

(6)手术后贫血。

(7)1 型或 2 型糖尿病等。

2.麻醉期间的因素　包括患者精神和疾病因素等。

(1)精神紧张:情绪过分激动、心情恐惧和疼痛,使体内儿茶酚胺释放,血内水平增高,周围血管阻力增加,增加心脏后负荷,血压突然升高,心率增速和心肌氧耗量增加。

(2)血压显著波动:影响心肌供血、供氧。较基础血压降低 30%的血压持续 10min 者,其心肌梗死发生率高,特别是透壁性心肌梗死的发生率明显增加。高血压动脉硬化的患者伴有心肌肥厚,其发生心内膜下心肌梗死的机会增加。即使未出现低血压,也可发生心肌损伤。

(3)麻药对心肌的抑制:应用对心肌功能有抑制作用的氟烷、恩氟烷、异氟烷等,以及硫喷妥钠应用不当,引起心肌收缩力减弱和静脉回心血量减少。全麻药对心血管和机体代偿机制有影响,对中枢神经和自主神经的作用也有影响。

(4)供氧不足或缺氧:势必使冠心病患者原有心肌缺氧进一步恶化。

(5)心率增快或严重心律失常:轻度心动过速,心率 90~110/min,明显心动过速时,心率>110/min,均使心肌耗氧量增加。

【预防】

围手术期 AMI 是可以预防的,主要是加强麻醉技术管理。

1.麻醉前准备　麻醉前对患者仔细地进行心脏检查,以发现早期心肌梗死,对原发病,要认真处理。

(1)治疗高血压:提高氧供量。

(2)治疗冠状动脉供血不足和心功能不良:应给予最佳药物,增加供氧量。

(3)纠正贫血:提高供氧量、携氧量,改善血氧饱和量,保持适当的冠状动脉灌注压和心舒间期。

(4)手术时机选准:对心肌梗死患者的择期手术,应延期 6 个月以后施行。可把复发率降至 15%,两者相距的越短,则再发心肌梗死率越高,再发患者的病死率可高达 50%~70%。

(5)治疗心律失常。室性期前收缩或室性心动过速,利多卡因 1~2mg/kg 静注;情况稳定后美西律 30~300mg 静注,5~30min 后 0.75~1.0mg/min 输注。

2.麻醉方法选择　趋向于全静脉麻醉(TIVA)。

3.麻醉管理　防止低血容量和其他原因所致的长时间低血压。一旦发生低血压,应针对原因及时予以纠正。

4.保持循环稳定　麻醉中防止高血压和心动过速,一旦发生时,积极处理。

(1)单纯高血压,可给予降压药。

(2)伴有心动过速的高血压,用普萘洛尔 0.25～5mg 静注,10min 重复一次,使心率降至＜100/min。总量＜2～3mg 为宜。或艾司洛尔控制心率＜80/min,＞24h,心血管患者围手术期缺血的发生率下降。

5.保持内环境稳定

(1)纠正水与电解质紊乱,尤其脱水和低钾血症。

(2)充分供氧,预防肺并发症。

(3)避免高热和寒战。

(4)阿片类药:消除疼痛、恐惧和焦虑等。

(5)加强术后监测和治疗:若危重患者术后在 ICU 至少观察 96h,并保持血流动力学在正常生理范围,心肌梗死的危险性可降至 1.9%。

【救治】

发生 MI 后,要暂停手术,积极抢救和处理。

1.请会诊　麻醉期间或手术后心肌梗死的临床表现很不典型,主要依据心电图和血流动力学的改变,诊断标准:持续性及≥30s 的 ST 段改变(水平下移＞0.1mV,上抬＞0.2mV),至少 3 个导联 T 波改变,新病理性 Q 波,CK-MB 比率升高≥6%,或有心绞痛症状。及时请内科心血管专科医师会诊和协同处理。

2.心肌梗死监测　连续监测 ECG、BP、R、MAP、CVP、体温、尿量。有条件时监测 TEE、测定心肌钙蛋白 T(cTn-T)和置入漂浮导管,进一步监测 PAP、PCWP 和 LVEDP 等。

3.充分供氧　应用呼吸机支持呼吸。

4.应用变力性药物　多巴胺等以保持冠状动脉的灌注。变力性药物可使心肌氧耗量增加。并用硝普钠等血管扩张药,不仅可降低心肌氧耗量,且将提高心脏指数(CI),降低已升高的 LVEDP。

5.主动脉内囊扶助疗法　有条件时,对持续心肌缺血不能用药物干预者,则早用主动脉内囊扶助(IABA)疗法,即反搏系统,通过降低 SP,减少左室做功,使心肌氧耗量下降,同时还增加 DP,有利于冠状动脉血流和心肌供氧。

6.对症治疗　常规用抗血小板药,也可用肝素适当抗凝或溶栓,减少血栓形成,但防止围术期出血的危险。极化液疗法,极化液由氯化钾、胰岛素、辅酶 A、细胞色素 C、维生素 B_6、葡萄糖配成,可促进心肌摄取和代谢葡萄糖。

三、麻醉期间心律失常治疗

麻醉期间心律失常的发生率较高,其出现可能是隐性心脏病的唯一征象,既是心脏病的病因,又是心肌功能进行性衰退的结果。心律失常使心排血量受到影响,引起血流动力学的变化。变为威胁生命的潜在因素。

【原因】

处理围术期心律失常最重要的是识别引起心律失常的原因,并解除。麻醉期间发现的心律失常,其原因是很多的。

1.麻醉药:麻醉药的性质,如氟烷、恩氟烷等可诱发心律失常。

2.麻醉的操作:如麻醉过浅、低血压、吸痰、插管、拔管等可诱发心律失常。

3.手术操作的刺激:如直接刺激心脏等可诱发心律失常。

4.电解质紊乱:如低血钾、低血钙等可诱发心律失常。

5.缺氧和二氧化碳蓄积:即低氧血症、高二氧化碳血症可诱发心律失常。

6.低温可诱发心律失常。

7.药物的作用:应用拟肾上腺素药及 β 受体阻滞药后。

8.肌松药不良反应:应用肌松药的不良反应。

9.心肌缺血:合并器质性心脏病心肌缺血。

10.酸碱失调:酸中毒或碱中毒。

11.洋地黄毒性反应等。

【分类】

1.不需要特殊治疗的心律失常　围术期心律失常多数并不严重,只需去除原因,即可纠正。不需要特殊治疗的心律失常如下。

(1)窦性心动过速:心率 100～160/min;窦性心动过缓,心率<50/min。

(2)节律点下移(能自行恢复或静注阿托品后恢复,或浅麻醉即能恢复)。

(3)轻型心律失常:偶发性室性期前收缩、一度房室传导阻滞,无心脏器质病变者。

2.必须治疗的心律失常　若围术期心律失常引起血流动力学异常或心肌损害,必须用药物或电击除颤手段治疗。

(1)病理性心动过速:异位心动过速,阵发性心动过速,室上性心动过速(SVT,心率>100/min)。

(2)病理性心动过缓:窦性或结性心动过缓。

(3)心房纤颤:心率>100/min。

(4)心肌缺血:冠状动脉供血不足,心肌缺血缺氧表现。①ST 段及 T 波不正常;②希氏束传导阻滞(室内左或右束支传导阻滞);③房室传导阻滞(二度)。

(5)异位心律:有引起心室纤颤可能的异位心律失常,后果严重,需要紧急处理。①室性期外收缩,多发性多源性室性期前收缩;②室性心动过速,多有严重器质性病变;③严重室性心动过缓,心率<35/min。

3.难以挽救的心律失常　心搏骤停的 3 种形式,是最严重的心律失常,常常难以挽救。①心室纤颤;②电机械分离;③心脏停搏。

【救治】

1.预防要点

(1)消除紧张情绪。

(2)尽可能避免应用能诱发心律失常的药物,术前治疗应用洋地黄、拟交感神经药术前应尽可能停药;应用利尿药引起电解质紊乱者,术前应予以纠正。

(3)控制麻醉深度,充分给氧,监测血电解质、血气,并及时纠正麻醉过浅和电解质紊乱等诱发因素。

(4)阻断循环行心内直视手术者,尽量缩短断血时间,防止再灌注损伤。

2.治疗原则　心律失常的治疗策略对患者十分重要。

(1)迅速正确做出诊断。

(2)了解引起心律失常的病因和诱因,消除诱发因素,如暂停手术操作,解除气道梗阻,改善通气功能及纠正电解质紊乱等。

(3)正确选择抗心律失常药物,药物分类的受体靶位是心脏的离子通道和肾上腺能受体,阳离子可将离子通道靶位分成钠(Na^+)、钙(Ca^{2+})和钾(K^+)通道 3 组。掌握药物的适应证和禁忌证,以及药物的相互作用。

（4）如有严重血流动力学改变，应做循环功能支持。如甲氧明 10～20mg，稀释后缓慢静注。必须注意引起 SVT 的可逆原因，先予排除后进行药物治疗。SVT 对麻醉医师来说是最有价值的警示体征，需要纠正威胁生命的低氧血症、通气不足、低血压和心肌缺血等状态。

（5）在联合应用抗心律失常药物时，要考虑到药物的协同作用和拮抗作用。

（6）特殊心律失常应特殊处理，如出现阵发性室上速、严重心动过缓、心房扑动或心室纤颤时，室率＞100/min，及二度以上房室传导阻滞等均需药物治疗。一旦出现多源性室性早搏、室性室上性心动过速，应紧急处理。

（宋成凤）

第六节　围麻醉期呼吸系统重症抢救

一、急性肺栓塞抢救

急性肺栓塞是既往深静脉血栓后的一部分肺组织，因肺动脉血管阻塞而致供血中断。若其主要的肺血流被阻断，则迅速引起肺动脉高压、缺氧、心律失常、休克而致死，也可因神经反射引起呼吸或心搏骤停。急性肺栓塞极易被漏诊，仅 10%～30% 能在生前做出诊断，其余皆系尸检时被发现。急性肺栓塞的发生，与麻醉没有直接关系，但仍是围术期的肺部并发症严重者之一。麻醉科医师应会认识和处理。

【原因】

深静脉血栓发生的高危因素包括：

1.好发年龄　急性肺栓塞多发生于中年以上，尤其高龄的患者，常见于胸腹大手术中、后短时间内。

2.触发因素　触发因素有：①腹部等大手术；②恶性肿瘤及其相关治疗；③心脏瓣膜病及心功能不全；④血液病；⑤肥胖；⑥下肢静脉曲张；⑦盆腔或下肢肿瘤；⑧妊娠或长期口服避孕药；⑨制动时间较长、脑卒中或麻痹，或既往深静脉栓塞；⑩创伤；⑪吸脂手术或自体（吸）脂肪隆胸手术恢复期等。

3.栓子阻塞　临床上常见栓塞有血栓、脂肪栓塞、空气栓塞和羊水栓塞等。

（1）血栓：①大多数由下肢或盆腔内血管血栓形成后脱落而引起。促使静脉血栓形成的因素是血流缓慢、创伤及感染、并累及周围静脉、有血液易于凝结倾向的老年人、恶性肿瘤等；血内溶解血栓的作用减弱。②充血性心力衰竭、心瓣膜病、心房颤动、血栓性静脉炎、长时间低血压或因手术体位不当，妊娠，肿瘤的压迫引起下肢静脉回流的淤滞，均为肺动脉栓塞的诱因。

（2）脂肪栓塞：创伤、骨折或长骨髓内手术，偶可发生脂肪进入血循环内，或吸脂手术时，吸脂棒击碎的部分脂肪颗粒，通过破裂的血管，进入血循环；引起急性肺栓塞。

（3）空气栓塞：多见于颈、胸、脊髓手术时损伤大静脉，因静脉腔负压而吸入空气，坐位颅后窝手术更易发生气栓。留置中心静脉穿刺或导管，或加压输血时的不注意发生气栓。少量空气进入肺动脉可出现呛咳，一过性胸闷或呼吸促迫等。若空气量＞40ml，患者可致死。

（4）羊水栓塞：常见于急产或剖宫产手术时，羊水进入母体血循环，形成栓子堵塞肺血管而引起的严重并发症。临床出现险恶病情，急性呼吸窘迫综合征继而出现循环衰竭。约 50% 母体在栓塞当时未及抢救即死亡。

4.大栓子机械阻塞 大块栓子可机械性阻塞右心室肺动脉开口处。可引起肺动脉和右心急性高压,右心室迅速扩张,左心室排血量明显减少,血压剧降和严重休克,心力衰竭而死亡。75%患者在发生梗死后1h内死亡。如能存活>1h者,则病死率显著下降。存活的患者,因改变肺泡通气/血流灌流的比值,增加肺无效腔,可引起缺氧和高碳酸血症。

【临床表现】

1.急性缺氧 临床上极易误诊或漏诊,对施行大手术或创伤、骨折、心脏病或吸脂术后患者,突然出现胸痛、咯血、原因不明的气急、窒息感,并出现严重休克和意识障碍;或全麻下有足够的通气和给氧条件下,仍然出现进行性发绀、低血压,应考虑有急性肺栓塞的可能。

2.急性气道症状 临床表现为急性呼吸困难、咳嗽、胸痛。肺部无阳性发现。心动过速是常见的唯一的体征。发热、肺部啰音、肺动脉第二心音亢进,肺动脉瓣区偶可听到收缩期或持续性杂音。

3.心电图表现 电轴右偏、肺性P波、快速性心房颤动和心肌供血障碍。无此典型心电图,或心电图正常者,也不能除外急性肺栓塞的可能。

4.胸部X线检查 可见肺门充血,纹理增厚,右心扩大,胸腔积液。如肺动脉造影,则可见肺动脉充盈缺损。

5.实验室检查 血清乳酸脱氢酶和胆红质增高,血清天冬氨酸转氨酶(SGOT)正常。脂肪栓塞者在尿内、痰内可发现脂肪颗粒,尿比痰检查更有意义。深静脉的检查,示深静脉的血栓对急性肺栓塞的诊断有很大帮助。

【预防】

急性肺栓塞一旦发病,救治特别困难,主要是预防。

1.避免术前长期卧床休息 下肢静脉曲张患者,应用弹力袜,以促进下肢血液循环。手术后要改变长时间的静止状态,加强静脉回流,减少静脉血栓。

2.纠正心力衰竭。

3.血细胞比容高者 应施行血液稀释。

4.应用抗凝血药 对有血栓性静脉炎患者,可预防性应用抗凝血药。

5.麻醉中保持良好体位 避免下肢静脉血回流;避免应用下肢静脉进行输液或输血。

6.手术治疗 一旦有下肢或盆腔血栓性静脉炎时,应考虑手术治疗。

【救治】

治疗原则为进行复苏、支持和纠正呼吸与循环衰竭。

1.一般疗法 病人平卧、保持安静、消除恐惧;高流量吸氧并保持气道通畅,镇痛、控制心衰和心律失常等。

2.抗休克。

3.抗凝药 高度怀疑急性肺栓塞,又无抗凝药禁忌者,可用肝素5000~10000U静注,继之20~400U/kg,维持输注24h;或链激酶150万U溶于10ml生理盐水,再加入5%葡萄糖100ml中,于60min内输注完;或大剂量冲击疗法,每10min注入心导管1.5万U/kg,或尿激酶等进行血栓溶解。

4.手术 在CPB下进行肺内栓子摘除术。

5.气栓的处理 发生气栓时,应立即置患者于左侧卧、头低位,使空气滞留于右心房内,防止气栓阻塞肺动脉。再通过心脏机械性活动,使气泡成为泡沫状,而逐渐进入肺循环。亦可经上肢或颈部静脉插入右心导管,来吸引右心内空气。通过高压氧舱治疗,以促进气体尽快吸收,并改善症状。

二、围麻醉期张力性气胸的抢救

张力性气胸又称高压性气胸。其裂口与胸膜腔相通,且形成活瓣。吸气时空气从裂口进入胸膜腔内,而呼气时活瓣关闭,让腔内空气不能回入气道排出。致胸膜腔内空气不断增多,压力不断升高。致发生气胸的肺(一侧或双侧)受压而萎缩,使肺泡通气与血流灌注的比率失衡。患者迅速出现极度呼吸困难,显著的发绀,急性呼吸衰竭。同时,当一侧肺受压时,纵隔被推向健侧,影响腔静脉回流,心脏移位和受压,使心排血量进一步下降,发生严重低血压,甚至心搏停止。

【原因】

麻醉过程或术后发生张力性气胸,多与手术和麻醉操作的失误、又未能及时处理损伤的胸膜有关。

1.肺泡破裂　对肺气肿、支气管扩张、肺大疱患者,施行压力过大的辅助和控制呼吸所致。

2.麻醉操作失误　如锁骨上路臂丛阻滞,肋间神经阻滞及椎旁神经阻滞,经胸椎行硬膜外穿刺刺破胸膜、肺组织而引起张力性气胸。

3.手术操作　气管造口术、甲状腺手术、颈部广泛解剖手术,或经锁骨下静脉置管时,损伤肺尖;一侧胸内手术、胸廓成形术、肾上腺手术、肾手术和脊柱手术,损伤一侧或双侧的胸膜、支气管破裂,没有及时发现和修补等引起张力性气胸。

【临床表现】

1.呼吸困难　轻者可无症状。若1/5以上肺组织受压,患者可出现呼吸急促和困难、发绀和心动过速等。

2.低血压　血压开始无变化。随着病情进展,如纵隔移位,缺氧加重,可出现低血压。甚至休克和精神恍惚等。

3.体征　体检见患侧呼吸幅度减小,语颤和呼吸音降低或消失;有的患者胸膜腔内的高压空气被挤入纵隔,扩散至皮下组织,致皮下及纵隔气肿,颈部及锁骨上均有捻发音。

4.X线表现　胸部X线检查示患侧肺被压缩或颈部等部位皮下血肿,即可明确诊断。

【救治】

麻醉科医师应仔细询问病史和检查患者,提高责任心和操作水平予以预防,若出现张力性气胸并发症时,及早急救治疗。

1.预防　穿刺进针勿过深,手术操作应想到发生气胸的可能。一旦发生,应及时发现,正确处理。

2.救治　若有明显呼吸困难症状,确诊为张力性气胸后,应在无菌条件下胸穿,经锁骨中线第2或第3肋间刺入胸膜腔抽气降低胸膜腔内压力。

3.胸腔闭式引流　多次抽气后症状不缓解者,或张力性气胸,应胸腔内置管,行闭式胸腔引流,以促进萎陷肺的复张,此为规范化处理。

4.应用广谱抗生素　积极预防肺感染。

三、围麻醉期急性肺水肿的抢救

急性肺水肿是指短时间内由不同因素造成肺泡及间质水分增加,临床表现为呼吸困难和低氧血症,肺毛细血管压严重升高,毛细血管外处于相对高的负压状态的晚期效应。表现肺容量和肺间质液体量进行性增加,伴有肺顺应性减少和动脉氧分压下降。治疗不当后果将十分严重,必须紧急抢救。

【原因】

肺水肿的发生与肺毛细血管内血浆胶体渗透压、液体静水压、肺泡内压力、肺毛细血管壁的通透性、肺表面活性物质等因素有关。麻醉中发生急性肺水肿与手术操作、麻醉药物作用、呼吸抑制、输血输液和收缩血管药物的应用等有关。

1.手术操作刺激　急性肺水肿发生在胸外科和心血管外科的各种手术操作中。

2.回心血量突然增加或减少　腹腔巨大肿瘤及腹水一旦去除后,即高腹压突然减低后、回心血量剧烈增加或减少后。

3.左心衰竭的急症手术　左心调整能力不能做出相应心排血量的提高,必然导致肺毛细血管静水压增高。是左心衰竭最严重的表现。

4.血管收缩药用量过大　单位时间内大量使用强力血管收缩药。

5.输液输血过量　包括输入的液体过量和单位时间内输液过快。晶体液可增加血管内静水压,血管内渗透压的下降,增加液体从血管内滤出,使肺组织间隙的液量增加。

6.液体排出障碍　如尿毒症,涉及左心衰竭、高血容量、胶体渗透压下降等,但以毛细血管通透性增加是其主要原因。

7.电解质紊乱　如低钠综合征、低蛋白血症的患者,机体晶体渗透压和胶体渗透压降低。

8.脑外伤及中枢疾病　可伴血内交感递质释放,引起容量血管收缩,使大量液体从体循环转入肺循环,使肺毛细血管内压力突然升高。

9.气道梗阻等呼吸系疾病　使肺泡内压力降低,缺氧损害肺内皮细胞引起半透膜环的破坏,肺表面活性物质减少或活性降低,以及血浆蛋白和电解质进入肺泡间隙,均易发生肺水肿。

10.中毒性休克　休克患者肺表面活性物质减少或活性降低。

11.肺静脉的狭窄　如先天性肺静脉根部狭窄、纵隔肉芽肿、纵隔肿瘤压迫所引起的肺静脉狭窄,肺动脉压显著升高。

12.感染　如肺炎球菌性肺炎,可引起感染性肺水肿。

13.毒气吸入　如光气、臭氧、氧化氮吸入可致肺水肿。

14.循环毒素　如蛇毒液、四氧嘧啶和蜂蜇伤等。

15.血管活性物质　如组胺、激肽和前列腺素等。

16.弥散性毛细血管渗漏综合征　如内毒素性毒血症,可出现周身性血管通透性增加。

17.弥散性血管内凝血(DIC)　多见于感染后免疫复合体疾病、中暑、羊水栓塞和子痫等。

18.血管壁通透性增加　淹溺、接近淹溺、误吸性肺炎、烟尘吸入、ARDS等,引起血管壁通透性增加,通过体液因素、细胞因素和神经因素而引起肺水肿。

19.淋巴管系统疾病　使淋巴引流障碍,势必增加肺组织间隙液体容量和蛋白质含量。

20.肺组织间隙静水压下降　如胸腔积液或大量积气时用负压吸引过快,以及萎陷肺的突然复张,可出现一侧或双侧肺水肿。

21.混合性的因素　如高原肺水肿、肺栓塞、肺实质病变、心律转复、体外循环、过敏及交感神经兴奋等。高原肺水肿海拔愈高,发病率愈高;上气道感染可诱发高原肺水肿。

22.下丘脑疾病　引起交感神经过度兴奋,使大量液体从体循环移入肺循环,肺动脉高压。

23.麻醉诱导期　①病人的焦虑与不安;②体位改变;③用药不当,如阿托品、泮库溴铵、氯胺酮等诱发心动过速;④应用具有抑制心肌的麻醉药或α受体兴奋药,如肾上腺素等;⑤对心功能不全,术前没有充分准备;⑥插管时引起心血管应激反应所致的肺水肿。

24.麻醉维持期　①气道梗阻;②输血补液过荷;③恶性高血压;④使用强烈 α 受体兴奋药;⑤胸腹腔高压突然减低;⑥甘露醇快速利尿后的肺水肿。

25.麻醉恢复期　术后肺水肿多发生在停止麻醉后 30min 以内,可能与下列因素有关:①撤除正压通气,气道梗阻;②心排血量增多,高血压;③PaCO$_2$ 升高,或 PaCO$_2$ 下降。

【临床表现】

一般在原因较明显的情况下,麻醉中病人突然气道有大量粉红色泡沫痰涌出,或全麻时仅有麻醉中气道阻力突然升高,贮气囊挤压很困难,发绀,清醒病人严重呼吸困难,肺部听诊呈满布啰音,即可明确诊断。肺 X 线检查,可见肺门阴影增大,向外呈扇形延伸,肺叶间隙增厚。气道梗阻及严重缺氧,使肺水肿形成恶性循环,迅速发展。

【救治】

1.去除病因　首先除去病因和诱发因素。如输液输血过荷,立即减慢或停输。

2.气管内插管　没有插管者,即行气管内插管,边吸引痰液,边正压人工呼吸和呼气末加压呼吸。以纠正缺氧、升高胸内压,恢复有效的右心室充盈。减少液体向肺泡渗透。

3.酒精消泡　吸入经纯或 75% 酒精蒸气(将酒精放在全麻乙醚挥发瓶内)湿化的氧气,消除泡沫痰的表面张力。

4.解痉药　用氨茶碱 250mg 加生理盐水 10ml 静注,或 0.5% 异丙肾上腺素 1ml 静注,解除支气管痉挛,降低水肿液外渗。

5.减轻心脏负担　采用措施减轻心脏负担。

(1)限制液体入量。

(2)静注吗啡 10~20mg 静注或皮下注射,对心源性肺水肿有效(中毒性肺水肿不用),使末梢血管扩张,并通过中枢性交感抑制作用降低周围血管阻力,将血液从肺循环转移到体循环。这对其他原因的肺水肿也有治疗作用。

(3)对输血补液过荷而引起的肺水肿,可行切开静脉放血疗法,或用止血带扎紧四肢。

(4)利尿脱水,如用快速利尿药呋塞米 40~80mg 或依他尼酸 25~50mg 静注迅速利尿、减少循环血量和 COP 升高。

(5)病人取头高(上身抬高)脚低(双下肢下垂)位,即特德伦伯尔体位,使一部分循环血液积聚于放低的双下肢,从而减少有效循环血量。肺循环血量随之减少。

(6)α 受体阻滞药的应用:可阻断儿茶酚胺、组胺、血管紧张素等对肺血管的加压反应,减少周围血管阻力,从而减轻心脏负担,增加心排血量,使肺容量和肺毛细血管压减少。适用于高输出量性肺水肿,包括输血输液过荷,麻醉药的刺激和兴奋,气道梗阻,高血压心脏病,甲状腺功能亢进,中枢神经系统病变等。①苄胺唑林,最为常用,10~20mg 加于 5% 葡萄糖溶液 100ml 内输注,作用时间短,便于调节。②酚苄明,1mg/(kg·次),加于 5%~10% 葡萄糖溶液 40~60ml,静脉内缓慢输注,约 1h 滴完。其作用时间长,可持续>24h。③六甲溴铵,按 5~10mg/次,加于 5% 葡萄糖溶液 20ml,<0.5mg/min 的速度缓慢输注。用药时要注意观察血压。已有低血压者,不宜应用。

6.改善左心功能　强心药对高输出性肺水肿具有一定疗效。尤其对心源性左心衰竭所致的肺水肿效果更好。多用于高血压,输血输液过荷和肺栓塞等所致的肺水肿。毒毛花苷 K0.25mg/次,或西地兰 C0.4mg/次,加入 50% 葡萄糖溶液 20ml 内缓慢输注。同时以能量合剂静注。

7.改善肺毛细血管通透性　用药物改善肺毛细血管的通透性。

(1)激素:短期大量应用地塞米松 10mg 静注,或 50mg/次加于 10% 葡萄糖溶液 100ml 内输注,1~2/d,当病情好转后停用。

(2)维生素 C:1～5g 输注。

(3)胆碱能神经阻滞药:包括阿托品、东莨菪碱、山莨菪碱、樟柳碱等。阿托品 0.015～0.03mg/(kg·次),肌注或静注。其作用可能与周围血管扩张,减轻左心负担,抑制支气管黏膜分泌过多的液体有关。多用于中枢神经系统病变引起的肺水肿。而由其他原因引起的肺水肿少用。

8.增加血浆渗透压　对于血浆蛋白低,血容量不足者,可输入白蛋白或血浆,增加血浆胶体渗透压,减少毛细血管的渗出。

9.纠正低氧血症

(1)吸氧:轻度缺氧可经鼻导管给氧,6～8L/min。重度缺氧面罩下高浓度吸氧。严重缺氧者气管内插管,加压呼吸。

(2)选用 PEEP 或 CPAP:达到①FRC 增加;②肺顺应性改善;③改善 V/Q 比值;④增加气道内压和肺间质静水压。PEEP5～10cmH$_2$O,重度 ARDS 时可调至 15～30cmH$_2$O。

10.其他疗法　包括治本和治标两方面。

(1)抗组胺药:适用于过敏性肺水肿患者。

(2)葡萄糖酸钙:静注后,可减轻肺毛细血管的通透性,故适用于化学性或过敏性肺水肿病人。一般用 10%葡萄糖酸钙 10ml,静脉缓注,必要时 2～4h 可重复注射。

(3)抗心律失常药:由于严重心律失常所致的肺水肿,或肺水肿伴有心律失常者,可用利多卡因、苯妥英、普萘洛尔、普鲁卡因胺等抗心律失常药。

(4)抗休克药:肺水肿伴有休克者,可用异丙肾上腺素、多巴胺、间羟胺等升压药。由小量开始,逐渐增加剂量。不选用去甲肾上腺素等药物。

【预防】

1.加强输血输液管理　心肺及肝肾功能不良的病人,事先给洋地黄,输液不要太快。心肺功能不全,老年及小儿尤应慎重。

2.对腹腔高压症者减压应缓慢　手术中放腹腔大量液体或巨大肿物摘除时,操作要慢,使体内循环变化有一定的适应过程;同时及早补充血容量,包括输血。

3.提高麻醉水平　良好的麻醉技术和操作;加强麻醉中、后的管理。

4.加强术中监测　及时了解呼吸、循环的变化。

四、围麻醉期呼吸抑制及呼吸停止的抢救

麻醉期间呼吸功能障碍或呼吸功能不全,除与原有的病理生理变化有关外,直接与麻醉的处理不当、继发循环功能的紊乱有关,而造成危险的麻醉局面。如不正确认识、处理与抢救,可对病人造成严重的后果。

【原因】

1.呼吸抑制的原因　麻醉中呼吸抑制的原因较多见,归纳如下:

(1)麻醉过深:全麻药作用过深,或麻药过量抑制了中枢神经的兴奋性,也抑制了呼吸。

(2)肌松药:肌松药使用后使呼吸肌受到抑制。

(3)酸碱失衡:过度换气,或低碳酸血症引起组织细胞代谢障碍、功能紊乱和形态结构改变。

(4)迷走神经反射:多在浅麻醉时,刺激肺门、骨膜、腹内脏器等受到刺激引起。

（5）颅脑创伤：颅内压增高、脑水肿。

（6）气道堵塞：部分气道堵塞，呼吸受阻，机体缺氧，发生低氧血症；若气道完全阻塞可造成窒息。

（7）手术时体位影响：如俯卧位或上腹部手术时大量纱垫填塞及手术操作对呼吸的影响等。

（8）麻醉平面过高：椎管内麻醉平面超过胸；对呼吸肌产生抑制作用。

（9）局麻药中毒反应：局麻药用量过大，或直接注入血管内。惊厥时呼吸肌痉挛，导致低氧血症。

2.麻醉期间呼吸停止的原因　麻醉中可因下列原因而引起呼吸停止。

（1）静脉输注过荷：静脉输入过快的液体，重者诱发肺水肿、右心衰。

（2）麻醉过深：抑制呼吸药物过量，抑制呼吸中枢而呼吸停止。

（3）椎管内麻醉平面过高：或全脊麻使脑组织遭受抑制。麻醉平面高，使膈神经麻痹、呼吸肌麻痹呼吸抑制。

（4）局麻药中毒：局麻药用量过大，或注入血管内严重时呼吸肌痉挛导致窒息或呼吸停止而死亡。

（5）全麻过深：过度通气，或使用高浓度氧辅助，或控制呼吸，使二氧化碳分压降低。不能刺激中枢进行呼吸。

（6）使用肌松药，呼吸肌瘫痪，呼吸停止。

（7）应激反应过强：病人处于应激状态时，突然接受麻醉药的刺激而停止呼吸，后果严重。

（8）牵拉肺门：在浅全麻下，牵扯肺门、探查腹腔、游离骨膜等，刺激迷走神经反射性引起呼吸停止。

（9）颅内压过高：颅后窝手术时损伤呼吸中枢导致呼吸停止。

（10）心搏骤停时呼吸停止等。

【救治】

1.确定病因　如果不能确定原因，应做如下处理：

（1）确定循环功能：检查血压、脉搏、心脏及大血管的搏动，首先确定是否同时发生循环衰竭或心搏骤停。

（2）确定哪个系统问题：检查病人肤色，如红润，或仅有发绀，但血压、脉搏良好者，则呼吸停止仅属呼吸系统的问题，如误吸引起的窒息。若肤色呈白色或灰色发绀，可能循环同时有问题。

（3）停止一切麻醉：以纯氧行加压人工呼吸。包括应停止吸入麻醉，或停输静脉麻药。

（4）排除气道梗阻：在全麻下用手法挤压贮气囊进行人工呼吸时，若气道通畅，气体就可以很顺利地被送入肺内，同时胸腹部扩张。用其他方法施行人工呼吸时，如气道通畅，可见有气体从肺内被压出，反之，气道有梗阻。查明原因，并予以处理。须尽快使气道通畅。

2.过度换气　若吸入麻醉药过量，即施行有效的人工呼吸，可促进麻药的排泄。故可将贮气囊内的气体排出，换以纯氧，如此反复进行多次，吸入的麻药可以较快地排出体外。不要忽视此重要步骤，而把注意力放在注射强心药、呼吸兴奋药上，既造成了浪费，又耽误了时间及救治机会。其目的是激发和保持呼吸运动，全力消除缺氧和低氧血症、血液酸化等。

3.加深麻醉或局麻药封闭　反射性呼吸停止时，立即停止手术的刺激，呼吸即可恢复。待加深麻醉，或用低浓度的局麻药做封闭，以阻断反射后，方可继续手术。如在肺门、骨膜或腹腔神经丛封闭。并适当改变体位，尽量设法使呼吸不受过多限制。

4.二氧化碳刺激或气管内吸引刺激　若应用肌松药并有轻度过度通气时，可在充分供氧下，暂停控制呼吸 1～2min，使体内二氧化碳增高后刺激和兴奋呼吸中枢。在反射已恢复的病人，做气管内吸引，吸净上气道分泌物，并刺激其发生呛咳，以促使自发呼吸出现。

5.用肌松药拮抗药　肌松药残余作用延长致呼吸停止时，以拮抗药新斯的明等予拮抗，或输以新鲜血。

（曹清香）

第七节　麻醉中多器官功能衰竭抢救

多器官功能衰竭(MOF)的病死率仍居 SICU 的首位,近期又提出"多器官功能不全综合征"(MODS)"多系统器官功能衰竭"(MSOF)的命名概念,都有一定道理,系指急性疾病过程中同时或序贯地发生 2 个或 2 个以上器官的急性功能障碍的临床过程。临床表现除有原发疾病的特点外,还有毒性反应,故 Bone 称之为"全身炎症性反应综合征"(SIRS),最终发展为 MOF(多器官功能衰竭)。SIRS 与 MODS、MOF 关系密切。MODS 病死率很高,是危重患者死亡的主因。

【原因】

MOF 继发于不同病情,以感染和休克为最常见诱因。其他有中毒、烧伤、大手术后、组织坏死、再灌注损伤、过量输液、大量输血、缺血缺氧、肠道细菌移位、机械伤、温度伤、胰腺炎等。受损器官的顺序为肺、肝、肠和肾。血液病或心肌梗死出现 MOF 的时间较晚,中枢神经系统衰竭出现可早可晚。

【临床表现】

1.肺　MOF 多始于肺、低氧血症,气促,呼吸>35/min 呼吸困难、发绀;呼吸支持至少 3～5d;进展性 ARDS,需 PEEP>10cmH$_2$O。

2.肝　高胆红素血症,血清胆红质≥34.2～51.3μmol/L,或肝功能试验≥正常;临床黄疸,且胆红质≥136.8～171.0μmol/L。血清白蛋白<28g/L,出现肝性脑病。

3.肾　肾功能衰竭常继肝功能衰竭后发生,少尿≤479ml/24h,或肌酐≥176.8～265.3μmol/L;肾透析。

4.肠道　肠绞痛,不能耐受进食>5d;应激性溃疡,或显性出血,需输血,无胆石症。

5.血液　PT 和 PTT 升高>25%,或血小板<(0.50～0.80)×10^9/L;DIC。

6.中枢神经系统　患者糊涂,轻度定向不能;对疼痛刺激无反应;进行性昏迷。

7.心血管　心源性休克、充血性心力衰竭、持续 24h 的恶性室性心律失常;射血分数下降或毛细血管渗漏综合征;低动力性,对变力性药物反应差。

8.代谢　分解代谢加速,代谢性酸中毒;血糖升高;肌无力等。

【诊断】

凡具备下列临床表现的 2 项或>2 项即为 SIRS。

1.体温　>38℃或<36℃。

2.心率　>90/min。

3.呼吸　>20/min,或 PaCO$_2$<32mmHg。

4.白细胞计数　>12×10^9/L 或<4×10^9/L,其中未成熟细胞>10%。

5.循环早期呈高动力伴高代谢　诱因包括感染因素和非感染因素(多发性创伤、大面积烧伤、急性胰腺炎、组织缺血等)。

【预后】

一旦发生 MOF,病死率明显增高,病死率与衰竭器官的数目成正比;持续的时间越长病死率越高,持续 4d 时其病死率 100%;循环、肾和肠道衰竭的病死率高于呼衰和肝衰,腹腔感染引起的 MOF 的病死率高于创伤后 MOF;凡 MOF 死亡者,一般都≥4 个器官衰竭。

【防治】

SIRS、MODS 和 MOF 必须以预防为主。预防 MOF 的意义远重于治疗，目前还没有很好的治法。重在预防：

1.复苏和初处　处理各种急症时持整体观点，尽可能达到全面的诊断和治疗；复苏和初步处理的措施应及时准确，长时间的严重休克是 MOF 的主要危险因素。

（1）控制出血：尽早纠正低血容量、组织低灌注和缺氧；及早准确地控制出血，减轻循环血流量的损失，减少缺血——再灌注损伤的可能性，及时、快速补充温暖的血容量，对复苏前控制出血很重要。

（2）监测：检验复苏好坏的指标，监测心排血量、心脏指数及 RVEDV（右室舒张末容量）可反映内脏血管床血流恢复情况。连续监测 SvP_2 对心源性休克、感染性休克或 ARDS 患者、血管和心脏手术有帮助。监测乳酸浓度，若在<2h 乳酸浓度下降，复苏已基本成功。

（3）改善循环血流：用高张盐水、右旋糖酐改善血流动力学参数与标准，与等张溶液治疗结果无差别，但等张液组存活率要低于高张液组。右旋糖酐院前抢救出血性休克效好，且不会继发性增加失血；创伤后先补充血容量，后用 $ATP-MgCl_2$，以克服血管扩张作用，对无尿的 MOF 有好处；用磷酸二酯酶抑制药己酮可可碱可改善微循环血流和器官灌注。

2.尽早手术治疗　及早治疗首先发生的器官衰竭。对于严重创伤，严重胸、腹腔大血管、肝脏和其他腹腔器官损伤，在紧急的术前准备之后，尽早手术，解决继续出血问题，也避免了大量输血导致的低温、酸血症、凝血障碍等并发症所致的恶性循环。严重腹腔污染或感染者，为彻底清创，应考虑再次择期手术。长骨和骨盆骨折的治疗，用手术固定远比牵拉更安全，减少 ARDS 的发生率。

3.新药物治疗　使用有效的抗生素，及时有效地控制感染；为用药物支持机体防御机制、控制炎症因素及各种生长因素，葡聚糖、酮康唑、抗凝血酶Ⅲ等新药已用于临床。烧伤者的新疗法：用 β 受体阻滞药降低高代谢的心血管反应；用布洛芬等降低 PGE_2 合成；用多黏菌素 B 降低内毒素；用谷氨酰胺保护肠道；用大剂量抗氧化药（维生素 A、维生素 C、维生素 E）及生长激素（重组人生长激素，rhGH）等防治感染。

4.清除医源性并发症　要保持引流通畅，充分引流感染性物质；手术后吻合口瘘、伤口裂开、持续出血或引流物感染等都可进一步加重损害，采取措施避免手术室和 ICU 的诱发 MOF 的并发症，同时避免过快的补钾、气道污染、气管损伤等。

5.支持衰竭前的器官功能　尽可能改善全身情况，支持衰竭前的器官功能对预防 MOF 很重要。

（1）循环支持：正性肌力药增加前负荷，或者降低后负荷，维持正常的心排血量，避免酸血症。乙酰半胱氨酸可增加 DO_2 和 VO_2，对醋氨酚过量所致的肝衰有效。必要时行主动脉内球囊反搏、体外循环支持和心脏辅助器支持。

（2）呼吸支持：机械通气在肺衰前用 IMV＋CPAP 或 PEEP 通气，十分重要。创伤后的输液，可支持循环功能，维护肾功能，但也会损伤肺，防止输液过量；当循环稳定后，应用白蛋白；用利尿药，排出部分液体，对肺通气有利。吸入 NO 和输入抗氧化药 N-乙酰半胱氨酸，可改善 ARDS 患者肺功能；反比通气对 ARDS 者有利。机械通气治疗要防止继发感染。

（3）肾支持：对感染者要有高尿排出量和低尿钠浓度，以防急性肾小管坏死或肾衰。维持血容量、心排出量、肾血流量和尿量；适当补充钠盐、注意监测尿钠；必要时尽早实施透析；注意适当扩容，维持血压。

（4）肠支持：补充高热量，增加支链氨基酸，减少芳香氨基酸，补充血浆及白蛋白，减少内源性氨基酸生成；消除肠内蛋白质或积存血液，促进氨的代谢。肠道营养比肠道外营养更有利于危重患者。空肠管饲优点超过胃管饲。早期肠道营养可刺激内脏和肝循环，改善黏膜血流，保护黏膜功能，预防应激性溃疡。立即肠道营养量开始给 25ml/h，以后可增至 100ml/h，共 24～48h。

(5)免疫支持:恢复被抑制的免疫反应。用单克隆抗体、克隆刺激因子(CSF)、己酮可可碱(POF)等药物。

【救治】

1.救治标准　救治的结果要求血压要升高,VO$_2$达到满意。

(1)若DO$_2$提高,同时VO$_2$也增加:说明治疗促进机体代谢,促进了氧化磷酸化进程;组织灌流改善,纠正部分氧债,治疗的终点为VO$_2$不再增加,或PCWP>18~20mmHg;病情已好转,与治疗无关。

(2)若DO$_2$提高,而VO$_2$不增加:说明组织不存在灌流不足,治疗可停止;微循环衰竭已达不可逆地步,患者濒死。

(3)若DO$_2$和VO$_2$均不增高:说明心代偿功能耗竭;治疗措施不当;患者已达临终期。欲求危重患者生存,要求CI≥4.5L/(min·m^2),DO$_2$≥600ml/(min·m^2),VO$_2$=170ml/(min·m^2)。

2.救治措施　MOF的救治是综合治疗。

(1)营养支持:病情允许,给予高热量、高营养饮食;并额外添加谷氨酰胺和精氨酸。

(2)广谱抗生素:二联或三联广谱抗生素抗感染。

(3)免疫疗法:己酮可可碱、IL-1类等。

(4)抗氧化剂:维生素C、维生素E等。

(5)氧自由基清除剂:抗XO的别嘌醇、叶酸等。

(6)禁用激素:脓毒症和MOF禁用激素。

(韩国哲)

第八节　麻醉中急性支气管痉挛抢救

支气管痉挛为麻醉手术期间严重并发症之一,在高危人群中发病率高,造成术中险情,威胁术中患者安全,麻醉中急性支气管痉挛的诊断急救处理,应引起足够注意。

【原因】

1.近期上呼吸道感染者　COPD患者可因上呼吸道感染而加重病情,气道的应激反应性较常人高。这种高反应性在感染后可持续3~4周。

2.吸烟　长期吸烟者,特别是咳嗽、多痰者气道反应性增高。大多达不到支气管炎的诊断标准,常规肺功能检查可表现轻微异常。

3.高危人群　以患者自诉哮喘发作史,来预测气道反应性高低并不可靠,需要支气管激发试验或肺量计来明确诊断。若体检和肺量计检查均无异常时,麻醉药物与麻醉方法不诱发支气管痉挛发作。对于诊断明确、支气管痉挛反复发作者,应决定术前治疗药物及术中、术后治疗方案。

4.促发因素　许多因素可促使COPD患者发生支气管痉挛,而刺激物诱发的支气管收缩,是COPD患者麻醉处理时最值得注意的问题。

(1)刺激物受体反应(副交感性):主要为吸入刺激物和机械刺激物(气管插管)。

(2)介质释放:患者释放体液介质受体而诱发支气管痉挛。①组胺:组胺致气道收缩。组胺作用于H$_1$受体,刺激磷酸肌醇(PI),水解和释放细胞内Ca^{2+}而起效,还可兴奋气道上皮刺激性受体,引起反射性气道收缩。又使支气管小静脉内皮细胞收缩,增加微血管通透性致黏膜水肿。也作用于H$_2$受体,使气道黏液分泌增加,肺泡上皮通透性增加。②白三烯受体:白三烯混合物属于慢反应物质。由肥大细胞、巨噬细胞、嗜中性白细胞及嗜酸性白细胞等产生,在酶作用下转变为 LTB_4、LTC_4、LTD_4 及 LTE_4。其收缩气道作用强弱顺序为:$LTD_4>LTC_4>LTE_4>LTB_4$。还使黏液分泌增多、血管渗透压增加、气道水肿。

(3)病毒性感染:病毒感染相关性气道水肿和炎症可诱发支气管痉挛。

(4)药物因素:药物刺激下可发生支气管收缩。①β-肾上腺素能拮抗:cAMP 水平降低,致气道收缩;②肾上腺素抑制:如阿司匹林或吲哚美辛等;③抗胆碱酯酶:如新斯的明,支气管痉挛者禁用;④酒精。

(5)运动:兴奋肺旁受体,该受体位于肺间质与肺泡之间的近肺毛细血管处,兴奋后机体感受呼吸困难。

【麻醉因素】

1.麻醉药物　麻醉药通过气管平滑肌细胞上相应的受体而诱发支气管痉挛,或扩张支气管。

(1)静脉麻醉诱导药物:①硫喷妥钠可保留大部分气道反射完整,如果在充分麻醉之前实施气道操作,则可能引起支气管痉挛;②丙泊酚可降低 COPD 患者气管阻力,包括哮喘患者;③氯胺酮能明显降低支气管痉挛的气管阻力。主要为拟交感效应,还抑制肥大细胞释放,气道高反应患者麻醉诱导可首选氯胺酮。特别是快速诱导时。预防性应用格隆溴铵可抑制氯胺酮的气道黏膜分泌增加;加大格隆溴铵剂量,0.5～1.5mg 静注,可进一步防止刺激性支气管痉挛反射。

(2)麻醉性镇痛药:吗啡可通过迷走神经诱发轻度哮喘患者的支气管痉挛。大剂量麻醉性镇痛药类似于其抑制心血管反射的方式阻断气道反射。大剂量吗啡诱发支气管痉挛与血浆组胺增高有关,而用芬太尼或苏芬太尼较合理。氧化亚氮与麻醉性镇痛药配伍用于平衡麻醉,作用较浅,不适于气道高反应者。

(3)吸入麻醉药:氟烷可产生支气管扩张作用。因其 β-肾上腺素能增强,对气道平滑肌直接松弛作用而使气道反射抑制。但氟烷的心肌抑制作用及心律失常作用使其应用受限。当恩氟烷、异氟烷和七氟烷达到明显麻醉水平(1.5MAC)时也有防止和逆转支气管收缩作用。对哮喘持续状态有治疗作用。

(4)利多卡因:利多卡因可有效地治疗术中支气管痉挛。气管插管前静注 1～2mg/kg 利多卡因,可防止支气管痉挛反射,是阻断迷走神经传入纤维的结果。虚弱的老年 COPD 患者输注利多卡因 2mg/kg,也可减轻气道反应性。

(5)肌松药:筒箭毒碱有组胺释放,诱发支气管痉挛,禁用于哮喘患者和 COPD 患者;泮库溴铵对气流阻力无影响,哌库溴铵无组胺释放。大剂量或快速静注阿曲库铵或米库氯铵后可致组胺释放,宜避免。维库溴铵不诱发组胺释放,最适于较短手术或气管内插管。琥珀胆碱可松弛气道平滑肌,而治疗支气管痉挛,但也可引起支气管痉挛,应警惕。戈拉碘铵可使气道平滑肌松弛,与促进儿茶酚胺释放有关。新斯的明引起 COPD 患者气道分泌物增加,诱发支气管痉挛。格隆溴铵 0.5～1.5mg,或阿托品 1.0mg 可明显减轻这种反应。

2.麻醉选择　有时麻醉方法也诱发支气管痉挛。

(1)区域阻滞:因可避免气管插管,对气管反射影响小。脊麻和硬膜外麻醉用于上腹部手术时,必须阻滞高平面的感觉和运动神经;这种感觉阻滞可引起哮喘患者焦虑,诱发支气管痉挛。COPD 患者的气体充分交换有赖于主动呼气,高平面的运动神经阻滞可能加重其病情。体位和辅助用药也加重患者的呼吸困难。对于气道高反应性患者,局部麻醉是理想的选择。

(2)全麻:吸入麻醉药可达到防止气管收缩,通过加强交感神经反应,松弛气管平滑肌及阻滞刺激性反射而达到上述目的。①气管内插管:未达到充分麻醉深度不宜进行气管内插管。COPD 患者严重通气/灌注不匹配而使达到该麻醉深度的时间延长。利多卡因和格隆溴铵有助于防止气道收缩。全麻前 1～2h 应用 β-肾上腺素能气雾剂沙丁胺醇(舒喘宁)有预防作用。快速诱导时,可选用氯胺酮和丙泊酚取代硫喷妥钠。②气管拔管:应注意 COPD 的拔管时机,深麻醉下可减轻支气管痉挛,但不安全;麻醉药的残余作用可持续数小时,需要术后通气治疗,用药使患者能耐受气管插管,而无支气管痉挛。

【诊断】

1.呼吸困难　以呼气为主的呼吸困难。

2.发绀　严重时出现。

3.通气阻力增加　气管插管全麻下通气阻力明显增加。

4.哮鸣音　听诊可闻及两肺广泛哮鸣音,且以呼气时更为明显。严重者哮鸣音反而减少。

5.$P_{ET}CO_2$ 或 $PaCO_2$　可稍下降,严重者显著升高。

6.SpO_2 或 PaO_2　显著下降。

【鉴别诊断】

重点是不要将麻醉中其他的喘鸣音误认为支气管痉挛。往往会搞错。

1.气管导管位置不当　当气管导管插入一侧支气管时,气道压力显著增高;气管导管位于气管隆突时,刺激该部位丰富的敏感性刺激物受体,产生反射性支气管痉挛。其表现为持续性咳嗽和肌紧张。给予肌松药可与支气管痉挛予以鉴别。

2.导管阻塞　肺通气压力过高亦可能是导管机械性阻塞。如导管扭曲、分泌物黏稠或气囊充盈过度等。在通气的吸气相和呼气相均可听到声音。吸痰管通不过气管导管可确诊,纤维支气管镜可证实。

3.肺水肿　肺水肿早期可以引起喘鸣,主要在吸气末,为手术患者肺水肿的主要早期体征。有效的治疗措施是纠正心力衰竭和非心源性病因,不扩张支气管。

4.张力性气胸　其症状可类似于支气管痉挛,气胸患者也有COPD。低血压和心动过速是气胸的早期体征。以胸片或前胸第2肋间大号针头穿刺有气体逸出可确诊,及早按气胸治疗。

5.误吸　胃内容物吸入气管也是支气管痉挛的原因之一。误吸物可兴奋刺激受体,使大气道收缩,且呈自限性,治疗目标是纠正气体交换异常。

6.肺栓塞　其喘鸣是因胺类释放入周围气道所致支气管收缩。

【救治】

1.去除病因　根据具体原因而采取以下方法。

(1)消除刺激因素:所用药物或生物制品,立即停用。

(2)加深麻醉:麻醉过浅者宜加深麻醉。加大吸入麻醉药浓度,虽可引起严重低血压和心律失常,但可有效地治疗哮喘持续状态。使用大剂量氯胺酮。

(3)肌松药:尚未肌肉松弛的全麻患者,给予肌松药。肌松药可减轻气管阻塞,有助于判定气管压力是否升高,通气困难是否由支气管痉挛引起;若通气随肌松而改善,则通气障碍不是由支气管痉挛引起。

2.扩张气管平滑肌　用支气管扩张药是支气管痉挛的主要疗法。

(1)拟肾上腺素能药物:肾上腺素 $0.1\sim0.5mg$,皮下注射。异丙肾上腺素气雾给药。$0.1\sim0.4mg$ 雾化吸入,极量 $0.4mg/$次。

(2)β_2 选择性药物:为治疗急性支气管痉挛的首选药物。沙丁胺醇(舒喘宁)$0.1\sim0.2mg$ 气雾吸入,每日 $3\sim4$ 次。$5\sim6min$ 起效,$30\sim60min$ 达到最大作用,持续 $3\sim4h$。特布他林(间羟舒喘宁、叔丁喘宁)$0.25\sim0.5mg/$次,每日 $3\sim4$ 次。气雾吸入和双甲苯苄醇气雾吸入后,作用时间超过 $8h$。

(3)茶碱类药物:其支气管扩张作用是拮抗腺苷受体、释放内源性儿茶酚胺等。麻醉中急性支气管痉挛时不主张用氨茶碱,因其与氟烷相互作用易致心律失常,皮下注射或雾化吸入拟肾上腺素能药物的效果优于静注氨茶碱。氨茶碱治疗支气管痉挛的血清浓度范围很狭窄,为 $10\sim20\mu g/ml$。未用过茶碱类药物,静注氨茶碱 5mg/kg(10~20min)负荷量,并以 0.5~2mg/(kg·h)维持。接受过茶碱治疗,并已知茶碱血清浓度时,可按 1mg/kg 静脉给药,平均提高血清浓度 2μg/ml 标准给药。血清浓度为亚治疗(5μg/ml)或接近治疗(10μg/ml)浓度时,常规静注 5mg/kg 可使血清浓度升至 15~20μg/ml。及时监测血清浓度,以达到治疗范围浓度,对防止中毒发生具有重要作用。

(4)糖皮质激素:糖皮质激素可多环节阻断气管炎症,减轻炎症,降低气道高反应性;还可使已降低的 β 受体功能得到恢复、加强,延长机体对 β-肾上腺素能药物的反应。雾化吸入具有用量小、局部高效、作用时间长、不良反应小等优点,有逐步取代全身应用糖皮质激素之趋势。常用的气雾剂有二丙酸倍氯米松(必可松>0.05~0.1mg/次(每撳喷出主药约 0.05mg),每日 2 次)去炎舒松 0.14mg。但不应早期使用。反应性气道疾病患者术前准备及术中治疗支气管痉挛时,氢化可的松静脉给药,2~4mg/kg,麻醉诱导前 1~2h 给药;对于严重的支气管痉挛,首次量 4~8mg/kg,以后每 6h,以 4mg/kg 或 0.5mg/(kg·h)维持输注。色甘酸钠可稳定肥大细胞膜,阻止肥大细胞脱颗粒和释放介质,抑制肥大细胞的抗原抗体反应,抗炎、抑制白细胞趋化,防治支气管哮喘。用 20mg 溶于 2~4ml 生理盐水雾化吸入;或 2~4 撳(800μg/撳)喷雾吸入;或 1mg 干粉末加入注射 2.5ml 生理盐水中雾化吸入。

(5)抗胆碱能药物:吸入、静注或肌注抗胆碱能药物后,支气管扩张作用的起效较慢(20~30min),用于预防支气管痉挛发作优于治疗效果,故麻醉前静注。气雾疗法特别适用于应用拟肾上腺素能药物后出现心动过速或肌震颤患者,用拟肾上腺素药物、茶碱类药物及糖皮质激素后支气管扩张不完全的患者。抗胆碱药增加对抗支气管痉挛的支气管分泌作用,减少黏液分泌的容积,减轻黏液阻塞狭窄气管管腔的程度,同时扩张支气管。阿托品静注后产生全身不良反应,不用于治疗支气管痉挛。异丙托溴铵气雾剂吸入疗法雾化 2.5mg 加入 2~5ml 生理盐水中,每日 4~6 次;或 0.025~2.5mg/kg 加入生理盐水 2~5ml 中雾化每日 3~4 次。与阿托品疗效一致,但不良反应少,起效较慢,作用时间长。吸入 3min 后达最大作用的 50%,30min 达 80%,90~120min 达 100%,可维持 4~6h。麻醉前常规注射 0.5mg 的格隆溴铵,引起支气管明显扩张,但防止和逆转支气管痉挛则必须大剂量,静注 1mg 才有效。

(6)其他药物:治疗围术期支气管痉挛还常用的药物。①利多卡因:逆转某些支气管痉挛,但是用于预防价值更大。②脂皮素:为糖皮质激素抗炎抗过敏的机制之一,通过脂皮素介导。直接应用合成的脂皮素效果好,又可避免糖皮质激素的不良反应。③介质阻释剂(炎症细胞稳定剂):色甘酸钠、酮替酚、曲尼司特(利喘平)等通过稳定炎症细胞膜,减少介质释放而起到防治支气管痉挛的作用。这类药适用于变态反应性或类过敏性反应所致支气管痉挛的预防。④介质拮抗药:H_2 受体拮抗药、PAF 拮抗药、白三烯受体拮抗药等多种特异性受体拮抗剂,可有效地阻断其相关介质的作用,而抗支气管痉挛。

3.纠正缺氧与二氧化碳蓄积　加大 FiO_2,维持 $PaO_2 \geq 60mmHg$,$SaO_2 > 90\%$。严重支气管痉挛伴低氧血症或高碳酸血症者需呼吸支持疗法,并选适当的通气模式和通气参数,加强手术期间监测。

4.维持水、电解质与酸碱平衡　当自主呼吸保留发生支气管痉挛时,因呼吸用力和大量出汗,易发生脱水。严重支气管痉挛者可发生呼吸性酸中毒,应注意维持水、电解质和酸碱平衡。

5.急性氨茶碱中毒的抢救　氨茶碱口服中毒剂量 17~28mg/kg,致死量超过最高治疗量 10~15 倍,50%死亡。超过 16 倍大多数死亡。静注剂量过大、速度过快或溶液过浓时引起中毒。轻度中毒有头痛、心悸、惊厥和血压下降等;严重中毒有癫痫发作、震颤、木僵、心动过速、精神错乱、瘫痪、休克、死亡。轻度中毒予以支持疗法,重度中毒要予以抢救。

(1)急救:吸氧、洗胃、输液、补钾、纠酸、促进毒物排泄。

(2)维持循环:使用升压药升压,用毛花苷 C 支持循环。

(3)防治脑水肿:地塞米松、甘露醇输注等。同时要镇惊、止血等。

(韩国哲)

第九节　麻醉中恶性高热的抢救

恶性高热是全麻中由常规用药引起的一种严重并发症。其发病率虽然低,但病死率却很高。1960年由Denborough和Lovell首次在Lancet杂志上发表,受到欧美学者的关注。发病率111.5万(小儿)～1/5万。病死率62%～70%,近年来已下降至10%～28%。发病于任何年龄,男性多于女性。此并发症在我国个案报道仅有35例,但应予足够重视和警惕。

【激发因素】

恶性高热(MH)是在有易感体质的患者中,由麻醉药物触发的一种严重并发症。MH是遗传性骨骼肌疾病。可能与遗传、肌病或麻醉药物对代谢的影响有关。其触发因素如下。

1.家族遗传性　是一种基因缺陷,骨骼肌内浆网钙释放通道的异常,染色体显性遗传,子女MH易患。患病家族发现第19对染色体上的基因突变与诱发药物相结合发病。

2.麻醉药物　琥珀胆碱、多种卤代全麻药均可诱发,如氟烷、恩氟烷等10多种。剧烈运动和有大量儿茶酚胺释放的情况下,也可激发MH。

3.MH遗传方式　MH患者的家族均有遗传性肌病显性遗传,在同家族近亲内常有数人发病或死亡。或隐性遗传,其家族性并不明显。发病与肌肉的异常有关。

【临床表现】

1.早期表现　MH急性危象的早期表现如下。

(1)注药后肌强直:静注琥珀胆碱在强烈的肌震颤后出现肌强直。先从面部开始,嚼肌强直,张口困难,致气管内插管发生困难。继而发展到全身骨骼肌、腹肌,使关节不能活动。即使大量肌松药也不能缓解。

(2)心动过速与心律失常:麻醉中出现无法解释的快速心律失常,都应考虑到MH的可能,也可能是其前驱症状。PaO_2下降、心动过速最常见,心率可在10min增至180/min,其次为室性早搏、早搏、二联律、室性心动过速等。

(3)发绀和高热:全身皮肤红热,继而出现斑状青紫,此情况具有一定特异性。手术野血色变暗。

(4)血压波动:血压升高或波动明显,脉搏有力。

(5)呼吸增快:呼吸呈深快,钠石灰发热变色。若行控制呼吸时,贮气囊挤压费力,有大量二氧化碳产生。

2.晚期表现　MH典型的暴发型急性危象的表现如下。

(1)全身肌强直:肌强直逐渐明显化,肌肉过分强直而呈角弓反张。可以僵直持续到死亡。

(2)高热:高热是迟发的,必然出现。在体质健康者,术前无发热,手术室温度正常情况下,突然或逐渐体温升高。其速度和高度令人吃惊,几分钟内便可升高一度,体温竟可达42～46℃。过多热的产生,主要集中于骨骼肌和肝脏。

(3)凝血障碍:手术野呈现出血倾向,广泛渗血,可能是继发于DIC的结果。

(4)神经系统抑制:昏迷、瞳孔散大、反射消失,若有的患者经治疗后,虽然恢复了神志,但遗留中枢神经后遗症。

(5)左心衰竭:急性肺水肿和肾功衰竭症状。

(6)皮肤表现:发绀,呈大理石样花纹状,大汗淋漓。

3.生化改变

(1)动脉血气分析:$PaCO_2$ 可升至 80mmHg,pH 下降,出现混合型酸中毒。

(2)电解质紊乱:初期高血钾,危及生命,后因大量利尿,使血钾正常或降低;高血钙,后因进入细胞内,迅速低于正常;可有高血磷。

(3)血液学改变:血小板、第Ⅷ因子和纤维蛋白原都减少,可发生溶血。

(4)酶学改变:肌磷酸激酶异常升高,谷草转氨酶和乳酸脱氢酶也升高。

(5)尿液改变:肌红蛋白尿。

4.MH 急性危象后表现

(1)肌痛:可持续数日至数周,并有肌肉肿胀。

(2)中枢神经后遗症:如昏迷、惊厥、四肢麻痹、失明、耳聋等。

(3)肾功能衰竭:出现无尿或肌红蛋白尿,BUN 上升。

(4)反复发作:危象期度过,可数小时后因复发死亡。

MH 典型的暴发型临床表现仅占 6.5%,临床上更多的是不全型,还有轻型,只出现咬肌痉挛。

【预防】

1.麻醉选择　麻醉前详细询问病史;麻醉前给予阿片类和安定类药,以减少患者应激,对怀疑易感者应麻醉前用药中免用颠茄类,麻醉选择还应注意如下方面。

(1)禁用触发 MH 发作的药物:对易感者可用神经安定镇痛。

(2)选用区域神经阻滞:选用酯类局麻药而不选用酰胺类药物。

(3)全麻药选择:有全麻绝对适应证必须全麻时,可以用氧化亚氮、巴比妥类药物、芬太尼等镇痛药和泮库溴铵等,并在术前口服特效药丹曲林。避免用卤族全麻药、氯胺酮和去极化肌松药。

2.关注易感者　体检时特别关注肌肉发达,但呈畸形;肌腹不呈梭状而呈圆形;肌力强,对抗肌群常不对称者。以及身体明显矮小,关节活动度大、易脱位、眼睑下垂、斜视、脊柱畸形、运动性肌痛、易发热和肌红蛋白尿者等。

3.早期诊断　为尽早诊断 MH,要高度警惕:凡全麻过程中有不明原因的心率增快、心动过速,心律失常或注射常用量的琥珀胆碱后,肌肉不松弛,甚至有肌强直,且用肌松药,不能使之消失,气管插管很困难时,应警惕 MH 发生。

4.加强观察　术中密切观察体温变化,以便早发现。

【救治】

1.一般处理　考虑为 MH 时,立即停止手术和麻醉。迅速利用多种方式积极降温,如用冰袋或冷水浴,或酒精浴迅速降温;用冰生理盐水冲洗胸、腹腔的方式降温;有条件时,在 CPB 时可用变温器降温。一般的临床降温措施很难控制体温的升高。

2.加强呼吸管理　保持气道通畅,高浓度吸氧,用纯氧过度换气,排出二氧化碳,以适应高代谢的需要和尽快纠正呼吸性酸中毒。更换麻醉机管道,更换呼吸机。

3.纠正代谢性酸中毒　输注 5% 碳酸氢钠 100~150ml。根据血气分析结果反复应用。

4.扩充血容量　补充液体纠正脱水,静脉快速输注 1500~2500ml/45~90min 冷却平衡盐液。

5.监测尿量　用利尿药保持尿量 $2ml/(kg \cdot h)$,预防肾衰和脑水肿。常用 20% 甘露醇 250ml 或呋塞米 40~60mg 静注。

6.纠正高血钾　在心电图监护下降低血钾。可用胰岛素 10U 加入 50% 葡萄糖 10~20ml 静注。给予碳酸氢钠和过度通气,禁用钙剂,因可加重 MH 危象。

7.激素 地塞米松 30~50mg 静注,或氢化可的松 300~600mg 静注,可协助降低体温。

8.对症处理 针对症状处理。

(1)纠正室性心律失常:毛花苷 C 0.4mg 静注,降低心率。

(2)缓解肌强直:用筒箭毒碱或普鲁卡因或普鲁卡因胺(15mg/kg)等缓解肌强直。普鲁卡因或普鲁卡因胺用来治疗心律失常。

(3)控制寒战:冬眠药物控制寒战。

(4)消耗性凝血的处理。

9.加强术中监测 迅速建立 MAP 及 CVP 监测;监测 ECG、体温、血压、CVP、SpO_2、尿量、血气分析。

10.改变麻醉方法 一般手术应延期,若手术不能延期,改其他麻醉方法,如神经安定镇痛术等。

11.特异治疗 目前治疗 MH 最有效的药物是丹曲林(硝苯呋海因)。抑制钙从肌浆网释出,使肌肉松弛。

(1)术前准备工作:丹曲林不需要预防性应用,术前应备好,发作时即用。

(2)丹曲林 20mg+甘露醇 3.0g+氢氧化钠适量(溶液 pH9.5)+注射用水 60ml,快速静注。从 1mg/kg 开始,2.4mg/kg 可产生有效治疗浓度(4.2mg/L)。必要时 15min 重复 1 次,直至症状全部消失,或总量达 10mg/kg,一般不超过 4mg/kg。为防复发,10~12h 再给予 2.4mg/kg。

(3)防止复发:维持丹曲林治疗,1~3mg/(kg·3h)静注;病情稳定后改为口服丹曲林,可持续数日。

(4)禁与维拉帕米合用:因合用后产生显著心肌抑制作用。MH 的心律失常禁用维拉帕米治疗。

(5)替代疗法:无丹曲林时,给予普鲁卡因 15mg/kg 溶于生理盐水中,经 15min 输注。

(韩国哲)

第十节　ICU 患者的镇痛镇静治疗

镇痛与镇静治疗是特指应用药物手段以消除患者疼痛,减轻患者焦虑和躁动,催眠并诱导顺行性遗忘的治疗。

由于自身严重疾病的影响、ICU 环境的干扰、隐匿性疼痛、对未来命运的忧虑等原因,使重症患者处于强烈的应激状态,会使患者感觉到极度的"无助"和"恐惧",加重病情。因此,应给予患者合适的镇痛与镇静治疗。

一、目的和适应证

【镇痛与镇静治疗的目的】

1.消除或减轻患者的疼痛及躯体不适感,减少不良刺激及交感神经系统的过度兴奋。

2.帮助和改善患者睡眠,诱导遗忘,减少或消除患者对其在 ICU 治疗期间病痛的记忆。

3.减轻或消除患者焦虑、躁动甚至谵妄,防止患者的无意识行为,保护患者的生命安全。

4.降低患者的代谢速率,减少其氧耗、氧需,使得机体组织氧耗的需求变化尽可能适应已受损的氧输送状态,并减轻各器官的代谢负担。

【适应证】

1.疼痛 神志清楚的 ICU 重症患者均有程度不同的疼痛和不适感。

2.焦虑 是一种强烈的忧虑、不确定或恐惧状态。特征包括躯体症状（如心慌、出汗）和紧张感。

3.躁动 躁动是一种伴有不停动作的易激惹状态，或伴随着挣扎动作的极度焦虑状态。躁动可导致患者与呼吸机对抗，耗氧量增加，意外拔除身上各种装置和导管，甚至危及生命。

4.谵妄 谵妄是多种原因引起的一过性的意识混乱状态。谵妄的临床特征是短时间内出现意识障碍和认知功能改变，诊断的关键是意识清晰度下降或觉醒程度降低。临床表现为精神状态突然改变或情绪波动，注意力不集中，思维紊乱和意识状态改变，伴有或不伴有躁动状态；还可以出现整个白天醒觉状态波动，睡眠清醒周期失衡或昼夜睡眠周期颠倒。谵妄也可以表现为情绪过于低沉或过于兴奋或两者兼有。情绪低沉型谵妄往往预后较差，情绪活跃型谵妄比较容易识别。

5.睡眠障碍 睡眠是人体不可或缺的生理过程。睡眠障碍可能会延缓组织修复、减低细胞免疫功能。睡眠障碍的类型包括失眠、过度睡眠和睡眠—觉醒节律障碍等。失眠是一种睡眠质量或数量达不到正常需要的主观感觉体验。患者在 ICU 睡眠的特点是短暂睡眠，醒觉和快速动眼（REM）睡眠交替。患者快动眼睡眠明显减少，非快动眼睡眠期占总睡眠时间的比例增加，睡眠质量下降。使得患者焦虑、抑郁或恐惧，甚至躁动，延缓疾病的恢复。

二、治疗方法和注意事项

【治疗原则】

1.实施镇痛、镇静治疗之前，应尽可能祛除或减轻导致疼痛、焦虑和躁动的诱因。使重症患者焦虑、躁动的原因依次为：疼痛、失眠、经鼻或经口腔的各种插管、失去支配自身能力的恐惧感以及身体其他部位的各种管道限制活动。

2.对于合并疼痛因素的患者，在实施镇静之前，应首先给予充分镇痛治疗。观察与疼痛相关的行为（运动、面部表情和姿势）和生理指标（心率、血压和呼吸频率），并且监测镇痛治疗后这些参数的变化，尤其是对不能交流的患者。

3.在充分祛除可逆诱因的前提下，躁动的患者应该尽快接受镇静治疗。

4.为改善机械通气患者的舒适度和人-机同步性，可以给予镇静、镇痛治疗。

5.为提高诊断和治疗操作的安全性和依从性，可预防性采取镇静、镇痛治疗。

6.ICU 患者一旦出现谵妄，应及时处理。不适当地使用镇静、镇痛药物可能会加重谵妄症状，有些谵妄患者，接受镇静剂后会变得迟钝或思维混乱，导致躁动。

7.应该采取适当措施提高 ICU 患者的睡眠质量，包括改善环境、非药物疗法舒缓紧张情绪。采用非药物措施后仍然存在睡眠障碍者，可应用药物诱导睡眠。

【镇痛治疗】

疼痛治疗包括两方面，即：药物治疗和非药物治疗。药物治疗主要包括阿片类镇痛药、非阿片类中枢性镇痛药、非甾体类抗炎药（NSAIDs）及局麻药。非药物治疗主要包括心理治疗、物理治疗。

1.应考虑患者对镇痛药耐受性的个体差异，为每个患者制定治疗计划和镇痛目标。

2.对血流动力学稳定患者，镇痛应首先考虑选择吗啡；对血流动力学不稳定和肾功能不全患者，可考虑选择芬太尼或瑞芬太尼。

3.急性疼痛患者的短期镇痛可选用芬太尼。

4.瑞芬太尼是新的短效镇痛药,可用于短时间镇痛或持续输注的患者,也可用在肝、肾功能不全患者。

5.持续静脉注射阿片类镇痛药物是 ICU 常用的方法,但需根据镇痛效果的评估不断调整用药剂量,以达到满意镇痛的目的。

6.曲马多属于非阿片类中枢性镇痛药,治疗剂量不抑制呼吸,大剂量则可使呼吸频率减慢,但程度较吗啡轻,可用于老年人。主要用于术后轻度和中度的急性疼痛治疗。

7.对乙酰氨基酚可用于治疗轻度至中度疼痛,它和阿片类联合使用时有协同作用,可减少阿片类药物的用量。该药可用于缓解长期卧床的轻度疼痛和不适。该药对肝功能衰竭或营养不良造成的谷胱甘肽储备枯竭的患者易产生肝毒性,应予警惕。对于那些有明显饮酒史或营养不良的患者使用对乙酰氨基酚剂量应小于 2g/d,其他情况小于 4g/d。NSAIDs 的主要不良反应包括胃肠道出血、血小板抑制后继发出血和肾功能不全。在低血容量或低灌注患者、老年人和既往有肾功能不全的患者,更易引发肾功能损害。

8.局麻药物主要用于术后切口镇痛和硬膜外镇痛,其优点是药物剂量小、镇痛时间长及镇痛效果好。目前常用药物为布比卡因和罗哌卡因。局麻药物联合阿片类药物经硬膜外镇痛可作为胸、腹部和下肢术后患者的镇痛方法,但应合理选择药物、适时调整剂量并加强监测。

【镇静治疗】

1.理想的镇静水平是既能保证患者安静入睡又容易被唤醒。应在镇静治疗开始时就明确所需的镇静水平,定时、系统地进行评估和记录,并随时调整镇静用药以达到并维持所需镇静水平。

2.理想的镇静药应具备以下特点:起效快,剂量一效应可预测;半衰期短,无蓄积;对呼吸、循环抑制最小;代谢方式不依赖肝、肾功能;抗焦虑与遗忘作用同样可预测;停药后能迅速恢复;价格低廉等。

3.对急性躁动患者可以使用咪达唑仑或丙泊酚来获得快速的镇静;需要快速苏醒的镇静,可选择丙泊酚;短期的镇静可选用咪达唑仑或丙泊酚。

4.镇静药物的给予以持续静脉输注为主,首先应给予负荷剂量以尽快达到镇静目标。

(1)短期(≤3 天)镇静:丙泊酚与咪达唑仑产生的临床镇静效果相似。而丙泊酚停药后清醒快,拔管时间明显早于咪达唑仑;但未能缩短患者在 ICU 的停留时间。劳拉西泮起效慢,清除时间长,易发生过度镇静。因此,ICU 患者短期镇静宜主要选用丙泊酚与咪达唑仑。

(2)长期(>3 天)镇静:劳拉西泮长期应用的苏醒时间更有可预测性,且镇静满意率较高,更适合在长期镇静时使用。丙泊酚的苏醒快而完全,可在后期使用。长期镇静治疗如使用丙泊酚,应监测血甘油三酯水平,并将丙泊酚的热量计入营养支持的总热量中。

5.为避免药物蓄积和药效延长,可在镇静过程中实施每日唤醒计划,即每日定时中断镇静药物输注(宜在白天进行),以评估患者的精神与神经功能状态,该方案可减少用药量,减少机械通气时间和 ICU 停留时间。但患者清醒期须严密监测和护理,以防止患者自行拔除气管插管或其他装置。

6.大剂量使用镇静药治疗超过 1 周,可产生药物依赖性和戒断症状。苯二氮䓬类药物的戒断症状表现为:躁动、睡眠障碍、肌肉痉挛、肌阵挛、注意力不集中、经常打哈欠、焦虑、躁动、震颤、恶心、呕吐、出汗、流涕、声光敏感性增加、感觉异常、谵妄和癫痫发作。因此,为防止戒断症状,停药不应快速中断,而是有计划地逐渐减量。

7.α_2 受体激动剂有镇静、抗焦虑作用,且同时具有镇痛作用,可减少阿片类药物的用量,其亦具有抗交感神经作用,可导致心动过缓和(或)低血压。右美托咪定半衰期较短,可单独应用,也可与阿片类或苯二氮䓬类药物合用。

【谵妄的治疗】

谵妄状态必须及时治疗。一般少用镇静药物，以免加重意识障碍。但对于躁动或有其他精神症状的患者则必须给药予以控制，防止意外发生。镇静、镇痛药使用不当可能会加重谵妄症状。

氟哌啶醇是治疗谵妄常用的药物。其副作用为锥体外系症状（EPS），还可引起剂量相关的 Q-T 间期延长，增加室性心律失常的危险。应用过程中须监测 ECG。既往有心脏病史的患者更易出现此类副作用。临床使用氟哌啶醇的方式通常是间断静脉注射。氟哌啶醇半衰期长，对急性发作谵妄的患者需给予负荷剂量，以快速起效。

【注意事项】

1.在实施镇痛、镇静治疗过程中应对患者进行严密监测，以达到最好的个体化治疗效果、最小的毒副作用和最佳的效价比。

2.加强护理及呼吸治疗，预防肺部并发症：在患者清醒期间鼓励其肢体运动与咳痰。在患者接受镇痛、镇静治疗的过程中，应加强护理，缩短翻身、拍背的间隔时间，酌情给予背部叩击治疗和肺部理疗，结合体位引流，促进呼吸道分泌物排出，必要时可应用纤维支气管镜协助治疗。

3.镇痛、镇静治疗期间加强循环功能监测：严密监测血压、心率和心电节律，尤其给予负荷剂量时，应根据患者的血流动力学变化调整给药速度，并适当进行液体复苏治疗，力求维持血流动力学平稳，必要时应给予血管活性药物。接受氟哌啶醇治疗时应定期复查标准导联心电图。镇痛、镇静不足时，患者可表现为血压高、心率快，此时不要盲目给予药物降低血压或减慢心率，应结合临床综合评估，充分镇痛，适当镇静，并酌情采取进一步的治疗措施。

4.ICU 患者应该尽量避免使用肌松药物。只有在充分镇痛、镇静治疗的基础上，方可考虑使用肌松药物。长时间镇痛、镇静治疗的 ICU 患者可出现骨骼肌无力。个别患者发生急性四肢软瘫性肌病综合征（AQMS），表现为急性轻瘫、肌肉坏死致磷酸肌酸激酶升高和肌电图异常三联症。初始是神经功能障碍，数天或数周后发展为肌肉萎缩和坏死。AQMS 与长时间神经-肌肉阻滞有关。同时接受皮质激素和神经-肌肉阻滞治疗的患者 AQMS 发生率高达 30%。因此，对同时接受神经-肌肉阻滞和皮质激素治疗的患者，应尽一切努力及早停止使用神经-肌肉阻滞剂。

长时间制动、长时间神经-肌肉阻滞治疗使患者关节和肌肉活动减少，增加深静脉血栓形成（DVT）的危险，应给予积极的物理治疗预防深静脉血栓形成并保护关节和肌肉的运动功能。

5.保护消化功能：重症患者易发生消化道黏膜损伤、胃肠功能紊乱，可预防性使用 H_2 受体拮抗剂和前列腺素 E 制剂，并减少和缩短非甾体类抗炎药的使用。

6.丙泊酚以脂肪乳剂为载体，长时间或大剂量应用时应监测血甘油三酯水平，并根据丙泊酚用量相应减少营养支持中的脂肪乳剂供给量。极个别患者发生丙泊酚输注综合征，由于线粒体呼吸链功能衰竭而导致脂肪酸氧化障碍，发生在长时间大剂量应用丙泊酚的患者[>5mg/(kg·h)]，表现为进展性心功能衰竭、心动过速、横纹肌溶解、代谢性酸中毒、高钾血症。唯一有效的治疗措施是立即停药并进行血液净化治疗，同时加强对症、支持治疗。

7.劳拉西泮的溶剂丙二醇具有一定的毒性作用，大剂量长时间输注时可能引起急性肾小管坏死、乳酸性酸中毒及渗透性过高状态。

8.非甾体类抗炎药可引发肾功能损害，尤其低血容量或低灌注患者、高龄、既往有肾功能障碍的患者用药更应慎重。非甾体类抗炎药可抑制血小板凝聚导致出血时间延长，大剂量可引起低凝血酶原血症，可考虑补充维生素 K 用以防治。

9.在进行疼痛治疗时,镇痛药物能够缓解疼痛所致的免疫抑制,同时镇痛药物本身可导致免疫抑制,应加强监测,调节好疼痛、镇痛药物、免疫三者之间的关系。

(宋成凤)

第十一节　中心静脉置管技术应用

重症监护病房(ICU)危重病人的救治工作强度大,良好的静脉通路对危重病人的生命支持非常重要。中心静脉置管术建立静脉通路可监测血流动力学,注射抢救药物效果确切,输注高渗静脉营养液、血管活性药物和高浓度药物,静脉采血,心脏临时起搏,血液净化治疗等,易于固定,使用方便、减少工作量,是一种快捷、有效的危重病人监测和抢救技术。

中心静脉置管方法较多,临床常用的方法有锁骨上入路锁骨下静脉穿刺中心静脉置管术(以下简称"锁骨上穿刺")、锁骨下入路锁骨下静脉穿刺中心静脉置管术(以下简称"锁骨下穿刺")、经颈内静脉穿刺中心静脉置管术(以下简称"颈内穿刺")、经股静脉穿刺中心静脉置管术(以下简称"股静脉穿刺")等。ICU危重病人,病种繁多,病情复杂,救治中存在很多矛盾和困难,选择最佳方法建立血管通路,可使我们有效地提高穿刺成功率,减少并发症,顺利完成危重病人抢救工作。

1.置管方法:

(1)锁骨上穿刺法:病人取仰卧位,肩部垫枕,头后仰15°,并偏向对侧,两臂下垂。选择锁乳突肌锁骨头的外侧缘与锁骨上缘1.0～1.5cm处为穿刺点。针尖应指向胸锁关节处,进针的深度通常为2.5～4.0cm,操作者要边进针边抽吸,见回血后再稍插入少许即可。

锁骨上穿刺时需严格摆放体位,使体表标志易于辨认,操作过程允许试穿,易于固定和护理,不影响病人活动,用于血液净化双腔静脉管、飘浮导管较理想。呼吸困难病人穿刺部位随呼吸动作活动明显,会影响成功率。肺气肿病人胸膜顶较高,易并发气胸,属于禁忌症。一旦损伤动脉压迫止血困难,采用锁骨上下对向压迫法可能有效,也可应用降血压药,适当控制血压,减少出血量。适合主观上配合操作,无明显呼吸困难,无出血倾向者。

(2)锁骨下穿刺法:采取肩部垫枕的仰卧头后垂位,头偏向对侧,穿刺侧的肩略上提、外展。选择锁骨中外1/3交点,锁骨下方1～2cm处为穿刺点;左侧选择锁骨中点下2cm。针头与胸部纵轴角度为45°,与胸壁平面角度呈15°,进针3～5cm。

锁骨下穿刺对体位要求不高,置管后更易固定,无不适感,不限制体位,不影响活动,使用方便,用于呼吸困难、呼吸急促病人时不易受呼吸肌动作的影响,可提高穿刺的成功率。此部位穿刺留置于锁骨和第一肋骨之间,由于两者可能夹住管路影响其通畅度,故可能造成输液速度较慢,CVP监测值偏高,更多见于多腔中心静脉置管。左侧锁骨下置入临时起搏器较为迅速地进入右心室是安装临时起搏病人的首选。呼吸衰竭气管切开置管者,气切开部位离锁骨下入路穿刺点较远,可在一定程度上避免气切管引起的导管感染,可使留置时间延长,提倡用于需要较长时间气管切开置管者。胸外伤所致气胸、血胸者,在外伤的同侧实施,可相对减轻损伤程度及处理副损伤的操作复杂性。

(3)颈内穿刺法:病人取仰卧、头后仰并转向对侧,必要时肩部垫高胸锁乳突肌的胸骨头、锁骨头与锁骨上缘构成颈动脉三角,在此三角形顶点穿刺。针轴与皮肤呈30°角,针尖指向同侧乳头,一般刺入2～3cm即入颈内静脉。

颈内穿刺对体位的要求相对不高,操作中允许细针头试穿,避免反复的粗针穿刺,置管后固定较方便,一定程度上影响颈部活动,成功率高,更多的应用于血液净化双腔管,漂浮导管置入,穿刺点较胸膜顶较远,穿刺致气胸可能性较小。误伤动脉时可压迫止血,但要避免过度压迫颈动脉窦所致的心跳骤停。血容量低者颈静脉充盈差,刺入静脉较困难,可从周围静脉补液或抬高床尾,有利静脉充盈,提高穿刺成功率。多应用于较短时间置管及血液净化双腔管,漂浮导管置入,也可用于有轻症凝血障碍者,或锁骨上、锁骨下穿刺困难者。

(4)股静脉穿刺:一般选用右侧,病人仰卧位,右臀下垫约 3cm 厚棉垫,膝稍曲,髋关节外旋外展 30～45°。触诊股动脉波动及走行,股静脉伴行于股动脉内侧 0.5～1cm,腹股沟韧带下方 2～3cm 处作为穿刺点。与皮肤呈 30°～45°经选定穿刺点,针尖指向对侧耳进针。

股静脉穿刺对体位的要求不高,允许试穿,固定较方便,影响下床活动,多用于危重患者血液净化时临时血管通路的建立,误入动脉时压迫止血效果好,故可作为出血倾向患者的选择,充分利用试穿的优势,可以提高穿刺成功率,对需要抗凝治疗和出血倾向者非常适用。病人不能很好配合,如呼吸困难者穿刺也可试用。血容量低者可从周围静脉补液或抬高床头,提高穿刺成功率。较易发生粪便污染,导管相关感染和静脉血栓形成发生率较高,留置时间较短。合并锁骨骨折、甲状腺肿大、颈部外伤等锁骨上、锁骨下和颈内穿刺部位烧伤等病人可选用。因股静脉较粗大,行走直,周围无重要结构,安全系数大,如没有小儿专用管路,在紧急情况急救时可根据实际情况使用成人单腔管代替小儿管路行股静脉穿刺。下肢静脉血栓形成者不适用。

穿刺见回血成功后,沿穿刺针送入导丝,沿导丝用扩张器扩张皮肤,再沿导丝送入中心静脉导管成人颈内锁骨上、锁骨下 12～17 厘米深,股静脉 20 厘米。缝线固定导管,敷料覆盖。

2.适应证和禁忌症的掌握

适应症:

⑴急诊及危重患者抢救治疗需要良好的静脉通路,但外周静脉不能满足要求者;

⑵怀疑有效血容量不足、休克或心功能不全而需要的血流动力学监测;

⑶周围静脉穿刺困难如高度浮肿、烫伤、烧伤等但必需长期静脉用药者;

⑷不能正常进食需要较长时间胃肠外营养支持治疗的。

⑸需要血液净化治疗者。

禁忌证:

⑴急性或亚急性细菌性心内膜炎;

⑵穿刺部位局部感染。

相对禁忌症:

⑴已全身肝素化或凝血机制有严重障碍者;

⑵躁动不能配合者。

(梁文胜)

第二十一章　疼痛的治疗

第一节　疼痛诊疗概述

一、疼痛的分类

疼痛是由各种可见的和潜在的组织损伤引起的令人不愉快的感觉。疼痛感觉是伤害性神经冲动通过复杂的机制从外周到脊髓再到脑部各级中枢整合的最后结果。疼痛的同时伴有躲避、哭叫、流泪、出汗、血压升高、心率增快等疼痛反应。

疼痛的分类方法有多种。临床常采用先按疼痛的部位,再按病因、发病机制、时间长短和疼痛程度等归类。

（一）根据病因分类

1.外伤性疼痛:有明确的机械性创伤和物理性创伤病史,包括术后急性疼痛。此类疼痛一般多表现为开始比较剧烈,随着时间的延长疼痛有所减轻。

2.病理性疼痛:分为炎性疼痛和缺血性疼痛。

3.代谢性疾病引起的疼痛。

4.神经源性疼痛。

5.组织、器官畸形引起的疼痛。

6.心理性疼痛。

7.复合因素引起的疼痛。

（二）根据病程分类

1.短暂性疼痛　呈一过性疼痛发作。

2.急性疼痛　与损伤有关的短时间疼痛。一般小于 1 个月。

3.慢性疼痛　疼痛持续时间较长(>3 个月)或长期(>6 个月)间断性发作。

（三）根据疼痛程度分类

1.微痛　常与其他感觉如痒、麻、酸、沉等症状同时出现,大多不被患者重视。

2.轻痛　疼痛局限且轻微。

3.中度痛　疼痛较显著,患者要求止痛治疗。

4.剧烈痛　疼痛难忍,痛反应剧烈,多需立即处理。

（四）根据疼痛的临床综合分类

临床综合分类方法是以解剖部位为基础,并包含疼痛涉及的器官、病因、病理和诊断名称,在临床上较为常用。如头痛,包括颈源性头痛、紧张型头痛、偏头痛(先兆型头痛、非先兆型头痛)、丛集性头痛、损伤性头痛、血管源性头痛、颅压异常性头痛、炎性头痛、外伤后头痛等。

（五）根据疼痛的发生性质分类

1.外周性疼痛

(1)浅表痛:疼痛大多剧烈,定位准确,呈局限性,如刀割、针刺样。

(2)深部痛:常表现为灼痛,定位不十分准确,多发生在内脏、关节。

(3)牵涉痛:指从疼痛刺激部位扩散至其他部位而呈现的疼痛,如胆囊炎表现右肩痛;心肌梗死表现左肩痛等。

2.中枢性疼痛　由脊髓、脑干、丘脑、大脑皮质病变而引起的疼痛,一般神经阻滞无效,常需作用于大脑皮质的麻醉药和镇痛药方能有效。

3.心理性疼痛　无明确的病变和组织损害,但患者感到有顽固性疼痛,并受精神因素影响。

二、疼痛的定性和定量诊断

（一）疼痛的定性诊断

【体格检查】

1.精神状态

(1)患者的意识、语言状态、能否合作。

(2)识别物体能力、判断力和观察能力。

(3)记忆力、计算和拼写能力。

2.生命体征　包括呼吸、心率、体温、血压。

3.一般检查

(1)体位自主体位、被动体位、强迫体位。

(2)姿势正常人的姿态协调自如。由于疼痛的原因,患者常出现特殊的姿势。

(3)皮肤颜色可以显示可能存在的交感神经功能障碍、炎症、带状疱疹皮损等疾病。

(4)不对称出汗、局部组织血液灌注不足、肌肉萎缩可能存在神经功能障碍。

(5)步态有无共济失调、有无偏瘫。

4.脑神经检查　对患有头痛和颈部疼痛的患者,应进行脑神经检查。

5.感觉功能检查

(1)浅感觉浅感觉包括痛觉、温度觉、触觉。

(2)深感觉深感觉包括震动感、位置感(关节肌肉定位感或运动感)、两点辨别觉、压迫感觉、重量感觉。

(3)本体感觉检查。

(4)压痛点的检查。

6.四肢的肌力、肌张力和关节检查。

7.深、浅反射　反射是神经活动的基本形式,深、浅反射是检查神经功能的方法之一,包括肱二头肌和肱三头肌肌腱反射、腹壁反射、跟腱和膝腱反射等。检查反射时应注意两侧对称,如果出现不对称的反射,常常表示有器质性病变的存在。

8.病理反射。

(二)疼痛的定量诊断

1.疼痛程度简易描述　　患者粗略地估计疼痛是轻微疼痛、中度疼痛、重度疼痛、剧烈疼痛。

2.视觉模拟量表(VAS)　　VAS方法是在白纸上画一条10cm的粗直线,一端为无疼痛,另一端为难以忍受的剧烈疼痛,患者根据自己感受到的疼痛程度,在直线上的某一点上表达出来,然后使用直尺测量从起点到患者确定点的直线距离,用测量到的数字表达疼痛的强度。

3.数字疼痛强度量表(NRS)　　患者被要求用数字(0~10)表达出感受疼痛的强度,0为无疼痛,10为难以忍受的剧烈疼痛。

4.McGill疼痛问卷(MPQ)　　因所使用的词汇中文表述有些抽象,难以理解和使用,且使用时耗时较多,我同临床较少使用。

5.手术后疼痛评分(Prince-Henry法)　　Prince-Henry法包含了不同状态下的疼痛情况,并分为0~4共5个等级。对于术后因气管切开或保留气管导管不能说话的患者,可在术前训练患者用5个手指来表达自己从0~4级的选择。

(1)0分:咳嗽时无疼痛。

(2)1分:咳嗽时才有疼痛。

(3)2分:深呼吸时即有疼痛发生,安静时无疼痛。

(4)3分:静息状态下即有疼痛,但较轻,可以忍受。

(5)4分:静息状态下即有剧烈疼痛,难以忍受。

(三)儿童疼痛的评估

由于小儿尤其是婴幼儿缺乏表达能力,疼痛评估较为困难。临床上可通过观察患儿的行为异常、生理改变来判断疼痛情况。对于6岁以上的儿童也可以使用视觉模拟尺来评估疼痛。

1.行为评估方法

(1)哭声:根据哭声的强弱、持续的时间、次数来评估疼痛程度。高调、紧张、无声的、强烈的哭闹具有代表性。

(2)面部表情:代表着婴幼儿对疼痛天生的反应,与疼痛有关的表情包括眉毛凸出、挤眼后闭上、鼻唇沟加深、张嘴、缩舌、撅嘴、口角歪斜、下颌抖动等。

(3)躯体疼痛行为表达:疼痛时婴幼儿肢体的反应包括:肢体的踢打、摆动、肢体的紧张、身体僵硬、肢体活动减少等。

2.生理评估方法　　生理评估的内容包括心率、血压、出汗等指标。OPS评分法不需小儿参与,根据血压、哭闹程度、运动、烦躁情况及语言或形体语言等进行疼痛的评估,每个指标分为三级,分别为0、1、2分。若各项积分之和≥6分,就需要镇痛。此法常用于手术或治疗前后的对比观察。

3.面部表情量表　　面部表情量表是由一组表达不同痛苦程度表情的脸谱组成,可以用来测量3~12岁儿童疼痛强度。

将疼痛强度用0~10之间的数字表示,数字旁有从笑至哭不同的脸谱,0为无痛,10为最痛,让小儿选择与疼痛相当的脸谱或数字。

不管采用何种评分法评估疼痛的程度和镇痛的效果,都需要有连续性、客观性、科学性,避免主观暗示或粗暴地对待患儿。

（四）疼痛治疗效果的评价

1.根据疗效评估

（1）显效：疼痛减轻80%以上。

（2）中效：疼痛减轻约50%。

（3）微效：疼痛稍有减轻，但远不到50%。

（4）无效：疼痛无缓解。

2.疼痛缓解度的四级评估法

（1）完全缓解（CR）：疼痛完全缓解或消失。

（2）部分缓解（PR）：疼痛明显减轻，睡眠基本不受干扰，能正常生活。

（3）轻度缓解（MF）：疼痛有些减轻但仍感有明显疼痛，睡眠、生活仍受干扰。

（4）无效（NR）：疼痛无减轻感。

3.疼痛缓解度的五级评估法　　0度：未缓解（疼痛未减轻）；1度：轻度缓解（疼痛约减轻1/4）；2度：中度缓解（疼痛约减轻1/2）；3度：明显缓解（疼痛约减轻3/4）；4度：完全缓解（疼痛消失）。

三、疼痛的治疗原则

（一）先诊断、后治疗的原则

1.重视诊断和鉴别诊断　　疼痛症状常掩盖原发疾病，易致误诊、漏诊、延误病情。

2.诊断性治疗，必须目的明确　　患者疼痛难忍时，常需暂时止痛。然而，这种措施绝不是最终目的，必须密切观察"治疗"后的反应，以有助于确诊。

3.复诊时应核实诊断的正确性　　如有可疑应即时予以纠正或进一步检查。

（二）合理用药，以有效、安全为主的原则

合理用药的定义是"用药正确，保证疗效，剂量恰当，治疗期限合理，用药后产生的危害性较小"。

规范用药是保证有效、安全的关键。如对癌性疼痛使用止痛药应按照世界卫生组织推荐的三阶梯药物治疗，口服为主，主动按时给药、按阶梯给药、个体化给药。

对非癌性疼痛疾病，应用NSAIDs药物时，要坚持疗程，不宜频繁更换和（或）同类药物重叠使用。

对糖皮质激素（甾体类）药物，应严格掌握适应证和禁忌证，注意和记录用药剂量、日期和总剂量。

联合用药要注意配伍禁忌和副作用的增加。

（三）先简后繁、先无创后有创、先可逆后毁损的原则

1.选择治疗措施应以安全、有效和术者熟练掌握者为首选方法。

2.实施各种治疗措施，以能用简单、无创、安全的措施达到治疗目的为原则。

3.神经阻滞疗法应根据疼痛部位，判定其支配的神经再决定预阻滞的神经性质和部位，并应遵照"先末梢后中枢，先可逆后损毁"的原则。

（四）相辅相成、综合治疗的原则

疑难性疼痛，只靠某一专科或一种疗法很难奏效，应采用中西医结合、跨学科、多元化措施治疗。

（五）节省医疗资源、减轻医疗负担的原则

1.在选择各种疗法和选用药物时，应考虑患者获益和经济负担之比，依据获益、风险和经济负担择优而定。

2.合理利用医疗资源，发挥各级医疗机构的特点和功能，对某些慢性疼痛性疾病在条件允许的情况下，可以开展家庭病床。

（六）保护患者生理功能、提高生活质量的原则

1.尊重患者的意愿,在医疗行为中尊重患者的知情权。选择各种治疗,尤其是风险性较大、后遗症和并发症较多的治疗措施之前,应向患者、家属解释清楚,并征得同意后方可施行;必要时应由家属签字。

2.在选择治疗方法和实施过程中,应积极保护组织、保护患者生理功能,决不可轻率地采取破坏组织、器官,损毁仪容或损害生理功能的治疗措施。

3.施行特殊治疗或试验性治疗及开展新疗法之前,应持科学态度,须经周密的准备和预试验,并经请示院(科)级领导(有条件最好能征得该专业专家)审核、批准。

四、疼痛门诊、病房医护人员的职责

（一）疼痛门诊医生的职责

1.树立良好的医疗作风,以患者为中心。对患者应热情接待、耐心解释,积极为控制和缓解患者的疼痛采取相应措施。

2.认真询问病情、仔细检查,合理利用各项特殊检查。

3.重视诊断、鉴别诊断,务求对每位就诊患者有初步诊断。掌握循证诊疗原则。

4.合理选择治疗方法,以有效、安全、经济为原则。

5.尊重患者的知情权,有责任向患者或家属讲清病情,诊治方法和后果,征得同意和理解。

6.对疑难疼痛病例,应主动请示上级医师和(或)请有关科室会诊。

7.合理用药、严格无菌操作,避免医源性并发症,杜绝医疗事故的发生。

8.具有科学态度刻苦钻研业务,不断提高诊疗、技术水平。

（二）疼痛病房医师的职责

1.医生应以患者为中心,全心全意为患者服务。

2.急性疼痛患者入院后,值班医生应即刻检查,并首先做紧急疼痛处理。常规入院患者入院后例行常规检查和处理,主管医生应于24h内完成住院病历书写,并向上级医生汇报。

3.疼痛患者如合并有并发症,应及时向上级医生汇报病情,并根据上级医生指示及时妥善处理。

4.主管医生应每天巡视病房2次,主治医生应每天巡视患者1次,科主任每周至少查房1次。

5.对疑难患者治疗前进行全科病例讨论,确定详尽的诊断与治疗计划。治疗期间主管医生应随时向上级医生汇报治疗过程。

6.主管医生应如实向患者交代病情、治疗方案、治疗效果以及可能出现的并发症等,并由患者或家属全权代表签署手术志愿书。

7.危险性较大的治疗除由家属全权代表签署手术志愿书外,还应报告医院医务部门,避免发生医疗纠纷。

（三）疼痛护士职责

1.负责接待新入院的患者,介绍住院后的各种制度、病区环境及有关事宜和科内的工作人员。

2.通过交谈、查体、观察,制定护理计划。

3.即时执行医嘱,完成患者的首次各项治疗及护理。

4.参加医师查房,了解患者的病情及治疗方案。辅助医生治疗患者。

5.帮助患者了解与自己疾病相关的知识,指导如何配合医生治疗,促进恢复健康。

6.做好病房的消毒隔离工作。

7.做好药品的保管工作,尤其是毒麻药品。

8.做好患者出院时的宣教及随访工作。

（曹清香）

第二节　急性疼痛

一、术后镇痛

术后疼痛是机体受到手术伤害刺激(组织损伤)后的一种反应,包括生理、心理和行为上的一系列反应。其实质是一种医源性损伤。

疼痛诚然有其生物学意义,它提示机体伤害和避免进一步伤害,但术后急性痛导致的机体病理生理改变则不容轻视。术后痛造成的强烈应激反应可使心率加快、血压上升、呼吸急促;内分泌激素水平异常波动影响内稳态;烦躁不安、忧郁、失眠;创伤使呼吸运动受限;这些改变与术后并发症密切关联,对手术预后有明显不利影响。另需强调,手术造成的组织损伤,不仅仅局限于皮肤、肌肉,内脏器官都会受累;术后疼痛的来源,包括体神经和内脏神经的双重激动。显然将术后疼痛理解为只是切口痛是不准确的。

有效的镇痛不仅仅意味医疗技术的人道精神,而且具有极重要的生理学意义。术后疼痛的缓解使病人术后平稳,并发症减少,恢复顺利,能尽早出院。

术后镇痛的目标是:①最大程度的镇痛(术后即刻镇痛,镇痛空白期;持续镇痛;避免或制止突发性疼痛;防止转为慢性痛)。②最小的不良反应(无难以耐受的副作用)。③最佳的躯体和生理功能(不但安静时无痛,还应达到运动时镇)。④最好的生活质量和病人满意度。

(一)术后镇痛的意义

1.术后疼痛对机体的综合影响　总体体现为疼痛引起的各种强烈的应激反应。

(1)心血管系统:儿茶酚胺、血管紧张素等增加,可致心动过速、心律失常、血压升高、心脏做功和氧耗增加、心绞痛、脑血管意外。

(2)呼吸系统:呼吸肌张力增加,肺顺应性降低,肺功能受限,病人出现缺氧和高碳酸血症,且因疼痛惧怕咳嗽使排痰不畅致肺不张和肺炎。

(3)消化系统:平滑肌张力降低,括约肌张力增加,致胃肠绞痛、恶心呕吐和麻痹性肠梗阻。

(4)泌尿系统:尿潴留。

(5)内分泌系统:ACTH、皮质醇、肾上腺素、高血糖素升高,致蛋白分解代谢,脂质分解呈负氮平衡和高血糖;醛固酮增多,抗利尿激素增多,致水钠潴留;儿茶酚胺增多,致血管收缩,心率增快。

(6)免疫系统:淋巴细胞减少,网状内皮系统抑制,免疫功能减弱。

(7)凝血机制:血小板黏附功能增强,纤溶功能降低,机体呈高凝态,另由于疼痛制动引起静脉血液淤积,致血栓形成。

(8)其他:疼痛制动不利早期下床,致失眠、焦虑,产生无助感。

(9)转化为慢性疼痛。

2.术后镇痛的临床意义

(1)减轻病人痛苦和不适,使医疗技术更为人道。

（2）减轻由疼痛带来的焦虑、恐惧、失眠，有助于康复。

（3）减少各种并发症

1）肺部并发症：如肺不张和肺部感染。①有效镇痛可改善病人呼吸幅度，保持肺泡膨胀。②促使病人咳嗽、排痰。

2）心血管并发症：①静脉栓塞，有效镇痛促使病人早期下床活动，促进静脉血回流，减少深部静脉栓塞的发生。②心血管意外，减轻疼痛引发的强烈心血管应激反应，同时减轻痛焦虑，改善睡眠。

3）更好利用腹压帮助排尿；帮助病人改善体位有利于排尿。

（4）通过减少并发症、加速康复而减少住院时间，节约费用。

（5）有可能减少某些慢性疼痛的发生。

（二）术后疼痛的产生机制

1.急性疼痛通路　手术或创伤等组织损伤会导致炎性介质释放，从而激活外周伤害感受器，后者被激活后，伤害性信号便会经脊髓上行传导束传导至丘脑和大脑皮质，这些信号在中枢进行整合后就会使人产生疼痛感觉。中枢神经系统又经下行传导通路对疼痛进行调控。术后急性疼痛可分为生理性疼痛和病理性疼痛，前者指损伤局部刺激所致疼痛；后者指手术部位炎性反应或神经损伤所引发的疼痛。

2.疼痛类型

（1）切口痛：切口本身的伤害感受器激动产生痛感，伤口部位、伤口大小、波及范围与疼痛强度有关。因此不同的手术、术后疼痛程度有差异。

（2）肌肉痛：肌肉损伤产生疼痛，疼痛可引起肌痉挛使肌梭紧张产生痛。这一因素使病人不敢活动。

（3）内脏痛：肠痉挛、胀气使肠壁牵张感受器刺激产生钝痛。

（4）运动痛：如体位变动、咳嗽对切口和肌张力的影响促发疼痛，其程度较静止时更重。

3.中枢可塑性和超前镇痛

（1）中枢可塑性是指神经损伤（通常是神经病理性疼痛）后中枢神经系统结构和功能变化，临床可出现中枢敏化，这是"超前镇痛"的理论基础。

（2）"超前镇痛"是一基于实验研究的概念，是指在伤害性刺激之前进行镇痛干预可以减轻甚或消除术后疼痛。

（三）影响术后疼痛程度的因素

1.病人个人因素

（1）年龄：老年人的疼痛反应较迟钝。

（2）性别：女性较男性敏感。

（3）性格：温存、稳健的人较能平静对待疼痛，往往表现出较强的忍耐性；而急躁、脾气暴躁者，对疼痛反应强烈。

（4）文化程度：文化水平高者，可以用较理智的方法对待疼痛；文化层次低者，较难沟通，常以自己的方式表达痛反应。

（5）对术后疼痛的认识：认为术后痛是必然要出现且不可避免的病人其耐力较强；有思想准备和无思想准备的病人疼痛反应差别巨大。充分的解释有助于减轻焦虑。

（6）痛体验：有过剧痛史者，疼痛反应强烈。

（7）病人心态：对手术结果有无信心，将影响术后疼痛的程度和时间；治疗费用、家属的生活压力，恐惧、紧张均增加术后疼痛程度，而且使疼痛难于控制。

（8）病人个体差异：与遗传学密切相关，包括感知疼痛敏感性和药物敏感性差异。

2.临床因素

(1)手术部位:伤口张力大的部位较张力小的部位疼痛剧烈,如胸腹手术较四肢手术疼痛明显,深部组织的手术较浅部组织的手术疼痛明显。

(2)手术范围:切口越大,范围越广,疼痛越剧烈。

(3)手术性质:以恢复正常功能为目的手术,疼痛易于控制;而预后不良如癌症手术病人则因恐惧和焦虑使疼痛加剧而较难治疗。

3.局部环境因素

(1)医护人员态度:亲切、友善是非常好的安慰剂.对病人疼痛表示关注和同情,有减轻疼痛的效用。

(2)医院能否提供良好的镇痛措施,有着强烈的暗示作用。

(3)社会、亲友对病人的关爱程度也与疼痛强度有关。

4.遗传学 病人感知疼痛的敏感性和对药物敏感性的差异对术后疼痛会产生影响。

(1)病人自身疼痛感知的差异:编码 $Na_V1.7\alpha$ 亚单位的 SCN9A 基因改变可以引起钠离子通道电生理特征发生改变,从而导致对疼痛的感觉异常性敏感或不敏感。

(2)病人对药物的敏感性差异(药物作用靶受体的基因多态性):阿片类药物作用靶受体的基因多态性主要表现在病人对阿片类药物的敏感性差异。例如 A118G 基因多态性不仅对电刺激疼痛的耐痛阈值有基因-剂量依赖性的影响,而且影响人体对阿片药物的敏感性。

(3)病人对药物的敏感性差异(药物代谢酶的基因多态性):人类细胞色素 P450 酶基因多态性决定了临床药物代谢的个体差异。目前研究表明 CYP3A41C 基因多态性可引起芬太尼药效学的个体差异。

(四)术后疼痛的评估

1.疼痛评估应遵循的原则

(1)静息疼痛和运动疼痛都要评估。

(2)每次处理前后都要进行疼痛评估以评价每次处理的效果。

(3)明确提供疼痛治疗的最大疼痛分数(干预阈值)。

(4)疼痛和对治疗的反应,应该早期应用简易的疼痛评估表格来记录。

(5)对疼痛沟通有困难的病人需要特别的关注。

(6)预料外的强烈疼痛,特别是同时出现生命体征改变(如低血压、心动过速或者发热),应该立即评估并做出新的诊断,例如伤口裂开、感染、或者深静脉栓塞。

(7)病人有明显的疼痛没有足够的注意力使用疼痛测定评分的,应立即给予疼痛治疗,而不需询问疼痛测定。

(8)家庭成员适当地被包括在评估内。

2.疼痛评估方法 疼痛评估有以下几种基本工具:视觉模拟评分(VAS)、数字测定评分(NRS)、面谱表情(FPS-R)、语言测定评分(VRS)等,其中 NRS 和 VRS 是临床上最常用的评价工具,VAS 评分则是基础的研究工具,我科《术后镇痛电子记录单》评分以 VAS 为准。

(五)术后镇痛药物

由于术后疼痛是急性、短时而又强烈的,故所用药物主要为麻醉性镇痛药;同时术后疼痛发生机制复杂,因此,临床实际是复合使用非麻醉性镇痛药。

1.麻醉性镇痛药 可分为强效制剂和弱效制剂。初始治疗应达到有效止痛浓度,并保持其最低有效浓度(MEAC),疼痛缓解后则可通过各种途径如静脉、肌内注射、皮下等给药来维持血药浓度。要注意病人 MEAC 水平的变化很大,给药量差别显著,如芬太尼 $30\sim100\mu g/h$,吗啡 $0.3\sim9mg/h$。

(1)吗啡:可提高痛阈、消除焦虑和恐惧心理,可产生欣快感和嗜睡,对体神经和内脏神经所致疼痛均有效。

有呼吸抑制作用,主要减慢频率,重则呼吸停止;可致便秘,胆内压增高,尿潴留;组胺释放,可致瘙痒、血管扩张,重者支气管痉挛。

(2)芬太尼:镇痛强度为吗啡的 $100\sim160$ 倍,作用时间 30 分钟,易透过血脑屏障。呼吸抑制作用为减慢频率;可减慢心率,快速静脉注射偶可致胸壁僵硬。硬膜外镇痛时间远较静脉长。

(3)舒芬太尼:其镇痛效果比芬太尼强 $6\sim10$ 倍,消除时间比芬太尼短,有良好的血液动力学稳定性,可同时保证良好的心肌氧供。其安全阈较宽,根据剂量和静脉注射的速度,有可能引起肌肉僵直、欣快感、缩瞳和心动过缓。

(4)布托啡诺:激动阿片肽 κ 受体,对 μ 受体具有激动和拮抗双重作用。对中枢神经系统的影响包括减少呼吸系统自发性的呼吸、咳嗽、兴奋呕吐中枢、缩瞳和镇静等作用,其中镇静作用较为明显。

(5)地佐辛:其镇痛强度、起效时间和作用持续时间和吗啡相当,用药过量将产生呼吸抑制、心血管损伤及谵妄。可致胆内压增高,故胆囊手术者慎用。

(6)曲马多:部分阿片受体激动药,无成瘾趋势,镇痛作用较吗啡弱,呼吸抑制作用亦轻。

2.非麻醉性镇痛药 主要为 NSAIDs 类药物,镇痛作用较阿片类药物弱,宜作为术后平衡镇痛中的一部分,适应对象为表浅小手术或门诊手术病人。应注意此类药物有导致出血时间延长和胃出血的副作用,哮喘病人和肾功能不全的病人要慎用。

(1)口服主要药物

1)对乙酰氨基酚:半衰期 $1\sim3$ 小时,剂量 $0.3\sim0.6g/$ 次,口服。

2)布洛芬:半衰期 $1\sim2$ 小时,$0.6\sim1.2mg$,口服。

3)双氯芬酸:半衰期 $1\sim2$ 小时,$50\sim100mg$,直肠给药,必要时重复。

(2)注射药物

1)帕瑞昔布钠:半衰期约 8 小时,$40mg$ 静脉或肌内注射,随后视需要间隔 $6\sim12$ 小时给予 $20\sim40mg$。

2)氟比洛芬酯:半衰期 5.8 小时,$50mg$,静脉注射。

3)酮洛酸:半衰期 4 小时,$30\sim60mg$,肌内注射,$6\sim8$ 小时重复。

3.镇吐药

(1)司琼类:外周神经元及中枢神经系统 5-HT$_3$ 受体的强效、高选择性的竞争拮抗剂。常见不良反应是头晕和疲劳。高血压未控制的病人,用药后可引起血压进一步升高。常用的有托烷司琼、格拉司琼、昂丹司琼等。

(2)糖皮质激素:其作用机理可能是通过抑制前列腺素起作用,也可能与减轻脑组织水肿有关。有观点认为地塞米松与任何一种止吐药物配伍,均能起到协同作用。

(3)丁酰苯类药:阻滞边缘系统处的多巴胺受体产生安定和镇吐作用。常用氟哌利多,应注意其锥体外系症状。

(六)术后镇痛方法

由于术后疼痛受多因素影响,因此镇痛方法的选择应依照手术种类和部位以及麻醉方法,并充分考虑病人的特殊性以及经济因素来确定。镇痛效果的终极评定应是病人的满意度而非医生所测得视觉模拟评分(VAS)的绝对评分。现今以多模式镇痛为主流,即联合应用不同作用机制的镇痛药物,或不同的镇痛措施,通过多种机制产生镇痛作用,以获得更好的镇痛效果,而使副作用减少到最少。

1.局部镇痛 在切口周围浸以局麻药如 $0.25\%\sim0.5\%$ 布比卡因,可产生数小时镇痛作用。有报告在切口处持续滴注局麻药,可保持连续的镇痛效果。

2.外周神经阻滞

(1)肋间神经阻滞:用于胸部切口镇痛。

(2)连续臂丛神经阻滞:用于上肢术后镇痛。

(3)连续腰丛神经阻滞:用于大腿前、内、外侧及小腿内侧术后镇痛。

(4)股神经阻滞:用于大腿前面和小腿内侧术后镇痛。

3.关节腔镇痛　用于骨性关节炎等疾病的镇痛,可于关节腔内注射镇痛药物如阿片类、激素等。

4.椎管内镇痛　镇痛药注入鞘内或硬膜外腔弥散入脑脊液后,直接作用于脊髓后角胶状质中的阿片受体而产生镇痛作用;局麻药阻断神经冲动向脊髓的传导而产生镇痛。

(1)药物:麻醉性镇痛药为主体,局麻药居位其次,两类药物合用为椎管内镇痛用药的最常见的经典组合。尚有其他药物不断进入椎管腔镇痛领域。

1)阿片类药物:为最常用的术后镇痛药,吗啡、舒芬太尼、芬太尼可用生理盐水稀释后单用,更多的是与局麻药如布比卡因合用以产生协同作用;或与其他药物如氟哌利多合用。既可单次重复使用,也可连续给药。

2)局麻药:依脂溶性选定,一般用布比卡因或罗哌卡因 0.125%～0.25%,可分次(5～8ml)亦可连续(5～10ml/h)给药。由于单独使用:①不能阻断迷走神经。②内脏神经丛阻滞不全。③对平面的严格要求,使镇痛不完善。故目前多与阿片类药合用(0.1%布比卡因和 0.01%吗啡,3～4ml/h)。

3)可乐定:硬膜外腔 75～100μg 可产生一定镇痛作用,但强度有限,多复合其他镇痛药。对血流动力学有一定影响。

(2)椎管内给药方式

1)单次鞘内给药(SDITO):0.2～0.8mg 吗啡,作用时间达 18～24 小时,或 6～25μg 芬太尼,作用时间 2～4 小时,或 1～5μg 舒芬太尼,作用时间与吗啡接近。其特点是操作简便,用量极小;缺点为不能重复给药。

2)连续蛛网膜下腔给药镇痛:采用微导管技术,将长为 80～90cm,内径为 0.008～0.01cm 的导管置于蛛网膜下腔,连接输注装置给予重比重局麻药如布比卡因或利多卡因,或复合微量芬太尼或吗啡。此法主要优点为:①仅需硬膜外镇痛药量的 1/15～1/10。②镇痛时间可调节。③心血管系统稳定。缺点为:①置管较费时间。②对导管要求高。③潜在的感染危险。

3)单次间断硬膜外腔给药:吗啡 2～5mg+生理盐水稀释至 10ml,芬太尼 50～70μg 稀释至 10ml,单次注射。

优点:易于操作,不需特殊设备。

缺点:副作用发生率较高,需重复注药。

脂质体吗啡:将吗啡包裹于脂质体球形颗粒制成的胶囊内,不仅可延长镇痛时间,而且药物副作用减少。

4)连续硬膜外注药:吗啡 0.1mg/ml+布比卡因 1mg/ml,或芬太尼 5～10μg/ml+布比卡因 1～2mg/ml,或舒芬太尼 1～5μg/ml+罗哌卡因 1mg/ml,给予 5～10ml 负荷量后,继以 3～6ml/h 输注。其他药物组合亦能用此法。

优点:①不易头向扩散,副作用较少。②连续镇痛避免血药浓度波动。③可用低浓度短效镇痛药。④易于维持及管理。

缺点:需要特殊的输注设备。

5)病人自控硬膜外腔镇痛(PCEA):1%布比卡因或罗哌卡因 30ml＋生理盐水至 150ml 或再加入舒芬太尼 60μg。

优点:按实际需求给药,止痛效果最佳。

缺点:需特殊设备。

6)骶管阻滞:成人应用少,在儿童按 0.25%布比卡因 0.75～1ml/kg 可产生 T_{10} 以下的镇痛作用,达 4～6 小时。

(3)椎管内镇痛的影响因素

1)穿刺点:①水溶性吗啡,易扩散,平面广,对穿刺点无严格要求。②脂溶性芬太尼,置管位置应邻近切口区域。③位置选择:上肢穿刺点在 $T_{3～4}$ 棘突间隙,上腹部手术在 $T_{8～10}$ 棘突间隙,中腹部手术在 $T_{9～11}$ 棘突间隙,下腹部手术在 $T_{12}～L_2$ 棘突间隙,下肢手术在 $L_{3～4}$ 棘突间隙,会阴部手术在 $L_{4～5}$ 间隙。

2)剂量:镇痛范围、强度与剂量正相关,但大剂量副作用明显增加。

3)联合用药:镇痛药与局麻药混合,其镇痛作用大增。

4)给药方式:PCEA 较连续给药和单次给药的效果理想。

(4)椎管内镇痛禁忌

1)穿刺部位感染。

2)对镇痛药有不良反应。

3)护士未经训练不能胜任硬膜外管理。

(5)椎管内镇痛注意事项

1)严格遵守配药、留管、注药过程的无菌原则。

2)重视可能出现的并发症,拟定预防和处理措施。

3)应有训练有素的专业人员巡视病人,检查病人的呼吸频率、幅度、意识水平。

4)呼吸抑制不能单以呼吸频率减慢判断;意识水平改变首先要考虑呼吸抑制,应作 SpO_2 监测,观察其数值是否能达到 95% 或以上,并给予吸氧等处理。

5)高龄、药物水溶性、正压通气、增加腹压以及加用其他阿片制剂均会增加呼吸抑制发生率。

5.全身镇痛

(1)口服/舌下:一般情况,尤其术后早期疼痛不宜用口服法,仅在其他途径用药后期作为追加给药方式。舌下含服有理论上的优点,无首过效应而直接进入体循环。

(2)直肠给药:如双氯芬酸栓栓剂直肠给药,产生作用较快。阿片类栓剂不稳定,仅适于镇痛维持,其剂量约为口服剂量一半。

(3)肌内注射:优点为给药方便,可达作用高峰,按规律给药。缺点为注射痛,病人对注射痛的恐惧,可能发生镇痛不全,不能连续给药。麻醉医师极少用此法镇痛。

(4)静脉注射:单次小剂量静脉注射镇痛药可产生迅速镇痛效果,但血药浓度变化大,安全性差,作用时间短,不宜用于镇痛。

(5)连续静脉镇痛:持续输注血药浓度波动少,维持时间长,但蓄积作用不容忽视。因此,静脉持续给药仅适于监护病房或苏醒室,因为未被监护会产生危险。

(6)静脉 PCA,遵从个体化原则达到最佳镇痛效果。

6.其他

(1)TENS(经皮神经电刺激):用经皮穿刺或手术直视下的方法将刺激电极放置在预定刺激的周围神经的表面,根据病人疼痛的具体情况,调整刺激脉冲发生器的脉冲参数,以达到最佳的镇痛效果,进行慢性电刺激长期治疗。

（2）针灸：针刺信号进入中枢系统后，激发了从脊髓、脑干到大脑各个层次许多神经元的活动，激活了机体自身的镇痛系统，使镇痛物质如5-羟色胺、乙酰胆碱、内源性阿片样物质等分泌增加，从而产生明显的镇痛效应。

（3）音乐：听觉神经中枢在大脑皮质的位置与痛觉中枢的位置相邻，都位于大脑的颞叶部分，由于音乐刺激引起听觉神经中枢的兴奋而造成对痛觉神经中枢的抑制；另外音乐信号会刺激脑垂体的内啡肽分泌增加，而内啡肽具有明显的镇痛作用。

（七）术后镇痛不良反应防治

1.并发症及防治

（1）呼吸抑制：硬膜外镇痛期间发生率为 $0.1\%\sim1\%$，近年在 PCEA 方法下其发生率为 $0.01\%\sim0.08\%$，出现时间有两个高峰，分别是给药后 1 小时和 $6\sim12$ 小时，呼吸频率不一定能及时反映，往往是意识改变时才发现。为此，应有 SpO_2 监测。处理：当呼吸频率<10 次/分或 $SpO_2<90\%$，应作以下处理：

1）鼓励病人呼吸，并面罩吸氧。

2）降低参数或暂停 PCA 泵；纳洛酮 $0.1\sim0.4mg$ 静脉注射。

3）如仍未改善，应行辅助呼吸。

（2）尿潴留：发生率 $15\%\sim25\%$，多见于男性，鼓励早期下床，热敷下腹部（膀胱区），可给予纳洛酮 $0.1\sim0.4mg$ 静脉注射，必要时采取导尿。

（3）恶心、呕吐（PONV）：发生率 $20\%\sim50\%$，多发生于给药后 6 小时。

（4）皮肤瘙痒：发生率 $45\%\sim100\%$，多出现在给药后 3 小时，应首先排除麻醉镇痛药过敏。与局麻药合用可减少发生率，可考虑抗组胺药异丙嗪 25mg 肌内注射或纳洛酮 0.1mg 静脉注射。

2.PONV

（1）预防原则：依据 Apfel 简化 PONV 风险评分（主要危险因素包括：女性、不吸烟、PONV 或晕动病史、术后应用阿片类药物）。

1）评分 $1\sim2$ 分的病人于诱导时给予托烷司琼 2mg，静脉注射。

2）评分 $3\sim4$ 分的病人于诱导时给予托烷司琼 2mg＋地塞米松 10mg，静脉注射。

3）托烷司琼可随乳汁分泌，剖宫产手术病人不给予预防恶心呕吐药物。

（2）处理

1）病因处理（低血压、低氧血症、胃肠减压管刺激或胃肠胀气等）。

2）止吐药物：①托烷司琼 2mg 静脉注射；或甲氧氯普胺 10mg 肌内注射；或昂丹司琼 16mg 舌下含服。②地塞米松 10mg 与止吐药合用可加强止吐作用。

（八）术后镇痛管理

提供连续、全程镇痛和个体化、专科化镇痛是术后镇痛的基本目标。鉴于 PCA 是目前术后镇痛的主流，所以术后镇痛的管理实际上是以 PCA 为核心的。

1.术后镇痛管理模式　以全院性或麻醉科为主，包括外科主治医生和护士参加的急性疼痛服务机构（APS）是目前成功的运作模式，已在国内外广泛采用，尤其适合术后 PCA 的管理。

（1）APS 作用：在临床疼痛领域进行标准的治疗、研究、教学和培训工作。

1）改善住院病人的镇痛质量。

2）评估、应用新的镇痛技术。

3）疼痛领域的临床研究。

4)对麻醉科住院医师进行急性疼痛治疗技术培训。

5)培训有关科室的护理人员,开展全院性疼痛知识教学讲座。

(2)APS组织形式:以麻醉科医师为主体,多学科参与。其构成如下。

1)麻醉医师:①主任医师或副主任医师全面负责,主持APS的日常工作。②主治医师或住院医师,具体参与疼痛治疗全过程,选择、指导病人使用PCA,查房、培训护士。

2)麻醉护士:参与PCA过程,执行医嘱、器材准备、登记。

3)病房护士:协助观察、记录病人的生命体征和镇痛效果及不良反应,帮助病人与APS医生联系。

4)手术科室医师:共同处理镇痛病人的不良反应,评估治疗效果。

5)药剂师:监控镇痛药物的使用情况。

6)心理医师:对病人进行心理辅助治疗。

鉴于目前国内麻醉工作的现状尚不足以满足APS的上述构成,建议开展PCA的医院应建立相应的管理机构和制度。

(3)APS运作:制定术后镇痛乃至急性疼痛诊疗工作制度、确定工作常规、工作流程。

1)病人选择:并非所有病人都能接受PCA治疗,下列情况应视为禁忌:①对镇痛药过敏,或可能出现严重不良反应者。②病情严重不稳定。③既往吸毒史。④不能理解PCA或拒绝使用者。应在术前或术中向病人详细解释PCA用法。

2)根据病情、手术、麻醉方式等选择:①PCA方式。②药物种类和组合。③参数设定。④特别监测内容。注意药物配方、人员及场所应相对固定,以减少差错。

3)建立监测项目,制定处理不良反应、镇痛不良等情况的常规方法。

4)查房、巡视:4～6小时巡视病房一次,进行:①镇痛效果评估(VAS、VRS)和镇静评分。②药物用量及PCA运行情况观察及调整。③不良反应观察及处理。④进一步指导病人和家属合理使用PCA仪。

5)呼叫联系:当出现镇痛不全或并发症或仪器报警情况,病人或护士应能迅速与镇痛医师联系。为此,APS应配备专用电话,实行24小时值班制,并告知病人和护士。当值班医师遇疑难问题,应能及时与上级医师联系。

6)PCA全过程终止:①回收设备。②残存药液处理。

7)定期进行疼痛治疗的理论学习和讨论。

2.APS工作制度

3.APS工作流程图

4.术后镇痛记录表

目前使用的"电子查房系统"——《术后镇痛电子记录单》初步实施,数据库系统初步建立,随临床工作进一步完善。

二、分娩镇痛

在分娩时,宫缩疼痛可提示产程启动,但宫缩疼痛剧烈时对母婴会带来不良影响。分娩镇痛是指应用各种镇痛方法消除分娩时的疼痛,或将分娩疼痛降到最低限度,目标要求:①对母婴影响最小;②简便、起效快和作用可靠;③满足整个产程镇痛的需要;④避免运动神经阻滞、不影响宫缩和孕妇运动;⑤孕妇清醒,可自动参与分娩过程;⑥必要时满足手术要求。

1853年Snow首先用氯仿无痛分娩,但缺乏安全性。20世纪曾将吗啡与东莨菪碱用于无痛分娩,因对胎儿有呼吸抑制的缺点而停用。目前用法较多,各有利弊。通用法为:①非药物镇痛,仅用于产痛轻微的孕妇,包括按摩及抚摸、水中分娩、经皮电神经刺激、音乐疗法、催眠术、精神预防性无痛法和针刺镇痛法;②镇痛药镇痛,包括用咪达唑仑等镇静药,分娩第 1 期后半期至第 2 期用哌替啶、吗啡、曲马朵等镇痛药,但镇痛药对胎儿呼吸有较大影响;③麻醉无痛法完全可达到或接近分娩镇痛这一目标。本节简介麻醉无痛分娩法。

【解剖生理】

支配子宫收缩的运动神经,是由胸4～胸10发出的交感神经。其感觉神经是由胸11～12发出的交感神经,支配子宫体。子宫下部、宫颈部、产道的运动和感觉神经是由骶2～骶4发出的副交感神经支配。阴道、会阴部的感觉神经是由骶2～骶5发出的脊神经支配。分娩时疼痛是因子宫收缩引起的阵痛。疼痛从分娩第 1 期初开始,逐渐增加。到第 2 期终末,大致是呈直线增强。进入第 3 期则急剧减轻。主张产程开始即行镇痛。

【麻醉方法】

1.局麻 局麻药不影响宫缩和产程,不抑制胎儿。对母子都安全,更适用于合并心、肺、肾功能不全的产妇。

(1)宫颈旁阻滞:适用于第一产程,止痛效果为 82%,疼痛减轻率为 97%。当宫口开大 3～4cm 时,于膀胱截石位的 3 点和 9 点处,用 0.5% 普鲁卡因,毒性低、容易在血内和胎盘内分解。或 1% 利多卡因 10ml,每点注射。注药前先回抽注射器芯,一侧阻滞后,观察胎心 10min,无不良反应后再阻滞另一侧。约有 20% 产妇有一过性宫缩变弱,1%～4% 有一过性胎心变慢。禁用于胎儿宫内窒息、妊娠高血压综合征、糖尿病及过期妊娠等产妇。

(2)阴部神经阻滞:使软产道松弛,无痛。截石位,在左侧肛门与坐骨结节之间做一皮丘,穿刺针刺入,触到坐骨棘尖端时退针少许,并转向坐骨棘尖端内侧约 1cm 处,有突破感(穿过骶棘韧带),回抽无血时注入 1% 利多卡因或 1% 普鲁卡因 10ml,同样至外侧注入 10ml。

2.连续硬膜外阻滞 为镇痛效果最好、镇静作用最小、最常用的无痛分娩法。对宫缩无影响;对于不规则宫缩,硬膜外分娩镇痛打断了剧烈产痛导致的恶性循环可以调整宫缩,使宫缩变得规律。多在宫口扩张、活跃早期、宫口开大 3～4cm 时进行。

(1)-点穿刺置管法:腰3～4或腰4～5间隙穿刺,向头置管 3cm。注入 1% 利多卡因 5～15ml。或 0.25% 布比卡因 5ml。阻滞平面在胸10～骶2。或 0.25% 布比卡因 3ml 中加芬太尼 10μg(推荐芬太尼浓度为 0.5μg/ml)。或 0.0625%～0.125% 布比卡因或 0.1%～0.2% 罗哌卡因加芬太尼 1～2μg/ml(或舒芬太尼 0.25～1μg/ml)持续输注。

(2)两点穿刺法:选腰1～2穿刺,向头置管 3cm;腰4～5穿刺,向足置管 3cm。阻滞范围:上管胸10～腰2脊神经,下管骶2～4脊神经。常用 1% 利多卡因或 0.25% 布比卡因。在胎儿监测仪和宫内压测定仪的监护下,产程进入第 1 期,先经上管注药,1 次 4～10ml,以解除宫缩痛。产程第 1 期后半期做下管给药,1 次 5ml。根据产痛情况及阻滞平面可重复用药。阻滞平面在胸10以下,对宫缩无影响。适用于初产妇,子宫强直性收缩,阵痛剧烈的产妇尤为适应。对先兆子痫产妇兼有降血压和防抽搐功效,但局麻药中禁用肾上腺素。本法禁用于原发和继发性宫缩无力、产程进展缓慢,及有仰卧位低压综合征的产妇。也可 PCEA 方式用药设定负荷量和维持量。

(3)麻醉管理:①加强监测,准备急救设备。阻滞平面不能超过胸10,密切观察产程进展,宫缩强度,监测产妇血压和胎心等。肛查初产妇宫口开至 6～7cm,经产妇宫口开至 3～4cm 时,开始镇痛阻滞。若阻滞用于第 2 产程时,因腹直肌和提肛肌松弛,产妇往往屏气无力,引起第 2 产程延长,需产钳助产。要注意掌握给药时间、用药量和必要的相应处理。②禁食。注药时间应在宫缩间歇期和产妇停歇期。③用药量应比正常病人减少 1/2～2/3。④置入硬膜外导管易损伤血管，可加速局麻药吸收而致中毒反应，或阻滞效果不好，故置管时应轻巧。⑤应严格无菌操作，防止污染。⑥操作前先了解孕妇病史并行体检。凝血功能障碍、低血压、颅内占位病变或颅内压增高等产妇、穿刺部位感染、宫缩异常、头盆不称、骨盆狭窄畸形、前置胎盘、羊水过少和有分娩大出血可能者应禁用。⑦防治低血压，静脉输注贺斯等预处理，预防下腔静脉压迫综合征，对低血压者，必要时静注麻黄碱 5～10mg。

(4)PCEA：是非常有效的分娩镇痛技术。优点：药物剂量最低，自己给药灵活性和良好的机动性，降低医护工作量。背景量 4ml/h；推注量 5ml；锁定时间：5min；限度：24ml/h。0.125％罗哌卡因，2μg/ml 芬太尼。

3.腰-硬联合镇痛　用于产程的早期或晚期。早期舒芬太尼 5μg 或芬太尼 25μg。接上硬膜外导管，内加入相应药物。

4.骶管阻滞　主要用于第 2 产程，以消除会阴痛。消除来自 $S_{2\sim4}$ 的宫颈及低位产道的疼痛。产妇有规律地出现宫缩痛，排便、排尿或留置导尿管，肌注阿托品 0.5mg。肛查当初产妇宫口开至 6～7cm，经产妇开至 3～4cm，穿刺成功后，注入 1％利多卡因 10～30ml。应严格无菌操作。穿刺部位严格消毒，用消毒棉敷盖，以防羊水污染。其他注意事项同硬膜外阻滞。

5.全麻

(1)吸入麻醉镇痛法：吸入低浓度的吸入麻醉药，单独应用或与区域阻滞或局部阻滞合用，以减轻宫缩痛的方法。用于有一定程度的疼痛而又拒绝椎管内镇痛的孕妇。注意事项：勿使产妇意识消失；更应避免深麻醉和长时间麻醉，保证产妇安全；避免胎儿呼吸抑制；防止宫缩减弱无力。所有吸入麻醉药均可通过胎盘屏障作用于胎儿，因其过量吸入后不安全，且污染空气，目前少用。

(2)常用方法：①氧化亚氮，适用于第 1 产程或第 2 产程，产妇自持麻醉面罩置于口鼻部。在宫缩前 30s 吸入 50％氧化亚氮，深呼吸 3 次后，改用 70％氧和 30％氧化亚氮吸入，待产痛消失后，移除面罩。氧化亚氮不影响宫缩及产程，不影响血压，要严格控制吸入浓度，避免缺氧，对母婴均安全。②用循环紧闭式麻醉机和氟烷吸入挥发器，于宫口开全时开始吸入，阵痛时吸入 0.5％～2％氟烷，阵痛间隙期吸氧，随时观察监测血压、脉搏、呼吸及宫缩情况。血压恢复后再吸入 0.5％氟烷，低血压时改吸氧。易使宫缩受抑制，产妇睡眠为其缺点。③恩氟烷和异氟烷，适应于第 2 产程，吸入 0.5％恩氟烷和 0.2％～0.7％异氟烷，可取得满意的镇痛效果。

(曹清香)

第三节　头面部疼痛

一、偏头痛

偏头痛为周期性发作的单侧头痛，多在 30 岁前发病，60％～70％为女性。约 20％在头痛发作前有"先兆"。

(一)临床表现

偏头痛为一发作性疾病，发作间歇期可无任何不适，发作期可以分为前驱症状期、先兆期、头痛期(有伴随症状)和恢复期四个阶段。

1.前驱症状期和先兆期　前驱症状并不经常出现,且常常不易辨认。头痛前24h的前驱症状包括易激、兴奋、功能亢进或抑郁等。

先兆症状中以视觉先兆最常见。闪光幻觉(如点状、色斑、线形闪光幻觉)占感觉异常的75%,其他感觉异常多起自手部,向手臂发展,波及面部、口唇及舌。基底动脉型偏头痛的先兆可表现为基底动脉缺血的表现,如眩晕、构音不清、步态不稳等。其他类型的也可表现为偏瘫及眼肌麻痹等。

2.头痛期　60%的偏头痛患者头痛位于一侧或以一侧为主。头痛可在同一次发作中转向另一侧或不同发作表现不同侧的头痛。有时也可表现为双侧头痛。头痛的性质多为搏动性头痛,也可表现为胀痛。偏头痛患者的头痛程度为中度至重度,增加颅内压的活动或姿势,如咳嗽、打喷嚏、弯腰、上楼梯等,可加重头痛。若未经治疗或治疗无效,头痛持续时间一般在4~72h。

头痛时常伴有恶心和(或)呕吐。其他伴随症状可能为感知觉增强、畏光、恐声及难闻的气味。有时可能表现为直立性低血压和头晕。发作期患者可能伴有易激、言语表达困难、记忆力降低、精神不能集中等。有时甚至被误诊为精神病。一般在睡眠后、呕吐后头痛缓解。

3.恢复期　头痛消失后疲劳;女性患者怀孕后偏头痛发作减少。

4.诱发因素　诱发偏头痛的常见因素有:

(1)激素作用:如月经来潮、排卵、口服避孕药、激素替代治疗。

(2)饮食因素:如乙醇、富含亚硝酸盐的肉类、谷氨酸钠、天冬氨酸、巧克力、过期的奶酪、误餐。

(3)心理因素:如紧张、应激释放(周末或假期)、焦虑、生气、抑郁。

(4)行为和环境因素:如强光注视、闪烁的灯光、视力集中、荧光、气味、天气变化、高海拔。

(5)睡眠相关因素:如睡眠不足、睡眠过多。

(6)药物作用:如硝酸甘油、组胺、利舍平、肼苯哒嗪、雷尼替丁、雌激素。

(7)其他:如头部外伤、用力、疲劳等。

(二)诊断标准

1.无先兆偏头痛

(1)至少发作5次,并符合以下第(2)~(4)条。

(2)头痛未经治疗或治疗不成功,持续4~72h。

(3)头痛特点至少符合以下两条:①偏侧;②搏动性;③中度或重度,影响日常活动;④爬楼梯或类似日常活动使头痛加重。

(4)头痛时至少具备以下之一:①恶心和(或)呕吐;②畏光和怕声。

(5)至少符合以下之一:①病史、体格检查、神经系统检查不提示继发于器质性或全身代谢性疾病之头痛;②病史和(或)体格检查和(或)神经系统检查提示这些疾病,但可通过合适的检查排除这些疾病;③有这些疾病存在,但偏头痛首次发作与这些疾病无关。

2.有先兆偏头痛

(1)诊断标准

1)至少发作2次,且符合下列两条。

2)至少具备以下四项中的三项:①至少有1个或1个以上可逆的反映大脑或脑干局部症状的先兆症状;②至少有1个先兆症状逐渐发展时间超过4min或2个以上先兆症状相继出现;③先兆症状持续时间不超过60min,如有1个以上的先兆症状存在,持续时间可相应延长;④出现头痛与先兆的间隔时间不超过60min(头痛也可早于先兆或与先兆同时出现)。

3)至少符合以下之一:①病史、体格检查、神经系统检查不提示继发于器质性或全身代谢性疾病的头痛;②病史和(或)体格检查和(或)神经系统检查提示这些疾病,但可通过合适的检查排除这些疾病。

(2)亚型

1)有典型先兆型偏头痛诊断标准:①符合以上有先兆偏头痛的诊断标准,还须符合下列第二条。②下列一种或多种类型的先兆症状:同相视野视觉障碍;偏侧感觉障碍;偏侧无力;失语或无法分类的言语困难。

2)先兆延长型偏头痛诊断标准:符合有先兆偏头痛的诊断标准,但至少其中一种症状持续60min以上但不超过7天。

需要注意的是本亚型极为少见,很难与短暂性脑缺血或脑梗死区别。如影像学提示相关的缺血灶,应考虑为偏头痛性脑梗死。

3)家族性偏瘫型偏头痛诊断标准:①符合有先兆偏头痛的诊断标准;②先兆包括某种程度的偏瘫,其持续时间可以有所延长;③一级亲属中至少有一位相同发作的患者。

4)基底动脉型偏头痛诊断标准:①符合有先兆偏头痛的诊断标准。②具有两个或两个以上下列先兆症状:双眼颞侧和鼻侧均有视觉障碍症状;构音障碍;眩晕;耳鸣;听力下降;复视;共济失调;双侧感觉异常;双侧力弱;意识障碍。

5)有偏头痛先兆但无头痛亚型的诊断标准:为符合有先兆偏头痛的诊断标准,但无头痛。

6)先兆迅速进展型偏头痛的诊断标准:①符合有先兆偏头痛的诊断标准。②先兆症状在4min内完全出现。③头痛未经治疗或治疗不成功,持续4～72h。④头痛特点至少符合以下两条:偏侧;搏动性;中度或重度影响日常活动;爬楼梯或类似日常活动使头痛加重。⑤头痛时至少具备以下之一:恶心和(或)呕吐;畏光和怕声。⑥排除血栓栓塞性短暂性脑缺血发作和其他颅内疾病。

3.眼肌麻痹型偏头痛

(1)至少有2次发作。

(2)头痛时出现一个或更多的眼动神经麻痹症状及体征。

(3)排除鞍旁病变。

4.视网膜性偏头痛

(1)至少2次发作。

(2)发作时出现单眼视野缺损或黑矇,其持续时间少于60min。

(3)视觉症状后60min内出现头痛,头痛也可在视觉症状前出现。

(4)非发作期眼科检查正常,并排除栓塞。

5.与偏头痛有关的儿童期周期性综合征

(1)儿童期阵发性眩晕

诊断标准为:

1)周期性反复出现的平衡障碍、焦虑,常有眼球震颤或呕吐。

2)神经系统检查正常。

3)脑电图正常。

(2)儿童期交替性偏瘫

诊断标准为:

1)18个月以前发病。

2)双侧交替性反复偏瘫发作。

3)偏瘫发作相关出现或独立出现其他阵发性症状,如强直发作、肌张力异常、舞蹈徐动动作、眼球震颤或其他眼球运动障碍、自主神经功能紊乱。

4)具有精神神经缺陷的证据。

6.偏头痛的并发症

(1)偏头痛持续状态

诊断标准为:

1)符合无先兆偏头痛或有先兆偏头痛的诊断标准。

2)当前发作不论治疗与否,头痛超过72h。

3)发作过程中头痛持续存在或中间间隔不到4h,睡眠中头痛被打断不予考虑。

(2)偏头痛性脑梗死

诊断标准为:

1)患者既往有符合有先兆偏头痛诊断标准的发作。

2)目前发作为既往的典型发作,但7天内神经系统受损症状或体征不能恢复或神经影像学检查显示相关区域的梗死灶。

3)排除其他因素所致的梗死。

7.不符合上述标准的偏头痛样疾病的诊断标准

(1)仅一项不符合其余均符合以上一种或多种类型偏头痛的诊断标准。

(2)不符合紧张型头痛的诊断标准。

(三)治疗方法

偏头痛的治疗分为发作期的治疗和预防性治疗。发作期治疗重点在于消除发作期的临床症状,预防性治疗主要是减少或阻止偏头痛的发作。

1.发作期治疗 偏头痛发作期治疗一般采用分级治疗的方法。

首先应用一线药物,常用普通止痛药物如去痛片、阿司匹林(300～600mg,每6h1次)、对乙酰氨基酚(最大剂量为1000mg,每6h1次)或布洛芬(200～400mg,每4～6h1次)等。

如果患者对一线治疗药物效果比较满意则继续服用。如效果不满意,患者来复诊,给予二线药物,常为复合止痛药物如加合百服宁等。如果二线药物起作用,且效果满意则继续服用。

如果二线药物也无效,可应用三线药物,即特异性抗偏头痛药物:麦角制剂(麦角胺咖啡因和双氢麦角胺)或特异性5-HTIB/ID激动剂曲普坦如英明格及佐米格等。

如果仍然无效,就要选择进一步的治疗方法,如采用注射用曲普坦。

此外,应尽量祛除头痛的诱发因素。应避免长期大量应用止痛药物,以免引起止痛药物依赖性头痛。

极重度头痛,尤其是急诊患者,可静脉注射双氢麦角胺同时静脉滴注丙氯拉嗪或甲氧氯普胺。80%的患者对双氢麦角胺有反应。对双氢麦角胺不能耐受或有不良反应的患者可试用多巴胺拮抗剂如氯丙嗪、氟哌啶、苯海拉明。

颈交感神经阻滞治疗偏头痛的疗效确切,可与药物配合使用于极重度偏头痛。

2.偏头痛的预防性治疗 预防性治疗的目标包括降低偏头痛发作的频率和严重程度,增强急性发作对终止发作治疗的反应,改善生活质量。预防性治疗的指征为:①1个月内2次以上发作造成劳动力丧失持续3天以上;②有用药禁忌证或对发作期治疗药物无效;③1周需应用终止发作药物2次以上;④偏瘫性偏头痛或少见的能产生广泛性神经系统紊乱或有永久性神经系统损伤危险的头痛发作。

二、颈源性头痛

颈源性头痛是一类与颈神经受刺激有关的头痛,发生率高,临床表现较为复杂,头痛的持续时间长,治疗较为困难。曾被称为"神经性头痛"、"神经血管性头痛"、"枕大神经痛"、"耳神经痛"等。颈源性头痛也可称为颈神经后支源性头痛。

(一)临床表现

1.疼痛的性质　早期颈源性头痛患者多有枕部、耳后部、耳下部不适感,以后转为闷胀或酸痛感,逐渐出现疼痛。疼痛可扩展到前额、颞部、顶部、颈部。有的可同时出现同侧肩、背、上肢疼痛。疼痛可有缓解期。随着病程的进展,疼痛的程度逐渐加重,持续性存在,缓解期缩短,发作性加重。寒冷、劳累、饮酒、情绪激动可诱发疼痛加重。

2.疼痛的部位　颈源性头痛常常不表现在它的病理改变部位,其疼痛的部位常常模糊不清,分布弥散并向远方牵涉,可出现牵涉性疼痛,部分患者疼痛时伴有耳鸣、耳胀、眼部闷胀、颈部僵硬感。大多数患者在疼痛发作时喜欢用手按压痛处,以求缓解。口服非甾体类抗炎药可减轻头痛的程度。颈源性头痛在伏案工作者中的发病率较高。病程较长者工作效率下降、注意力和记忆力降低,情绪低落、烦躁、易怒,易疲劳,生活和工作质量明显降低。

3.颈部疼痛　患者常同时有颈部慢性、持续性钝痛,活动时可诱发或加剧。颈椎小关节受到创伤、劳损或病变可引起不同区域的疼痛:①第2~3颈椎小关节:疼痛位于上颈区,并可延伸至枕区,严重者范围可扩大至耳、头顶、前额或眼等;②第3~4颈椎小关节:颈侧后方区域,同样可延伸至枕下,但不超过枕区,向下不超过肩胛部,其分布形状类似于肩胛提肌;③第5~6颈椎小关节:可引起肩痛,易与肩周炎混淆,可有胸痛及上肢疼痛的表现。

4.局部体征　在有小关节创伤、退行性关节炎的患者,常有明显上部颈椎旁固定压痛,颈部活动后压痛加剧。检查可发现在耳下方颈椎旁及乳突后下方有明显压痛。病程较长者可有颈后部、颞部、顶部、枕部压痛点。

患者多有上颈部软组织紧张、僵硬。颈部可因疼痛而使颈部活动减少、受限,甚至颈部可处于强迫体位。大多数患者在头痛的同时伴有颈部疼痛和颈部僵直。

患者可有局部触觉、针刺觉减弱,部分患者患侧嗅觉、味觉和舌颊部感觉减退。

部分患者压顶试验和托头试验为阳性。对支配小关节的相应脊神经后内侧支进行局部阻滞可使疼痛缓解,持续2h以上者为阻滞试验阳性,是早期诊断本病的特征表现之一。

部分患侧白发明显多于对侧。

5.影像学特点　依据X线平片、MRI、CT扫描图像,诊断晚期患者并不困难,但早期患者常不易见到异常表现。虽然CT和小关节造影对本病早期诊断具有帮助,但不如神经阻滞试验灵敏和可靠。

(二)治疗方法

颈源性头痛的临床治疗原则为以非手术治疗为主。

1.一般性治疗　对于病程较短、疼痛较轻的颈源性头痛患者,可采取口服非甾体类抗炎药,配合休息、头颈部针灸、牵引、理疗,部分患者的病情可好转。但对按摩治疗要慎重,许多患者按摩后病情加重,有的还发生严重损伤。三维正脊对颈源性头痛效果较好,需要有经验的医师完成。

2.健康教育　对颈源性头痛患者治疗的同时,要注意对患者进行必要的健康教育。主要内容包括:

(1)注意保持良好的睡眠、体位和工作体位。

（2）注意自我保护,预防头颈部外伤。

（3）急性损伤应及时治疗。

3.注射疗法　由于颈源性头痛的发病机制十分复杂,病灶部位不同,注射治疗要坚持个体化原则。

（1）颈椎旁病灶注射:在第 2 颈椎横突穿刺注射消炎镇痛药物,对大多数颈源性头痛患者具有良好的治疗效果。药液在横突间沟扩散可流到 C_1、C_2、C_3 脊神经及周围软组织内,发挥消炎、镇痛和促进神经功能恢复的治疗作用。由于药液被直接注入病灶区域,所以治疗效果较好。由于第 2 颈椎横突的体表标志在较肥胖者不易触及,也可在 X 线引导下进行穿刺注射治疗。

（2）颈椎关节突关节注射。

（3）寰枢椎间关节注射。

（4）寰枕关节注射。

（5）颈部硬膜外间隙注射。

4.颈神经毁损治疗及手术治疗　经各种非手术治疗无效者,多有椎管内骨性异常改变卡压神经根,应考虑进行外科手术治疗。对于有手术禁忌证或手术危险性较大的患者,经患者同意,可采用颈神经后内侧支破坏性阻滞,治疗应在 X 线透视引导下进行。还可采用射频热凝术毁损颈神经后内侧支。

三、丛集性头痛

丛集性头痛以反复发作、短暂的单侧剧烈头痛为特征,头痛时常伴有局部自主神经功能紊乱的表现。头痛发作常呈丛集性出现,丛集发作期一般持续 1 周至数月不等。

丛集性头痛大多数发生于男性,约占 80%。发病年龄多在 20~40 岁,儿童及 70 岁以上的老人很少发生。丛集性头痛具有一定的遗传倾向,可能与常染色体有关。

（一）临床表现

丛集性头痛发作一般从一侧眼部、前额或颞部不适开始,迅速加重,几分钟内变为难以忍受的剧烈刀割样、压榨样或烧灼样疼痛。特别剧烈的头痛一般持续 10~15min,期间几乎所有患者均表现坐立不安,甚至要撞墙。疼痛可以两种方式放射:一种是经眼眶向上至前额、颜部或头顶部;另一种是经眼眶向下至牙齿、颌部,甚至到达同侧颈部。一次发作持续时间较短,不超过 3h。

丛集性头痛发作时常伴有同侧结膜充血、流泪、鼻塞、流涕、前额及面部出汗、瞳孔缩小、眼睑下垂及水肿等自主神经功能紊乱的症状和体征。

在同一丛集期内,头痛发作的频率、疼痛强度和持续时间常不相同。多数在丛集期开始时发作频率较低,疼痛强度也较轻,以后发作频率增加、疼痛强度加大。丛集期的持续时间每个患者也不相同,一般持续数周至数月。在丛集期内患者似乎对啤酒或其他含乙醇的饮料异常敏感,有的患者只要饮少许酒就会诱发头痛发作。

丛集性头痛在发作间歇期无任何不适感,对乙醇也不像在丛集期内那么敏感。间歇期在 2 周以上,一般 6 个月~1 年。丛集性头痛的发作常固定于某一季节,甚至某一月份。

（二）诊断要点

国际头痛学会的诊断标准:

1.至少 5 次符合以下三条标准的发作。

2.重度单侧眼眶、眶上和（或）颞部疼痛,如不治疗持续 15~180min。

3.头痛时在头痛侧至少出现以下一个体征:①眼结膜充血;②流泪;③鼻充血;④流涕;⑤前额或面部出

汗;⑥瞳孔缩小;⑦眼睑下垂;⑧眼睑水肿。

4.发作频率隔日 1 次～每日 8 次。

(三)治疗方法

1.发作时治疗 发作时治疗目的为尽快消除头痛、终止发作。面罩给予 100%纯氧(7～10L/min)可使 60%～70%的患者在 10～15min 内头痛缓解。麦角胺咖啡因由于起效慢,较少使用。约 50%的患者鼻内应用双氢麦角胺有效。目前最为有效的药物治疗方法为皮下注射 5-HTIB/ID 受体激动剂,如英明格等,但它们并不能预防发作。此外,也可试用鼻内滴利多卡因治疗。

颈交感神经阻滞对于终止发作有效,可以选用。

2.预防性治疗 目前关于丛集性头痛的预防性治疗尚无统一方案。

维拉帕米(异搏定)可能是预防丛集性头痛发作的最有效的药物,推荐剂量为 200mg,每日 2～3 次。有些患者可能需要量更大。常见不良反应为便秘、乏力和低血压。

碳酸锂也可以减少丛集性头痛的发作,治疗时如有条件应进行血锂浓度监测,其有效血浆浓度为 0.7～1mmol/L。

睡前服用麦角胺可预防夜间丛集性头痛的发作。

丙戊酸钠可能对部分患者有效。

大剂量肾上腺糖皮质激素也可中断丛集性头痛的丛集发作,但应限于丛集期使用。

穴位或颈交感神经节附近注射糖皮质激素和局麻药,可能预防丛集性头痛的发作,但其作用机制有待进一步研究。

四、紧张型头痛

紧张型头痛为慢性头部紧束样或压迫性疼痛,通常为双侧头痛。

(一)临床表现

国际头痛学会将紧张型头痛分为发作性紧张型头痛和慢性紧张型头痛两个亚型。

1.发作性紧张型头痛 发作性紧张型头痛的特点为发作性表现。头痛发作前没有先兆或前驱症状。头痛通常为轻或中度疼痛,性质为钝痛,通常患者主诉为头部发紧、沉重感、压痛、酸痛、紧箍感、带帽感。偶尔,疼痛呈间断性跳痛。典型的紧张型头痛多呈双侧带状分布的头痛,头颅的任何部位均可单独受累或同时联合受累,但头的额部、颞部发病较枕部更常见。大约 10%的患者,特别是存在下颌功能障碍或枕神经痛的患者为单侧头痛。每次头痛持续 30min～7 天,这种头痛的发作每年少于 180 天(少于 15 天/月)。

头痛不会因为体力劳动而加重,也不伴有恶心、呕吐。少数患者可能会存在轻度畏光或怕声,但两者不会同时出现。通常睡眠不足、精神压力、情感冲突、焦虑和抑郁等因素可以触发发作,有些患者也可无任何诱发因素。

查体一般无阳性发现,部分患者可触及颅周肌肉的变硬和压痛,肌电图检查可见颅周肌肉平均电压增高,但肌电图改变与头痛的程度不呈正比。

2.慢性紧张型头痛 慢性紧张型头痛的临床表现与发作性紧张型头痛在头痛的性质、程度、分布范围及伴随症状方面均相同,所不同的是头痛通常为持续性的,按国际头痛学会的诊断标准,头痛的平均频率每个月至少 15 天(180 天/年),病程长达 6 个月以上。

慢性紧张型头痛与发作性紧张型头痛一样,根据有无颅周肌肉触痛及(或)肌电图表现分为两种临床亚型,即:伴有头颅肌肉收缩和不伴有颅周肌肉收缩的慢性紧张型头痛。有肌肉触痛的患者,颈部肌肉与头颅肌肉一样具有触痛。

（二）诊断要点

1.紧张型头痛的诊断标准

（1）至少具有以下头痛特点中的两项

1）头痛性质为压痛或紧缩感（无搏动性头痛）。

2）为轻或中度疼痛（可能会限制活动，但不会禁止活动）。

3）双侧头痛。

4）上楼或相同的日常活动不会加重头痛。

（2）同时具备以下两项

1）无恶心或呕吐（可能会有厌食）。

2）无畏光和怕声，或者两者中只具备一项。

（3）至少具有以下头痛特点中的一项

1）病史和全身、神经系统检查没有发现器官或系统代谢性疾病继发的头痛。

2）病史和（或）全身检查和（或）神经系统检查提示可能存在此类疾病，但通过对应的检查排除了这种可能。

3）确实存在此类全身或神经系统疾病，但偏头痛的第一次发作与器质性病变之间在时间上无紧密的联系。

2.发作性紧张型头痛的诊断标准

（1）符合紧张型头痛的诊断标准。

（2）既往至少有 10 次的头痛发作。头痛的天数<180 天/年（<15 天/月）。

（3）头痛持续时间为 30min～7 天。

3.慢性紧张型头痛的诊断标准

（1）符合紧张型头痛的诊断标准。

（2）平均头痛频率为 15 天/月（180 天/年），病程不少于 6 个月。

（三）治疗方法

1.药物治疗

（1）非甾体类抗炎药：常用药物为：阿司匹林（300～600mg,q.6h.）、对乙酰氨基酚（不超过 1000mg,q.6h.）、布洛芬（200～400mg,q.4h.～q.6h.）。加合百服宁等也具有较好的疗效。

必须注意切勿滥用镇痛药物，因为其本身也可引起药物性头痛。遇下列情况应考虑药物过量：①开始头痛缓解后头痛持续性加重；②停用药物后头痛减轻；③阿司匹林（每周>45g）；④吗啡制剂>2 次/周。

（2）抗焦虑、抗抑郁药物：可以缓解患者的焦虑及抑郁症状，减少紧张型头痛的头痛频率和持续时间。目前常用的抗焦虑药物为阿米替林，可采用每晚 12.5mg（即半片）作为首次剂量，以后逐渐加量，以次日不出现困倦为原则。一般疗程为 2～3 个月。阿米替林可产生口干、震颤及体重增加。对于患有青光眼、前列腺肥大、心律失常和癫痫的患者避免使用。

（3）肌肉松弛剂：对紧张型头痛患者应了解有无颅周和面部肌肉收缩，也可采用肌肉松弛剂治疗，常用的有妙纳、巴氯芬、氯唑沙宗、美他沙酮、美索巴莫等。

2.非药物治疗

（1）心理治疗：紧张型头痛患者常有疑病观念，总认为自己患有躯体疾病。应配合适当的心理治疗。

（2）物理及生物反馈治疗：有助于解除肌肉痉挛，减轻头痛。

（3）局部神经阻滞：双侧颞部或痛点局部注射 1‰ 利多卡因＋维生素 B_{12}，可明显缓解疼痛，1 次/周，5 次为一疗程。

五、外伤后头痛

头痛是头部外伤的一个重要症状，但头痛的程度与外伤的严重程度并不成比例。外伤后头痛的产生除有器质性因素外，心理和社会因素可能也发挥着重要作用。女性外伤后头痛较男性常见。

（一）临床表现

外伤后头痛分为急性和慢性两种。急性外伤后头痛在意识恢复或头部外伤后 8 周内消失，而慢性外伤后头痛则持续 8 周以上。

外伤后头痛的临床表现多种多样，可表现为紧张型头痛、偏头痛、枕神经痛、丛集性头痛、眶上和眶下神经痛的特征。外伤也可因神经根的硬脑膜根袖撕裂或筛板骨折引起脑脊液外漏，从而表现为低颅压性头痛。其中紧张型头痛约占外伤后头痛的 85％，头痛可表现为全头、颈枕部、双额部、双颞部的压痛、酸痛、紧缩感或难以名状的疼痛。

外伤后头痛患者常伴有其他心理和躯体的不适，如易怒、焦虑、抑郁、人格改变、记忆障碍、注意力不集中、反应迟钝、头晕、耳鸣、听力下降、视物模糊、疲劳、睡眠障碍、性欲减退及食欲减退等。少数可因为外伤出现癫痫、震颤或肌张力不全，甚至出现硬膜下或硬膜外血肿，以及颅内静脉窦血栓形成的表现。

（二）诊断要点

国际头痛学会确定的外伤后头痛的分型和诊断标准如下：

1. 急性外伤后头痛

（1）具有明显头部外伤和（或）肯定体征

1）起码符合以下一项提示头部严重外伤：①意识丧失；②外伤后记忆缺失达 10min 以上；③至少有下列两项表明有相关异常：临床神经系统检查、头颅 X 线平片、神经影像学检查、诱发电位、脑脊液检查、前庭功能检查、神经心理学检查。

2）意识恢复后（如无意识障碍，则在外伤后）14 天内出现头痛。

3）头痛在意识恢复后（如无意识障碍，则在外伤后）8 周内消失。

（2）具有轻微外伤但无肯定体征

1）不能满足上述头部严重外伤条件的头部外伤。

2）外伤后 14 天内出现头痛。

3）头痛在外伤后 8 周内消失。

2. 慢性外伤后头痛　符合急性外伤后头痛诊断，且头痛在外伤后持续 8 周以上，即诊断为慢性外伤后头痛。

（三）治疗方法

急性外伤后头痛应让患者休息，给予适当的心理安慰，同时给予简单镇痛药或非甾体类抗炎药，此外还应针对可能出现的记忆障碍、情绪和人格障碍及其他伴随症状进行相应的治疗。

慢性外伤后头痛的治疗应针对不同的患者进行相应的治疗。如表现为紧张型头痛和偏头痛，应采取对症治疗和预防复发的治疗。对长期应用非甾体类抗炎药或含有咖啡因的食品或药物者，应警惕药物反跳性头痛的发生。

对出现枕神经痛的患者，可服用卡马西平、巴氯芬或加巴喷丁，适当应用肌肉松弛剂也有一定的帮助。

也可通过枕神经阻滞治疗缓解患者的疼痛。

对伴有焦虑、抑郁症状的患者,除心理治疗外,可应用三环类抗抑郁药如阿米替林、多塞平(多虑平),或者单胺氧化酶抑制剂等进行治疗。

此外,三维正脊、按摩、针灸、理疗等辅助治疗对外伤后头痛可能均有一定的帮助。

六、三叉神经痛

三叉神经痛是三叉神经分布区的一种发作性突发性剧痛,分为原发性和继发性(或症状性)两大类。继发性三叉神经痛是指继发于肿瘤、脱髓鞘等明确病变的三叉神经痛。在三叉神经痛患者中,大约 1% ~ 5% 有脑肿瘤存在,多见听神经瘤和胆脂瘤。原发性三叉神经痛的病因尚不十分清楚,目前认为主要是由于颅内血管压迫所致;也可能是由于牙齿脱落及慢性感染所致;三叉神经痛的发作性也可能有中枢机制的参与,三叉神经的逆行活动可能改变了三叉神经核的电生理活动方式。

(一)临床表现

三叉神经痛具有以下几个临床特征。

1.发作性　三叉神经痛为发作性"闪电"或"触电"样疼痛,每次持续数秒钟到数分钟,一般为 20 ~ $30s$。

2.触发性　面部特别是口周区的轻度触觉刺激即可诱发三叉神经痛。说话、咀嚼、刷牙、洗脸均可诱发疼痛的出现和加重,严重者微风或身体运动亦可诱发。一般在疼痛发作后有 2 ~ $3min$ 的不应期。

3.间歇性　在三叉神经痛频繁发作期间,大多数有数周到数月的间歇期。

4.单侧性　大多数三叉神经痛均在单侧发生。少数患者在病程中可再出现另一侧的三叉神经痛。双侧同时发生者仅占 0.5%。三叉神经痛多发生在第Ⅱ、第Ⅲ支的分布区,发生在第1支分布区的少见。

5.原发性三叉神经痛　无神经系统定位体征,一些患者在疼痛发作时可以在其分布区域发现有痛觉过敏或痛觉减退,有的甚至出现角膜反射迟钝,但发作停止后这些体征即消失。如果发现这些体征持续存在,应考虑为继发性三叉神经痛。

6.卡马西平及神经阻滞有效　对三叉神经痛的治疗效果良好,这一特点也可作为三叉神经痛与其他面部疼痛如牙源性疼痛、非典型面部痛和颞颌关节紊乱的鉴别要点之一。

(二)诊断要点

国际头面痛学会分类委员会确定的原发性三叉神经痛的诊断标准为:

1.阵发性发作的面部疼痛,持续数秒。

2.疼痛至少包含以下四个标准:①疼痛只限于三叉神经的一支或多支分布区;②疼痛为突然的、强烈的、尖锐的、皮肤表面的刺痛或烧灼痛;③疼痛程度严重;④刺激扳机点可诱发疼痛;⑤具有疼痛发作间歇期。

3.无神经系统损害表现。

4.每次发作形式相似。

5.排除其他引起面部疼痛的疾患。

对于疑为继发性三叉神经痛患者,应进行详细的体格检查,必要时行头颅 CT 或 MRI 检查。MRI 薄层扫描和 MRA 有助于明确有无微小病变以及颅内血管和三叉神经根的位置关系。

(三)治疗方法

1.药物治疗　卡马西平为首选药物,如果无效或出现不可耐受的副作用,可选择其他抗癫痫药物,也可选择抗痉挛药物如巴氯芬或多巴胺受体阻滞剂。

（1）抗癫痫药物：

1）卡马西平：通常由 100mg 每日 2 次开始，以后每日增加 100mg，直至疼痛缓解或消失（可增至 200～400mg，每日 3 次），用此有效量持续 2～3 周，然后逐渐减少，找出最小有效量，再以此维持量服用数月。本药孕妇忌用。其副作用可有嗜睡、眩晕、药疹、消化障碍、复视、共济失调等，减量或停药后一般可消失。但长期应用可发生骨髓抑制及肝功能损害，需注意观察。

2）苯妥英钠：初服 0.1g，每日 3 次，以后每日增加 0.1g，直至疼痛停止（或至 0.2g，每日 3 次），继续应用 2～3 周，然后（或出现中毒症状时）逐渐减量，还应以最小有效量维持在疼痛停止后数月。其主要副作用为共济失调（头晕、步态不稳等）、视力障碍、齿龈增生及白细胞减少等。

3）氯硝西泮：开始剂量为 0.5mg，每天 3 次，以后每 3 天增加 0.5～1mg，直至疼痛缓解。但其不良反应较重，主要为嗜睡和步态不稳。

4）丙戊酸钠：常用剂量为 600～1200mg。服用期间应定期检查肝、肾功能。

5）加巴喷丁：起始剂量为 300mg/d，以后逐渐增量至疼痛控制，一般用量为 1200mg/d，最大可至 2400mg/d。

6）拉莫三嗪和托吡酯（妥泰）也可选用。

（2）抗痉挛药物：巴氯芬既可在卡马西平或苯妥英钠无效时单独使用，也可与它们联合应用，以增强治疗效果。使用时应从小剂量开始，逐步增量，初始剂量可用 5mg，每天 3 次；3 天后改为 10mg，每天 3 次；以后每 3 天增加一次剂量，每日总剂量增加 15mg，最大剂量为 40～80mg/d。常见的不良反应为嗜睡、头晕及疲乏。

2.神经阻滞治疗　如药物治疗无效，或者出现明显的副作用，可采用神经阻滞治疗。对于下颌神经分布区疼痛的患者，可行下颌神经阻滞术；上颌神经分布区疼痛者，可行上颌神经阻滞术。对于三叉神经任何一支或多支疼痛者，均可选行半月神经节药物或射频毁损术，治疗应在影像学设备的引导和定位下进行，以保证疗效和防止并发症。

3.手术治疗　如果药物治疗无效，或出现明显副作用者，应考虑采用外科手术治疗。现多采用的手术为微血管减压术。

七、舌咽神经痛

舌咽神经痛是发生在舌咽神经感觉支配区的一种发作性剧烈疼痛。分为原发性和继发性。原发性舌咽神经痛最为多见，其病因不明，可能与局部缺血有关，亦可能与某些原因造成舌咽神经及迷走神经脱髓鞘病变，从而导致舌咽神经的传入冲动与迷走神经之间发生"短路"有关。近年来，由于显微外科的开展，证实了部分患者与椎动脉或小脑后下动脉压迫第Ⅸ、第Ⅹ对脑神经有关。解除压迫后疼痛缓解。

继发性舌咽神经痛通常由舌咽神经或其周围肿瘤、血管病变或炎症累及该神经所致。常见原因有茎突过长、茎骨舌骨韧带钙化、椎动脉粥样硬化、颅内外肿瘤（如脑瘤、颈部肿瘤）、蛛网膜炎及附近组织炎症等。

（一）临床表现

1.疼痛特点　为阵发性疼痛，绝大多数患者无发病先兆（个别有某种异常或不适），疼痛常突然发作或突然停止。疼痛性质与三叉神经痛相似，为剧烈疼痛，呈电击样、针刺样、刀割样、烧灼样。每次发作短暂，仅持续数秒至数十秒钟（极少数有时持续数分钟），轻者每年发作数次，重者一天可发作数次。间歇期长短不一，期间可完全无痛。

2.疼痛部位　主要位于舌根部、咽部、扁桃体窝，可放射到耳、下颌角和上颈部。发作时疼痛多始于一侧的舌根和扁桃体，迅速扩及咽部和软腭，并常向同侧耳道深部、下颌角底部放射，偶尔亦可波及耳颞部和颈枕部。少数疼痛仅局限于外耳道及其周围。

3.触发因素　扳机点（触发点或触发带）大多在同侧的舌根、腭、扁桃体窝或咽后壁、耳部或外耳道，触及该部位即可引起疼痛发作，而触摸颜面部皮肤不会触发疼痛。缓解期扳机点消失。

诱因多见于吞咽食物时，其次是在打哈欠、说话、咳嗽、掏耳及舌的轻微运动等动作时诱发。

4.伴随症状　疼痛发作可伴随晕厥、心律不齐、心动过缓、心脏停搏及癫痫发作。还可出现低血压、唾液分泌增加、出汗、流泪、局部充血、阵发性咳嗽以及喉部痉挛感等。

（二）诊断要点

根据典型的疼痛性质、疼痛部位及触发因素，典型病例不难诊断。对于不典型病例可行可卡因或丁卡因试验，即用10％可卡因或1％丁卡因溶液喷涂在患侧扁桃体及咽部，疼痛停止并维持1～2h，做正常咀嚼和吞咽不再触发疼痛发作为阳性。舌咽神经痛的患者此试验阳性率高达90％。原发性舌咽神经痛一般无阳性体征。

继发性舌咽神经痛的部位与原发性相同，但疼痛的持续时间长，无明显缓解期，无扳机点，常伴有神经系统体征，X线、CT及MRI等检查可发现原发病的异常或病理改变。

（三）治疗方法

1.药物治疗　舌咽神经痛的药物治疗和三叉神经痛相同。主要是苯妥英钠和卡马西平，一般镇痛药物无效。药物治疗的有效率为50％。少数患者疼痛完全缓解，但复发率较高。

2.神经阻滞　包括局部神经阻滞和舌咽神经阻滞疗法。局部神经阻滞可用丁卡因或利多卡因等局部麻醉药行咽喉部喷洒。

（1）舌咽神经阻滞。

（2）舌咽神经药物毁损性阻滞：顽固的原发性舌咽神经痛可在多次局麻药阻滞的基础上试行舌咽神经干化学药物（乙醇、阿霉素等）毁损性阻滞治疗。

（3）射频热凝术：经皮射频热凝术是在CT或X线透视下，对舌咽神经干或经颈静脉孔对岩下神经节进行电凝。可能会发生声带麻痹，由于舌咽神经周围有许多重要的血管和神经组织，操作的难度较大，要谨慎进行，但安全性大于舌咽神经药物毁损性阻滞和开颅微血管减压术。

3.手术疗法

（1）微血管减压术

枕骨下开颅探查舌咽神经，有血管压迫者，使其松解可使疼痛停止，无神经功能的丧失。

（2）颅内切断舌咽神经及迷走神经分支

为外科治疗应用最多、效果最好的方法，但手术后存在有程度不等的吞咽困难，甚至因手术后并发症而死亡。

（姜卫荣）

第四节　颈、肩部和上肢疼痛

一、颈椎病

因颈椎间盘退行性变本身及其继发性改变刺激或压迫邻近组织，并引起各种症状和（或）体征者，称之为颈椎病。可粗分为颈神经根痛、颈关节突综合征等。

（一）临床表现

1.颈型颈椎病

（1）症状：以青壮年居多，颈部感觉酸、痛、胀等不适。酸胀感以颈后部为主。女性患者多诉肩胛、肩部也有不适。部分患者有颈部活动受限，少数可有一过性上肢麻木，但无肌力下降及行走障碍。

（2）体征：患者颈部一般无歪斜。生理曲度减小或消失，常用手指捏颈项部。棘突间及棘突旁可有压痛。

2.神经根型颈椎病

（1）根性痛：根性痛是最常见的症状，疼痛范围与受累脊椎节段的脊神经分布区相一致。与根性痛相伴随的是该神经分布区的其他感觉障碍，其中以麻木、痛觉过敏、感觉减弱等为多见。

（2）根性肌力障碍：早期可出现肌张力增高，但很快即减弱并出现肌无力和肌萎缩征。在手部以大小鱼际肌及骨间肌萎缩最为明显。

（3）腱反射异常：早期出现腱反射活跃，后期反射逐渐减弱，严重者反射消失。然而单纯根性受压不会出现病理反射。若伴有病理反射则表示脊髓本身也有损害。

（4）颈部症状：颈痛不适，颈旁可有压痛。压迫头顶时可有疼痛，棘突也可有压痛。

（5）特殊试验：当有颈椎间盘突出时，出现压颈试验阳性。脊神经牵拉试验阳性。

3.脊髓型颈椎病

（1）症状：患者首先出现双侧或单侧下肢发沉、发麻的症状，随之出现行走困难，下肢肌肉发紧，行步慢，不能快走，重者明显步态蹒跚，更不能跑。双下肢协调差，不能跨越障碍物。双足有踩棉花样感觉。自述颈部发硬，颈后伸时易引起四肢麻木。一般下肢症状可先于上肢症状出现，上肢一侧或两侧先后出现麻木、疼痛。部分患者有括约肌功能障碍、尿潴留。除四肢症状外，往往有胸1平面以下皮肤感觉减退、胸腹部发紧，即束带感。

（2）体征：最明显的体征是四肢肌张力升高，严重者稍一活动肢体即可诱发肌肉痉挛，下肢往往较上肢明显。下肢的症状多为双侧，严重程度可有不同。上肢的典型症状是肌无力和肌萎缩，并有神经根性感觉减退，下肢肌萎缩不明显，主要表现为肌痉挛、反射亢进，出现踝阵挛和髌阵挛。皮肤的感觉平面检查常可提示脊髓真正受压的平面。Hoffmann征阳性，Babinski、Oppenheim、Chaddock、Gordon征亦可阳性。腹壁反射、提睾反射可减弱甚至消失。

4.椎动脉型颈椎病

（1）眩晕：头颅旋转时引起眩晕发作是本病的最大特点。

（2）头痛：由于椎-基底动脉供血不足，侧支循环建立，血管扩张引起头痛。头痛部位主要是枕部及顶枕部，以跳痛和胀痛多见，常伴有恶心、呕吐、出汗等自主神经功能紊乱症状。

（3）猝倒是本病的一种特殊症状。发作前并无预兆，多发生于行走或上台阶时，头颈部过度旋转或伸屈时可诱发，反向活动后症状消失。这种情形多系椎动脉受刺激后血管痉挛，血流量减少所致。

（4）视力障碍：患者突然弱视或失明，持续数分钟后逐渐恢复视力，此系双侧大脑后动脉缺血所致。此外，还可有复视、眼睛闪光、冒金星、黑矇、幻视等现象。

（5）感觉障碍：面部感觉异常，口周或舌部发麻，偶有幻听或幻嗅。

（二）诊断要点

1.颈型颈椎病

（1）颈部、肩部及枕部疼痛，头颈部活动因疼痛而受限制。因常在早晨起床时发病，故被称为落枕。

（2）颈肌紧张，有压痛点，头颅活动受限。

（3）X线片上显示颈椎曲度改变，动力摄片可显示椎间关节不稳与松动；由于肌痉挛头偏歪，侧位X线片上出现椎体后缘一部分重影，小关节也呈部分重影。

2.神经根型颈椎病

（1）具有典型的根性症状，其范围与受累脊椎节段相一致。颈肩部、颈后部酸痛，并沿神经根分布区向下放射到前臂和手指，有时皮肤有过敏，抚摸有触电感，神经根支配区域有麻木及明显感觉减退。

（2）脊神经根牵拉试验多为阳性，痛点注射对上肢放射痛无明显疗效。

（3）X线正位片显示钩椎关节增生。侧位片示生理前弧消失或变直，椎间隙变窄，骨刺形成。伸屈动力片示颈椎不稳。

3.脊髓型颈椎病

（1）自觉颈部无不适，但手动作笨拙，细小动作失灵，协调性差。胸部可有束带感。

（2）步态不稳，易跌倒，不能跨越障碍物。

（3）上、下肢肌腱反射亢进，张力升高，Hoffmann征阳性，可出现踝阵挛和髌阵挛，重症时Babinski征可能呈阳性。早期感觉障碍较轻，重症时可出现不规则痛觉减退。感觉丧失或减退区呈片状或条状。

（4）X线显示病变椎间盘狭窄，椎体后缘骨质增生。

（5）MRI检查示脊髓受压呈波浪样压迹，严重者脊髓可变细，或呈念珠状。磁共振还可显示椎间盘突出，受压节段脊髓可有信号改变。

4.椎动脉型颈椎病

（1）颈性眩晕（即椎-基底动脉缺血征）和猝倒史，且能除外眼源性及耳源性眩晕。

（2）个别患者出现自主神经症状。

（3）旋颈诱发试验阳性。

（4）X线片显示椎体不稳及钩椎关节增生。

（5）椎动脉造影及椎动脉血流检测可协助定位但不能作为诊断依据。

（三）治疗方法

颈椎病应采用综合治疗。

1.颈椎病非手术疗法的基本原则

1）非手术疗法应符合颈椎的生理解剖学基础。由于颈椎的解剖结构和生理功能的特殊性，要求在治疗上严格遵循这一原则。粗暴操作，超过颈部骨骼和韧带的强度，可突然出现神经症状，甚至完全瘫痪。

2）非手术疗法应密切观察患者的反应，超过颈椎骨关节生理限度的操作，往往会造成局部损伤。轻者局部水肿，渗出增加，粘连形成，重者可使韧带撕裂，不稳加重。长期推拿可使骨赘形成加速。因此，如推拿后患者感到不适或牵引后颈部疼痛加重，应立即停止这种疗法。

3)非手术治疗的目的应是纠正颈椎伤病的病理解剖状态,停止或减缓伤病的进展,有利于创伤的恢复及病变的康复,预防疾病的复发。

2.颈椎病非手术疗法的适应证

(1)轻度颈椎间盘突出症及颈型颈椎病。

(2)早期脊髓型颈椎病。

(3)颈椎病的诊断尚未肯定而需一边治疗一边观察者。

(4)全身情况差,不能耐受手术者。

(5)手术恢复期的患者。

(6)神经根型颈椎病。

3.颈椎病非手术治疗方法

(1)颈椎牵引疗法:目前牵引的器械较多,但大致分为坐式牵引和卧式牵引。从生物力学的角度看,卧式牵引效果较好。卧式牵引的优点是患者可以充分休息,可以在睡眠肌肉松弛时牵引。

(2)制动法:颈椎制动包括颈托、围领和支架三类。

(3)三维正脊、理疗、推拿、按摩、针灸和穴位注射治疗等方法,对多数患者有治疗作用。

(4)家庭疗法:家庭疗法是一个综合性的治疗方法,集康复、预防于一体,方法也较多。家庭疗法的主要内容包括纠正和改善睡眠及工作中的不良体位,牵引及使用围领等。家庭疗法是正规治疗的基础,对颈椎病的预防和康复具有重要作用。

(5)药物治疗:常用的药物有硫酸软骨素 A、复方软骨素片、丹参片或复方丹参片、维生素 E、维生素 B、颈痛灵及抗炎药物。

颈部硬膜外局麻药加激素是治疗颈椎病的有效方法。若伴有睡眠障碍和抑郁症,可加用三环类抗抑郁药。

4.颈椎病的手术治疗 当颈椎病发展到一定程度,必须采用手术治疗方可中止对神经组织的进一步损害。多数情况下,前路手术更合理,而后路手术为前路手术的补充治疗手段。不过,当有后纵韧带骨化时,脊髓广泛受压,宜采用后路手术。

(1)颈椎病手术适应证

1)颈椎病发展至出现明显的脊髓、神经根、椎动脉损害,经非手术治疗无效者。

2)原有颈椎病的患者,在外伤或其他原因的作用下症状突然加重者。

3)伴有颈椎间盘突出症经非手术治疗无效者。

4)颈椎病患者,出现颈椎某一节段明显不稳,颈痛明显,经正规非手术治疗无效,即使无四肢的感觉、运动障碍,亦应考虑手术治疗以中止可以预见的病情进展。

(2)颈椎病手术禁忌证:颈椎病手术不受年龄的限制,但必须考虑全身情况。若肝脏、心脏等重要脏器患有严重疾病,不能耐受者,应列为手术禁忌证。此外,颈椎病已发展至晚期,或已瘫痪卧床数年,四肢关节僵硬,肌肉有明显萎缩者,手术对改善生活质量已没有帮助时,也不宜手术。若颈部皮肤有感染、破溃,则需在治愈这些局部疾患后再考虑手术。

二、颈椎间盘突出症

颈椎间盘突出症是指有轻重不等的颈部外伤史,影像学检查证实有椎间盘破裂或突出,而无颈椎骨折、脱位,并存在相应临床表现者。致伤原因主要是加速暴力使头部快速运动导致颈部扭伤,多见于交通事故或体育运动。

（一）临床表现

本病起病急,大多数病例有明显头颈部外伤史。临床表现因压迫部位和程度不同而有较大差异。根据椎间盘突出部位及压迫组织不同,可分为侧方型、中央型、旁中央型。

1.侧方型颈椎间盘突出症

（1）症状

1)颈痛、僵硬、活动受限。

2)颈部过伸时可产生剧烈疼痛,并可向肩部或枕部放射。

3)一侧上肢疼痛或麻木感,但很少两侧同时发生。

（2）体征

1)颈部处于僵直位。

2)病变节段椎旁压痛、叩痛,颈根部棘突间及肩胛内侧可有压痛。

3)颈脊神经根张力试验阳性。

4)受累神经根支配区感觉、运动和反射改变。支配肌肉可有萎缩及肌力减退现象。

2.中央型颈椎间盘突出症

（1）症状

1)不同程度的四肢无力,下肢往往重于上肢,表现为步态不稳。

2)病情严重者出现四肢不完全性或完全性瘫痪。

3)大、小便功能障碍,表现为尿潴留和排便困难。

（2）体征

1)不同程度的四肢肌力下降。

2)感觉异常,深、浅感觉均可受累,因椎间盘突出节段不同、感觉异常平面的高低各异。

3)四肢肌张力增高。

4)腱反射亢进,可出现髌阵挛及踝阵挛,病理征如 Hoffmann、Oppenheim 征阳性。

3.旁中央型颈椎间盘突出症　突出部位偏于一侧而介于颈脊神经根和脊髓之间,压迫单侧神经根和脊髓。

（二）诊断要点

1.病史　头颈部外伤史,有时是轻微的颈部扭伤。起病急,发病前无症状,起病后出现颈脊髓或神经根受压的症状和体征。

2.影像学检查

（1）颈椎 X 线片

1)颈椎生理弧度减小或消失。

2)年轻或急性外伤性突出者,椎间隙可无明显异常,但年龄较大者,受累椎间隙可有不同程度的退行性改变。

3)椎前软组织阴影,在急性过伸性损伤所致的椎间盘突出可见增宽。

4)颈椎动力摄片时可显示受累节段失稳。CT 扫描虽对本病诊断有一定帮助,但往往无法依靠常规 CT 确诊。磁共振成像(MRI)直接显示颈椎间盘突出部位、类型,可从脊髓和神经根受损的程度,为颈椎间盘突出症的诊断、治疗方法的选择及预后提供可靠依据。

（2）肌电图:用于确定神经根损害,对神经根的定位有一定意义。

（三）治疗方法

以非手术治疗为主，如出现脊髓压迫症状，应尽早施行手术治疗。

1.非手术疗法

（1）颈椎牵引：原无退变的颈椎间盘突出症，经牵引恢复其椎间隙高度，部分突出物有望还纳。牵引方法：采取坐位或卧位，用枕颌带（Glison 带）牵引，重量 2.0～3.0kg，一般认为持续牵引比间断牵引效果好，2周为一疗程。

（2）颈部围领制动：主要作用是限制颈部活动和增强颈部的支撑作用，减轻椎间盘内压力。一般可采用简易颈部围领保护，对严重病例伴有明显颈椎失稳者可采用石膏托颈固定。对牵引后症状缓解者制动有利于病情恢复。

（3）理疗：对轻型病例仅有神经根刺激症状者有一定效果，其中以蜡疗和离子透入疗法效果较好。

（4）药物治疗：对症处理，对疼痛剧烈者可采用镇静、镇痛药物。

2.手术疗法 对颈椎间盘突出症诊断准确、神经根或脊髓压迫症状严重者应采取手术治疗。术式包括：颈前路减压术、颈后路减压术、颈椎间盘显微切除术、经皮穿刺椎间盘旋切术等。

微创溶盘术：对于单纯颈椎间盘突出，可在 CT 或 X 线引导下行颈椎间盘穿刺，选择给予射频热凝、激光消溶、臭氧消溶、胶原酶消溶等治疗，效果较好。临床常用射频热凝＋臭氧消溶。

三、肩部创伤性肌腱炎

肩部创伤性肌腱炎是指肩峰下滑囊炎、肩袖肌腱炎而言。在体操、投掷、排球、乒乓球、游泳及举重运动员中非常多见。疼痛的产生是肩袖或肩峰下滑囊与肩峰和肩喙韧带相互摩擦造成的。

（一）临床表现

有明显的扭伤或运动过度病史。主要症状是肩痛，其次是肩活动受限、肌肉痉挛和肌肉萎缩。

急性期主要表现为急性肩峰下滑囊炎症状，肩部疼痛，活动受限，肩峰下面有剧烈压痛。克服阻力时肩各个方向的活动都有疼痛。

亚急性期主动或被动地使上臂外展至 60°～120°时或内、外旋时疼痛（但被动将上臂外展超过 120°，则疼痛消失或减轻），肱骨大结节部压痛，外展或内、外旋克服阻力时也痛，肩外展受限。

慢性期肩一般不痛，即使令肩外展、内外旋克服阻力时也不痛，只有在做某一特殊动作时才痛，例如标枪运动员臂上举做反弓投掷姿势时。

（二）治疗方法

根据病情的轻重，可用固定、注射治疗、理疗或手术等方法处理。

1.固定 急性炎症时疼痛剧烈，应卧床休息，并将上臂外展 30°固定，以减少肌肉活动减轻疼痛。

2.局部注射 在压痛点及滑囊内注入 1%普鲁卡因或 0.5%利多卡因 5～10ml＋醋酸泼尼松龙 25mg，常有奇效。每周注射 1 次，5 次为一疗程。对于疼痛明显者，应加服非甾体类抗炎药。有效止痛后，加强功能锻炼。

3.物理治疗 急性期可用热灯照射，每日 2 次，每次 20min；亚急性病例可用紫外线（4～5 生物剂量）照射 2～3 次，每次间隔时间 3～4 天。此外，也可用直流电离子透入或超高频超声波等治疗。

4.功能锻炼 急性病例应在急性期过去后，开始肩关节的回环及旋转运动；亚急性病例以不痛为原则，进行三角肌及肩袖肌群的活动，改善血液循环，增加肌力，防止肌萎缩；慢性病例应加强三角肌力量的练习。

四、肱二头肌长头腱鞘炎

由于肩关节超常范围的肩活动,使肱二头肌长头肌腱不断地在结节间沟中横行或纵行滑动反复磨损导致损伤,或突然的牵扯致伤,肌腱与腱鞘发生创伤性炎症。

(一)临床表现

相当于肱二头肌长头肌腱处有剧烈的疼痛,关节活动明显受限,提物或使二头肌收缩并克服阻力时都有疼痛。慢性劳损的患者,主诉三角肌部疼痛,压痛点较局限。

(二)诊断要点

1.肩部疼痛,夜间加重。

2.结节间沟部压痛。

3.Speed 试验:使患侧肘关节伸直,做对抗性肩关节前屈运动,若结节间沟部疼痛或疼痛加剧即为阳性。

4.Yergason 试验:屈肘 90°,做抗阻性二头肌收缩,若结节间沟部疼痛即为阳性。如同时做肩关节被动外旋动作,出现疼痛,则为 Yergason 加强试验阳性。

(5)与健侧对比,患侧肱二头肌肌力减弱。

(6)结节间沟局部注射治疗,症状显著减轻。

(7)X 线摄片偶见结节间沟部钙化影。

(8)肩关节造影:肱二头肌长头肌腱鞘充盈不全或闭锁。

(三)治疗方法

1.1% 普鲁卡因或利多卡因 5～10ml＋醋酸泼尼松龙 25mg 局部注射治疗,效果较肯定。急性期过后可行功能锻炼,防止僵冻肩发生。

2.手术治疗:可行长头腱下移固定在结节间沟内或移植在喙突上或肩峰成形术。适应证:①非手术治疗无效;②肱二头肌长头肌腱已在结节间沟中粘连;③骨性纤维腱鞘内骨赘形成,造成狭窄;④长头腱变性,部分肌纤维断裂。

五、肩峰下滑囊炎

位于冈上肌腱表面与肩峰之间的肩峰下滑囊发生炎症,急性期滑囊肿胀,慢性期囊壁增厚,囊腔粘连。本病好发年龄 40～50 岁。

(一)临床表现

初起感肩前上方疼痛、疲劳,疼痛可向斜方肌方向或上肩和前臂放射。肩上举时症状加重。急性期疼痛较重,夜间不能入眠,患肩不能受压。肩峰下区及大结节近侧有局限性压痛。肩关节连续性伸屈运动可扪及关节内摩擦感。

(二)诊断要点

1.外伤史。

2.肩峰下区及大结节近侧有局限性压痛。

3.肩前上方疼痛。

4.撞击试验阳性。

5.疼痛弧征阳性:患肩上举 60°~120°范围出现疼痛。

(6)臂坠落试验阳性:被动抬高患臂至上举 90°~120°范围,撤除支持,患臂不能自主支撑而发生臂坠落和疼痛。

(7)肩关节活动受限:肩关节外展、外旋及上举受限。

(8)后期出现肌肉萎缩。

病史和体征具备(1)、(2)、(3)三项,再加上(4)、(5)、(6)、(7)四项中的任何一项阳性体征,诊断即可成立。

(三)治疗方法

1.手术治疗　急性期患肩制动,三角巾悬吊;口服非甾体类抗炎药物;局部注射治疗。炎症消退,症状缓解,开始进行肩关节功能的康复训练。

2.手术适应证　陈旧性冈上肌腱断裂者;存在肩峰下撞击因素者。

3.手术方法　有肩袖修复术、肩峰成形术。

六、肩关节周围炎

肩关节周围炎简称肩周炎,为肩痛及运动功能障碍的症状群。广义的肩周炎包括了肩峰下滑囊炎、冈上肌腱炎、肩袖撕裂、肱二头肌长头腱鞘炎、喙突炎、冻结肩、肩锁关节病变等多种疾患。狭义的"肩周炎"为"冻结肩"或"五十肩"的同义词。

(一)临床表现

本病发病过程分为以下三个阶段。

1.急性期　又称冻结进行期。起病急骤,疼痛剧烈,肌肉痉挛,关节活动受限。夜间疼痛加重,难以入眠。压痛范围广,X 线检查无异常。

2.慢性期　又称冻结期。此时疼痛相对缓解。由急性期肌肉痉挛造成的关节功能受限发展到关节挛缩性功能障碍。关节周围软组织呈"冻结"状态。X 线检查偶可观察到肩峰、大结节骨质稀疏和囊样变。关节镜检查:关节腔内粘连,关节容积减小,腔内可见纤维条索及漂浮的碎屑。

3.功能恢复期　炎症逐渐吸收,血液供给恢复正常,滑膜逐渐恢复滑液分泌,粘连吸收,关节容积逐渐恢复正常,大多数患者肩关节功能可恢复正常或接近正常。肌肉萎缩需较长时间的锻炼才能恢复正常。

(二)治疗方法

1.非手术治疗　急性期解痉止痛。可制动,口服非甾体类抗炎药物,局部注射治疗;冻结期应在止痛条件下做适当的功能锻炼,防止关节挛缩加重。

2.手法松解术　适用于无痛或疼痛已基本缓解的肩关节挛缩症患者。在全身麻醉下分别在矢状面行后伸松解,在冠状面行外展、内收松解,最后做内旋、外旋的轴向松解,手法松解术必须用力徐缓,忌暴力,必须依次按矢状面、冠状面及轴向的顺序进行松解。

3.手术治疗　冻结期患者,伴有重度关节挛缩,经非手术治疗无效,可用手术方法剥离粘连。

七、前臂骨间综合征

前臂骨间综合征多在前臂急性创伤或前臂和肘部的反复运动后发生,如使用冰镐之后。

(一)临床表现

主要为前臂近端和手腕深部的剧烈疼痛。随着病情的进展,患者会抱怨自己活动时前臂无力或者是沉重感。体格检查会发现患者由于拇长伸肌腱和拇伸深肌腱的麻痹不能弯曲拇指关节和示指关节的远端。某些患者还表现为在前臂旋前圆肌区域的超敏感性。在肘部以下的 6～8cm 处还会出现正中神经前臂骨间分支区域的 Tinel 征。

(二)治疗方法

1.非甾体类抗炎药或 COX -2 酶抑制剂。

2.三环类抗抑郁药如阿米替林 25mg 睡前服用,它的副作用有助于治疗睡眠障碍。

3.避免前臂的重复运动。

4.如果上述治疗不能缓解症状,可采用局麻药和激素于肘部正中神经注射。

5.若症状持续不缓解,可行手术探查和正中神经减压。

八、尺骨鹰嘴滑囊炎

尺骨鹰嘴滑囊炎缓慢发生,是由于反复刺激尺骨鹰嘴滑囊,或急性损伤或者感染所致。如果炎症变成慢性,则关节囊会发生钙化。

(一)临床表现

患者在肘部做任何运动时都会感觉到疼痛,尤其在伸展运动时会加剧。疼痛定位在尺骨鹰嘴部,但常会在肘关节上方感到疼痛。物理检查常提示尺骨鹰嘴的疼痛点和关节囊的肿胀,被动地伸肘和肩部外展时也会出现疼痛,在关节囊周围按压也会导致疼痛。

X 线平片可以发现肘关节内部小的钙化灶和慢性炎症改变。如果怀疑感染,则应该抽取关节囊液,行革兰染色,并进行细菌培养,然后选择合适的抗生素进行治疗。

(二)治疗方法

短期应用镇痛药、非甾体类抗炎药、COX -2 酶抑制剂。用护肘来防止肘关节的损伤。若疼痛没有改善,可局部注射局麻药加糖皮质激素。

(宋成凤)

第五节　胸背部疼痛

一、胸壁疼痛

胸壁由软组织及骨性胸廓构成。骨性胸廓是由 12 块胸椎和椎间盘、12 对肋骨和胸骨组成的骨架;软组织为胸壁固有肌、神经、血管、淋巴等组织,填充于骨架之间的空隙中。胸壁结构原发性和继发性病变均可引起疼痛。

(一)临床表现

1.症状　局部疼痛,尤其在深呼吸、咳嗽或转动体位时加剧,严重时可出现呼吸困难。

2.体征　受伤的局部胸壁有时肿胀,按之有压痛,甚至可有骨摩擦感。用手挤压前后胸部,能引起局部疼痛加重甚至产生骨摩擦音。

3.辅助检查 胸部 X 线摄片可有肋骨骨折线或断端的错位,同时有助于判断无气胸、血胸的存在。但前胸肋软骨折断不能显示 X 线征象。胸壁 B 超检查可提供软组织异常的证据。

(二)诊断要点

1.根据病史及放射线证据确诊。

2.在缺乏放射线证据的情况下,损伤的部位可由轻轻地触诊胸壁,使患者深呼吸来确定。挤压征阳性可帮助诊断。

(三)治疗方法

1.病因治疗 病因治疗是主要的治疗方法,在明确疼痛的原因后应积极采取病因治疗,如胸椎骨转移癌、椎管内肿瘤、糖尿病、椎间盘脱出、骨折等。

2.一般治疗 最初的治疗是休息,避免增加疼痛的剧烈活动。可以使用肌肉松弛剂,尽量使患者放松以配合检查和进一步的治疗。

3.神经阻滞 神经阻滞是治疗根性神经痛的主要方法,尤其是对疼痛十分剧烈、呈持续性的病例。对于某些疾病,神经阻滞可以有助于病因治疗,如带状疱疹、开胸术后综合征等。一般使用椎旁神经阻滞。对于需要反复穿刺阻滞胸脊神经根的病例,可以采用硬膜外置管。对于有明显交感神经痛症状的病例,可以进行胸交感神经节阻滞或毁损,尤其是顽固性的剧烈疼痛。椎旁神经阻滞效果不明显者可以考虑使用胸交感神经阻滞,可以达到治疗和协助诊断的目的。

4.镇痛药物治疗 一般在病因治疗无效或疼痛剧烈急需控制的情况下使用。但对于肿瘤全身多处存在疼痛的患者,身体情况不能接受过多的损伤性治疗时镇痛药物治疗则是唯一的选择。大多数的神经根疼痛患者对阿片类镇痛药物不敏感,可综合应用不同种类的抗癌药物。骨转移病灶累及脊神经或胸交感神经链时,需要加入抗抑郁或抗惊厥类药物。如果使用硬膜外置管控制疼痛,可以给予吗啡和布比卡因,或加入可乐定。

5.手术治疗 对于有些压迫脊神经根的疾病可以行手术治疗,给予减压使疼痛得到缓解。目前提倡使用微创手术,如椎间盘髓核的摘除、神经根切断、神经化学毁损、神经射频热凝术等均可在腔镜下进行。

二、肋软骨炎

肋软骨炎主要表现为肋软骨局限性肿大和疼痛,也有称为肋软骨痛性非化脓性肿胀。

(一)临床表现

1.症状 好发于 20~30 岁,呈突然或逐渐起病,表现为前上胸部疼痛,疼痛在咳嗽、打喷嚏、躯干侧屈活动时加剧,有时放射至肩部。

2.体征

(1)患病部位多为 2~4 肋软骨处,局部呈纺锤形或球形肿胀,压痛明显。

(2)多为单一根肋软骨受累,偶有多根或双侧肋软骨受累者。

(3)局部皮肤无炎症反应。

(4)尽管局部疼痛明显,但全身状态良好,偶有低热。

(5)症状多在 3~4 周内自行消失,偶可持续数年之久。

(6)有反复发作倾向。

3.辅助检查

(1)血常规:正常。

(2)X线胸部透视或拍片:肋骨或胸骨无异常,可除外胸壁结核及骨髓炎等病变。

(3)远红外热图扫描:局部多呈高温图像。

(二)治疗方法

1.镇静剂:使患者精神安定。

2.症状明显者需对症处理。局部或全身使用肾上腺皮质激素;热敷及理疗;中药止痛;非甾体类抗炎镇痛药;消炎镇痛液局部注射;个别用放射诊疗;抗生素治疗。

3.药物无效、影响情绪和工作、不能排除局部恶性肿瘤者可行肋软骨切除术。

三、胸大肌肌筋膜炎

(一)临床表现

1.症状　前胸部痛,可伴皮肤麻木,夜间疼痛明显,午间较舒适。与气候不一定有关。如不经治疗其病程长。

2.体征　局部有压痛,压痛区较局限,无红肿,无发热,肌肉可见轻度萎缩,有时可触及筋膜结节,重压有酸痛感。

3.辅助检查　血常规及胸透均正常。远红外热图扫描局部呈片状高温图像。

(二)治疗方法

1.祛除病因。

2.消炎镇痛液局部痛点注射,每周1次,5次为一疗程。

3.舒筋活血、祛风散寒类中药内服或外用。

4.非甾体类抗炎镇痛药口服或外用,必要时还可口服曲马多或外用芬太尼透皮贴剂。

四、肋间神经痛

肋间神经痛是指一个或数个肋间的经常性疼痛。原发性肋间神经痛相当少见,临床多见继发性肋间神经痛。

(一)临床表现

1.症状

(1)肋间部位的疼痛,可呈发作性加剧,在咳嗽、打喷嚏或深吸气时疼痛加剧。

(2)疼痛剧烈时可放散到同侧的肩部和背部,故患者感到如束带状疼痛。

2.体征

(1)相应皮肤区感觉过敏。

(2)相应肋骨边缘、肋间组织压痛。

3.辅助检查　原发性肋间神经痛可正常,而继发性肋间神经痛可有相应的阳性发现,如胸膜炎、慢性肺炎、胸主动脉瘤等。

(二)治疗方法

1.祛除病因。

2.如无明显病因存在者可行理疗、局部神经阻滞、针灸、TENS等治疗。

3.肋间神经脉冲射频。

五、棘上韧带炎

（一）临床表现

1.症状　主诉背痛或腰痛，病前可有久坐、长时间弯腰屈曲工作史。

2.体征　疼痛处可有压痛，多局限于棘突和棘上韧带的一小点区域，无红肿；局部有叩痛或感纤维束在棘突上滑动的韧带"剥脱"感。

3.辅助检查　远红外热图扫描局部高温图像。

（二）诊断要点

1.多见于中年以后，有长时间低头弯腰屈曲工作史者。

2.在棘上韧带，特别是胸$_{3\sim5}$段棘突处有局限性压痛即可诊断。

（三）治疗方法

1.对继发于椎间盘和脊柱疾患者要对原发病给予防治。

2.对长期埋头、弯腰、伏案工作者要注意工作姿势。

3.痛点局部注射消炎镇痛液。

4.理疗，湿热敷。

六、菱形肌综合征

（一）临床表现

1.症状　背痛，多为酸胀痛，以后半夜为重，严重时可伴有相应肋间神经痛或相应的肋间神经周围的肌筋膜疼痛，以致患者心烦意乱。

2.体征　在肩胛骨脊柱缘与胸椎之间有压痛点，有时放散至前胸，局部皮肤无红肿。

3.辅助检查　远红外热图扫描局部片状高温图像。

（二）诊断要点

1.有或无劳损史。

2.在肩胛骨脊柱缘与胸椎之间有疼痛感及压痛点。

（三）治疗方法

1.按摩，仅以拇指点压镇痛手法就能使局部痛点减轻或消失，每日1次。

2.理疗，湿热敷。

3.疼痛剧烈可辅以局部痛点注射消炎镇痛液，也可采用局部注射疗法。

4.对长期反复发作、顽固的菱形肌筋膜炎，应考虑为颈椎病所致的肩胛背神经痛。

5.可用非甾体类抗炎药。

七、带状疱疹肋间神经痛

（一）临床表现

1.症状

（1）多有前驱症状，轻度发热和全身不适感。

（2）局部有感觉过敏和神经痛、烧灼感。

（3）部位多呈单侧，非对称性，沿一定皮肤神经分布。

（4）病程2～4周。

2.体征

（1）多在侧胸壁，一个或几个邻近的肋间神经分布区出现皮疹、潮红、丘疹、水疱，内容透明澄清，类似珍珠，患部炎症，明显有红晕。

（2）新旧疱疹成群分布，排列呈带状，数天后水疱松弛，内容物浑浊化脓或水疱破裂，露出糜烂底面，最后干燥结痂，一般不留瘢痕。

（3）不典型皮疹有：仅出现丘疹不发生水疱即吸收者称不全性带状疱疹；疱疹大如豌豆至樱桃者称大疱性带状疱疹；内容呈血性称出血性带状疱疹；中心坏死结黑色痂称坏疽性带状疱疹；病势进行，皮疹遍延全身者称泛发性带状疱疹。

3.辅助检查 血常规可见白细胞减少或增多，淋巴细胞增多；病毒分离可呈阳性。

（二）诊断要点

1.根据前驱全身症状，患者皮肤感觉过敏伴神经痛。

2.皮疹呈单侧性发疹，沿神经分布，多数水疱簇集成群排列成带状而可诊断。

3.病程急，很少复发。

（三）治疗方法

1.严重病例应休息，特别是年老体弱者，注意局部卫生，防止水疱破裂和继发感染。对继发感染者宜抗炎处理。

2.全身应用抗病毒药物及免疫干扰剂如干扰素。

3.口服维生素 B_1 或肌注维生素 B_{12}。

4.局部治疗以消炎、干燥、收敛、防止继发感染为原则。

5.物理治疗、针灸、经皮电刺激疗法对缓解疼痛有效。

6.早期并用神经阻滞治疗可加强镇痛效果，促进治愈，并预防发生带状疱疹后神经痛。神经阻滞治疗可采用硬膜外隙注药、椎旁注药和交感神经阻滞。

7.口服镇痛药可选抗抑郁药、抗癫痫药和麻醉性镇痛药。外用止痛药物可应用芬太尼透皮贴剂或辣椒素。

八、胸肋关节错位

（一）临床表现

1.背痛、憋气，不能自如活动，也不敢大声说笑，深呼吸时疼痛加重。可放散至前胸部。

2.个别患者疼痛可放散到右上腹部。

3.多在背部胸（椎）肋关节处有压痛点；运动受限。

4.胸部透视无异常发现。

（二）诊断要点

1.背痛在突然改变体位或负重力后发生。

2.胸肋关节处有压痛点。

3.复位手法可使症状立即消失。

（三）治疗方法

首选推拿整复手法。在排除胸椎结核、肿瘤及胸腔内疾患后,采用坐位膝顶复位法或俯卧位双手臂交叉法推拿可收到立竿见影之效。

九、乳腺切除术后疼痛综合征

乳腺切除术后疼痛综合征包括乳腺切除后出现在前胸、腋窝、上臂的中央和后部的持续疼痛。其经常发生在根治性乳腺切除和腋窝淋巴结清扫术后,也可发生在小的手术如乳腺肿块切除术后。疼痛发生率在 4%～6%。

（一）临床表现

1.前胸、腋窝,臂的中、后部出现压迫感、收缩感、烧灼性疼痛感。

2.在损伤神经分布的区域疼痛常伴随阵发性撕裂性疼痛,感觉异常,感觉过敏。

3.上臂淋巴水肿。

4.一些患者可产生反射性交感神经萎缩症,许多患者则出现加重的感觉过敏和痛觉过敏。

5.神经瘤时触诊可引起撕裂性的电休克感觉。

6.远红外线扫描多呈高温热图像。

（二）治疗方法

1.药物　非类固醇药物结合三环类抗抑郁药,如阿米替林。

2.神经阻滞　如果出现严重的疼痛,可采用后肋间神经阻滞或持续硬膜外阻滞,通常使用长效局麻药,也可在硬膜外隙注入阿片类药物。另外也可行交感神经阻滞。

3.手术治疗　神经切断术亦可考虑,如后侧脊神经根切断和后根入口周围切断。

4.经皮神经电刺激　可减轻疼痛。

十、开胸术后疼痛综合征

（一）临床表现

1.疼痛通常是中等或严重程度,可局限于胸壁或节段性分布。

2.可伴有感觉异常、感觉缺失,或其他感觉障碍。

3.患者可出现锥体束受损的征象。在少数由创伤性神经瘤引起的持续性疼痛可呈烧灼性疼痛,伴阵发性撕裂性疼痛。

4.胸壁的触诊可显示感觉过敏和痛觉异常。

5.一些患者在同侧上肢出现反射交感性营养不良(RSD),伴随烧灼样疼痛和 RSD 的其他症状和体征。

（二）治疗方法

1.由肿瘤复发和残留引起疼痛的患者可按抗癌治疗,其效果取决于肿瘤的类型和抗癌的方法。

2.缓解疼痛:非类固醇药物和阿片类止痛药,偶尔也可应用类固醇类药物。伴有撕裂性疼痛的患者可应用阿米替林。如药物治疗不能缓解疼痛.应考虑神经阻滞,可行后肋间神经阻滞。如果伴双侧疼痛且 CT 显示没有硬膜外肿瘤存在的患者,可试用节段性的硬膜外神经阻滞。另外对于伴有严重烧灼性疼痛的患者可进行颈胸部交感神经阻滞。

3.对于仍不能缓解的严重疼痛,应考虑神经外科手术和神经破坏阻滞。

十一、硬膜外脊髓压迫

（一）临床表现

疼痛是本病的首要症状,可发生在其他神经症状和体征出现以前数天和数周。疼痛开始位于背部中央,并伴随相关的神经根疼痛。背疼为钝痛、恒定,并逐渐进展,可由躺倒、伸腰、屈颈、伸直腿上举而加重,部分可在坐位或站位时缓解。可出现受累椎体棘突固定的局限叩痛。当主要压迫神经根时,可出现放射性疼痛。在胸部表现为双侧。有少数患者不表现为疼痛,常因诊断、治疗不及时而产生神经体征,故在诊断确立时,75％的患者表现为虚弱,50％的患者感觉缺失和自主功能丧失,表现为运动失调,可能由脊髓小脑束的压迫引起。

（二）诊断要点

出现脊髓压迫的神经体征时,诊断不困难,损伤部位也比较容易确定。当疼痛是唯一的症状时,诊断就比较困难,也很难区别是脊髓压迫或脊髓转移,尤其当患者自己不知道患肿瘤时,可误诊为骨肌肉疾病。故对可疑患者应进行影像学检查。磁共振对本病诊断具有重要意义。

（三）治疗方法

治疗的目的是缓解和控制疼痛,恢复运动功能。药物治疗包括应用皮质类固醇类药物,如大量地塞米松,可通过减少脊髓血管源性水肿来缓解疼痛。改善其他症状和体征,放射治疗已成为主要治疗手段,可使75％的患者疼痛缓解。外科处理包括解除压迫的椎板切除术、椎体切除。但是对于椎体塌陷和椎体半脱位的患者,椎板切除降低了脊柱的稳定性,有时导致症状的加重。现在采用器械来稳定脊柱的椎板切除,取得了一定效果。

十二、肺、气管和支气管源性疼痛

气管、支气管炎可引起轻度和中等度的疼痛,位于胸骨后,呈烧灼样,常伴有咽喉炎和喉部受刺激。

（一）临床表现

急性支气管炎常常先有上呼吸道感染的症状,如鼻炎、麻疹、寒战、低热、背部和肌肉疼、咽喉炎。气管、支气管的起病以咳嗽为信号,开始干咳无痰也可产生少量黏痰,一天中持续几个小时,以后变为大量脓性痰。患者可感到胸骨后刺激、不适和明显的疼痛。严重的患者发热可达到38～39℃,持续2～5日,之后一些症状减轻,但咳嗽可持续几周。有时可因为继发下呼吸道阻塞而有大量的黏液脓性痰和呼吸困难症状。体检两肺呼吸音增粗,散在干、湿性啰音。啰音的位置常不恒定,咳嗽后可减少或消失。

（二）诊断要点

根据病史、物理检查可作出诊断。如果症状、体征持续存在,可行胸部 X 线检查以鉴别其他疾病和并发的肺炎。对于抗感染治疗无效的患者,革兰染色可确定感染的细菌种类。

（三）治疗方法

治疗包括休息、抗炎和缓解疼痛。应用非类固醇类抗炎药物如阿司匹林等,可以有效地减轻疼痛和退热。如果患者有严重的咳嗽,并引起肌肉疼痛而影响休息,可加可待因 30～60mg。其他措施还包括蒸气吸入、支气管扩张药物。如果患者持续高热,有脓痰或有慢性阻塞性肺疾病,应给予抗生素。如果症状持续或复发则应根据痰涂片和痰培养、药敏的结果应用抗生素。

十三、肺栓塞性胸痛

(一)临床表现

肺栓塞最常见的症状是胸痛、呼吸困难、呼气急促。此外,咯血亦常见。肺梗死常常引起胸膜炎,造成胸膜摩擦音和疼痛。如果肺梗死面积较大,患者通常有严重的心脏或胸骨后的压榨性疼痛,除了不放射外与心肌梗死的局部缺血症状相似。这是由于肺动脉、右心室或两者突然扩张而引起。此种类型的疼痛伴随 T 波和 ST 段变化。

(二)治疗方法

疼痛的治疗取决于肺栓塞疼痛的频率、严重程度、持续时间和性质。

当患者发生大的肺栓塞而突然产生严重的压榨性的胸前区疼痛时,应给予吗啡或其他有效的麻醉性镇痛药。吗啡 4～5mg 溶于 5ml 生理盐水溶液中,2～3min 缓慢注射,注射 5min 后症状轻微缓解,10～15min 后可有效的缓解。如果患者仍然有严重的疼痛,可再给予 5mg,同时应严密监测。通常第二剂量可使疼痛缓解。如果在 15～20min 内还不能缓解,可再给予第三剂量。随之可用阿片类药物持续静脉输入或给予患者自控镇痛治疗。

颈交感神经持续阻滞可产生同侧完全的疼痛缓解,一般在注射后 5～8min 内疼痛缓解,可持续6～10h。

发生胸膜炎疼痛的患者通常用非甾体类抗炎药(NSAIDs),同时使用有效的麻醉性镇痛药。如果疼痛不缓解,可采用布比卡因后肋间神经阻滞。

(陈　震)

第六节　腰部疼痛

一、腰椎间盘突出症

60%的患者有腰扭伤史。特殊职业,如长期坐位工作、驾驶员等易患该病。其典型症状是腰痛伴单侧或双侧下肢痛。

(一)临床表现

1.腰痛　大多数患者有下腰痛,并且为先腰痛后腿痛,部分患者为腰、腿痛同时出现,少数患者为先腿痛后腰痛。疼痛部位在下腰部和腰骶部,位置较深。疼痛在活动时加重,卧床休息后减轻。当椎间盘突出突然发作时,可发生急性腰痛,肌肉痉挛,伴有坐骨神经痛和腰椎各种活动受限,疼痛持续时间较长。

2.坐骨神经痛　由于 95% 的腰椎间盘突出症发生在腰$_{4\sim5}$或腰$_5$～骶$_1$椎间隙,患者多伴有坐骨神经痛,向腰骶部、臀后部、大腿后外侧、小腿直至足背或足底放射。当患者弯腰、咳嗽、打喷嚏、大便时疼痛症状加重。

3.腰椎姿势异常　由于椎间盘突出的方向向后或后外侧,刺激、压迫了一侧(有时为双侧神经根)神经根,患者会保护性地采取一定的特殊体位,以避开椎间盘对神经的压迫。因此患者的腰椎可表现出如侧凸、侧后凸、双肩不等高、骨盆不等高等各种异常姿势。

4.麻木与感觉异常　当突出的椎间盘刺激了本体感觉和触觉纤维,即可出现肢体麻木。麻木部位按受累神经区域皮节分布。有时患者感觉患肢怕冷、畏寒,夏日也穿多条长裤。

5.马尾神经损伤症状　此症状出现于急性中央型椎间盘突出症患者往往是髓核脱出。患者在搬重物、用力咳嗽、打喷嚏或被实施腰椎重力牵引、重手法"复位"后,即感腰骶部剧痛,双下肢无力或不全瘫,会阴区麻木,出现排便、排尿无力或失禁等括约肌障碍症状。男性可出现功能性阳痿,女性可出现尿潴留或假性尿失禁。

（二）诊断要点

1.病史

（1）仔细询问患者职业、发病时间与诱因、腰痛性质和下肢痛性质。

（2）观察患者的步态与脊柱外形,疼痛症状较重者可出现跛行步态。脊柱外形如前所述。

2.一般体格检查

（1）压痛点:在病变间隙的患侧有深压痛。疼痛可沿坐骨神经分布区向下肢放散。

（2）腰椎活动受限:腰椎在各个方向上均有不同程度的活动受限。前屈后伸运动受限明显;有脊柱侧弯的患者,向凸侧弯曲的活动受限明显。

（3）肌萎缩和肌力减弱:受累的神经所支配的肌肉,如胫前肌、腓骨长短肌、伸趾长肌等,均可有不同程度的肌肉萎缩和肌力减弱。腰$_{4\sim5}$椎间盘突出时,肌力明显减弱。

（4）感觉减退:受累神经根支配区,皮肤针刺痛觉明显减退。

（5）腱反射改变:腰$_{3\sim4}$椎间盘突出时,出现膝反射减弱或消失。腰$_5\sim$骶$_1$椎间盘突出时,出现跟腱反射减弱或消失。

3.特殊检查

（1）胸腹垫枕试验:检查方法:患者全身放松,两上肢伸直置于身旁,检查者在病侧腰$_3\sim$骶$_1$各节椎板间隙的深层肌上用手指探压,寻找深层压痛点。若在腰椎过度前屈位上测定,使原有在超伸展位上引出的深压痛、传导痛或下肢酸麻感完全消失或明显减轻者,则可判定为腰椎管内发病因素。

（2）直腿抬高试验:由于椎间盘突出时神经根袖受到卡压,限制了其在椎管内的移动。因此,在做患侧直腿抬高动作时因牵拉了受压的神经根而产生了疼痛症状,试验呈阳性。

（3）直腿抬高加强试验:将患肢抬高到一定程度而出现坐骨神经痛,然后降低患肢使疼痛症状消失,此时被动背伸踝关节,当又出现坐骨神经痛时为阳性。

（4）健肢抬高试验:当直腿抬高健侧肢体时,如果出现患侧坐骨神经痛的症状,即为阳性。此种情况多表明椎间盘突出为"腋下型"突出。

（5）股神经牵拉试验:对高位椎间盘突出症(如腰$_{2\sim3}$和腰$_{3\sim4}$)的患者,股神经牵拉试验为阳性。但对部分腰$_{4\sim5}$突出的患者,该试验也为阳性。

（6）屈颈试验:患者取坐位或半坐位,双下肢伸直,当被动向前屈曲颈椎时,如出现患侧下肢的放射性疼痛者为阳性。

（7）颈静脉压迫试验:压迫颈静脉,使硬脊膜膨胀。由硬脊膜发出的神经根与突出的椎间盘相挤压,从而诱发出疼痛。

4.影像学检查

（1）X线平片:在侧位片可见病变的椎间隙狭窄,正位片可见轻度侧弯。

（2）MRI检查:该项检查可更好地对脊髓内病变和椎间盘退变、脱水情况进行显影。MRI对椎间盘突出的诊断有重要意义,但该项检查的假阳性率较高。

(3)CT 检查:可清楚地显示椎间盘突出的部位、大小、形态和神经根、硬膜囊受压的情况。同时可显示黄韧带肥厚、关节内聚、后纵韧带钙化、椎管狭窄等情况。

(4)腰椎管造影:注入造影剂后,通过正、侧、斜位 X 线摄片,直观地了解到任何对硬膜和神经根的压迫。现在使用较少。

(5)CTM 检查:腰椎管造影后再做 CT 断层扫描,能提高诊断的准确性,尤其是对于侧隐窝和神经根袖受压情况的了解,具有单纯 CT 检查无法替代的优势。

(6)腰椎间盘造影:此项检查适用于腰椎间盘源性腰痛的患者。在破碎和退变的椎间盘内注入造影剂,既可以看到造影剂外溢的影像,又可以在注射的过程中进行疼痛诱发试验。若注射造影剂可诱发出与患者以往相同的腰痛,即为阳性。MRI 普及后,该技术现在使用也较少。

(三)治疗方法

1.非手术疗法　非手术疗法的目的以缓解疼痛症状为主。

(1)牵引治疗:间歇式牵引比传统的持续牵引有更好的疗效。但是,牵引治疗并非对所有椎间盘突出症患者都有效,其疗效取决于突出的椎间盘与神经根的关系。也可采用三维正脊快速牵引。

(2)手法治疗:不同的推拿、按摩、旋搬手法治疗,均可取得缓和肌肉痉挛或改变突出髓核与神经的相对关系,从而可减轻对神经根的压迫,缓解症状。

(3)理疗、卧床、药物治疗:卧床、理疗并配合消炎镇痛类药物治疗可以减轻神经根的炎性反应,以达到缓解症状的目的。多用于急性期。现多主张在有效镇痛的基础上适当功能活动。

(4)神经阻滞和注射疗法:采用硬膜外注射和置入导管连续阻滞法,在 CT 或 C 形臂透视引导下,可以直接将导管置入硬膜外间隙,将药物输送到局部,直接减轻神经根的炎性反应。也可采用腰大肌间沟阻滞治疗。

2.手术治疗

(1)传统手术治疗方法:此方法经后路行开窗、扩大开窗、半椎板或全椎板切除,显露椎管内结构,摘除突出的椎间盘,解除神经根的压迫。

(2)微创外科技术:包括脊柱内镜下椎间盘手术、椎间孔镜手术、经皮穿刺椎间盘摘除手术、经皮激光椎间盘切除术、纤维环及髓核化学溶解术、椎间盘射频冷消融术等方法,其中以椎间孔镜手术的发展变化最具代表性。该手术方法有创伤小、利于保护脊柱稳定性的优点。

二、腰椎棘上、棘间韧带炎

(一)临床表现

1.患者多为青壮年,有慢性腰背痛病史,以酸痛为主。

2.棘上韧带炎多位于腰背部,而棘间韧带炎的位置较低,多位于下腰部。

3.患者在弯腰时因牵拉损伤的韧带使疼痛症状明显,伸腰时较轻。局部受压时症状较重。

4.在棘突和棘突间均可有压痛。在棘突上的压痛局限而表浅。压痛多为一个棘突,偶见两个棘突。

5.普通 X 线片检查无阳性发现。

(二)治疗方法

1.减少局部应力。口服非甾体类抗炎药物,局部外敷止痛膏药。

2.局部理疗。

3.以上治疗无效时可以给予局部注射局麻药＋糖皮质激素,效果较好。每周 1 次,2～4 次多可治愈。

4.对个别症状严重、保守治疗无效的棘间韧带炎患者,可以考虑手术切除韧带,并行局部脊椎融合术。

三、第3腰椎横突综合征

(一)临床表现

1.腰痛:其程度和性质不一,可反射至同侧大腿,少数可反射到小腿或其他部位。

2.腰部活动时或活动后疼痛症状加剧,有时翻身及步行困难;但咳嗽、打喷嚏、腹肌用力等则对疼痛无影响。

(二)诊断要点

1.多数患者有腰部扭伤史。

2.在骶棘肌外缘第3腰椎(或第2、第4腰椎)横突尖端处有局限性压痛,有时可引起同侧下肢放射痛。局部触诊可摸到肌肉痉挛性结节。

3.直腿抬高试验可为阳性,但加强试验阴性。有些患者股内收肌明显紧张。无神经根性损害体征。

(三)治疗方法

1.口服消炎镇痛药物并配合局部理疗。

2.手法或三维正脊松解治疗。

3.局部注射患者俯卧位,腹部垫一软枕,用长针头做第3腰椎横突尖部骨膜下及周围软组织注射。每周1次,共2~4次。要求注射部位准确,否则无效。

4.对上述保守治疗无效而症状严重者,可考虑手术治疗,做横突周围软组织松解术。

四、腰神经后支痛

(一)临床表现

1.患者感腰痛、臀痛、腰臀部痛,疼痛可向股部放射。疼痛部位在膝以上。

2.患者在任何时候均感疼痛,并影响睡眠。

3.无间歇性跛行。

4.在腰3横突处或竖脊肌外缘与髂嵴交界处附近有压痛。

5.做上腰段或胸腰段椎旁脊神经后支注射,疼痛症状即刻消失。此法既可明确诊断又可用于治疗。

(二)治疗方法

1.保守治疗:如消炎镇痛药、理疗、按摩、温针、局部注射、三维正脊等方法均有效。

2.局部注射消炎镇痛药。

3.神经后支毁损经以上治疗无效者可行腰神经后支药物或射频毁损性阻滞。

4.手术治疗:因局部软组织增生、挛缩较重,经以上治疗无效者可行软组织松解术,效果明显。

五、腰椎滑脱

腰椎滑脱是腰部脊柱的一种先天性、发育性疾病或退行性病变,可导致疼痛和功能障碍。女性多见,且多发生于40岁以后。此病是一块椎体相对于另一块椎体滑动所致。多数情况下,上面的椎体相对于下面的椎体向前滑动,出现脊髓压迫和背部疼痛,最终导致椎管的狭窄。少数患者上方的椎体相对于下方的椎体向后方移动。腰椎间盘脱出、肿瘤和感染也可引起腰椎滑脱。

（一）临床表现

在举重物、扭腰或者弯腰时后背疼痛。从坐位站起时经常疼痛。许多患者会存在神经根症状,表现为受累节段的下肢放射性疼痛、无力和感觉障碍。通常情况下,至少一个节段受累。椎体滑脱严重时,会导致脊髓损伤或马尾神经损伤症状,出现下肢无力、肠道和膀胱的功能障碍。

单纯的 X 线平片检查就可发现椎体的移位。侧位平片可见两个椎体相对移位的情况。腰椎的磁共振检查可以使临床医生更准确地发现椎管内容物的病变情况。不能行磁共振检查的患者,可行 CT 或脊髓造影检查。若考虑到转移性疾病或者是骨骼的损伤可考虑行放射性核素扫描检查。

肌电图和神经传导速度的检查可为临床医生提供神经生理方面的信息。

（二）治疗方法

1.物理疗法包括腰部的弯曲练习、热疗、镇静药物和非甾体类抗炎药、肌肉松弛剂的联用等。

2.硬膜外应用激素:局麻药和糖皮质激素行腰部的硬膜外阻滞对继发于椎体移位的疼痛有非常好的疗效。

3.睡眠障碍和情绪低落者可用三环类抗抑郁药,如阿米替林治疗,起始剂量为睡前 25mg,口服。

六、强直性脊柱炎

强直性脊柱炎是脊柱的一种炎性病变,有家族性和遗传性,可涉及到骶髂关节,偶尔可涉及到关节外的组织,如眼睛。本病又叫 Marie-Strumpell 病。强直性脊柱炎的原因不明,自身免疫系统的调节机制异常可能参与发病。骶髂关节炎是强直性脊柱炎的最早表现。偶尔会发生急性眼葡萄膜炎和大动脉瓣膜的病变。

（一）临床表现

1.后背和骶髂关节疼痛和晨僵 晨僵往往在早上起床时最为严重,在长时间不活动后也会出现。活动受限的原因是由于骨性的融合和肌肉的阵挛。随着疾病的进展,疼痛逐渐加剧,并且出现严重干扰夜间睡眠的情况。脊柱、骶髂关节、胸肋关节和股骨粗隆感到非常疼痛。

2.脊柱变化 腰部脊柱前凸会消失,臀大肌萎缩。胸段脊柱后凸,颈部向前伸展。若髋关节受累,则出现髋关节的融合,作为代偿,患者行走时经常伸展膝关节。由于脊柱固定而且不能伸展,可能会出现脊柱的断裂和脊髓的损伤。

3.眼睛的葡萄膜炎 会导致眼睛怕光、视力下降、大量流泪等情况出现。

4.X 线平片 对称性骶髂关节侵蚀性损害,关节间隙的炎症与狭窄是此病的特异性诊断。磁共振检查可以为临床医生提供最好的腰部脊柱和骶髂关节信息。

5.HLA-B27 抗原检测阳性 对于有临床症状的患者高度提示强直性脊柱炎。在强直性脊柱炎患者中90％的 HLA-B27 抗原呈阳性,而在普通人群中仅为 7％。全血分析可提示血红蛋白正常的贫血存在。由于血清中 IgA 抗体的增加,红细胞沉降率往往是加快的。

（二）治疗方法

1.物理疗法:包括反复的练习以保持功能,局部热敷疗法、镇静药物和非甾体类抗炎药的联用、肌肉松弛剂等。水杨酸偶氮磺胺吡啶在控制强直性脊柱炎相关性炎症上可能有用。

2.硬膜外神经阻滞:对于强直性脊柱炎的患者使用局麻药和糖皮质激素行鞍部或腰部硬膜外阻滞对继发的疼痛有非常好的疗效。

3.对于睡眠障碍和情绪低落者可用三环类抗抑郁药治疗。

4.针对急性眼葡萄膜炎应给予肾上腺皮质激素和扩瞳药物治疗。

七、腰椎管狭窄

腰椎管狭窄是天生或者是后天因素所致,病因包括椎间盘脱出、腰椎的小关节病变、腰椎关节间韧带的增厚和压迫。随着年龄的增加而逐渐加重。

(一)临床表现

腰椎管狭窄的患者会感到小腿后部和大腿在行走、站立或仰卧位时疼痛和疲劳。当腰部弯曲或者采取坐位时症状会消失。此症状称为假性跛行或神经性跛行。伸展腰椎会使症状加重。在受到影响的腰部神经根的支配区域,触诊会感到疼痛、麻木、刺痛、感觉异常。患者会发现受累肢体的无力和动作的不协调。肌肉的阵挛和背痛非常常见。在物理检查中,可发现感觉功能降低,无力和反射的变化。严重时出现神经根、脊髓或马尾神经压迫。

磁共振检查可为临床医生提供腰椎及其内容物的非常清晰的影像学信息。肌电图和神经传导速率检查可为临床医生提供神经生理方面的信息。

(二)治疗方法

1.保守治疗　物理疗法包括热疗和镇静治疗,可联用非甾体类抗炎药和肌肉松弛药。对于睡眠功能障碍和抑郁者,可用三环类抗抑郁药。

2.椎旁或硬膜外神经阻滞　局麻药和糖皮质激素的神经阻滞对于椎管内狭窄的疗效较好。

3.手术治疗。

(马　龙)

第七节　癌痛

癌痛是指癌症、癌症相关性病变及抗癌治疗所致的疼痛。癌痛是一个普遍的世界性问题。有效的止痛治疗,尤其是对晚期癌症患者,可以减轻痛苦,改善症状,提高生活质量。据世界卫生组织(WHO)统计,目前全世界每年新发生的癌症患者约700万,其中30%～50%伴有不同程度的疼痛,约80%的晚期癌症患者有剧烈疼痛。引起癌症患者疼痛的原因主要有:

1.由癌症直接引起　如实质性器官内肿瘤生长迅速,造成包膜紧张牵拉;肿瘤浸润和堵塞血管,造成局部缺血;肿瘤转移至骨骼,刺激骨膜或引起骨折;肿瘤压迫空腔脏器,造成梗阻、黏膜炎症、坏死等;若肿瘤侵犯到脑、椎体或其他神经组织,引起疼痛。

2.与癌症相关　如癌症引起的带状疱疹及带状疱疹后神经痛、癌症骨关节病的剧烈疼痛等。

3.与癌症治疗有关　如手术后、化疗后及放疗后的各种疼痛综合征。

4.与癌症无关　如癌症伴发腰椎间盘突出症引起腰腿痛,伴发肺部感染引起胸痛等。

一、癌痛的评估

癌痛治疗的目的为延长生命,减轻症状,提高生活质量。癌痛的评估是治疗的基础。在镇痛开始前,要对癌痛的部位、程度、性质和患者生活质量、重要器官的功能状态进行评估和评分。在治疗的过程中,要及时评估疗效并注意副作用。

根据患者的主诉、镇痛药服用情况、睡眠状况及某些客观体征,将癌痛分为四级三度。

0级:无痛。

1级(轻度疼痛):虽有疼痛但可忍受,要求服用镇痛药物,睡眠不受干扰。

2级(中度疼痛):疼痛明显,不能忍受,要求服用镇痛药物,睡眠受干扰。

3级(重度疼痛):疼痛剧烈,不能忍受,需用镇痛药物治疗,睡眠受到严重干扰,可伴有自主神经功能紊乱表现或被动体位。

二、三阶梯癌痛治疗方案

世界卫生组织(WHO)癌症三阶梯止痛治疗原则是癌痛治疗的基本原则。药物治疗是癌痛治疗的主要方法。所谓癌痛三阶梯治疗方法就是在对癌痛的性质和原因作出,正确的评估后,根据病人的疼痛程度和原因适当地选择相应的镇痛剂,即对于轻度疼痛应主要选用解热镇痛剂类止痛药物;中度疼痛可选用弱阿片类药物,或小剂量强阿片类药物;重度疼痛则需要强阿片类药物镇痛,联合用药可以取得更好的镇痛效果。

癌痛药物治疗的主要原则是:①无创给药,首选口服给药;②按时给药;③按阶梯给药;④个体化给药,即应注意具体病人的实际疗效。镇痛药物的使用应南弱到强逐级增加。止痛药剂量应当根据患者需要由小到大直至疼痛消失为止,而不应当过分限制药物剂量,导致用药不足镇痛不完全。抗癌治疗是治疗癌痛的基础,止痛药物治疗在癌痛治疗中发挥重要作用。

(一)第一阶梯药物镇痛方案

对于轻度疼痛的癌症患者应用非甾体类抗炎药治疗。

1.阿司匹林　每片 0.3g,每日 3～4 次口服。根据疼痛程度可加至 0.6g,每日 3 次口服。

2.扑炎痛(贝诺酯)　为阿司匹林与对乙酰氨基酚的酯化产物。每片 0.5g,每次口服 0.5～1.5g,每日 3～4 次。注意此药服用剂量过大可致耳鸣、耳聋。肝、肾功能障碍及对阿司匹林过敏者禁用。

3.保泰松　第一周可每日 0.3～0.6g,分 3 次饭后服,一日总量不超过 0.8g。1 周后减为每日 0.1～0.2g。

4.布洛芬　每日 0.2～0.4g,分 3 次饭后服。

5.非普拉宗　每次口服 100～200mg,每日 2 次。肝、肾功能不良者慎用。

6.萘丁美酮　成人每日 1 次,每次日服 4 粒。肾功能不良者可适当降低剂量,孕妇及哺乳期妇女和儿童慎用。活动性消化性溃疡及严重肝、肾功能障碍者慎用。

7.双氯芬酸　口服每日 3 次,每次 25mg;栓剂每日 2 次,每次 50mg,直肠纳入;注射制剂,每次 75mg,每日 4 次,深部肌内注射。妊娠前 3 个月禁用,肝、肾功能障碍及有溃疡病史者慎用。

8.萘普生　开始治疗时,每日 500～750mg,分 2 次口服,疼痛减轻后,可每日口服 375～750mg。一日总剂量不超过 1250mg。此药与阿司匹林等非甾体类抗炎药有交叉过敏性。服用该药偶见胃肠道出血,有消化道溃疡者禁用。

(二)第二阶梯药物镇痛方案

癌症疼痛的第二阶梯镇痛药物为非甾体类抗炎药＋弱阿片类镇痛药＋辅助药物。目前弱阿片类药物应用日渐减少,强阿片类药物可以在第二阶梯使用。

1.曲马多　临床使用的剂型有胶囊、滴剂、栓剂和注射针剂。曲马多胶囊,每次 100mg,每日 3 次,口服。静脉滴注或肌注,每次 50mg。曲马多栓剂,每次 50～100mg,每日 3 次。

2.可待因　每次 10～30mg,每日 3 次,口服。

3.喷他佐辛　每次 10～20mg,肌内注射。

4.泰勒宁　成人常规剂量为每次口服 1～2 片,每天 3～4 次,可根据疼痛程度调整。最大剂量为 8 片/日。

5.路盖克　每片片剂含酒石酸双氢可待因 10mg,醋氨酚 500mg。成人及 12 岁以上的儿童,每 4～6h 服用 1～2 片,最大剂量为 8 片/日。

6.艾司唑仑　成人催眠常用量:睡前口服 1 次 1～2mg。

(三)第三阶梯药物镇痛方案

对于重度的癌症疼痛患者应用非甾体类抗炎药＋弱阿片类镇痛药＋强效阿片类镇痛药。联合用药、多模式镇痛用于重度疼痛的治疗可取得良好的效果。

1.吗啡控释片(美施康定)　每片含吗啡 30mg,每次 30～60mg,每 12h 口服 1 次,若不能口服时,可经肛门给药。盐酸吗啡直肠栓剂 20mg,每 12h1 次。

2.芬太尼透皮贴剂　每贴含芬太尼 2.5 或 5.0mg,作用可持续 48～72h。

3.丁丙诺啡　舌下含化,每次 0.4mg;或 0.3mg,肌内注射。

4.盐酸羟考酮控释片　初始剂量 10mg/12h,整片吞服,根据病情调整剂量。

5.加巴喷丁　成人:第 1 天 300mg,睡前服。第 2 天 600mg,分 2 次服。第 3 天 900mg,分 3 次服。此剂量随疗效而定,多数病人在 900～1800mg 之间有效。肾功能不良者需减少剂量。停药应渐停。

(四)注意事项

镇痛药的最合适剂量应该是在能够控制疼痛的同时副作用最小。应根据病情发展调整药物剂量;根据出现的药物副作用调整不同的药物;为维持相对稳定的血药浓度和镇痛效果,提倡按时给药。还需注意以下几点:

1.药物剂量:增加或降低的剂量应为当前用量的 1/4～1/2。

2.服药方式的改变:当从口服改为直肠用药时,先用与口服相同的剂量,然后慢慢增加。胃肠外用药需降低剂量,皮下、肌内和静脉内途径的剂量相似。

3.阿片类药物的停药:当患者经过其他治疗(如神经破坏性阻滞),而疼痛减弱或消失时,要逐渐减少阿片类药物的用量直至停药,防止停药反应的发生。

4.应用吗啡的最佳途径是口服。最简单的剂量测定方法是每 4h 给予同等剂量的速释吗啡 1 次,并在出现难忍的剧痛时加给 1 次相同剂量的吗啡,甚至多达每小时加 1 次。逐日记录每天的吗啡用量。根据应急追加吗啡的多少来调整吗啡的常规用量。

5.如果疼痛总是在下次常规用药前出现,则应增加常规用药的剂量。一般来说,2 次口服速释吗啡片的时间间隔不应短于 4h,2 次口服控释吗啡片的时间间隔要短于 12h。对于每 4h 接受 1 次速释吗啡片的患者来说,在睡觉前将剂量加倍是防止痛醒的简单有效方法。有时 8h 应用控释吗啡片 1 次是必要或可取的。

6.若患者不能口服药物,最好的替代途径是直肠和皮下给药。由直肠和口服给药,吗啡的生物利用度和止痛时间是相同的。口服吗啡与直肠应用吗啡的相对效能比是 1:1。

7.皮下应用吗啡既可以是每 4h1 次的冲击式注射,也可以是持续的输注。

8.口服吗啡与皮下应用吗啡的相对效能比是 1:2;口服吗啡与静脉应用吗啡的相对效能比是 1:3。

9.根据患者病情在应用镇痛药物的同时,可以应用辅助药物,如催眠药、抗抑郁药、皮质类固醇等。

10.阿片类药物个体差异明显,提倡个体化滴定药物剂量、按需给药。

11.阿片类药物的副作用主要是:恶心、呕吐、便秘、头晕等。恶心、呕吐发生在用药初期,所以用阿片类药物初期应同时应用止吐药,如甲氧氯普胺,5~10mg,饭前30min口服,每日3次。用药全过程适量应用通便药物,预防便秘。

12.应用长效镇痛药物的患者应备短效药物预防暴发痛。

13.联合用药可以最大程度地发挥每一种止痛药的镇痛效果,减少副作用,推荐应用。

14.控释片不得嚼碎服用。

三、癌痛的其他治疗方法

(一)核素治疗

放射性核素治疗,也称内放疗。放射性核素治疗骨转移性癌症及其疼痛,是一种效果明显、副作用小、不成瘾并且对肿瘤有直接杀灭作用的治疗方法之一,其本质应是一种抗癌止痛疗法。自20世纪40年代应用放射性锶(^{89}Sr)治疗骨肿瘤以来,相继出现的有放射性磷(^{32}P)、碘(^{131}I)、钇(^{90}Y)、铼(^{186}Re)、钐(^{153}Sm)等标记物。将能发射γ、β粒子并具有较高生物杀伤力的放射性核素,与载体结合后使其能选择性地浓集在肿瘤处,或注射到肿瘤处,由核素发出的(γ、β)射线杀伤肿瘤细胞可达到治疗的目的。

(二)神经阻滞

可用局麻药暂时性阻滞支配肿瘤或转移瘤区域的神经,也可用无水乙醇、苯酚、阿霉素等化学性药物或激光、冷冻、射频热凝等物理方法破坏相应的神经,达到镇痛的目的。

神经阻滞包括以下方式:①神经干破坏性阻滞;②神经根破坏性阻滞;③硬膜外隙连续阻滞;④蛛网膜下隙酚或乙醇阻滞;⑤硬膜外隙神经破坏性阻滞;⑥颈交感神经节阻滞;⑦胸椎旁交感神经节阻滞;⑧腰椎旁交感神经节阻滞;⑨腹腔神经节阻滞;⑩三叉神经半月节破坏性阻滞。

(三)放射治疗

骨转移瘤的放疗可采用两种方法:少次数、大剂量和常规剂量、多次,二者各有利弊。前者一般采用25~30Gy/7~10天,具有快速、方便、经济,适用于行动不便者,但疼痛缓解时间较短;后者一般采用40~50Gy/4~5周,疗程较长,费用较高,但疼痛缓解期长,适用于行动方便者。目前多采用30Gy/2周。脊柱的转移性肿瘤放疗时应注意脊髓的放射性损伤,常规放射时应控制在40Gy/4周以下,如行大剂量放疗,应计算相应的生物效应剂量,使脊髓的剂量控制在安全范围内。另外,对肋骨转移性肿瘤的放疗,应选择合适的剂量,避免肺的放射性损伤。放疗1~2次后疼痛好转不明显或加剧者,可能与放疗后组织充血、水肿有关,以后会逐渐缓解。

(四)骨吸收抑制剂

氯膦酸二钠(双氯甲烷二磷酸二钠,骨膦)、帕米膦酸二钠、伊班膦酸钠和降钙素等在骨转移瘤的治疗中,通过竞争性抑制破骨细胞的活性,阻断病理性骨溶解而起治疗作用,它可以对抗癌症引起的高钙血症,缓解骨转移引起的骨痛。

1.帕米膦酸二钠

(1)单次给药:每次60~120mg,人均用量85mg。

(2)分次给药:每次30mg,每天1次,连用3天,人均总用量90mg。

所有病例在临用前将帕米膦酸二钠稀释于不含钙离子的氯化钠注射液或5%葡萄糖注射液中,浓度不宜超过 15mg/125ml,静脉缓慢滴注 4h 以上。

2.伊班膦酸钠 每月用量 2~4mg,3 个月为一疗程。连用 3 个月以上效果最佳。将 1~4mg 伊班膦酸钠用生理盐水或 5% 葡萄糖溶液 500~750ml 溶解,缓慢静脉滴注,静脉滴注时间应大于 2h。

(五)手术治疗

手术控制癌痛,这是一种不得已的破坏性手段。包括神经松解(切断)术、经皮或开放脊髓前侧柱切断术、立体定向中枢神经的烧灼术、肿瘤切除术、肿瘤射频热凝术、病理性骨折固定术等。

（陈 震）

参 考 文 献

1.李春盛.急危重症医学进展[M].北京:人民卫生出版社,2015

2.何志捷.重症医学[M].北京:人民卫生出版社,2009

3.刘大为.实用重症医学[M].北京:人民卫生出版社,2010

4.洛斯卡奥.哈里森呼吸病与危重症医学[M].北京:北京大学医学出版社,2011

5.李昂.实用重症医学科查房医嘱手册[M].北京:北京大学医学出版社,2011

6.王辰.呼吸与危重症医学[M].北京:人民卫生出版社,2015

7.中华医学会.重症医学[M].北京:人民卫生出版社,2015

8.Stefan Schwab,雷霆.神经重症医学[M].湖北:湖北科学技术出版社,2014

9.王敬东,李长江.急危重症[M].上海:同济大学出版社,2014

10.封志纯.实用儿科重症医学[M].北京:人民卫生出版社,2012

11.邱海波.重症医学科建设管理规范[M].江苏:东南大学出版社,2011

12.蒋国平,蔡斑,王谦.急重症医学新进展[M].北京:中国环境出版社,2013

13.张印明,鲍明征,沈凤娟.实用急危重症医学[M].广东:世界图书出版广东有限公司,2014

14.刘进.麻醉学[M].北京:人民卫生出版社,2014

15.(美)朗格内克等主编,范志毅主译.麻醉学[M].北京:科学出版社,2010

16.邓小明.现代麻醉学[M].北京:人民卫生出版社,2014

17.左明章.老年麻醉学[M].北京:人民卫生出版社,2010

18.(美)米勒原著,邓小明,曾因明主译.米勒麻醉学[M].北京:北京大学医学出版社有限公司,2011

19.邓小明,姚尚龙,曾因明.2015麻醉学新进展[M].北京:人民卫生出版社,2015

20.姚尚龙.临床麻醉基本技术[M].北京:人民卫生出版社,2011

21.黄子通,于学忠.急诊医学[M].北京:人民卫生出版社,2014

22.张文武.急诊内科学[M].北京:人民卫生出版社,2014

23.王振杰,石建华,方先业.实用急诊医学[M].北京:人民军医出版社,2012

24.王红萍,潘曙明.急诊分诊指导手册[M].北京:人民卫生出版社,2014

25.孟昭泉,孟靓靓.新编临床急救手册[M].北京:中国中医药出版社,2014

26.王顺年.实用急性中毒救治手册[M].北京:人民军医出版社,2012

27.林擎天.普通外科临床解剖学[M].上海:上海交通大学出版社,2015

28.赵玉沛,姜洪池.普通外科学[M].北京:人民卫生出版社,2014

29.马潞林.泌尿外科微创手术学[M].北京:人民卫生出版社,2013

30.翟瑜.外科微创学[M].北京:科技文献出版社,2010